FUSSDEFORMITÄTEN

DER SPITZFUSS/DER HACKENFUSS

L. Döderlein, W. Wenz, U. Schneider

Die Reihe »Fußdeformitäten« besteht aus folgenden Bänden:

Der Klumpfuß
Der Hohlfuß
Der Knickplattfuß
Der Spitzfuß/Der Hackenfuß

Springer-Verlag Berlin Heidelberg GmbH

L. DÖDERLEIN
W. WENZ
U. SCHNEIDER

Unter Mitarbeit von R. Häfner

DER SPITZFUSS/ DER HACKENFUSS

Erscheinungsformen und Behandlungsprinzipien jeden Alters

Differentialdiagnose und Differentialtherapie

Mit 609 farbigen Abbildungen und 10 Therapiealgorithmen

Springer

Leonhard Döderlein, Dr. med.
Wolfram Wenz, Dr. med.

Orthopädische Universitätsklinik
Orthopädie II
Schlierbacher Landstraße 200 a
D-69118 Heidelberg

Urs Schneider, Dr. med.

Universitätsklinikum Tübingen
Abteilung für Allgemeinchirurgie
Hoppe-Seyler-Straße 3
D-72076 Tübingen

ISBN 978-3-642-62206-9 ISBN 978-3-642-18628-8 (eBook)
DOI 10.1007/978-3-642-18628-8

Bibliografische Information Der Deutschen Bibliothek
Die Deutsche Bibliothek verzeichnet diese Publikation in der Deutschen Nationalbibliografie; detaillierte bibliografische Daten sind im Internet über <http://dnb.ddb.de> abrufbar

springer.de

Ursprünglich erschienen bei Springer-Verlag Berlin Heidelberg New York 2004
Softcover reprint of the hardcover 1st edition 2004

Umschlaggestaltung: E. Kirchner, Heidelberg
Herstellung und Gestaltung: B. Wieland, Heidelberg
Satzarbeiten und Umbruch: AM-production, Wiesloch
Reproduktionen: AM-production, Wiesloch

24/3150 – 5 4 3 2 1 0
Gedruckt auf säurefreiem Papier

Stiftung Orthopädische Universitätsklinik Heidelberg

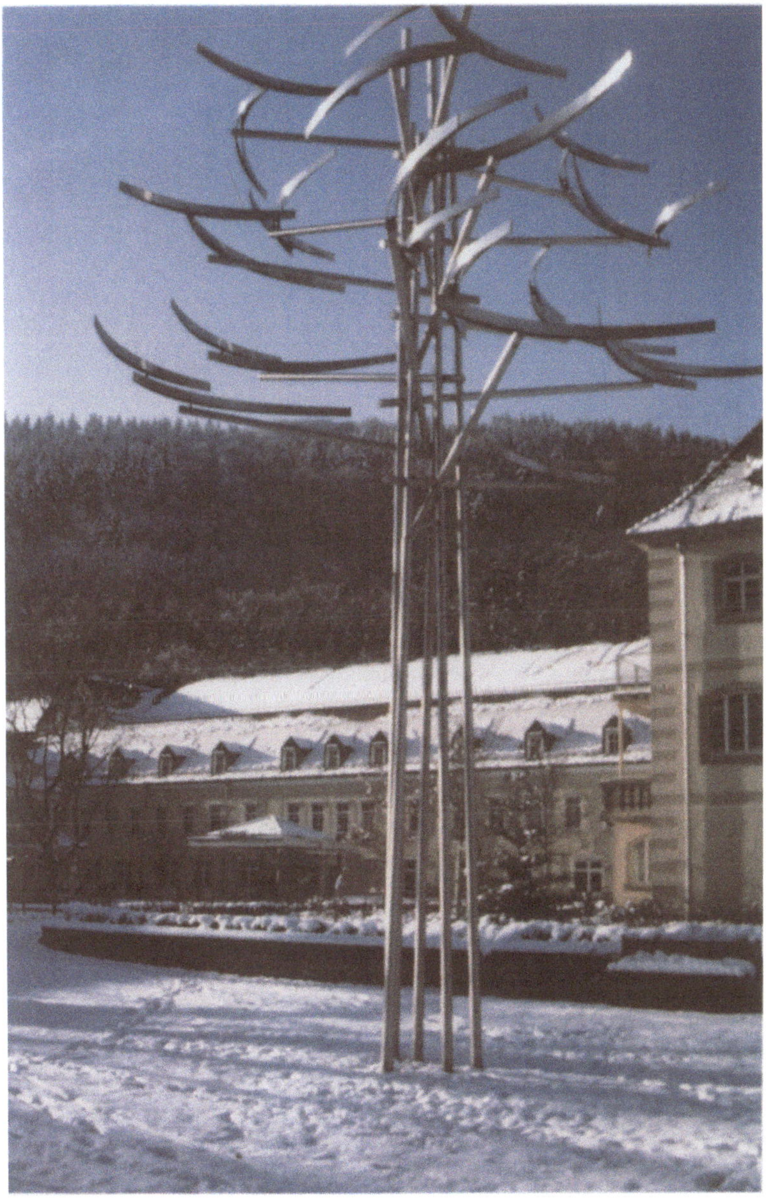

Schlierbacher Landstr. 200a
69118 Heidelberg

Tel. 06221/965

Orthopädie I
Direktor: Prof. Dr. med. V. Ewerbeck

Orthopädie II
Direktor: Prof. Dr. med. H. J. Gerner

"When I see a woman, I always look immediately at her shoes – and hope they're high, because high heels make a woman look sexy and dangerous."

HELMUT NEWTON

Biographie

Helmut Newton wurde 1920 als Sohn eines wohlhabenden Knopffabrikanten in Berlin geboren. Er besuchte das Werner von Treitschke-Gymnasium bis die Nürnberger Gesetze die Trennung der jüdischen von den „arischen" Schülern verlangten. Sein Vater, der vom Wunsch seines Sohnes Fotograf zu werden, entsetzt war, schickte ihn daraufhin auf die amerikanische Schule in Berlin. Doch als hoffnungslos fauler Schüler, dessen Interesse vornehmlich dem Schwimmen, den Mädchen und dem Fotografieren galt, flog er bald von der Schule.

Im Jahr 1936 kam er zu der später von den Nazis in Auschwitz ermordeten Fotografin Yva (Else Simon) in die Lehre. Nach zwei Lehrjahren in Yvas Studio in der Schlüterstraße verließ er am 5. Dezember 1938 Berlin und ging nach Singapur, wo er bei der Singapore Straits Times eine Anstellung als Bildreporter fand.

Zwei Wochen später warf ihn sein Chefredakteur wegen Unfähigkeit hinaus. 1940 kam Newton nach Australien und diente fünf Jahre als einfacher Soldat in der australischen Armee, zumeist als LKW-Fahrer am Steuer von Zehntonnern und als Streckenarbeiter bei der Eisenbahn. Nach seiner Entlassung aus der Army eröffnete er ein kleines Fotostudio in Melbourne.

Im Jahr 1948 heiratete er die Schauspielerin June Brunell (Browne), die sich ab 1970 unter dem Namen Alice Springs selbst als Fotografin einen Namen machte und seine Arbeit nachhaltig beeinflusste.

Von Mai 1961 an war Newton ein regelmäßiger und vielbeschäftigter Mitarbeiter der französischen Vogue, die während der folgenden 25 Jahre seine wichtigsten Modeaufnahmen veröffentlichte. Auch die amerikanische, italienische und deutsche Vogue, Linea Italiana, Queen, Nova, Jardin des Modes, Marie Claire, und Elle zählten während dieser Ära immer wieder zu seinen Auftraggebern. In seiner Freizeit gönnte er sich Luxuskarossen, die er sich eigentlich nicht hätte leisten dürfen.

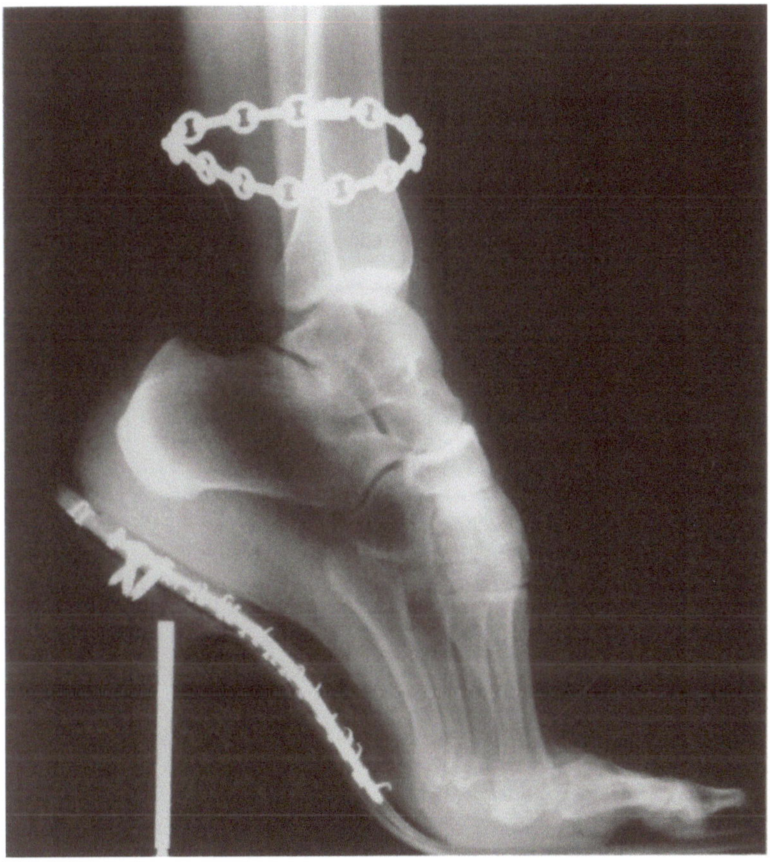

Hemut Newton

High-heel x-ray and Cartier bracelet
Paris, 1994

Vorwort

Der vierte Band der Reihe zu den wichtigsten Fußdeformitäten beschäftigt sich mit den beiden klassischen Fehlformen in der Sagittalebene, dem Spitzfuß und dem Hackenfuß. Beide haben tiefgreifende Auswirkungen auf die Fortbewegung und repräsentieren gewissermaßen spiegelbildliche Deformitäten des „zu viel" und des „zu wenig". Der Begriff der Achillesferse versinnbildlicht die funktionelle Bedeutung der Wadenmuskulatur mit der Achillessehne. Ist der Wadenmuskel geschwächt so kommt es zur mühevollen Fortbewegung im Kauergang. Ganz im Gegensatz zum Knickplattfuß oder Hohlfuß sind der Spitz- und der Hackenfuß ähnlich wie der Klumpfuß auch für den Laien auf den ersten Blick erkennbare Deformitäten, da sie die Gangsymmetrie und -harmonie stören. Der Spitzfuß hat als „Pferdefuß" sogar sprichwörtliche Bedeutung erlangt. Der kosmetische Aspekt spielt deshalb neben dem funktionellen eine nicht unerhebliche Rolle bei der Therapieentscheidung.

Wenn auch die ehedem häufigen lähmungsbedingten Ursachen dieser beiden Fußdeformitäten heute seltener geworden sind, so treten andere Entstehungsmechanismen an ihre Stelle. In der Diagnostik haben neue bildgebende Verfahren sowie die rasante Verbreitung der computergestützten dreidimensionalen instrumentellen Ganganalyse völlig neue Einblicke in die funktionellen Abläufe ermöglicht. Erst durch diese Methode haben wir die tiefgreifenden Auswirkungen von Spitz- und Hackenfuß auf den Bewegungsablauf verstehen gelernt. Zusätzlich haben wichtige experimentelle Arbeiten der vergangenen Jahre unsere Kenntnis über die Funktion des Wadenmuskels beträchtlich erweitert.

Auf dem Gebiet der konservativen Verfahren konnten neue Orthesentypen und die Injektionsbehandlung mit Botulinumtoxin der Therapie des dynamischen Spitzfußes wertvolle Impulse geben.

Die klassische Achillessehnenverlängerung, die seit der Einführung der subkutanen Tenotomie durch Delpech, Dieffenbach und Stromeyer zu einem der populärsten Eingriffe der Orthopädie avancierte, hat durch das Risiko einer Überkorrektur nicht selten viel vom Glanz des ersten Erfolges eingebüßt. An ihre Stelle treten heute individuelle Operationstechniken, mit denen die jeweiligen Komponenten der Deformität besser berücksichtigt werden können.

Es ist Ziel des Buches, die Ätiologie und die Pathomechanik beider Fußdeformitäten differenziert darzustellen und damit eine geeignete Grundlage für die einzuschlagende Therapie zu geben. Der Fallfuß infolge der Lähmung der Fußhebemuskulatur wurde dabei in die Kategorie des Spitzfußes mit aufgenommen.

Die enge Verbindung zwischen operativer und konservativer Orthopädie („surgical-orthotic integration", GK Rose, 1986) wird gerade beim Spitzfuß und beim Hackenfuß so deutlich wie bei kaum einer anderen Fußdeformität. Deshalb wurde versucht, hier so umfassend wie möglich die Indikationen und Grenzen, aber auch die nutzbringende Kombination beider Verfahren aufzuzeigen.

Die Einfügung wichtiger historischer Quellen soll dem Leser zeigen, dass unsere chirurgischen und orthopädischen Väter durchaus beachtliche Vorarbeit geleistet haben und dass manches neue Konzept auf alten Wurzeln fußt. Überdies sollen historische Verweise die Lesbarkeit verbessern. Renate Häfner von der Rheumaklinik Garmisch-Partenkirchen hat uns bei der Abfassung des Kapitels zum rheumatischen Spitzfuß unterstützt, Wolfram Wenz hat bei der Gliederung geholfen.

Wenn durch diesen Band die Freude an der Beschäftigung mit dem Rückfuß weiter zunimmt, überkorrigierte Spitzfüße seltener werden und der Gedankenaustausch zwischen den Fußchirurgen neue Anregungen erfährt, hat sich die Mühe gelohnt.

Heidelberg, im Sommer 2003

Leonhard Döderlein
Wolfram Wenz
Urs Schneider

Inhaltsverzeichnis

1 Einleitung ... 1

1.1 Der Spitzfuß und der Hackenfuß: Gegensätzliches beider Fußdeformitäten ... 1
1.2 Das Muskelungleichgewicht ... 2
1.3 Die Kontraktur ... 4

2 Der Spitzfuß ... 11

2.1 Definitionen ... 12
2.2 Historische Aspekte ... 12
2.3 Die normale Anatomie und Funktion des oberen Sprunggelenkes ... 15
2.4 Die normale Anatomie und Funktion des M. triceps surae und der Plantarflektoren ... 19
2.5 Variationsbreite der Spitzfußdeformität ... 25
2.6 Epidemiologie ... 26
2.7 Ätiologie und Pathogenese ... 27
2.8 Pathoanatomie und Pathomechanik ... 28
2.8.1 Pathoanatomie ... 28
2.8.2 Normale Gangmechanik ... 36
2.8.3 Pathomechanik des Spitzfußganges ... 45
2.8.4 Vergleichende Pathomechanik von Spitz- und Hackenfuß ... 55
2.9 Diagnostik des Spitzfußes ... 56
2.9.1 Klinische Untersuchung ... 56
2.9.2 Apparative Untersuchungen ... 62
2.10 Klassifikationen des Spitzfußes ... 66
2.11 Indikationen, Planung, Möglichkeiten und Probleme der Spitzfußtherapie ... 69
2.11.1 Indikationsstellung und Ziele ... 69
2.11.2 Therapieauswahl ... 71
2.11.3 Beurteilung nach Therapie ... 89
2.11.4 Probleme und Komplikationen nach Spitzfußtherapie ... 91

3 Der Spitzfuß im Rahmen verschiedener Krankheitsbilder ... 95

3.1 Der neurogene Spitzfuß – schlaffe Lähmungen ... 95
3.1.1 Der Spitzfuß bei der Duchenne Muskeldystrophie ... 97
3.1.2 Der Spitzfuß bei der Becker-Kiener Muskeldystrophie ... 100
3.1.3 Der Spitzfuß bei anderen Formen der Muskeldystrophie ... 100
3.1.4 Der Spitzfuß bei spinaler Muskelatrophie ... 102
3.1.5 Der Spitzfuß bei hereditären sensomotorischen Neuropathien (HSMN) ... 103

3.1.6 Der Spitzfuß bei der Spina bifida (MMC) ... 105
3.1.7 Der Spitzfuß bei der Arthrogryposis multiplex congenita ... 106
3.1.8 Der Spitzfuß nach peripherer Nevenschädigung ... 108
3.1.9 Der Spitzfuß nach einer Poliomyelitis ... 109
3.2 Neurogener Spitzfuß – spastische Lähmungen ... 114
3.2.1 Der Spitzfuß bei familiär spastischer Spinalparalyse (FSP) ... 115
3.2.2 Der Spitzfuß bei der multiplen Sklerose (MS) ... 117
3.2.3 Der Spitzfuß bei Querschnittslähmungen ... 118
3.2.4 Der Spitzfuß beim Rett-Syndrom ... 119
3.2.5 Der Spitzfuß bei der infantilen Zerebralparese (IZP) ... 119
3.2.6 Der Spitzfuß nach Apoplex ... 127
3.2.7 Der Spitzfuß nach Schädelhirntrauma (SHT) ... 129
3.2.8 Der Spitzfuß nach Ertrinkungsunfällen ... 130
3.3 Besondere Formen des Spitzfußes ... 131
3.3.1 Der Hängefuß ... 131
3.4 Der nichtneurogene Spitzfuß ... 159
3.4.1 Der Spitzfuß durch Narbenbildung ... 159
3.4.2 Der Spitzfuß durch knöcherne Verletzung und nach Kompartmentsyndrom ... 160
3.4.3 Der Spitzfuß nach distalen Unterschenkelfrakturen ... 163
3.4.4 Der Spitzfuß durch degenerative Veränderungen ... 164
3.4.5 Der Spitzfuß nach septischen Entzündungen und bei Sudeck-Dystrophie ... 165
3.4.6 Der Spitzfuß bei aseptischen Entzündungen ... 167
3.4.7 Der habituelle Spitzfußgang ... 170
3.4.8 Der Spitzfuß bei kongenitaler Achillessehnenverkürzung ... 172
3.4.9 Der Spitzfuß bei Dysmelien und bei verschiedenen Syndromen ... 173
3.4.10 Der Spitzfuß bei Angiomen der Wadenmuskulatur ... 177
3.4.11 Der Spitzfuß beim Diabetes mellitus ... 178
3.4.12 Der Spitzfuß bei der Hämophilie ... 179
3.4.13 Der psychogene (hysterische) Spitzfuß ... 180
3.4.14 Der Spitzfuß nach Fußamputationen ... 181
3.4.15 Der positionelle Spitzfuß ... 182
3.4.16 Der kompensatorische und der Bedarfsspitzfuß ... 183
3.4.17 Der Spitzfuß als Residuum des kongenitalen Klumpfußes ... 184
3.4.18 Der iatrogene Spitzfuß ... 186
3.4.19 Der Spitzfuß beim Ballett und in der Mode ... 187

4 Der Hackenfuß ... 191

4.1 Definition ... 191
4.2 Historische Aspekte ... 192
4.3 Variationsbreite der Hackenfußdeformität ... 193
4.4 Epidemiologie ... 194
4.5 Ätiologie und Pathogenese ... 194
4.6 Pathoanatomie und Pathomechanik ... 195
4.6.1 Pathoanatomie ... 195
4.6.2 Pathomechanik ... 197
4.7 Diagnostik des Hackenfußes ... 202
4.7.1 Klinische Untersuchung ... 202
4.7.2 Apparative Untersuchungen ... 204

4.8 Klassifikationen des Hackenfußes ... 208
4.9 Indikationen, Planung und Möglichkeiten der Hackenfußtherapie ... 211
4.9.1 Konservative Therapie ... 213
4.9.2 Operative Therapie ... 214
4.9.3 Beurteilung des Therapieergebnisses beim Hackenfuß ... 216
4.9.4 Probleme und Komplikationen der Hackenfußtherapie ... 218

5 Der Hackenfuß im Rahmen verschiedener Krankheitsbilder ... 221

5.1 Der neurogene Hackenfuß – schlaffe Lähmungen ... 221
5.1.1 Der Hackenfuß bei Spina bifida (MMC) ... 221
5.1.2 Der Hackenfuß bei der Poliomyelitis ... 224
5.1.3 Der Hackenfuß bei Muskeldystrophien und Muskelatrophien ... 225
5.1.4 Der Hackenfuß nach peripherer Nervenschädigung (N. tibialis) ... 226
5.2 Der neurogene Hackenfuß – spastische Lähmungen ... 227
5.2.1 Der Hackenfuß bei der infantilen Zerebralparese (IZP) ... 227
5.2.2 Der Hackenfuß bei anderen spastischen Lähmungen ... 230
5.3 Besondere Formen des Hackenfußes ... 230
5.3.1 Der kongenitale Hackenfuß ... 230
5.3.2 Der posttraumatische Hackenfuß ... 232
5.3.3 Der Hackenfuß beim Schnürfurchensyndrom ... 234
5.3.4 Der iatrogene Hackenfuß ... 234
5.3.5 Weitere Hackenfußdeformitäten ... 237
5.3.6 Kombinierte Fußdeformitäten beim Spitzfuß, Hängefuß und Hackenfuß ... 238

6 Praxis der Therapie ... 241

6.1 Konservative Therapiemethoden beim Spitzfuß und beim Hängefuß ... 241
6.2 Konservative Verfahren beim Hackenfuß ... 254
6.3 Operative Verfahren beim Spitzfuß ... 257
6.3.1 Weichteiloperationen ... 257
6.3.2 Knöcherne Operationen ... 284
6.4 Operative Verfahren beim Hackenfuß ... 296
6.4.1 Weichteiloperationen ... 296
6.4.2 Knöcherne Verfahren ... 303
6.5 Techniken der Sehnennaht ... 309

7 Untersuchungsschemata und Therapiealgorithmen ... 313

Algorithmus 1: Spitzfußklassifikation ... 314
Algorithmus 2: Spitzfußklassifikation ... 315
Algorithmus 3: Spitzfußtherapie konservativ ... 316
Algorithmus 4: Spitzfußtherapie operativ (weichteilig/knöchern) ... 317
4a: Die verschiedenen Möglichkeiten der Wadenmuskelverlängerung ... 317
4b: Spitzfußtherapie operativ ... 319
Algorithmus 5: Therapieschemata Spitzfuß ... 321

Algorithmus 6: Hackenfußklassifikation ... 323
Algorithmus 7: Hackenfußtherapie operativ ... 325
Algorithmus 8: Therapieschemata Hackenfuß ... 327
Algorithmus 9: Hängefußtherapie ... 329
Algorithmus 10: Hängefußtherapie operativ ... 331

8 Die wichtigsten Instrumente bei Fußoperationen ... 333

Literatur ... 335

Allgemeine Werke und Übersichten ... 335
Zum Spitzfuß ... 339
Zum Hackenfuß ... 349

Sachverzeichnis ... 355

1 Einleitung

„In my conception of scientific work, history and research are so indivisibly linked that I cannot even conceive of one without the other."
Theodor Billroth

Der Empfehlung Theodor Billroths folgend haben wir im Text wieder historische Quellen eingefügt, um die Lesbarkeit zu erleichtern und die oftmals bedeutenden Leistungen unserer Vorgänger zu würdigen.

Ehe wir den Spitzfuß und den Hackenfuß im Detail vorstellen, möchten wir – gewissermaßen zur Eingewöhnung – die grundsätzlichen Unterschiede beider Fehlformen einander gegenüberstellen. Die Begriffe des Muskelungleichgewichtes und der Kontraktur haben gerade beim Spitzfuß und beim Hackenfuß eine herausragende Bedeutung, weshalb wir ihre Merkmale und Eigenschaften ebenfalls vorausgehend behandeln möchten.

1.1 Der Spitzfuß und der Hackenfuß: Gegensätzliches beider Fußdeformitäten

Der Spitzfuß kann als ein zu viel, der Hackenfuß als ein zu wenig an Dynamik betrachtet werden. Entsprechend lassen sich die Hauptunterschiede wie folgt darstellen (Abb. 1.1 a–c):

	Spitzfuß	**Hackenfuß**
Belastungsfläche	Klein	Groß
Gangdynamik	Groß	Gering
Belastungszone	Vorfuß	Rückfuß (primär) und Vorfuß
Proximale Kompensationen	+	++ (immer)
Gegenseitige Kompensationen (bei einseitiger Deformität)	++	++
Einschränkung des Ganges	Stand- und Schwungphase	Standphase
Therapieoptionen	konservativ/ **operativ**	konservativ/ (**operativ**)

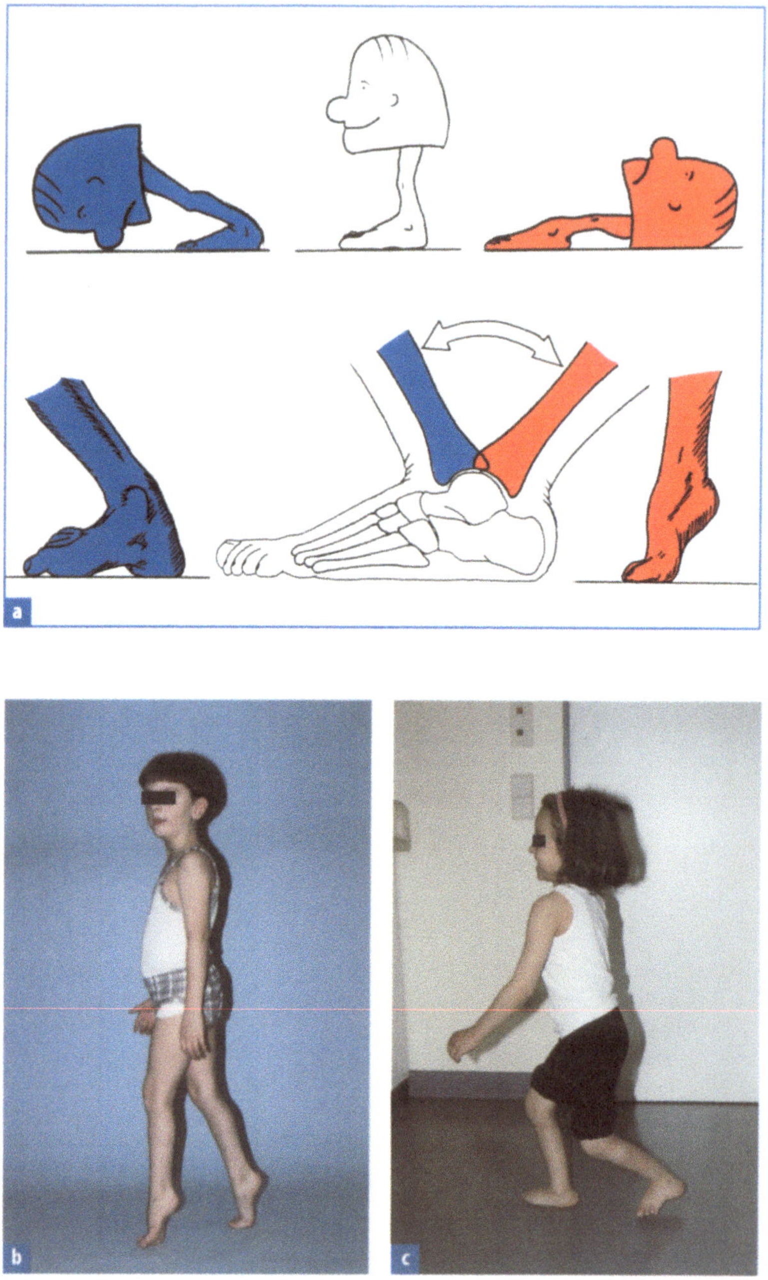

Abb. 1.1 a–c. Spitzfuß und Hackenfuß sind völlig gegensätzliche Deformitäten des Zuviel bzw. Zuwenig an Wadenmuskelkraft

1.2 Das Muskelungleichgewicht

Definition

Unter einem Muskelungleichgewicht versteht man eine Störung des funktionellen Gleichgewichtes von zwei gegensätzlich wirkenden, ein oder mehrere Gelenke überspannenden Muskeln oder Muskelgruppen (Agonisten und Antagonisten). Das Ungleichgewicht kann sich dabei auf normaler, verminderter aber auch vermehrter Ebene der Muskelfunktion abspielen (Goldner 1988).

Der Begriff des Muskelungleichgewichtes drängt sich sowohl beim Spitzfuß als auch beim Hackenfuß geradezu auf, kann man doch einen Spitzfuß

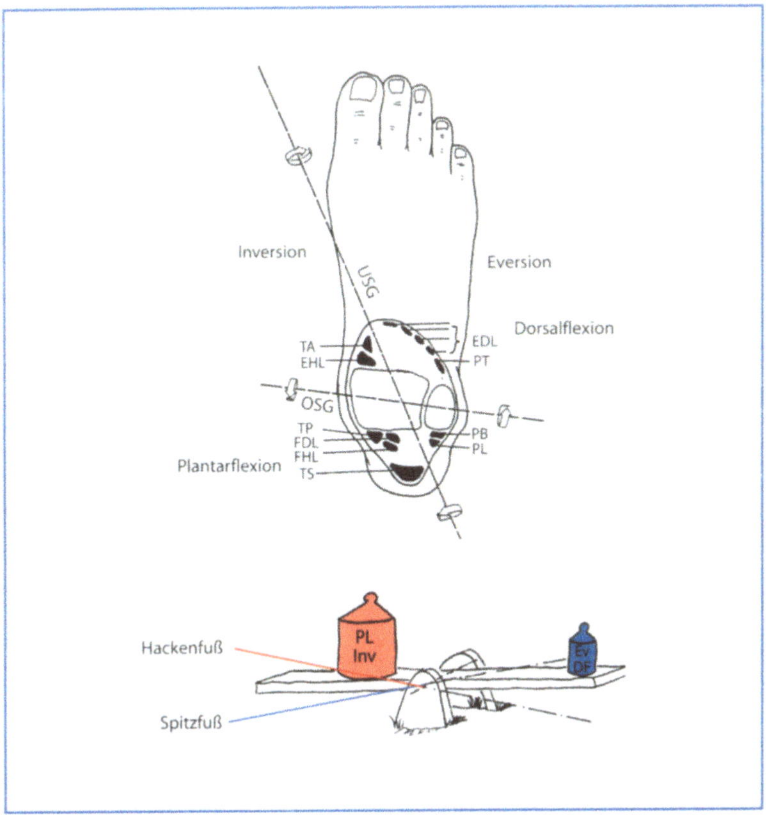

Abb. 1.2. Die Kraft der Plantarflektoren beträgt das 5-fache der Dorsalflektoren. Dennoch kommt ein funktionelles Gleichgewicht zustande

als ein „zu viel" und einen Hackenfuß als ein „zu wenig" an Wadenmuskelkraft ansehen. Da aber die Wadenmuskulatur von ihrer funktionellen Aufgabe her auch unter normalen Bedingungen um ein Vielfaches (etwa um den Faktor 5) kräftiger als die Fußhebemuskeln ist, gilt dies nur bedingt (Abb. 1.2). Dies lässt sich dadurch erklären, dass die Plantarflektoren die Aufgabe haben, das Körpergewicht zuerst abzubremsen und anschließend nach vorne zu abzustoßen, während die Fußheber lediglich die Plantarflexion des Fußes zum Beginn der Standphase abbremsen und den Fuß in der Schwungphase heben müssen.

Man sollte deshalb bei der Betrachtung der Fußheber und Fußsenker also eher von einem physiologischen oder funktionellen als von einem absoluten Muskelgleichgewicht sprechen (Abb. 1.3).

▶ We have therefore discarded the concept of muscle balance in tendon transfer surgery and propose that task appropriateness (Funktionserfordernis) should be the guide (Silver 1985).

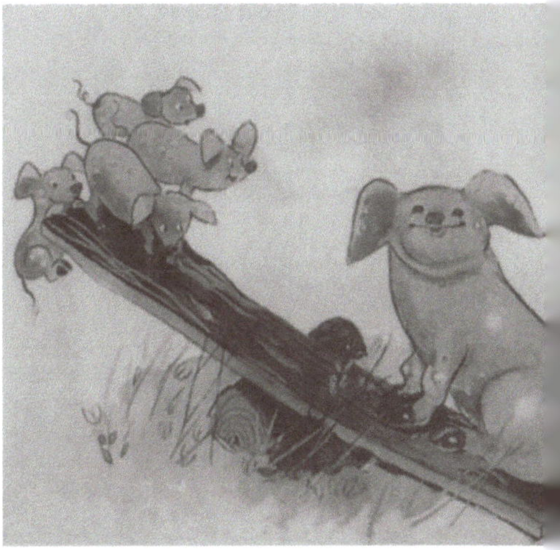

Abb. 1.3. Das physiologische Muskelgleichgewicht kann durch Überwiegen eines kräftigen Muskels gestört werden

Es sind die Veränderungen dieses funktionellen Muskelgleichgewichtes sowohl hinsichtlich des Grades als auch des Zeitpunktes der Aktivierung, die primär zur Fußdeformität führen. So kann eine vorzeitige, verkürzte oder phasenverschobene Aktivierung ein Muskelungleichgewicht bedingen (Perry 1992). Wir wissen, dass eine länger bestehende Fußheberschwäche eine Verkürzung der Wadenmuskulatur nach sich ziehen kann und dass bei einer Abschwächung der Plantarflektoren eine Retraktion der Fußheber droht (Drennan 1983). Ein Muskelungleichgewicht wirkt auch bei geringer Restaktivität eines Agonisten, wenn der Gegenspieler ausgefallen ist (Pandey 2003). Die Schwerkraft unterstützt dabei die Retraktion des Agonisten.

Zur Beeinträchtigung des physiologischen Muskelgleichgewichtes kommt die daraus resultierende unzureichende bzw. fehlende Dehnung des normal kräftigen Antagonisten hinzu, die seine Verkürzung nach sich zieht (Rang 1986). Daraus folgt, dass die regelmäßige Dehnung von Agonisten und Antagonisten, wie sie während des normalen Bewegungsablaufes ständig stattfindet, eine Muskelverkürzung verhindert. Dieser Umstand bedeutet aber auch, dass die alleinige therapeutische Schwächung eines überwertigen Antagonisten ohne die Schaffung eines Gegenspielers das erwünschte Muskelgleichgewicht nicht wiederherzustellen vermag. Eine Therapie sollte deshalb möglichst beide Seiten berücksichtigen, um langfristig erfolgreich zu sein. Die freie Gelenkbeweglichkeit stellt eine zusätzliche unabdingbare Voraussetzung dar (Goldner 1988)).

Im Falle einer zwar vorhandenen, aber zeitlich versetzten Aktivierung des Antagonisten (zu frühe, zu späte oder phasenverschobene Aktivierung), wie wir sie besonders bei spastischen Lähmungen finden, kann es ähnlich wie beim Fehlen von Antagonistenaktivität zu Muskelverkürzungen kommen, da die funktionelle Gelenkbeweglichkeit eingeschränkt wird. Wegen der zentralen Koordinationsstörung ist in diesen Situationen ein Umlernen nach Sehnentranspositionen kaum möglich (Perry 1977). Deshalb sind die therapeutischen Optionen bei spastischen Lähmungen relativ wenig ergiebig. Jörgen Reimers (1990) konnte zeigen, dass das Muskelungleichgewicht durch die Schwächung eines spastisch überwertigen Agonisten ins Gegenteil verschoben werden kann.

Neben dem Muskelungleichgewicht sind noch weitere Mechanismen an der Entstehung von Deformitäten beteiligt. Dazu zählen die Schwerkraft, Bodenreaktionskräfte und Wachstumsmechanismen (Pous u. Cahuzac 1989).

Fazit

Das Muskelgleichgewicht erfordert eine adäquate Agonisten- und Antagonistenfunktion sowohl hinsichtlich der Kraft und Exkursion der Muskulatur als auch hinsichtlich der phasengerechten Aktivierung der betreffenden Muskelgruppen. Die zugehörigen Gelenke müssen außerdem frei beweglich sein.

1.3 Die Kontraktur

Jeder strukturelle Spitzfuß oder Hackenfuß ist das Ergebnis einer Kontraktur. Deshalb soll im Folgenden der Begriff der Kontraktur näher erläutert werden.

- „Chronic contracture is the source of much disability but it has somehow escaped modern approaches to the pathophysiology" (Rowland 1999).

Definition

Nach Landois (1913) versteht man unter einer Kontraktur eine partielle oder vollständige Aufhebung der aktiven und passiven Gelenkbeweglichkeit, hervorgerufen durch die Verkürzung bestimmter Skelettmuskeln.

Eine Kontraktur ist eine strukturelle Bewegungseinschränkung eines Gelenkes, die infolge extra- oder intraartikulärer Ursachen entstanden ist.

Klassifikation

Die Kontrakturen werden von Küttner und Landois (1913) wie folgt eingeteilt:
- dermatogene Kontrakturen (extraartikuläre Ursache),
- desmogene Kontrakturen (extraartikuläre Ursache),
- myogene Kontrakturen (extraartikuläre Ursache; Abb. 1.4),
- neurogene Kontrakturen (extraatrikuläre Ursache; Abb. 1.5),
- arthrogene Kontrakturen (intraartikuläre Ursache; Abb. 1.6).

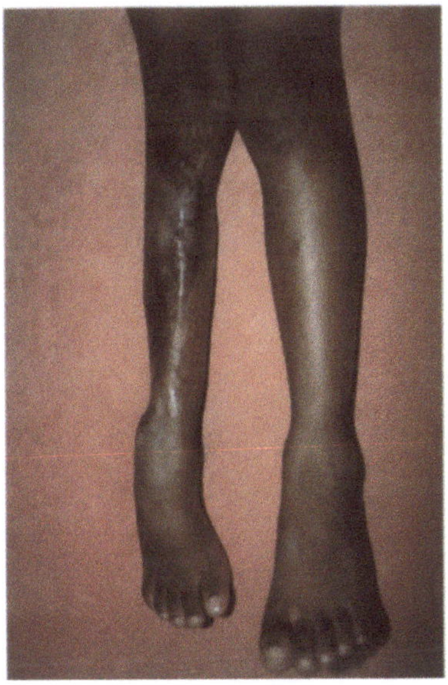

Abb. 1.4. Typisches Beispiel einer kombinierten muskulären und Narbenkontraktur bei einem 6-jährigen Jungen mit Defektheilung nach offener Unterschenkelfraktur

Dermatogene Kontrakturen entstehen durch entzündliche oder traumatische Veränderungen der Haut und des Subkutangewebes mit narbiger Retraktion bzw. Schrumpfung.

Bei *desmogenen* Kontrakturen liegt eine narbige Schrumpfung der Faszien vor.

Myogene Kontrakturen entstehen durch eine entzündliche, traumatische oder zirkulatorische Veränderung der Muskulatur. Das Muskelgewebe wird durch die beschriebenen Vorgänge direkt oder indirekt geschädigt, schrumpft und wird atrophisch. Die Antagonisten können die Schrumpfungstendenz nicht aufhalten, ihre Funktion kann zusätzlich schmerzhaft eingeschränkt sein. Schließlich unterliegen sie einer Überdehnungsatrophie. In diese Gruppe gehören auch die Gewohnheitskontrakturen durch langdauernde Fehlhaltung ohne Bewegung. Ein typisches Beispiel stellt die Spitzfußkontraktur bei Bettlägerigen dar.

Neurogene Kontrakturen lassen sich in spastische, reflektorische und schlaffe Formen einteilen. Bei spastischen Kontrakturen ist der Wegfall der zentralen Hemmung für die periphere Tonussteigerung bestimmter Muskelgruppen verantwortlich. Die neurogene Kontraktur geht stets auch mit einer Muskelatrophie einher.

Nach Tabary u. Tardieu (1972) sind spastische Kontrakturen nicht mit histologischen Veränderungen verbunden, sondern es besteht eine Verminderung des Muskelwachstums im Verhältnis zum Knochenwachstum.

Regelmäßige Stellungswechsel der Gelenke und die Dehnungsbehandlung der Muskulatur vermögen die Kontrakturentwicklung zu bremsen (Foerster 1929, O'Dwyer 1996).

Bei den *arthrogenen* Kontrakturen liegt die Ursache der Bewegungseinschränkung im Gelenk selbst.

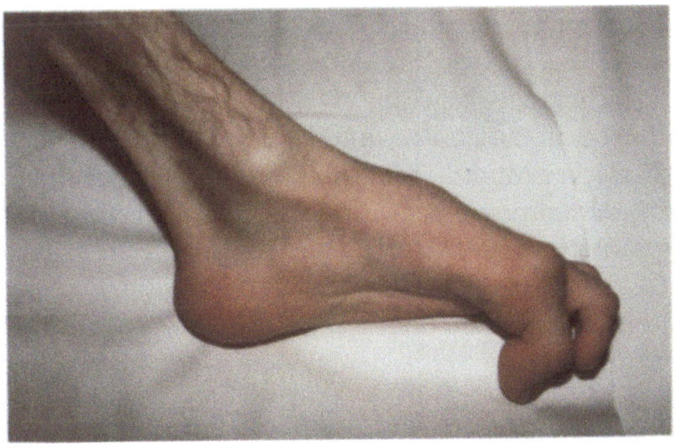

Abb. 1.5. Schwere neurogene Kontraktur bei einem 26-jährigen Patienten mit dyston-spastischer Lähmung

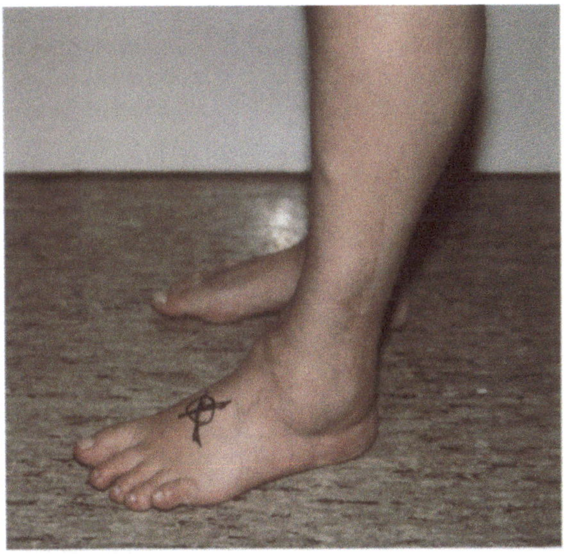

Abb. 1.6. Schwere arthrogene Spitzfußkontraktur einer 44-jährigen Frau nach fehlverheilter Fraktur des oberen Sprunggelenkes ▶

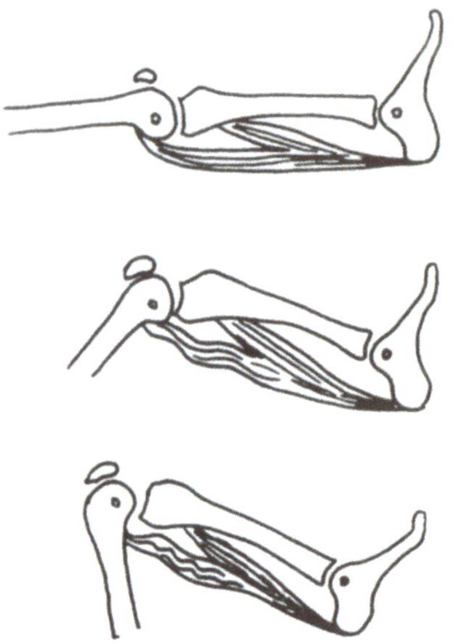

Abb. 1.7. Die Muskelverkürzung führt zu einer zunehmenden Annäherung der Insertionspunkte

Riedinger (1905) gibt folgende Klassifikation der Kontrakturen an:
- aktive Kontraktur (primäre Muskelkontraktion),
- passive Kontraktur (primärer Schrumpfungsprozess)

sowie nach dem Zeitpunkt des Auftretens die
- angeborene Kontraktur,
- und die erworbene Kontraktur.

Schließlich teilt Riedinger die Kontrakturen nach ihrer Ätiologie ein in:
- traumatische Kontrakturen;
- Kontrakturen infolge konstitutioneller, entzündlicher und degenerativer Prozesse an den Gelenken, Muskeln oder Nerven;
- statisch habituelle Kontrakturen (fixierte Haltungsanomalien).

Pathogenese

Foerster (1929) beschreibt die Unterscheide zwischen myogenen und arthrogenen Kontrakturen besonders anschaulich (Abb. 1.7).

▶ Ein Muskelungleichgewicht führt infolge der dauernden Annäherung der Insertionspunkte der nicht gelähmten Muskelgruppe in dieser letzteren zu einer organischen Verkürzung, zur so genannten Schrumpfungskontraktur (Foerster 1929).

Muskeln, die mit der Schwerkraft arbeiten sind nach Foerster viel früher und stärker von der Kontrakturentwicklung betroffen als Muskeln, die gegen die Schwerkraft arbeiten. Neben einem Muskelungleichgewicht können Kontrakturen auch durch längerdauernde schmerzreflektorische Muskelaktivierung entstehen.

Zur Schrumpfungskontraktur der Muskeln tritt allmählich auch ein Schrumpfungsprozess an den Faszien hinzu. Schließlich kommt es innerhalb der Gelenke zu Synechien und bei längerer Ruhigstellung zu einer Veränderung der Konfiguration der Gelenkflächen und der Bänder sowie der Gelenkkapsel (Akeson 1992). Foerster meint, dass die Geschwindigkeit, mit der sich myogene Kontrakturen entwickeln von der Anwesenheit zusätzlicher Schmerzen abhängt.

Andere Ursachen der Kontrakturentwicklung sind nach Foerster Verletzungen von Muskeln bzw. ihrer Sehnen, die zu ihrer Verwachsung mit der Umgebung führen. Auch Myositiden können über eine narbige Umwandlung der Muskulatur Bewegungseinschränkungen hervorrufen. Ähnlich wirken ischämische Muskelkontrakturen. Schließlich entstehen arthrogene Kontrakturen durch Verletzungen oder Infektionen eines Gelenkes.

Therapeutisch empfiehlt Foerster die Frühmobilisation der betroffenen Gelenke und die Muskeldehnungsbehandlung.

Sheean (1998) beschreibt ein Zusammenwirken von Spastizität und Veränderungen der mechanischen Muskel-, Sehnen und Gelenkeigenschaften, die beim spastischen Syndrom zusammenwirken. Die Kontrakturentwicklung entsteht beim spastischen Muskel durch eine längerdauernde Entlastungsstellung.

Booth et al. (2001) untersuchten die Rolle des Muskelbindegewebes bei spastischer Muskelverkürzung. Im verdickten Endomysium spastischer Muskeln war Kollagen Typ I zu finden, wobei der Gehalt an Kollagen mit dem Schweregrad der Muskelverkürzung korrelierte.

Schlaffe Kontrakturen entstehen nach Unterbrechung der peripheren Efferenzen, wenn die Antagonisten noch ganz oder teilweise erhalten geblieben sind. Auch hier kommt es zu einer Verkürzung des längere Zeit unter Entlastung (d.h. fehlende Dehnung) gehaltenen Muskels, während sein Antagonist einen dauerhaften Dehnungsreiz erfährt (Perry 1992).

Arthrogene Kontrakturen treten bei länger dauernder schmerzreflektorischer Gelenkschonung auf. Die bevorzugte Gelenkstellung ist diejenige,

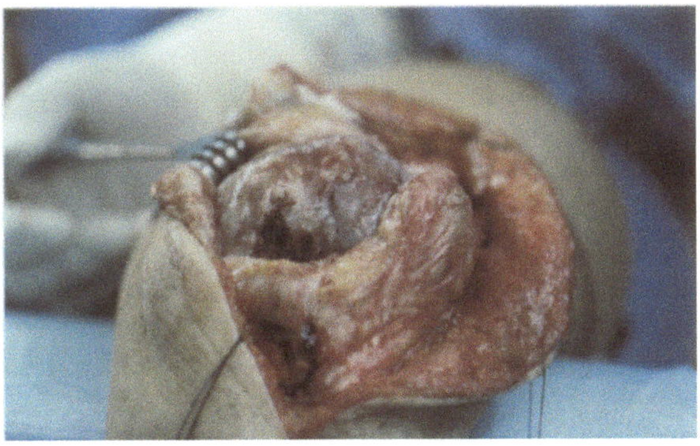

Abb. 1.8. Schwerste intraartikuläre Veränderungen bei lange bestehender Kniebeugekontraktur einer 32-jährigen Patientin; zusätzlich liegt eine ausgeprägte Verkürzung der Kniebeugesehnen vor

bei der die gelenkübergreifende Muskulatur gleichmäßig entspannt ist (Landois 1913). Da in der Regel die Extensoren schwächer sind als die Flexoren, kommt es in der Regel zu Beugekontrakturen. Eine begleitende Gelenkschädigung resultiert in intraartikulären Adhäsionen, so dass die Bewegungseinschränkung schließlich eine Kombination aus intra- und extraartikulären Komponenten darstellt (Abb. 1.8).

Die mit der Entwicklung von Kontrakturen einhergehenden Muskelatrophien betreffen zuerst die eingelenkigen Muskeln, während die mehrgelenkigen noch relativ lange funktionstüchtig bleiben (Jansen 1911) und zu einer Beugestellung führen (Ziv 1984).

Serratrice u. Rowland (1999) geben folgende Definitionen für die verschiedenen Kontrakturtypen:

Kontraktur	**Unwillkürliche Muskelverkürzung, die länger als einige Minuten andauert**
Myostatische Kontraktur	Dauerhaft fixierte Muskelverkürzung infolge einer Ruhigstellung unter Verkürzung
Metabolische Kontraktur	Muskelverkürzung ohne die Generierung von Aktionspotentialen (bei metabolischen Myopathien)
Myotaetische Kontraktur	Chronisch strukturelle Kontraktur bei spastischer Lähmung
Antalgische (reflektorische) Kontraktur	Muskelverkürzung durch schmerzreflektorische Anspannung. Allerdings muss der Schmerzimpuls lange genug andauern, um eine Muskelverkürzung entstehen zu lassen
Rigidität	Erhebliche Bewegungseinschränkung durch Daueraktivität von Agonisten und Antagonisten
Brachymyom	Angeborene Muskelverkürzung

Chabrol et al. (1999) geben eine Kaskade der Kontrakturentwicklung an:

Muskelungleichgewicht und Muskelschwäche
↓
Verminderte aktive Gelenkbewegung
↓
Muskelverkürzung
↓
Verminderte passive Gelenkbeweglichkeit
↓
Kontraktur

Pathomorphologie

Perry (1985) beschreibt in einer guten Übersicht die Gelenkveränderungen durch Bewegungseinschränkung.

Die Autorin betont, dass nur durch ausreichende und frühzeitige Gelenkmobilisation Kontrakturen und Muskelatrophien verhindert werden können. Die Kontrakturentwicklung betrifft alle Gewebe, die das jeweilige Gelenk überspannen. Die Anordnung der kollagenen Fasern verändert sich dahingehend, dass Quervernetzungen gebildet werden, die die Nachgiebigkeit vermindern. Die zusätzliche Muskelatrophie stellt sich durch eine Gelenkruhigstellung frühzeitig ein. Schon nach 2 bis 3 Wochen ist eine Kraftminderung der Beinmuskeln von ca. 25 % zu finden, nach 4 Wochen von etwa 50 %. Beide Muskelfasertypen sind dabei gleichermaßen betroffen (Perry 1985).

Akeson et al. (1992) haben die Veränderungen am Gelenk bei Immobilisation bzw. Entlastung im Tierversuch untersucht. Sie stellten fest, dass das Bindegewebe genauso wie Knochen und Knorpelgewebe auf Ruhigstellung reagiert. Im Bereich der Gelenke kommt es zum Bindegewebsüberzug nichtartikulierender Gelenkflächen. Diese Reaktion tritt bereits nach 4 Wochen auf. Nach weiteren 4 Wochen zeigt sich ein Verlust des tangentialen Knorpelüberzugs mit Ausdünnung und Fibrillationen. Im Bereich der Kontaktzonen finden abhängig von der Gelenkstellung und dem Grad der Gelenkkompression Knorpelschädigungen bis hin zur Ulzeration, die bis in die subchondrale Spongiosa reichen kann.

Gelenkbänder und -kapseln zeigen eine mit der Dauer der Immobilisation zunehmende Stärke der Kontraktur.

Die Gelenkkontraktur entsteht aus einer Kombination von Bindegewebsproliferation und Granulationsgewebe. Die Ausrichtung der Kollagenfasern erfährt durch die Kontraktur eine Desorganisation. Neue Kollagenfibrillen entstehen ohne einen mechanischen Reiz zur Ausrichtung.

Das Konzept der kontinuierlichen passiven Bewegung wurde auch in die Behandlung von Kontrakturen integriert. Die günstigen Auswirkungen auf Sehnen, Ligamente, Knorpel- und Knochengewebe konnten durch zahlreiche Untersuchungen belegt werden (Akeson et al. 1992).

Nach Lieber (1992) und Williams u. Goldspink (1973) führt eine 4-wöchige Immobilisierung des oberen Sprunggelenks bei der Katze unter Dehnung (Dorsalflexion im oberen Sprunggelenk) zu einer 20 %igen Steigerung der Sarkomerlänge des Gastrocnemiusmuskels. Derselbe Versuch in entlasteter Stellung des Muskels (Plantarflexion im oberen Sprunggelenk) zeigt einen Verlust an Sarkomerlänge von 40 %. Die Muskulatur entwickelt anschließend ihre maximale Spannung in der Länge, die durch die Ruhigstellung vorgegeben wurde. Die Muskeln, die in entspannter Gelenkstellung immobilisiert worden sind, zeigen außerdem eine deutliche Zunahme der Steifigkeit gegenüber passiver Dehnung. Interessanterweise finden diese Adaptationsmechanismen auch ohne periphere Innervation statt, so dass die Autoren einen Regulationsmechanismus im Muskel selbst annehmen.

Hinsichtlich der pathoanatomischen Veränderungen, die sich bei einer Kontraktur einstellen, gibt es relativ wenige Hinweise. Booth et al. stellten 2001 bei der Untersuchung spastischer Muskelkontrakturen eine Vermehrung des Kollagen Typ I im muskulären Bindegewebe fest. Diese Veränderungen waren irreversibel.

Auch bei Muskelkontrakturen im Rahmen von Muskeldystrophien ist die Frage ungeklärt, ob primär die Gelenkkapseln oder das Muskelgewebe betroffen ist (Arahata et al. 1999).

Serratrice (1999) unterscheidet die schmerzlose von der schmerzhaften Kontrakturform. Diese zeigt eine verstärkte EMG-Aktivität.

O'Dwyer et al. (1996) nehmen bei der Entstehung spastischer Kontrakturen ein Zusammenwirken von Muskelveränderungen (Änderungen der mechanischen Muskeleigenschaften) an.

Kakulas (1999) unterscheidet die pathologischen Veränderungen bei myostatischen und fibrösen Kontrakturen. Der Autor beschreibt die Pathologie einer myostatischen Kontraktur als reine Muskelverkürzung, d. h. Verminderung der Sarkomeranzahl ohne Fibrosierung des Muskels, der Sehne oder des Gelenkes. Bei der fibrösen Kontraktur kommt es dagegen zu einem Ersatz des Muskelgewebes durch Fett und Bindegewebe. Bei der Sonderform der Arthrogrypose (s. Abb. 1.7) wirken periartikuläre (Gelenkkapselschrumpfung) und artikuläre (Abplattung der Gelenkflächen) Faktoren zur Bewegungseinschränkung zusammen.

Tabary (1972) und Tardieu (1988) nehmen bei spastischen Kontrakturen eine ungleiche Wachstumsgeschwindigkeit zwischen Skelet (normal) und Muskel (verzögert) an. Die Muskelmorphologie bleibt dabei normal.

Fazit

Kontrakturen betreffen alle ein Gelenk überschreitenden Strukturen. Sie schränken die Bewegung und die Funktion der Gelenke zunehmend ein und führen zu extra- und intraartikulären Veränderungen. Sie können verschiedene (extra- oder/und intraartikulär gelegene) Ursachen haben und sollten immer durch Prophylaxe vermieden werden. Tägliches Bewegen und die Lagerung unter entsprechender Dehnungsstellung der Muskulatur und Korrekturstellung der Gelenke sind dafür die Hauptmaßnahmen. Strukturelle Kontrakturen können meist nur operativ beseitigt werden.

2 Der Spitzfuß

Synonyme zum Spitzfuß sind der Pferdefuß, Pes equinus, Talipes equinus, Equinismus, equinus foot (engl.), pied bot equin (frz.), piede equino (ital.; Abb. 2.1).

Wegen der leichten Erkennbarkeit dieser abnormen Fußstellung hat sich der Begriff des „Pferdefußes" allgemein für eine Sache, die nicht in Ordnung ist, eingebürgert (etwas hat einen Haken bzw. einen Pferdefuß).

Obwohl unter dem Oberbegriff „Spitzfuß „ die beiden Deformitäten des Spitzfußes und des Hängefußes abgehandelt werden, sollten sie dennoch – obwohl sie sich äußerlich sehr ähnlich sind – wegen ihrer funktionellen Unterschiede voneinander getrennt werden. In den Fällen, wo beide Komponenten gleichzeitig auftreten, ist ebenfalls die Unterscheidung zwischen einem Spitzfuß- und einem Hängefußanteil nützlich.

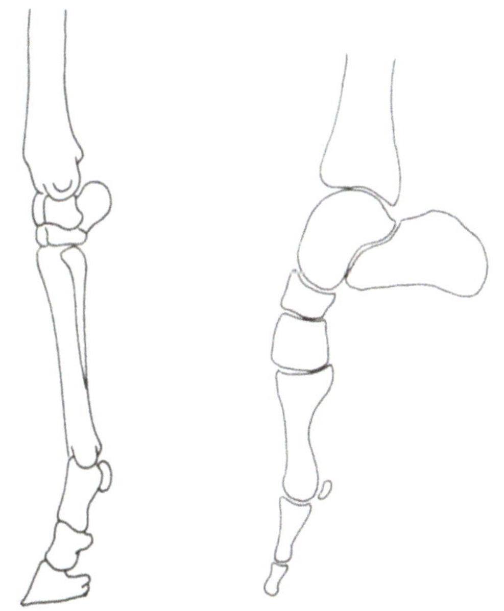

Abb. 2.1. Die Ähnlichkeit eines Pferdefußskelets mit einem menschlichen Spitzfußskelet, schematisch dargestellt

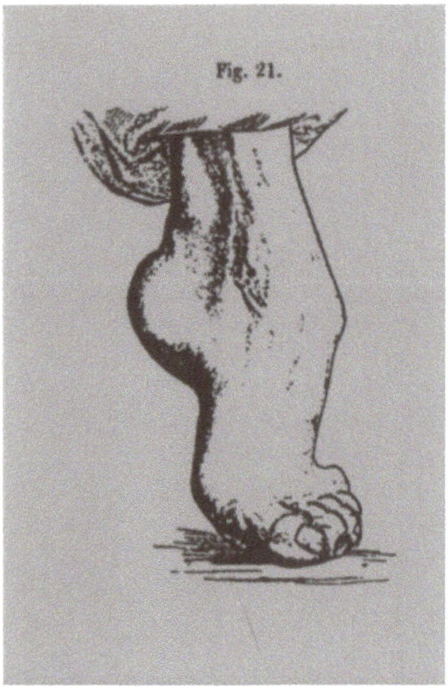

Abb. 2.2. Historische Darstellung eines Spitzfußes. (Aus Brodhurst 1856)

2.1 Definitionen

„Der Spitzfuß entsteht durch abnorme Fixation des Fußes in plantarflektierter Streckstellung" (Lüning u. Schulthess 1901).

„Der Spitzfuß ist diejenige Deformität, bei der die Ferse nach aufwärts gezogen, die Fußspitze nach abwärts gesunken, der Fuß also in plantarflektierter Stellung fixiert ist" (Joachimsthal 1905).

„Unter Spitzfuß versteht man die Zwangsstellung des Fußes in ständiger Plantarflexion" (Dahmen u. Zsernaviczky 1985; Abb. 2.2).

Besonders anschaulich ist die Definition von Schanz, die klinische und funktionelle Merkmale miteinander verbindet:

„Als Spitzfuß bezeichnen wir einen Fuß, der beim Auftreten mit der Ferse den Boden nicht gewinnt. Der Abstand, der bleibt, wenn die Fußspitze aufgesetzt wird, ist verschieden und bietet ein Maß zur Kennzeichnung der Schwere der Deformität" (Schanz 1928).

Eigene Definition

Der Spitzfuß ist durch eine unterschiedlich starke Einschränkung der Dorsalflexion im oberen Sprunggelenk auf weniger als die Rechtwinkel(/Neutral)stellung charakterisiert. In der Regel ist er mit einer Verkürzung der Wadenmuskulatur vergesellschaftet. Er führt zur überwiegenden oder ausschließlichen Belastung des Vorfußes beim Gehen.

Zur Nomenklatur der Bewegungen im oberen Sprunggelenk: Die Bewegungsrichtungen im oberen Sprunggelenk werden in der Literatur uneinheitlich bezeichnet. Fußhebung und Fußsenkung können als Dorsalflexion bzw. -extension und Plantarflexion bzw. -extension benannt werden. Wir schließen uns im Folgenden der angloamerikanischen Terminologie an und bezeichnen die Fußhebung als Dorsalflexion sowie die Fußsenkung als Plantarflexion (Perry 1992).

2.2 Historische Aspekte

Nicolas Andry beschreibt in der deutschen Übersetzung seines Werkes (1744) den Spitzfuß als „einen Fuß, dessen Ferse die Erde nicht gemächlich berühret." Der Vater der Orthopädie widmet dieser Deformität zwei Seiten in denen er Ätiologie, Pathomechanik und Therapie berücksichtigt (Abb. 2.3.).

„Dieses Gebrechen kommt manchmal von der Geburt, und manchmal nach der Geburt. Es ist weder in einem noch in dem anderen Falle unheilbar, in so fern diese Verkürzung keine gewaltsame Ursache hat, welche die Sehne durchaus unbrauchbar gemacht, als z. B. nach der Geburt ein Brand, oder irgend ein andrer Zufall, der vermögend ist, die Verkürzung, davon hier die Rede ist, unverbesserlich zu machen. Allein wenn das Übel von keiner Zerstümmelung herkömmt, so kann man demselben durch Mittel helfen, welche die Sehne und Muskeln zu erweichen geschickt sind, und durch große Bewegungen des Schenkels und Fusses. Eines von den besten Mitteln ist, dem Schenkel von der Kniekehle an, bis unter die Ferse, Morgens und Abends mit Würmeröle zu reiben, und nachdem man mit diesen Reibungen, welche mit der blossen Hand geschehen müssen, verschiedene Tage fort gefahren hat, den Schenkel in einem Fässchen voll gekochter Caldaunenbrüh zu wiederholten malen zu baden, welche Brühe mittelmäßig heiß sein soll" (Nicolas Andry 1744).

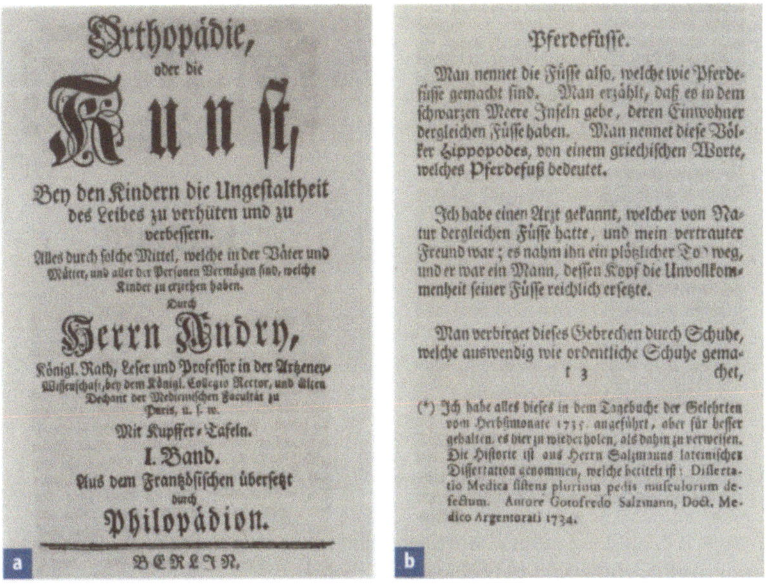

Orthopädie,
oder die
Kunst,
Bey den Kindern die Ungestaltheit
des Leibes zu verhüten und zu
verbessern.
Alles durch solche Mittel, welche in der Väter und
Mütter, und aller der Personen Vermögen sind, welche
Kinder zu erziehen haben.
Durch
Herrn Andry,
Königl. Rath, Leser und Professor in der Artzeney-
Wissenschaft, bey dem Königl. Collegio Rector, und ältern
Dechant der Medicinischen Facultät zu
Paris, u. s. w.
Mit Kupffer-Tafeln.
I. Band.
Aus dem Frantzösischen übersetzt
durch
Philopädion.
BERLIN.

Pferdefüsse.

Man nennet die Füsse also, welche wie Pferdefüsse gemacht sind. Man erzählt, daß es in dem schwarzen Meere Inseln gebe, deren Einwohner dergleichen Füsse haben. Man nennet diese Völker Hippopodes, von einem griechischen Worte, welches Pferdefuß bedeutet.

Ich habe einen Artzt gekannt, welcher von Natur dergleichen Füsse hatte, und mein vertrauter Freund war; es nahm ihn ein plötzlicher Tod weg, und er war ein Mann, dessen Kopf die Unvollkommenheit seiner Füsse reichlich ersetzte.

Man verbirget dieses Gebrechen durch Schuhe, welche auswendig wie ordentliche Schuhe gema-
t 3 chet,

(*) Ich habe alles dieses in dem Tagebuche der Gelehrten vom Herbstmonate 1735 angeführt, aber für besser gehalten, es hier zu wiederholen, als dahin zu verweisen. Die Historie ist aus Herrn Salzmanns lateinischer Dissertation genommen, welche betitelt ist: Dissertatio Medica sistens plurium pedis musculorum defectum. Autore Gotofredo Salzmann, Doct. Medico Argentorati 1734.

Abb. 2.3 a, b. Titelseite und Textabbildung aus dem Orthopädiebuch von Nikolas Andry aus dem Jahre 1744

Andry beschrieb auch Dehnungsübungen und Schuhzurichtungen: „Man bemühet sich, diesen Fehler durch Schuhe mit hohen Absätzen zu ersetzen. … Endlich muss zum letzten Mittel die Hacke des Schuhes, an statt von Holze von Bley seyn. Man überziehet die Hacke mit Leder, und so siehet sie der anderen ähnlich“ (Nicolas Andry 1744).

Die neurogenen Deformitäten infolge einer Poliomyelitis oder einer infantilen Zerebralparese ließen eine Durchtrennung der unter der Haut vorspringenden Achillessehne sinnvoll erscheinen. Die lange Zeit vorherrschende These, Sehnengewebe sei Nervengewebe, konnte erst durch Albrecht von Haller (1753) widerlegt werden. Der deutsche Arzt Moritz Gerhard Thilenius (1745–1809) ließ bei einem 17-jährigen Mädchen mit Spitzfuß erstmals die offene Tenotomie durch den Wundarzt Lorenz ausführen. Wegen der häufigen Wundinfektionen konnte sich die offene Methode aber nicht durchsetzen.

Erst die Einführung der subkutanen Tenotomie durch Delpech (1772–1832) und später durch Stromeyer (1804–1876) und Dieffenbach (1792–1847) erlaubte eine wirkungsvolle Behandlung kontrakter Spitzfüße. William John Little (1810–1894), ein englischer Chirurg, der an einem –wohl Polio-bedingten – Klumpfuß litt, ließ sich von Stromeyer in Hannover behandeln. Der Erfolg war so groß, dass er diese Methode in Großbritannien populär machte.

Stromeyer kombinierte die operative Behandlung der Sehne stets mit einer anschließenden Apparatebehandlung (Abb. 2.4). Dazu schreibt Böni (1993): „Stromeyers Erfolge sind weniger der subkutanen Tenotomie als der sorgfältigen Nachbehandlung zuzuschreiben.“

Adolf Bardeleben widmet in seiner Operationslehre (1861) dem Spitzfuß bereits 10 Seiten. Er zitiert dabei Dieffenbach, der fünf Grade des Spitzfußes unterschied:

1. Grad mäßiges „in die Höhe gezogen sein „ der Ferse
2. Grad die Ferse ist über zwei Zoll über dem Boden
3. Grad der Fuß bildet eine gerade Linie mit der Tibia
4. Grad der Fuß ist von vorn zusammengedrückt, der Fußrücken convex
5. Grad der Fuß ist nach hinten und oben gerichtet, der Fußrücken berührt den Boden (Abb. 2.5).

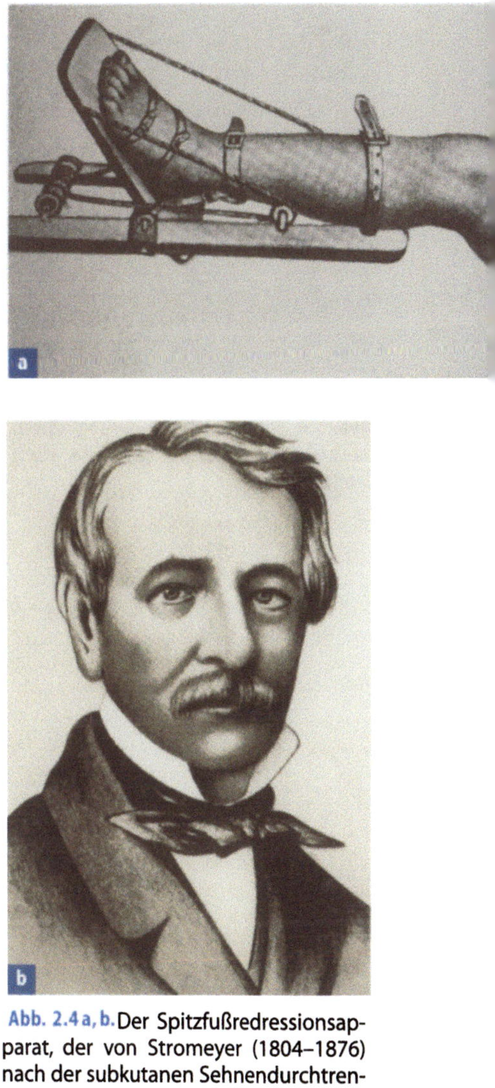

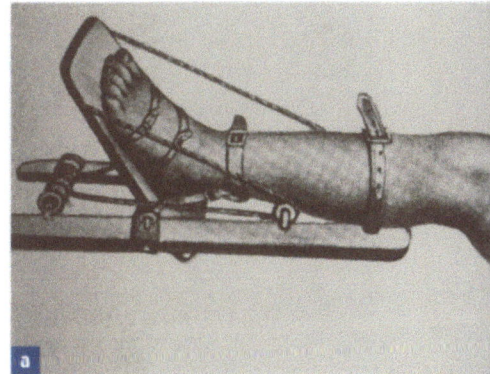

Abb. 2.4 a, b. Der Spitzfußredressionsapparat, der von Stromeyer (1804–1876) nach der subkutanen Sehnendurchtrennung eingesetzt wurde

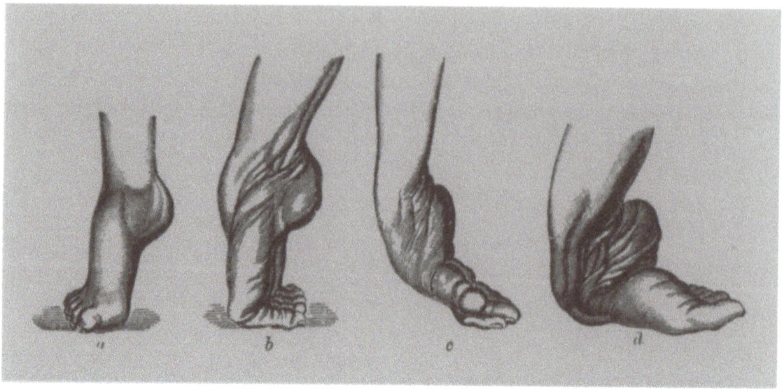

Abb. 2.5. Die Einteilung schwerer Spitzfußdeformitäten nach Richard von Volkmann

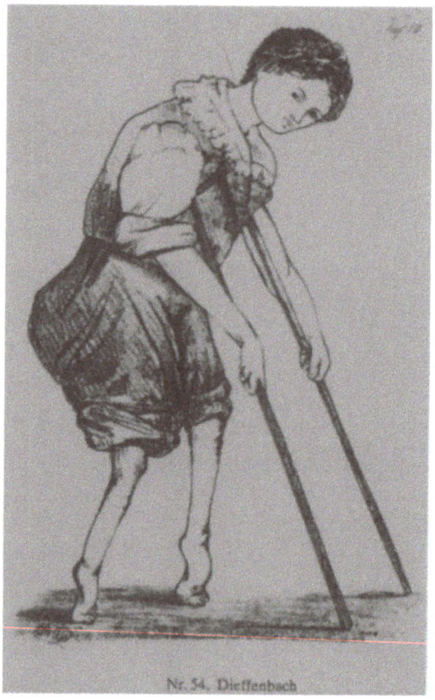

Abb. 2.6. Die Gangbehinderung durch beidseitige schwerste Spitzfüße nach Dieffenbach

Bardeleben trennt den Spitzfuß in zwei Hauptgruppen.

Gruppe A beruht auf einer abnormen Stellung im oberen Sprunggelenk (was wir als Rückfußspitzfuß bezeichnen würden).
Gruppe B beschreibt eine zusätzliche Aufrollung des Fußes in sich selbst (was wir als Vorfußspitzfuß oder Kombinationsspitzfuß, Pes equinocavus bezeichnen würden).

Bardeleben unterscheidet hinsichtlich der Pathoanatomie bereits zwischen einer reinen Verkürzung der Achillessehne und einer zusätzliche Retraktion der plantaren Weichteile, die mit einer ventralen Prominenz von Taluskopf und vorderem Kalkaneusanteil kombiniert ist. Bardeleben stellt dabei von vorneherein klar, dass es eine Verkürzung der Achillessehne im eigentlichen Sinne nicht gibt, sondern dass damit die Kontraktur der zur Achillessehne gehörigen Muskeln gemeint ist.

Zum spitzfüßigen Gangbild bemerkt Bardeleben, dass es entscheidend sei, ob nur ein Fuß oder beide betroffen seien. Beim einseitigen ausgeprägten Spitzfuß ähnelt der Gang dem mit einer Stelze und bekommt etwas Hüpfendes. Patienten mit beidseitigem Spitzfuß sind dagegen erheblich eingeschränkt (Abb. 2.6.).

▶ „Der Gang eines Menschen mit zwei Pferdefüssen ist sehr unsicher und schwankend, nur die kräftigsten Individuen können überhaupt gehen, ein Stock muss ihnen zur Stütze dienen, damit sie das Gleichgewicht nicht verlieren. Das Stehen ist noch schwerer als das Gehen. oft ist es ganz unmöglich" (Bardeleben 1861).

Der Autor unterscheidet hinsichtlich der Ätiologie bereits zwischen angeborenen Pferdefüßen, die sich, wenn sie nicht zu ausgeprägt sind, unter der Einwirkung des Körpergewichtes beim Gehen verbessern. Seltener seien traumatische Pferdefüße und solche nach einer Lähmung der Fußstrecker. Er grenzt auch spastische von paralytischen Pferdefüßen ab.

Bezüglich der Behandlung widmet Bardeleben der subkutanen Tenotomie einen ausführlichen Abschnitt, in dem er auch auf die Gefahr einer versehentlichen Durchtrennung des Gefäßbündels hinweist. Die bedeutendste Komplikation war in der vorantiseptischen Zeit die Infektion, die in einer funktionseinschränkenden Verwachsung von Sehne und Haut enden konnte.

Bardeleben beschrieb auch die subkutane Durchtrennung der Plantaraponeurose beim Vorfußspitzfuß. „Lässt sich voraussehen, dass sowohl die Achillessehne als die Plantaraponeurose in einer Sitzung durchschnitten werden müssen, so beginnt man nach den in Deutschland allgemein bestätigten Erfahrungen Dieffenbachs am besten mit der letzten Operation" (Bardeleben 1861).

Die Nachbehandlung bestand bei den leichteren Spitzfüßen in frühzeitigen Gehversuchen nach einer Woche. Schwere Deformitäten wurden durch die von Stromeyer und Dieffenbach angegebene Quengelschiene allmählich in die erwünschte Korrekturstellung gebracht. Der Rückfuß wurde dabei mit einer Ledergamasche fixiert. Nach dem Erreichen der Rechtwinkelstellung wurden Schnürstiefel oder Unterschenkelapparate zum Gehen angelegt.

2.3 Die normale Anatomie und Funktion des oberen Sprunggelenkes

Das obere Sprunggelenk gleicht einem Scharniergelenk mit einem Freiheitsgrad, bestehend aus Talus, Innenknöchel, distaler Tibiagelenkfläche und Außenknöchel (Abb. 2.7). Das Gelenk ist das „kongruenteste" Gelenk des Menschen, dessen strukturelle Integrität durch einen komplexen Bandapparat gesichert wird (Norkin u. Levangie 1992). Die Stabilität des oberen Sprunggelenkes ist an die Kongruenz der Gelenkpartner und den passiven und aktiven Halteapparat gebunden (Abb. 2.8). Je nach Gelenkstellung kommen verschiedene Anteile des Bandapparates unter Spannung. Während die Gelenkkapsel des oberen Sprunggelenkes ventral und dorsal dünn ausgeprägt ist, wird sie medial und lateral durch kräftige Bandstrukturen verstärkt.

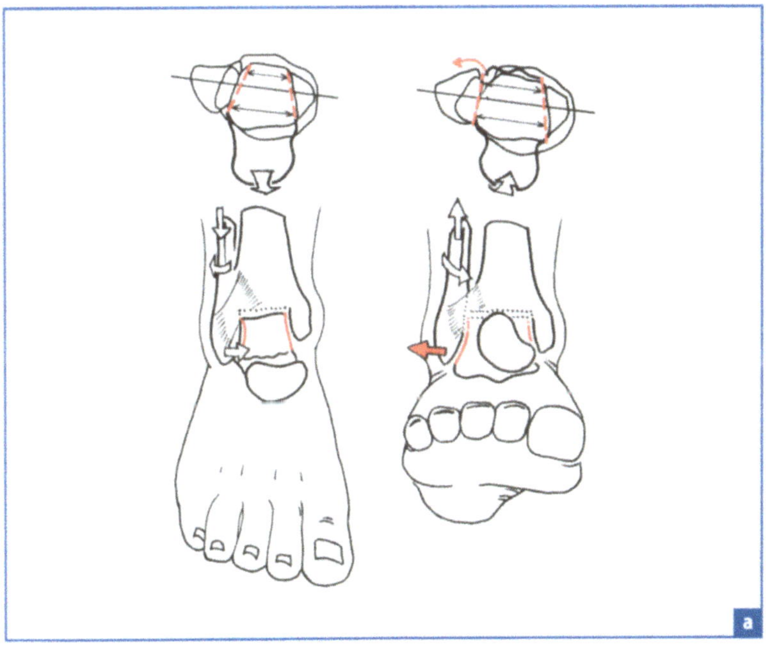

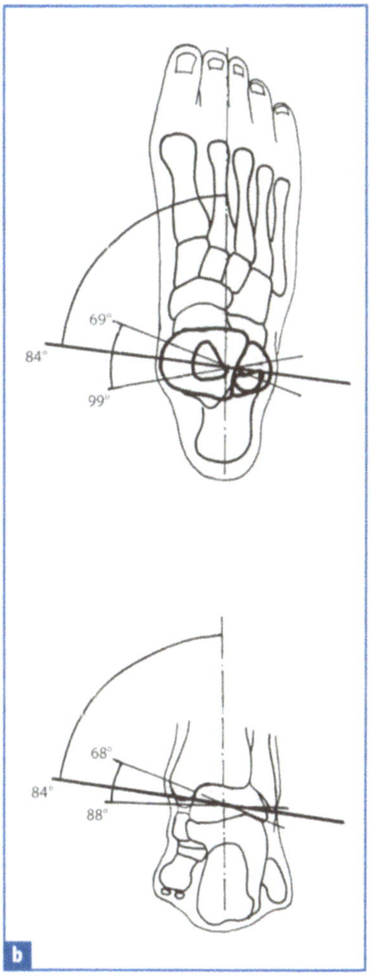

Abb. 2.7 a, b. Die anatomischen Verhältnisse des oberen Sprunggelenkes für die Dorsal- und die Plantarflexion einschließlich der Darstellung der Gelenkachsen

Das Ligamentum tibiofibulare interosseum und die vorderen und hinteren Syndesmosenbänder vermitteln die Stabilität der Knöchelgabel. Die medialen und lateralen Kollateralbänder sichern das obere Sprunggelenk nach beiden Seiten (Debrunner u. Jakob 1998).

Die Talusrolle hat die Form eines abgeschnittenen Konus, dessen Spitze nach medial gerichtet ist (Nordin u. Frankel 2001). Zusätzlich ist die Talusrolle beim Erwachsenen ventral ca. 4 mm breiter als dorsal. Nach Imman (1976) sind die Unterschiede geringer (2 mm).

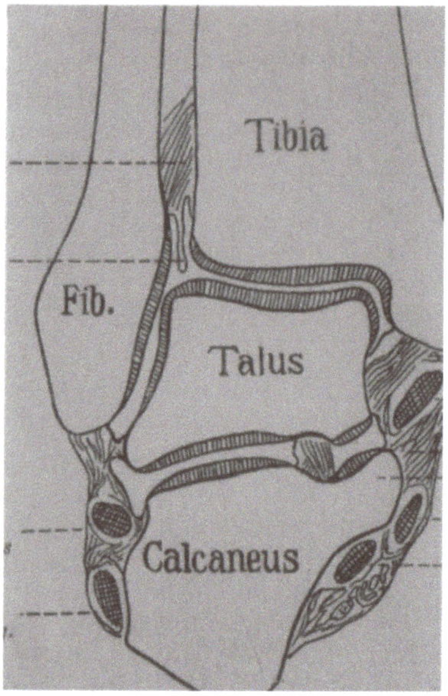

Abb. 2.8. Der ligamentäre Halteapparat des oberen Sprunggelenkes im Frontalschnitt

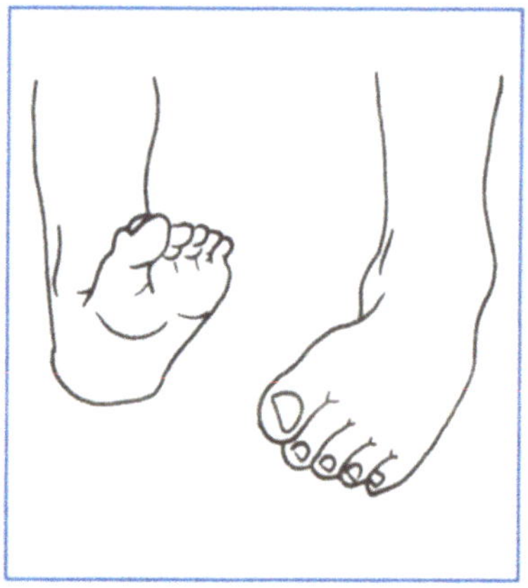

Abb. 2.9. Die Dorsalflexions-Eversions-, bzw. Plantarflexions-Inversions-Bewegung

Aufgrund des sich nach dorsal verbreiternden Durchmessers der Talusrolle kommt es bei Dorsalflexion zu ihrer festen Einpassung ins obere Sprunggelenk, während bei Plantarflexion eher eine weniger stabile ligamentäre Führung besteht. Imman (1976) bezweifelt dies. Unter Belastung nimmt diese Stabilität in Dorsalflexion weiter zu, wobei die Syndesmose um etwa 1 mm nachgibt (Debrunner u. Jakob 1998, Imman 1976). Nach Norkin und Levangie (1992) kommt diesem Mechanismus aber weniger Bedeutung zu als einem kranialen bzw. kaudalen Gleiten der Fibula bei Dorsal- bzw. Plantarflexion des oberen Sprunggelenkes.

Die Gelenkachse des oberen Sprunggelenkes wird als Verbindungslinie zwischen der Innenknöchelspitze und einem Punkt direkt vor und unterhalb des Außenknöchels definiert. Außerdem ist die Achse wegen der Dorsalverlagerung des Außenknöchels um 20–30 Grad in der Transversalebene nach außen gedreht (Michaud 1993). Dadurch kommen kombinierte Bewegungen zustande. Die Dorsalflexion ist mit einer Außenrotation und Abduktion, die Plantarflexion mit einer Innenrotation und Adduktion kombiniert (Norkin u. Levangie 1992; Wernick u. Volpe 1996; Abb. 2.9). Dabei ist es wichtig, zwischen der offenen Kette (unbelasteter Zustand) und der geschlossenen Kette (belasteter Zustand) zu unterscheiden (Wernick u. Volpe 1996). Unbelastet gelten die beschriebenen Bewegungen, belastet wird die Dorsalflexion und Abduktion von einer Einwärtsrotation des Unterschenkels begleitet, die Plantarflexion von seiner Auswärtsrotation.

Von verschiedenen Autoren werden wechselnde Bewegungsachsen abhängig von der Gelenkstellung angegeben (Übersicht bei Nordin u. Frankel 2001). Das Bewegungsausmaß des oberen Sprunggelenkes für Plantar- und Dorsalflexion ist abhängig von der Messmethodik variabel. Mit dem Goniometer gemessen kann unter normalen Bedingungen eine Dorsalflexion von 10–20° und eine Plantarflexion von 40–55° erreicht werden (Abb. 2.10).

Die Dorsal- und Plantarflexion werden durch muskuläre und ligamentäre Strukturen gehemmt. Nur bei stärkerer Hypermobilität treten knöcherne Hemmungen hinzu (Michaud 1993).

Die Neutralstellung des oberen Sprunggelenkes entspricht der Rechtwinkelstellung des Fußes zur Tibialängsachse.

Lundberg (1989) fand in seinen röntgenstereophotogrammetrischen Untersuchungen, dass die Mittelfußgelenke zusätzlich 10–41 % zur Plantarflexi-

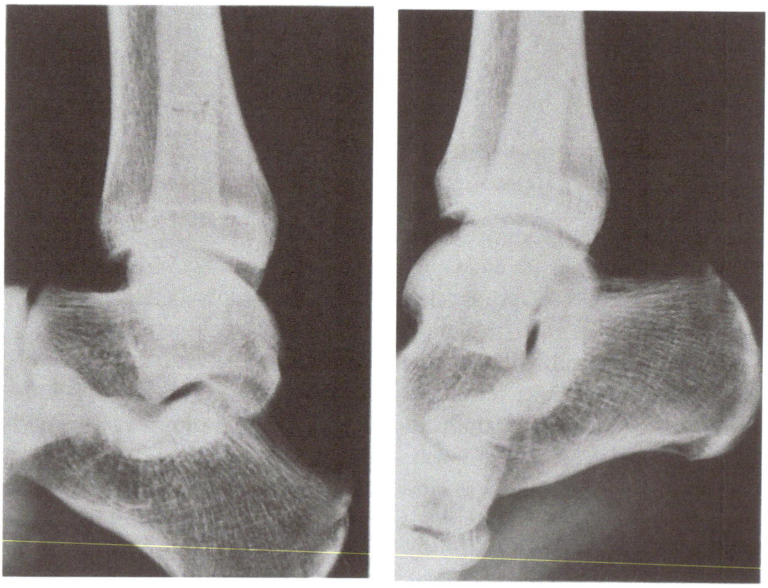

Abb. 2.10. Darstellung des physiologischen Bewegungsablaufes im oberen Sprunggelenk für die Dorsal- und Plantarflexion ▶

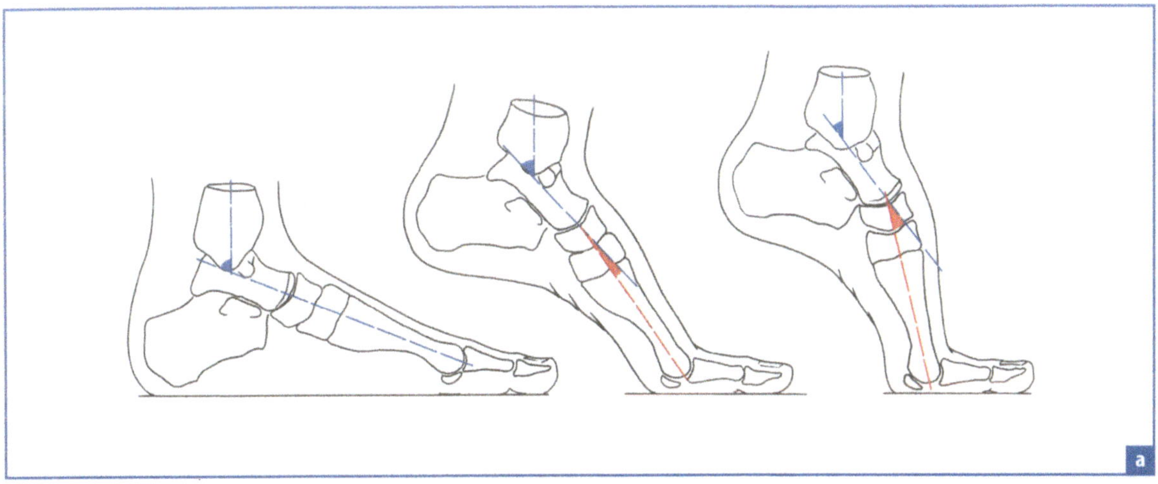

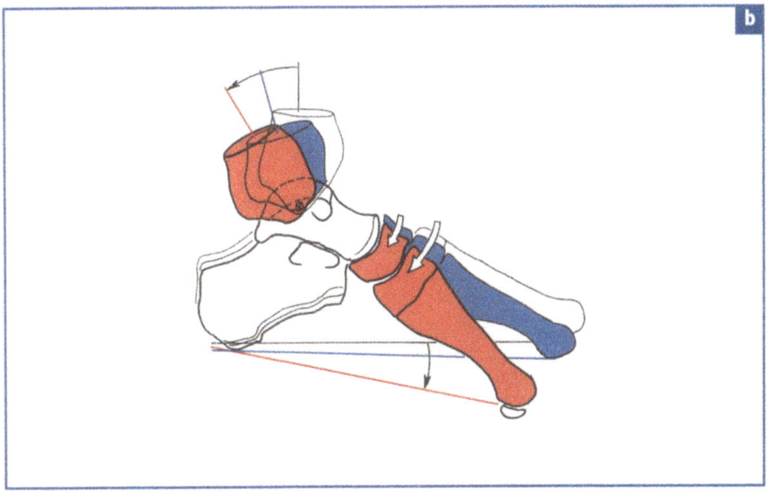

Abb. 2.11 a, b. Bei zunehmender Plantarflexion kommt es zu einer Kombinationsbewegung zwischen oberem Sprunggelenk, Fußwurzel und Mittelfußgelenken

Abb. 2.12. Die extreme Plantarflexionsfähigkeit beim Balletttanz (Nationalballett Amsterdam)

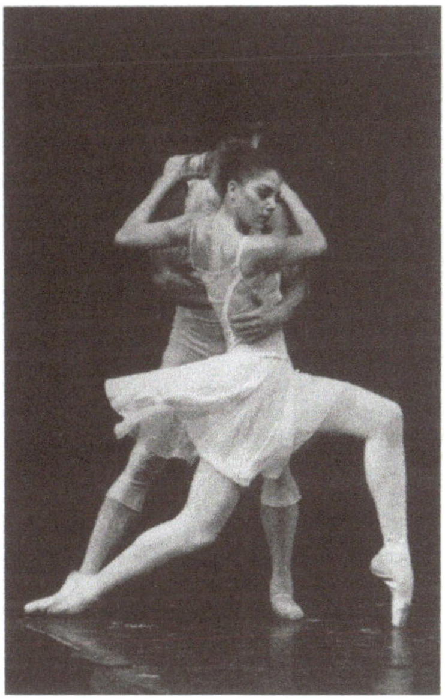

on beisteuern, so dass die klinisch imponierende Plantarflexion des Fußes eine Kombinationsbewegung darstellt (Abb. 2.11 a, b). Dies erklärt auch die teilweise erhaltene Plantarflexionsfähigkeit nach Versteifung des oberen Sprunggelenkes. Außerdem ist dieser Mechanismus für die extreme Plantarflexionsfähigkeit von Balletttänzern verantwortlich (Abb. 2.12). Nach Sammarco (zit. nach Frankel u. Nordin 2001) besteht die absolute Beweglichkeit im oberen Sprunggelenk aus einer jeweils 24° in Plantar- und Dorsalflexion betragenden Amplitude. Der erforderliche Bewegungsumfang im oberen Sprunggelenk während eines normalen Gangablaufes beträgt zwischen 20° Plantarflexion und 14° Dorsalflexion (Frankel u. Nordin 2001). Im Stehen lässt sich die Belastung des oberen Sprunggelenkes aus der Summe der Kräfte der Wadenmuskulatur, der Fußheber und der Bodenreaktionskraft bestimmen (Abb. 2.13 a, b). Die Gelenkkräfte im oberen Sprunggelenk erreichen im Stehen etwa das 2,1fache des Körpergewichtes, die Kraft der Achillessehne das 1,2fache. Unter dynamischen Bedingungen steigt die Gelenkkraft im oberen Sprunggelenk zum Ende der Standphase auf das 4- bis 5fache des Körpergewichtes. Beim Rennen kann diese Kraft auf das bis zu 13fache des Körpergewichtes ansteigen (Burdett 1982). Nach Norkin u. Levangie (1992) ist das obere Sprunggelenk durch seine gute Kongruenz in der Lage, Kompressionskräfte von bis zu 450 % des Körpergewichtes ohne Schaden zu tolerieren.

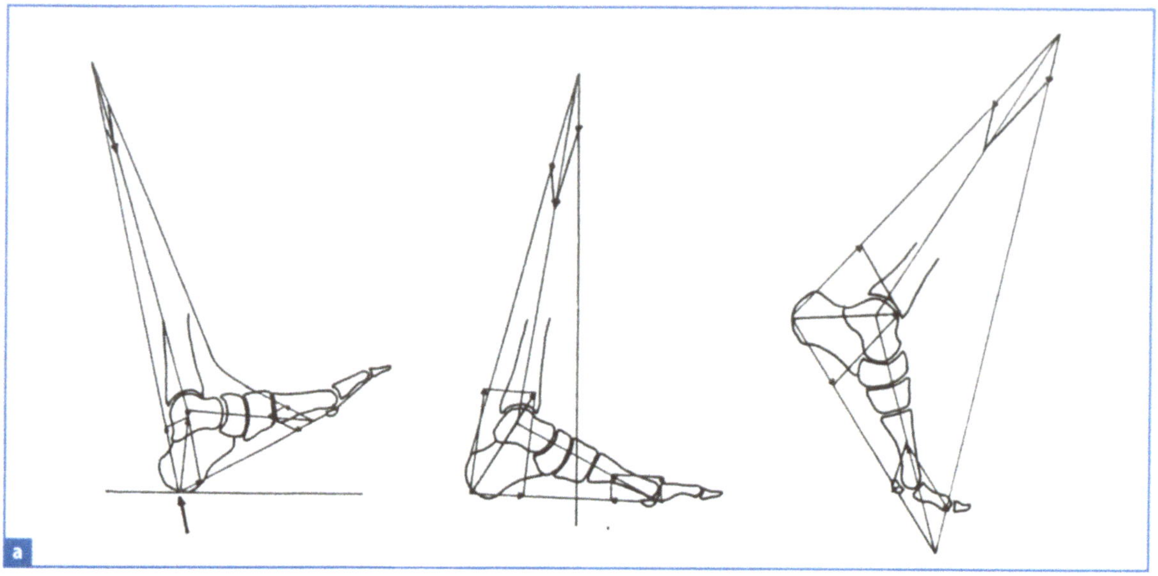

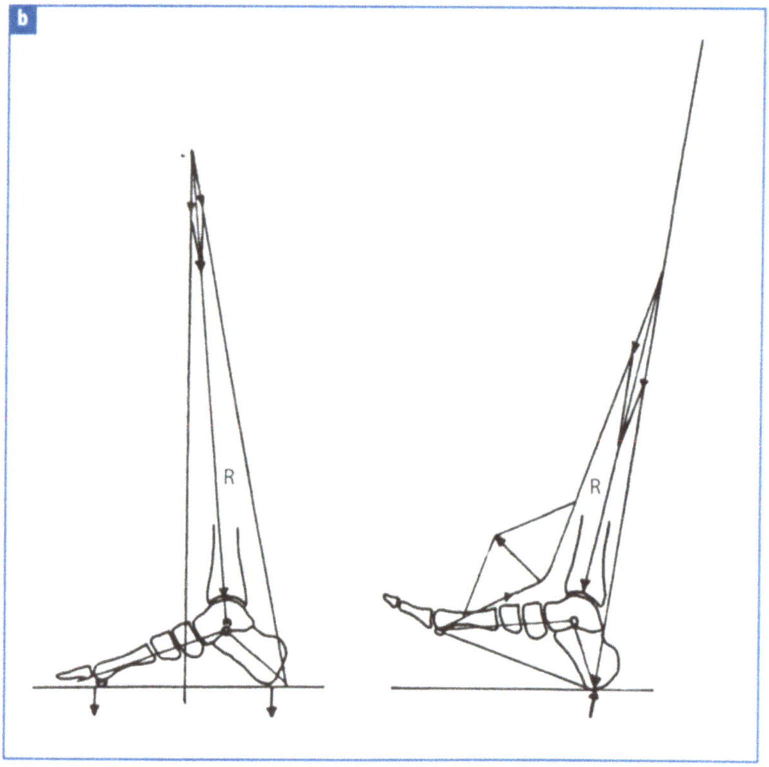

Abb. 2.13 a, b. Schematische Darstellung der am oberen Sprunggelenk wirkenden Kräfte während des Gangablaufes. a Man sieht, dass die resultierende Vorfußkraft in der Abstoßphase nahezu in Längsrichtung der beanspruchten Skelettelemente verläuft (mod. nach Kummer 1979). b Die gleichmäßige Belastung während der Unterstützungsphase des Gesamtfußes reduziert sich beim Fersenauftritt auf den Kalkaneus. Bei der Belastungsberechnung muss die Zugspannung der Retinakula der Fußheber mit einberechnet werden. (Nach Putz 1991)
R = Resultierende des oberen und unteren Sprunggelenkes

2.4 Die normale Anatomie und Funktion des M. triceps surae und der Plantarflektoren

Der M. triceps surae setzt sich aus dem doppelbäuchig angelegten M. gastrocnemius und dem M. soleus zusammen. Der M. plantaris stellt einen funktionell unbedeutenden weiteren Teil des Muskels dar, der oberhalb des lateralen Femurkondylus entspringt und mit einer eigenen Sehne medial am Kalkaneus ansetzt. Die Zusammengehörigkeit der drei Muskelbäuche ergibt sich durch die gemeinsame Endsehne, die nicht am oberen hinteren Ende des Kalkaneus, sondern etwas unterhalb der Mitte der Rückseite dieses Knochens ansetzt (Abb. 2.14a, b). Die Achillessehne erhielt ihren Namen durch den Pfeilschuss des Paris auf den Achilles (Abb. 2.15), wodurch Achilles starb.

Frohse u. Fränkel (1913) geben dieser Überlieferung die Schuld daran, dass sich die Chirurgen in der vorantiseptischen Ära gescheut haben, die Achillessehne operativ anzugehen.

Allerdings ist die Bedeutung des Wortes Achillessehne in der historischen Literatur mehrdeutig. Nach Böni (1993) bezieht sich der Gesang 22 Vers 393–404 der Heldensage Ilias auf die Achillessehne. Achilles übt Rache am besiegten Hektor, der vorher seinen Gefährten Patroklos getötet hatte. In der Übersetzung heißt es:

> ▶ Groß ist der Ruhm des Sieges; uns sank der göttliche Hektor, welchem die Troer der Stadt, wie einem Gott sich vertrauten!
> Sprach's, und schändlichen Frevel ersann er dem göttlichen Hektor. Beiden Füßen nunmehr durchbohret'er hinten die Sehnen, zwischen Knöchel und Fers', und durchzog sie mit Riemen von Stierhaut, Band am Sessel sie fest und ließ nachschleppen die Scheitel; Trat dann selber hinein und erhob die prangende Rüstung; Treibend schwang er die Geißel, und rasch hinflogen die Rosse. Staubgewölk umwallte den Schleppenden.„

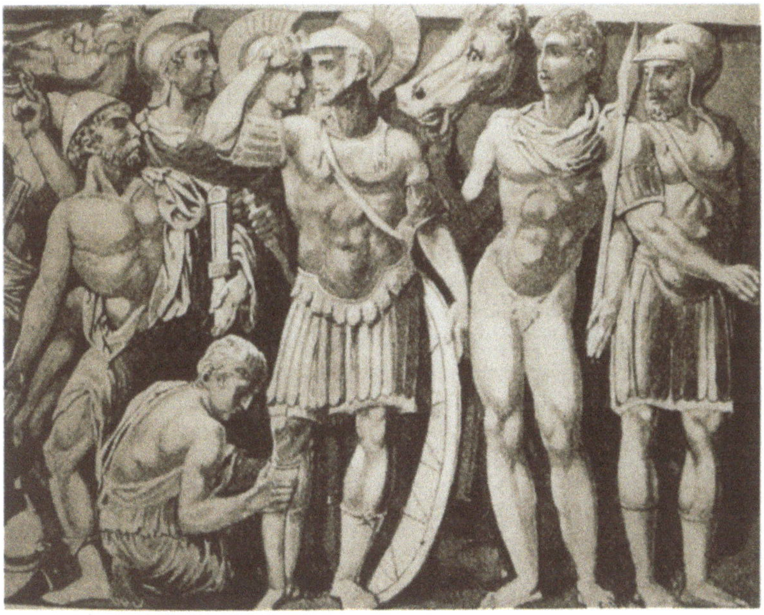

Abb. 2.15. Historische Darstellung des Achilles, der vor seinem Aufbruch zum Kampf Schienen angelegt bekommt

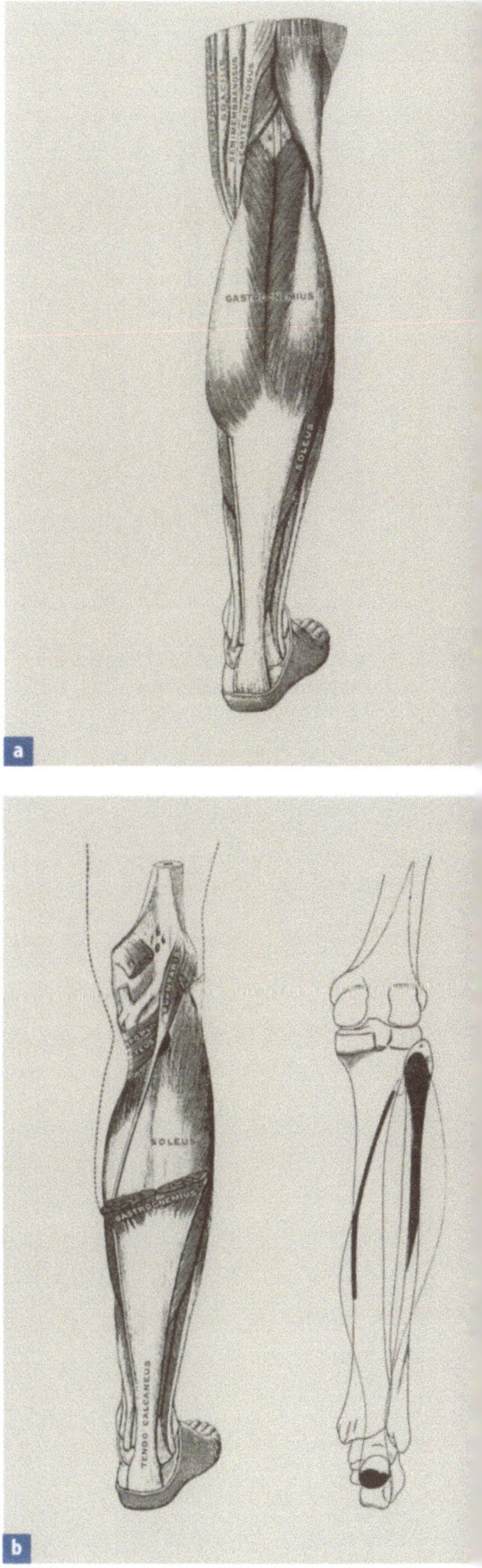

Abb. 2.14a, b. Anatomische Darstellung des M. gastrocnemius und des M. soleus-Komplexes (Gerrish 1899)

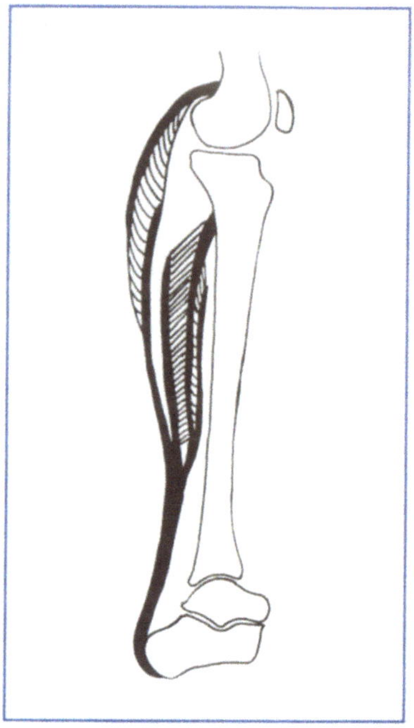

Abb. 2.16. Schematischer Sagittalschnitt durch den M. trizeps surae

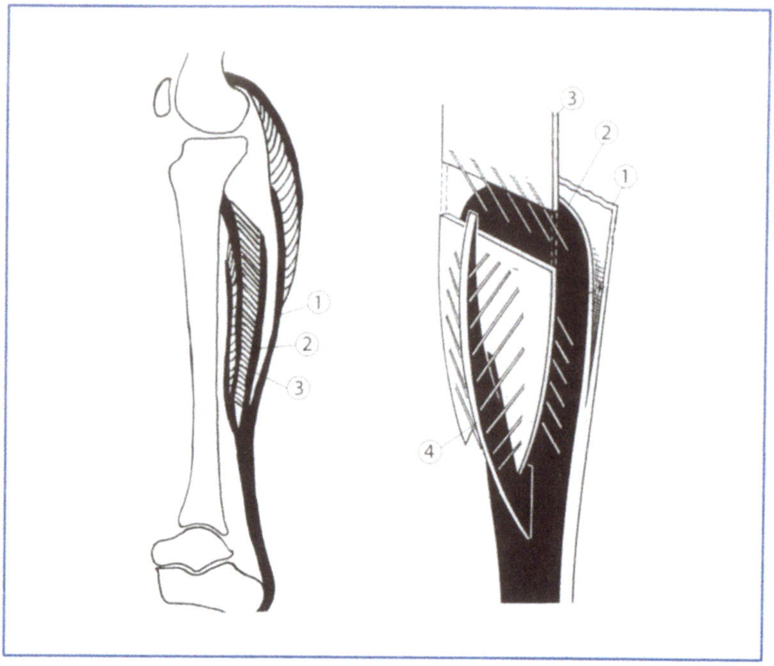

Abb. 2.17. Schematische Darstellung der verschiedenen Sehnenblätter des M. trizeps surae in der Frontaldarstellung. *1* Gastrocnemiusaponeurose, *2* oberflächliche Soleusaponeurose, *3* tiefe Soleusaponeurose und *4* sagittal gestelltes Soleussehnenblatt (Raphe mediane)

Homer selbst berichtet nichts über die Ferse des Achilles. Erst in den Fabeln des Hygin wird mitgeteilt, dass Achilles durch einen Pfeil zu Tode gekommen sei, der seine Ferse, die das Sterbliche an ihm gewesen war, durchbohrte. Achilles wurde von seiner Mutter in die Fluten des Flusses Styx getaucht, um unverwundbar zu werden. Da er an seinen Fersen festgehalten wurde, blieben diese Stellen unbenetzt und damit verwundbar.

Der M. gastrocnemius, bei dem der mediale Bauch der stärkere und längere ist, hat keine direkte Beziehung zum Unterschenkel, den er lediglich überquert.

Die beiden Muskelbäuche entspringen sehnig und muskulös oberhalb des Epicondylus medialis und lateralis des Femurs. Sie werden nach außen hin von den Endsehnen der Kniegelenksbeuger (M. semimembranosus bzw. M. biceps femoris) bedeckt. Als Ursprungssehnen der Muskelfasern finden wir neben den proximalen Sehnen eine flächig sich an der Unterfläche ausbreitende Sehnenplatte, die in die gemeinsame Gastroknemiusendsehne übergeht (Abb. 2.16). Ab der Höhe des Kniegelenksspaltes bis zur Vereinigung mit der Soleussehne ist die Gastroknemiussehne durch lockeres Bindegewebe gut verschieblich mit der Soleusaponeurose verbunden. Auf der Unterfläche des M. gastrocnemius kann man die Sehne des M. plantaris darstellen.

Der M. soleus überquert als plattenförmiger Muskel nur oberes und unteres Sprunggelenk. Sein Muskelbauch reicht deutlich distaler als der des M. gastrocnemius. Der M. soleus entspringt mit einem sehnigen Bogen, der sich an Tibia und Fibula anheftet, und eine Durchtrittsöffnung für die anterioren und posterioren Tibialis-Nerven und -Gefäße aufweist (Abb. 2.14). Die dem M. gastrocnemius zugewandte Oberfläche ist sehnig und dient ebenso wie ein intramuskuläres und ein tiefes flächig verlaufendes Sehnenblatt den Muskelfasern als Ursprung. Von der Sehnenoberfläche zieht ein weiteres sagittal gestelltes Sehnenblatt T-förmig in die Tiefe. Es wird als mediane Raphe bezeichnet (Abb. 2.17).

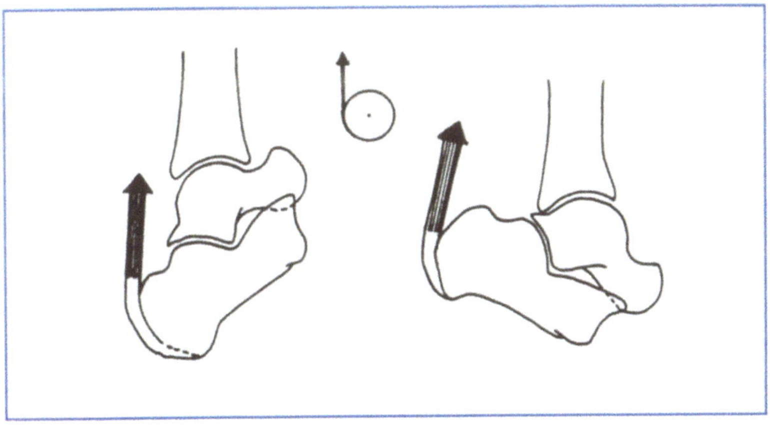

Abb. 2.18. Die umwickelnde Insertion der Achillessehne am Kalkaneus

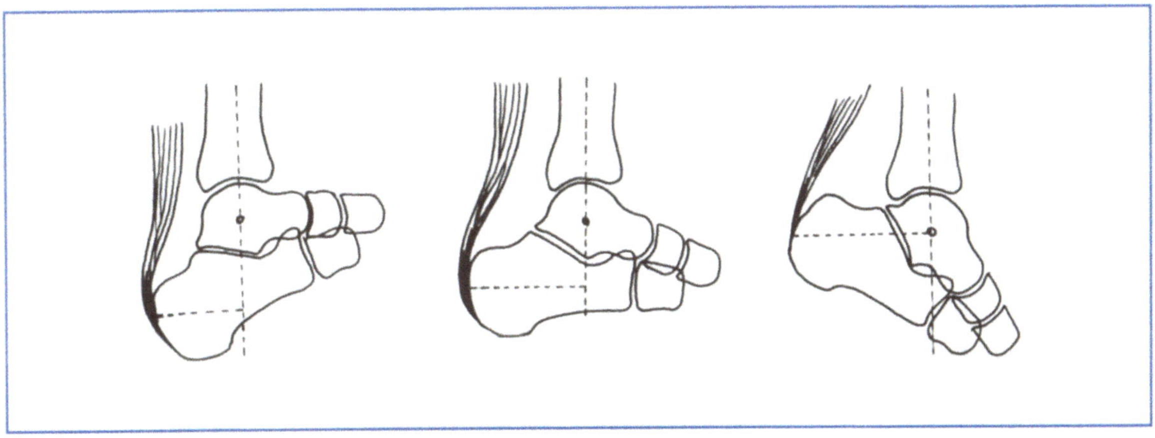

Abb. 2.19. Die Änderung des Momentarms der Achillessehne am oberen Sprunggelenk in Abhängigkeit von der Gelenkstellung: Bei Plantarflexion vergrößert sich der Momentarm

Die gemeinsame Endsehne (Achillessehne) besitzt einen spiraligen Verlauf, was nach Kapandji (1985) ihre Elastizität erhöht. Diese Orientierung der Sehnenfasern wird bei der Verlängerung nach White berücksichtigt. Die Insertion der Achillessehne wirkt im Sinne einer Umwickelung um den Kalkaneus, vergleichbar einem Hypomochlion (Abb. 2.18). Nach Lieber (1992) hat die Eigenelastizität der Achillessehne neben der Schutzfunktion der Muskulatur auch die Aufgabe, beim Gehen und besonders beim Laufen Energie zu speichern und freizugeben, um damit die Effizienz zu erhöhen. Nach Esnault u. Viel (2000) aktiviert die Funktion des Laufens und Springens nicht nur eine Kette von Muskeln, sondern sie ist gleichzeitig mit der Energieaufnahme in verschiedenen Sehnen verknüpft. Dazu zählen die Quadrizepssehne, die Patellarsehne, die Plantaraponeurose und die Achillessehne. Die Plantaraponeurose kann als Fortsetzung der Achillessehne bis zu den Zehengrundgelenken betrachtet werden. Der Kalkaneus ist in dieser Hinsicht mit der Patella vergleichbar (Esnault u. Viel 2000).

Hintermann et al. (1994) haben die Sehnenexkursionen und die Veränderungen der Momentarme verschiedener Muskeln abhängig von den Gelenkstellungen des oberen Sprunggelenkes in vitro bestimmt. Sie fanden heraus, dass der M. triceps surae von 20°-Dorsalflexion bis 30°-Plantarflexion eine Exkursion von 39,7 mm hat. Der Momentarm des M. triceps surae ändert sich am oberen Sprunggelenk von 29 mm bei 20°-Dorsalflexion auf 54 mm bei 30°-Plantarflexion (Abb. 2.19).

Ein Vergleich der Muskelbündellängen und der Muskelgewichte der Unterschenkelmuskulatur legt auch funktionelle Rückschlüsse nahe (nach Frohse u. Fränkel 1916).

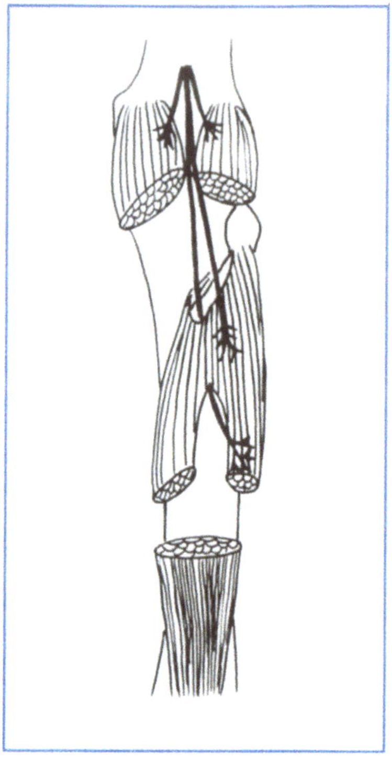

Abb. 2.20. Schematische Darstellung der Nerveneintrittspunkte des N. tibialis am Gastroknemius- und am Soleusanteil

Muskel	Bündellänge in [mm]	Bündellängen-durchschnitt maximal	minimal	Gewicht in [g] weiblich	männlich
M. tibialis anterior	7,2	8,5	5,5	90	122
M. extensor digitorum longus	7,7	8,0	6,0	45	74
M. extensor hallucis longus	7,5	8,5	7,0	20	30
M. peroneus longus	5,0	6,0	3,5	70	88
M. peroneus brevis	2,9	4,2	1,8	32	35
M. gastrocnemius medialis	4,2	5,5	3,0	265	370
M. gastrocnemius lateralis	6,0	7,0	5,0	265	370
M. soleus	3,4	5,0	2,5	290	400

Der M. gastrocnemius und der M. soleus werden vom N. tibialis versorgt. Dieser Nerv gibt in Höhe der Kniekehle jeweils einen medialen und einen lateralen Ast zum jeweiligen Gastroknemiuskopf ab. Der Ast für den lateralen Gastroknemius enthält auch Anteile für die dorsalen Soleusmuskelanteile. Nach Durchtritt durch die Soleusarkade gibt der N. tibialis weitere Abzweigungen für die ventralen Anteile des M. soleus ab. Dieser Nervenanteil führt auch Fasern für die distale Muskulatur (Abb. 2.20).

Ethnische Unterschiede

Die Form der Wadenmuskulatur ist bei weißen und bei farbigen Menschen völlig unterschiedlich. Während der M. gastrosoleus beim Europäer kurz und gedrungen angelegt ist und eine lange Sehne aufweist, verfügt der Farbige über einen langen eher schlanken Muskelbauch mit kurzer Sehne. Der Kalkaneus ist beim Negroiden deutlich weiter nach hinten vorspringend. Bei weiter dorsal liegendem Ansatz der Achillessehne muss der Wadenmuskel damit eine deutlich größere Exkursion aufweisen, um dieselbe Gelenkbewegung zu gestatten (Abb. 2.21 a, b). Die Muskellänge entscheidet über die Hubhöhe.

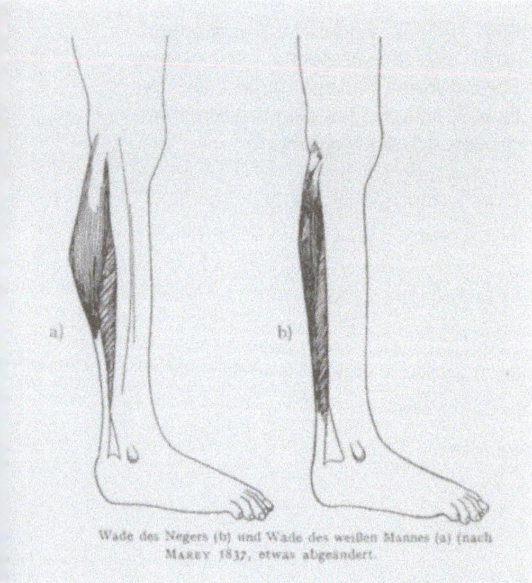

Abb. 2.21. Die anatomischen Unterschiede der Wadenmuskelkonfiguration *a* beim Weißen und *b* beim Farbigen. (Nach Marey 1837)

▶ „Als Rasseneigentümlichkeit sei erwähnt, dass die Neger und Inder auch beim männlichen Geschlechte dünne Waden aufweisen, obwohl sie stundenlange Dauerläufe ohne sonderliche Ermüdung ausführen können, was für den Europäer im gleichen Fall nicht zutrifft" (Frohse u. Fränkel 1913).

Funktion

Der M. gastrosoleus ist nach dem M. glutaeus maximus und dem M. quadriceps der kräftigste Muskel des Körpers (Kapandji, zit. nach Fick 1892).

Da der M. gastrocnemius ein mehrgelenkiger Muskel ist – er überschreitet das Kniegelenk sowie das obere und untere Sprunggelenk – ist seine Wirkung davon abhängig, welches Gelenkende stabilisiert und welches beweglich ist. Bei festgestelltem Kniegelenk wirkt der Muskel im Sinne der Plantarflexion und je nach der Stellung des unteren Sprunggelenkes auch als Supinator oder Pronator. Bei festgestelltem Fuß wirkt der Muskel dagegen als Kniegelenksbeuger. Beim M. soleus entfällt die direkte Wirkung auf das Kniegelenk, wenngleich er bei festgestelltem Fuß indirekt eine Kniegelenksstreckung bewirkt (Abb. 2.22).

Die Plantar- und Dorsalflexion im oberen Sprunggelenk erfolgen primär im oberen Sprunggelenk. Normale Bewegungsausmaße sind 30–50° Plantar-

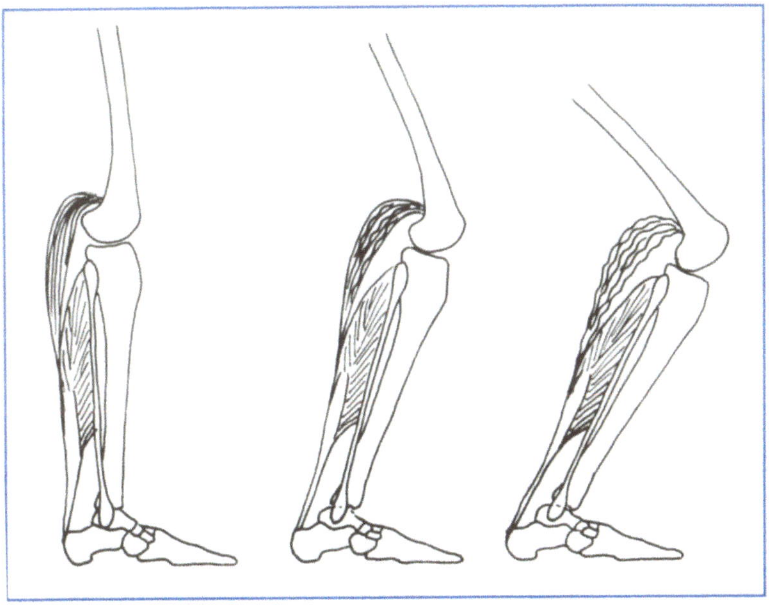

Abb. 2.22. Das Zusammenwirken von Kniebeugestellung und Gastroknemiusspannung

und 20–30° Dorsalflexion. Durch eine Abflachung des Fußlängsgewölbes bei der Dorsalflexion und durch seine Akzentuierung bei der Plantarflexion wird zusätzliche Bewegung gewonnen (Kapandji, zit. nach Fick 1892, Norlein 1992). Die zusätzliche Plantarflexion im Vorfußbereich wird sowohl über den Umwickelungseffekt der Plantaraponeurose bei Dorsalflexion der Zehengrundgelenke als auch über eine Aktivierung der langen und kurzen Zehenflexoren vermittelt (Kapandij, zit. nach Fick 1892).

Die Verkürzungsfähigkeit von M. gastrocnemius und M. soleus ist unterschiedlich. Nach Kapandji (zit. nach Fick 1892) kann sich der M. soleus um bis zu 44 mm verkürzen, der M. gastrocnemius dagegen nur um 39 mm. Allerdings hängt diese Fähigkeit beim M. gastrocnemius entscheidend von der Stellung des Kniegelenkes ab. Die Plantarflexionsfähigkeit des M. gastrocnemius ist besonders groß bei voller Kniegelenksstreckung. Auf diese Weise wirkt der M. quadriceps indirekt auf die Plantarflexion (Abb. 2.23). Umgekehrt führt eine Kniebeugung zur Abschwächung der Kraft des M. gastrocnemius.

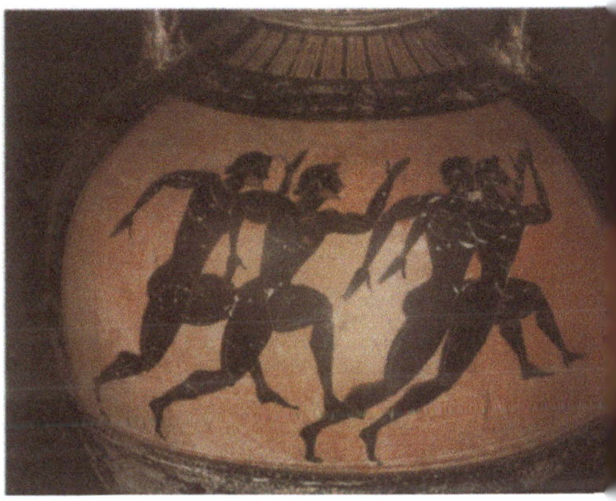

Abb. 2.23. Die Abstoßfunktion der Wadenmuskulatur kann nur bei kräftiger Kniestreckung durch den M. quadriceps zustande kommen. (Darstellung auf einer Preis-Amphore aus dem Nationalmuseum Kopenhagen, 550 v. Chr.)

Merke: Der M. gastrocnemius kann als zweigelenkiger Muskel nur dann voll wirksam sein, wenn Knie- und Hüftgelenke passiv und aktiv vollständig streckbar sind (Transmissionsphänomen).

Bei aktiver Plantarflexion kommt es beim normalen Fuß zur zusätzlichen Adduktion (13°; Kapandji, zit. nach Fick 1892) und Supination (12°; Kapandji, zit. nach Fick 1892).

Für einen normalen Gangablauf genügt eine Beweglichkeit im oberen Sprunggelenk zwischen 10° Dorsal- und 30° Plantarflexion (Perry 1992; Abb. 2.24).

Die Darstellung der sich abwechselnden Kontraktionsformen der Wadenmuskulatur beim Gangablauf erleichtert das Verständnis pathologischer Gangformen. Der normale M. triceps surae und die Fußheber müssen in der Lage sein, ihren Kontraktionszustand in Abhängigkeit von der jeweiligen Funktion rasch zu wechseln. In der ersten Hälfte der Standphase kommt es zu einer Dehnung des M. gastrosoleus unter exzentrischer Kontraktion (Abbremseffekt), die in der zweiten Hälfte der Standphase dann rasch in eine ak-

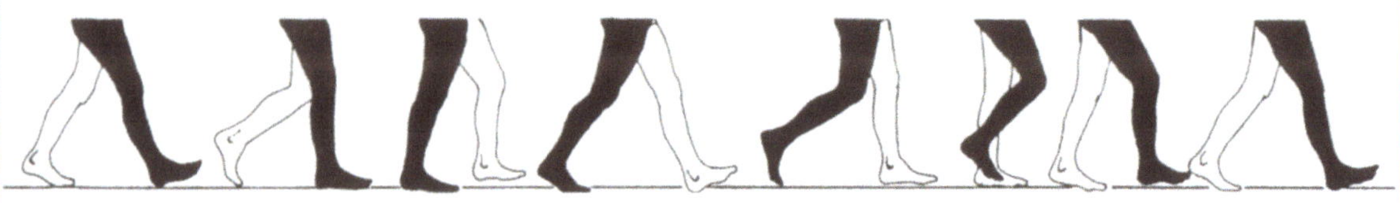

2.24

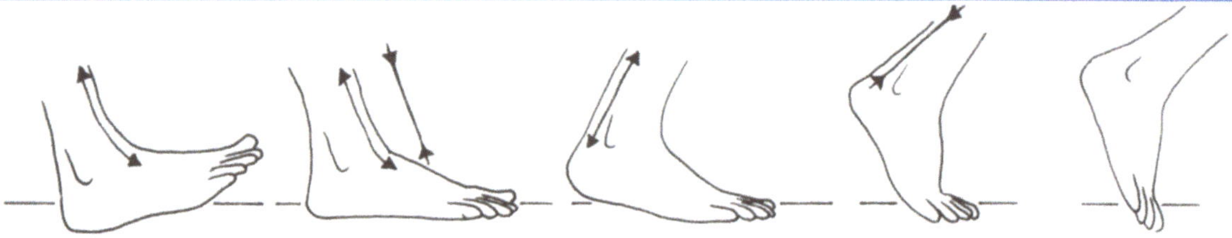

2.25a

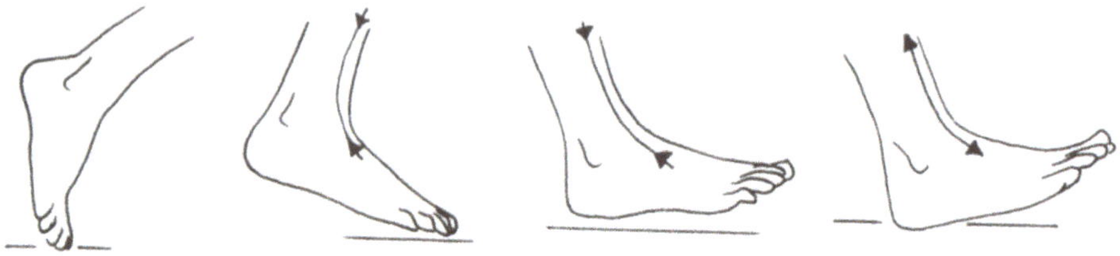

2.25b

Abb. 2.24. Die Bewegungen des oberen Sprunggelenkes beim Gangablauf schematisch dargestellt

Abb. 2.25 a, b. Der Wechsel der Kontraktionsformen der Fußhebe- und Fußsenkemuskulatur zu Beginn der Stand- und während der Schwungphase zwischen exzentrisch, isometrisch und konzentrisch

tive Verkürzung (konzentrische Kontraktion – Akzelerationseffekt) wechselt (Abb. 2.25).

Die beiden Anteile des M. gastrosoleus unterscheiden sich sowohl anatomisch als auch funktionell. Während der M. soleus zusätzlich als Haltemuskel zu sehen ist, dem die Aufgabe zukommt, den zweiten Abrollvorgang des oberen Sprunggelenkes in der Standphase kontrolliert ablaufen zu lassen, besitzt der M. gastrocnemius die dynamische Funktion des Abstoßens zum Ende der Standphase (Push-off). Diese Funktion kann er aber nur dann erfüllen, wenn sein Ursprung gesichert wird (Stabilisierung durch Bodenreaktionskraft, M. soleus, M. quadriceps). Andernfalls käme es zusätzlich oder gar überwiegend zu einer Kniebeugung. Die Funktion des M. gastrocnemius ist deshalb beim normalen Gangablauf untrennbar an die Kniestreckung (durch Ventralverlagerung der Bodenreaktionskraft vor die Kniegelenksachse und die Soleusfunktion) gekoppelt. Nach der Beendigung der Abstoßung und mit dem Beginn der Lastaufnahme des gegenseitigen Beines unterstützt der M. gastrocnemius die rasche Einleitung der Schwungphase durch eine Beugewirkung auf das Kniegelenk (Perry 1992; Wernick u. Volpe 1996).

Da die Achillessehne oberes und unteres Sprunggelenk überspannt, ist die Wirkung der Wadenmuskulatur auf das untere Sprunggelenk von dessen

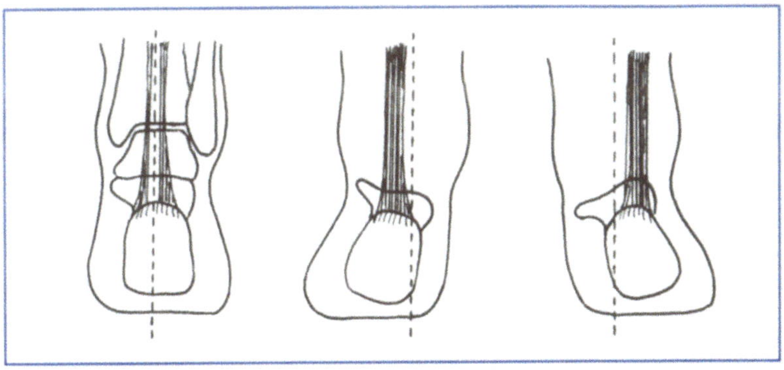

Abb. 2.26. Die funktionelle Zugwirkung der Achillessehne ist von der Stellung des Rückfußes und damit des unteren Sprunggelenkes abhängig

Stellung abhängig. Kippt der Kalkaneus nach lateral (Valgusstellung des Rückfußes), so verschiebt sich der Ansatz der Achillessehne lateral der unteren Sprunggelenksachse und die Wadenmuskulatur wirkt pronierend, kippt der Kalkaneus dagegen nach medial (Varusstellung des Rückfußes), so verlagert sich der Ansatz der Achillessehne nach medial und die Wadenmuskulatur wirkt supinierend (Abb. 2.26).

Die anderen Plantarflektoren haben gegenüber dem M. triceps surae nur eine untergeordnete Bedeutung. Die Mm. tibialis posterior und peroneus brevis wirken als Antagonisten auf das Chopart-Gelenk. Die Mm. tibialis posterior und peroneus longus verriegeln den Rückfuß für die Abstoßphase des Ganges. Die langen Zehenbeuger stabilisieren den Rückfuß durch ihre invertierende Wirkung und können zusammen mit den intrinschen Fußmuskeln zur dynamischen Verlängerung des Fußhebels beitragen (Wernick u. Volpe 1996). Da die Aktivierungsverteilung der übrigen Plantarflektoren der des M. triceps surae entspricht (Aktivitätsmaximum zum Ende der Standphase; Perry 1992), können sie als Hilfsmuskeln angesehen werden, deren Aufgabe darin besteht, die Wirksamkeit des Wadenmuskels optimal zu gestalten.

2.5 Variationsbreite der Spitzfußdeformität

Die extreme Vielfalt von Spitzfüßen unterschiedlichster Ursachen und Ausprägungsgrade und bei verschiedenen Altersgruppen soll durch die nachfolgenden Beispiele verdeutlicht werden (Abb. 2.27–2.31).

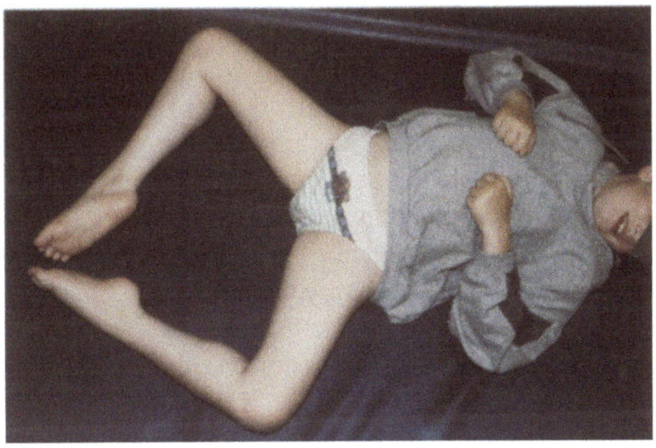

Abb. 2.27. Schwere kontrakte Spitzfüße bei einem 10-jährigen Jungen mit Duchenne-Muskeldystrophie

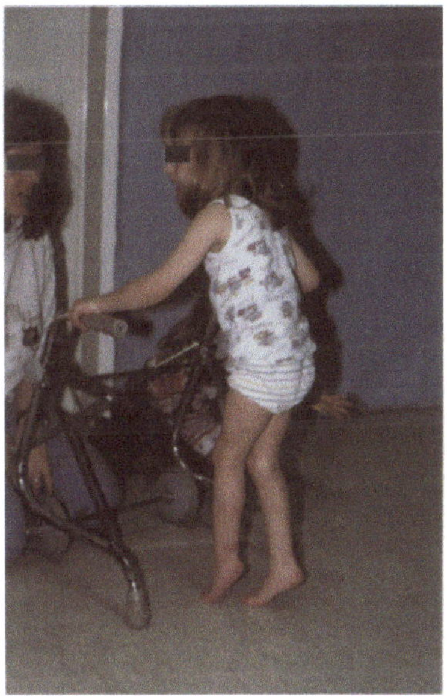

Abb. 2.28. Spastisch tonische Spitzfüße bei einem 5-jährigen Mädchen mit spastischer Diparese

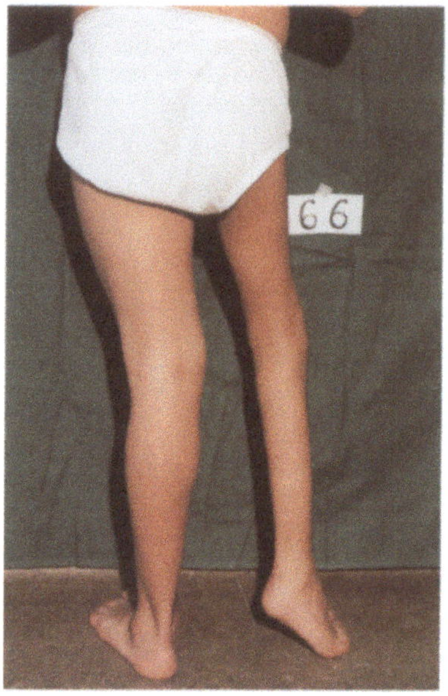

Abb. 2.29. Kontrakter Spitzfuß und Hypotrophie des gesamten rechten Beins bei einem 14-jährigen Jungen mit Poliomyelitis

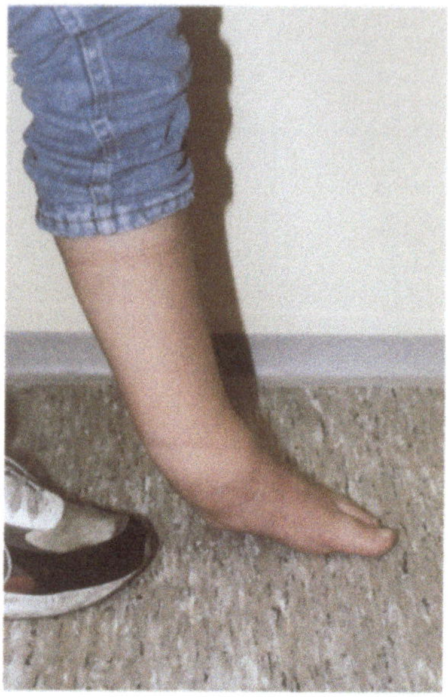

Abb. 2.30. Schwerer posttraumatischer Spitzfuß nach Granatsplitterverletzung des Rückfußes bei einem 10-jährigen Junge aus Bosnien

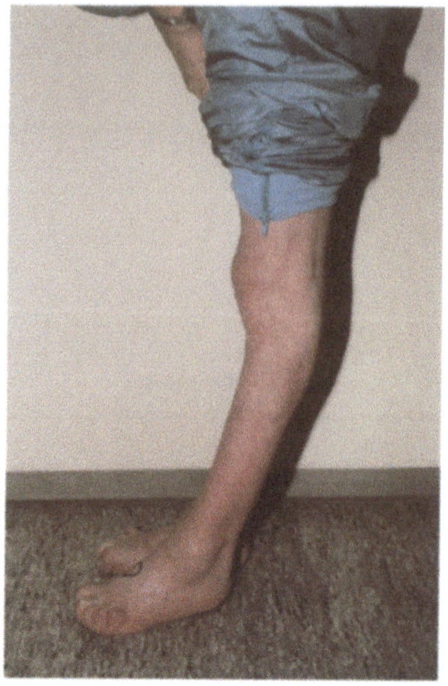

Abb. 2.31. 43-jährige Patientin mit schwersten Spitzfüßen und Krallenzehen bei sensomotorischer Neuropathie

2.6 Epidemiologie

Leider fehlen in der neueren Literatur Angaben zur Epidemiologie von Fußdeformitäten, so dass sich die Autoren auf historische Quellen stützen müssen. Obwohl sich das orthopädische Krankheitsspektrum grundlegend geändert hat, dürften die klassischen Statistiken dennoch von gewissem Interesse sein.

Hoffa (1902) zitiert Bessel-Hagen, der unter 98 244 chirurgisch Kranken in 58 Fällen (0,6‰) Spitzfüße fand.

In einem andere Krankengut von 72 Spitzfüßen wurden in 3 Fällen angeborene und in 69 erworbene Deformitäten gefunden. Nahezu 90% der erworbenen Spitzfüße waren einseitig.

Hoffa berichtet über eine weitere Statistik von Sidney Roberts, der 816 verschiedene Fußdeformitäten analysiert hatte. Darunter waren 75 angeborene und 87 erworbene Fälle. Rechnet man Spitzknickfüße (3 angeborene und 9 erworbene) und Spitzklumpfüße (95 angeborene und 68 erworbene) hinzu, dann lässt sich für den Spitzfuß die erstaunliche Häufigkeit von 41,3% aller Fußdeformitäten folgern. Joachimsthal (1905) zitiert Bessel-Hagen, der unter 89.987 Patienten der Berliner Orthopädie im Zeitraum von fast 10 Jahren nur in 46 Fällen Spitzfüße fand (0,05%).

Storck berichtet in seinen statistischen Erhebungen der Berliner Universitätsklinik aus den Jahren 1919 und 1928, dass er unter 49.255 Krankheitsfällen 857 Spitzfüße feststellen konnte. Davon waren die meisten (757) spastischer Natur, nur wenige waren durch schlaffe Lähmung (91) oder posttraumatisch (9) verursacht.

Einschränkend zu diesen Erhebungen ist natürlich anzumerken, dass die Inzidenz dieser Fußdeformität abhängig vom untersuchten Patientengut stark schwanken kann. So wird man in einer Ambulanz für Fußorthopädie schon häufiger mit Spitzfüßen (verschiedenster Ursachen) konfrontiert.

Noch häufiger begegnen sie uns in kinderorthopädischen Sprechstunden, und wenn zusätzlich Patienten mit neuroorthopädischen Problemen gesehen werden (insbesondere ICP), so wird man bei den meisten Patienten auch mehr oder weniger ausgeprägte Spitzfüße finden.

2.7 Ätiologie und Pathogenese

Zum besseren Verständnis der vielfältigen Ursachen (Abb. 2.32), die zum Spitzfuß führen können, möchten wir folgende *Frage* voranstellen:

Mit welchen Mechanismen kann man einen Spitzfuß erzeugen?

Antwort: Ein Spitzfuß kann auf verschiedenen Ebenen vorkommen.

Muskulotendinös

- Verkürzung des M. triceps surae oder von Teilen dieses Muskels
- Schwäche/Ausfall der Fußhebemuskulatur
- Ungleichgewicht zwischen Muskel- und Knochenlängenwachstum
- Veränderungen der mechanischen Muskeleigenschaften der Wadenmuskulatur

Ossär

- Ankylose des OSG in Spitzfußstellung
- Ventrale Angulation der Tibia (Antekurvation) mit vorzeitiger Begrenzung der Dorsalflexion

Artikulär

- Dorsale Gelenkkapselschrumpfung am OSG/USG
- Ventraler Anschlag am OSG; horizontal eingestellter Talus (Pes cavus; Klumpfuß)
- Deformierung der Talusrolle
- Subluxation des Talus nach ventral

Dermatogen

- Schrumpfungskontraktur der Haut und der Subkutis (Sklerodermie; Verbrennungen) hinter der Achse des oberen Sprunggelenkes

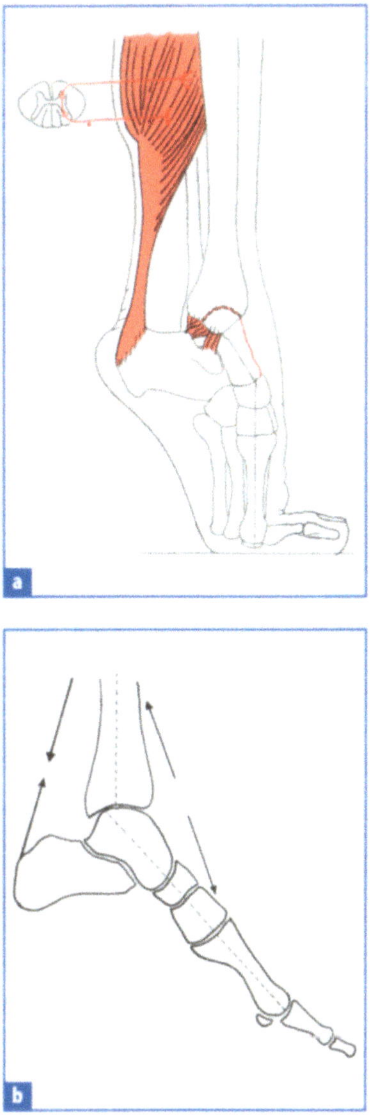

Abb. 2.32 a, b. Die Möglichkeiten der Entstehung eines Spitzfußes können sowohl im Muskel als auch im Gelenk und im Bereich der Haut dorsal der Sprunggelenksachse liegen

Joachimsthal (1905) unterscheidet bereits den angeborenen vom aquirierten Spitzfuß.

Da in der Arbeit von Joachimsthal unter 72 in Berlin und Heidelberg gesammelten Spitzfüßen nur 3 angeborener und 69 erworbener Natur waren, kommt der Autor zu folgendem Schluss:

„Der Spitzfuß bezeichnet sich damit als eine vorwiegend im späteren Leben auftretende Erkrankung" (Joachimsthal 1905).

Der Autor differenziert zwischen den Ursachen weiter:

Von 69 Spitzfußpatienten hatten 8 doppelseitige und 61 einseitige Deformitäten.

Ätiologisch gab der Autor folgende Verteilung an (69 Fälle mit Spitzfuß):

- 1 konsekutiv osteopathischer,
- 1 kompensatorischer,
- 1 myopathischer,
- 4 posttraumatische,
- 8 narbenbedingte,
- 54 neurogene

Spitzfüße.

Dahmen u. Zsernaviczky (1985) unterscheiden angeborene von erworbenen Spitzfüßen. Die Autoren geben eine Fülle ätiologischer Möglichkeiten zur Spitzfußentstehung an, die nachfolgend in modifizierter Form wiedergegeben werden:

Angeborene Ursachen:
- muskulär,
- ossär.

Erworbene Ursachen:
- schlaffe Lähmungen (Polio, Lepra, Zoster, Intoxikationen, Tumoren, Polyneuropathien, peripher traumatisch);
- spastische Lähmungen (Apoplexie);
- lokale Muskel- und Sehnenerkrankungen (Narben, Tumoren, Rheuma, Kompartment);
- Systemerkrankungen (Hämophilie, AMC, Guillain-Barre, CMT);
- Mechanische Ursachen (Bettlägerigkeit, hohe Absätze, Bauchlage des Säuglings).

Wir möchten diese Liste noch folgendermaßen ergänzen:
- neuromuskulär (zentral oder peripher),
- posttraumatisch (nach Muskel- oder Knochenverletzungen, nach Kompartmentsyndromen),
- postinfektiös (nach Gelenkinfektionen mit Ankylosen),
- idiopathisch/habituell,
- kompensatorisch (zum Beinlängerausgleich),
- iatrogen,
- kongenital (z.B. als Klumpfußresiduum),
- Kombinationen.

Fazit
Der Spitzfuß ist in der überwiegenden Zahl der Fälle neuromuskulär verursacht.

2.8 Pathoanatomie und Pathomechanik

Die Spitzfußdeformität zieht verschiedene anatomische Veränderungen sowohl im oberen Sprunggelenk als auch proximal und distal davon nach sich. Diese können abhängig von ihrer Ausprägung erhebliche funktionelle Auswirkungen auf den Gangablauf haben, was sowohl für das einseitige als auch für das beidseitige Auftreten gilt.

2.8.1 Pathoanatomie

Zur Pathoanantomie des Spitzfußes liegen uns zahlreiche ältere, aber ebenfalls nur wenige neuere Untersuchungen vor. Sie betreffen sowohl die muskulären als auch die knöchernen Veränderungen.

Die Muskulatur ist wegen der eingeschränkten Gelenkexkursion stets verschmächtigt. Bei Spitzfüßen, die unter dem Einfluss spastischer Überaktivität entstanden, kommt es zum bekannten Phänomen des kurzen Muskels und der langen Sehne im Bereich der Wadenmuskulatur (Tabary 1972, Tardieu 1988). Während beim spastischen Spitzfuß bisher kein fibröser Umbau der Muskulatur festgestellt werden konnte, besteht beim Spitzfuß durch Muskeldystrophie eine Pseudohypertrophie der Waden mit zunehmendem Ersatz des aktiven Muskelgewebes durch interstitielles Fett und vermehrte Fibrosierung des Muskelbindegewebes (Rowland et al. 1999).

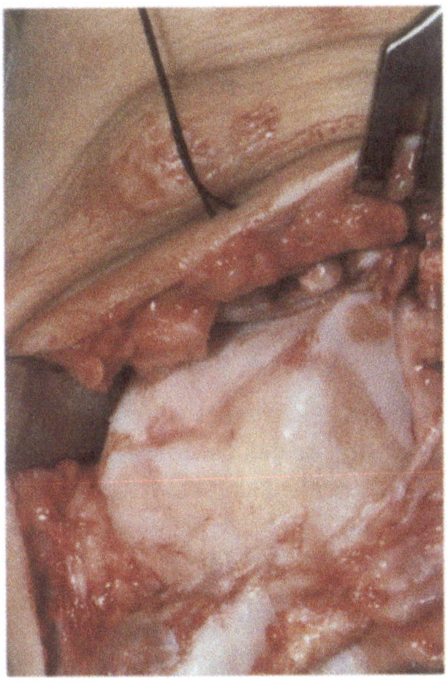

Abb. 2.33. Intraoperativer Befund der schweren Schädigung der vorderen Talusrolle bei langjährig bestehendem kontrakten Spitzfuß (15-jähriger Junge)

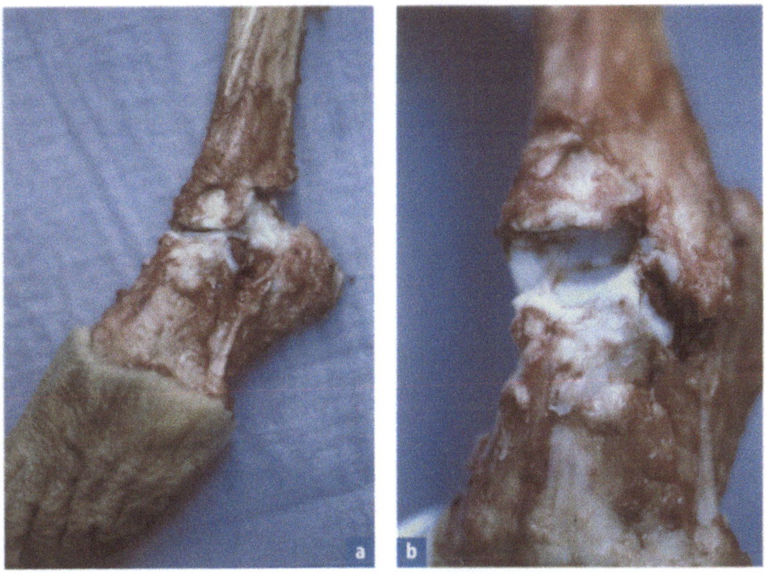

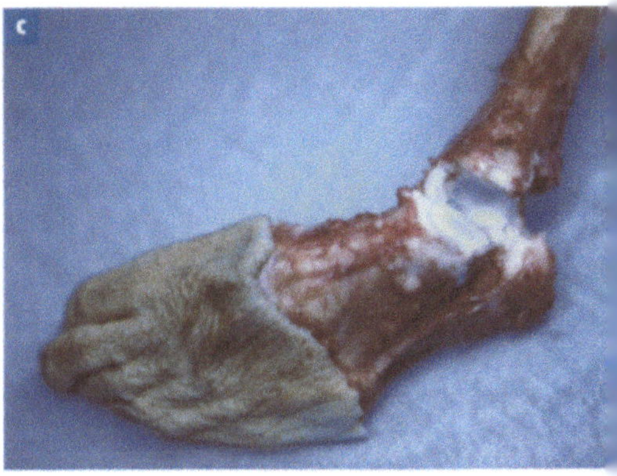

Abb. 2.34 a–c. Darstellung des Präparates eines schweren angeborenen arthrogrypotischen Spitzfußes bei kaudalem Regressionssyndrom (3-jähriges Mädchen)

An Gelenken und Skelettstrukturen vollziehen sich beim Spitzfuß ebenfalls ausgedehnte Veränderungen.

Joachimsthal (1905) hat die den meisten Operateuren bekannte Tatsache beschrieben, dass bei lange bestehendem Spitzfuß der vordere, nicht in der Knöchelgabel befindliche Anteil der Talusrolle knorpelfrei wird (Abb. 2.33). Die Gelenkfläche reduziert sich entsprechend auf den hinteren Anteil und flacht sich auch ab. Die Autoren hatten die Gelegenheit, das Amputat bei einem schweren arthrogrypotischen Spitzfuß eines 3-jährigen Kindes zu präparieren. Folgende Charakteristika waren dabei bemerkenswert (Abb. 2.34 a–c).

Knöcherne und knorpelige Gelenkstrukturen

Die Bewegungen im oberen und unteren Sprunggelenk waren vollständig fibrös fixiert. Dies bedeutet, dass beim kraftvollen Versuch, den Fuß im oberen Sprunggelenk zu bewegen eher der Knochen gebrochen, als eine Bewegung zustande gekommen wäre.

Bedingt durch den fehlenden formativen Bewegungsreiz kam es nicht zur Ausbildung der physiologischen Gelenkrundung des oberen Sprunggelenkes. Der Gelenkspalt ließ sich zwar nach Resektion bzw. Durchtrennung der Gelenkkapsel darstellen, in seinem dorsalen Anteil waren jedoch (leicht zu lösende) überbrückende fibröse Bindegewebsstränge zu finden. Die aus hyalinem Knorpel bestehende Gelenkform von Tibia und Talusrolle war korrespondierend abgeplattet, so dass nach Eröffnung der ventralen Sprunggelenkskapsel nur eine Scharnierbewegung (Klappbewegung) möglich war.

Die Talusrolle hatte nur in ihrem dorsalen Anteil Verbindung zur Knöchelgabel, die ventralen Anteile waren von derber, adhärenter Kapsel überzogen.

Der Kalkaneus war in seinem dorsalen Anteil dysplastisch, in seinem ventralen Teil dagegen von normaler Größe.

Muskulatur und Sehnen

Die gesamte Unterschenkelmuskulatur war fibrös umgewandelt, aber es waren alle Sehnen angelegt, wenn auch stark ausgedünnt.

Die Sehnen waren in ihrem Gleitgewebe mit der Unterlage adhärent.

Achillessehne und Plantaraponeurose hatten eine regelrechte Insertion am Tuber calcanei.

Gelenkkapseln

Die Gelenkkapseln des oberen und unteren Sprunggelenkes waren verdickt und komplett (ohne Reservelänge zur Bewegung) an den Gelenkrändern adhärent. Die dorsalen Anteile der oberen Sprunggelenkskapsel waren durch derbes fibröses Gewebe verdickt, das die distale Tibiahinterkante direkt mit dem Kalkaneus verband. Zusätzlich befand sich in dieser Masse auch das Ligamentum calcaneofibulare, das den Kalkaneus an den etwas zurückverlagerten Außenknöchel fixierte.

Lüning u. Schulthess (1901) beschreiben bei fortgeschrittenen Spitzfuß einen teilweisen Kontaktverlust der Fußwurzelknochen in ihren dorsalen Anteilen mit der Bildung von *akzessorischen Nearthrosen.*

Bei ausschließlicher Belastung des Vorfußes tritt der bekannte Umwickelungseffekt der Plantaraponeurose (Hicks 1964) dauernd in Aktion, wodurch sich zur Rückfußspitzfußstellung eine zusätzliche Hohlfußkomponente (Excavatus) hinzugesellt (Abb. 2.35 a, b). Die Fußwurzelknochen werden entsprechend plantarseitig in ihrem Wachstum gehemmt, was zu ihrer keilförmigen Deformierung führen kann. Der Kalkaneus erfährt bei fehlender Belastung eine Verschmälerung, der Vorfuß wird hingegen breiter (Abb. 2.36). Wir halten dieses Kennzeichen für einen wichtigen Hinweis auf eine strukturelle Deformität, die durch konservative Maßnahmen kaum mehr zu beeinflussen ist. Bei den stärksten Ausprägungen dieser Deformität

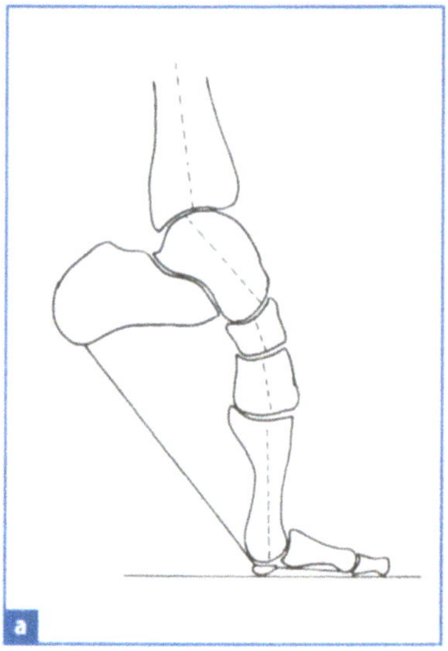
a

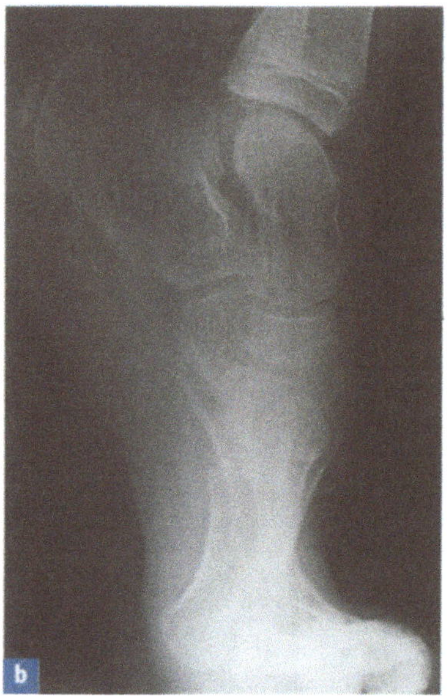
b

Abb. 2.35 a, b. Darstellung des kombinierten Rückfuß- und Vorfußspitzfußes durch den Umwickelungseffekt der Plantaraponeurose. a schematisch, b radiologisch bei einem 10-jährigen Patienten

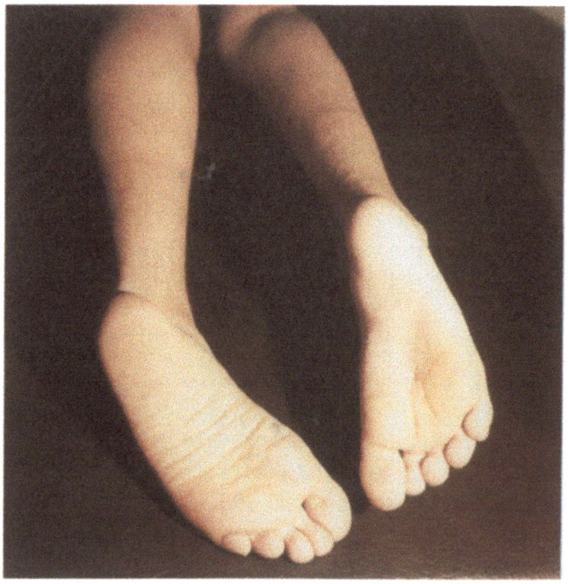

Abb. 2.36. Die Dreiecksform des Spitzfußes in der Ansicht von plantar weist auf eine lange bestehende strukturelle Veränderung hin (12-jähriger Junge mit Poliomyelitislähmung des rechten Beins)

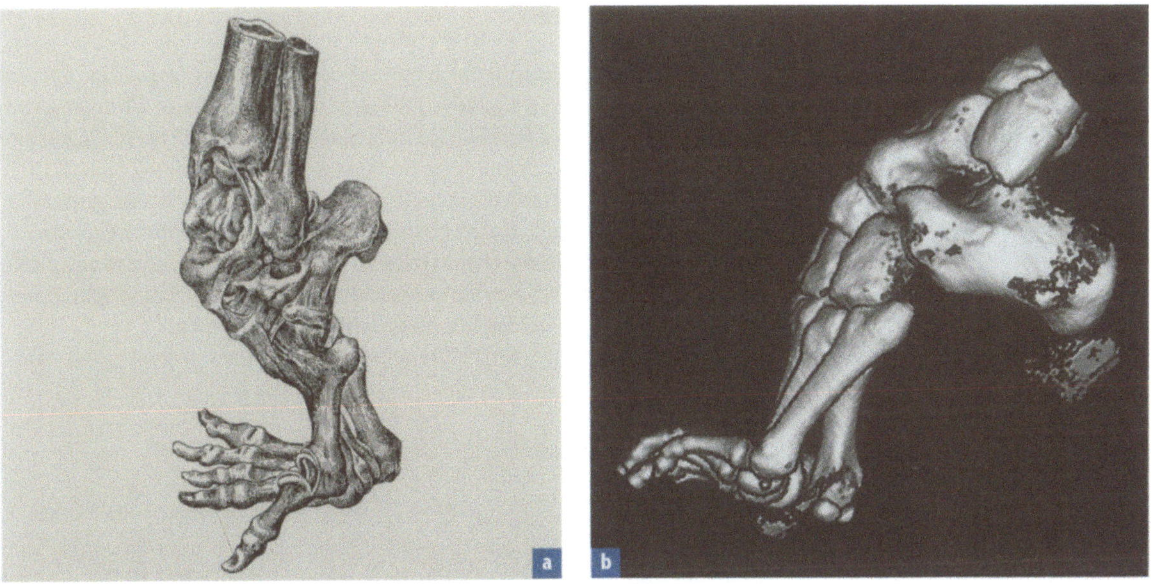

Abb. 2.37 a, b. Anatomische Darstellung des oberen Sprunggelenkes beim schwersten Spitzfuß. **a** Schematisch, **b** in einer 3-dimensionalen computertomographischen Rekonstruktion

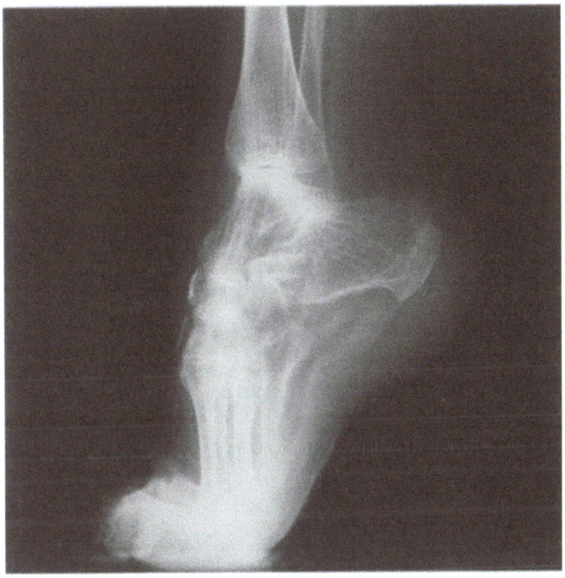

◄ Abb. 2.38. Die Ausrichtung der Spongiosatrabekel des Fußes in Längsrichtung zur Tibia bei einem Jahrzehnte bestehendem schweren Spitzfuß (66-jährige Patientin mit langjähriger Polioerkrankung)

kann es zur Ausbildung von Gelenken zwischen der hinteren Tibiakante und der Fibulaspitze mit dem Kalkaneus kommen (Abb. 2.37). Im Chopartgelenk treten ähnliche Veränderungen wie im oberen Sprunggelenk auf. Auch hier verlieren die dorsalen, nicht mehr artikulierenden Anteile des Taluskopfes und des Kalkaneus ihren Knorpelüberzug. Die Zehengrundgelenke können sich entweder in Überstreckung oder aber – wie beim Balletttänzer – in Hyperflexion einstellen. In letzterem Fall kann es durch zusätzliche Einwirkung der Schub- und Scherkräfte beim Gehen zur Abknickung des Fußes nach hinten kommen, wie dies bereits Volkmann anschaulich dargestellt hat.

Ein interessantes Phänomen beim langjährig bestehenden schweren Spitzfuß ist die Ausrichtung der Spongiosabälkchen des Fußskeletts in der Verlängerung der Tibiaachse (Abb. 2.38).

Zu den knöchernen und artikulären Veränderungen treten eine zusätzliche Verkürzung der plantaren Weichteile sowie die Atrophie der Wadenmuskulatur hinzu.

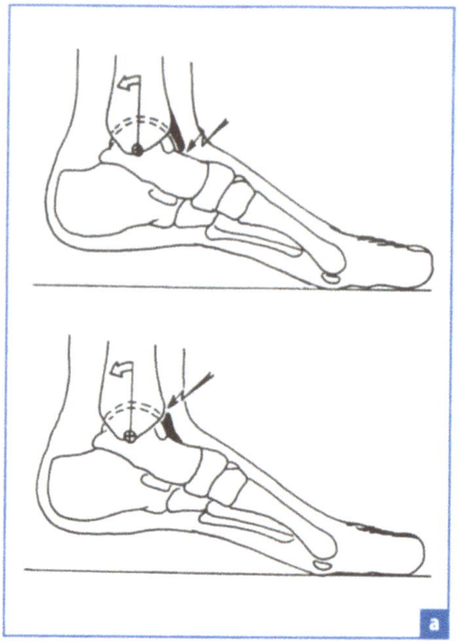

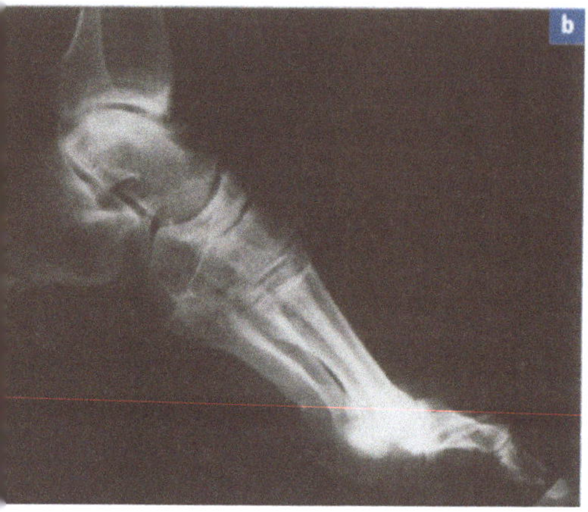

Abb. 2.39 a, b. Typische Anordnung der ventralen Osteophyten am oberen Sprunggelenk. a Schematisch, b klinisch bei einem 40-jährigen Patienten mit strukturellem Spitzfuß

Der artikuläre Spitzfuß

Beim artikulären Spitzfuß besteht eine Störung der Form des oberen Sprunggelenks. Die harmonische Roll-Gleit-Bewegung beim Übergang von der Plantar- zur Dorsalflexion wird knöchern durch einen Anschlagsmechanismus gehemmt.

Zur Erleichterung der Therapieplanung empfehlen wir, ein so genanntes primäres Impingement, dessen Ursache alleine im oberen Sprunggelenk lokalisiert ist vom sekundären zu trennen. Dieses hat seinen Ausgangspunkt in einer Fußdeformität, die sich auf das obere Sprunggelenk auswirkt. Kombinationen zwischen beiden können ebenfalls vorkommen.

Folgende Formen des artikulären Spitzfußes können unterschieden werden:

Normale Form der Gelenkpartner des oberen Sprunggelenkes

Dorsalflexionseinschränkung im oberen Sprunggelenk (OSG) durch *Osteophyten im Bereich der distalen ventralen Tibia oder/und des Überganges von Talusrolle zum Talushals* (ventrales Impingement; Abb. 2.39 a, b).

Die Einschränkung der Beweglichkeit des oberen Sprunggelenkes kann durch Osteophyten verursacht sein, die sich ventral in Höhe des Gelenkspaltes entwickelt haben (Mann u. Coughlin 1993; Branca u. Di Palma 1997, Coull 2003). Ätiologisch kommen verschiedene Mechanismen dafür in Frage. Neben einer chronischen Überlastung, die langfristig zu appositionellem Knochenwachstum führt und besonders bei Profifußballern auftritt (Mc Murray 1950) sind es auch degenerative und posttraumatische Veränderungen, die über eine Osteophytenbildung mit Anschlagsphänomen zu Bewegungseinschränkungen führen können. Allerdings müssen die Osteophyten zwei Voraussetzungen erfüllen, um funktionell wirksam zu werden:

- sie müssen eine gewisse Größe erreicht haben,
- sie müssen nahe genug am Gelenkspalt lokalisiert sein.

Mc Dermott (1992) gab eine 4-stufige radiologische Klassifikation der ventralen Osteophyten an

I Osteophyten weniger als 3 mm,
II Osteophyten über 3 mm mit knöcherner Reaktion,
III Tibia- und Talusosteophyten („kissing lesion"),
IV ausgedehnte Osteophyten mit Arthrosezeichen.

Nach operativ versorgten Sprunggelenksfrakturen können ebenfalls Dorsalflexionseinschränkungen als Residuum verbleiben (Schon u. Ouzounian 1989). Dies gilt besonders für Syndesomosenverletzungen, bei denen die Malleolengabel zu eng eingestellt wurde.

Dorsalflexionseinschränkung im oberen Sprunggelenk (OSG) durch *Horizontalisierung der Längsachse des Talus* (Abb. 2.40 a, b; 2.41 a, b).

Ein horizontal stehender Talus führt zu einem indirekten vorzeitigen Anschlag der Tibia bei Dorsalflexion im oberen Sprunggelenk. Ursächlich kommen für eine Horizontalisierung der Taluslängsachse mehrere Mechanismen in Betracht:

- ein fixierter Vorfußspitzfuß führt bei ausreichender Mobilität im oberen Sprunggelenk ohne strukturelle Wadenmuskelverkürzung unter Belastung zur Horizontalisierung des Talus, wie dies bereits in Band 2 (Döderlein et al. 2000, der Hohlfuß) ausführlich dargelegt wurde.

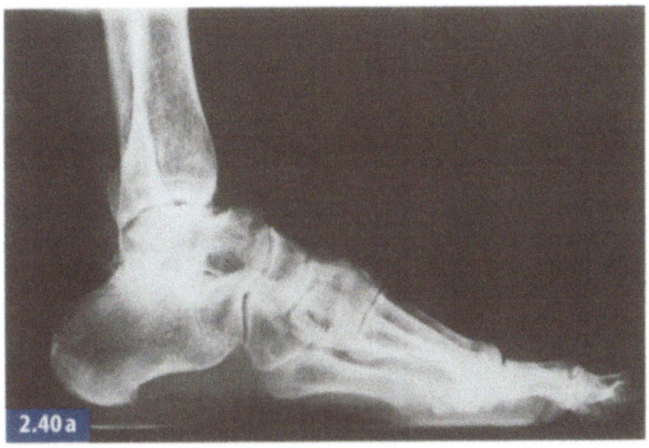

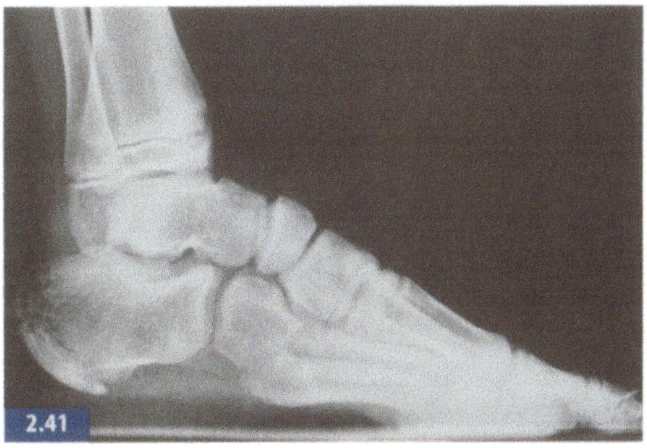

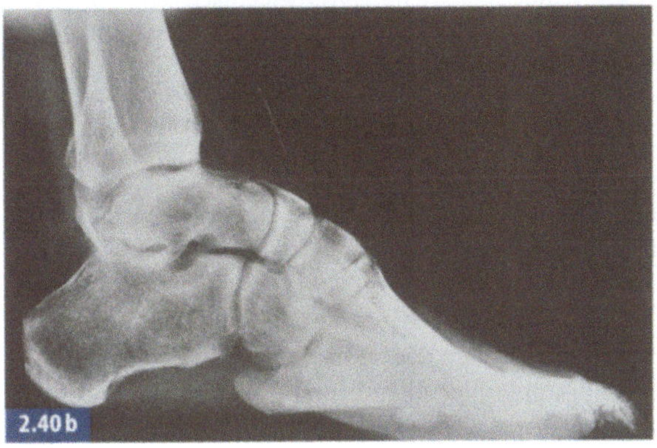

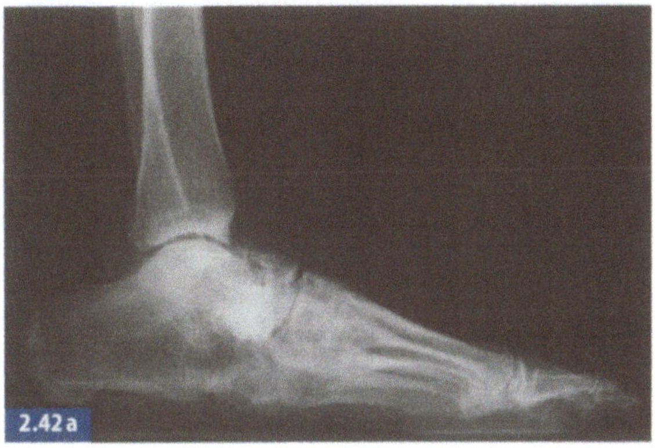

Abb. 2.40 a, b. Die Horizontalstellung des Talus als Ursache für eine knöcherne Dorsalflexionseinschränkung im oberen Sprunggelenk kann entweder primär auftreten. (**a** 43-jähriger Patient mit Arthrose des unteren Sprunggelenkes und Horizontalstellung des Talus) oder Folge einer neurologischen Störung sein. **b** Horizontalstellung des Talus sekundär durch Kompensation eines Vorfußcavus, 36-jährige Patientin mit peripherer Neuropathie

Abb. 2.41. Bei einer Restdeformität des angeborenen Klumpfußes kommt die Kombination aus Parallelstellung von Talus und Kalkaneus und Vorfußkavus häufiger vor. Sie führt zu einer ausgeprägten knöchernen Bewegungseinschränkung am oberen Sprunggelenk

Abb. 2.42 a. Auch durch fehldosierte ärztliche Maßnahmen kann es zu einem knöchernen Anschlag am oberen Sprunggelenk kommen (49-Jährige Patientin mit Zustand nach additiver subtalarer Arthrodese und dorsalen Kallusbildungen)

- eine persistierende Parallelstellung der Längsachsen von Talus und Kalkaneus ist für den kongenitalen Klumpfuß typisch. Für eine ausreichende Dosalflexionsfähigkeit im oberen Sprunggelenk muss der ventrale Kalkaneusanteil am Taluskopf vorbei nach lateral geschwenkt werden.
- die Kombination von verstärkter und strukturell fixierter Vorfußspitzfußstellung und Parallelstellung der Talus- und Kalkaneuslängsachsen kommt nicht selten beim Klumpfuß oder beim Hohlfuß vor und resultiert in einer erheblichen knöchernen Einschränkung der Dorsalflexionsfähigkeit im oberen Sprunggelenk (Abb. 2.41).
  Die langjährig bestehende knöcherne Einschränkung der Dorsalflexion im oberen Sprunggelenk führt im Wachstumsalter zu adaptivem Wachstum mit Deformierung der Gelenkpartner (Herring 2002).
- auch durch iatrogene Maßnahmen sind entsprechende Deformitäten denkbar. So stellt die Horizontalisierung des Talus durch einen zu weit ventral in den Sinus Tarsi eingebrachten Knochenspan eine typische Komplikation der Operationsmethode nach Grice bzw. der additiven subtalaren Arthrodese dar (näheres s. Bd. 3, Döderlein et al. 2002, der Knickplattfuß; Abb. 2.42).
- ein weiterer Mechanismus, der zur Horizontalisierung der Taluslängsachse führen kann, ist die fehlverheilte Kalkaneusfraktur (Hansen 2000).

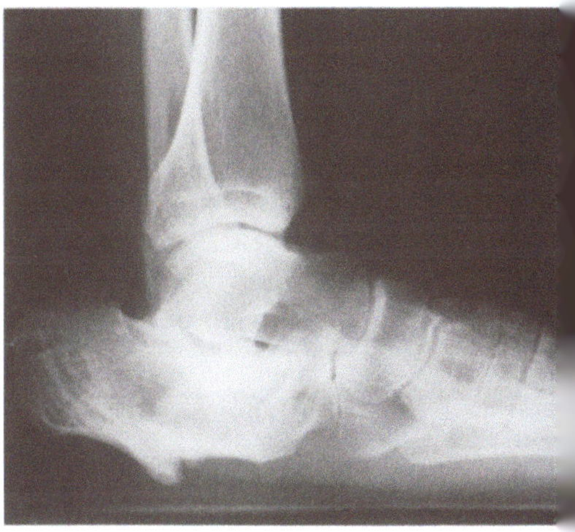

Abb. 2.42 b. Horizontalstellung des Talus nach fehlverheilter Calcaneusfraktur

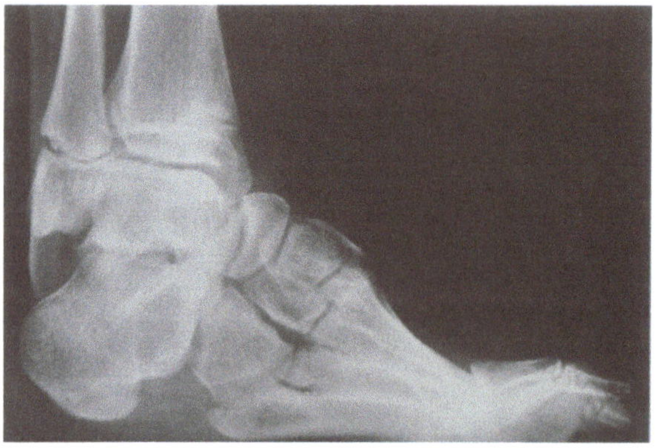

Abb. 2.43. Durch eine subtalare Fehlrotation, wie sie beim angeborenen Klumpfuß besonders häufig vorkommt, wirkt die Medialisierung des Os naviculare im Sinne eines Anschlagphänomens am Innenknöchel und blockiert so die Dorsalflexion (15-jähriger Patient mit unzureichend vorbehandeltem Klumpfuß)

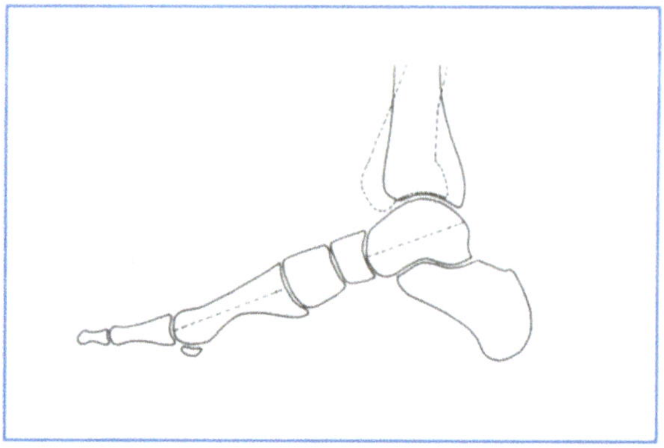

Abb. 2.44. Auch durch eine fehlverheilte, nach ventral angulierte distale Tibiafraktur kann eine Dorsalflexionseinschränkung im oberen Sprunggelenk vorkommen

Dorsalflexionseinschränkung im OSG durch *andere Anschlagsmechanismen* (Schon u. Ouzounian 1989):

Die Dorsalflexionseinschränkung im OSG durch Medialisierung des Chopartgelenkes mit Anschlagsphänomen des Os naviculare an den Innenknöchel stellt eine typische Besonderheit des Klumpfußes und des medialen Hohlfußes (Pes cavovarus) dar (Abb. 2.43).

Eine Dorsalflexionseinschränkung im OSG durch fehlverheilte distale Tibiafraktur ist dann denkbar, wenn es zu einer Fehlstellung in Antekurvation gekommen ist. In diesem Falle steht das obere Sprunggelenk bereits in maximal möglicher Dorsalflexion (Abb. 2.44).

Natürlich sind auch Kombinationen aller oben aufgeführten Mechanismen denkbar, was dann zu einer Summation der negativen Effekte mit entsprechender Verstärkung der Spitzfußstellung führen kann.

Gestörte Einstellung oder Form der Gelenkpartner des oberen Sprunggelenkes

Im Falle einer Subluxationsstellung bzw. Deformierung der Gelenkkonturen des oberen Sprunggelenkes sind (analog zum Hüftgelenk) folgende Möglichkeiten denkbar:

- sphärische Inkongruenz,
- asphärische Kongruenz,
- asphärische Inkongruenz.

Bei allen diesen Punkten besteht eine erheblichen Bewegungsverminderung im oberen Sprunggelenk.

- sphärische Inkongruenz (Abb. 2.45 a, b):
  Eine sphärische Inkongruenz tritt bei einer Subluxationsstellung der Talusrolle im oberen Sprunggelenk nach ventral auf. Der natürliche Roll-Gleit-Mechanismus ist dabei verloren gegangen und wird durch einen pathologischen Abrollmechanismus ersetzt, dessen Ausmaß von der Nachgiebigkeit der dorsalen Muskel/Kapselstrukturen bestimmt wird. In der Regel ist die Dorsalflexion im oberen Sprunggelenk durch diesen Mechanismus aufgehoben. Wegen der erheblichen Inkongruenz und der punk-

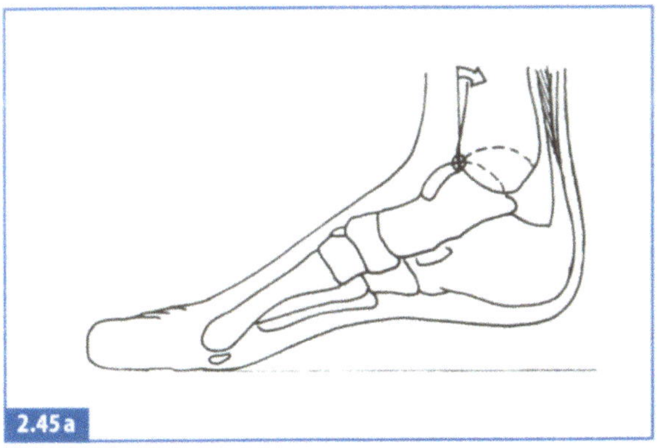

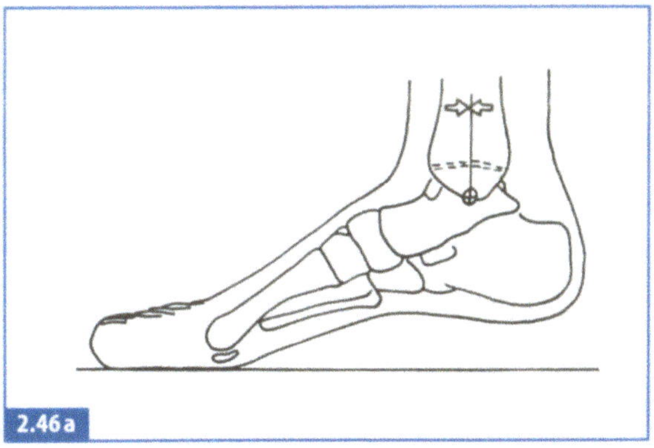

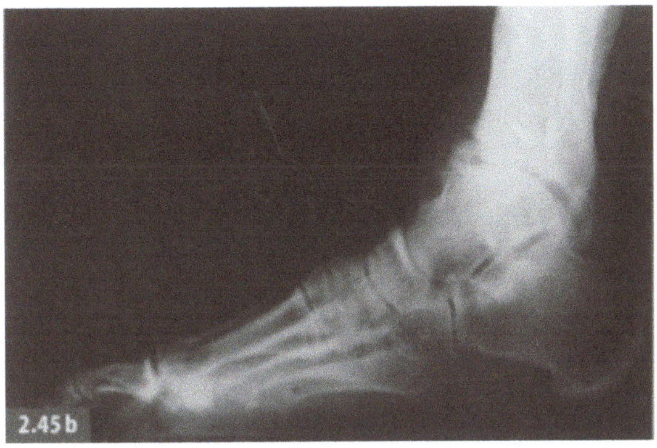

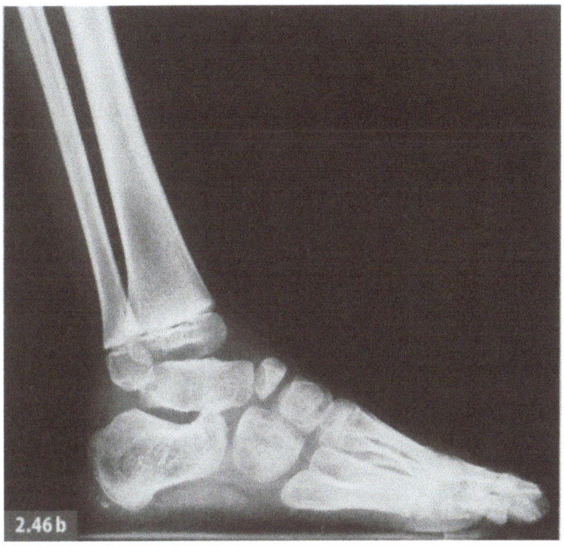

Abb. 2.45 a, b. Darstellen einer sphärischen Inkongruenz am oberen Sprunggelenk a schematisch, b am Beispiel eines Zustandes nach fehlverheilter oberer Sprunggelenksfraktur bei einem 44-jährigen Patienten

Abb. 2.46 a, b. Typisches Beispiel für eine asphärische Kongruenz durch Abplattung der oberen Sprunggelenkskontur a schematisch, b bei einer 6-jährigen Patientin mit Restzustand nach angeborenem Klumpfuß

tuellen Belastung drohen Gelenkschäden (Impressionsfrakturen) an der Talusrolle. Ursächlich kommen entweder posttraumatische Kapsel-Band-Verletzungen mit Verlust der physiologischen Gelenkführung in Frage oder die Talusrolle passt nicht mehr vollständig in die Malleolengabel, was bei Korrektur lange bestehender schwerer Spitz- und Spitzknickfüße vorkommen kann.

- asphärische Kongruenz (Abb. 2.46 a, b):
  Bei der asphärischen Kongruenz ist es zu einer gegenseitigen Anpassung von distaler Tibiagelenkfläche und Talusrolle unter pathologischer Form gekommen. Der physiologische Roll-Gleit-Mechanismus wird abhängig von der Form der Gelenkpartner durch einen Klappmechanismus ersetzt. Das Bewegungsausmaß im oberen Sprunggelenk geht dabei zum großen Teil verloren. Ein typisches Beispiel ist der wirkliche Flat-top-Talus beim angeborenen Klumpfuß (Abb. 2.46 b).
- asphärische Inkongruenz (Abb. 2.47):
  Deformierung der Talusrolle/gegenüberliegenden Tibiagelenkfläche mit *asphärischer Inkongruenz* und zusätzlicher Einstellung des Fußes in Spitzfußstellung oder in Subluxationsstellung des oberen Sprunggelenkes. Diese Form des artikulären Spitzfußes kann auch als Folge der Korrektur eines Klumpfußes vorkommen.

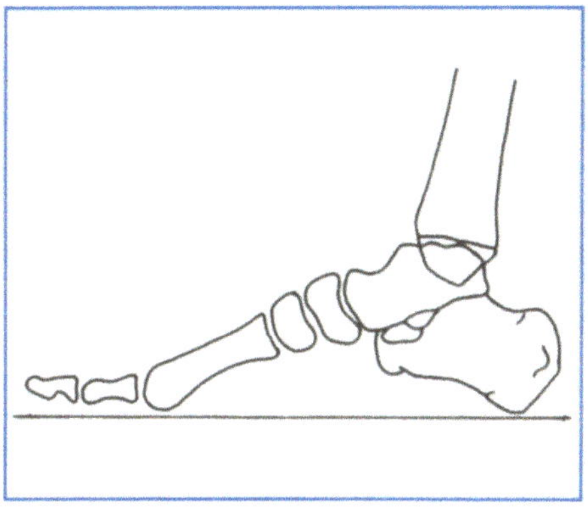

Abb. 2.47. Schematische Darstellung einer asphärischen Inkongruenz, bei der es zu einer Subluxationsstellung des deformierten oberen Sprunggelenkes kommt

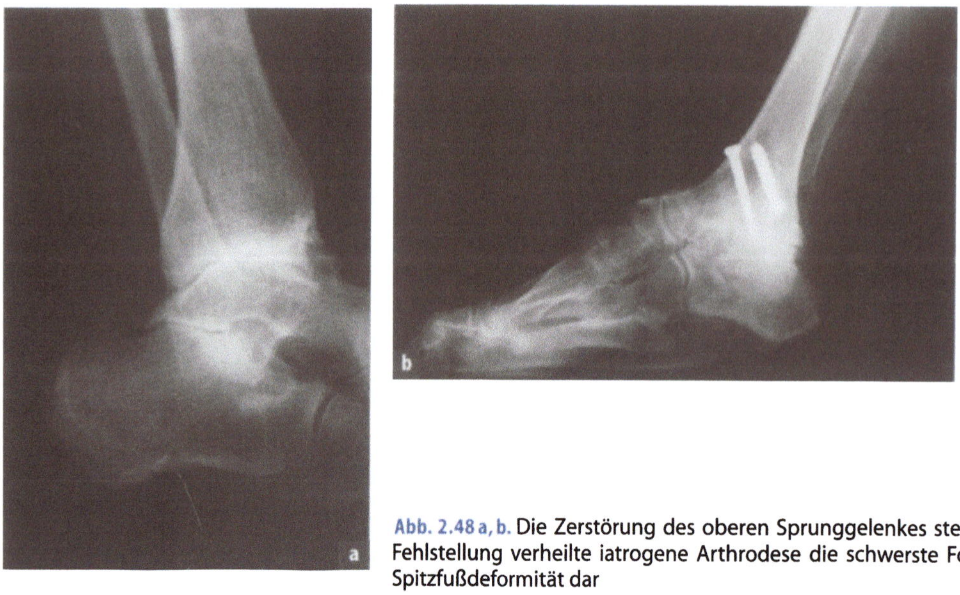

Abb. 2.48 a, b. Die Zerstörung des oberen Sprunggelenkes stellt ebenso wie die in Fehlstellung verheilte iatrogene Arthrodese die schwerste Form der knöchernen Spitzfußdeformität dar

- Ankylose des oberen Sprunggelenkes (Abb. 2.48)
  Ist es durch vorausgegangene Traumata, entzündliche Veränderungen oder Operationen zu einer Ankylose des oberen Sprunggelenkes gekommen, so bestimmt die Stellung von Malleolengabel und Talusrolle zueinander und die Flexibilität des Rück- und Vorfußes über die funktionellen Auswirkungen. Leichtgradige Spitzfußstellungen können über eine vermehrte Eversion bei erhaltenem unterem Sprunggelenk kompensiert werden. Stärkergradige Spitzfußankylosen führen zu einschränkenden Kompensationsmechanismen der proximalen Gelenke des gleichseitigen Beines (z.B. Recurvation des Kniegelenkes; Hüftbeugestellung) und der Gegenseite (Spitzfuß) wegen der relativen Beinverlängerung. Bei jeder längerbestehenden Spitzfußkontraktur kann es über eine erhebliche Biegebelastung der Fußwurzelgelenke distal des oberen Sprunggelenkes zu vorzeitigen degenerativen Veränderungen kommen (s. Abb. 2.58).

2.8.2 Normale Gangmechanik

Biomechanik der Sprunggelenke beim normalen Gangablauf

Die freie Beweglichkeit des oberen Sprunggelenkes stellt eine elementare Voraussetzung für die Fortbewegung des Körperschwerpunktes dar (Winter 1991; Perry 1992).

Der normale aufrechte Gang zeichnet sich durch gleiche Schrittlänge und Gangsymmetrie aus. Der Gangzyklus wird gemäß internationaler Übereinkunft in Stand- und Schwungphase unterteilt (Abb. 2.49). Die gesamte Strecke, die zwischen Stand und Schwungphase durchschritten wird und die zwischen zwei Fersenkontakten desselben Fußes liegt, wird als Doppelschritt bezeichnet. Bei normaler Geschwindigkeit entfallen auf die Standphase etwa 62 % und auf die Schwungphase 38 % des Gangzyklus. Innerhalb der Standphase kommt es zum Beginn und zum Ende zu jeweils 12 % zur Doppelunterstützungsphase, bei der beide Beine Last aufnehmen, in Standphasenmitte umfasst die Einbeinphase 38 % des Gangzyklus (Winter 1991; Perry 1992).

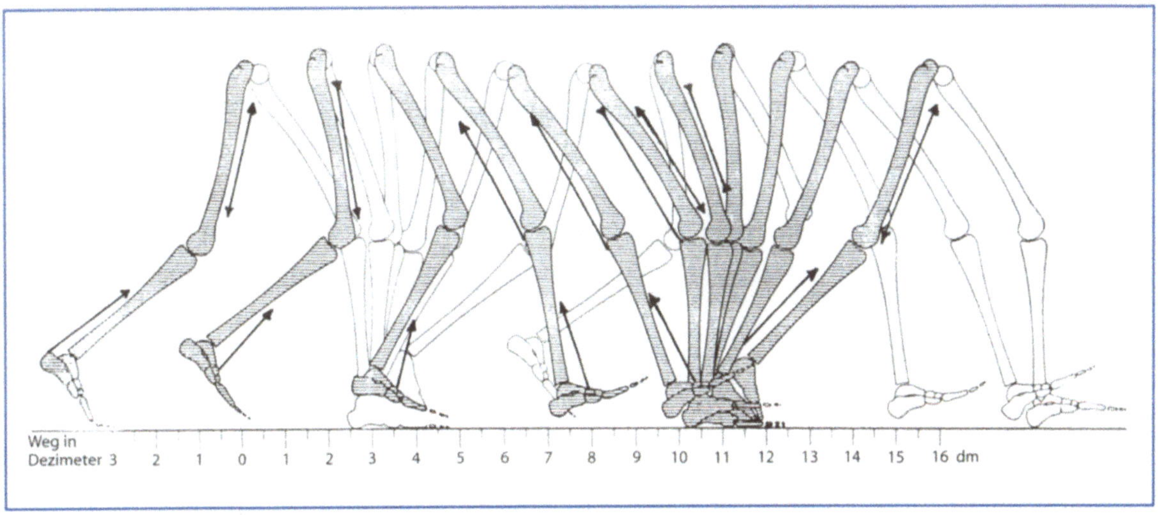

Abb. 2.49. Darstellung des normalen Gangzyklus unterteilt in Schwung- und Standphase mit den unterschiedlichen Muskelkontraktionszuständen. (Mod. nach Braune u. Fischer)

Es werden nach Perry (1992) folgende Abschnitte der Stand- und Schwungphase unterschieden:

Standphase	Erstkontakt („initial contact“, IC)
	Gewichtsübernahme („loading response“, LR)
	Standphasenmitte („mid stance“, MSt)
	Standphasenende („terminal stance“, TSt)
	Schwungphasenvorbereitung („preswing“, PSw)
Schwungphase	Schwungphasenbeginn („initial swing“, Isw)
	Schwungphasenmitte („mid swing“ MSw)
	Schwungphasenende („terminal swing“, TSw)

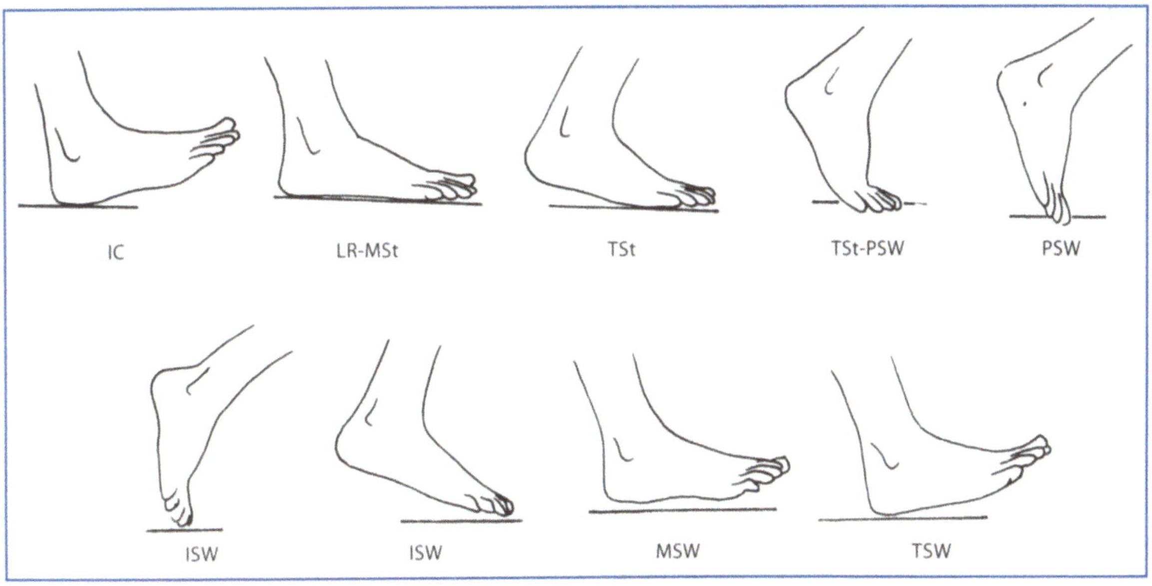

Abb. 2.50. Schematische Darstellung der Bewegungen des oberen Sprunggelenkes beim Gang in der Standphase und in der Schwungphase

Die Biomechanik beim normalen Gangablauf unter besonderer Berücksichtigung der Muskelaktivitäten (nach Valmassy 1996):

Oberes Sprunggelenk (Abb. 2.50)	Erstkontakt	Über die Ferse; Dorsalflexion im oberen Sprunggelenk; Aktivierung der Fußheber (konzentrisch)
	Gewichtsübernahme	Plantarflexion; Abbremsung durch exzentrische Kontraktion der Fußheber
	Standphasenmitte	Dorsalflexion; Abbremsung durch exzentrische Kontraktion der Wadenmuskulatur
	Standphasenende	Plantarflexion; Abstoßung durch konzentrische Kontraktion der Wadenmuskulatur
Unteres Sprunggelenk	Erstkontakt	Supination;
	Gewichtsübernahme	Pronation; Abbremsung durch die Mm. tibialis posterior und peroneus longus
	Standphasenmitte	Supination; Sicherung über die Mm. tibialis posterior, Zehenbeuger, peronei
	Standphasenende	Supination; Abstoßung über die Mm. triceps surae, tibialis posterior, Zehenbeuger, peroneus longus, Intrinsics

Der Talus wirkt als Verbindungsstück zwischen Unterschenkel und Fuß und bildet einen Teil des funktionellen Kardengelenkkomplexes des Rückfußes.

Das obere Sprunggelenk hat relativ geringe, funktionell jedoch wichtige Bewegungsausschläge in Dorsal- und Pantarflexion. Die Normalwertbereiche für die Dorsal- und Plantarflexion werden unterschiedlich angegeben:

In größeren Untersuchungsreihen liegen sie zwischen 20° Dorsal- und 50° Plantarflexion (Murray 1964) und Kadaba (1989; Abb. 2.51).

Die Muskelfunktionen am oberen Sprunggelenk

Während des normalen Gangablaufes kommt es am oberen Sprunggelenk zu einem zweimaligen Wechsel zwischen Plantar- und Dorsalflexion. Gleichzeitig wechselt der Kontraktionszustand der sprunggelenksüberschreitenden Muskeln zwischen exzentrisch (bremsend), isometrisch (stabilisierend) und konzentrisch (vorwärtsbewegend) (Valmassy 1996).

Die Standphase beginnt mit einer Plantarflexion durch Herunterklappen des Fußes bei der Gewichtsübernahme (exzentrische Kontraktion der Fußheber). Anschließend kommt das obere Sprunggelenk in langsame Dorsalflexion (exzentrische Kontraktion der Fußsenker), die zum Ende der Stand-

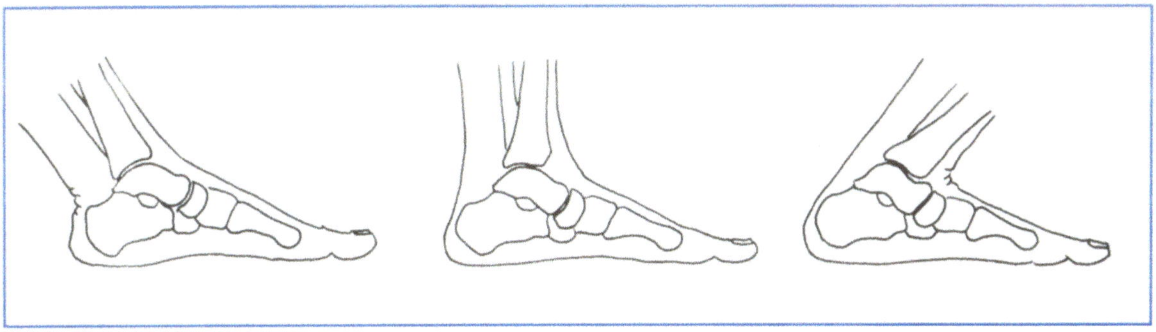

Abb. 2.51. Schematische Darstellung des normalen Ausmaßes von Plantar- und Dorsalflexion im oberen Sprunggelenk

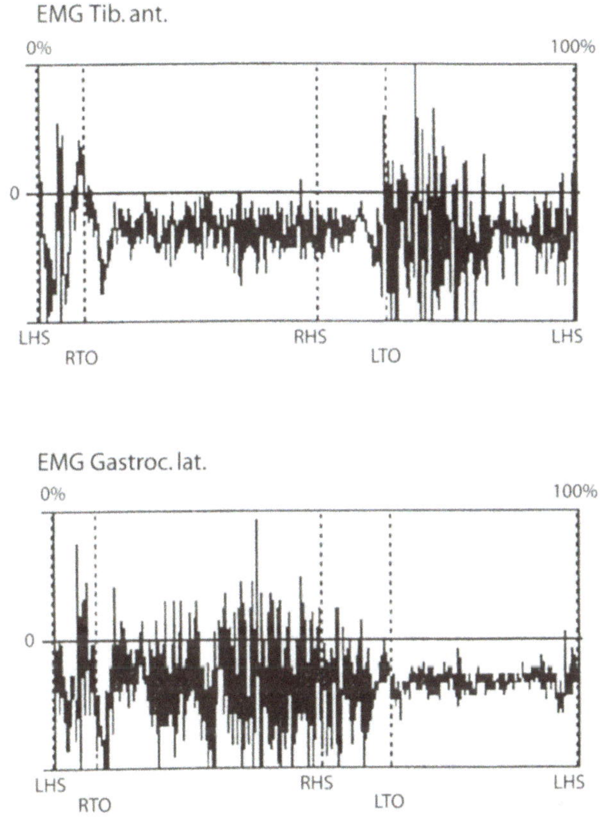

◀ Abb. 2.52. Die EMG-Aktivität der Fußheber und des M. gastrocnemius während des normalen Gangablaufes. *rto* rechter Zehenabhub, *rhs* rechter Fersenkontakt, *lto* linker Zehenabhub, *lhs* linker Fersenkontakt. Man erkennt bei einem abgeleiteten linken Unterschenkel die Aktivität des M. tibialis anterior zu Beginn der Stand- und während der gesamten Schwungphase sowie des M. gastrocnemius ausschließlich während der Standphase

phase in eine rasche Plantarflexion (isometrisch-konzentrische Kontraktion der Fußsenker) zur Abstoßung übergeht. Diese Plantarflexion leitet über den Gastroknemiusursprung proximal gleichzeitig die Kniebeugung in der Schwungphase ein (Perry 1992). In der Schwungphase wird über die aktive Fußhebung (konzentrische Kontraktion der Fußheber) wieder eine Dorsalflexion erreicht. Der gesamte Bewegungsumfang im oberen Sprunggelenk umfasst bei normaler Gehgeschwindigkeit zwischen 20 und 40 Grad, wobei sich die Dorsalflexion bis etwa 10°, die Plantarflexion bis etwa 20° erstreckt (Winter 1991; Perry 1992). Diese Werte sind im Hinblick auf Therapiemaßnahmen zur Verbesserung der Sprunggelenksbeweglichkeit wichtig. Das Körperlot verläuft nur zum Beginn der Standphase hinter der Achse des oberen Sprunggelenkes, anschließend wandert es zunehmend nach ventral, was über eine verstärkte Aktivierung der Wadenmuskulatur ausgeglichen werden muss. Die Fußheber und -senker werden während des Gangablaufes in einem charakteristischen Muster aktiviert (Abb. 2.52; s. auch Bd 2, Döderlein et al. 2000: Der Hohlfuß). Aus dem Aktivierungsmuster darf jedoch nicht auf die Muskelkraft geschlossen werden, da die Kraft der Plantarflexoren die der Dorsalflexoren um ein Mehrfaches übersteigt. Es können lediglich Hinweise auf eine phasengerechte Aktivierung gewonnen werden.

Nach Perry (1985; 1992) unterscheiden sich die relativen Drehmomente der sprunggelenksübergreifenden Muskeln wie folgt:

Relative Fußhebermomente (in % des Soleuswertes):
- M. tibialis anterior 6,9 %
- M. extensor digitorum longus 2,7 %
- M. extensor hallucis longus 1,1 %

Relative Fußsenkermomente (in % des Soleuswertes):
- M. soleus 100 %
- M. gastrocnemius 68 %
- M. Tibialis posterior 1,8 %
- M. flexor hallucis longus 6,1 %
- M. flexor digitorum longus 1,8 %
- M. peroneus longus 2,4 %
- M. peroneus brevis 1,0 %

Noch deutlicher sind die Darstellungen von Wickiewicz et al. (1983) und Lieber (1992) sowie Fick (1892).

Darstellung der anatomischen Charakteristika der wichtigsten Unterschenkelmuskeln (nach Lieber 1992 und Wickiewicz et al. 1983):

Muskel	Muskellänge [mm]	Faserlänge [mm]	Durchmesser [cm²]	Muskelmasse [g]
soleus	310+/-1,5	19,5+/-0,5	58,0	215
gastrocn. med.	248+/-9,9	35,3+/-2,0	32,4+/-3,1	150+/-14
gastrocn. lat.	217+/-11	50,7+/-5,6		
FHL	222+/-5,0	34,0+/-1,5	5,3+/-0,6	21,5+/-3,3
FDL	260+/-15	27,0+/-0,58	5,1+/70,7	16,3+/-2,8
PL	286+/-17	38,7+/-3,2	12,3+/-2,9	41,5+/-8,5
PB	230+/-13	39,3+/-3,5	5,7+/-1,0	17,3+/-2,5
EHL	273+/-2,4	87,0+/-8,0	1,8+/-0,2	12,9+/-1,6
EDL	355+/-13	80,3+/-8,4	5,6+/-0,6	35,2+/-3,6
Tibialis posterior.	254+/-26	24,0+/-4,0	20,8+/-3	53,5+/-7,3
Tib. Ant.	298+/-12	77,3+/-7,8	9,9+/-1,5	65,7+/-10

Rudolf Fick gab eine detaillierte anatomische Untersuchung der Funktionen der Unterschenkelmuskulatur an. Er berechnete die Arbeitskoeffizienten der einzelnen Muskeln aus dem Produkt von Verkürzungsgröße des Muskels (in cm) und Muskelquerschnitt (in cm²).

Arbeitskoeffizienten der Muskeln am oberen Sprunggelenk (nach Fick 1892):

Dorsalflektoren:
- M. tibialis anterior: 3,3 cm × 2,60 cm² = 8,71
- M. extensor digitorum longus: 3,3 cm × 0,85 cm² = 2,80
- M. extensor hallucis longus: 3,1 cm × 0,50 cm² = 1,55
- M. peroneus tertius: 2,9 cm × 0,30 cm² = 0,87

Zusammen ergibt sich für die Dorsalflektoren eine Arbeitsleistung von 13,93.

Plantarflektoren:
- M. soleus: 3,7 cm × 8,80 cm² = 32,56

- M. gastrocnemius: 3,9 cm × 7,26 cm^2 = 28,31
- M. flexor hallucis longus: 1,9 cm × 1,15 cm^2 = 2,18
- M. peroneus longus: 1,03 cm × 1,15 cm^2 = 1,18
- M. tibialis posterior: 0,7 cm × 1,35 cm^2 = 0,94
- M. flexor digitorum longus: 1,3 cm × 0,60 cm^2 = 0,78
- M. peroneus brevis : 0,65 cm × 0,85 cm^2 = 0,55

Zusammen ergibt sich für die Plantarflektoren eine Arbeitsleistung von 66,50.

Dies bedeutet, dass die Plantarflektoren eine etwa 5mal so große Arbeitsleistung haben wie die Fußheber (s. Abb. 1.2).

Silver et al. (1985) kamen zu ähnlichen Ergebnissen wie Lieber und Wickiewicz.

Wenn sich auch die von Lieber (1992) und Wickiewicz et al. (1983) sowie die von Fick (1892) mitgeteilten Daten zum Teil in ihren Absolutwerten deutlich unterscheiden, so sind es dennoch die Relationen der einzelnen Muskelwerte zueinander, die Berücksichtigung finden sollten.

Die Kenntnis dieser Werte hilft erheblich bei der Auswahl von Muskeln für Ersatzoperationen. Die Messungen von Hintermann et al. (1994) geben darüber hinaus wertvolle Hinweise zur Exkursion und zu den Momentarmen der Sehnen.

David Winter (1991) gab die Relation der sprunggelenksüberschreitenden Muskeln zueinander als Prozentsatz ihres physiologischen Querschnittes an. Auch diese Werte stellen einen wichtigen Beitrag zum Verständnis des so genannten *Muskelgleichgewichtes* dar:

Relation der sprunggelenksübergreifenden Muskulatur als Prozentsatz ihres physiologischen Querschnittes (Winter 1991).

Muskel	Physiologischer Querschnitt [%]
M. soleus	41
M. gastrocnemius	22
M. flexor hallucis longus	6
M. flexor digitorum longus	3
M. tibialis posterior	10
M. peroneus brevis/longus	9
M. tibialis anterior	5
M. extensor digitorum longus	3
M. extensor hallucis longus	1
Gesamt	100

Die Bewegungen des Fußes beim Gangablauf

Während der Standphase des Gangablaufes werden vier verschiedene Abrollvorgänge („rockers“) unterschieden (Esnault 2000; Perry 1992) (Abb. 2.53 a, b):

Abrollvorgang 1:
das Herunterklappen des Fußes mit Plantarflexion im oberen Sprunggelenk zum Standphasenbeginn.

Abrollvorgang 2:
die langsame Dorsalflexion im oberen Sprunggelenk in Standphasenmitte.

Abrollvorgang 3:
der Abrollvorgang über die Zehengrundgelenke zum Standphasenende.

Abrollvorgang 4:
der Abrollvorgang über die Zehenkuppen.

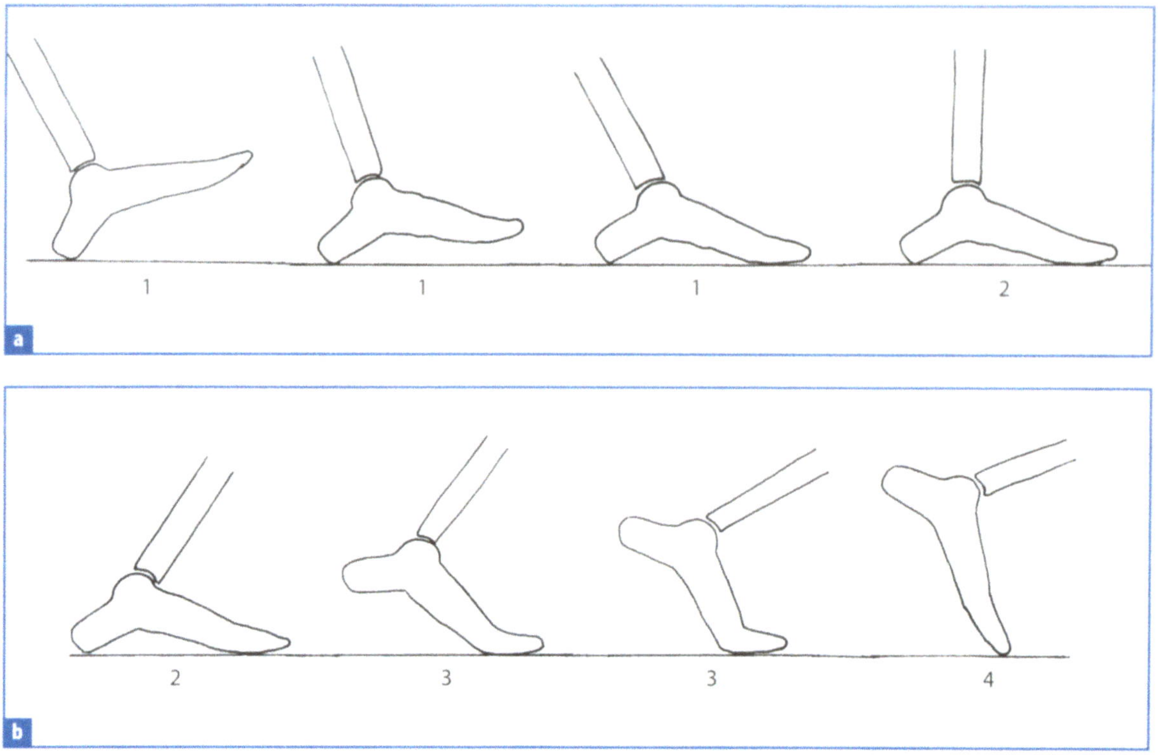

Abb. 2.53 a, b. Die 4 physiologischen Abrollvorgänge des Fußes während des Gangablaufes. *1* 1. Abrollvorgang beim Herunterklappen des Fußes zu Beginn der Standphase, *2* 2. Abrollvorgang durch das kontrollierte Vorklappen des Unterschenkels in der Standphase, *3* 3. Abrollvorgang durch das Abrollen über den Vorfuß, *4* 4. Abrollvorgang durch das Abrollen über die Zehenkuppen (die Vorgänge gehen ineinander über)

Diese Vorgänge lassen sich besonders eindrucksvoll in der dynamischen Pedobarographie verfolgen (Abb. 2.54 a, b).

Das Zusammenwirken von oberem und unterem Sprunggelenk wirkt im Sinne einer Dämpfung bei der Gewichtsübernahme, wobei die leichte Außenrotationsstellung der Achse des oberen Sprunggelenkes durch das Subtalargelenk so weit kompensiert wird, dass sich der Fuß in die Fortbewegungsrichtung einstellt (Fußöffnungswinkel). In der zweiten Hälfte der Standphase kehrt sich die Fußfunktion im Sinne einer Verriegelung um, der Fuß wird im unteren Sprunggelenk und im Mittelfuß stabilisiert, so dass der Abstoßvorgang effizient gestaltet werden kann (Valmassy 1996).

Die beiden Funktionen der Dämpfung und der Stabilisierung des Fußes sind auf diese Weise nur durch ein intaktes oberes und unteres Sprunggelenk gewährleistet. Jede therapeutische Stabilisierung des unteren Sprunggelenkes muss die Ausrichtung der Knöchelgabel zur Gangrichtung kritisch berücksichtigen.

Nach Winter (1991) können beim physiologischen Gangablauf in der Standphase zwei bedeutende Gelenkmomente unterschieden werden, die er als *A1* und *A2* bezeichnet. A1 repräsentiert die exzentrische Kontraktion des Wadenmuskels in der ersten Hälfte der Standphase zur Abbremsung der Dorsalflexion im oberen Sprunggelenk. Als A2 wird die konzentrische Kontraktion zur Abstoßphase bezeichnet. Sie stellt die wichtigste Fortbewegungsquelle dar (Winter 1991; Abb. 2.55).

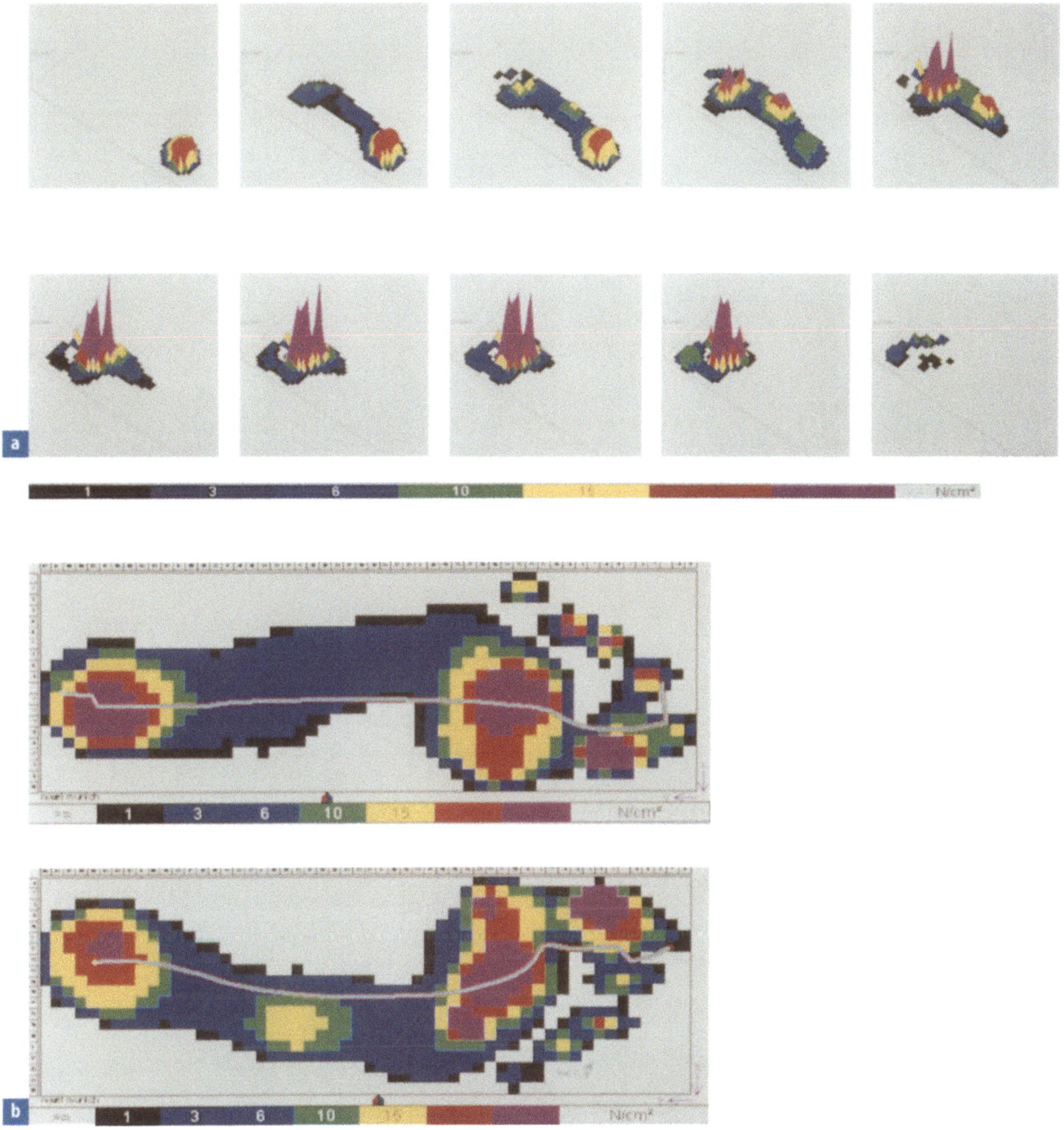

Abb. 2.54 a, b. Das physiologische Abwickelungsmuster des Fußes lässt sich besonders gut mit der Methode der dynamischen Pedobarographie darstellen. **a** Abrollvorgang mit Darstellung der Druckspitzen über sogenannte Magic mountains. **b** Darstellung der Fußbelastung und der Ganglinie (*rechts* Normalfuß, *links* Plattfuß

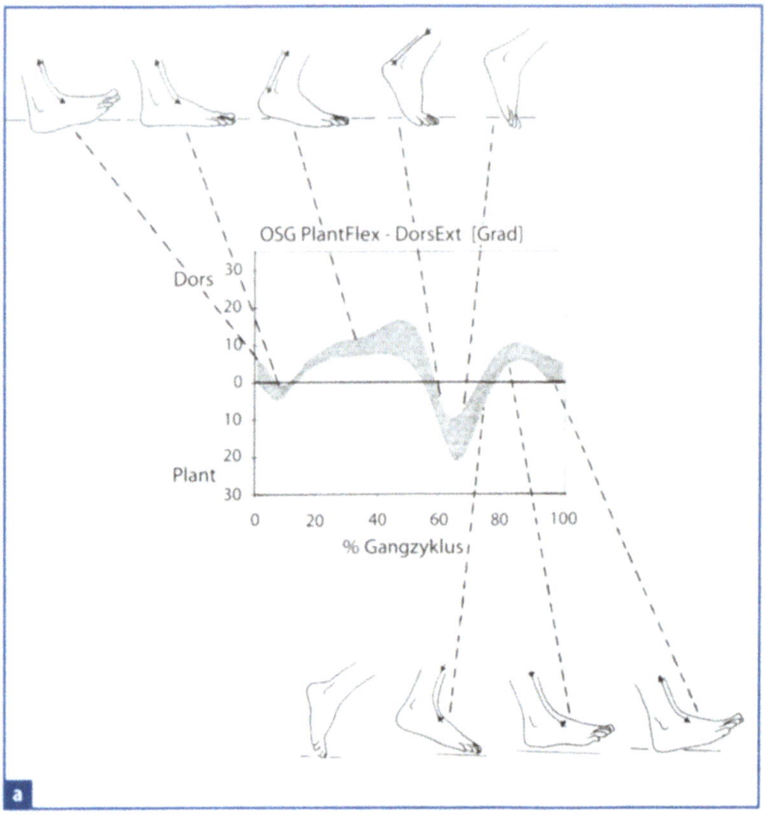

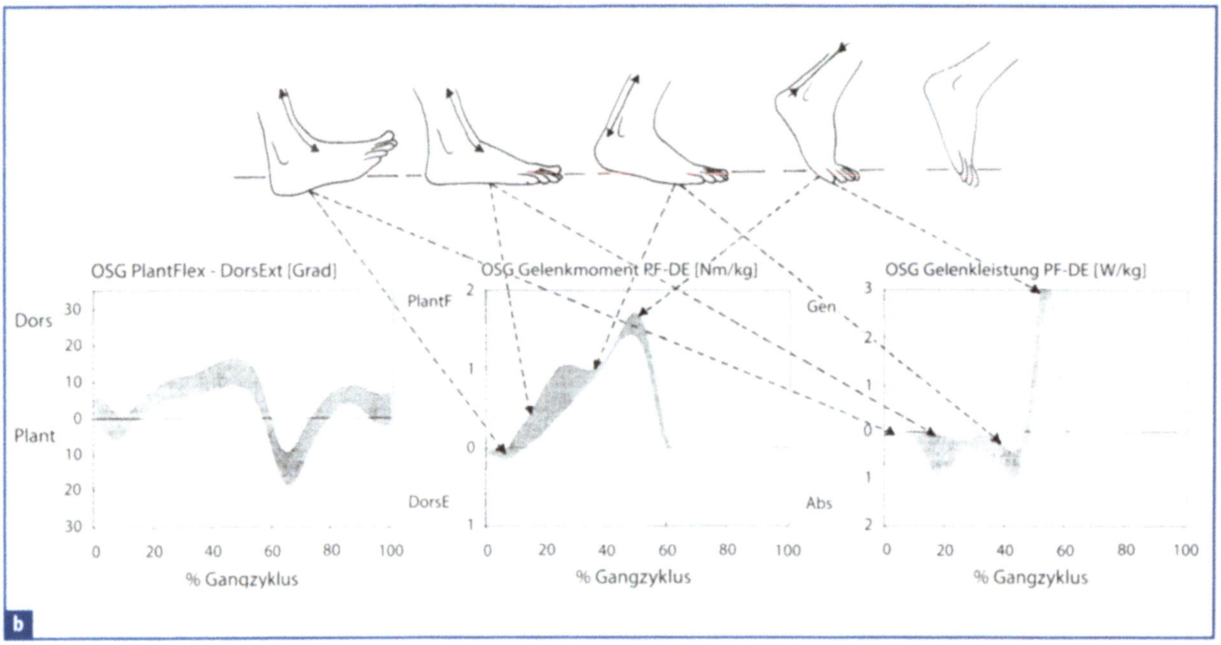

Abb. 2.55 a, b. Der physiologische Abrollvorgang führt zu charakteristischen Kurven, die über eine instrumentelle Ganganalyse gewonnen werden können. **a** Darstellung der Kinematikkurve in Stand- und Schwungphase mit abwechselnder Plantar- und Dorsalflexion im oberen Sprunggelenk, **b** Darstellung der Kinetikkurven mit Gelenkmomenten und Gelenkleistungen am oberen Sprunggelenk während der Standphase. Man erkennt, dass in der ersten Hälfte der Standphase ein plantar flektierendes Moment mit einer Absorptionsleistung auftritt, in der zweiten Hälfte der Standphase wird zur Abstoßung hin ein Plantarflektionsmoment generiert

2.8.3 Pathomechanik des Spitzfußganges

Vorbemerkungen

Obwohl die unterschiedlichen Ausprägungen der Spitzfußdeformität auch unterschiedliche funktionelle Auswirkungen haben, schlug Perry (1992) die einheitliche Bezeichnung des Spitzfußes als eine zu starke Plantarflexion vor.

Wir halten diese Bezeichnung für zu ungenau und haben uns deshalb entschlossen, die Besonderheiten des Ganges bei den verschiedenen Ausprägungsgraden der Spitzfußdeformität separat darzustellen. Zusätzlich erschien uns eine Unterscheidung zwischen ein- und doppelseitiger Deformität sinnvoll. Allerdings muss dabei bedacht werden, dass die Kombinationsmöglichkeiten zahlreich sind, weshalb wir uns der Übersichtlichkeit halber um eine klare Darstellung bemüht haben.

Die Pathomechanik des Spitzfußes beim Gangablauf

Zunächst sollte festgelegt werden, ab welchem Grad der Dorsalflexionseinschränkung funktionelle Auswirkungen auf den Gangablauf eintreten.

Perry (1992) beschreibt negative Auswirkungen bereits ab einer Dorsalflexionseinschränkung von weniger als 90°.

Wir denken jedoch, dass wesentliche funktionelle Einschränkungen erst ab einer fixierten Spitzfußdeformität von 5 bis 10 Grad Plantarflexion eintreten und möchten entsprechend den funktionellen Spitzfuß als *Winkelstellung des Fußes zum Unterschenkel von weniger als 5 bis 10 Grad unterhalb der Neutralstellung (Rechtwinkelstellung) definieren*. Dabei wird bewusst nicht zwischen Rückfuß-, Vorfuß- oder kombinierter Ursache unterschieden, da die funktionellen Effekte dieselben bleiben.

Beim Spitzfuß müssen die Auswirkungen in der Stand- und Schwungphase des Gangablaufes unterschieden werden. In der Standphase kommt es zum Verlust der Vorwärtsbewegung im oberen Sprunggelenk. An die Stelle einer harmonischen Fersen-Vorfuß-Abrollbewegung tritt eine nach rückwärts gerichtete Vorfuß-Fersen-Abrollung. Dies bedeutet, dass der Fuß die entgegengesetzte Bewegung zum Körperschwerpunkt ausführt. Die Schrittlänge ist dadurch verkürzt und die Gehgeschwindigkeit vermindert. Hinzu kommt bei voller Fußbelastung die Beeinträchtigung der aufrechten Haltung bzw. Gleichgewichtsprobleme durch die verminderte Standfläche.

In der Stand- und Schwungphase muss die relative Beinverlängerung (bei einseitiger oder asymmetrischer Spitzfußdeformität) über Mechanismen die proximal oder auf der Gegenseite liegen, kompensiert werden (s. unten).

Entsprechend dem Ausprägungsgrad der Deformität und einer evtl. zusätzlichen Fußheberparese können folgende pathomechanische Auswirkungen auf den Gangablauf unterschieden werden:

Pathomechanik beim leichten/mittelgradigen strukurellen Spitzfuß ohne Fußheberparese. Als einen leichten strukturellen Spitzfuß würden wir eine Deformität zwischen 5 und 10 Grad Plantarflexion bezeichnen (Abb. 2.56). Ein mittelgradiger struktureller Spitzfuß hat eine Kontraktur von 10 bis 20 Grad. Die Unterscheidung zwischen leichtem/mittelgradigem und schwerem strukturellem Spitzfuß ist in mehrfacher Hinsicht sinnvoll:

- leichte strukturelle Spitzfüße können funktionell relativ gut kompensiert werden;
- sie können über einen wirksamen Vorfußhebel zum Rekurvationseffekt auf das Kniegelenk führen (Abb. 2.57);

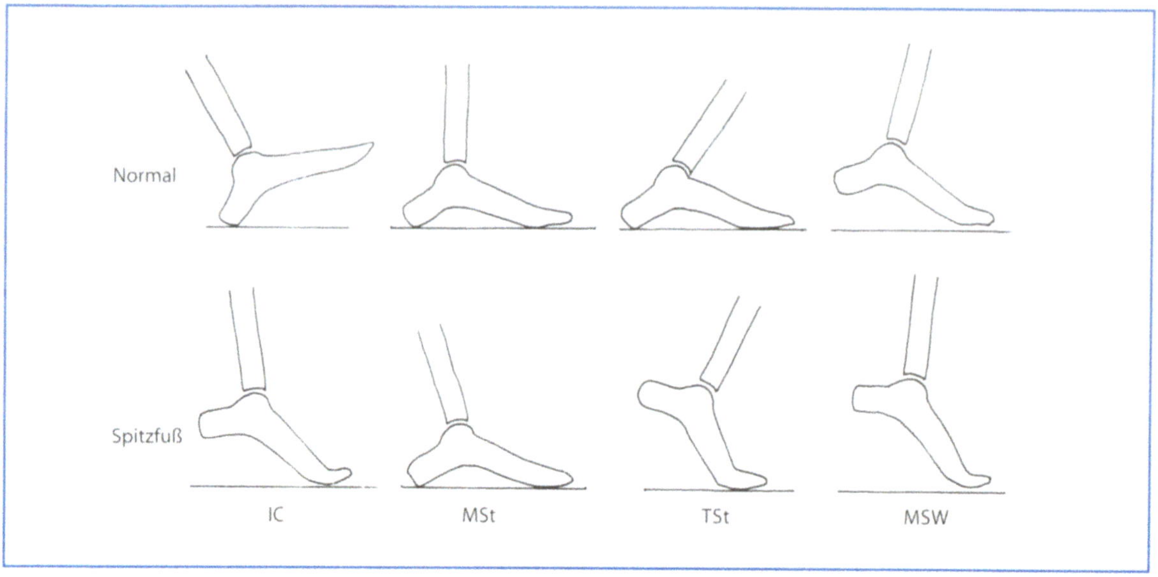

Abb. 2.56. Schematische Darstellung des Gangablaufes beim leichten strukturellen Spitzfuß *unten* im Vergleich zum Normalfuß *oben* (siehe auch Abb. 2.50)

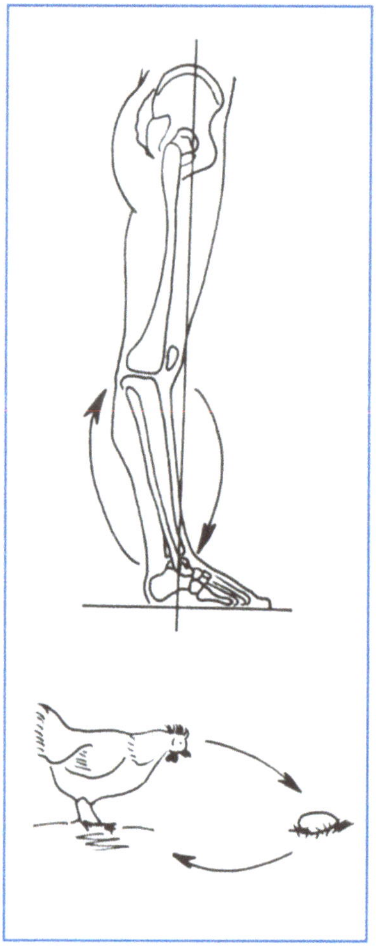

◄
Abb. 2.57. Der Spitzfuß und der Rekurvationseffekt auf das Kniegelenk können jeweils primär oder sekundär vorkommen, so dass wir hier ein typisches Henne-Ei-Problem vorfinden

- die Wadenmuskulatur besitzt wegen der noch vorhandenen Restbeweglichkeit in Plantarflexion immer noch ein gewisses Verkürzungspotential (Kraftentfaltung in Plantarflexionsrichtung);
- leichte strukturelle Spitzfüße sind besser therapierbar als schwere.

Der leichte strukturelle Spitzfuß wirkt sich besonders auf die erste Hälfte der Standphase und die gesamte Schwungphase aus. Besonders betroffen sind die Gewichtsübernahme und die Standphasenmitte.

Es findet zunächst kein Fersenauftritt statt, sondern der Fuß tritt über die gesamte Sohle oder nur über den Vorfuß auf. Der Vorfuß wird damit verstärkt belastet. Abhängig von der passiven Korrigierbarkeit des Spitzfußes und der Einwirkung des Körpergewichtes kommt die Ferse dann dennoch sekundär zum Boden mit der Folge des vorzeitigen Fersenabhubes, oder sie bleibt abgehoben. Eine andere Möglichkeit besteht darin, dass der Vorfußhebel im Sinne einer Kniegelenksrekurvation wirkt.

In Standphasenmitte wird die physiologische Vorwärtskippung der Tibia im oberen Sprunggelenk unterbrochen. Um die Ventralverlagerung des Körperschwerpunktes dennoch zu ermöglichen, wird entweder eine vorzeitige Plantarflexion eingeleitet (bei motorisch gesunden Patienten) oder der Körper wird durch den Rekurvationseffekt auf das Kniegelenk kompensatorisch nach vorne gebeugt (oft bei spastischen oder schlaffen Lähmungen), um nicht nach hinten zu fallen. Zur Abstoßphase beim Ende der Standphase kommt es entweder zu einer übermäßigen Plantarflexion oder der Fuß bleibt durch die Überstreckwirkung auf das Kniegelenk ohne Abstoßfunktion solange am Boden, bis die Fußhebung über die gegenseitige Lastaufnahme eingeleitet werden kann (Perry 1992).

Typisch für einen leichtgradigen Spitzfuß ist außerdem die verstärkte Vertikalverschiebung des Körperschwerpunktes infolge einer verstärkten Plan-

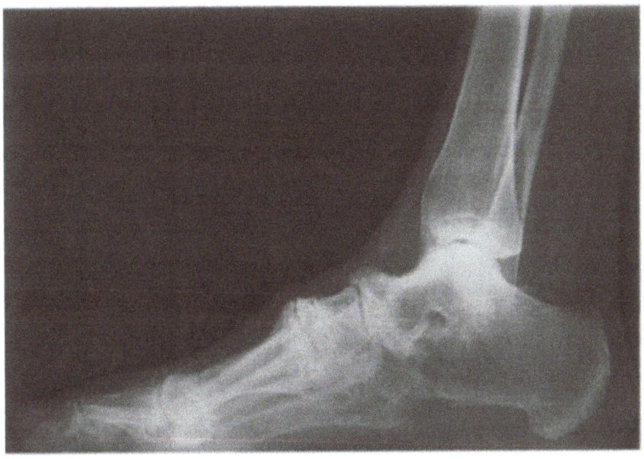

Abb. 2.58. Die langjährige Fehlbelastung des Mittel- und Vorfußes bei strukturellem Spitzfuß führt zu degenerativen Veränderungen in den betroffenen Gelenken (51-jährige Patientin mit Spitzfuß durch inkomplette Querschnittslähmung, degenerative Veränderungen zwischen Os naviculare und Mittelfußbasis D I)

tarflexion zum Ende der Standphase (Perry 1992). Alle diese Mechanismen bedingen einen vermehrten Energieaufwand beim Gehen.

In der Schwungphase sind alle Abschnitte bis zum Beginn einer neuen Standphase eingeschränkt. Es werden ähnliche Mechanismen wie bei der Fußheberparese eingesetzt, um Bodenfreiheit zu gewinnen.

Der Fuß bleibt durch die eingeschränkte Dorsalflexion im oberen Sprunggelenk während des Standes einer erheblichen Biegebelastung ausgesetzt, die unterschiedliche Kompensationsmechanismen getrennt oder gemeinsam zur Folge haben kann:

- Aufbiegung der Fußwurzel in einem oder mehreren Gelenken mit kompensatorischer Fußdeformität (meist Pes valgus ab equino) oder degenerativen Veränderungen, ggf. zusätzlicher Hallux valgus (Abb. 2.58);
- Anschlagsreaktionen ventral am oberen Sprunggelenk;
- Kompensationsmechanismen an proximalen Gelenken (Kniebeugung oder -überstreckung; Hüftgelenksbeugung und Rumpfvorneigung). Beim Treppensteigen kommt es zur Rumpfvorneigung treppauf und treppab, um nicht nach hinten überzufallen.

Pathomechanik beim leichten strukturellen Spitzfuß mit Fußheberparese. In diesem Falle addieren sich die oben beschriebenen negativen funktionellen Auswirkungen einer Fußheberparese und eines strukturellen Spitzfußes (Abb. 2.59). Die Fußheberparese führt zu weitergehenden Einschränkungen zu Beginn der Standphase und in der Schwungphase, die Spitzfußkontraktur beeinflusst die Gewichtsübernahme bis zur Standphasenmitte.

Beachte: Bei der Therapie struktureller Spitzfußdeformitäten sollte immer auf eine evtl. gleichzeitig bestehende Fußheberparese geachtet und diese bei der Planung der Therapie mitberücksichtigt werden.

Pathomechanik beim schweren strukturellen Spitzfuß. Bei schweren strukturellen Spitzfüßen (Plantarflexion über 20–30 Grad) läuft der Patient während der gesamten Stand- und Schwungphase auf den Vorfüßen, vergleichbar einem Stelzengang (Abb. 2.60). Der wirksame Vorfußhebel ist damit ausgeschaltet, die Verkürzungsfähigkeit der Wadenmuskulatur erschöpft, weshalb andere Kraftquellen für die Vorwärtsbewegung des Ganges einspringen müssen (hüft- und knieumgreifende Muskulatur). Es wird ausschließlich der Vorfuß belastet, was zu einer erheblichen Verkleinerung der Standfläche bzw. Vergrößerung der Druckkonzentration führen muss. Eine wesentliche Rekurvationswirkung auf das Kniegelenk kommt wegen des

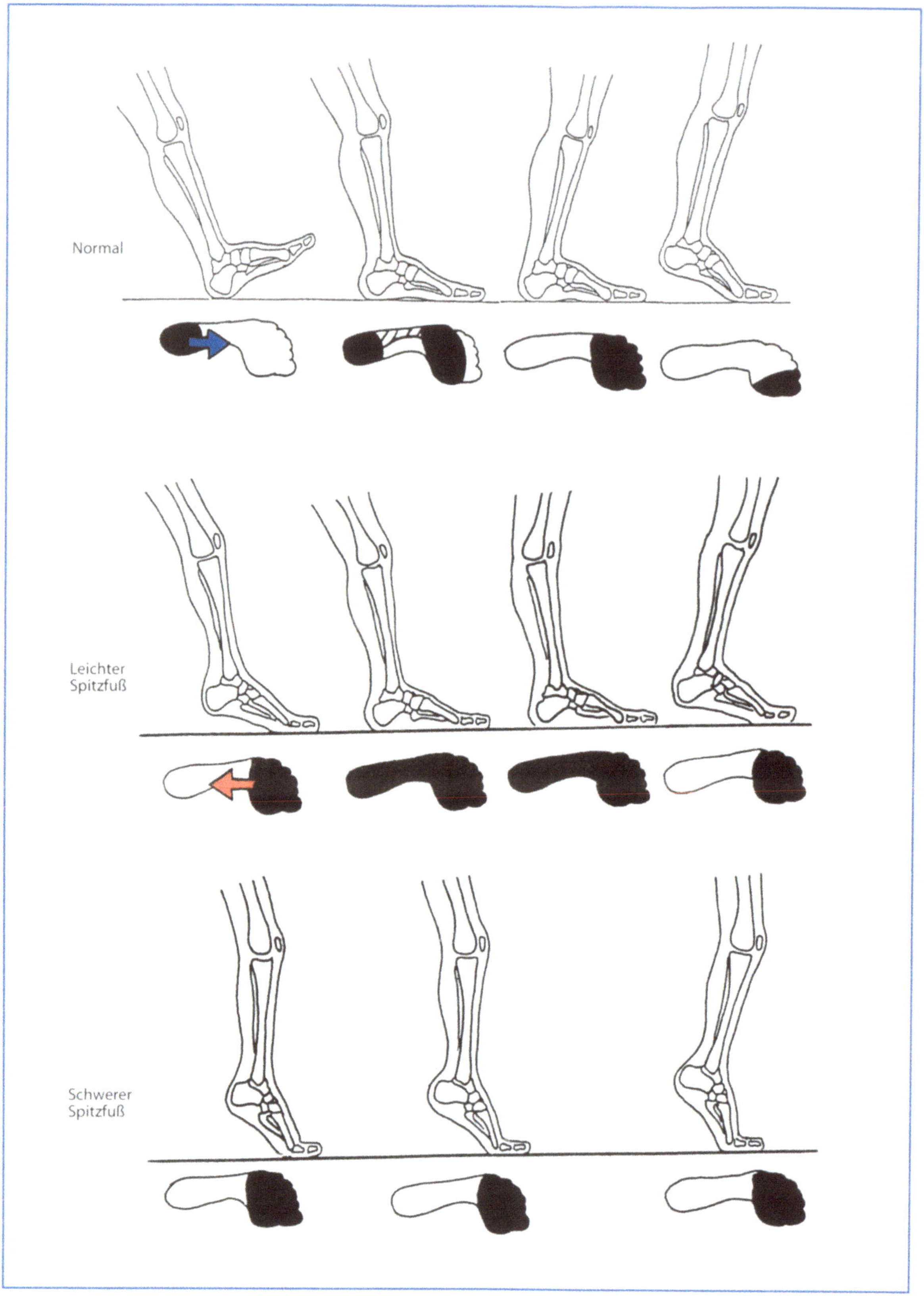

Abb. 2.59. Das Gangablaufmuster beim Normalfuß oben, beim leichten Spitzfuß Mitte, und beim schweren Spitzfuß unten, schematisch dargestellt

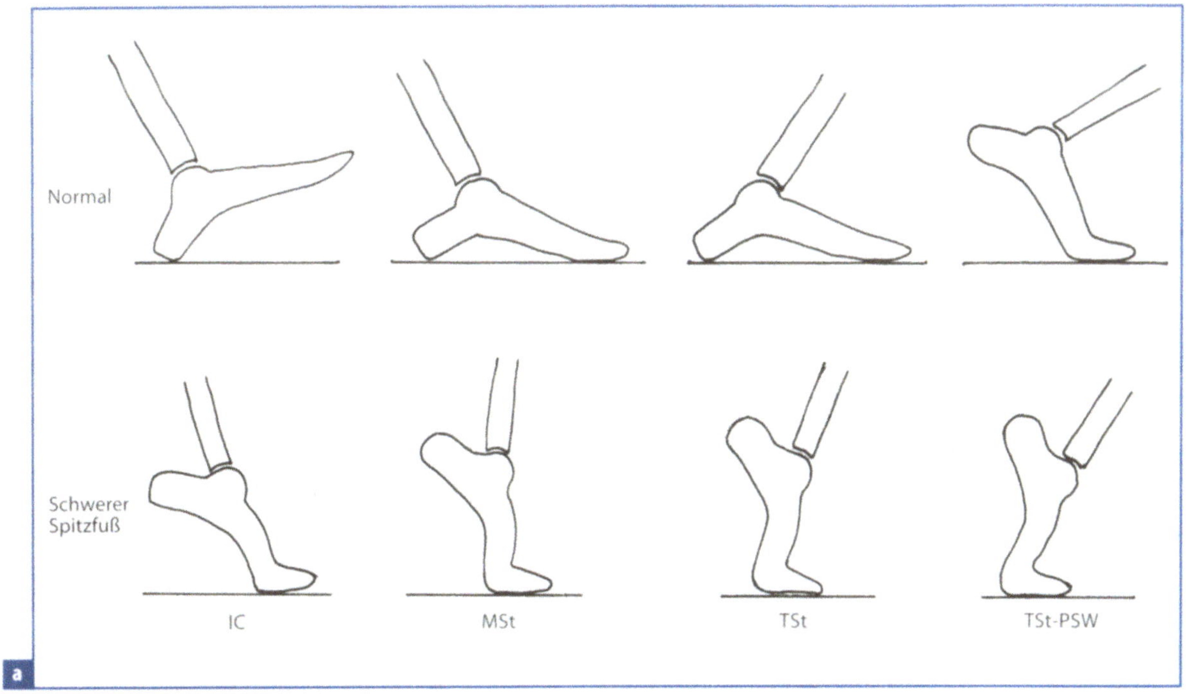

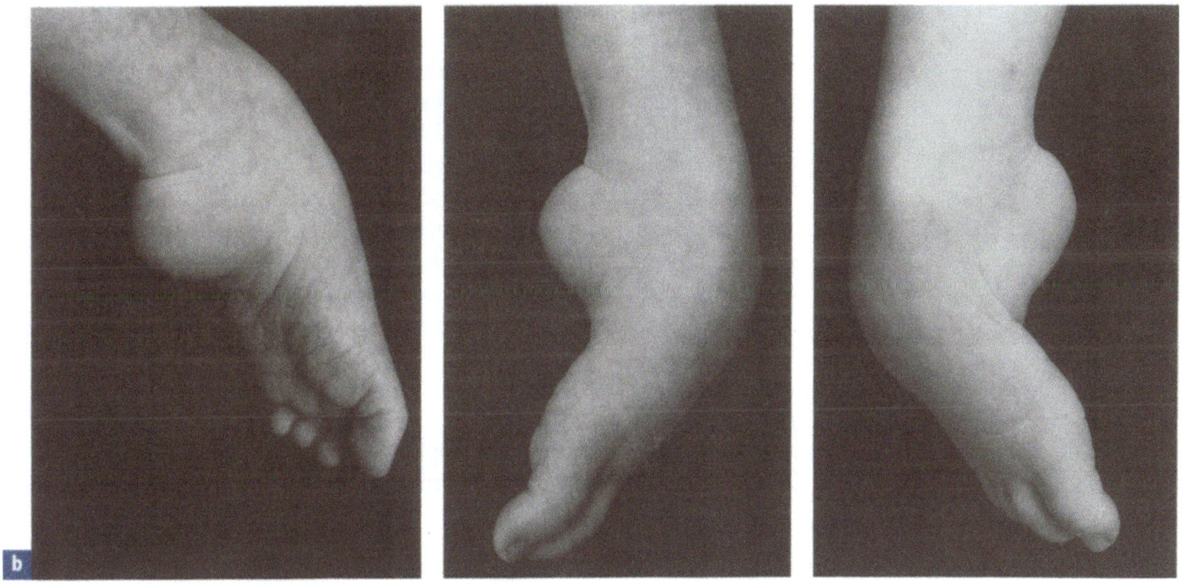

Abb. 2.60 a, b. Beim schwersten strukturellen Spitzfuß fällt **a** die Abrollbewegung im oberen Sprunggelenk weitgehend fort. **b** Zudem geht bei schwerer Vorfußspitzfuß-Stellung mit Zehenbewegung jede Fußfunktion verloren

verkürzten Vorfußhebels dagegen kaum zustande. Die starke Spitzfußstellung führt über den Aufwickelungsmechanismus der Plantaraponeurose (Hicks 1964) zusätzlich zum Vorfußequinus. Die Zehen sind in den Grundgelenken entweder hyperextendiert (häufig) oder hyperflektiert (selten) (Abb. 2.60 b). In extendierter Stellung sind sie für die Vorfußequinuskomponente verantwortlich, in plantarflektierter Stellung wird der Fuß durch die Einwirkung des Körpergewichtes nach plantar umgebogen. Der empfindliche Fußrücken wird zur Belastungsfläche (Abb. 2.5).

Schwere strukturelle Spitzfüße wirken sich über alle Abschnitte des Gangzyklus negativ aus. Die permanente Spitzfußstellung führt zum Ausfall der zwei ersten Abrollmechanismen des Fußes. Der Gang wirkt stelzenartig. Die Schrittlänge und die Standbasis sind erheblich reduziert. Dies bedeutet erhöhte Anforderungen an Gleichgewicht und Koordination sowie an den Energieaufwand beim Gehen. Proximale Gelenke müssen sowohl für die unzureichende bzw. fehlende Abstoßfunktion des M. triceps surae einspringen als auch zur Standphasenstabilität und zur Bodenfreiheit in der Schwungphase beitragen. Eine evtl. Fußheberparese wirkt sich bei schweren Spitzfuß dagegen nicht aus, da der Fuß bereits in fixierter starker Plantarflexion steht.

Pathomechanik des Spitzfußes als Teilkomponente anderer Fußdeformitäten. Der Spitzfuß kann auch eine wichtige Teilkomponente anderer Fußdeformitäten bilden. Dies betrifft primär die Klumpfuß- und die Knickplattfußdeformität (Näheres s. Döderlein et al. 1999, Bd. 1 sowie 2002, Bd. 3).

Ein Spitzfuß ist nur bei balanciertem Rückfuß als reiner Spitzfuß wirksam. Jede zusätzliche Formstörung des Rückfußes kann in eine kombinierte Deformität münden (Pes equinovarus oder equinovalgus), die durch die Wadenmuskelverkürzung, den asymmetrisch wirkenden Muskelzug am unteren Sprunggelenk und die Einwirkung der Schwerkraft sowie die Schub- und Scherkräfte beim Gehen unterhalten und verstärkt wird.

Die Spitzfußkomponente ist in solchen Fällen für den Fersenhochstand und die sekundär varische bzw. valgische Einstellung des Kalkaneus verantwortlich. Die Richtung, in der die Wadenmuskulatur wirkt, wird durch Komponenten, die im Bereiche des Chopartgelenks und distal davon ansetzen, bestimmt. Wenn das Chopartgelenk nach medial subluxiert, kommt es zu einer Medialisierung des Kalkaneus unter den Talus und der Ansatz der Achillessehne verlagert sich nach medial der Achse des unteren Sprunggelenkes. Im anderen Fall kommt es zu einer Subluxation der subtalaren Fußplatte nach lateral mit entsprechender Lateralisierung des Tuber calcanei (Abb. 2.61).

Je stärker die Knick- bzw. Klumpfußdeformität ist, umso stärker wirkt auch die Spitzfußkomponente deformitätsunterstützend.

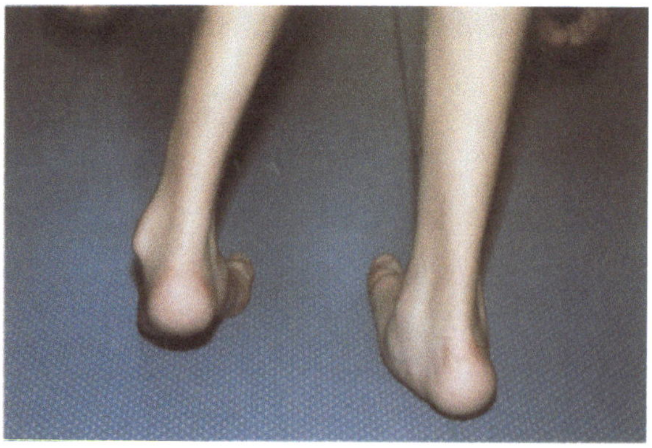

Abb. 2.61. Der Pes valgus und der Pes varus ab equino sind Ausweichdeformitäten der Spitzfußstellung (hier bei einem 11-jährigen Patienten mit spastischer Parese der Beine)

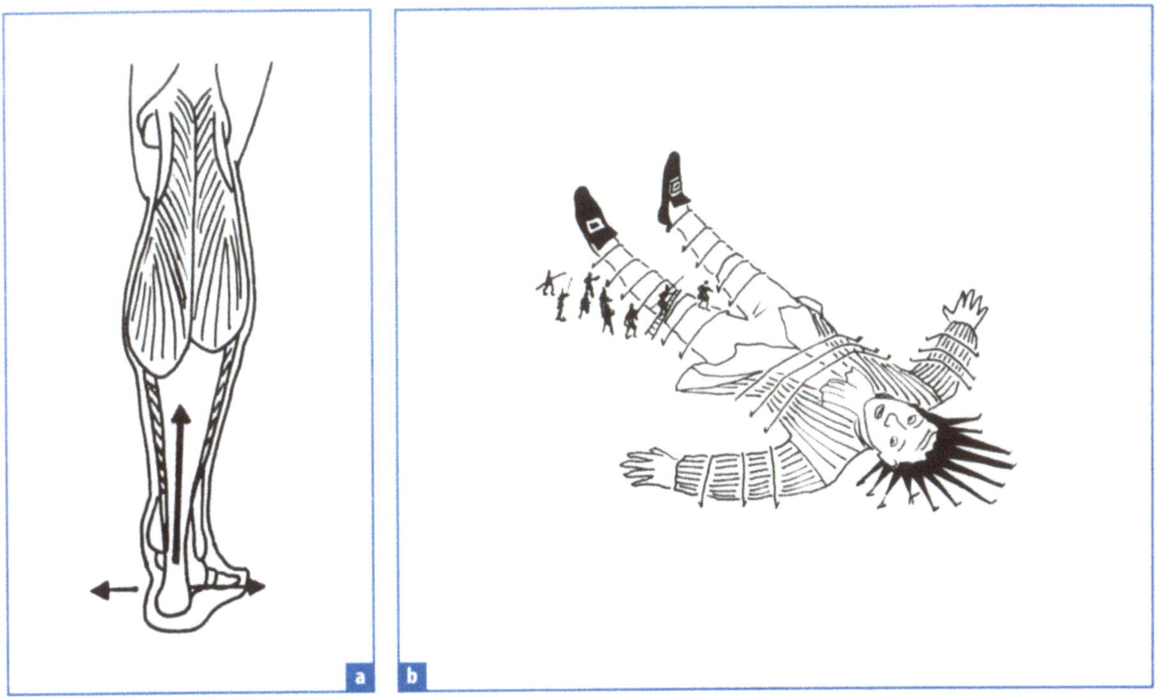

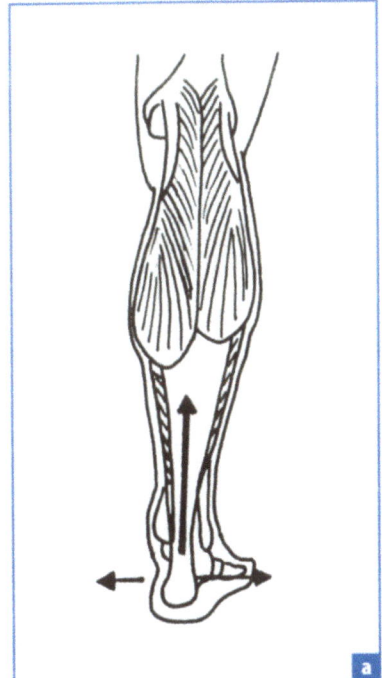

Abb. 2.62 a, b. Die Zugwirkung des kräftigen M. triceps surae wird maßgeblich von der Einstellung des unteren Sprunggelenks bestimmt, die durch weitaus schwächere Muskeln kontrolliert wird. Dies lässt sich besonders anschaulich auch mit dem Riesen Gulliver illustrieren, der durch viele geringe Kräfte in seiner Wirkung gelenkt wird

Die Pathomechanik der Spitzfußkomponente beim Klump- und beim Knickplattfuß kann symbolhaft auch durch einen Riesen (Wadenmuskel) symbolisiert werden, dessen Kraft durch weitaus schwächere Muskeln (Zwerge) in die eine oder andere Richtung gelenkt wird. Die funktionell korrekte Zugrichtung der Wadenmuskulatur (Riese) ist an das Gleichgewicht der schwächeren Muskeln (Zwerge) gekoppelt (Abb. 2.62 a, b).

Zusammenfassung der funktionellen Auswirkungen des flexiblen bzw. strukturellen Spitzfußes (Perry 1992)

Standphase des Ganges

Pathologie	Flexibel	Fixiert
IC (Erstkontakt)	+	+
LR (Lastübernahme)	-	+
MSt (Standmitte)	-	+
TSt (Standende)	-	+
PSw (Schwungvorbereitung)	-	+

Schwungphase des Ganges

Pathologie	Flexibel	Fixiert
Isw (Schwungbeginn)	+	+
MSw (Schwungmitte)	+	+
TSw (Schwungende)	+	+

Beim strukturellen Spitzfuß kommt es zur Verkürzung bzw. zum Wegfall des funktionellen Vorfußhebels (Abb. 2.63 a, b). Der Wadenmuskel kann auf diese Weise keinen Wechsel von exzentrischer über die isometrische zur konzentrischen Kontraktion mehr vollführen.

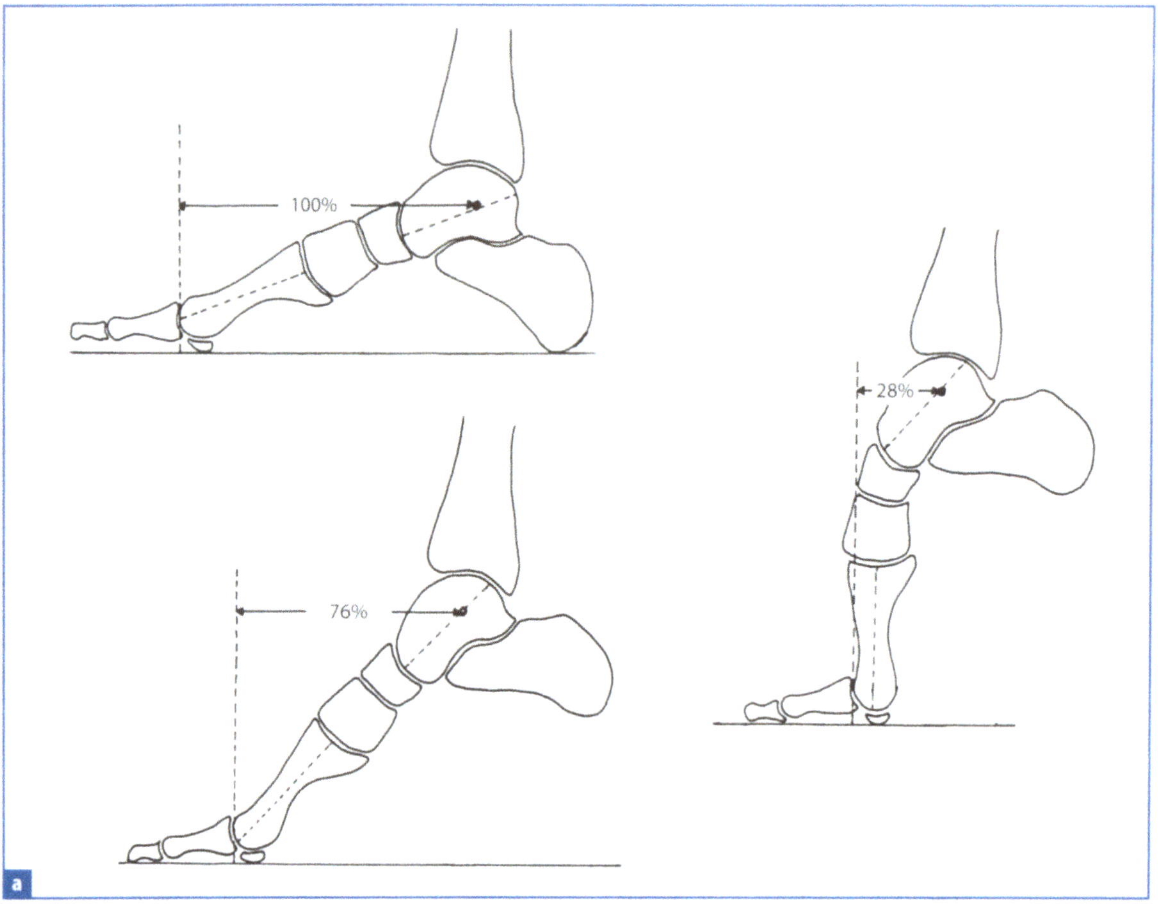

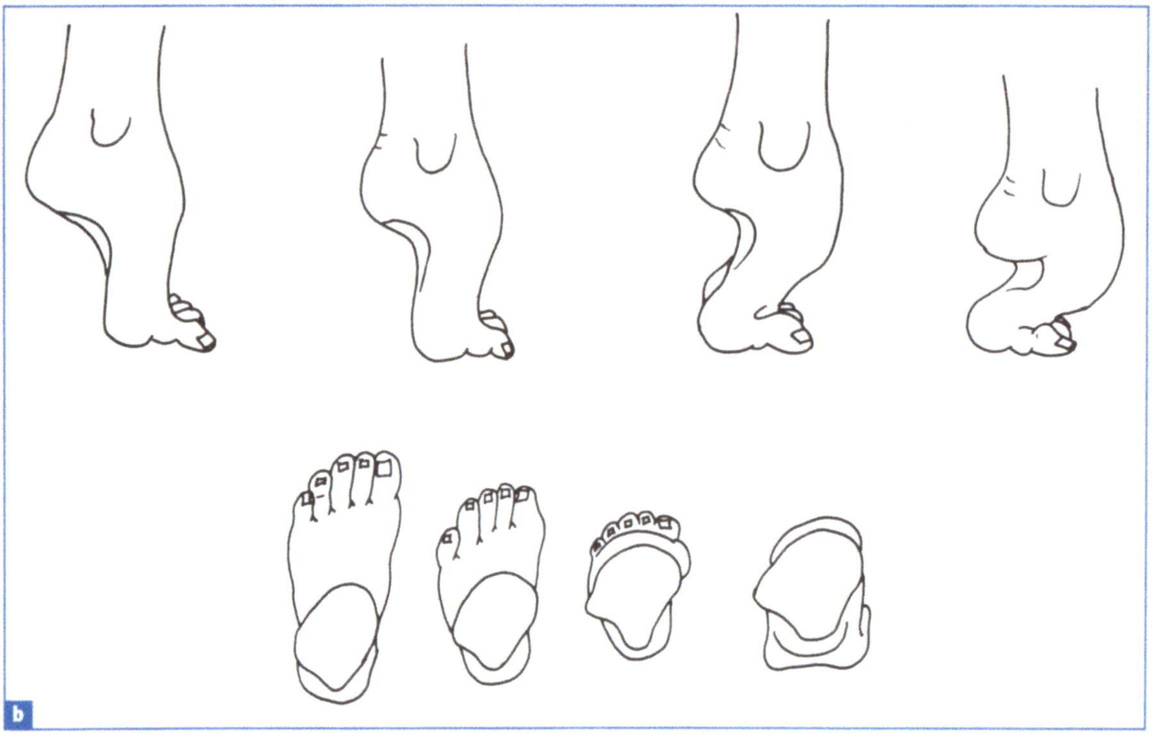

Abb. 2.63 a, b. Abhängig von der Ausprägung der Spitzfußstellung kommt es zu einer zunehmenden Verkürzung des funktionell wirksamen Vorfußhebels

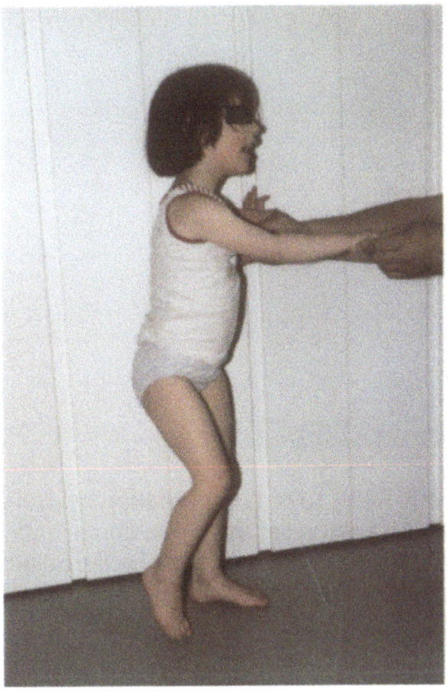

Abb. 2.64. Die Kompensation eines einseitigen Spitzfußes durch die gleichseitige Hüft- und Kniebeugung

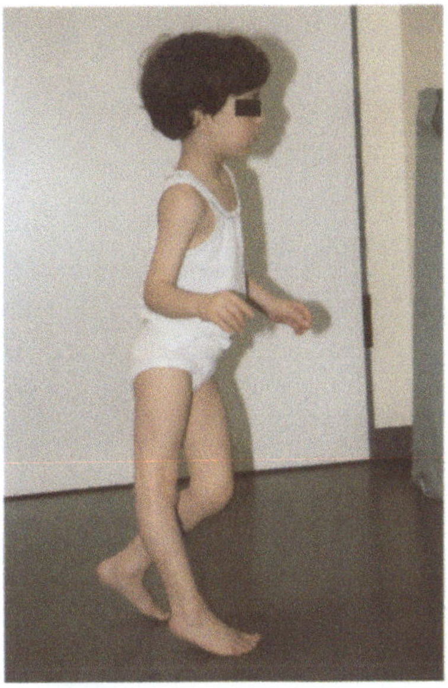

Abb. 2.65. Die Kompensation eines einseitigen Spitzfußes durch eine gleichseitige Überstreckung des Kniegelenkes und Hüftgelenksbeugung

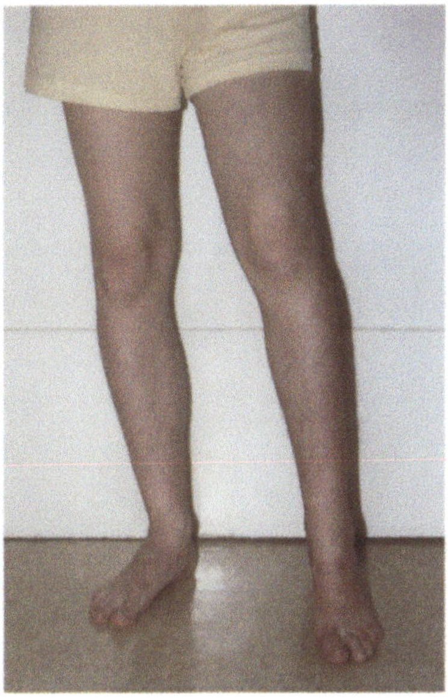

Abb. 2.66. Die Kompensation eines einseitigen Spitzfußes durch eine Abduktionsstellung und eine Rumpfneigung zur Gegenseite

Kompensationsmechanismen des strukturellen Spitzfußes beim Stand und Gang (Scherb 1952; Perry 1992)

Ein struktureller Spitzfuß muss, sowohl wenn er einseitig als auch wenn er beidseitig besteht, in den proximalen Gelenken und ggf. auch auf der Gegenseite kompensiert werden.

Folgende Kompensationsmechanismen sind denkbar:

- Einseitiger Spitzfuß (Standphase):
  - Hüft- und Kniebeugung zum Ausgleich der Überlänge des Beines (Abb. 2.64),
  - Hüftbeugung und Knierekurvation zum Ausgleich der Überlänge (Abb. 2.65),
  - gleichseitiger Beckenhochstand mit Hüftgelenksadduktion zum Ausgleich,
  - gleichseitige Abduktion im Hüftgelenk ggf. mit zusätzlicher Außenrotation des Beines,
  - Kombinationen.
- Einseitiger Spitzfuß (Schwungphase):
  - gegenseitiger Spitzfuß (engl. „vaulting"),
  - gleichseitig verstärkte Hüft- und Kniebeugung,
  - gleichseitig Zirkumduktion,
  - Rumpfneigung zur Gegenseite (Abb. 2.66),
  - Kombinationen.
- Beidseitiger Spitzfuß (Standphase):
  - Hüftbeugung und Kniegelenksrekurvation des jeweiligen Standphasenbeines,
  - verstärkte Aktivierung der Hüft- und Kniestreckmuskeln bei Abschwächung der Akzeleratorenfunktion,

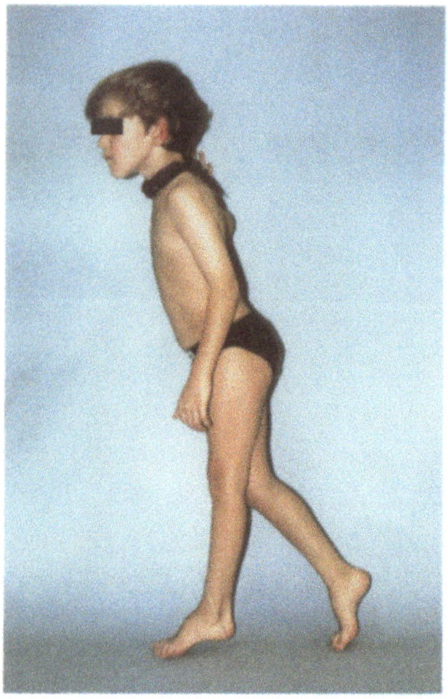

Abb. 2.67. Die Kompensation beidseitiger Spitzfüße durch die Kniestreckung und Rumpfvorneigung

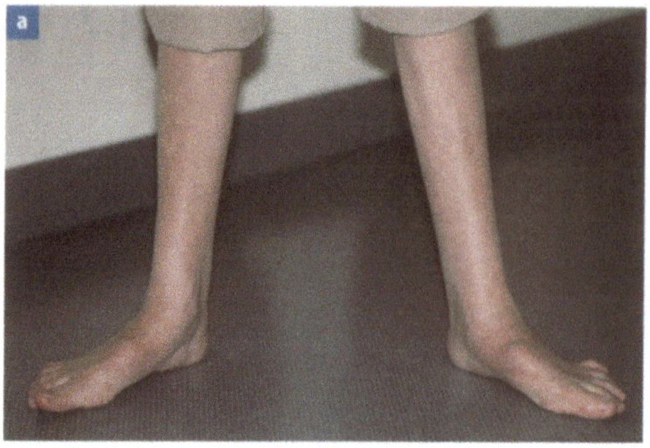

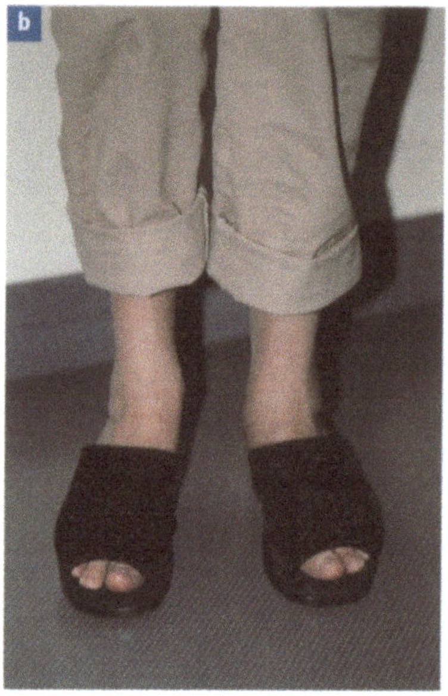

Abb. 2.68 a, b. Die Kompensation beidseitiger struktureller Spitzfüße durch a Abduktion und Außenrotation beider Beine sowie b die Korrektur durch das Tragen von Schuhen mit Absatz

- Vorneigen des Oberkörpers zur Kompensation des Rekurvationseffektes (Abb. 2.67),
- Pendeln des Oberkörpers zur Balanceerhaltung,
- verstärkte Oszillation des Körperschwerpunktes in der Vertikalen.
- Im Stehen wird ein beidseitiger Spitzfuß häufig durch Abduktion und Außenrotation der Hüftgelenke kompensiert (Abb. 2.68). Diese Maßnahme ermöglicht eine Fersenbelastung und reduziert die ungünstigen Auswirkungen auf die Knie- und Hüftgelenke durch eine Verkürzung des funktionellen Vorfußhebels. Die Standbasis wird so etwas vergrößert, jedoch nicht normalisiert.
- Eine einfache Kompensationsmöglichkeit stellt auch das Tragen von Absätzen dar.

• Beidseitiger Spitzfuß (Schwungphase):
  - kurze Schrittlänge
  - ggf. Zirkumduktion (besonders bei gleichzeitiger Schwäche oder Spastik der proximalen Muskeln)
  - Gehhilfen (bei Balanceproblemen).

2.8.4 Vergleichende Pathomechanik von Spitz- und Hackenfuß

Hinsichtlich der Pathomechanik lassen sich die funktionellen Auswirkungen durch eine Gegenüberstellung beider Deformitäten klarer darstellen.

Zunächst sollte zwischen einer strukturellen und einer funktionellen Deformität unterschieden werden.

Ein struktureller Spitzfuß lässt sich ebenso wie ein struktureller Hackenfuß durch manuelle Redression nicht in die Neutralstellung überführen.

Ein funktioneller Spitzfuß wirkt dagegen aus funktioneller Ursache. Er kann bei klinischer Untersuchung durchaus passiv zur Neutralstellung korrigierbar sein. Typisches Beispiel ist der Erfordernisspitzfuß zum Ausgleich einer Beinverkürzung oder der Entlastungsspitzfuß bei Rückfußbeschwerden (Abb. 2.69). Beispiele für funktionelle Hackenfüße sind die Beinlängenausgleiche auf der gesunden Seite oder der Vorfußentlastungsgang.

Funktionelle Hackenfüße sind aber auch alle Fußdeformitäten, die sich wie ein Hackenfuß auswirken, die aber nicht zwingend die Form eines Hackenfußes aufweisen müssen, sondern anatomisch sogar Merkmale eines Spitzfußes besitzen können.

Der funktionelle Vorfußhebel kann immer nur dann wirksam sein, wenn drei Voraussetzungen erfüllt sind:

- die Wadenmuskulatur ist ausreichend kräftig,
- der Vorfußhebel ist vorhanden und ausreichend stabil,
- das obere Sprunggelenk ist ausreichend für die Plantarflexion mobil.

Sind eine oder gar mehrere dieser Voraussetzungen nicht erfüllt, so resultiert ein funktioneller Hackenfuß.

Jeder Wegfall des funktionellen Vorfußhebels, entweder durch globale Instabilität beim schweren Knickplattfuß (Abb. 2.70; s. Döderlein et al. 2002) oder durch Amputation (Abb. 2.71) wirkt funktionell wie ein Hackenfuß infolge des Ausfalls der Wadenmuskulatur. Dabei kann bei diesen Beispielen infolge der Aufbiegung der Fußwurzel (beim Knickplattfuß) oder wegen des Wegfalles der Fußheber (bei Amputationen) gleichzeitig sogar ein struktureller Spitzfuß vorliegen. Die Wirkung der normal kräftigen Wadenmuskulatur „verpufft" damit gleichsam im Rückfußbereich.

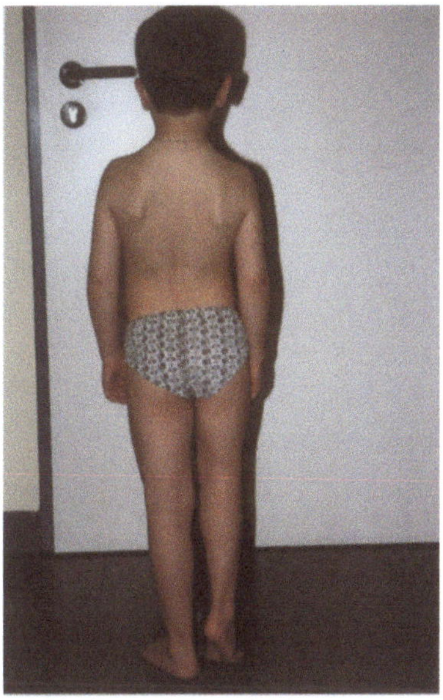

Abb. 2.69. Der Erfordernisspitzfuß zum Ausgleich einer strukturellen Beinverkürzung (6-jähriger Junge mit Beinverkürzung durch Hüftkopfnekrose nach Operation einer angeborenen Hüftluxation)

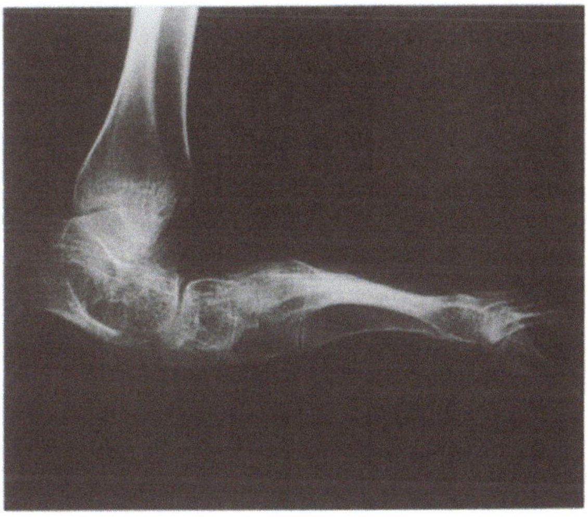

Abb. 2.70. Der Spitzfuß als Teilkomponente einer globalen Instabilität des Rückfußes (der M. triceps surae erfährt keine wirksame Gegenkraft; 24-jährige Patientin mit spastischer Lähmung)

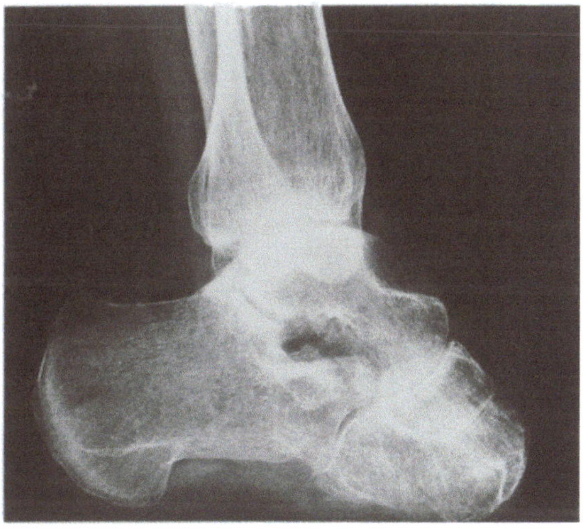

Abb. 2.71. Auch nach einer Vorfußamputation fällt ein Großteil der Gegenkräfte gegen den Zug des M. triceps surae weg, so dass sich der Rückfuß zwangsläufig in Spitzfuß einstellen muss

2.9 Diagnostik des Spitzfußes

Bei jeder Untersuchung des Spitzfußes sollten wegen der Möglichkeit neuromuskulärer Ursachen neben dem lokalen Befund stets auch die proximalen Gelenke und der Allgemeinbefund berücksichtigt werden.

2.9.1 Klinische Untersuchung

Anamnestisch sind neurologische Erkrankungen sowie die Dauer und evtl. Progredienz der vorliegenden Spitzfußdeformität zu erfragen. Die Familienanamnese kann Hinweise auf eine progrediente Ursache geben. Eine allgemeine orthopädische Untersuchung(Nachbargelenke) mit orientierender neurologischer Befunderhebung sollte der speziellen Untersuchung des Fußes vorausgehen (Allington 2002; Pandey 2003).

Die klinische Untersuchung des funktionell dokumentierten Spitzfußes beginnt mit der Inspektion und Palpation des unbelasteten Fußes. Die Fußform gibt bereits wichtige Hinweise darauf, wie lange der Spitzfuß besteht. Die so genannte Dreiecksform bei der Aufsicht von plantar ist durch eine schmale Ferse und einen breiten Vorfuß gekennzeichnet. Die Ferse ist dabei kaum oder gar nicht, der Vorfuß dagegen übermäßig beschwielt (Abb. 2.72b). Dieses Zeichen ist auch therapeutisch bedeutsam, da es eine strukturelle Komponente der Deformität signalisiert, die ein konservatives Vorgehen eher wenig erfolgversprechend erscheinen lässt. Die Form der Wade gibt besonders beim einseitigen Spitzfuß Hinweise auf den Schweregrad. Schließlich darf auch die Inspektion des getragenen Schuhwerkes nicht vergessen werden.

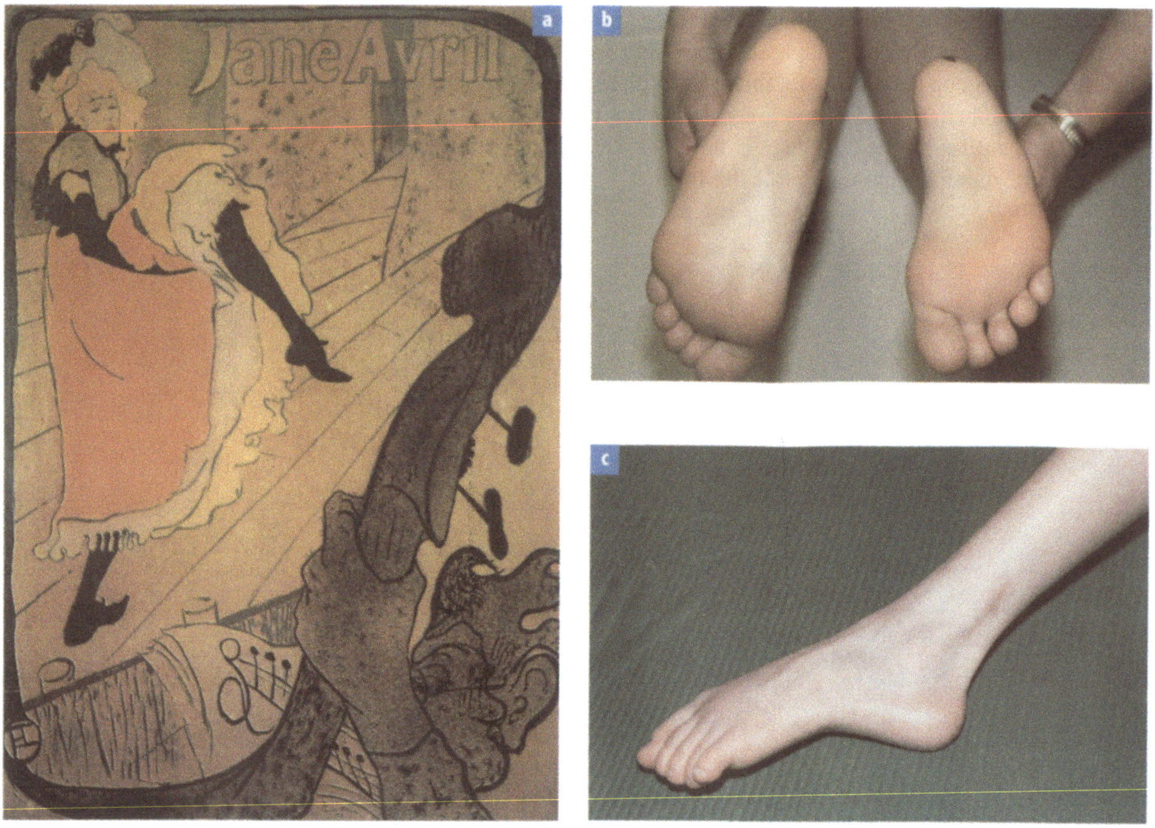

Abb. 2.72a–c. Die Inspektion des Spitzfußes im Hängen lässt bereits wichtige Rückschlüsse auf die Teilkomponenten der Deformität zu: a Plakat von Toulouse-Lautrec aus dem Jahre 1893; b struktureller Spitzfuß in der Aufsicht von plantar im Vergleich zu einem Normalfuß bei einem 9-jährigen Patienten; c kombinierter Rück- und Vorfußspitzfuß bei einem Patienten mit spastischer Lähmung

Inspektion beim hängenden Fuß (Abb. 2.72 a–c):

- Von vorne:
  - Seitendifferenzen der Fußform,
  - Taluskopfzeichen.
- Von hinten:
  - Atrophie der Wadenmuskulatur,
  - Verkürzung und Verschmächtigung des Muskelbauches des M. Triceps surae mit langer Sehne,
  - schmale Ferse,
  - Hautveränderungen und Narben nach vorausgegangenen Eingriffen.
- Von medial bzw. lateral:
  - Abwinkelung des Vorfußes(Vorfußspitzfuß),
  - prominenter Talus am Fußrücken.
- Von plantar:
  - Dreieckige Fußform (Vorfuß breit/Ferse schmal),
  - Beschwielungsverteilung.

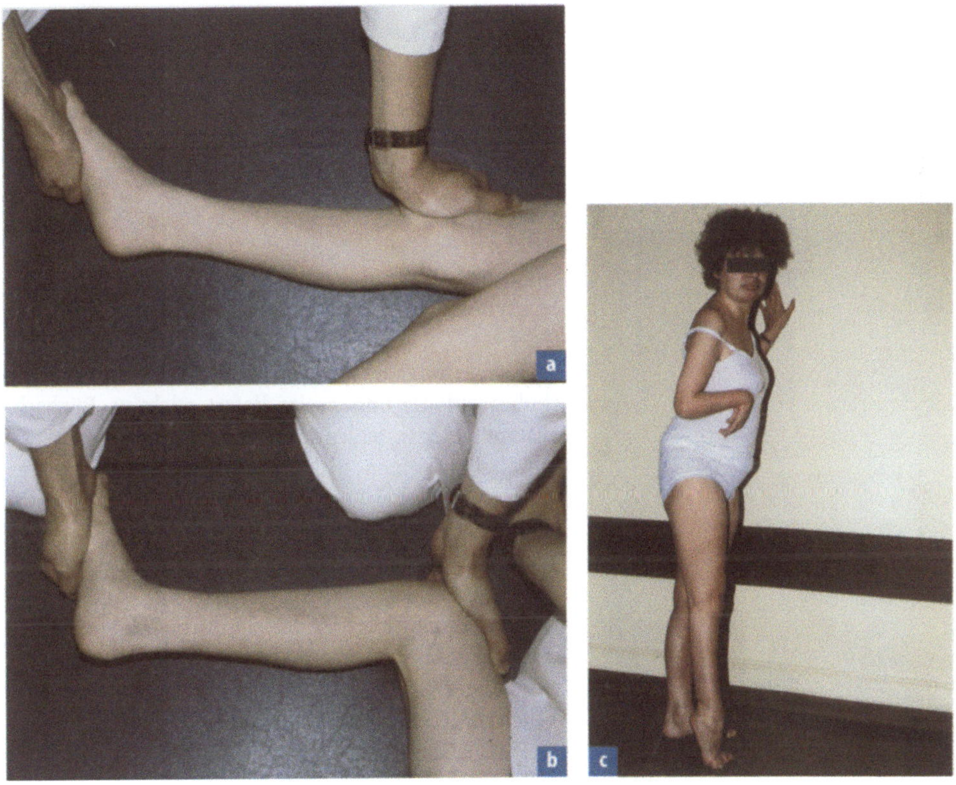

Abb. 2.73 a–c. Die Untersuchung unter Belastung deckt die Anteile des M. gastrocnemius und des M. soleus an der Deformität auf (Silfverskjöld-Zeichen). Im Stehen sind zusätzlich weitere wichtige Informationen zu erhalten (**c** 35-jährige Patientin mit spastischer Halbseitenlähmung)

Inspektion beim belasteten Fuß (im Stehen; Abb. 2.73 c):

- Von vorne:
  - breiter Vorfuß,
  - Taluskopfzeichen.
- Von hinten:
  - Schmale Ferse,
  - Abweichungen des Rückfußes (valgus/varus ab equino).
- Von medial bzw. lateral:
  - Gesamtspitzfuß,
  - Vorfußspitzfuß,
  - kombinierter Spitzfuß.

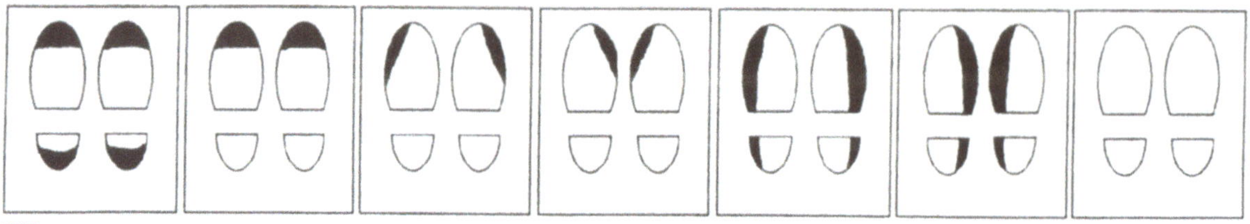

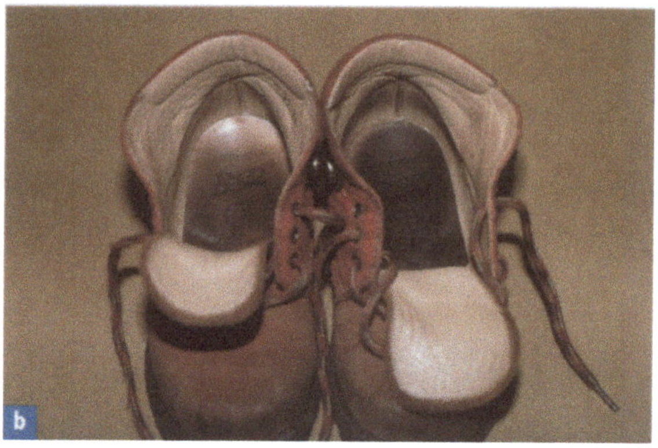

Abb. 2.74a, b. Das Ablaufmuster der Schuhsohlen sowie der Gebrauchszustand der Schuhe geben ebenfalls wichtige Hinweise auf die funktionellen Auswirkungen eines Spitzfußes

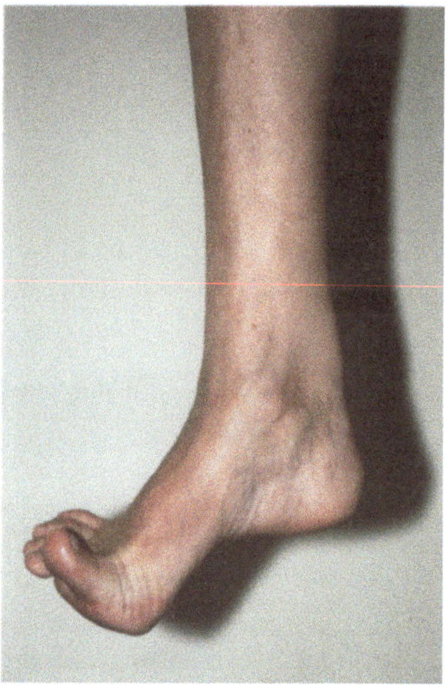

Abb. 2.75. Die Extensorensubstitution ist ein wichtiger Hinweis für eine Abschwächung der Fußhebemuskulatur (51-jährige Patientin mit inkompletter Paraplegie)

- Von plantar:
  - Breiter Vorfuß,
  - schmale Ferse,
  - asymmetrische Belastungsverteilung/Fersenbeschwielung vermindert.

Die Beurteilung des Schuhsohlenablaufmusters und der Abnutzung des Schuhes auf der Innenseite liefert wichtige Rückschlüsse auf eine unvollständige bzw. fehlende Fersenbelastung und gibt zusätzlich wichtige Hinweise auf einen evtl. unterschiedlichen Schweregrad des Befundes (Abb. 2.74a, b).

Palpation beim hängenden Fuß (unter Entlastung) (Abb. 2.73a, b):
- Rückfußbeweglichkeit/Redressierbarkeit (Silfverskjöld-Zeichen);
- Vorfußbeweglichkeit/Redressierebarkeit (Taluskopfzeichen);
- Muskelfunktion (MRC-Skala):
  - Fußheber,
  - Extensorensubstitution (Abb. 2.75),
  - Plantarflektoren,
  - Lange Zehenbeuger.

Bei der Palpation ist auch auf mögliche funktionsfähige Muskeln, die für motorische Ersatzoperationen Verwendung finden können zu achten (Kendall 2001).

Bei einer begleitenden Fußheberschwäche kommen folgende Ersatzmuskeln für Transpositionsoperationen in Frage.

- Mm. peroneus longus und brevis,
- M. tibialis posterior,
- M. flexor hallucis longus,
- M. flexor digitorum longus,
- M. triceps surae.

Bei Fußsenkerschwäche sind für einen Ersatz folgende Muskeln denkbar (vgl. Kapitel 4.7).

- M. peroneus longus und brevis,
- M. tibialis posterior,
- M. flexor digitorum longus,
- M. flexor hallucis longus,
- M. tibialis anterior.

Bei der Palpation sollten Rückfuß und Vorfuß zuerst getrennt und anschließend zusammen untersucht werden. Die Prüfung der Beweglichkeit des oberen Sprunggelenkes muss unter Verriegelung des Rückfußes in Inversion/Supination (s. Döderlein et al. 2002) vorgenommen werden, da andernfalls eine evtl. Instabilität des unteren Sprunggelenkes als Bewegung im oberen verkannt wird (Abb. 2.76 a, b). Neben dem Bewegungsausmaß (mit einem Goniometer zu messen) sollte auch die Qualität der evtl. Bewegungseinschränkung (des Anschlages) notiert werden (weich, federnd-elastisch oder hart). Abhängig vom Untersucher und der verwendeten Technik können die erhobenen Daten selbstverständlich etwas variieren. Allington et al. (2002) untersuchten die Messwert-Reproduzierbarkeit bei der Untersuchung spastischer Spitzfüße. Die Autoren fanden eine hohe Zuverlässigkeit visueller und goniometrischer Sprunggelenksmessungen bei exakter Messmethodik.

Greisberg et al. (2002) haben eine instrumentelle Messmethodik zur Analyse einer Gastrocnemiuskontraktur vorgestellt. Korrekturdruck und Rückfußstellung sowie Korrekturwinkel werden über ein Computersystem mit Bewegungssensoren an Unterschenkel und Fußsohle exakt dokumentiert. Die Reproduzierbarkeit dieses Systems ist hoch (Korrelationskoeffizient von 0,96). Allerdings scheint dieses Instrument für kombinierte Spitzfüße bzw. für Spitzknick- oder Spitzklumpfüße kaum geeignet und im klinischen Alltag enorm aufwendig.

Bei der Palpation ist darüber hinaus auch die Beurteilung der Einstellung der Talusrolle im oberen Sprunggelenk bedeutsam. Eine ventrale Subluxation lässt sich relativ leicht an der prominenten Talusrolle anterolateral erkennen. Allerdings sollte man auch daran denken (Abb. 2.77 c).

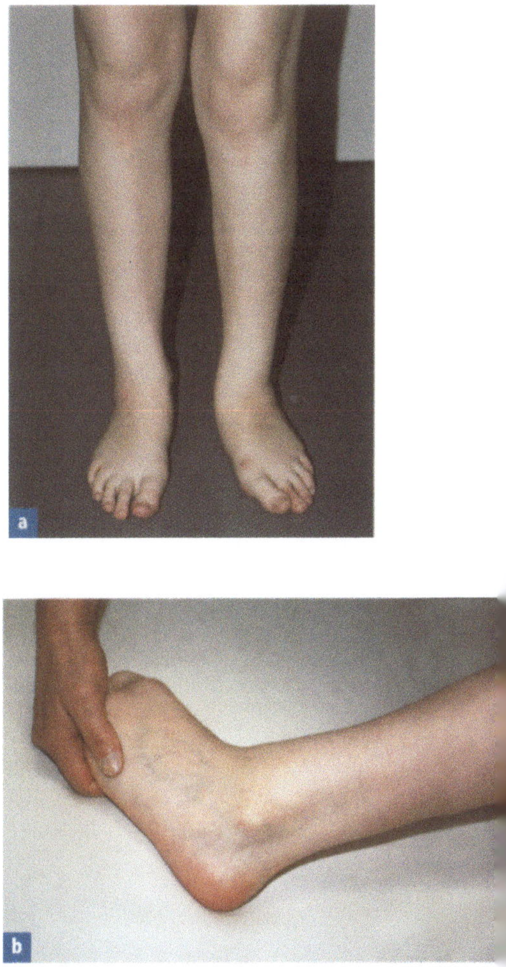

Abb. 2.76 a, b. Die Untersuchung eines strukturellen Knickfußes deckt nicht selten eine kontrakte Spitzfußkomponente auf

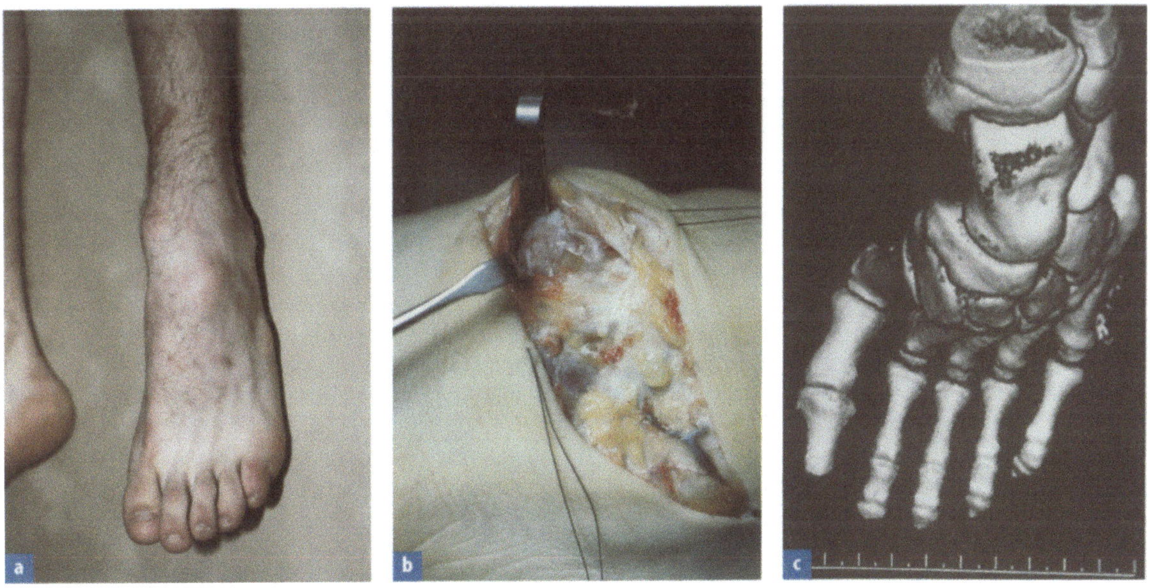

Abb. 2.77 a–c. Das Taluskopfzeichen als typischer Hinweis für einen Vorfußspitzfuß. a klinisch, b im Operationssitus, c in der 3-dimensionalen computertomographischen Rekonstruktion

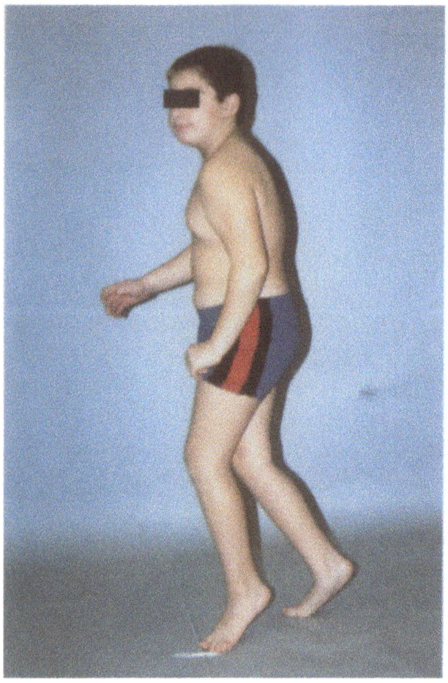

Abb. 2.78. Die funktionellen Auswirkungen beidseitiger Spitzfüße in der Standphase mit dem Erstkontakt über den Vorfuß (9-jähriger Junge mit spastischer Lähmung)

Bei der Untersuchung des Vorfußes ist die dorsale Prominenz des Taluskopfes ein wichtiges Zeichen für einen Vorfußspitzfuß (Abb. 2.77 a–c). Unter manueller Dorsalflexion des Vorfußes muss geprüft werden, inwieweit sich das Chopartgelenk reponieren lässt.

Außerdem kann die Korrigierbarkeit eines Vorfußspitzfußes auch durch ein Dreipunktemanöver mit Gegenhalt am Krümmungsscheitel im Bereich des Fußrückens getestet werden. Druckschmerzpunkte sind zu notieren.

Die Abschätzung der Muskelkraft erfordert eine genaue Kenntnis der Muskelwirkungen. Immer sollte die kombinierte Wirkung mehrerer Muskeln am Zustandekommen einer Bewegung bedacht werden. Die Graduierung der Kraft erfolgt nach der 5-stufigen MRC-Skala. Zwischenstufen (z. B. 3+) erfordern eine größere Erfahrung und sind nicht leicht reproduzierbar. Perry (1985) und Beasley (1961) weisen darauf hin, dass Kraftminderungen oftmals unterschätzt werden, da die normale manuelle Kraftprüfung (Atkinson 1986) kaum geeignet ist, vollen Widerstand auszuüben (z. B. Kniestrecker, Plantarflektoren). Für eine normale Wadenmuskelfunktion ist ein mindestens 5maliges Hochdrücken im Einbeinzehenstand zu fordern (Götz-Neumann 2003).

Inspektion in Funktion: Wie bereits bei der Gangmechanik beschrieben sollte bei einer Funktionsprüfung zwischen dem einseitigen und dem beidseitigen Spitzfuß unterschieden werden.

Ebenso sind die Stand- und die Schwungphase zunächst getrennt zu betrachten (Perry 1992; Götz-Neumann 2003).

Die Standphase mit
- Kompensationsmechanismen proximal bzw. auf der Gegenseite,
- Umknicktendenz (Varus/Valgus);
- Kniebeugestellung.

Die Schwungphase mit
- Fußheberfunktion,
- Kompensationsmechanismen (gleichseitig; gegenseitig),
- Varustendenz.

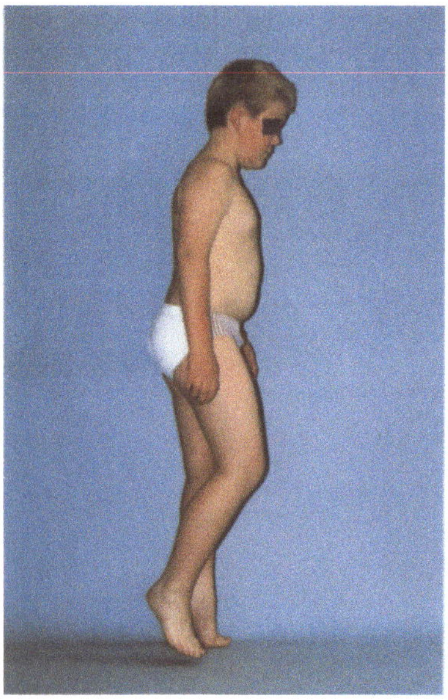

Abb. 2.79. Der typische Kompensationsmechanismus eines einseitigen Spitzfußes durch die Spitzfußstellung auf der gesunden Gegenseite (9-jähriger Junge mit Halbseitenlähmung links und strukturellem Spitzfuß)

Man untersucht das Gangbild systematisch nach folgenden Kriterien (nach Gage 1991):
- Beurteilung der Stabilität des Standphasenbeines:
  Besteht ein Spitzfuß während der gesamten Standphase, so ist die Standstabilität dadurch gemindert.
- Bodenfreiheit des Schwungphasenbeines:
  Ein struktureller Spitzfuß beeinträchtigt ebenso wie ein Hängefuß die Bodenfreiheit des Schwungphasenbeines, da er zu einer relativen Beinverlängerung führt. Diese muss durch proximale und ggf. gegenseitige Mechanismen kompensiert werden.
- Fußeinstellung zum Erstkontakt in der Standphase (Abb. 2.78):
  Es wird beurteilt, ob der Fuß an Stelle der physiologischen Erstkontaktes der Ferse primär über den Vorfuß aufgesetzt wird und ob die Fußsohle bei Einwirkung des Körpergewichtes sekundär belastet wird.
- Ausreichende Schrittlänge:
  Der Beginn der Standphase und das Schwungphasenende führen durch den Vorfußkontakt beim Spitzfuß zu einer Verminderung der Schrittlänge, die durch eine evtl. kompensatorische Hüft- und Kniebeugung noch verstärkt wird (Abb. 2.79).
- Energieaufwand des Ganges:
  Jeder Kompensationsmechanismus wird von einer Vermehrung des Energieaufwandes beim Gehen begleitet. Ebenso führt jede verstärkte Auslenkung des Körperschwerpunktes zur Energiesteigerung (Perry 1992).

Nach Pandey (2003) ist es dem Patienten mit einseitigem Spitzfuß auch nicht möglich auf den Fersen zu gehen oder die Hocke einzunehmen, ohne das betroffene Bein nach vorne wegzustrecken. Dies lässt sich sehr gut an einer Tischkante demonstrieren, indem man den Patienten auffordert langsam in die Hocke zu gehen (Abb. 2.80).

Koman empfiehlt eine Beurteilung des Spitzfußganges anhand einer Videountersuchung („physician rating scale"; Koman 1994). Obwohl diese Klassifikation primär für den spastischen Spitzfußgang entwickelt wurde, kann sie auch für Spitzfußdeformitäten anderer Ursachen nützlich sein.

Visuelle Beurteilung des Spitzfußganges nach Koman (1994):

Dynamische Gangbeurteilung		Punktewert
1) Kauergang		
Schwer	>20° Hüftbeugung; Kniebeugung; Spitzfuß	0
Mäßig	5–20° Hüftbeugung; Kniebeugung; Spitzfuß	1
Gering	<5° Hüftbeugung; Kniebeugung; Spitzfuß	2
kein		3
2) Spitzfuß		
Dauernd vorhanden	Strukturelle Kontraktur	0
Dauernd vorhanden	Dynamische Verkürzung	1
Gelegentlicher Fersenkontakt		2
Fersen-Vorfuß-Gang		3
3) Rückfußstellung		
Varusstellung beim Erstkontakt		0
Valgusstellung beim Erstkontakt		1
Gelegentliche Neutralstellung		2
Neutralstellung des Rückfußes		3
4) Kniegelenksstellung		
Rekurvation	>5°	0
Rekurvation	0–5°	1
Neutralstellung	Volle Streckung	2
5) Gehgeschwindigkeit		
Langsam		0
Variierbar		1
6) Gangmuster		
Reiner Zehengang		0
Gelegentlich Fersen-Zehen-Gang		1
Normaler Fersen-Zehen-Gang		2

Diese Tabelle ist sicherlich mit Ungenauigkeiten behaftet. In Ermangelung einer allgemein akzeptierten Klassifikation ist sie jedoch der rein deskriptiven Beschreibung der Deformität deutlich überlegen, zumal sie auch die Kompensationsmechanismen des Spitzfußes in Varus bzw. Valgusrichtung und die proximalen Gelenke berücksichtigt. Sie ist darüber hinaus im klinischen Alltag leicht umsetzbar.

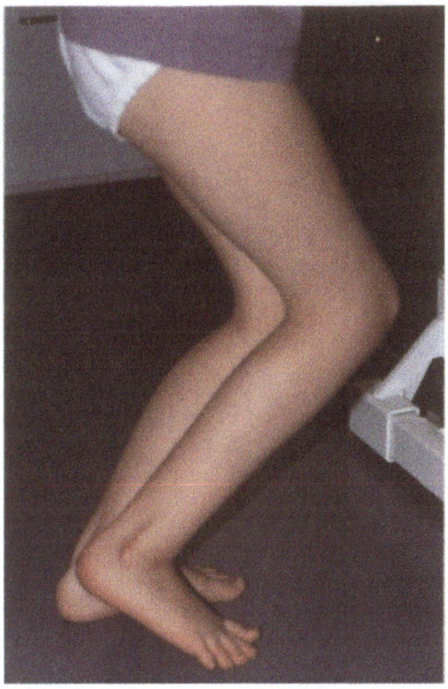

Abb. 2.80. Der klinische Test eines strukturellen Spitzfußes durch Hockstellung an der Tischkante (struktureller Spitzfuß rechts mit vorzeitigem Fersenabhub)

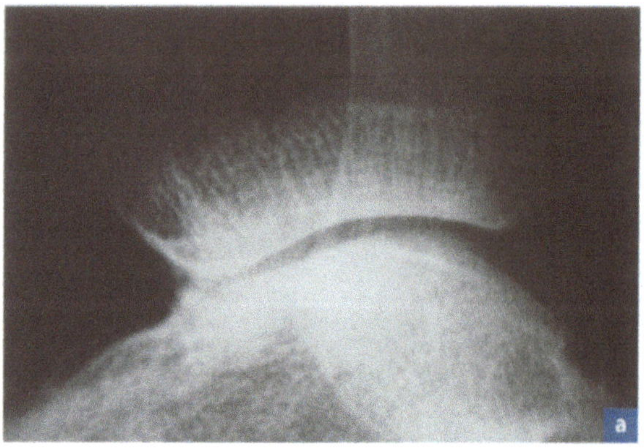

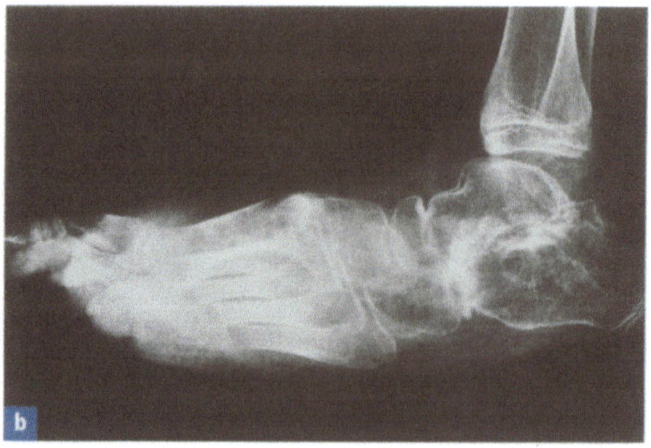

Abb. 2.81 a–c. Die Röntgenuntersuchung erlaubt eine genauere Unterscheidung der Pathologie des Spitzfußes. a Vorderer Anschlag mit Klaffen des oberen Sprunggelenkes im dorsalen Anteil, b Subluxationsstellung des oberen Sprunggelenkes und c knöcherner Anschlag ventral mit Osteophytenbildungen

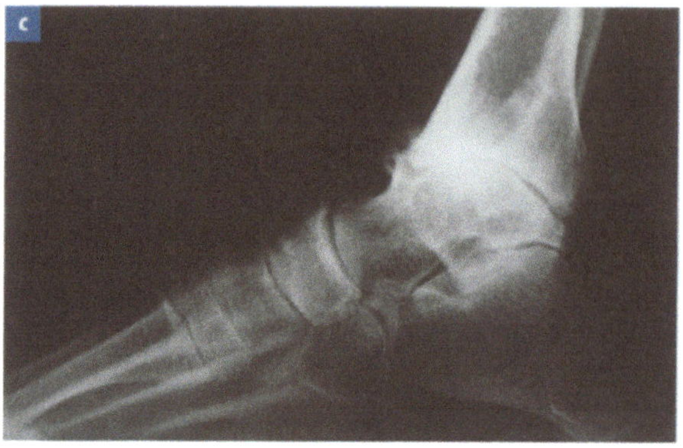

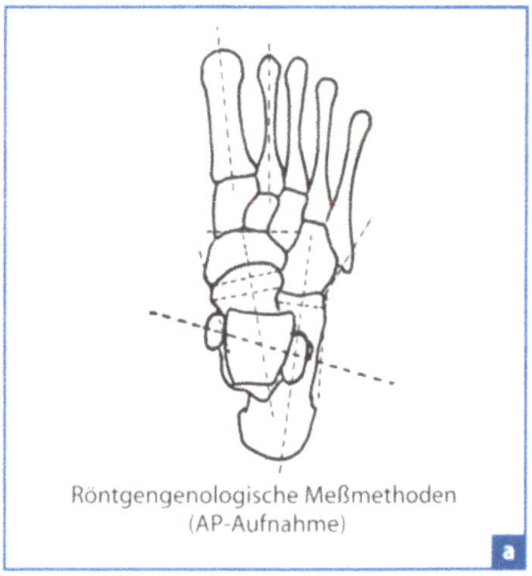

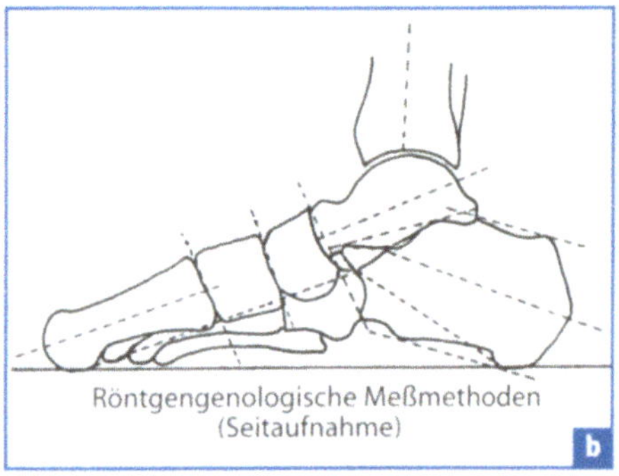

2.9.2 Apparative Untersuchungen

Die Röntgenuntersuchung sollte analog zu den in den übrigen Bänden der Reihe gegebenen Empfehlungen möglichst im Stehen in 2 Ebenen erfolgen. Eine zusätzliche Darstellung der Knöchelgabel in der AP-Projektion kann ebenfalls erforderlich sein. Die seitliche Aufnahme unter Belastung gibt bereits wichtige Hinweise auf eine etwaige ossäre oder artikuläre Genese der Dorsalflexionseinschränkung (Traughber 1993). Ein vorderes Anschlagsphänomen am oberen Sprunggelenk ventralseitig sowie ein Klaffen des hinteren Gelenkabschnittes sind wichtige diagnostische Zeichen. Sie bedeuten stets, dass eine alleinige Weichteiloperation zur Korrektur wahrscheinlich nicht ausreicht (Abb. 2.81 a, b). Oft kann man außerdem eine verstärkte reaktive Sklerosierung der distalen Tibiagelenkfläche ventralseitig beobachten, wie sie bereits in Döderlein et al. (2000, Der Hohlfuß) beschrieben wurde. Die wichtigsten radiologischen Messlinien und Winkel auf der seitlichen und der AP-Projektion sind aus der Abbildung ersichtlich (Abb. 2.82). Auf der AP-Aufnahme des Fußes lässt sich eine kompensatorische Inversion oder Eversion des Chopartgelenkes messen. Die frontale Darstellung des oberen Sprunggelenkes vermag zur Lokalisierung von ventralen Osteophyten (besonders am Innenknöchel) beizutragen (Abb. 2.83).

Bei Unklarheiten bzgl. einer evtl. knöchernen Ursache des Spitzfußes kann ein CT ggf. ergänzt durch eine 3-dimensionale Darstellung weiterhelfen. Dieses Verfahren kann auch zur Therapieplanung hilfreich sein

Die Magnetresonanztomographie eignet sich für eine nähere Diagnostik der Weichteil- und Gelenkstrukturen (Achillessehne; Veränderungen des

Abb. 2.82 a, b. Die üblichen radiologischen Messlinien auf der AP- und Seitaufnahme, wie sie auch beim Spitzfuß Verwendung finden

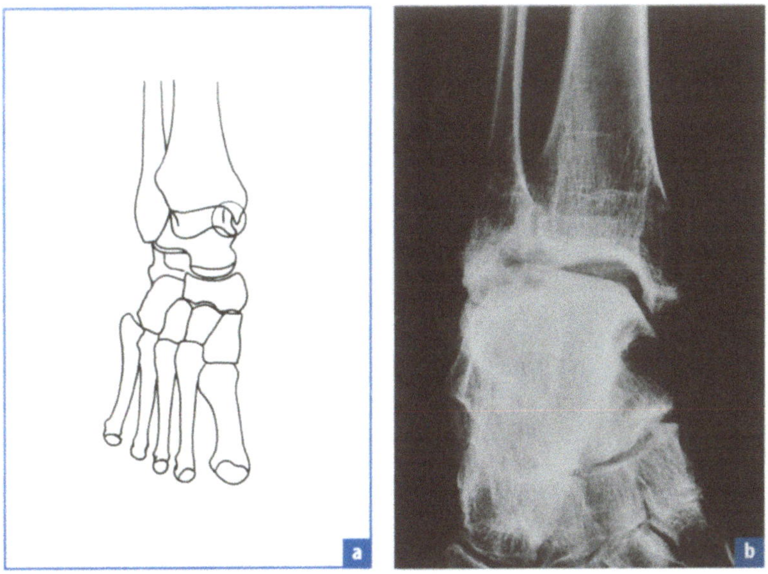

Abb. 2.83 a, b. Die Osteophytenbildung im Bereich des Innenknöchels stellt eine wenig beachtete Ursache eines strukturellen Spitzfußes dar

oberen Sprunggelenkes; Angiome der Wadenmuskulatur). Zum Ausschluss degenerativer oder posttraumatischer Sehnenschädigungen stellt sie aber nach der Sonographie die Methode der zweiten Wahl dar.

Eine Angiographie kann bei prekärer Gefäßsituation präoperativ angezeigt sein, nuklearmedizinische Verfahren bei Entzündungsverdacht.

Neurologische Zusatzuntersuchungen (EMG; NLG) sind im Verdachtsfalle und bei der Planung von Sehnentransfers hilfreich.

Im Gegensatz zur Klump-, Hohl- und Knickplattfußdeformität, die mit der konventionellen 3-dimensionalen Ganganalyse nur schwer zu erfassen sind und für die eigenen Fußmodelle erstellt werden müssen, gelingt es beim Spitzfuß sehr gut, die funktionellen Auswirkungen auf den Gangablauf zu dokumentieren. Aus diesem Grund haben wir diesem wichtigen Diagnoseverfahren einen eigenen Abschnitt gewidmet. Die dynamische Pedobarographie wird dabei ebenfalls berücksichtigt.

Der Spitzfuß im Rahmen der instrumentellen dreidimensionalen Ganganalyse (Abb. 2.84)

Die instrumentelle Ganganalyse ermöglicht als einzige derzeit verfügbare Methode eine simultane dynamische 3-dimensionale Aufzeichnung der Gelenkbewegungen, der Gelenkkräfte und der jeweiligen Muskelaktivitäten während des Gangablaufes. Auf diese Weise lassen sich auch die Auswirkungen eines Spitzfußes auf die proximalen Gelenke und auf die Gegenseite dokumentieren. Außerdem wird eine Abschätzung des Anteiles der Wadenmuskulatur an der Gesamtkraft zur Fortbewegung ermöglicht, was große therapeutische Bedeutung haben kann (Reduzierung der Gefahr einer Überkorrektur).

Methodisch werden die Ganganalysedaten über ein computergesteuertes Kamerasystem(6 bis 8 Kameras, Firma VICON®) erhoben, mit dem der Verlauf von reflektierenden Markern, die an definierte anatomische Punkte des Patienten geklebt werden im Raum 3-dimensional verfolgt werden kann. Der Proband geht dazu im betreffenden Bereich mehrmals in selbstgewählter Gehgeschwindigkeit auf und ab. Über Kraftmessplatten, die unsichtbar in den Boden eingelassen sind, können bei frei gehfähigen Patienten zusätzlich

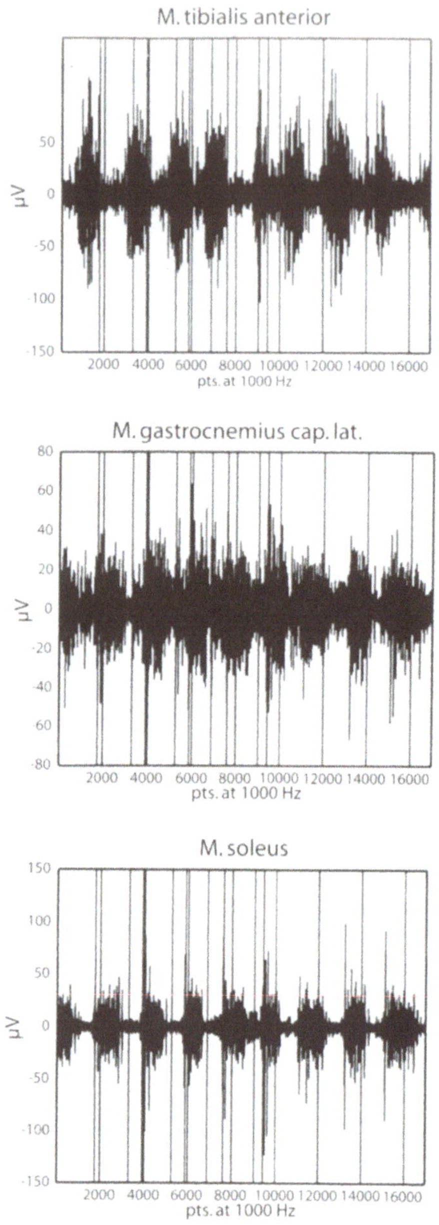

Abb. 2.84. Die dynamische Aufzeichnung der EMG-Aktivität der Unterschenkelmuskulatur erlaubt therapeutische Rückschlüsse (26-jähriger Patient mit spastischer Lähmung beider Beine und Daueraktivität des M. gastrocnemius bei regelrechter Aktivität des M. tibialis anterior und des M. soleus)

wichtige Daten zu den Gelenkkräften und Gelenkmomenten ermittelt werden. Diese Befunde geben wichtige Aufschlüsse bezüglich der primären Pathologien und ihrer Kompensationsmechanismen. Falls erforderlich kann simultan auch eine dynamische Registrierung der Muskelaktivitäten über Oberflächen- oder bei tiefergelegenen Muskeln über Feinnadelelektroden vorgenommen werden.

Alle erhobenen Daten werden über ein Softwareprogramm (Body Builder®) verarbeitet und in Kurvenform dargestellt. Die Normalkurven sind zur Verdeutlichung und zur Erleichterung der Interpretation unterlegt. Abb. 2.85a–c zeigt typische Ganganalysekurven bei verschiedenen Spitzfußpathologien.

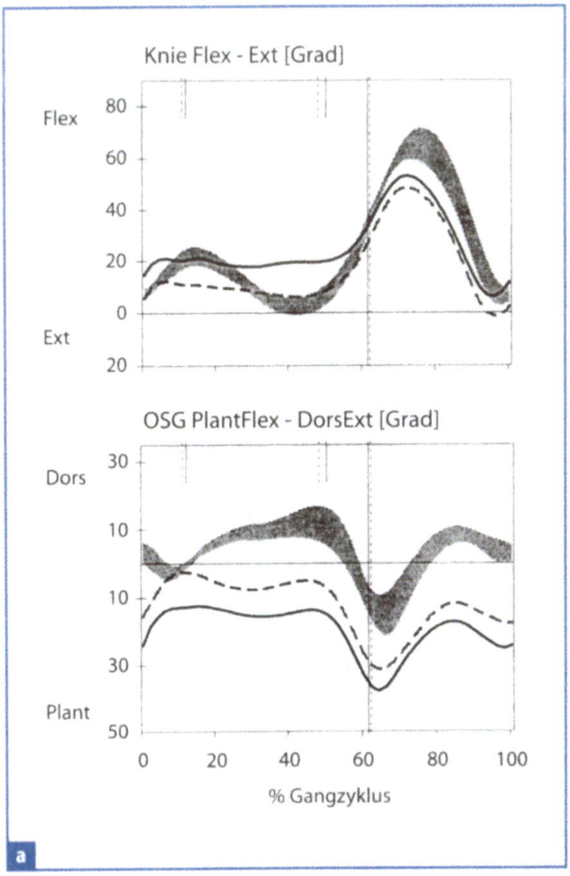

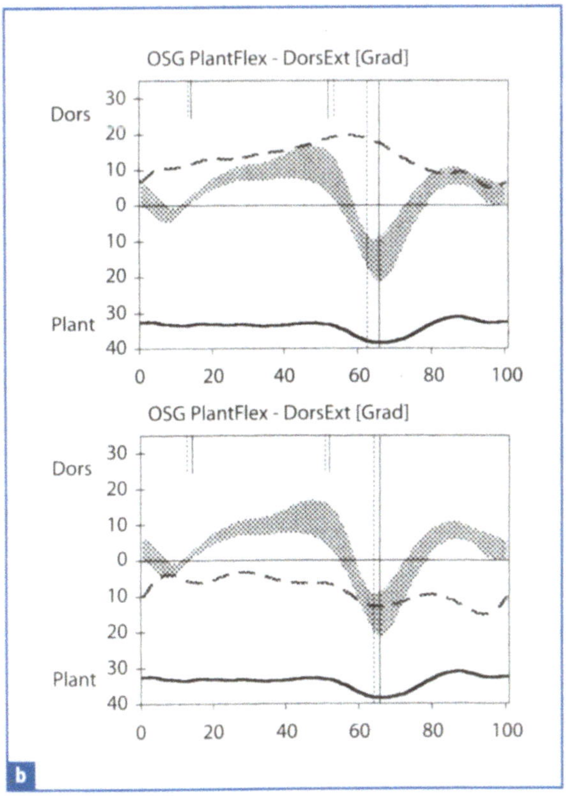

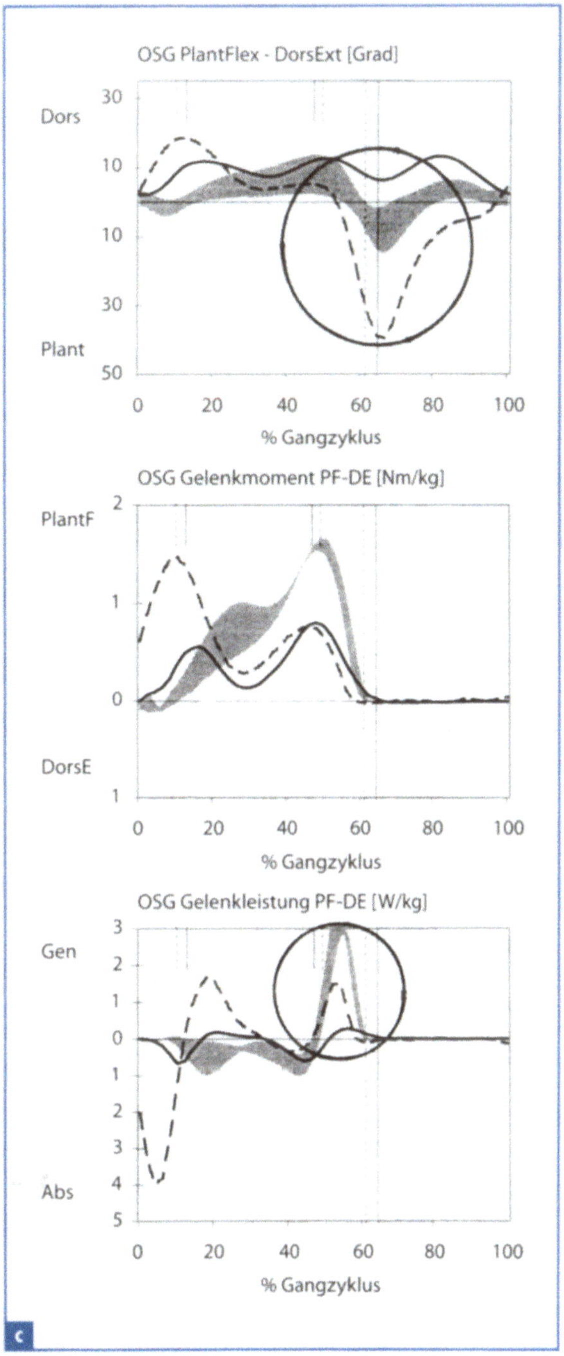

Abb. 2.85 a–c. Typische Ganganalysekurven von Spitzfuß-Patienten. **a** Dauernde Spitzfußstellung während der Stand- und Schwungphase ohne Erreichen der normalen Bewegungsausmaße (*grau schraffierte Linie* Normalbereich, *schraffiert* linker Fuß, *durchgezogen* rechter Fuß); **b** schwerste Spitzfußkontraktur beidseits ohne wesentliche Bewegungsausschläge im oberen Sprunggelenk vor der Therapie (*durchgezogene Linie*) und nach Therapie mit Unterschenkelgehgipsen (*gestrichelte Linie*); **c** typischer Verlauf einer Sprunggelenkskurve vor und nach operativer Spitzfußbehandlung (*gestrichelt* vor der Operation, *durchgezogen* nach der Operation). Man erkennt bei einer Normalisierung des Bewegungsausmaßes im oberen Sprunggelenk einen ausgeprägten Kraftverlust der Wadenmuskulatur zum Ende der Standphase

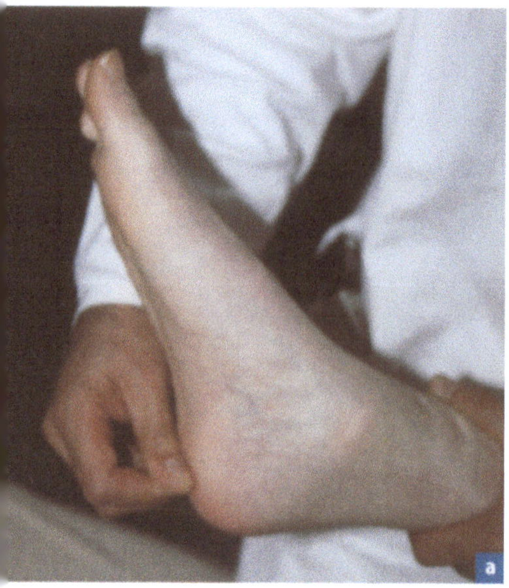

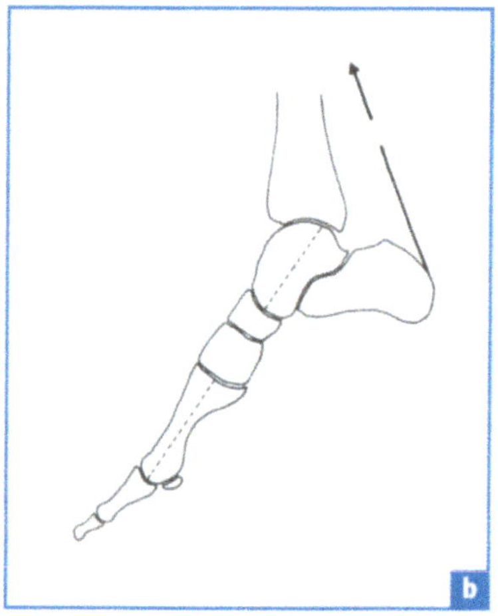

Abb. 2.86 a, b. Ausschließlicher Rückfußspitzfuß: a klinisch bei einem 28-jährigen Patienten mit Zustand nach Schädel-Hirn-Trauma und b schematisch

Mit der dynamischen Pedobarographie kann die Druckverteilung im Vorfußbereich quantitativ bestimmt werden. Druckmaxima unter einzelnen Metatarsaleköpfchen sollten in die Therapieplanung mit einfließen.

Mit dieser Methode lässt sich auch die Reduktion der Spitzendrücke in Richtung auf eine physiologische Druckverteilung nach Therapie objektivieren, was besonders bei asensiblen Füßen wichtig ist.

2.10 Klassifikationen des Spitzfußes

Ehe eine zielgerichtete Therapie eingeleitet werden kann, ist die Klassifizierung der Spitzfußdeformität unabdingbar. Dieser Punkt stellt die Hauptschwäche der meisten Veröffentlichungen zur Spitzfußtherapie dar. Die ausschließliche Bezeichnung Spitzfuß ist niemals ausreichend, um die Deformität zu charakterisieren. Ein Vorfußspitzfuß muss anders behandelt werden als ein Rückfußspitzfuß und dieser wiederum anders als ein scheinbarer Spitzfuß usw. Mit diesem Kapitel haben wir deshalb versucht, eine verständliche gemeinsame Sprache der Spitzfußbeurteilung zu entwickeln.

Spitzfußklassifikation anhand der Lokalisation der Deformität

Der **Rückfußspitzfuß** (Abb. 2.86 a, b):
Definition: Beim Rückfußspitzfuß ist die Spitzfußstellung ausschließlich im oberen Sprunggelenk lokalisiert, das heißt der Fuß selbst ist von normaler Form.

Der **Vorfußspitzfuß** (Cavus; Abb. 2.87):
Definition: Beim Vorfußspitzfuß ist die Deformität ausschließlich im Vorfuß (Chopartgelenk oder/und distal davon) lokalisiert. Der Rückfuß lässt sich bis zur Neutralstellung korrigieren.

Abb. 2.87. Typischer klinischer Aspekt eines Vorfußspitzfußes ▶

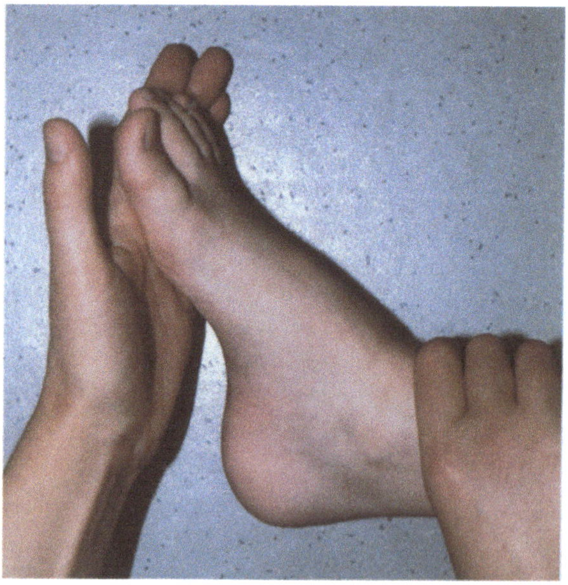

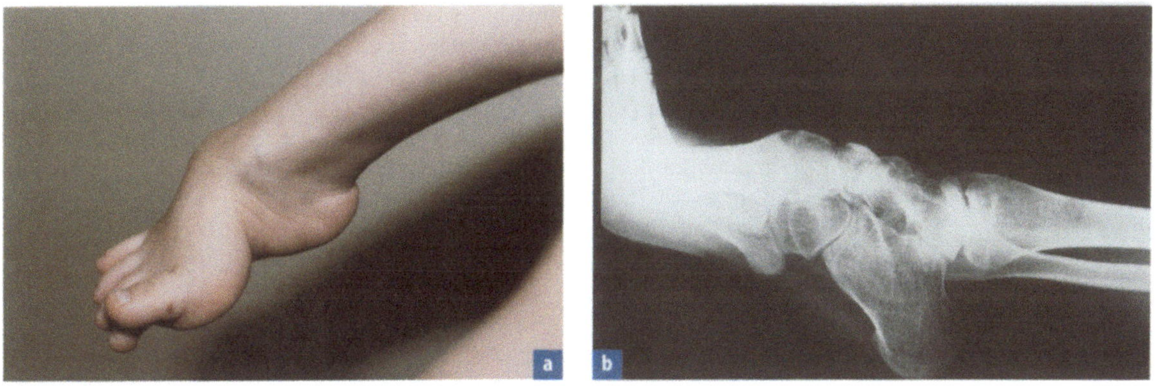

Abb. 2.88 a, b. Kombinationsspitzfuß zwischen Rückfuß und Vorfußspitzfuß

Der kombinierte **Vorfuß- und Rückfußspitzfuß** (Abb. 2.88 a, b):
Definition: Ein kombinierter Spitzfuß setzt sich zu unterschiedlichen Teilen aus einer Rückfuß- und einer Vorfußkomponente zusammen.

Der Spitzfuß als Teilkomponente anderer Pathologien

Der **kompensatorische (scheinbare) Spitzfuß/Bedarfsspitzfuß**:
Definition: Der kompensatorische Spitzfuß stellt eine Deformität dar, die zum Ausgleich einer Beinverkürzung willkürlich eingenommen wird.

Der **Pseudospitzfuß bei gleichzeitiger Hüft- und Kniebeugestellung** (Abb. 2.89):
Definition: Bei einer Hüft- und Kniegelenksbeugestellung kommt es auch bei neutraler Einstellung des oberen Sprunggelenkes zur ausschließlichen Vorfußbelastung. Die hoch stehende Ferse kennzeichnet in diesem Fall den scheinbaren Spitzfuß.

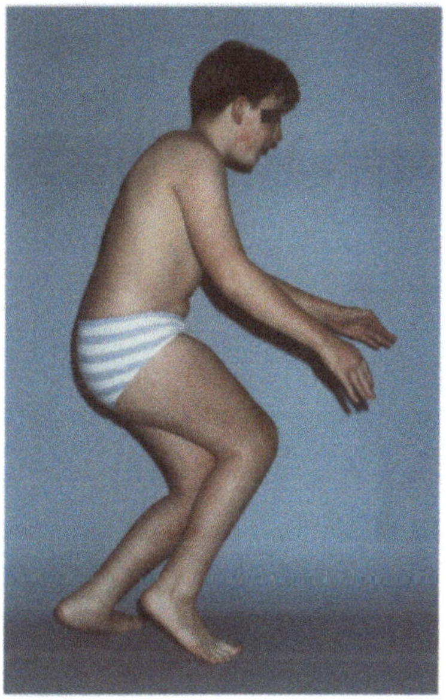

Abb. 2.89. Der Pseudospitzfuß bei gleichzeitiger Hüft- und Kniebeugestellung

Der **maskierte Spitzfuß** (Pes valgus/varus ab equino; genu recurvatum; Abb. 2.90):
Definition: Ein maskierter Spitzfuß versteckt sich unter einer anderen Deformität. Er wird erst dann sichtbar, wenn die primäre Deformität korrigiert ist. Typische Beispiele eines maskierten Spitzfußes sind die Spitzfußkomponente beim Knickplattfuß oder beim Klumpfuß. Auch ein Genu recurvatum kann einen Spitzfuß maskieren.

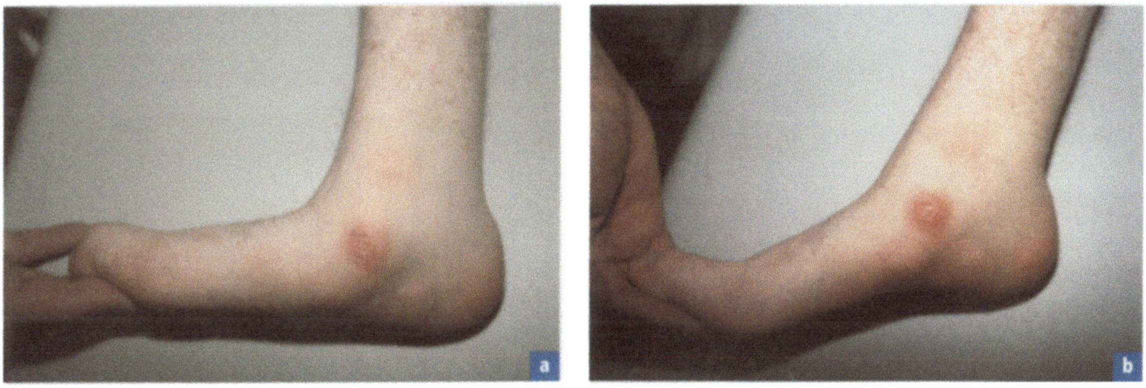

Abb. 2.90 a, b. Durch korrekte Untersuchungstechnik lässt sich ein maskierter Spitzfuß entdecken, der sich unter einem Knick-Platt-Fuß verbirgt (39-jähriger Patient mit Poliolähmung). a Maskierter, b entlarvter Spitzfuß

Ein Spitzfuß kann auch als primär erkennbare (nicht maskierte) Teilkomponente anderer Fußdeformitäten vorkommen. Beispiele sind der Sichelfuß mit Spitzfuß oder der Hohlfuß mit Spitzfuß (Pes equinocavus/equinocavovarus).

Eine weitere therapeutisch bedeutsame Unterscheidung besteht in der Trennung von Spitzfuß- und Hängefußkomponente.

Der **Hängefuß ohne Spitzfuß** (ohne Wadenmuskelverkürzung):
Ein Hängefuß (Fußheberparese) ohne strukturelle Spitzfußkomponente ist nur in der Schwungphase des Ganges erkennbar (s. Abschn. 3.3.1).

Der **Hängefuß mit Spitzfuß** (mit Wadenmuskelverkürzung):
Bei zusätzlich bestehender Wadenmuskelverkürzung zeigt sich der Hängefuß in der Stand- und Schwungphase.

Neben der Einteilung der Spitzfußdeformität nach der Form ist im Hinblick auf die Therapiewahl auch eine Unterscheidung nach dem Ausprägungsgrad sinnvoll.

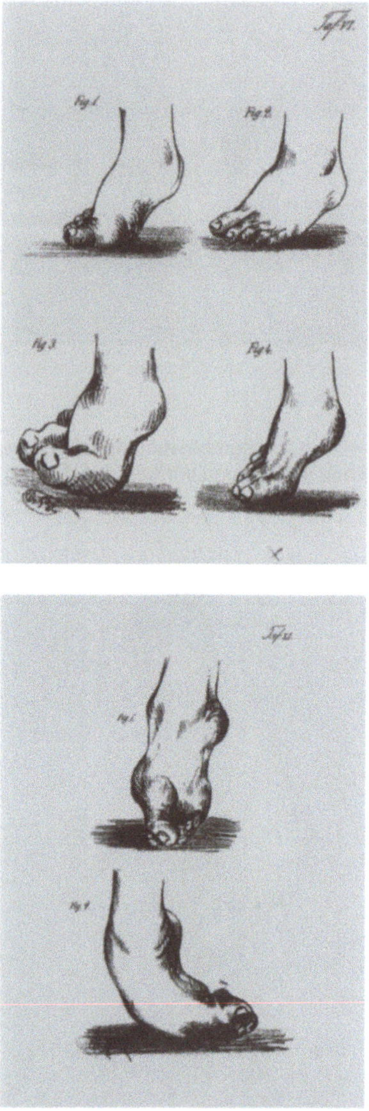

Abb. 2.91. Verschiedene Schweregrade von Spitzfüßen aus dem Buch von Dieffenbach (1845)

Spitzfußklassifikation nach dem Schweregrad

Dieffenbach hat uns in seinem Buch eine unübertroffene Darstellung der verschiedenen Schweregrade der Deformität gegeben (Abb. 2.91). Wie würden in Anlehnung an die Einteilung des großen Chirurgen folgende Einstufung vorschlagen:

- *Leicht*:
  Erstkontakt über den Vorfuß, die Ferse kommt sekundär zum Boden, es bestehen keine proximalen Kompensationsmechanismen
- *Mittelschwer*:
  Die Ferse bleibt während der gesamten Standphase vom Boden abgehoben bzw. es bestehen eindeutige Kompensationsmechasnismen proximal (Genu recurvatum bzw. Hüft- und Kniebeugung auf der gleichen Seite).
- *Schwer*:
  Der Patient läuft ausschließlich auf der Mittelfußköpfchen, die Zehen sind maximal dorsalflektiert.
- *Schwerst*:
  Der Patient läuft auf dem Fußrücken, die Zehen sind plantarflektiert. Diese Form kommt in unseren Breitengraden kaum noch vor (Abb. 2.92).

Fazit

Ohne die Unterscheidung der jeweils bestehenden Spitzfußart ist eine zielgerichtete Therapie kaum möglich. Die Bezeichnung der jeweiligen Deformität sollte sowohl die Form und die passive Korrigierbarkeit als auch den Schweregrad berücksichtigen.

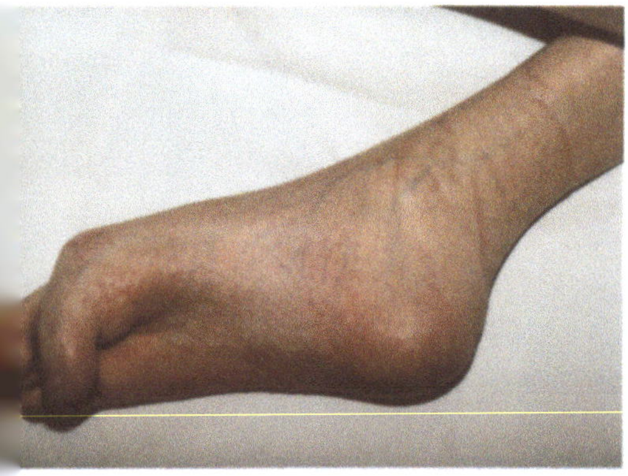

Abb. 2.92. Schwere Spitzfußdeformität mit Beugestellung der Zehen bei einem 55-jährigen Patienten mit Querschnittslähmung

2.11 Indikationen, Planung, Möglichkeiten und Probleme der Spitzfußtherapie

2.11.1 Indikationsstellung und Ziele

Es wird gelegentlich die Frage gestellt, ob man einen Spitzfuß denn überhaupt behandeln soll. Wenn er einseitig auftritt, dürfte es nur wenige geben, die eine Therapie für nicht indiziert halten, es sei denn er dient der Kompensation einer Beinverkürzung oder zur Stabilisierung des Kniegelenks. Bei einem beidseitigen Spitzfuß ist es hingegen nützlich, die Vor- und Nachteile dieser Deformität aufzählen:

Die Vor- und die Nachteile eines beidseitigen Spitzfußes

Pro (Vorteile)	Contra (Nachteile)
– Dynamische Federwirkung beim Gehen	– Gleichgewichts(Balance-)probleme
– Gehgeschwindigkeit wird positiv beeinflusst	– Schrittverkürzung
	– Zunahme der Deformität mit dem Wachstum (Überdehnung der Fußheber)
	– Instabilität des oberen Sprunggelenkes (Risiko von Umknicktraumata)
	– Ungünstige (kompensatorische) Auswirkungen auf proximale Gelenke
	– Stärkere Oszillation des Körperschwerpunktes
	– Asymmetrisches Fußwachstum (Vorfuß breit; Ferse schmal)
	– Geringe Kraftentfaltung durch fehlende Vorspannung der Wadenmuskulatur
	– Verkürzung des Vorfußhebels

Die Nachteile der Deformität überwiegen in den meisten Fällen, zunehmend mit dem Schweregrad der Spitzfüße, weshalb wir nachfolgend die Indikationen zur Spitzfußtherapie skizzieren möchten.

Einseitiger Spitzfuß:

- Sichere Indikationen (Abb. 2.93):
  - jede funktionelle einschränkende Deformität (Beinverlängerungseffekt),
  - jede progrediente Deformität (Gefahr struktureller Verkürzung).
- Fragwürdige Indikation (Abb. 2.94 a und b):
  - leichter Spitzfuß bei vorliegender Beinverkürzung,
  - Erfordernisspitzfuß bei stärkerer Beinverkürzung (Orthesenversorgbarkeit) oder bei Kniestreckerschwäche.

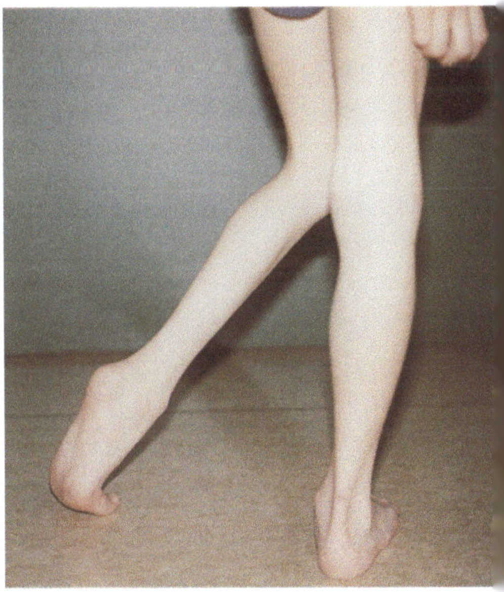

Abb. 2.93. Die ausgeprägte Spitzfußdeformität stellt, wenn sie einseitig ist, immer eine absolute Therapieindikation dar

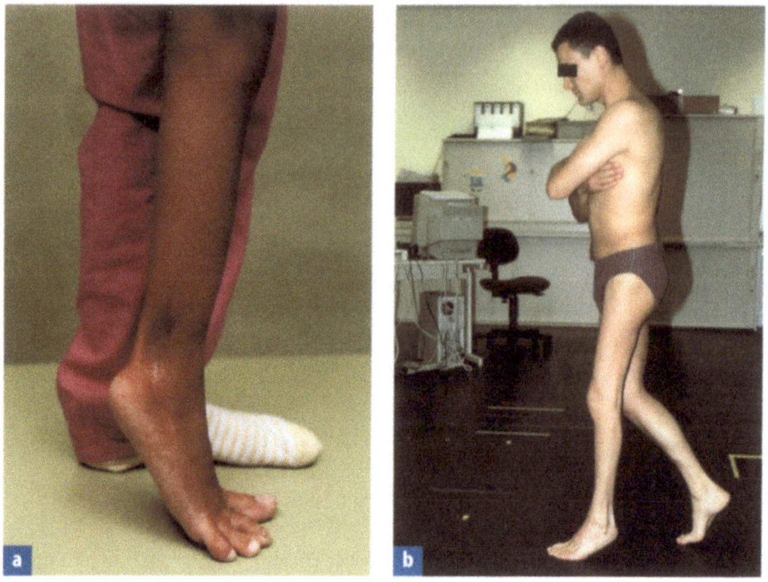

Abb. 2.94 a, b. Die Spitzfußkorrektur verbietet sich, wenn sie a zum Ausgleich einer ausgeprägten Beinverkürzung erforderlich ist oder b zur Stabilisierung eines muskulär nichtstabilisierbaren Kniegelenkes notwendig ist (31-jähriger Patient mit Poliolähmung des linken Beins)

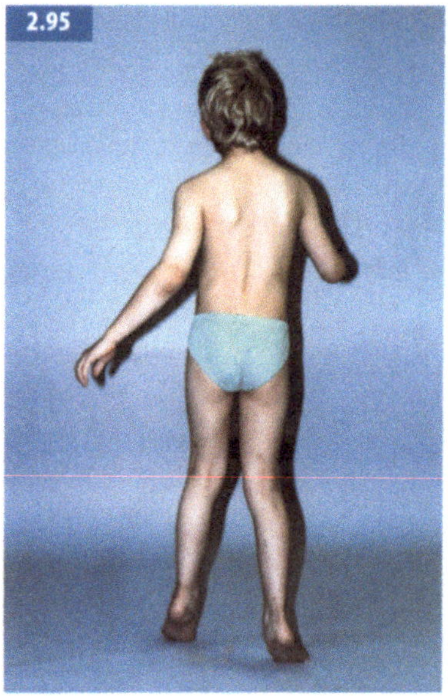

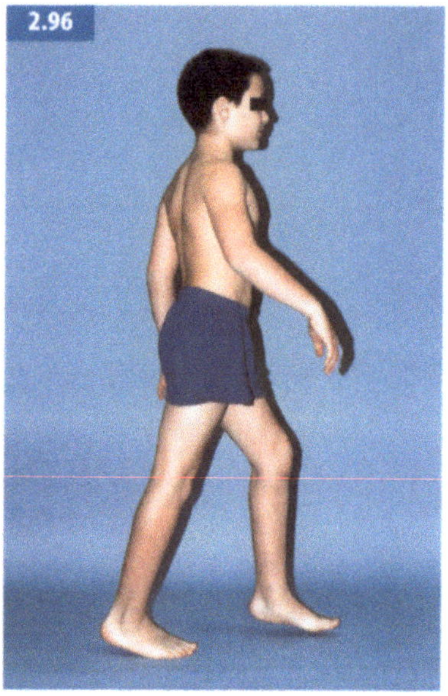

Abb. 2.95. Ausgeprägte beidseitige Spitzfüße stellen absolute Therapieindikationen dar

Abb. 2.96. Leichte und funktionell nicht einschränkende Spitzfüße sind bei guter Gehfähigkeit nicht immer therapiebedürftig

Beidseitiger Spitzfuß:

- Sichere Indikationen (Abb. 2.95):
  - funktionell einschränkende Deformitäten (Unsicherheit; Umknicken),
  - progrediente Deformitäten (Gefahr struktureller Verkürzung),
  - asymmetrische Deformitäten.
- Fragwürdige Indikationen (Abb. 2.96):
  - geringe Deformität ohne funktionelle Einschränkung (z. B. vorzeitiger Fersenhub),
  - funktionell notwendige Spitzfüße (Kniestabilisierung, Vorwärtsbewegung).

Unabhängig vom Spitzfußtyp kann man folgende allgemeine Therapieziele definieren.

- Ausreichende Korrektur der Fußdeformität ohne Überkorrektur,
- Schmerzfreiheit,
- Wiederherstellung eines physiologischen Gangablaufes (Bewegungsausmaß im oberen Sprunggelenk : 10–0–30°)
- Bereitstellung eines stabilen Vorfußhebels,
- Erhalten einer ausreichenden Abstoßkraft zum Standphasenende (soweit möglich),
- ausreichende Fußhebung in der Schwungphase,
- Ausgleich/Reduktion der Kompensationsmechanismen (nah: intrinsich und fern: extrinsisch),
- Konfektionsschuhe bzw. Orthesenversorgbarkeit,
- möglichst geringe Therapierisiken (Rezidiv/Überkorrektur).

Das Erreichen dieser Therapieziele kann entweder konservative oder operative Maßnahmen oder (häufiger) eine Kombination aus beiden erfordern. Grundsätzlich wird man sich immer am vorliegenden individuellen Befund orientieren müssen. Je ungünstiger die lokalen Voraussetzungen insbesondere im Hinblick auf die zur Verfügung stehende Muskulatur und den Zustand des oberen Sprunggelenkes sind, umso niedriger sollten die Erwartungen an das erreichbare Ergebnis sein.

2.11.2 Therapieauswahl

Nachdem die Indikation zur Behandlung einer Spitzfußdeformität gestellt wurde, sind bei der Auswahl der Therapie folgende Faktoren bedeutsam:

- die Art des Spitzfußes (s. Abschn. 2.10),
- der Schweregrad der Deformität,
- die Korrekturmöglichkeiten (das Korrekturpotential) der jeweiligen Therapieformen,
- die Risiken und Gefahren der einzelnen Therapieverfahren.

Bei der Auswahl der Therapie sollte man außerdem zwischen

- erhaltender (der Spitzfuß soll so bleiben, sich jedoch nicht verschlechtern),
- korrigierender (der Spitzfuß wird korrigiert, das Muskelgleichgewicht bleibt jedoch bestehen) und
- korrigierender und balancierender (der Spitzfuß wird korrigiert, gleichzeitig wird eine Muskelbalancierung orthetisch oder operativ geschaffen)

Behandlung unterscheiden.

Naturgemäß haben konservative Verfahren ein geringeres Korrekturpotential, wenngleich sie sich in ihrer Wirksamkeit durch Kombinationen miteinander verstärken und ihre Wirkdauer verlängern lassen. Ihr Risiko zur Überkorrektur ist ebenfalls geringer als das von operativen Maßnahmen, das Rezidivrisiko ist dagegen größer.

Jede Therapie des Spitzfußes stellt einen Balanceakt zwischen Korrektur der Deformität und Überkorrektur in die Hackenfußstellung dar.

Ein überkorrigierter Spitzfuß mag zwar optisch weitaus besser erscheinen als die primäre Deformität. Der Verlust der Wadenmuskelfunktion zeigt sich aber spätestens bei der dynamischen Untersuchung am veränderten Gangbild und der fehlenden Abstoßfunktion (Abb. 2.97a, b).

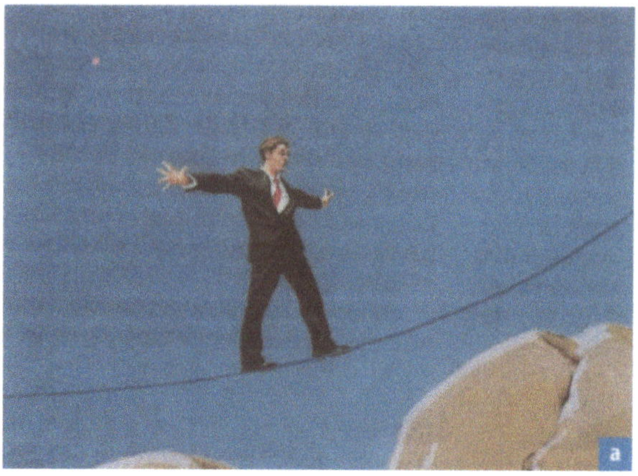

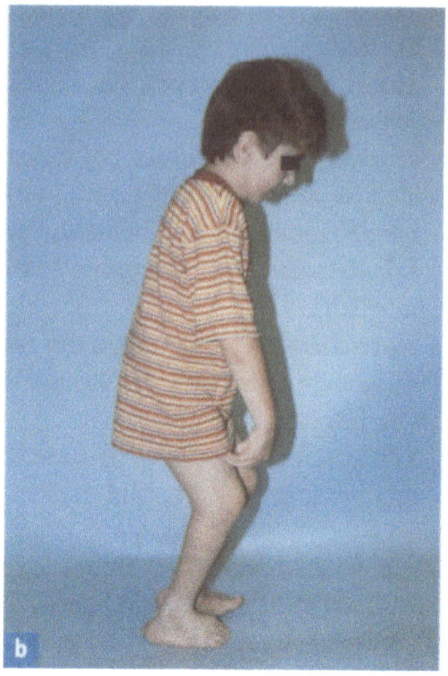

Abb. 2.97 a, b. Die operative Korrektur eines strukturellen Spitzfußes stellt immer einen Balanceakt zwischen Über- und Unterkorrektur dar. Bei diesem 6-jährigen Jungen waren die Versuche, ausgeprägte Spitzfußdeformitäten operativ zu korrigieren, von einer Überkorrektur begleitet

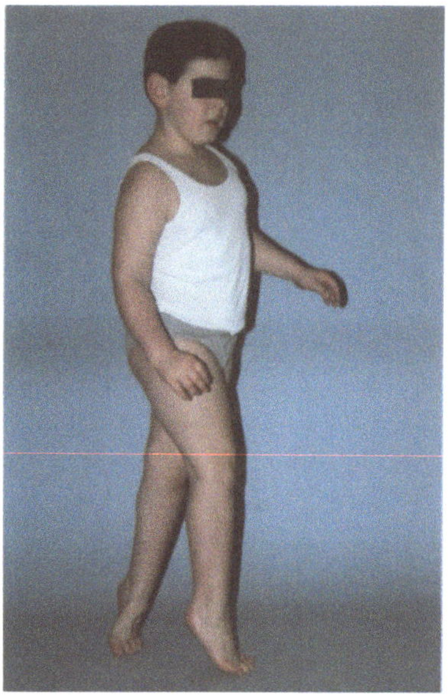

Abb. 2.98. Rein muskuläre Spitzfüße lassen sich durch konservative/operative Maßnahmen im Bereich der Muskulatur korrigieren

Besonders wichtig ist die gleichzeitige Korrektur von Fehlstellungen bzw. Deformitäten der übergeordneten Gelenke. Nur bei vollständiger Kniegelenksstreckung bzw. ausreichender Hüftgelenksstreckung kann eine Spitzfußkorrektur zum plantigraden Fußauftritt führen.

> **Merke:** Ein Rezidiv nach Spitzfußtherapie lässt sich einfach beseitigen, eine Überkorrektur dagegen nicht mehr.

Kriterien der Therapieplanung

Die Therapieplanung sollte sich an folgenden Punkten orientieren:
- Lokalbefund (anatomisch; funktionell; einseitig oder beidseitig),
- Progredienz der Störung,
- verbleibendes Restwachstum,
- therapeutische Möglichkeiten des Behandlers (konservativ, operativ),
- voraussichtliche Mitarbeit des Patienten bei der Nachbehandlung.

Differenzierung des Ortes der Deformität:
- Bewegungseinschränkung nur im Fußbereich (Rück-, Mittel-, Vorfuß),
- Bewegungseinschränkung auch proximaler Gelenke.

Differenzierung der Qualität des Spitzfußes:
- rein muskulär (Abb. 2.98),
- muskulär und kapsulär,
- rein kapsulär,
- arthrogen (dorsal vs. ventral),
- muskulär, kapsulär und arthrogen (Abb. 2.99).

Konservative Therapieverfahren:
- krankengymnastische Behandlungstechniken (Kräftigung; Dehnung, Redression; Aktivierungsmuster; motorische Verbesserung; Hemmung unerwünschter Bewegungen) (Atkinson 1986);
- orthopädietechnische Verfahren (Funktions- und Lagerungsorthesen zur Korrektur oder zur Bettung der Deformität) (Rose 1986);

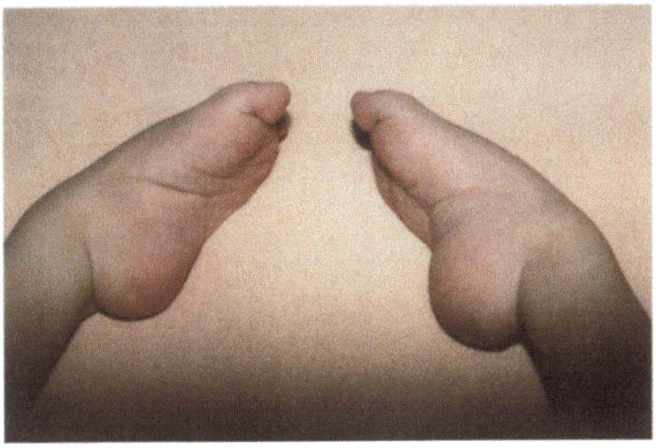

Abb. 2.99. Kombiniert muskulär-kapsuläre und arthrogene Spitzfüße stellen besonders hohe Anforderungen an den Behandler. In diesem Falle können kombinierte Eingriffe (Weichteiloperationen und knöcherne Operationen) notwendig werden, um die Deformität vollständig zu korrigieren

- schuhtechnische Möglichkeiten (Korrektur bzw. Bettung; kosmetischer Ausgleich);
- medikamentöse Verfahren (Tonusreduktion durch muskuläre Schwächung);
- Redressionsgipsbehandlung (zur Vorbereitung weiterer konservativer Therapie).

Die Kombination mehrerer Methoden ist meist erfolgreicher als die Beschränkung auf ein „Patentrezept".

Dass ein Muskel durch Dehnung atrophiert ist eine altbekannte Tatsache (Landois 1913). Durch Versuche konnte nachgewiesen werden, dass durch passive oder aktive Muskeldehnung bereits nach wenigen Minuten eine bleibende Verlängerung der Antagonisten und eine Verkürzung der Agonisten resultiert (Lieber 1992).

Bereits Joachimsthal (1992) misst der Prophylaxe einen wichtigen Stellenwert bei. Er empfiehlt hierfür die Anwendung von Massagen und Manipulationen durch Zügelverbände oder elastische Feder- oder Schraubvorrichtungen, die auf die Stellung des Fußes einwirken. Diese Maßnahmen kämen aber nur bei geringer Deformität in Frage.

Die konservativen Verfahren sind bei drohenden und noch nicht strukturellen Deformitäten geeignet, eine Korrektur herbeizuführen. Das Hauptproblem besteht dabei jedoch im Rezidivrisiko, wenn die Ursache der Deformität nicht ausreichend berücksichtigt werden konnte (z.B. Muskelungleichgewicht). Ein weiteres Problem stellt das Risiko von Gelenkschäden

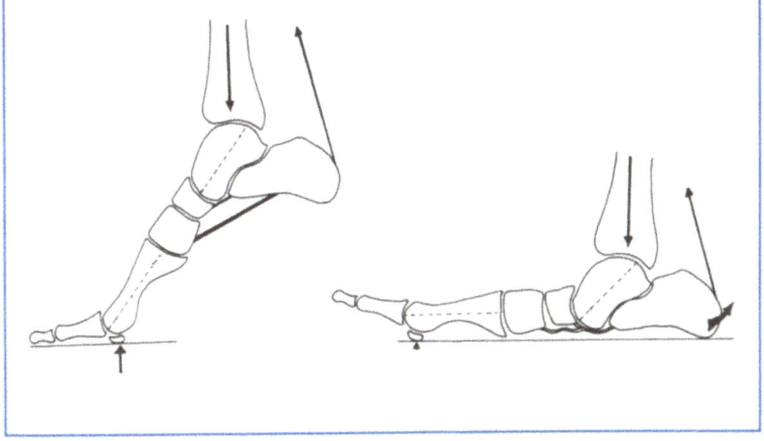

Abb. 2.100. Das Aufbrechen eines strukturellen Spitzfußes in einen Schaukelfuß resultiert aus schlecht dosierten Redressionsmanövern

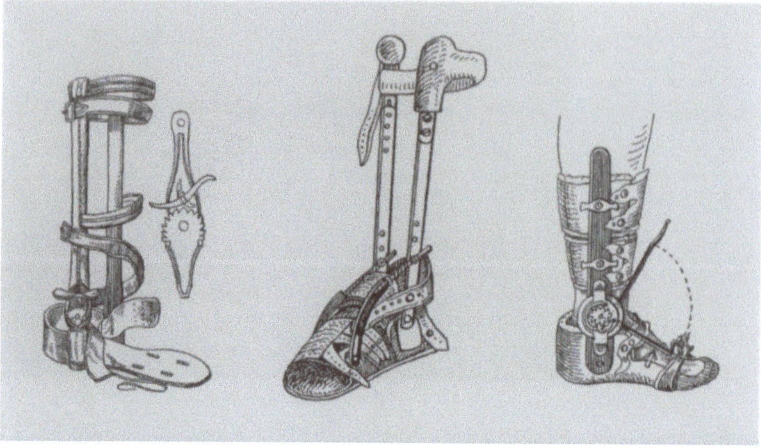

Abb. 2.101. Historische Abbildung verschiedener Spitzfuß-Quengelschienen

dar, die bei Redressionsversuchen und kontrakter Wadenmuskulatur entstehen können. Das obere Sprunggelenk kann dabei ebenso geschädigt werden wie die Fußwurzel (Aufbrechen in einen Schaukelfuß; Abb. 2.100). Wenn eine operative Indikation zwar besteht, die Operation aber nicht möglich ist oder nicht gewünscht wird, muss auf konservativem Wege ebenfalls eine Lösung gesucht werden (Kompromiss-Therapie).

Gerade bei schwerer Deformität stößt die konservative Behandlung aber rasch an ihre Grenzen (Abb. 2.101):

- Die beständige Marter durch Exkoriationen, Blasen, Hühneraugen, Schwielen und entzündete Schleimbeutel zwingt schließlich die Patienten das Redressement vornehmen zu lassen (Lüning u. Schulthess 1901).

Spitzfußtherapie durch Krankengymnastik

Die Formen der krankengymnastischen Behandlung des Spitzfußes können in
- mobilisierend-redresssierende,
- stabilisierend-kräftigende,
- detonisierende und
- koordinationsfördernde

Übungen eingeteilt werden. Abhängig von Ursache und Schweregrad der Fußdeformität werden diese Elemente auch kombiniert (Atkinson 1986).

Neurogene Spitzfüße erfordern immer eine Kombinationstherapie (Edwards 1996). Dazu zählen die korrekte Einstellung des Fußes im Liegen, im Sitzen und im Stehen („positioning") sowie die tägliche passive Mobilisierungs- und Dehnungsbehandlung bei Patienten ohne aktive Mitarbeit. Diese Maßnahmen werden durch verschiedene neurophysiologische Techniken der Krankengymnastik ergänzt (Vojta, Bobath, PNF), deren gemeinsames Ziel eine Optimierung vorhandener Restfunktionen und Hemmung pathologischer Reflexe, soweit sie für die Fortbewegung hinderlich sind, darstellt (Edwards 1996).

Bei Spitzfüßen nichtneurologischer Ursache kommen manuelle Muskeldehnungs- und Gelenkmobilisationstechniken zur Anwendung (Abb. 2.102). Besonders wichtig ist hierbei die korrekte Verriegelung der Nachbargelenke (besonders des unteren Sprunggelenkes), um das obere Sprunggelenk gezielt mobilisieren zu können. Ergänzt werden diese Übungen stets durch Aktivierungen der sprunggelenksübergreifenden Muskulatur einzeln oder in

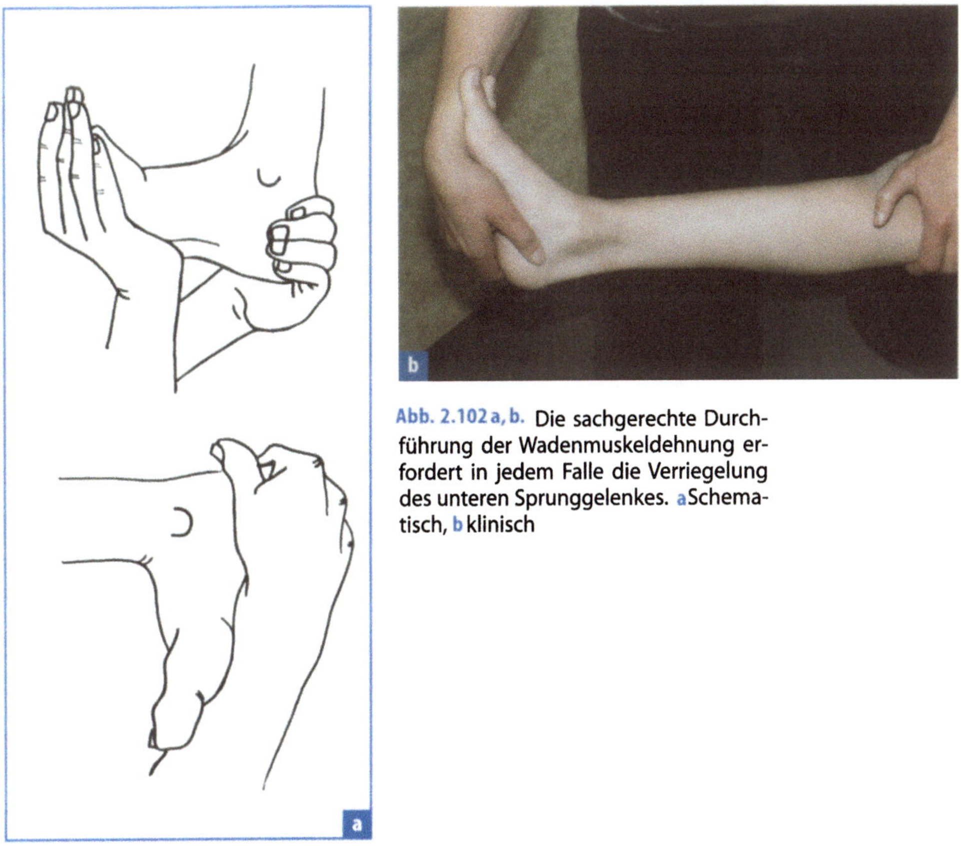

Abb. 2.102 a, b. Die sachgerechte Durchführung der Wadenmuskeldehnung erfordert in jedem Falle die Verriegelung des unteren Sprunggelenkes. a Schematisch, b klinisch

Bewegungsketten. Etwaige Sehnenverklebungen werden durch Bindegewebstechniken behandelt.

Bei ausgeprägten Befunden empfehlen wir stets die zusätzliche Verwendung von Unterschenkelfunktions- und lagerungsorthesen, die entsprechend dem erreichten Behandlungsergebnis nachanpassbar sind.

Spitzfußtherapie durch Orthesen (Rose 1986; Brodke 1989)

Unterschenkelorthesen zählen zu den am häufigsten verordneten Orthesen überhaupt und haben eine lange Tradition (Abb. 2.103 a–c). Trotz ihrer relativ einfachen Bauweise können sie bei entsprechender Indikation nicht nur die Funktion des Fußes sondern auch die proximaler Gelenke verbessern. Nach Condie (1993) kann dieser Nebeneffekt in Einzelfällen sogar der Hauptgrund für die Orthesenversorgung sein.

Vor der Verordnung einer Orthese sollte man sich über folgende Punkte im Klaren sein:

- Welche Einschränkungen hat der Patient?
- Welche Funktionen kann die Orthese verbessern?
- Welche Konstruktionsmerkmale sind dafür erforderlich?
- Welche Materialien sollten zum Einsatz kommen?

Zuerst muss zwischen Funktions- und Lagerungsorthesen unterschieden werden. Nur in den seltensten Fällen (z. B. bei kleinen Kindern) können beide Funktionen von einem Orthesentyp übernommen werden.

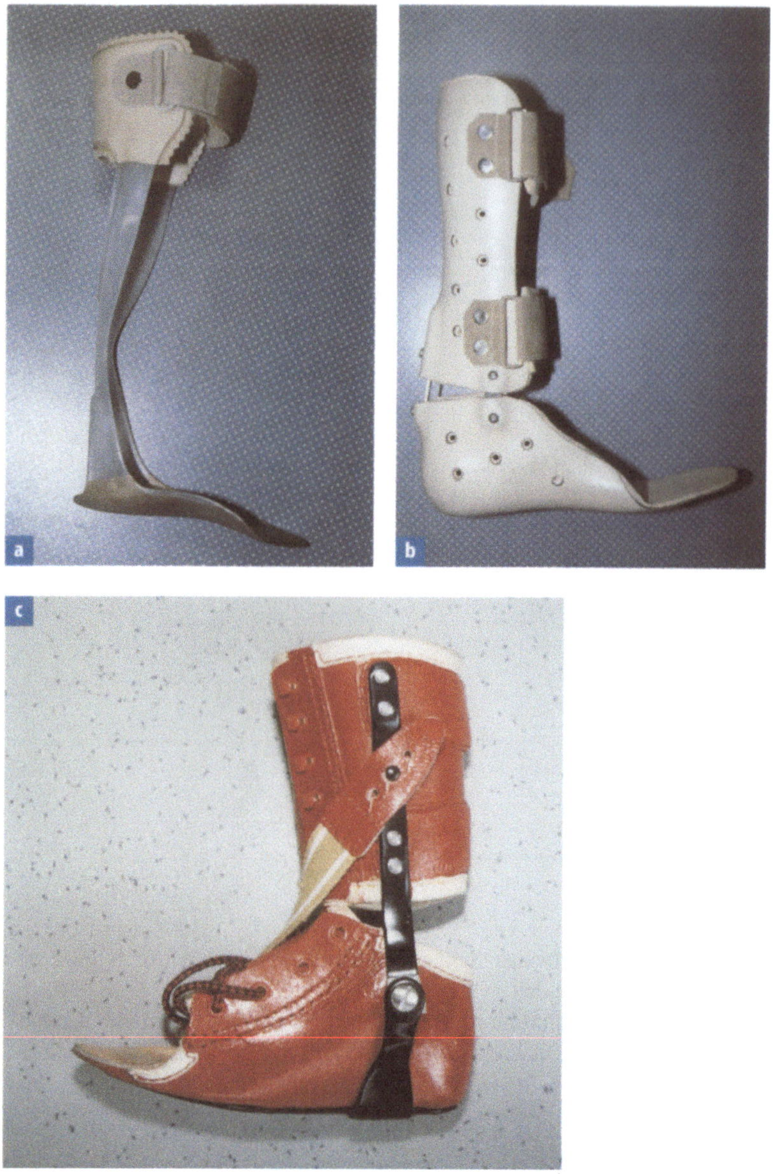

Abb. 2.103 a–c. Verschiedene Spitzfußorthesen für den leichten, mittelschweren und schweren Spitzfuß mit und ohne plantaren Anschlag und Korrekturzügeln

Bei der Verordnung von Funktionsorthesen für einen Spitzfuß sind wiederum drei Punkte bei der Gestaltung der Orthese entscheidend.

- Ist der Spitzfuß passiv korrigierbar?
- Sind die Fußhebemuskeln vorhanden, abgeschwächt oder ausgefallen?
- Ist der Rückfuß ausreichend stabil?

Ein passiv korrigierbarer Spitzfuß, der funktionell hinderlich ist, kommt besonders häufig bei spastischen und bei schlaffen Lähmungen vor. Die Orthese hat hier die Funktion einer passiven Korrektur der Sprunggelenksstellung und damit auch die physiologische Ausrichtung der übergeordneten Gelenke (Abb. 2.104 a, b). Die Orthese muss entsprechend die Plantarflexion einschränken bzw. verhindern, die Dorsalflexion im oberen Sprunggelenk aber zulassen. Wegen der oft nicht unerheblichen Spastik ist eine ausreichend stabile Bauweise zu wählen (Bähler 1996). Die Vorteile dieser Orthe-

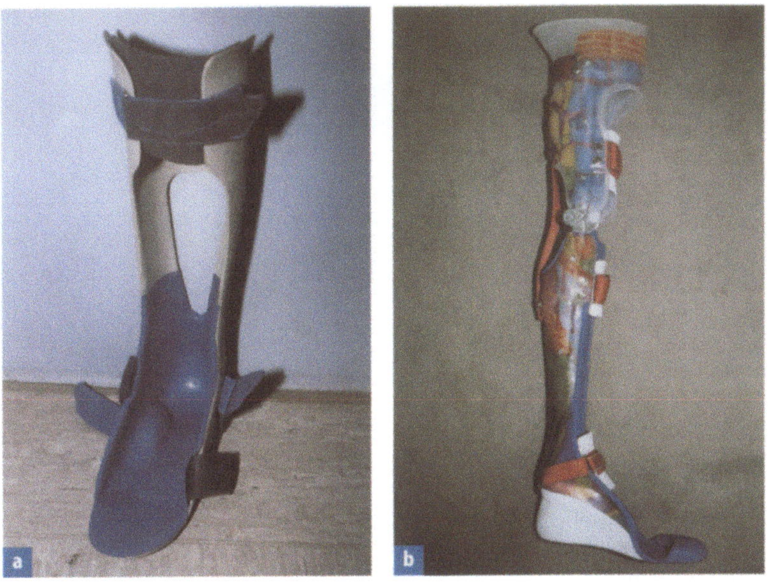

Abb. 2.104 a, b. Durch hochgezogene Unterschenkelorthesen können a proximale Gelenke mit beeinflusst werden. b Strukturelle Spitzfußdeformitäten in Verbindung mit Muskelschwäche erfordern häufig die Versorgung mit oberschenkellangen Orthesen und Spitzfußbettung

senform liegen in der reflexhemmenden Blockierung der Plantarflexion bei gleichzeitiger Unterstützung einer abgeschwächten Dorsalflexion im oberen Sprunggelenk. Die Nachteile sind in der stabilen Bauweise (Kosmetik; ggf. zusätzlich spezielles Schuhwerk) und in der Einschränkung der für den Gangablauf wichtigen aktiven Plantarflexion begründet.

Voraussetzung für eine plantigrade Fußstellung in der Orthese ist eine passive Korrigierbarkeit der übergeordneten Gelenke.(Abb. 2.105).

Eine Sonderform stellen die so genannten dynamischen Fußorthesen dar. Dieser von der kanadischen Physiotherapeutin Nancy Hylton entwickelte Orthesentyp wirkt über eine stabile (Rück)fußfassung und durch auf der Fußplatte in vorgegebener Weise angebrachte Pelotten. Die Orthese soll den Fuß absolut bündig umschließen ohne dabei erwünschte Bewegungen wesentlich einzuschränken (Näheres s. Praxis der Therapie; Abb. 2.106 a, b). Der Vorteil dieses Orthesentyps liegt in der sorgfältigen Aufrichtung des Rückfußes und der Hemmung pathologischer Reflexaktivität über plantar angebrachte Pelotten. Das obere Sprunggelenk bleibt bei der knöchelübergreifenden Orthese frei, allerdings ist eine Verlängerung bis zum Unterschenkel möglich. Dieser Orthesentyp ist bevorzugt für passiv ausgleichbare rein tonische Deformitäten (Spitz- und Spitzknickfüße) geeignet. Bei strukturellen Veränderungen und bei Klumpfüßen versagt er meistens bzw. muss er durch eine längere Bauweise verstärkt werden. Buckon et al. (2001) konnten eine Überlegenheit von gelenktragenden bzw. federnden Orthese gegenüber einer starren Konstruktion bei spastischen Spitzfüßen ganganalytisch nachweisen. Romkes (2002) fand keine Überlegenheit der Nancy-Hylton-Orthesen.

Ein anderer Versorgungstyp liegt uns mit der Kombination einer fußumgreifenden Orthese mit einem stabilen Unterschenkelteil vor (Konstruktion von Pohlig; Abb. 2.107 a, b). Durch diesen Orthesentyp wird eine sichere Fixation des Rückfußes gewährleistet, der nicht in den Valgussinn aufbrechen kann. Damit gelingt es effektiver als mit der konventionellen Bauweise auf die zur Verkürzung neigende Wadenmuskulatur einzuwirken. Wenn bereits eine Spitzfußkontraktur vorliegt, wird leider jegliche Orthesenversorgung problematisch. Zum einen muss eine optimale Korrektur des infolge der Spitzfußstellung instabilen unteren Sprunggelenkes erreichbar sein. Eine einseitige spitzfußbedingte Beinverlängerung muss zusätzlich auf der Ge-

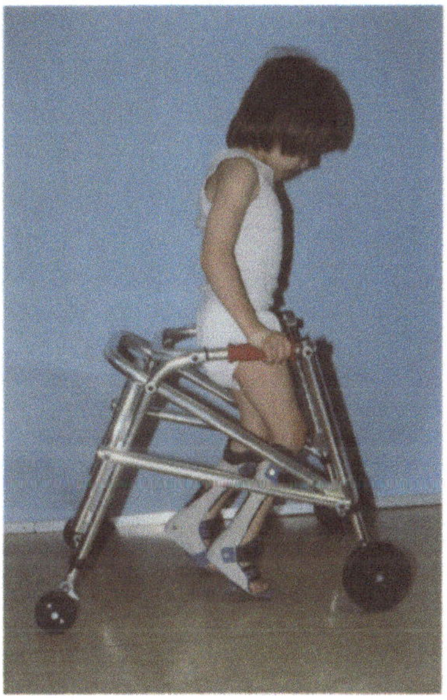

Abb. 2.105. Die Korrigierbarkeit übergeordneter Gelenke durch Spitzfußorthesen gelingt selbstverständlich nur dann, wenn diese passiv ausgleichbar sind (6-jähriges Mädchen mit strukturellen Muskelverkürzungen im Bereich beider Kniegelenke und Spitzfüßen)

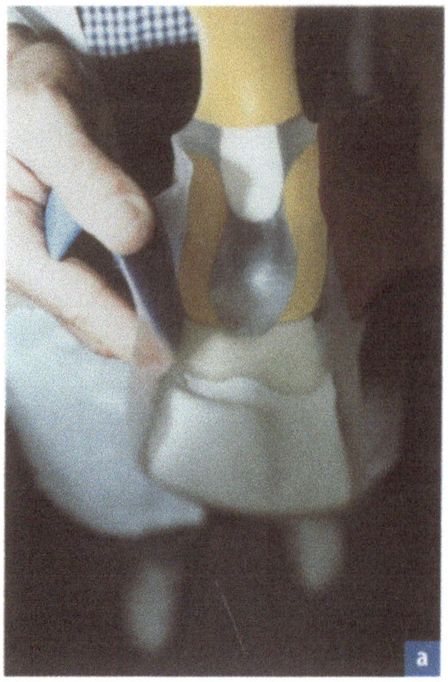

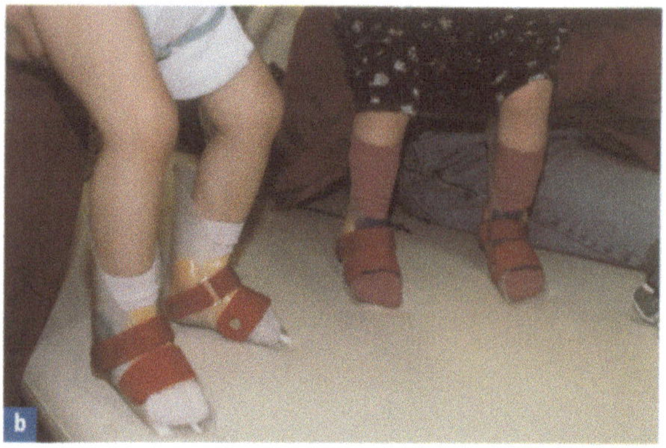

Abb. 2.106 a, b. Dynamische Fußorthesen nach Nancy-Hylton haben sich besonders zur Versorgung tonischer, nichtstruktureller Spitzfußdeformitäten im Kindes- und Jugendalter bewährt

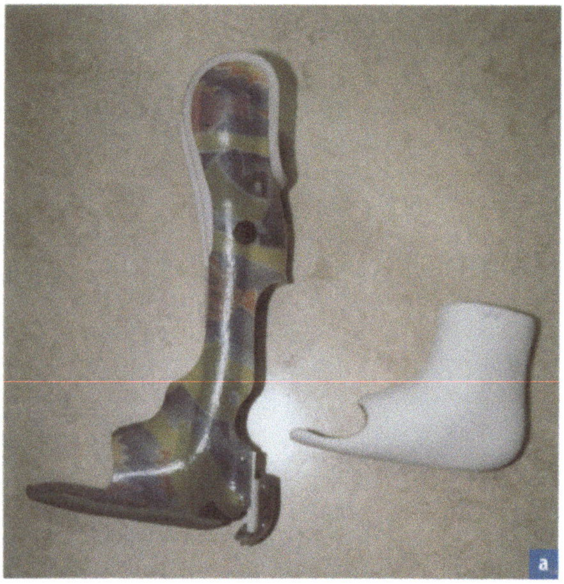

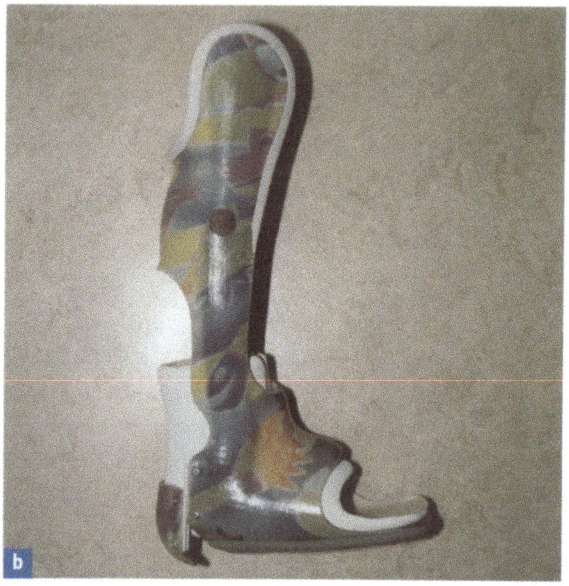

Abb. 2.107 a, b. Durch eine spezielle Konstruktion aus optimal angepasstem Fußteil mit Weichwandliner und anatomisch angepasster Unterschenkelorthese lässt sich ein drohender Spitzfuß besonders gut halten (Redressionsorthesen nach Pohlig)

genseite ausgeglichen werden. Es kommt zu einer deformitätsbedingten Verkürzung des Fußhebels, da der Fuß in der (maximal korrigierbaren) Fehlstellung gebettet werden muss (Abb. 2.108). Die Orthese übernimmt darüber hinaus die wichtige Schutzfunktion des oberen Sprunggelenkes gegen ein Umknicken in Varus- oder Valgusrichtung.

Abgeschwächte Fußhebemuskeln erfordern die Versorgung mit einer Fußhebeorthese, die zunächst das Gewicht des Fußes in der Schwungphase abnehmen soll. Gleichzeitig wird aber auch das Herunterklappen des Fußes bei der Gewichtsübernahme kontrolliert, ohne die aktive Plantarflexion einzuschränken. Hinsichtlich der Konstruktionsmerkmale von Hängefußorthesen möchten wir auf das Praxiskapitel verweisen.

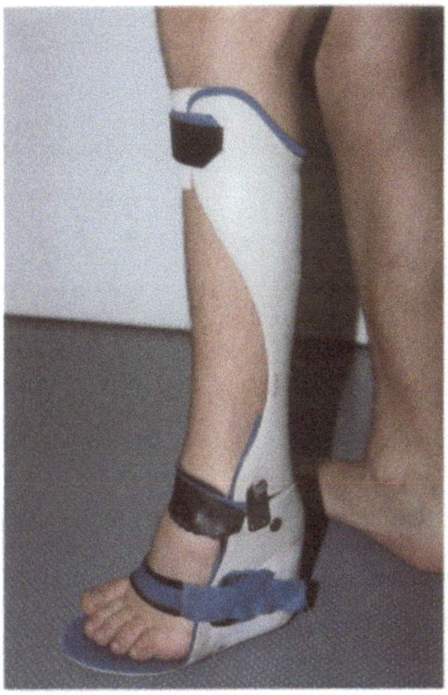

Abb. 2.108. Die Versorgung eines schweren strukturellen Spitzfußes erfordert die anatomische Bettung in größtmöglicher Korrekturstellung

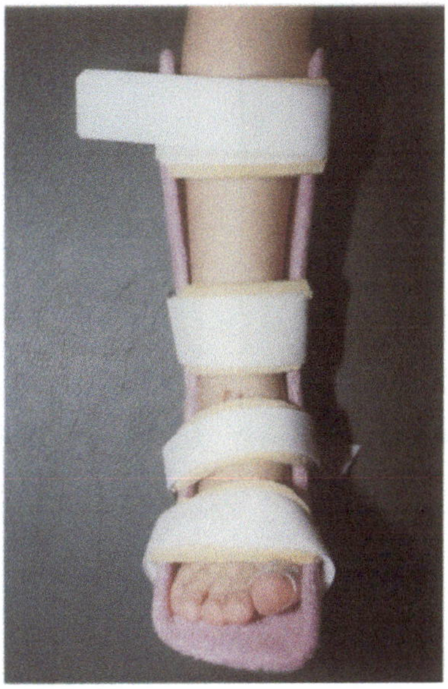

Abb. 2.109. Lagerungsorthesen für drohende oder operierte Spitzfüße sollten nur unterschenkellang sein

Eine begleitende Instabilität im Rückfußbereich muss bei der Orthesenverordnung ebenfalls Berücksichtigung finden. Man wird in diesem Falle den Rückfuß bündig über eine individuelle Fassung mit Schnürung oder Klettverschluss stabilisieren.

Lagerungsorthesen (Abb. 2.109) haben die Aufgaben einer Prophylaxe drohender Spitzfußkontrakturen bzw. eines temporären postoperativen Schutzes. Obwohl der Gastroknemiusanteil der Wadenmuskulatur oberhalb des Kniegelenkes entspringt und deshalb bei Kniebeugung entspannt ist, kommt eine oberschenkellange Bauweise wegen der eingeschränkten Compliance/Akzeptanz eher selten zur Anwendung. Die Konstruktionsmerkmale sind denkbar einfach, da es lediglich auf eine exakte Rechtwinkelstellung des oberen Sprunggelenkes und eine stabile Rückfußfixierung ankommt. Bei spastischen Lähmungen kann es vorteilhaft sein, den Rückfuß über eine speziell gefertigte Gamasche zu halten. Für Kinder eignen sich ggfs. Magnetverschlüsse. Bei gelenktragenden Lagerungsorthesen mit elastischen Zügeln oder Sprunggelenksquengelorthesen steht der konstruktive Aufwand in keinem Verhältnis zum Grad der korrigierenden Wirkung. Die Verordnung solcher Orthesen sollte deshalb eine Ausnahme bleiben.

Eine Sonderform der Fußheberorthese stellt die Orthese mit funktioneller Elektrostimulation der Fußhebemuskulatur dar (Peroneus-Stimulationsorthese). Ihr Einsatzgebiet liegt vorwiegend bei der erworbenen Fußheberparese nach Apoplex, solange die Muskulatur noch ausreichend stimulierbar ist.

Die Konstruktion umfasst eine Oberflächenstimulationselektrode, die über dem motorischen Eintrittspunkt der Fußhebemuskulatur angebracht wird und einen Fußschalter, über den der Impuls gesteuert wird. Die Batterieversorgung wird an einem Gürtel getragen. Obwohl diese Methode recht elegant aussieht, halten wir sie wegen der störenden Kabel und der mechanischen Anfälligkeit nur für eingeschränkt empfehlenswert. Hier können einfachere Orthesentypen oder auch operative Maßnahmen meist besseres leisten.

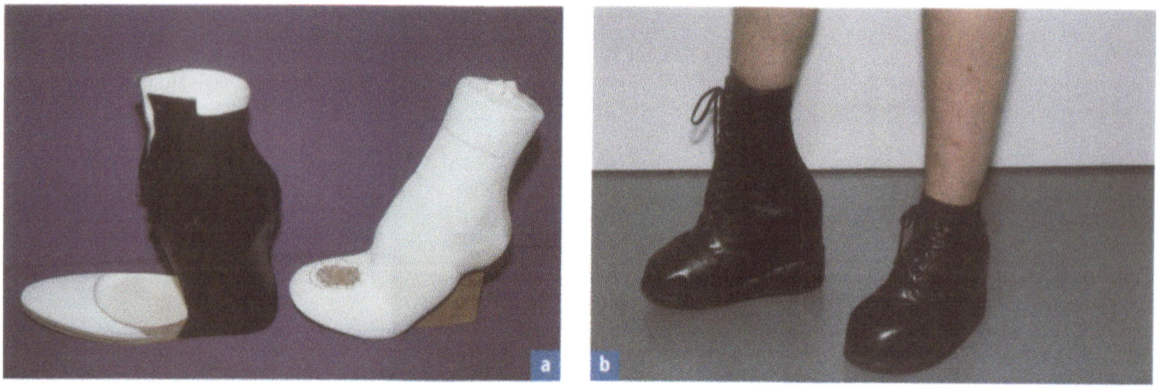

Abb. 2.110 a, b. Die Orthopädie-Schuhtechnik gestattet den funktionellen und teilweise auch den kosmetischen Ausgleich leichter bis mittelschwerer Spitzfußdeformitäten. Grundsätzlich ist auf der Gegenseite ein Beinlängenausgleich notwendig. b 40-jähriger Patient mit posttraumatisch knöchern fixiertem Spitzfuß rechts

Spitzfußtherapie durch Orthopädieschuhtechnik

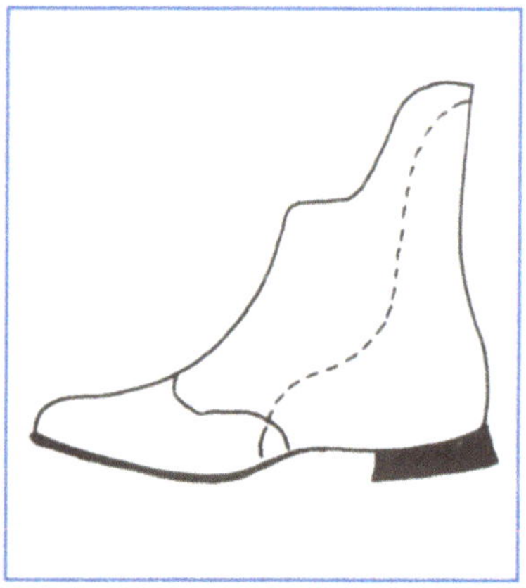

Abb. 2.111. Die Berliner Kappe als Korrekturinstrument bei der Schuhversorgung von korrigierbaren Spitzfüßen

Die Orthopädieschuhtechnik hat die klassische Aufgabe der Korrektur bzw. Bettung von Fußdeformitäten (Abb. 2.110 a, b).

Beim Spitzfuß sind wegen der langen Hebelarme stets hohe Schäfte zu wählen. Während der passiv korrigierbare Spitzfuß wie auch der Hängefuß in Neutralstellung (Sprengung berücksichtigen) eingestellt werden muss, stellen strukturelle Spitzfüße hohe Anforderungen an die technischen Fähigkeiten des Orthopädieschuhmachers (Marquardt 1965; Machrodt 2001).

Die so genannte Berliner-Kappe (Abb. 2.111) entspricht einer Schaftverstärkung, die zur Aufrechterhaltung der Rechtwinkelstellung des oberen Sprunggelenkes angebracht wird.

Strukturelle Spitzfüße werden unter Beiziehung aller druckaufnehmenden Regionen der Fußsohle so konstruiert, dass neben der funktionellen Komponente auch der kosmetische Aspekt der Versorgung befriedigt. Das Fußbett muss deshalb mit einem stabil integrierten Vorfußteil ausgestattet werden. Eine spezielle Abrollsohle unterstützt den Gangablauf. Natürlich muss die Beinverlängerung bei einseitiger Deformität auch auf der Gegenseite ausgeglichen werden. In schweren Fällen sollte deshalb unbedingt die Operationsindikation überprüft werden. Der entscheidende Nachteil der orthopädieschuhtechnischen Versorgung gegenüber der Orthetik liegt in der starren Schaftkonstruktion, da sich nicht wie bei Orthesen Gelenke integrieren lassen. Die Vorteile liegen in der besseren anatomischen Bettung der Versorgung und in der Kosmetik. So wird man leicht- und mittelgradige Spitzfüße, bei denen ein Teil der Sprunggelenksbeweglichkeit funktionell erhalten ist, eher mit Orthesen versorgen, schwere und strukturelle Spitzfüße sind durch orthopädische Schuhe oder starre Orthesen auszustatten, wenn sie nicht operiert werden (Abb. 2.112 a, b).

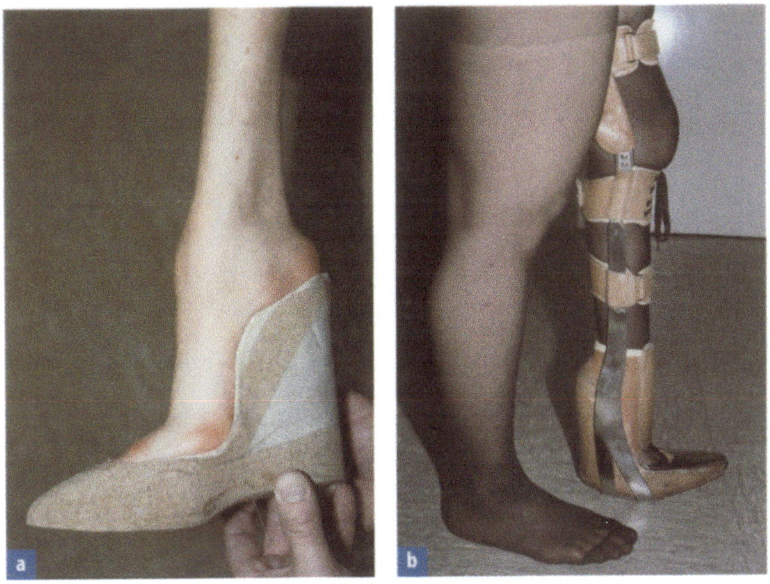

Abb. 2.112a,b. Die Orthopädie-Schuhtechnik stößt bei schwersten Spitzfußdeformitäten an ihre Grenzen. In diesen Fällen ist häufig durch eine Orthesenversorgung ein funktionell günstigeres Bild zu erreichen. a 29-jährige Patientin mit schwersten kontrakten Spitzfüßen und b 20-jährige Patientin mit Poliolähmung des linken Beins

Spitzfußtherapie mit Botulinumtoxin A

Botulinumtoxin A ist eine neurotoxische Substanz, die inzwischen bei einer Vielzahl muskulär bedingter Störungen in der Medizin eingesetzt wird. Die Indikationsbereiche erstrecken sich vom Blepharospasmus bis hin zur Analfissur (Naumann 1998). Auch kosmetische Indikationen bleiben nicht ausgespart. So lag es nahe, diese Therapieform auch bei spastisch überaktiver Muskulatur einzusetzen. Die hervorragende Wirksamkeit bei funktionell störender Spastik konnte bisher in zahlreichen Studien belegt werden. Da der Spitzfuß die häufigste spastische Deformität ist, stellt dieser Indikationsbereich ein wichtiges Einsatzgebiet des Medikamentes dar (Boyd 2000; Naumann 1998).

Wirkungsweise. Botulinumtoxin A (Abb. 2.113) wirkt durch eine chemische und lokalisierte Denervierung der Skelettmuskulatur. Das Medikament lagert sich an die motorischen Endplatten der injizierten Muskeln an und blockiert die Acetylcholinfreisetzung. Durch Aussprossen neuer Endplatten ist die Wirkung in einem Zeitraum von 3 bis 6 Monaten vollständig reversibel. Die Wirkungsweise kann somit als symptomatische lokale und temporäre Parese beschrieben werden.

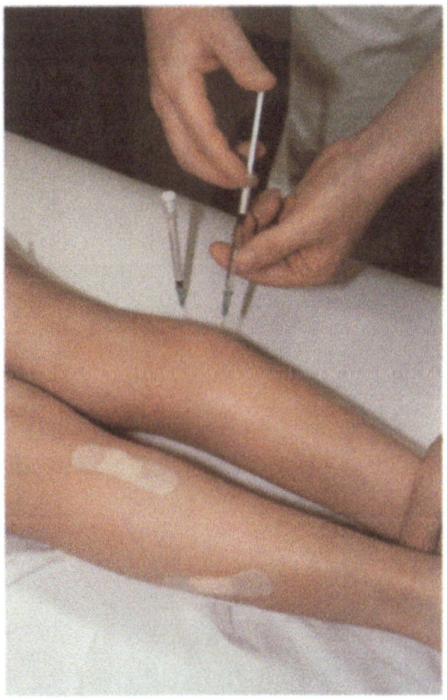

Abb. 2.113. Die Botulinumtoxingabe in die betroffene Muskulatur eignet sich besonders für die Behandlung passiv korrigierbarer Spitzfüße

Klinischer Einsatz. Das Haupteinsatzgebiet in der Orthopädie und Neuropädiatrie besteht in der Behandlung leichter und mittelgradiger, noch nicht kontrakter Spitzfüße verschiedener Ursachen. Überwiegend handelt es sich dabei aber um spastische Lähmungen bei Kindern und Erwachsenen sowie um habituelle Zehengänger (Abb. 2.114a,b).

Eine seltenere, wenngleich ebenfalls gut belegte Indikation liegt in der temporären Ausschaltung von Antagonisten nach Muskeltranspositionsoperationen. Auf diese Weise wird der transponierte Muskel gegen Überdehnung geschützt und das Umlernen seiner neuen Funktion unterstützt.

Die Kombination mit Krankengymnastik und Orthesen sowie in ausgesuchten Fällen auch mit der Gipsbehandlung vermag die Wirkdauer zu verlängern (Molenaers 2001). Graham (2001) hat auch die Kombination von begrenzten Operationen (strukturelle Komponente der Deformität) und Botulinumtoxin (spastische Komponente) beschrieben.

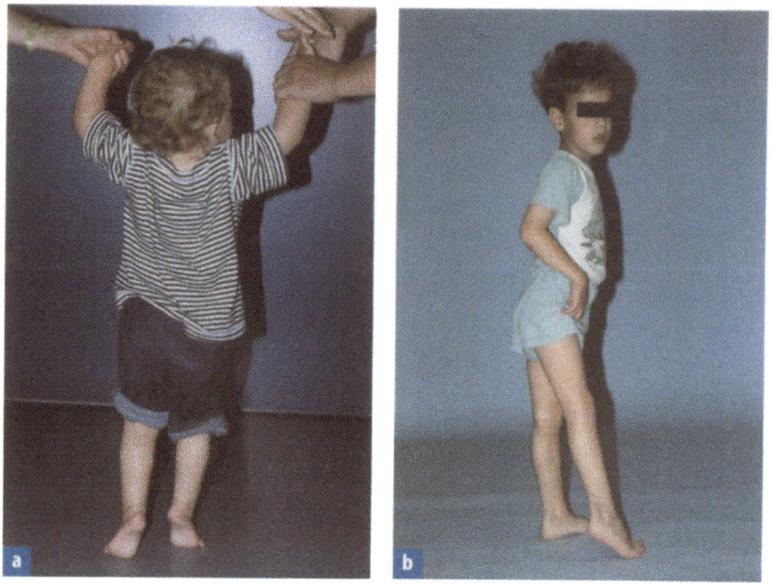

Abb. 2.114 a, b. Gute Indikationen für eine Botulinumtoxingabe sind der habituelle Zehenspitzengang kleiner Kinder. a 2-jähriger Junge und b die spastische Spitzfußstellung ohne strukturelle Komponente (spastische Hemiparese) bei einem 4-jährigen Jungen

Probleme und Grenzen. Die Behandlung stößt an ihre Grenzen, wenn strukturelle Muskelkontrakturen oder eine Antikörperbildung gegen das Toxin bestehen. Auch eine funktionell notwendige Spastik (z. B. für Transferfunktion über den Strecktonus der Beine) sollte nicht durch Botulinumtoxin beeinflusst werden.

Bezüglich der exakten Injektionstechnik möchten wir auf das Praxiskapitel verweisen.

Spitzfußtherapie mit Therapiegipsen

Die Dehnungsbehandlung von Muskeln, die zur Verkürzung neigen durch korrigierende Gipse ist eine seit langem bekannte konservative Technik (Schanz 1928). In früherer Zeit – insbesondere in der vorantiseptischen Ära – wurde dieses Verfahren auch zur „unblutigen“ Korrektur stärkerer Gelenkfehlstellungen eingesetzt

Wirkungsweise. Die Wirkung beruht auf der langsamen Dehnung verkürzter Muskulatur, über die die Exkursion der zugehörigen Gelenke verbessert wird (Lieber 1992). Durch regelmäßiges schrittweises Umgipsen ist eine schonende allmähliche Korrektur auch bei geringgradigen strukturellen Deformitäten möglich (Flett 1999).

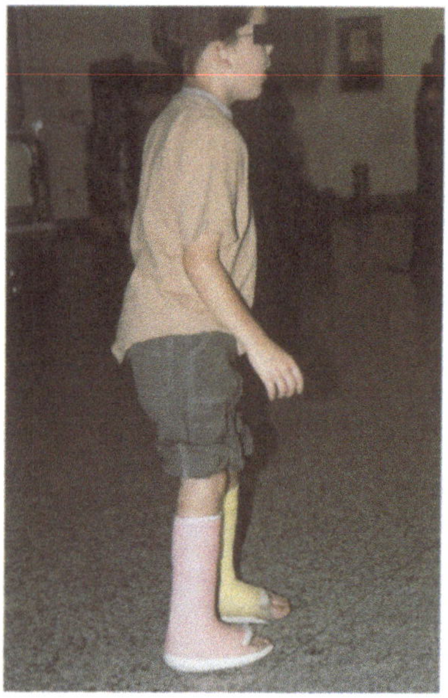

Abb. 2.115. Die Behandlung mit Therapiegipsen kann isoliert oder als Kombinationstherapie mit Botulinumtoxin auch bei beginnend strukturellen Spitzfüßen hervorragendes leisten

Klinischer Einsatz. Im klinischen Alltag eignet sich dieses Verfahren besonders bei spastischen Spitzfüßen oder bei habituellem Zehengang ohne wesentliche strukturelle Komponente, d. h. wenn sich die Füße manuell unter Hüft- und Kniebeugung wenigstens noch bis zur Neutralstellung korrigieren lassen. Voraussetzung für ein gutes Ergebnis ist die korrekte Technik. Die Gipse werden normalerweise für 2mal 2 Wochen als Unterschenkelgehgipse getragen (Abb. 2.115). Anschließend sind Krankengymnastik, Therapieschuhe, Einlagen und Lagerungsorthesen sinnvoll.

Komplikationen und Grenzen. Bei ausgeprägten strukturellen Wadenmuskelverkürzungen kommt diese Methode kaum mehr in Betracht. Es drohen Druckstellen und bei unkorrekter Technik auch das Aufbrechen des Spitzfußes in den Knickplattfuß (s. Döderlein et al. 2002). Bei Kindern, die länger auf den Zehen gelaufen sind, kann es einige Wochen dauern, bis sie sich an die wiederhergestellte Fersenbelastung gewöhnen. Eine entsprechende Nachbehandlung ist wichtig.

Die Anfertigung der Gipse wird im Praxiskapitel beschrieben.

Operative Verfahren

Vorbemerkungen. Die Behandlung des Spitzfußes durch operative Maßnahmen stellt eine der ältesten und bekanntesten orthopädischen Indikationen dar (Abb. 2.116).

Die Pioniere Stromeyer und Dieffenbach wiesen bereits auf die Schwierigkeit der Indikationsstellung und der korrekten Dosierung hin:

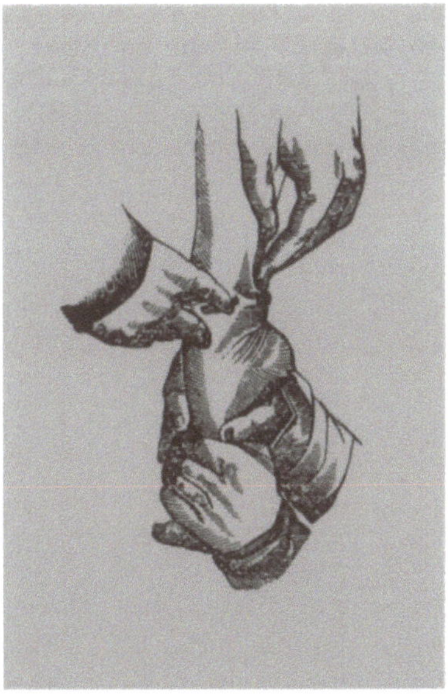

Abb. 2.116. Darstellen einer perkutanen Achillo-Tenotomie aus der Zeit vor der Antisepsis. (Aus Bardeleben 1861)

- Es hat sich leider auf dem Schlachtfelde der subkutanen Orthopädie eine voreilige leichtfüßige Avantgarde gezeigt, welche die Ehre des vorteilhaften Augenblickes zu erfreibeutern sucht (Dieffenbach 1841).

Mehrere Autoren wiesen bereits damals auf die Bedeutung einer korrekten Nachbehandlung hin.

„Die längere Anwendung der Maschine, ölige Einreibungen des Fußes und die ersten Gehversuche mit dem Scarpaschen Stiefel, sind das Wesentliche bei der Einführung des Gliedes in das Leben" (Dieffenbach 1841).

- Heutzutage halten wir uns nicht lange mit dieser mechanischen Behandlung auf, sondern nehmen in schweren Fällen die Tenotomie (der Achillessehne und Fascia plantaris) vor, ehe wir das forcierte Redressement bis zur völligen Korrektion anschließen, die durch einen Kontentivverband für mehrere Wochen stabilisiert wird (Lüning u. Schulthess 1901).

Zwei Punkte müssen bei der operativen Therapie immer berücksichtigt werden, um erfolgreich zu sein.

- Die Ursache und Lokalisation (Muskel/Gelenk/Knochen) der Deformität müssen bekannt sein.
- Die funktionelle Bedeutung des Spitzfußes für den Gangablauf muss geklärt sein (*Cave:* kompensatorischer oder Bedarfsspitzfuß).

So ist es von grundlegender Bedeutung, ob ausreichende Agonisten und Antagonisten zur Verfügung stehen, die in der Lage sind, nach Beseitigung der Deformität die Funktion des Fußes wieder zu übernehmen.

- „Bei der Behandlung des Spitzfußes, der nicht aus einer Lähmung entstanden ist, kommt es in der Hauptsache darauf an, die Achillessehne so lang zu machen, dass der notwendige Grad von Dorsalflexion wieder erreicht ist. Bei den aus Lähmungen hervorgegangenen Spitzfüßen kommt dazu die Aufgabe, die Dorsalflexion so in Tätigkeit zu setzen, dass eine Wiederkehr der Deformierung unmöglich wird" (Schanz 1928).

Die Rezidivgefahr ist besonders groß, wenn der Deformität ein Muskelungleichgewicht zugrunde liegt.

- Paralytische Spitzfüße erfordern, behufs Vermeidung von Rezidiven, die Anwendung von Schienenhülsenapparaten mit elastischen Zügen in der Richtung der Dorsalflexoren (Abb. 2.117) oder die Ausführung von Sehnenverkürzungen bzw. -plastiken.

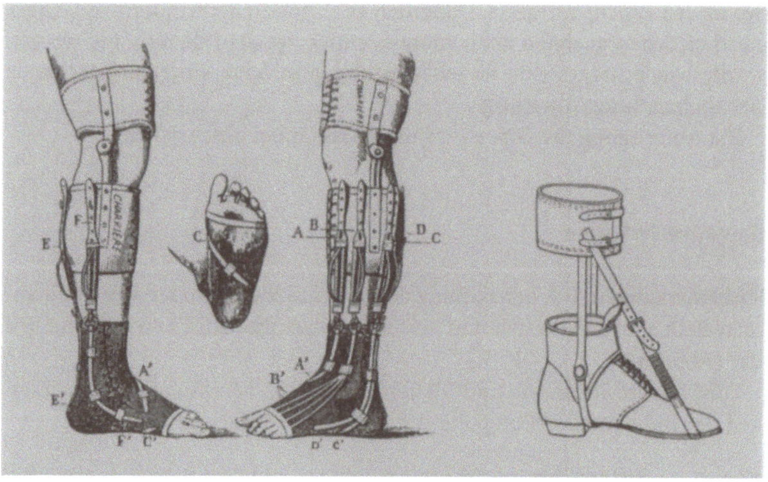

Abb. 2.117. Aus historischer Zeit begegnen uns kunstvolle Fußheberorthesen

> Gelegentlich sieht man allerdings beim paralytischen Spitzfuß, auch ohne Sehnenplastiken, nach der einfachen Tenotomie der Achillessehne ... noch eine Wiederherstellung seit Jahren scheinbar vollkommen gelähmter Muskeln lediglich dadurch zustande kommen, dass die Extremität wieder zur Fortbewegung benutzbar gestaltet und die offenbar nur schlummernde Innervation wieder geweckt wird (Joachimsthal 1905).

Die Auswahl der operativen Methoden richtet sich nach folgenden Gesichtspunkten.
- Dauer des Bestehens der Deformität,
- Komponenten der Deformität (Vorfuß/Rückfuß),
- Art der Kontraktur (elastisch federnder vs. harter/knöcherner Anschlag),
- Beteiligung von M. gastrocnemius und M. soleus an der Deformität,
- radiologische Veränderungen am Rückfuß,
- Fußheberschwäche/lähmung
- Begleitprobleme/-deformitäten proximaler Gelenke.

Operatives Vorgehen bei verschiedenen Spitzfußtypen

Kongruentes Gelenk:
Weicher Anschlag: Wadenmuskelverlängerung;
Harter Anschlag (kapsulär, ohne radiologische Veränderungen): ASV ggf. mit dorsaler Kapsulotomie;
Harter Anschlag (arthrogen): Einkerbung der vorderen Syndesmose, ASV, dorsale Kapsulotomie; ggf. anschließend bei unvollständiger Korrektur: Lambrinudi-Operation:
Die Palette der Maßnahmen reicht beim strukturellen Spitzfuß von reinen Weichteileingriffen bis hin zu knöchernen Operationen. Besonders bei langjährigen Deformitäten sind häufig Kombinationseingriffe erforderlich, um eine vollständige Korrektur zu erreichen. Bei inkongruentem Sprunggelenk sind knöcherne Operationen notwendig.

Übersicht operativer Techniken beim Spitzfuß

- Selektive Neurotomien
  N. tibialis; selektive Hinterwurzeldurchtrennung am Rückenmark
- Muskelursprungsablösungen
  Rezessionen

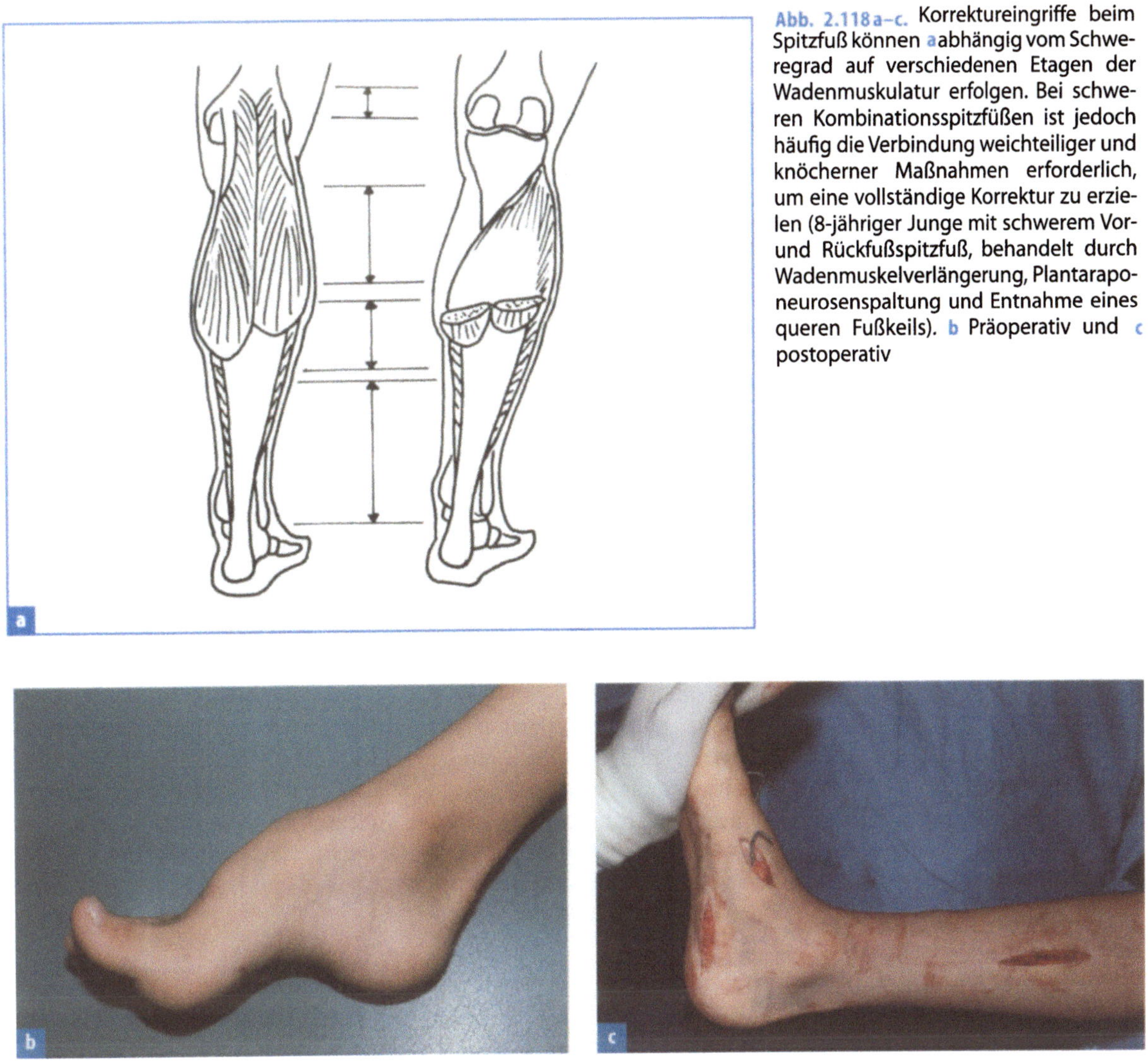

Abb. 2.118a–c. Korrektureingriffe beim Spitzfuß können a abhängig vom Schweregrad auf verschiedenen Etagen der Wadenmuskulatur erfolgen. Bei schweren Kombinationsspitzfüßen ist jedoch häufig die Verbindung weichteiliger und knöcherner Maßnahmen erforderlich, um eine vollständige Korrektur zu erzielen (8-jähriger Junge mit schwerem Vor- und Rückfußspitzfuß, behandelt durch Wadenmuskelverlängerung, Plantaraponeurosenspaltung und Entnahme eines queren Fußkeils). b Präoperativ und c postoperativ

- Intramuskuläre Sehnenverlängerungen
- Z- oder zungenförmige Sehnenverlängerungen
- Perkutane Sehnenverlängerungen
- Sehnendurchtrennungen
- Sehnentransfers
- Ablösungen der Plantaraponeurose
- Kapsulotomien
- Arthrolysen
- Osteotomien/Keilresektionen
  (Osteotomien bzw. Keilresektionen sind bei Ankylosen des oberen Sprunggelenkes in Spitzfußstellung angezeigt)
- Astragalektomie
- Arthrorisen
- Kombinierte Osteotomien und Arthrodesen
- Distrahierende Reposition mit dem Ilisarow-Apparat
- Kombination von Osteotomien und Ilisarow-Apparat
- Kombinationen von mehreren der oben genannten Verfahren
  (Abb. 2.118b, c)

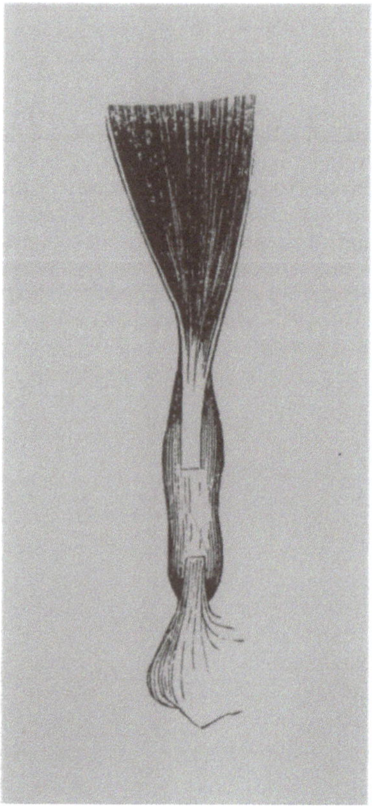

Abb. 2.119. Die Verbindung der beiden Achillessehnenenden durch ein organisiertes Narbengewebe nach Durchtrennung der Achillessehne. (Aus Billroth 1887)

Operative Therapiemöglichkeiten beim Rückfußspitzfuß

Tenotomie. Nach jeder Sehnendurchtrennung kommt es zu einer Muskelatrophie. Der Gewichtsverlust der Muskulatur nach experimenteller Sehnendurchtrennung war nach 20 Tagen mit etwa einem Drittel dauerhaft (Lieber 1992). Die Sehnenenden werden aber nach kurzer Zeit wieder durch Narbengewebe verbunden, dabei schrumpft der Muskelbauch und seine Kontraktionsfähigkeit nimmt ab (Abb. 2.119). Jaspers (1998) fand dagegen bei intramuskulärer Verlängerung keine dauerhafte Schwächung.

Aktas et al. (1999) fanden im Tierversuch heraus, dass Z-Verlängerung und perkutane Verlängerung nach 4 Wochen gleichwertig geheilt waren. Blasier u. White (1998) konnten magnetresonanztomographisch und klinisch zeigen, dass nach perkutaner Achillessehnenverlängerung eine Ruhigstellung von 3 Wochen ausreichend war. Weitaus wichtiger als die Technik der Verlängerung dürfte aber die Dosierung der Verlängerungsstrecke sein.

Scott Delp (1992) berechnete mit Hilfe eines Computermodells der Muskellängen der unteren Extremität die Auswirkungen einer operativen Sehnenverlängerung auf die Kraftentwicklung verschiedener Beinmuskeln. Er fand dabei heraus, dass gerade der M. triceps surae besonders empfindlich auf jede Sehnenverlängerung reagiert. Bereits bei einer Verlängerungsstrecke von 1 cm verminderte sich die Kraft im M. soleus um 30 %, bei 2 cm waren es bereits 85 %. Der M. gastrocnemius reagierte etwas weniger empfindlich.

Jozsa et al. (1990) untersuchten im Tierversuch die Auswirkungen einer Tenotomie der Achillessehne bzw. einer Ruhigstellung unter Verkürzung (Entspannung) bzw. Verlängerung. Tenotomie und Ruhigstellung führten zu einer Vermehrung des interstitiellen Kollagens im Muskel. Der M. soleus war davon stärker betroffen. Die Dauer der Ruhigstellung und eine Immobilisierung unter Verkürzung (Entspannung) des Muskels korrelierten positiv mit der Kollagenbildung.

Zusammenfassend führt die Verlängerung der Achillessehne zu einer Kombination aus langer Sehne und kurzem Muskel. Die Exkursion des oberen Sprunggelenkes wird zwar verbessert, der Muskelhub bleibt aber derselbe oder wird bei lockerer Naht sogar vermindert (Silver et al. 1985).

Nach weichteiliger Spitzfußkorrektur reicht eine maximal 4-wöchige Ruhigstellung im Unterschenkel (Geh)gips aus. Die Verlängerungsstrecke sollte möglichst vorsichtig dosiert werden, um eine übermäßige Schwächung zu vermeiden.

Neurotomie. Die von Adolf Stoffel (1911) eingeführte Technik der selektiven Neurotomie motorischer Tibialisfasern (Stoffel-Operation) wurde bei spastischen Spitzfüßen eingesetzt (Abb. 2.120). Wegen ihrer schlechten Dosierbarkeit wird diese Methode in neuerer Zeit aber nur noch vereinzelt (mit gleichzeitiger Nervenstimulation und peripherer EMG-Ableitung) angewendet. Ähnliches gilt auch für die selektive dorsale Hinterwurzeldurchtrennung (Abb. 2.121 a, b) (Sindou et al. 1985; Thomas 1996; Wright 1998).

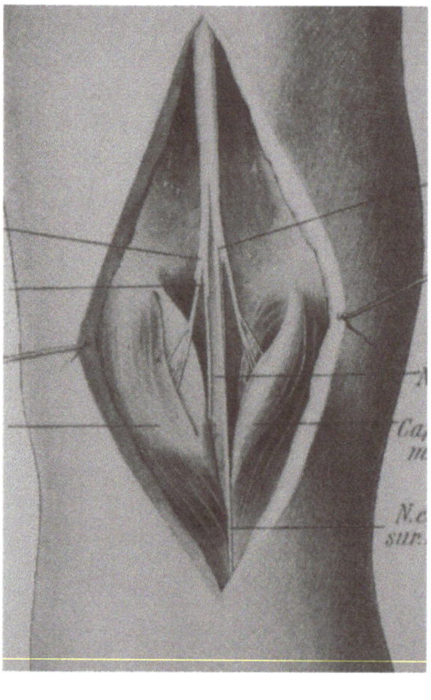

Abb. 2.120. Die Behandlung spastisch tonischer Spitzfüße durch eine teilweise Resektion der Tibialisfasern ist heute weitgehend verlassen worden. (Stoffel 1924)

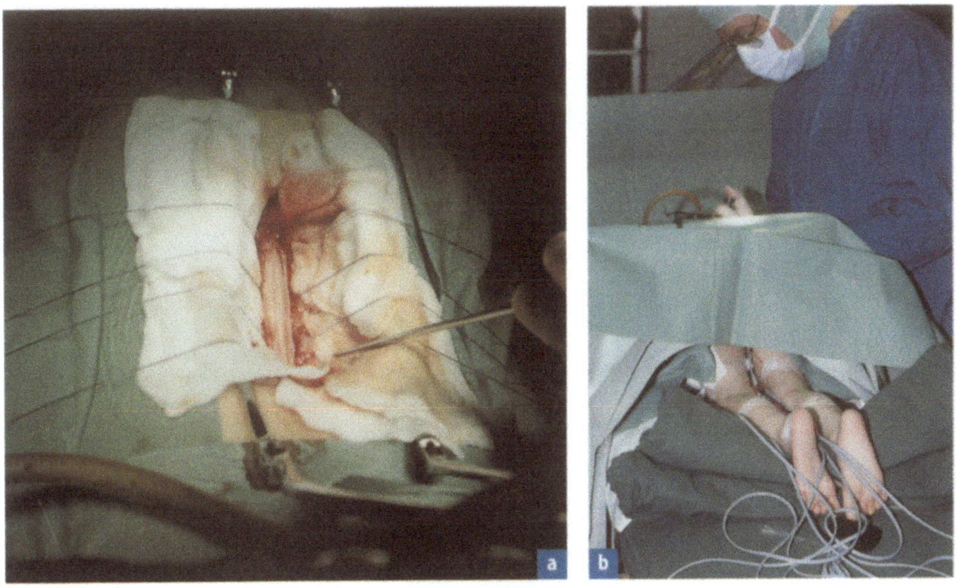

Abb. 2.121 a, b. Die Behandlung spastischer Spitzfüße durch eine selektive Hinterwurzeldurchtrennung stellt einen extremen personellen und apparativen Aufwand dar. Die überaktiven Hinterwurzeln werden durch Ableitung eines peripheren EMGs nach Reizung im Lumbalbereich identifiziert und teilweise durchtrennt

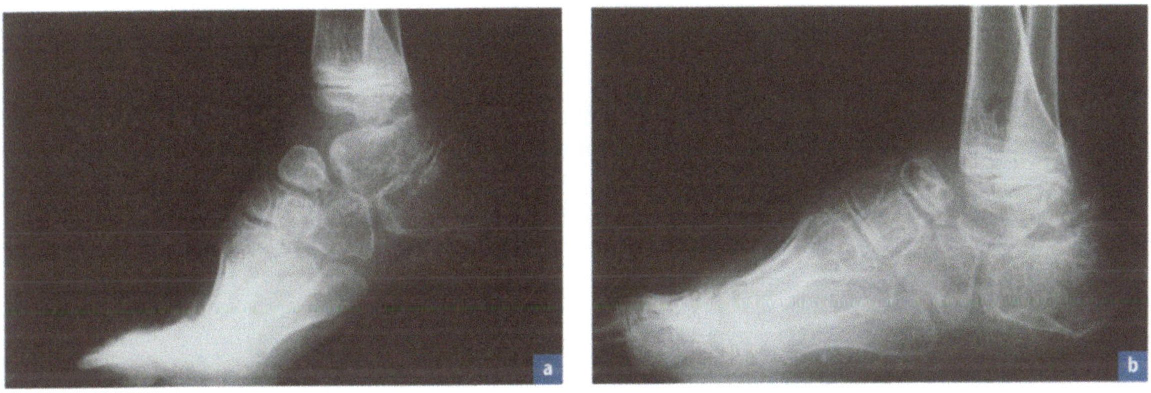

Abb. 2.122 a, b. Die Behandlung eines schweren strukturellen Spitzfußes durch die Astragalektomie in Kombination mit Weichteilverfahren

Astragalektomie. Die Entfernung des Sprungbeines ist wegen der damit verbundenen Beinverkürzung nur in den seltenen Fällen des Zusammentreffens schwerer Spitzfüße und ungünstiger Hautverhältnisse angezeigt. Durch die Auslösung des Talus wird ein spannungsfreier Hautverschluss bei gutem Korrekturpotenzial möglich. Wegen der konsekutiven Prominenz der Maleolen und der damit verbundenen Schuhprobleme kann eine Verschmälerung der Knöchelgabel als zusätzliche Maßnahme sinnvoll sein (Abb. 2.122 a, b).

Arthrodesen. Die Arthrodese stellt bei der Behandlung des strukturellen Spitzfußes meist nur einen Teileingriff im gesamten Behandlungsplan dar. Wenn die Dorsalflexion im oberen Sprunggelenk durch einen knöchernen Anschlag verursacht wird, kann sie mit der Technik nach Lambrinudi ausgeglichen werden (Abb. 2.123 a, b). Die mancherorts empfohlene pantalare Arthrodese beim Spitzfuß mit der Versteifung des oberen und des unteren Sprunggelenks kann zwar eine befriedigende Form wiederherstellen, der

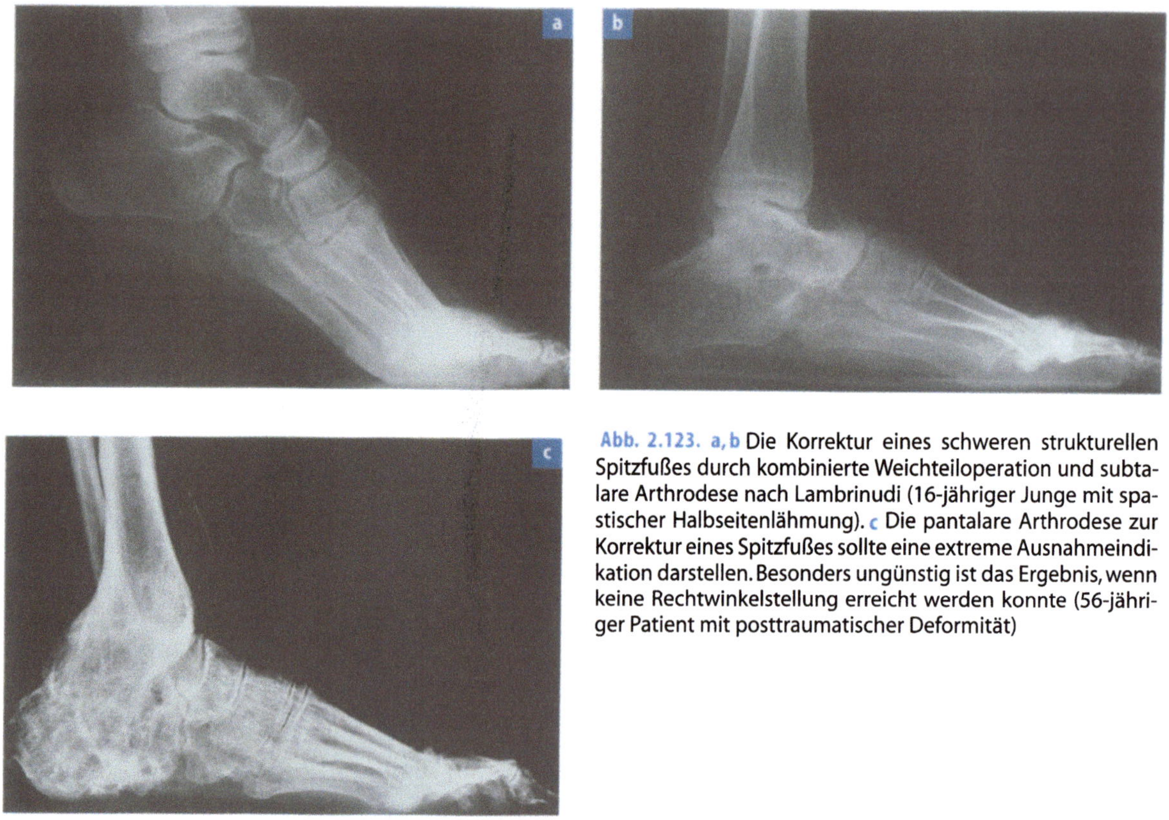

Abb. 2.123. a, b Die Korrektur eines schweren strukturellen Spitzfußes durch kombinierte Weichteiloperation und subtalare Arthrodese nach Lambrinudi (16-jähriger Junge mit spastischer Halbseitenlähmung). c Die pantalare Arthrodese zur Korrektur eines Spitzfußes sollte eine extreme Ausnahmeindikation darstellen. Besonders ungünstig ist das Ergebnis, wenn keine Rechtwinkelstellung erreicht werden konnte (56-jähriger Patient mit posttraumatischer Deformität)

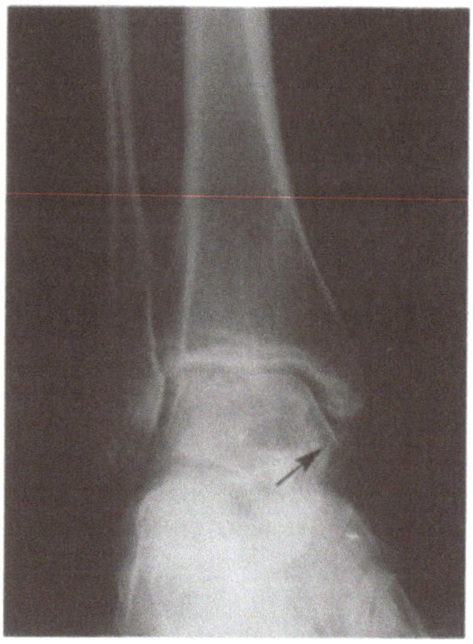

Abb. 2.124. Das primäre Impingement hat seine Ursache am oberen Sprunggelenk (Dorsalflexionseinschränkung durch Osteophyten zwischen Innenknöchel und Talus bei einer 39-jährigen Patientin)

Verlust der Beweglichkeit im oberen und unteren Sprunggelenk stellt jedoch eine gravierende funktionelle Einbuße dar, die durch proximale und distale Gelenke ausgeglichen werden muss. Insbesondere sei dabei auf den Wegfall des Abrollvorganges im oberen Sprunggelenk (Ausfall aller drei Kippmechanismen) hingewiesen. Ohne vollständige Kniegelenksstreckung kommt es darüber hinaus zur ausschließlichen Vorfußbelastung (Abb. 2.123 c) (Nattrass 2000).

Die Therapieauswahl beim Spitzfuß mit knöchernem Anschlag am oberen Sprunggelenk:

Eine Sonderform des strukturellen Spitzfußes stellt die durch knöcherne Hindernisse verursachte Dorsalflexionseinschränkung am oberen Sprunggelenk dar (s. auch Abschn. 2.8.1). Die Therapie richtet sich in diesen Fällen nach der anatomischen Lokalisation der Einschränkung. Wir möchten folgende therapeutische Hinweise geben, die sich an radiologischen und klinischen Merkmalen orientieren:

Zunächst sollte unterschieden werden, ob die Ursache der Bewegungseinschränkung primär im oberen Sprunggelenk liegt (primäres Impingement; Abb. 2.124) oder ob zusätzliche extraartikuläre Faktoren (Deformitäten) dafür verantwortlich sind (sekundäres Impingement; Abb. 2.125).

Entsprechend der Einteilung in primäres und sekundäres Impingement ist eine Beschreibung der Form des oberen Sprunggelenkes und der Form des Fußes nützlich (*pr*: primär; *sek*: sekundär).

Form des oberen Sprunggelenkes:

- kongruent und rund (*pr*),
- subluxiert (nach vorne, *pr*),
- deformiert (*pr*),
- verdreht (Knöchelgabel nach außen, *sek*),
- Kombinationen.

Form des Fußes:
- normal (*pr*),
- Hohlfuß (Spitzhohlfuß, Pes cavus equinocavus; *sek*),
- Ballenhohlfuß/Klumphohlfuß (Pes cavovarus, *sek*),
- Klumpfuß (Pes equinovarus, *sek*).

Die Therapie muss je nach Befund sowohl die Ursachen im oberen Sprunggelenk (primäre Einschränkungen) als auch begleitende Deformitäten außerhalb des oberen Sprunggelenkes (sekundäre Einschränkungen) berücksichtigen. Behandlungsziele sind stets eine plantigrade Einstellung des Fußes und des oberen Sprunggelenkes in der Fortbewegungsrichtung und eine ausreichende Beweglichkeit des oberen Sprunggelenkes soweit vom Befund her erreichbar. Die Muskelkraft sollte bei ausreichender Beweglichkeit so gut als möglich erhalten werden.

Primäre Einschränkungen werden bei sphärischem Gelenk zuerst im oberen Sprunggelenk korrigiert (Osteophytenabtragung). Sekundäre erfordern eine Fußkorrektur und bei verdrehter Knöchelgabel ggf. auch die supramalleoläre Korrektur. Besteht eine Deformierung beider Gelenkpartner des oberen Sprunggelenkes, so lässt sich die plantigrade Einstellung des Fußes nur über eine distale (selten proximale, bei distaler Tibiadeformität) Korrektur erreichen (subtalare Osteotomien oder Lambrinudi-Arthrodese bzw. supramalleoläre Korrekturosteotomie).

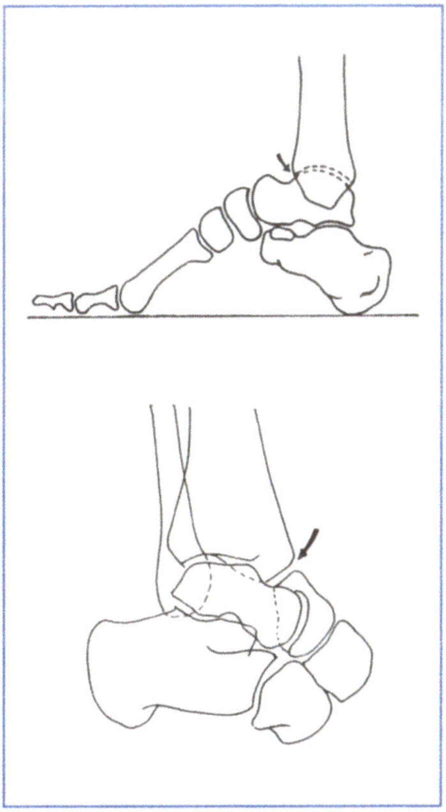

Abb. 2.125. Das sekundäre Impingement hat seine Ursache außerhalb des oberen Sprunggelenkes in den Deformitäten des Fußes oder proximal des Sprunggelenkes

Zusammenfassung

Bei passiv korrigierbarer bzw. funktionell wenig störender Spitzfußdeformität wird man meist zuerst die konservative Behandlungspalette ausschöpfen, ohne dabei jedoch eine Verschlechterung des Befundes zu riskieren (regelmäßige Befundkontrollen). Strukturelle Deformitäten bedürfen der Operation. Nach operativen Verfahren ist in der Regel die anschließende konservative Behandlung zur Herstellung einer optimalen Funktion und zur Redzidivprophylaxe angezeigt. Die Dauer der konservativen Anschlussbehandlung richtet sich nach dem Ausgangsbefund und der Grunderkrankung. Korrigierte Spitzfüße sollten bei progredienten Erkrankungen wegen der Rezidivgefahr zumindest während des Wachstums auf Dauer orthetisch geführt werden.

Nach der Korrektur länger bestandener Spitzfüße kann die bisher ungewohnte neue Belastung des Rückfußes zu vorübergehenden Missempfindungen führen. Der Patient muss darüber vorab informiert werden.

Auf die Gefahr einer Überkorrektur durch die Operation sei ebenfalls hingewiesen:

„Der Spitzfuß verträgt keine Überkorrektur" (Gocht u. Debrunner 1925).

„Despite excellent planning and good surgical technique, unforeseen complications can occur. Complications may include excessive lengthening of the tendon through the closed or open method" (Hansen 2000).

„A little equinus is better than calcaneus" (Rang, aus Silver et al. 1985).

2.11.3 Beurteilung nach Therapie

Die Beurteilung des Ergebnisses einer Spitzfußtherapie sollte sich sowohl am Ausmaß der Korrektur als auch an der Wiederherstellung der Funktion orientieren. Die Wiederherstellung der Form ist dabei meist leichter als die der Funktion.

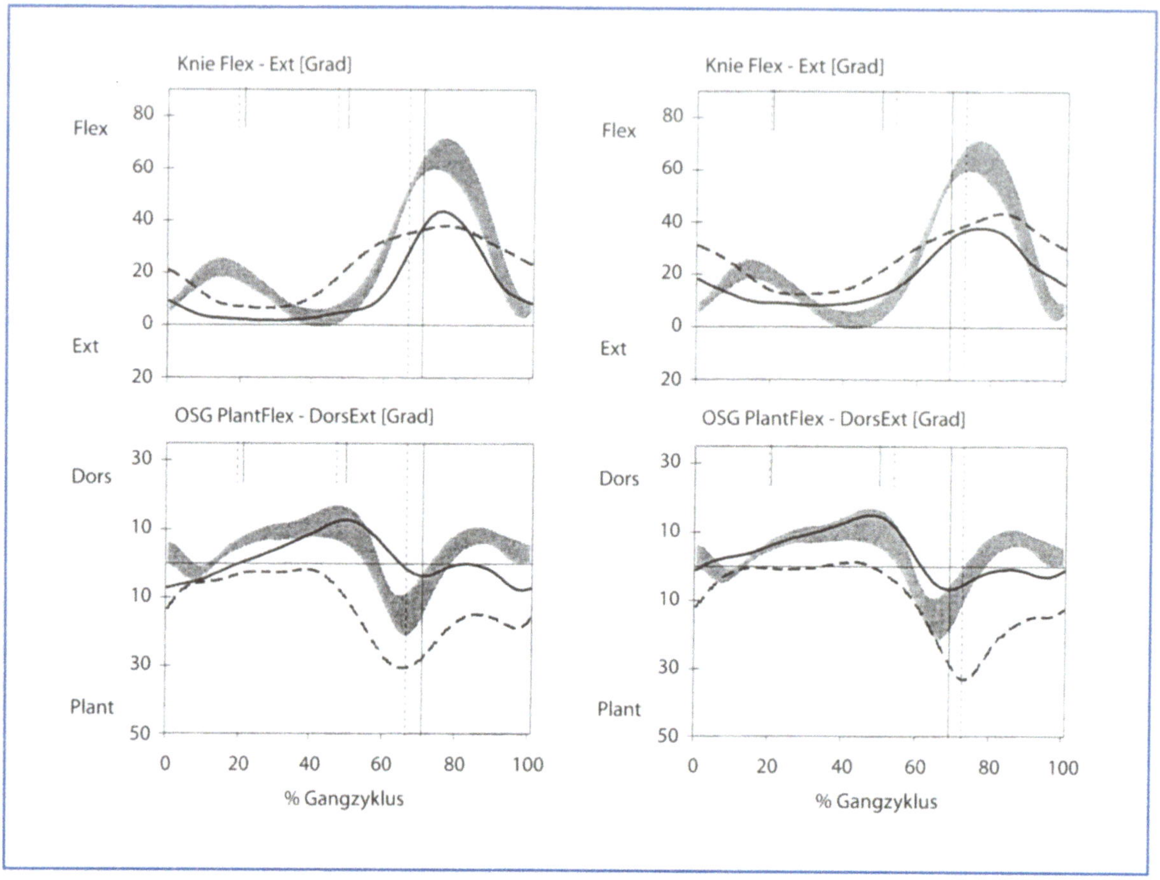

Abb. 2.126. Objektive Darstellung der Korrektureffekte spastisch kontrakter Spitzfüße und Kniebeugeverkürzungen bei einem 18-jährigen Patienten vor der Operation (gestrichelte Linie) und nach der Operation (durchgezogene Linie). Man erkennt die gute Korrektur der Sprunggelenkskurven und die Verbesserung der Kniegelenkskurven 5 Jahre nach erfolgter Therapie

Folgende Therapieziele sollten durch die Therapie realisiert sein:

Nicht gehfähiger Patient: plantigrade Einstellung des Fußes, keine Druckstellen, gute bis ausreichende Schuhversorgbarkeit.

Gehfähiger Patient: plantigrade Einstellung des Fußes, ausreichende funktionelle Beweglichkeit des oberen Sprunggelenkes (Dorsalflexion zu Plantarflexion wenigstens 10–0–20 Grad),ausreichende Stabilität von Rückfuß und Vorfuß (Stabilisierung des Fußes als Hebel), ausreichende Kraft von Fußhebern und Fußsenkern, gute Schuh- bzw. Orthesenversorgbarkeit.

Zur Beurteilung des Resultats nach einer Spitzfußkorrektur eignet sich im Rahmen der klinischen Kontrolle neben der Messung der Gelenkbeweglichkeit die Abschätzung der Kraft der Wadenmuskulatur (bei ausreichender Beweglichkeit im oberen Sprunggelenk).

Bei einer einseitigen Korrektur kann man aus der beobachteten Gangsymmetrie während normaler und rascher Gehgeschwindigkeit wichtige Schlüsse ziehen. Weitere Hinweise ergeben sich durch den aktiven beidbeinigen (mit 2 Waagen überprüfen) und einbeinigen Zehenstand. Das Ablaufmuster der Schuhsohlen gibt darüber hinaus gute Hinweise auf die Asymmetrie bzw. die Fersenbelastung.

Die subjektive Bewertung ist allerdings fehlerträchtig (Goldstein 2001), weshalb sie möglichst durch objektive Daten ergänzt werden sollte.

Durch den Einsatz der instrumentellen Ganganalyse lassen sich über die Kinematik- und Kinetikdaten (Gelenkkräfte und -momente) wichtige Rückschlüsse auf die Wadenmuskelfunktion ziehen. Außerdem ist ein objektiver Vergleich vor und nach einer Operation möglich (Abb. 2.126). Wo eine Ganganalyse nicht zur Verfügung steht kann man auch aus einer Videoanalyse (Zeitlupe) wertvolle Details erhalten (Götz-Neumann 2003).

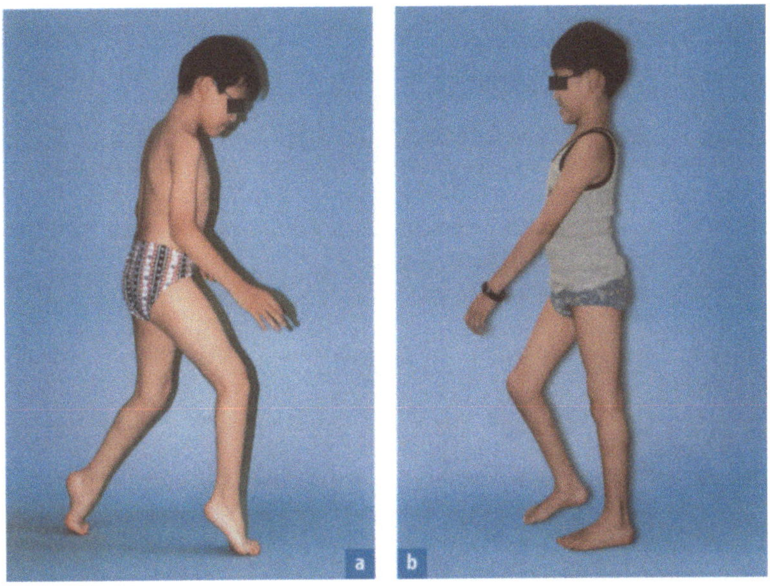

Abb. 2.127 a, b. Operatives Korrekturergebnis schwerer Spitzfüße bei einem 10-jährigen Jungen vor und 1 Jahr nach der Therapie

Zur klinischen Beurteilung hat sich auch die Abschätzung der Wiederherstellung der Voraussetzungen des normalen Ganges nach Gage (1991) als wertvoll erwiesen (Abb. 2.127 a, b).

Voraussetzungen des normalen Ganges (nach Gage 1991):
- ausreichende Stabilität des Standphasenbeins,
- Bodenfreiheit des Schwungphasenbeins,
- Erstkontakt in der Standphase über die Ferse,
- ausreichende Schrittlänge,
- Minimierung des Energieaufwandes(Energiekonservierung).

2.11.4 Probleme und Komplikationen nach Spitzfußtherapie

Wie bei der Korrektur anderer Fußdeformitäten können auch bei der Behandlung von Spitzfüßen Probleme und Komplikationen auftreten.

Probleme lassen sich als Vorkommnisse definieren, die sich auch bei korrekter Indikation und Behandlungstechnik einstellen können.

Komplikationen sind schwerwiegender und können durch eine exakte Vorgehensweise eher vermieden werden.

Probleme

Hier sind in erster Linie das Rezidiv, die Unter- und die Überkorrektur zu nennen. Wir würden das Rezidiv eher unter der Rubrik Probleme einreihen, da es sich auch bei korrekter Behandlung einstellen kann. Auch eine unvorhersehbare Überkorrektur kann bei primär sachgerechter Behandlung vorkommen.

Rezidiv

Die Gefahr eines erneuten Auftretens der Deformität nach erfolgter Therapie ist von verschiedenen Faktoren abhängig (Abb. 2.128):

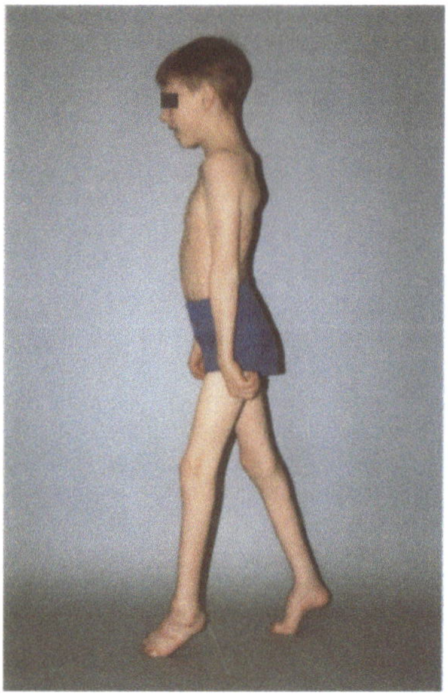

Abb. 2.128. Schwere Rezidivspitzfüße nach 6-maliger Voroperation (10-jähriger Junge mit Arthrogrypose)

- Ursache der Deformität (stationäre vs. progrediente Erkrankung, spastische Hemiparese vs. Diparese),
- Vorliegen oder Nichtbeachten eines evtl. Muskelungleichgewichtes (Abb. 2.128),
- Alter des Patienten und damit das zu erwartende Restwachstum,
- Art der bisherigen Therapie (konservativ vs. operativ vs. kombiniert),
- Ausmaß der bisher erreichten Korrektur,
- Art der Nachbehandlung einschließlich der Kontrollen nach Therapie (KG, Nachtschienen, Orthesen) sowie
- weiteren individuellen Faktoren.

Günstige Voraussetzungen für ein dauerhaft gutes Ergebnis nach Spitzfußkorrektur sind:
- eine freie Gelenkbeweglichkeit innerhalb der funktionell erforderlichen Ausmaße,
- ausreichend kräftige und willkürlich aktivierbare Fußheber und Fußsenker,
- ein stationärer Krankheitsverlauf,
- ein weitgehend abgeschlossenes Wachstum,
- eine gute Compliance bei der Nachbehandlung.

Immer wenn ein oder gar mehrere dieser Punkte nicht erfüllt sind, besteht ein erhöhtes Rezidivrisiko und damit die Notwendigkeit zur zusätzlichen Kontrolle und Therapie, sei sie nun physiotherapeutisch, orthopädietechnisch oder kombiniert.

Überkorrektur

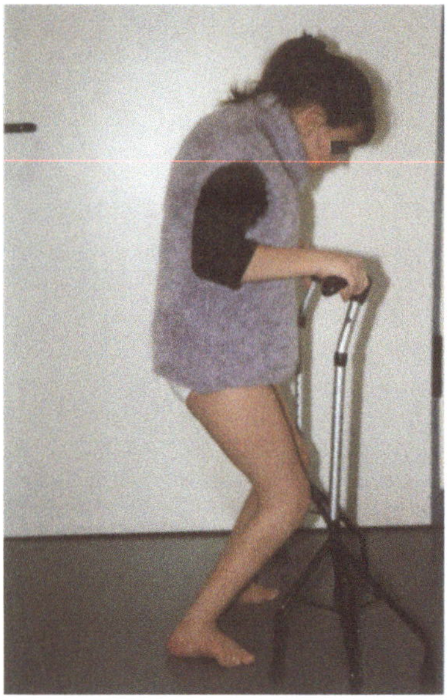

Abb. 2.129. Die Überkorrektur spastischer Spitzfüße durch die Achillessehnenverlängerung ist eine häufige und funktionell äußerst ungünstige Komplikation (12-jähriges Mädchen mit spastischer Diplegie)

Während die vorübergehende Überdosierung einer Spitzfußbehandlung in der Regel durch konservative Verfahren (z. B. Botulinumtoxin A oder Gipsbehandlung) verursacht ist und in den meisten Fällen sogar therapeutisch zur Kräftigung der Fußheber genutzt werden kann, stellt die permanente Überkorrektur (meist durch Operationen) ein schwerwiegendes Problem dar (Abb. 2.129). Es resultiert der typische Hackenfuß oder der Knickhackenfuß, dessen diagnostische und therapeutische Maßnahmen im folgenden Kapitel ausführlicher dargestellt werden. Gerade beim Spitzfuß aufgrund neuromuskulärer Störungen kann die Überkorrektur in den Hackenfuß gravierende Folgen haben. Wenn er im Falle schlaffer Lähmungen auftritt, kann der Patient seine kniegelenksstabilisierende Wirkung verlieren, was ihn dauerhaft orthesenabhängig macht. Bei spastischen Lähmungen tritt das Umschlagen der Muskelaktivität nach einer überdosierten Wadenmuskelverlängerung ins Beugemuster relativ häufig auf. Die Wadenmuskelschwäche wirkt auch nach proximal im Sinne einer verstärkten Hüft- und Kniebeugemuskelaktivierung fort. Die sogenannten Antischwerkraftmuskeln (Hüft- und Kniestrecker) sind dabei zunehmend im Nachteil, wodurch die aufrechte Fortbewegung allmählich verloren geht.

Weiteres Wachstum und die damit verbundene Steigerung des Körpergewichtes können ebenfalls ein zunächst erfreuliches Ergebnis innerhalb weniger Jahre zunichte machen.

Komplikationen

Der Begriff *Fehlkorrektur* bedeutet die Schaffung einer neuen Deformität ohne ausreichende Korrektur der primären. Hier handelt es sich in der Regel

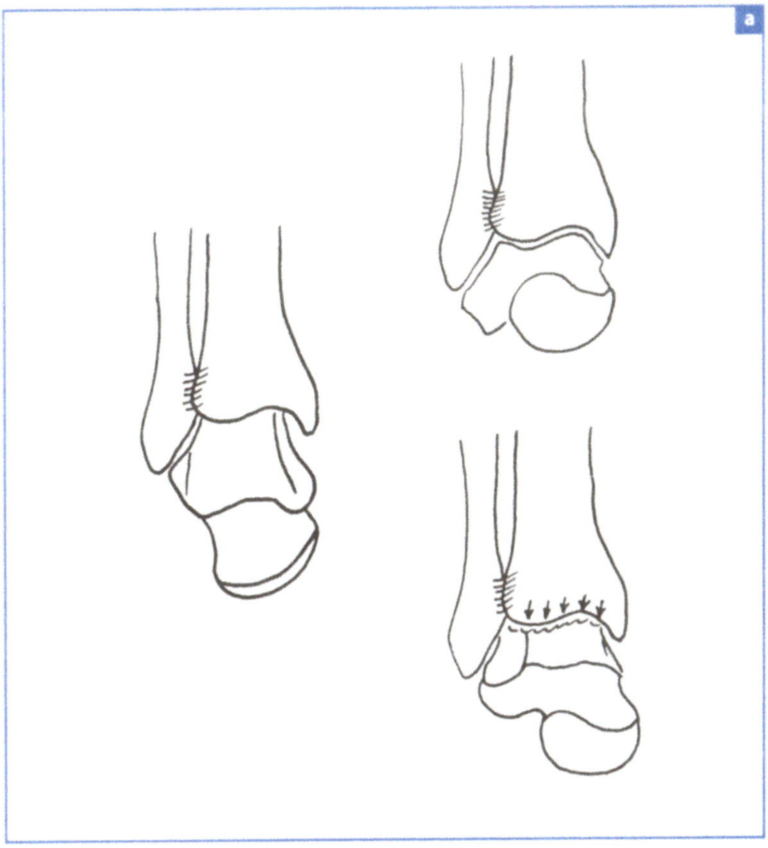

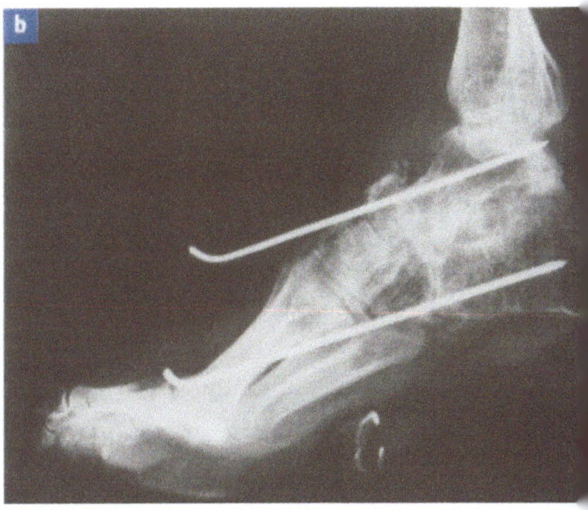

Abb. 2.130. Durch die operative wie auch durch die konservative Therapie lange bestehender Spitzfußdeformitäten kann es zu einem unzureichenden Eintauchen der Talusrolle in die Knöchelgabel kommen. Es resultiert eine punktuelle Belastung der vorderen Tibiakante gegen die Talusrolle. a Schematisch, b klinisches Beispiel bei einem 46-jährigen Patienten nach Korrektur schwerer struktureller Spitzfüße

um des Aufbrechen der Fußwurzel in einen Schaukelfuß durch wohl gemeinte forcierte konservative Behandlungsversuche eines strukturellen Spitzfußes. Auch die iatrogene Schädigung der Talusrolle durch Redressionsgipse oder Operationen muss hier genannt werden (Abb. 2.130 a, b).

Wenn sich die nach vorne verbreiternde Talusrolle nicht mehr ausreichend in die Malleolengabel zurückrotieren lässt, kommt es bei weiterem Korrekturdruck zu einem ventralen Anschlag mit nachfolgender Impression (Abb. 2.81 b). Zur Vermeidung dieser schwerwiegenden Komplikation empfehlen wir entweder die radiologisch kontrollierte Reposition oder die intraoperative Darstellung des oberen Sprunggelenks von anterolateral her. Dabei kann ggf. auch die vordere Syndesmose eingekerbt werden, um der Talusrolle genügend Raum zum Eintauchen zu geben. Die Wadenmuskulatur ist ausreichend zu verlängern.

Wenn der Gelenkspalt des oberen Sprunggelenkes im seitlichen Röntgenbild unter Belastung nach dorsal hin aufklappt, liegt ein ventrales und/oder dorsales Hindernis vor (Abb. 2.81 a).

Eine weitere Möglichkeit für Fehlkorrekturen besteht in der fehlenden knöchernen Konsolidierung nach Resektionsarthrodesen des Rückfußes. Die Ursachen können in einer schlechten Operations- bzw. Fixationstechnik, einer zu kurzen Ruhigstellung mit zu früher Belastung oder in schlechter Knochenqualität (Raucher sind besonders gefährdet) liegen. Bestehen Kombinationen dieser Faktoren, dann sollte man die Indikation zu einer Operation besonders sorgfältig stellen, ggf. eher länger immobilisieren (4 bis 6 Monate) und eine autologe Spongiosaplastik einfügen.

Die *Unterkorrektur* ist ebenfalls als Komplikation anzusehen, da die Funktionseinschränkung durch den Spitzfuß fortbesteht. Ursachen für eine Unterkorrektur sind meist eine unzureichende Operationsplanung, so z.B wenn versucht wird, knöcherne bzw. artikulär bedingte Spitzfüße ausschließlich durch Weichteiloperationen zu behandeln. Auch kapsuläre Hindernisse können eine Ursache sein. Die Therapie besteht in der Reoperation nach vorausgehender sorgfältiger Analyse der Deformität.

Weitere mögliche Komplikationen nach Spitzfußtherapie sind lokale Wundheilungsstörungen sowie Verwachsungen der Achillessehne mit der Hautnarbe (Abb. 2.131 a, b). Diese können neben einer Kraftminderung für die Plantarflexion auch zur Bewegungseinschränkung im oberen Sprunggelenk führen.

Verletzungen des Gefäß-Nerven-Bündels (speziell bei perkutaner Sehnenverlängerung) sollten bei subtiler Operationstechnik vermeidbar sein.

Probleme und Komplikationen bei der Therapie des Hängefußes. Bei der Behandlung des Hängefußes können ebenfalls das Rezidiv oder die Überkorrektur vorkommen.

Ein Rezidiv nach Hängefußoperation kann mehrere Ursachen haben (Abb. 2.132):

- falsche Auswahl der Transfermuskeln (unzureichende Kraft, zu wenige Muskeln),
- fehlerhafte Operationstechnik (Verwachsungen, zu wenig Spannung, unzureichende Fixierung),
- fehlerhafte Nachbehandlung (zu frühe Dehnung-Insuffizienz; zu lange Immobilisierung, Verwachsungen)
- Nichtbeachten einer gleichzeitigen Wadenmuskelverkürzung,
- Kombinationen.

Abb. 2.131 a, b. Die Inzision direkt über der Achillessehne birgt neben der Verwachsungsgefahr der Sehne mit der Haut das nicht unerhebliche Risiko ungünstiger Narben. Dieser Zugang sollte deshalb möglichst unterbleiben

Die Behandlung eines Rezidives umfasst zunächst die Orthesenversorgung. Eine Revision ist kurzfristig nur bei sicherem Ausriss des Transfers angezeigt. Ansonsten sollte man zunächst abwarten, ob sich der Transfer noch erholt (Unterstützung durch Funktions- und Lagerungsorthesen). Allerdings ist eine evtl. Wadenmuskelverkürzung zu behandeln. Im Falle einer erneuten Operation ist die Auswahl der Transfermuskeln besonders sorgfältig zu treffen.

Die Überkorrektur einer Hängefußoperation ist dann möglich, wenn ein Muskeltransfer mit einer großzügigen Schwächung der Wadenmuskulatur kombiniert wurde. So warnen wir vor der von Ulrich u. Blauth (1993) gegebenen Empfehlung nach dem Transfer das obere Sprunggelenk in maximaler Dorsalflexion zu transfixieren.

Nach einer Transposition des M. tibialis posterior kann eine Überkorrektur in die (Knick-/)Hackenfußdeformität entstehen (Schneider u. Balan). Bei unzureichender Stabilität des Talonavikulargelenks empfehlen wir deshalb die gleichzeitige Fusion. Eine zu großzügige Schwächung der Wadenmuskulatur anlässlich einer Fußheberersatzoperation sollte ebenfalls vermieden werden.

Abb. 2.132. Ein unzureichendes Ergebnis nach Fußheberersatzoperation kann seine Ursache sowohl in einer nicht berücksichtigten Verkürzung der Wadenmuskulatur als auch in einer insuffizienten Nachbehandlung mit Überdehnung des Transfermuskels haben (21-jährige Patientin mit Fußheberersatzoperation nach Kompartmentsyndrom und elongiertem Muskeltransfer)

3 Der Spitzfuß im Rahmen verschiedener Krankheitsbilder

3.1 Der neurogene Spitzfuß – schlaffe Lähmungen

Allgemeine Vorbemerkungen

Die zahlenmäßig häufigste Ursache des erworbenen Spitzfußes ist in Lähmungen zu sehen (Dahmen u. Zsernaviczky 1985). Der allgemeine Begriff des neurogenen Spitzfußes umfasst sowohl schlaffe als auch spastische Lähmungen. Wegen der erheblichen Unterschiede in Pathogenese, Diagnostik und Therapie sollen beide Gruppen getrennt dargestellt werden.

Der Spitzfuß stellt die häufigste Deformität bei schlaffen Lähmungen dar (Pandey 2003). Ähnlich wie beim Klumpfuß, Hohlfuß und Knickplattfuß ist es auch beim schlaff-paretischen Spitzfuß hilfreich, zwischen progredienter und stationärer Grunderkrankung zu unterscheiden. Außerdem sollte zwischen neurogenen und myogenen Ursachen differenziert werden.

Während bei einer progredienten Grundstörung in jedem Alter mit einer Verschlechterung der Deformität gerechnet werden muss, ist bei stationärer Erkrankung besonders der Patient in den Perioden raschen Wachstums gefährdet.

Die Stärke des Muskelungleichgewichtes, das Ausmaß des noch verbleibenden Restwachstums und die Fehlbelastung beim Gehen sind für die Deformitätsentwicklung entscheidend. Bei ausgefallener ventraler Unterschenkelmuskulatur wirkt die Schwerkraft spitzfußunterstützend (Pandey 2003). Ein Spitzfuß darf auch bei schlaffer Parese niemals isoliert betrachtet werden, sondern es müssen immer die Funktionen der Fußheber und der proximalen Gelenke mitberücksichtigt werden. Das typische Beispiel hierfür stellt ein zur Kniegelenksstabilisation notwendiger Spitzfuß bei einer Schwäche oder einem Ausfall der Kniestreckmuskulatur dar (Abb. 3.1).

Da nur ein geringer Teil neurogener Spitzfüße bereits bei Geburt vorhanden ist (z. B. bei Arthrogrypose, Spina bifida oder kaudalem Regressionssyndrom), gilt wie auf vielen anderen Gebieten der Medizin auch hier der Grundsatz: „Prophylaxe ist besser als Therapie".

Bereits bei drohender Deformität sollte deshalb ein frühzeitiges und regelmäßiges Behandlungsprogramm einsetzen.

Krankengymnastische Dehnungs- (Agonisten) und Kräftigungsbehandlung (Antagonisten) vermag in dieser Beziehung zusammen mit Funktions- und Lagerungsschienen Nützliches leisten. Vielfach lässt sich mit diesen Maßnahmen der Zeitpunkt einer operativen Korrektur aufschieben und ihr Ausmaß begrenzen.

Aus historischer Sicht wurden die Patienten auch nach erfolgreicher Therapie dauerhaft mit hohen Schnürstiefeln oder Schienenhülsenapparaten

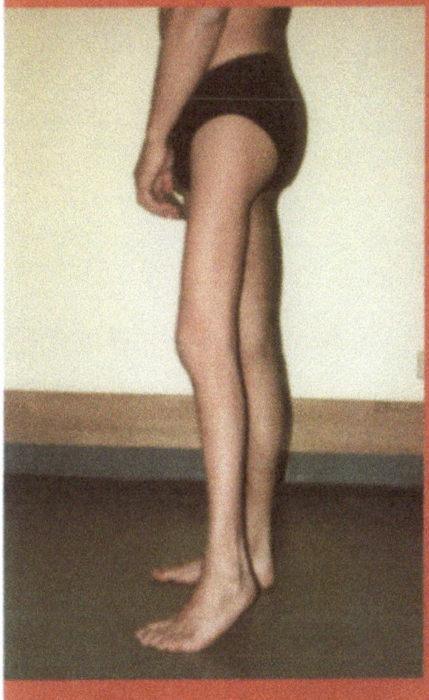

Abb. 3.1. Bei der Poliomyelitis kann der Spitzfuß eine wichtige Maßnahme zur Kniegelenkstabilisierung sein ▶

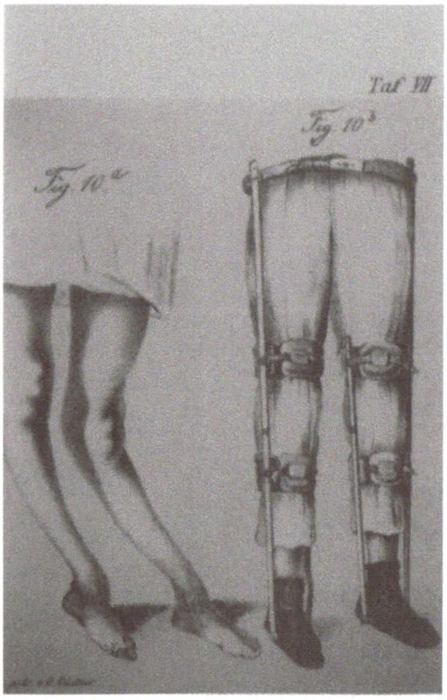

Abb. 3.2. Die Versorgung poliomyelitischer Spitzfüße durch konservative Maßnahmen und Apparate. (Nach Heine 1860)

versorgt, da man um die Gefahr eines Rezidivs wusste (Abb. 3.2). Heute sollte das Ziel bei der Behandlung neurogener Spitzfüße im Tragen von Konfektionsschuhen (ggf. mit Zurichtung oder adaptierter Fußheberorthese) gesehen werden (Myerson 2000).

Bei der operativen Versorgung neurogener Spitzfüße haben wie analog zu allen anderen neurogenen Fußdeformitäten die Prinzipien *korrigieren – stabilisieren – balancieren* volle Gültigkeit (Abb. 3.3 a, b).

Hinsichtlich des zweiten Punktes empfehlen wir vor allem bei progredienten Erkrankungen auch im Wachstumsalter den großzügigen Einsatz rückfußstabilisierender Operationstechniken (Chopart- bzw. Tripelarthrodese), um wichtige Transfermuskeln zur Verfügung zu haben und dem Patienten bei weiterer Progredienz der Grunderkrankung eine stabile Fußstellung zu erhalten. Außerdem lässt sich dadurch die Anzahl der Rezidiveingriffe minimieren. Gerade bei progredienten Grunderkrankungen wird die Muskelbalancierung auch dann notwendig, wenn stabilisierende Gelenkeingriffe durchgeführt wurden. Ohne diese Maßnahme kann es trotz Arthrodesen zum Rezidiv kommen (Myerson 2000).

Myerson definiert folgende Ziele bei der Behandlung eines Lähmungsspitzfußes:

- stabiler, orthesenfreier Fuß,
- gleichmäßige Druckverteilung plantar,
- Schmerzfreiheit.

Wir würden in dieser Reihe noch die Bereitstellung einer ausreichenden Kraft zur Fußhebung und Fußsenkung und eine ausreichende Beweglichkeit im oberen Sprunggelenk nach dorsal und plantar ergänzen. Die Dorsalflexi-

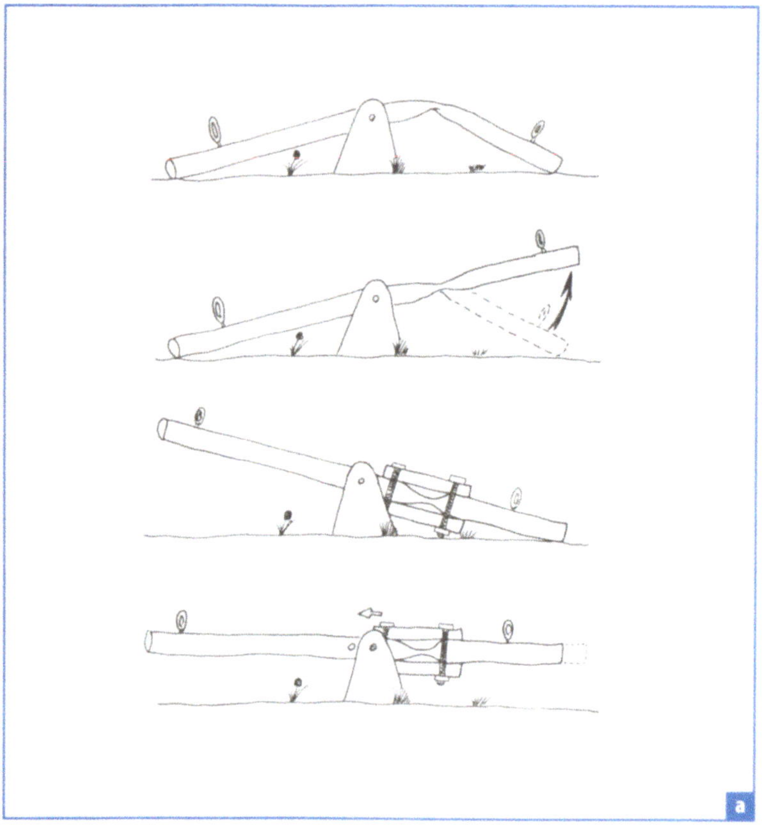

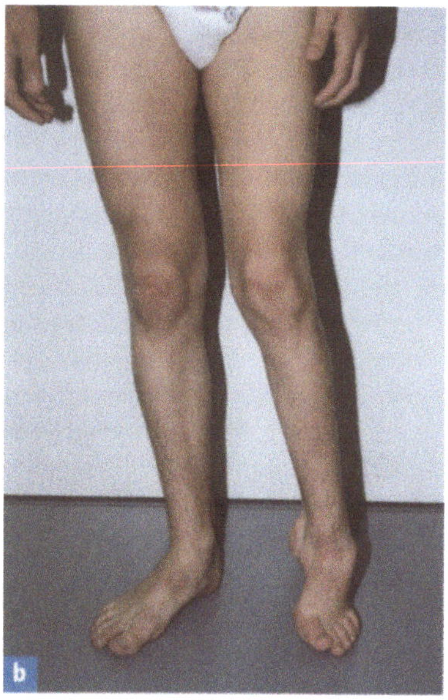

Abb. 3.3 a, b. Die Prinzipien der Lähmungschirurgie umfassen die Korrektur vorhandener Deformitäten, die Stabilisierung muskulär nicht stabilisierbarer Gelenke und die Balancierung pathologisch wirkender Muskulatur. a Schematisch, b klinisch bei einem Patienten mit Halbseitenlähmung links

on ist aber weniger wichtig als eine ausreichende Wadenmuskelkraft und Bewegung nach plantar.

Da die Wadenmuskelverlängerung meist das nicht unerhebliche Risiko einer Überkorrektur in den Hackenfuß in sich birgt, raten wir bei der Dosierung zur Vorsicht und stets zumindest vorübergehend (für ein Jahr) zum postoperativen Schutz mit Unterschenkelorthesen (mit dorsaler Anschlagsperre).

Im folgenden Kapitel werden typische neurologische Krankheitsbilder vorgestellt, die mit einer schlaffen Parese einhergehen und bei denen die Entwicklung von Spitzfüßen auftreten kann. Spezielle Hinweise zur Diagnostik und Therapie sind besonders zum Gebrauch im klinischen Alltag gedacht.

3.1.1 Der Spitzfuß bei der Duchenne Muskeldystrophie

Ätiologie und Pathogenese

Diese Muskeldystrophie (x-chromosomal vererbt) hat ihre Ätiologie im Fehlen eines Strukturproteines der Muskelzellmembran (Dystrophin), das zu lipomatöser und fibröser Umwandlung der Muskulatur (Pseudohypertrophie) führt. Primär sind die Schulter- und Beckengürtelmuskulatur in symmetrischer Ausdehnung befallen. Im weiteren Verlauf breitet sich die Muskelstörung dann auch nach distal und auf den Rumpf aus. Die proximalen Muskelgruppen sind dabei immer schwächer als die distalen und die Extensoren sind schwächer als die Flexoren (Forst 2000).

Pathomechanik

Die Entwicklung von Spitzfüßen resultiert aus der Retraktion der Wadenmuskulatur und der Schwäche der Fußheber. Gleichzeitig kann der Spitzfuß aber auch einen wichtigen Kompensationsmechanismus darstellen, um eine Schwäche der Kniestreckmuskulatur auszugleichen und den Körperschwerpunkt über der Unterstützungsfläche zu balancieren (Siegel 1992). Gerade

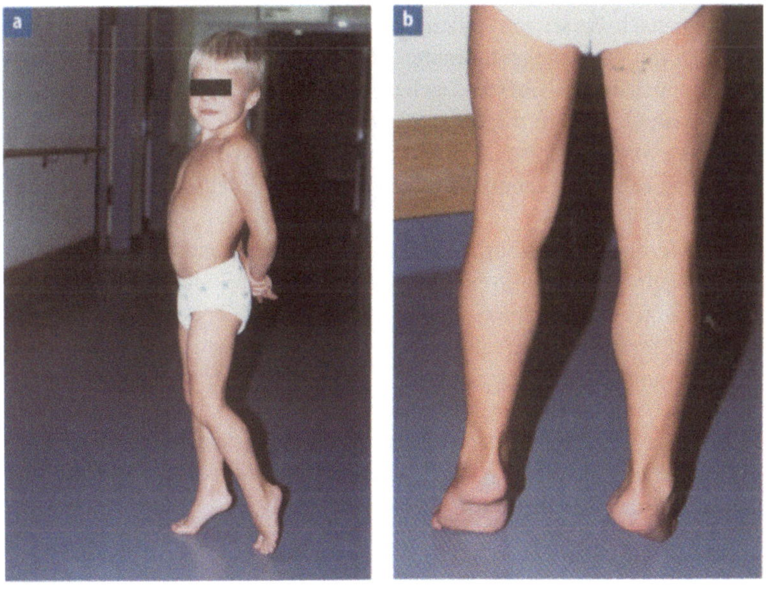

Abb. 3.4 a, b. 7-jähriger Junge mit Duchenne-Muskeldystrophie und typischer Pseudohypertrophie der Waden. Die Spitzfußstellung ist neben der vermehrten Beckenvorkippung und Lordose der Lendenwirbelsäule typisch

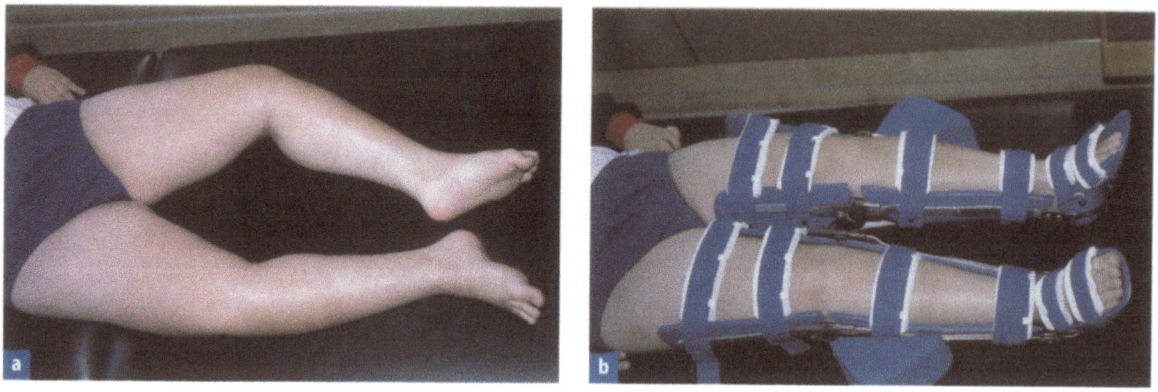

Abb. 3.5 a, b. Patienten mit fortgeschrittenen Stadien der Duchenne-Muskeldystrophie benötigen Lagerungshilfen zur Kontrakturprophylaxe (10-jähriger Junge mit fortgeschrittener Muskeldystrophie nach Verlust der Gehfähigkeit)

bei gleichzeitiger Schwäche (und Verkürzung) der proximalen Muskulatur muss diese Überlegung in die Therapieentscheidung miteinfließen (Fallbeispiele: Abb. 3.4 a, b, Abb. 3.5 a, b).

Klinisches Bild und Diagnostik

Die Erkrankung ist durch eine regelhaft ablaufende zunehmende Fibrose und Lipomatose der Skelet- und später auch der Herzmuskulatur gekennzeichnet. Die Lebenserwartung liegt etwa zwischen 16 und 25 Jahren (Forst 2000).

Folgende Punkte sind für die Duchenne-Muskeldystrophie typisch:
- progrediente Muskelschwäche,
- Entwicklung von Kontrakturen,
- Verlust der Gehfähigkeit,
- Gefahr einer Skolioseentwicklung mit Beginn der Rollstuhlpflicht,
- respiratorische (restriktive) Ventilationsstörungen,
- Ateminsuffizienz und Kardiomyopathie.

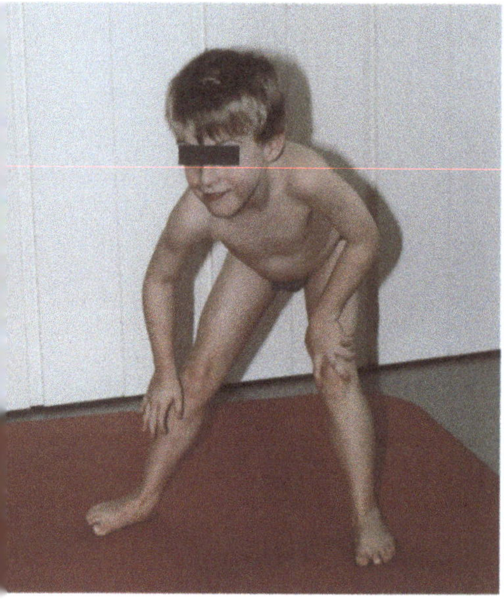

Abb. 3.6. Das Gowers-Zeichen stellt eines der wichtigsten klinischen Diagnostika bei Verdacht auf Muskeldystrophie dar

Die Entwicklung einer Spitzfußdeformität manifestiert sich bereits im frühen Verlauf der Erkrankung. So fallen oft vor der Einschulung (um das 4. Lebensjahr nach Forst) ein Spitzfußgang oder eine Knickfußdeformität zusammen mit einer eingeschränkten körperlichen Leistungsfähigkeit (Rennen, Treppensteigen, Gowers-Zeichen; Abb. 3.6) auf . Die Muskeldystrophie sollte deshalb stets in die differenzialdiagnostischen Überlegungen beim Auftreten von Spitzfüßen im (Klein)kindesalter miteinfließen.

Ab dem 6. bis 10. Lebensjahr zeigen bereits 70 % der Patienten Spitzfüße (Brooke 1981).

Beim Verdacht sind laborchemische (CK-Suchtest) und elektrodiagnostische Verfahren (EMG) hilfreich. Der Zustand der Muskulatur lässt sich auch durch bildgebende Techniken (Sonographie, CT, MRT) beurteilen. Eine exakte Diagnosezuordnung erfordert aber auch heute noch die Muskelbiopsie.

Die orthopädische Diagnostik sollte neben den Untersuchungen zur Beweglichkeit und Kraft (MRC-Skala) auch typische Funktionstests beinhalten (Forst 2000). Bei der Beweglichkeitsprüfung muss neben der Verkürzung der Wadenmuskulatur auch auf eine Verkürzung des Tractus iliotibialis und der Kniebeuger geachtet werden.

Nach dem Council of investigation of Duchenne Dystrophy (Brooke et al. 1983) unterscheidet man 10 Funktionsgrade bei der Muskeldystrophie:

Grad 1: Gehen und Treppensteigen ohne Hilfe;
Grad 2: Gehen ohne Hilfe, Treppensteigen mit Geländer (<12 s für 8 Stufen);
Grad 3: Treppensteigen verlangsamt (>12 s für 8 Stufen);
Grad 4: Gehen ohne Hilfe, Aufstehen vom Stuhl möglich, kein Treppensteigen mehr;
Grad 5: Gehen ohne Hilfe, Aufstehen vom Stuhl unmöglich;
Grad 6: Gehen mit Hilfe oder mit Orthesen;
Grad 7: Gehen mit Orthesen und Hilfe;
Grad 8: Stehen mit Orthesen, Gehen nicht möglich;
Grad 9: Rollstuhl;
Grad 10: Verlust der Sitzfähigkeit.

Während die Spitzfußdeformität beim Gehfähigen zur zunehmenden Unsicherheit führt, bedeutet die beim Rollstuhlpatienten eine schmerzhafte Verschlechterung der Sitzposition. Wegen des meist auch kräftigen M. tibialis posterior knicken die Füße im späteren Verlauf oftmals im Varussinne ab (s. Döderlein et al. 1999, „Der Klumpfuß").

Therapeutische Besonderheiten

Nachdem die molekulargenetische Basis der Erkrankung identifiziert werden konnte, gibt es bereits experimentelle Ansätze einer kausalen Behandlung. Ein Durchbruch ist jedoch noch nicht in Sicht, weshalb weiterhin die symptomatische Behandlung im Vordergrund stehen muss.

Medikamentös wird neben Kortikosteroiden auch Kreatin eingesetzt, wobei aber nicht unerhebliche Nebenwirkungen dieser Therapie Grenzen setzen (Forst 2000).

Die Physiotherapie mit Elementen der Muskeldehnung und Muskelkräftigung kombiniert mit Lagerungs- und Funktionsorthesen stellen den Hauptteil der konservativen Maßnahmen dar. Forst bezweifelt den Effekt einer Dehnungsbehandlung und empfiehlt stattdessen die frühzeitige operative Verlängerung verkürzter Muskulatur. Die Therapie sollte grundsätzlich stadienorientiert angewandt werden.

Nach Forst (2000) unterscheidet man eine Frühphase, eine Übergangsphase und eine Spätphase des pathologischen Ganges. In der *Frühphase* sind die Abweichungen des Ganges eher gering und betreffen vor allem die eingeschränkte Dorsalflexion des Fußes. In der *Übergangsphase* kommen die verstärkte Vorkippung des Beckens sowie Ausgleichsbewegungen des Rumpfes hinzu. In der *Spätphase* werden die Beine wie Stelzen unter Ausgleichsbewegungen des Rumpfes nach vorne gebracht.

Der Spitzfuß hat mit zunehmender Schwäche eine wichtige Stabilisierungsfunktion für die übergeordneten Gelenke. In den Frühstadien der Erkrankung, in denen noch eine ausreichende Kraft der Hüft- und Kniestrecker besteht, kann ein Spitzfuß problemlos operiert werden. Erst wenn Hüft- und Kniebeuger ebenfalls Verkürzungstendenz zeigen, sollen sie simultan operiert werden. In der Übergangs- und besonders in der Spätphase sind anschließend Oberschenkel-Leichtbauorthesen zur Stabilisierung der Kniegelenke in der Standphase erforderlich (Abb. 3.7). Zum operativen Vorgehen selbst muss ein spezielles Narkoseregime ohne Succinylcholin und Inhalationsanästhetika angewandt werden. Von einzelnen Autoren wird eine Regionalanästhesie (Periduralkatheter) empfohlen. Operationstechnisch

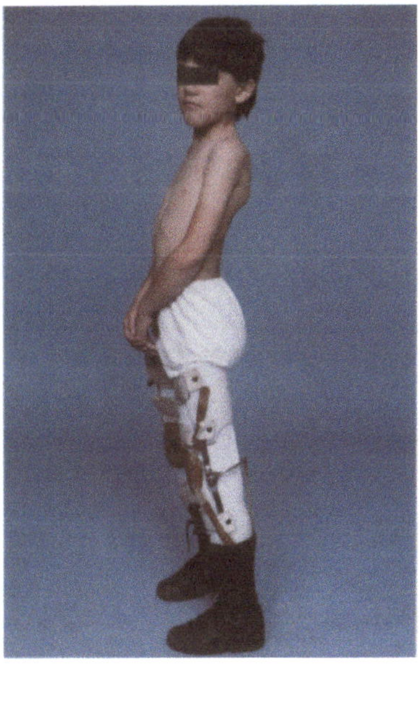

Abb. 3.7. Nach einer operativen Korrektur von Kontrakturen kann bei fortgeschrittener Muskelschwäche die Versorgung mit leichten Oberschenkelorthesen mit sperrbaren Kniegelenken notwendig werden

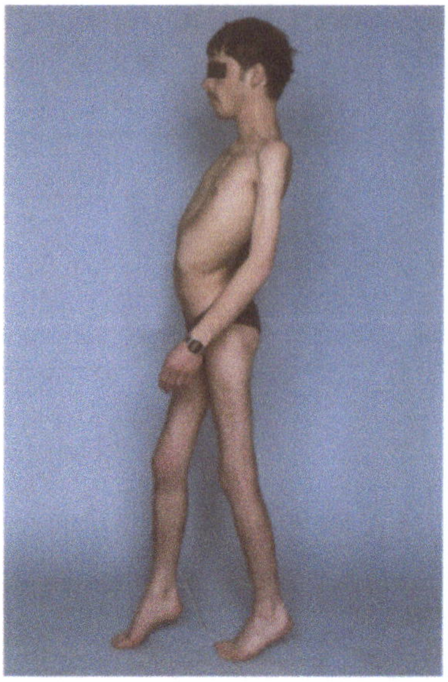

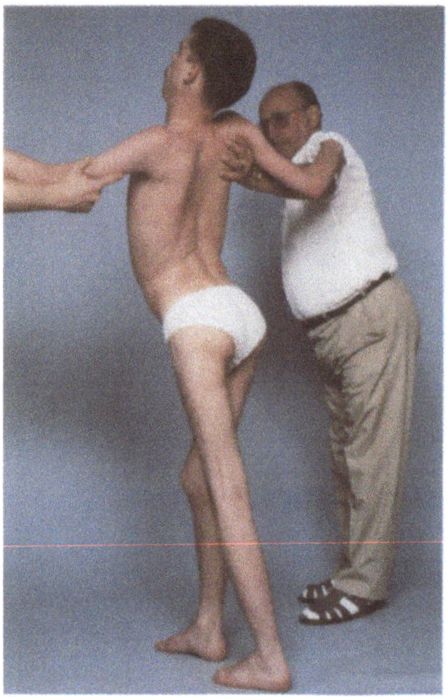

Abb. 3.8 a, b. Bei diesem 25-jährigen Patienten wurde durch die Korrektur der funktionell notwendigen Spitzfüße eine spürbare Verschlechterung der Gehfähigkeit herbeigeführt. Der Patient ist nun nicht mehr in der Lage, ohne Hilfe zu stehen oder gar zu gehen

wird der Spitzfuß durch eine perkutane oder bei ausgeprägter Deformität durch eine offene Achillessehnenverlängerung angegangen. In der Regel sollte dieser Eingriff mit einer Transposition der Sehne des M. tibialis posterior kombiniert werden (Siegel 1992). Diese Maßnahme hilft den später drohenden Klumpfuß zu vermeiden und unterstützt die Fußheberparese. Bei strukturellen Deformitäten der Chopartgelenklinie sind zusätzliche knöcherne Techniken (Chopartarthrodese oder in Ausnahmefällen beim rein Sitzfähigen die Lambrinudi-Arthrdese) zu erwägen. Vielfach wird man in gleicher Sitzung auch die Hüftbeugekontraktur (Resektion des Tractus iliotibialis) und die Kniebeugekontraktur operieren.

Bei reinen Weichteileingriffen wird ein bis 2 Tage postoperativ ein (gedeckelter) Unterschenkelgehgips für 3 bis 4 Wochen angelegt. Die frühzeitige Gehorthesenversorgung stellt eine sinnvolle Alternative bei ungestörter Wundheilung dar. Eine spezielle Physiotherapie zur Erhaltung der erreichten Gelenkfunktionen und die orthetische Behandlung (Funktions- und Lagerungsorthesen) sind wesentliche Bestandteile des Behandlungskonzeptes. Forst versorgt seine Patienten postoperativ mit Tape-Verbänden. Wir sehen damit jedoch keine wesentlichen Vorteile gegenüber der Gipsbehandlung und halten das Risiko einer Überkorrektur für relativ hoch (gerade bei der perkutanen Achillessehnenverlängerung). Bei zusätzlichen knöchernen Maßnahmen sollte der Beginn der Lastaufnahme erst nach Wundheilung und ebenfalls in gedeckelten Gipsen oder mit Orthesen gestattet werden (stabile Osteosynthesen).

3.1.2 Der Spitzfuß bei der Becker-Kiener Muskeldystrophie

Die Muskeldystrophie vom Typ Becker-Kiener stellt ebenfalls eine x-chromosomal vererbte Störung dar, hat aber einen milderen Verlauf als der Typ Duchenne (Shapiro und Bresnan, 1982).

Während die diagnostischen und klinischen Zeichen denen der Duchenne Dystrophie entsprechen, bleibt die Gehfähigkeit der betroffenen Patienten bis ins frühe Erwachsenenalter hinein erhalten. Der Spitzfuß entwickelt sich langsam aufgrund der begleitenden Schwäche der Fußheber und als Kompensation der fortschreitenden Schwäche der Knie- und Hüftstreckmuskulatur. Die therapeutischen Maßnahmen entsprechen denen bei der Duchenne-Dystrophie. Auch hier sollte postoperativ auf eine frühfunktionelle Nachbehandlung unter dem Schutz von Orthesen geachtet werden (Fallbeispiel Abb. 3.8 a, b).

3.1.3 Der Spitzfuß bei anderen Formen der Muskeldystrophie

Zahlreiche andere Formen der Muskeldystrophien können ebenfalls mit einer Spitzfußdeformität einhergehen (Shapiro u. Bresnan 1982; Dubowitz 1989). Pathogenetisch besteht in der Regel ebenfalls ein Muskelungleichgewicht mit progredienter Abschwächung der Fußheber. Gleichzeitig dient die Wadenmuskelverkürzung zur Stabilisierung des Kniegelenkes. Typische Krankheitsbilder sind die Emery-Dreifuss-Muskeldystrophie, die sich erst im späten Jugendalter manifestiert und einen langsam progredienten Verlauf hat, die Gliedergürteldystrophie und die kongenitale Muskeldystrophie. Die Behandlungsgrundsätze entsprechen denen bei der Duchenne-Dystrophie. Besondere Vorsicht sollte man auch hier mit einer Wadenmuskelverlängerung bei allen grenzwertig gehfähigen Patienten walten lassen. Wenn der Wadenmuskel der einzige funktionierende Fortbewegungsmuskel ist, muss man die Indikation zu seiner Verlängerung sorgfältig überprüfen und darf besonders bei gleichzeitig vorliegender Kniestreckerschwäche keinesfalls bis zur Neutralstellung des oberen Sprunggelenkes korrigieren (Fallbeispiele Abb. 3.9).

Die myotone Dystrophie Curschmann-Steinert

Diese Dystrophie stellt eine Sonderform dar. Sie ist durch eine Kombination aus progredienter Muskelschwäche, Myotonie, Kataraktbildung, Kardiomyopathie, Gonadenatrophie und Intelligenzminderung gekennzeichnet (Shapiro u. Bresnan 1982; Dubowitz 1989).

Klinisches Bild und Diagnostik. Bei der klinischen Diagnose fällt die typische Facies auf. Die Diagnose wird durch das EMG, das EKG, die Muskelbiopsie und Genanalyse gesichert. Die Entwicklung von Spitzfüßen ist regelhaft von einer Fußheberparese begleitet, die durch den typischen Steppergang auffällt. Strukturelle Spitzfüße führen darüber hinaus zur Rekurvation des Kniegelenke und zur Vorverlagerung des Rumpfes. Eine Kompensation des Spitzfußes in eine Knickplattfußdeformität (Pes valgus ab equino) kommt ebenfalls nicht selten vor.

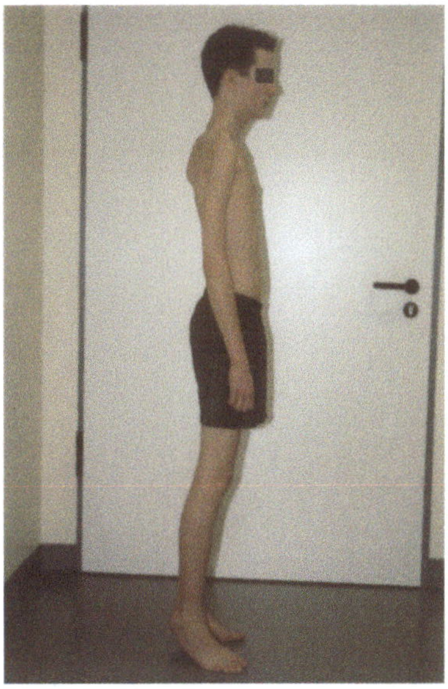

Abb. 3.9. Auch bei anderen Muskeldystrophien wie bei der Gliedergürteldystrophie ist die mögliche Notwendigkeit von Spitzfüßen zur Kniegelenkstabilisierung bei der Therapieplanung kritisch zu überprüfen (15-jähriger Patient mit Gliedergürteldystrophie)

Pathomechanik. Die Spitzfußdeformität stellt das Ergebnis eines Muskelungleichgewichts mit Ausfall der Fußheber und (weitgehender) Erhaltung der Plantarflektoren dar. Die Plantarflektoren zählen dabei zu den wichtigen Muskeln der Fortbewegung. Die geänderte Wachstumsdynamik mit fehlendem Dehnungsreiz der Wadenmuskulatur trägt zur Spitzfußentstehung bei. Die verbliebene Fußhebemuskulatur wird auf diese Weise weiter gedehnt, was ebenfalls zu ihrer Insuffizienz beiträgt (Fallbeispiele Abb. 3.10 a, b).

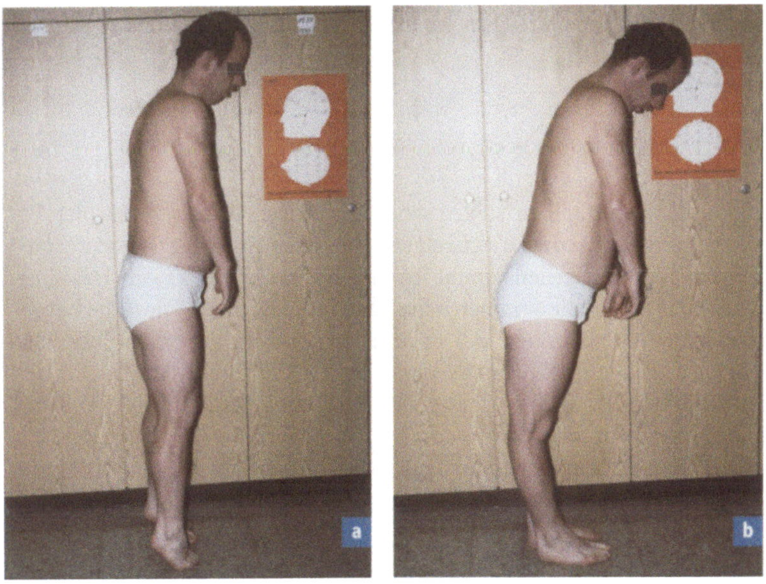

Abb. 3.10 a, b. Patienten mit myotoner Dystrophie vom Typ Curschmann-Steinert sind ebenfalls häufig von Spitzfüßen betroffen. Bei guter proximaler Muskulatur steht einer Operationsindikation nichts im Wege (Kompensationsmechanismen der Spitzfußstellung a und b)

Therapeutische Besonderheiten. Eine ausschließliche Fußheberparese kann konservativ durch die Ausstattung mit Fußheborthesen wirksam behandelt werden. Wegen der Gefahr einer zunehmenden Wadenmuskelverkürzung empfehlen wir auch in diesem Stadium zusätzliche Unterschenkelnachtlagerungsschienen.

Hinsichtlich einer evtl. einzuschlagenden operativen Therapie ist die Qualität des muskulären Widerstandes wichtig. Ein harter Widerstand (Anschlag) erfordert in der Regel die Verlängerung der Achillessehne, während ein federnder Widerstand eher durch eine intramuskuläre Verlängerung behandelt werden kann.

Beim reinen Fallfuß ohne begleitende Spitzfußdeformität kann die Fußheberersatzoperation indiziert sein, wenn ausreichend kräftige Transfermuskeln verfügbar sind. Typische Muskeln für einen Fußheberersatz sind der M. tibialis posterior und die langen Zehenbeuger. Leider sind die Mm. peronei meist zu schwach, um wirkungsvolle Fußhebefunktionen zu erfüllen. Bei der Verwendung von Muskeln, die das Chopart-Gelenk stabilisieren empfehlen wir stets die zusätzliche Chopart-Gelenksarthrodese. Sie bietet die Gewähr eines stabilen Fußes, der auch dann noch orthesen- bzw. schuhversorgbar bleibt, wenn die transponierte Muskulatur im Zuge der Grunderkrankung ausgefallen ist. Im Falle einer begleitenden Fußdeformität (Knick- bzw. Klumpkomponente) halten wir diesen zusätzlichen Eingriff für absolut erforderlich.

Die Wadenmuskulatur sollte auch bei diesem Krankheitsbild dosiert, d.h. maximal bis zur Neutralstellung des oberen Sprunggelenkes, im Zweifelsfalle eher etwas weniger, verlängert werden, um keinen Hackenfuß zu riskieren, der besonders bei gleichzeitiger Abschwächung der Kniestreckmuskulatur funktionell katastrophale Folgen haben kann (bleibende Gangverschlechterung bzw. Verlust der Gehfähigkeit). Wegen der Gefahr einer Überkorrektur raten wir deshalb von der perkutanen Achillessehnenverlängerung gleich welcher Technik eher ab.

Die Nachbehandlung kann bei alleiniger Weichteiloperation frühfunktionell mit abnehmbaren Unterschenkelgehgipsen für 5 Wochen und anschließender Unterschenkelorthesenversorgung mit Glenzackfeder und dorsalem Anschlag sein. Bei knöchernen Zusatzoperationen darf frühestens nach 4 Wochen belastet werden. Postoperativ ist eine Nachtlagerungsschienenversorgung bis zum Erreichen einer kräftigen aktiven Fußhebung sinnvoll (etwa 6 bis 9 Monate).

3.1.4 Der Spitzfuß bei spinaler Muskelatrophie

Spinale Muskelatrophien stellen eine Gruppe genetisch verursachter Erkrankungen dar, bei denen es zu einem progredienten Untergang von motorischen Vorderhornzellen kommt (Drennan 1983, Dubowitz 1989). Das klinische Bild ist durch die symmetrische Muskelatrophie und Schwäche besonders der Beine und mehr der proximalen Muskeln gekennzeichnet. Die Diagnose wird aus Laboruntersuchungen, EKG, EMG und Muskelbiopsien gestellt. Durch Sonographie lassen sich echogene Veränderungen der befallenen Muskulatur feststellen.

Nach dem funktionellen Bild kann man drei Krankheitstypen der spinalen Muskelatrophie unterscheiden:

- die schwere Form (Werdnig-Hofmann),
- die intermediäre Form,
- die milde Form (Kugelberg-Welander).

Die schwere Form (Werdnig-Hofmann)

Die Patienten können nicht frei sitzen. Die Kinder zeigen die typische Froschhaltung der Beine und haben Kau-Schluck- und Atemprobleme. Wegen des Risikos rezidivierender Atemwegsinfekte ist die Prognose eher ungünstig.

Die Spitzfüße entstehen durch ein Muskelungleichgewicht und die spontane Lagerung. Es ist lediglich eine symptomatische Therapie der Füße angezeigt (Schuhversorgbarkeit; Fallbeispiel Abb. 3.11).

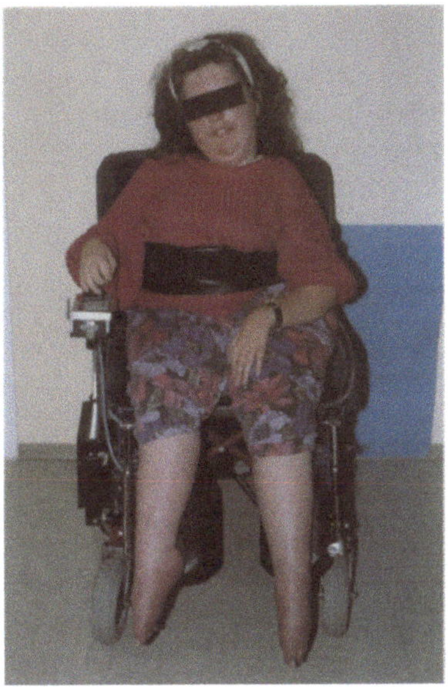

Abb. 3.11. Auch wenn die Patienten bei fortgeschrittener spinaler Muskelatrophie nur noch sitzfähig sind, sollten Spitzfüße stärkeren Ausmaßes korrigiert werden (15-jähriges Mädchen mit spinaler Muskelatrophie und unbehandelten Deformitäten)

Die intermediäre Form

Bei dieser Form sind die Patienten nicht in der Lage ohne Hilfe zu stehen, wenngleich sie frei sitzen können. Die Entwicklung von strukturellen Spitzfüßen resultiert auch hier aus dem Muskelungleichgewicht und der Schwerkraft. Daneben kommt es vielfach auch zu schweren Skoliosen. Die Therapie strukturellen Spitzfüße sollte beim Ziel einer passiven Aufrichtung operativ durch perkutane Achillessehnenverlängerung sein. Zusätzliche Deformitäten des Rückfußes sowie der proximalen Gelenke sind möglichst simultan mitzukorrigieren. Schwerste Deformitäten können eine zusätzliche knöcherne Operation erfordern. Zur Rezidivprophylaxe empfehlen wir Sehnentransfers sowie Nachtlagerungsorthesen.

Die milde Form (Kugelberg-Welander)

Bei dieser milden Form bleiben die Patienten bis ins Erwachsenenalter hinein gehfähig, wenngleich Einschränkungen beim Treppensteigen und Rennen bestehen. Das Risiko von Spitzfüßen ist weniger ausgeprägt als bei den vorhergehenden Formen. Primär ist bei funktionellen Einschränkungen ein konservativer Behandlungsversuch mit Orthesen gerechtfertigt. Nur beim Scheitern oder bei Progredienz kommen operative Maßnahmen in Frage. Auch hier sollte man postoperativ Funktions- und Nachtlagerungsschienen verordnen.

3.1.5 Der Spitzfuß bei hereditären sensomotorischen Neuropathien (HSMN)

Definition und Klassifizierung. Der Begriff der hereditären sensomotorischen Neuropathien beschreibt eine heterogene Gruppe vererbbarer Erkrankungen mit typischen distalen motorischen und sensiblen Störungen (Drennan 1983; Mortier 1994; Dubowitz 1989).

Nach Dyck und Lambert werden verschiedene Typen unterschieden:

Typ I: Demyelinisierende (hypertrophe) Form, autosomal-dominant vererbt mit charakteristischer Verzögerung der Nervenleitgeschwindigkeit und typischen histologischen Veränderungen der Myelinscheide (hypertrophe Form der Charcot-Marie-Tooth-Erkrankung).

Typ II: Neuronale (axonale) Form, autosomal-dominant vererbt mit neuronaler Atrophie, kaum Verzögerung der Nervenleitgeschwindigkeit;

Typ III: Demyelinisierende Form, autosomal-rezessiv vererbt, Dejerine-Sottas-Erkrankung; schwerer Verlauf.

Bezüglich der Ätiologie und Pathogenese möchten wir auf das ausführliche Kapitel in Döderlein et al. (2000: „Der Hohlfuß") verweisen.

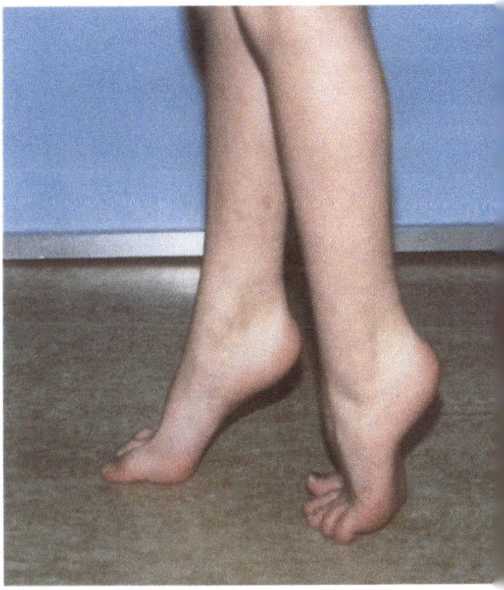

Abb. 3.12. Bei hereditären sensomotorischen Neuropathien kommen ebenfalls Spitzfüße in den Anfangsstadien nicht selten vor. Wenn sie diagnostisch abgeklärt sind, empfehlen wir bei ausgeprägten Deformitäten die operative Korrektur und anschließende Orthesenversorgung (7-jähriger Junge mit HSMN)

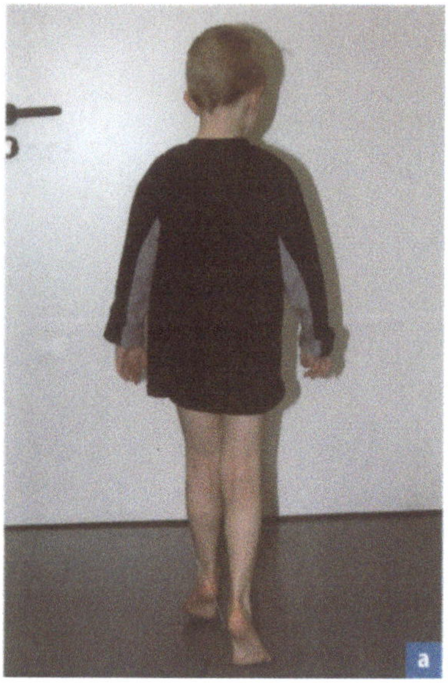

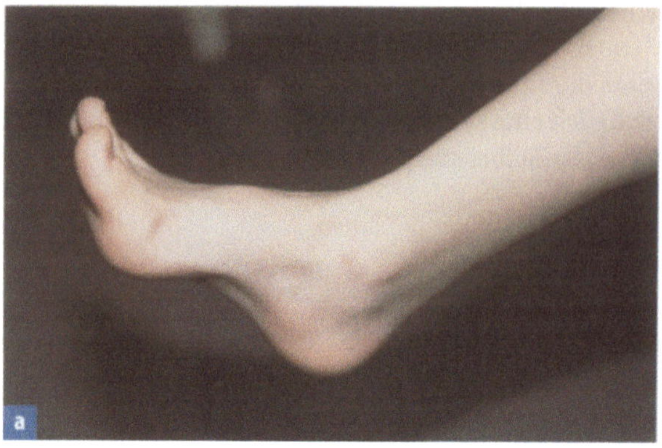

Abb. 3.13 a, b. Bei diesem 6-jährigen Jungen wurde zunächst ein habitueller Zehenspitzengang diagnostiziert. Die weitere Abklärung deckte einen Reflexausfall im Bereich beider Beine und eine Kraftminderung der Fußheber auf, so dass die Verdachtsdiagnose einer sensomotorischen Neuropathie besteht

Ätiologie und Diagnostik. Innerhalb der einzelnen Gruppen tritt die Erkrankung in unterschiedlichen Schweregraden auf. Gemeinsame klinische Kennzeichen sind die progrediente distale Muskelschwäche sowie verminderte/aufgehobene Reflexe (Fallbeispiel Abb. 3.12 und 3.13 a, b).

Die Ätiologie und Pathogenese der Fußdeformitäten ergibt sich aus dem Befall der Muskulatur und der veränderten Belastung durch die unphysiologische Gelenkstellung (Näheres s. Döderlein et al. 2000: „Der Hohlfuß"). Die Abschwächung der Fußhebemuskulatur führt zur reaktiven Verkürzung des Wadenmuskels. Während Hohlfüße die bevorzugte Fußdeformität dieser Erkrankungsgruppen in den späteren Stadien darstellen, können insbesondere in den frühen Stadien auch Spitz- und Spitzknickfüße vorkommen (s. Döderlein et al. 2002). Man sollte deshalb bei Kindern, die spitzfüßig gehen – besonders wenn die Eigenreflexen fehlen – immer an diese Möglichkeit denken und neben Muskeltests eine neurologische Basisuntersuchung durchführen lassen. Die Familienanamnese kann weitere wichtige Hinweise geben. Die klinische Diagnostik wird durch neurophysiologische Untersuchungen (EMG, NLG) und ggf. durch eine Nervenbiopsie gestützt.

Therapeutische Besonderheiten. Therapeutisch sind bei redressierbarem Spitzfuß konservative Maßnahmen (krankengymnastische Dehnungen, ggf. Gipse oder/und Botulinumtoxin A sowie anschließend Unterschenkelnachtlagerungsschienen ausreichend). Eine evtl. begleitende Fußheberparese erfordert die Orthesenversorgung oder bei entsprechenden Voraussetzungen die motorische Ersatzoperation, ggf. kombiniert mit einer Stabilisierung des Rückfußes(Chopart-Arthrodese). Wegen der Progredienz der Grunderkrankung darf aber nicht mit einer dauerhaften Funktionsverbesserung gerechnet werden. Die Fußheberersatzoperation hat die wichtige Zusatzfunktion einer Deformitätsprophylaxe, da sie die pathologisch überaktive Muskulatur ausschaltet (besonders den M. tibialis posterior). Aufgrund eigener negativer Erfahrungen raten wir dringend von einer gleichzeitigen zu großzügigen Wadenmuskelverlängerung ab. Es sollte höchstens die Neutralstellung im oberen Sprunggelenk angestrebt werden.

Langfristig bleiben die meisten Patienten wegen der Fußheberschwäche auf Orthesen oder orthopädische Schuhe angewiesen. Junge Damen pflegen dennoch trotz ausgeprägter Muskelschwäche eher Kaufschuhe zu tragen.

Wegen der Progredienz der Erkrankung ist der Patient bzw. seine Eltern auf eine mögliche allmähliche Verschlechterung hinzuweisen. Jährliche Verlaufskontrollen zumindest bis zum Abschluss des Wachstums sind ebenfalls ratsam. Ohne vorausgehende muskelbalancierende Operationen wird sich in der Mehrzahl der Fälle im weiteren Verlauf aus dem Spitzfuß eine Hohlfußdeformität entwickeln (Shapiro und Bresnan 1982).

3.1.6 Der Spitzfuß bei der Spina bifida (MMC)

Die Spina bifida (Myelomeningozele) entspricht einer partiellen oder kompletten Querschnittslähmung aufgrund einer angeborenen Fehlbildung der Wirbelsäule und des Rückenmarkes, die sich auf verschiedenen Höhen manifestieren kann. Abhängig von der Lähmungshöhe können sich unterschiedliche Fußdeformitäten neben anderen schwerwiegenden Deformitäten des Bewegungsapparates (Wirbelsäule, Hüft- und Kniegelenke) ausbilden. Die Patienten sind zusätzlich wegen der fehlenden Sensibilität sowie häufiger urologischer und neurologischer Begleitprobleme auf eine lebenslange interdisziplinäre Betreuung angewiesen.

Inzidenz der Deformität. Bei der angeborenen Querschnittslähmung zeigt diese Deformität im Bezug auf die Häufigkeit eine charakteristische Verteilung in Abhängigkeit vom Lähmungsniveau. Frawley et al. gaben 1998 die Häufigkeit von Spitzfußdeformitäten bei Patienten mit Myelomeningozele folgendermaßen an. Als Spitzfüße wurden von ihnen neben der reinen Deformität auch Fußdeformitäten mit überwiegender Spitzfußkomponente (Pes equinovarus und Pes equinovalgus) eingereiht (untersucht wurden 174 Kinder).

Fußdeformitäten bei der Spina bifida (Frawley 1998)
Thorakales und hochlumbales Lähmungsniveau: 51% Spitzfüße, 28% Hackenfüße, 10% Knick- oder Klumpfüße; 11% ohne Deformität;
Lähmungsniveau bei L4: 31% Spitzfüße, 38% Hackenfüße, 19% Knick- oder Klumpfüße; 12% ohne Deformität;
Lähmungsniveau bei L5: 22% Spitzfüße; 37% Hackenfüße, 28% Knick- oder Klumpfüße; 13% ohne Deformität;
Lähmungsniveau bei S1: 17% Spitzfüße, 19% Hackenfüße; 17% Knick- oder Klumpfüße; 47% ohne Deformität.

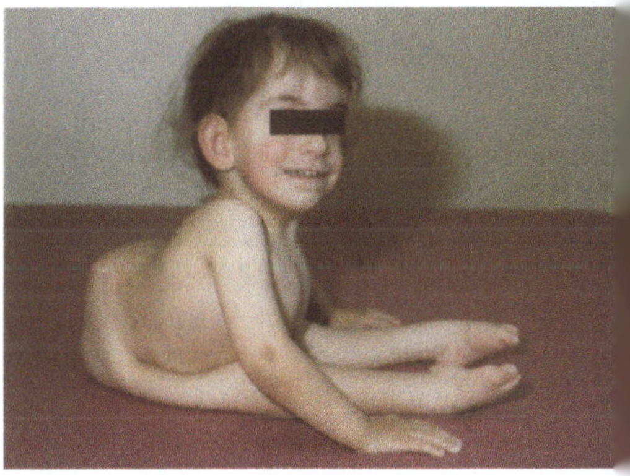

Abb. 3.14. Bei thorakalen Lähmungen und Spina bifida treten ausgeprägte Spitzfußdeformitäten nicht selten auf (3-jähriges Mädchen, begleitender schwerer Gibbus der Wirbelsäule)

Zusammenfassend ist die Häufigkeit von Spitzfüßen umso größer, je höher das Lähmungsniveau ist (Fallbeispiel Abb. 3.14).

Schafer und Dias (1983) gaben unter 256 Füßen eine Inzidenz von 30 Spitzfüßen und 89 Hackenfüßen an.

Frischhut et al. (2000) stellten fest, dass die Spitzfußdeformität bei den thorakalen Lähmungen am häufigsten auftritt (55%), bei den tieflumbalen und sakralen Lähmungen dagegen der Hackenfuß überwiegt (34%).

Pathogenese. Das lähmungsbedingte Muskelungleichgewicht stellt nur einen Teilaspekt bei der Entstehung dieser Deformitäten dar. Die Fehlbelastung beim Stehen und Gehen, die Schwäche und Deformitäten übergeordneter Gelenke, die fehlende sensorische Rückmeldung und das Wachstum sind wichtige zusätzliche Komponenten der Deformitätsentstehung. Beim Spitzfuß kann auch eine in vielen Fällen zusätzlich vorliegende spastische Lähmungskomponente mitverantwortlich sein. Die rigiden Spitzfüße bei höherer Lähmung weisen darüber hinaus eine arthrogryposeartige Komponente auf. Schafer und Dias (1983) sahen die Spitzfußdeformität besonders

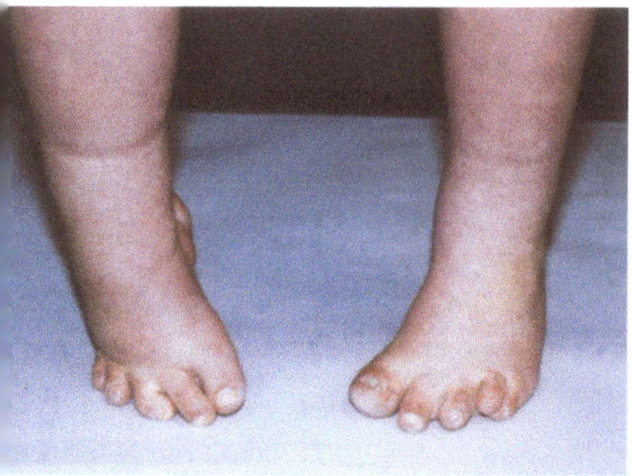

Abb. 3.15. Bei tieferen Lähmungen stellen Spitzfüße häufige Komplikationen fehlgeschlagener Korrekturversuche von Klumpfüßen dar (14-jähriger Junge, 3-mal voroperiert, Lähmungsniveau bei L5)

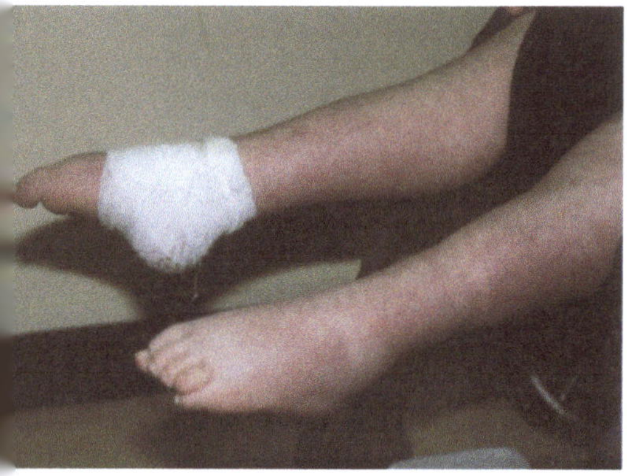

Abb. 3.16. Gerade bei der Spina bifida bestehen durch Spitzfüße erhöhte Gefährdungen, Druckulzera zu entwickeln (19-jähriges Mädchen mit Lähmungsnivea L4 und schweren kontrakten Spitzfüßen)

bei hochlumbalen und thorakalen Lähmungen und bezeichneten sie als erworbene Deformität. Wegen der Lähmungshöhe kommt in diesen Fällen ein Muskelungleichgewicht als pathogenetischer Faktor eher nicht in Frage. Frischhut sieht die Schwerkraft im Liegen als zusätzliches auslösendes Agens an. Der Spitzfuß kann nach unseren Erfahrungen seine Ursachen auch in einer Restdeformität nach Klumpfußkorrektur haben.

Klinisches Bild und funktionelle Auswirkungen. Das klinische Bild ist durch eine mehr oder weniger rigide Rückfuß- (und Vorfuß)spitzfußstellung mit oder ohne Begleitdeformität gekennzeichnet (Abb. 3.15). Eine willkürliche Aktivität der Fußmuskulatur kommt nur beim tieflumbalen Lähmungsniveau vor. Funktionell ergeben sich bei höhergradiger Deformität massive Probleme mit der Schuhversorgbarkeit, die auch bei fehlender Stehfähigkeit angestrebt werden sollte (Abb. 3.16).

Therapeutische Besonderheiten. Da die plantigrade Fußstellung Voraussetzung für die Rehabilitation einer jeden Lähmungshöhe sein muss, halten wir jede stärkere Spitzfußkontraktur beim Spina-bifida-Patienten für therapiebedürftig (Broughton und Menelaus 1998). Nur die leichtgradigen Formen können schuhtechnisch befriedigend versorgt werden (Unterschenkelorthesen, Innenschuhe oder orthopädische Schuhe). Allerdings droht damit wieder die Gefahr von Druckstellen. Immer sollte ein entsprechender Spitzfußausgleich in den Schuh bzw. in die Orthese eingebaut werden. Bei einseitigem Befund muss auf der Gegenseite in der Regel ebenfalls ein Längenausgleich angebracht werden.

Die Mehrzahl der Spitzfüße bei der Spina bifida ist operativ anzugehen, wobei wir wegen der Rezidivgefahr bei fehlender Willkürmotorik ebenso wie Schafer und Dias sowie Frischhut ein großzügiges Vorgehen empfehlen würden. Nur die Resektion der Achillessehne, ggf. auch der langen Zehenbeuger in Verbindung mit einer Kapsulotomie des oberen Sprunggelenkes vermag dauerhaft zu korrigieren. Bei zusätzlichem Vorfußspitzfuß sollte der Achillessehnenoperation die Ablösung der Plantaraponeurose nach Steindler vorausgehen. Bei allen knöchernen Hindernissen (z. B. vorderer Anschlag im oberen Sprunggelenk), wie sie besonders häufig als Restzustände nach unzureichender Primärkorrektur von Klumpfüßen auftreten, genügt die weichteilige Korrektur nicht (Abb. 3.16). Hier ist abhängig von Alter eine peritalare Arthrolyse (bis etwa zum 6. bis 7. Lebensjahr) bzw. später die Astragalektomie anzuschließen. Bei strukturellen Spitzfüßen gehfähiger Patienten kann die Lambrinudi-Arthrodese wertvolle Dienste leisten. Wir können uns hinsichtlich der postoperativen Ruhigstellung nicht den Autoren Schafer und Dias anschließen, die eine Gipsruhigstellung in maximaler Dorsalflexion empfehlen. Wegen der Gefahr von irreversiblen Hackenfüßen würden wir die Einstellung in Neutralstellung bevorzugen. Durch eine radikale Spitzfußoperation kann ein Hackenfuß entstehen, der dann ebenfalls therapiert werden muss (s. Kap. 4 und 5 zum Hackenfuß). Postoperativ ist im Wachstumsalter die Nachtschienenversorgung und bei gehfähigen Patienten auch die Anpassung von Funktionsorthesen notwendig. Die Druckstellengefahr muss immer berücksichtigt werden.

3.1.7 Der Spitzfuß bei der Arthrogryposis multiplex congenita

Der Begriff Arthrogryposis multiplex congenita ist ein Sammelname für eine Vielzahl verschiedener Störungen, denen verminderte fetale Bewegungen mit Gelenkeinsteifung und Muskelatrophie gemeinsam sind (Staheli 1998).

Die klassische Arthrogrypose wird auch als Amyoplasia congenita bezeichnet. Der Begriff Arthrogrypose stammt von Rosenkranz (1905). Schanz

(1897) bezeichnete die Erkrankung als multiple kongenitale Kontrakturen (zit. nach Herring 2002).

Stern schlug 1923 den Begriff der Arthrogryposis multiplex congenita vor.

Ätiologie und Pathogenese. Die Ursache der Gelenkeinsteifungen wird im Mangel fetaler Bewegungen gesehen (Staheli u. Hall 1998). Die eigentliche Ursache stellen Störungen der motorischen Vorderhornzellen und der peripheren Innervation dar. Die Zahl der Vorderhornzellen ist vermindert, die Hinterhörner sind dagegen unauffällig (normale Sensibilität). Allerdings gibt es auch Hinweise auf eine vaskuläre Genese. Die fehlende Muskelentwicklung ist Folge der mangelhaften Innervation. Im Tierversuch konnte durch Curaregabe bzw. Virusinfektionen trächtiger Tiere ein arthrogryposeartiges Bild bei den Feten erzeugt werden (Staheli 1998).

Die Folge der Störung sind atrophe Extremitäten, Gelenkfibrosierungen und eine mangelhafte Gelenkentwicklung, fehlende Hautfalten über den Gelenken sowie ein Ersatz des Muskelgewebes durch Fett.

Inzidenz. Die Arthrogrypose als Syndrom tritt bei 1/3000 Lebendgeburten, die reine Amyoplasia congenita bei 1/10 000 Lebendgeburten auf (Staheli 1998; Herring 2002).

Klinisches Bild. Die betroffenen Kinder zeigen das typische Bild symmetrischer Kontrakturen an Armen und Beinen (Fallbeispiel Abb. 3.17 a, b).

Man kann eine stärker betroffene Form mit Befall der gesamten Arm- und Beingelenkkette von einer mehr distalen Parese unterscheiden. Klassisch ist eine beidseitige Ellbogenstreckung und Handgelenksbeugung. An den unteren Extremitäten herrscht die Beugestellung der Hüft- und Kniegelenke mit ausgeprägten Fußdeformitäten vor. Bei der distal betonten Form werden verschiedene Untertypen unterschieden (s. Herring 2002).

▸ The severest deformities occur in the foot. Contractures are stiff and resistant, and, despite the best surgical treatment, to recur with growth (Drummond et al. 1974).

Bei den nahezu stets vorkommenden Fußdeformitäten stellt der Klumpfuß die häufigste Form dar. Weitaus seltener ist der Talus verticalis. Wenn der Spitzfuß als Restdeformität einer unzureichenden Klumpfußfehlstellung anzusehen ist, tritt er nicht selten auf. Der reine kontrakte Spitzfuß ohne Vorbehandlung ist bei der Arthrogrypose hingegen eher selten (Herring 2002).

Therapeutische Besonderheiten. Die Behandlung der Fußdeformitäten ist in den Gesamtbehandlungsplan zu integrieren. Ziel sollte eine plantigrade, gut schuhversorgbare Fußstellung ohne Druckstellengefahr sein. Ganz im Gegensatz zur anatomischen Form ist eine gute Beweglichkeit wegen der Grunderkrankung kaum jemals erreichbar (Staheli 1998). Die Therapie besteht in den meisten Fällen in einer ausgedehnten Freilegung des Rückfußes mit Resektion der verkürzten Sehnen und Gelenkkapseln. Bei ausgeprägter Deformierung des oberen Sprunggelenkes, wie man sie in der Regel nach unzureichender Klumpfußvorbehandlung sieht, kann nach unserer Erfahrung nur durch die Weichteillösung der dorsalen und plantaren Strukturen in Kombination mit einer Astragalektomie eine plantigrade Fußstellung erreicht werden (Fallbeispiel Abb. 3.18 a, b).

Die auf diese Weise reduzierte Weichteilspannung erleichtert den Hautverschluss. Ein Rezidiv der Spitzfußstellung nach Astragalektomie hat seine Ursache in verbliebener Aktivität der Plantarflektoren und der intrinsischen Fußmuskeln. Die Therapie besteht dann in einer neuerlichen Sehnenresek-

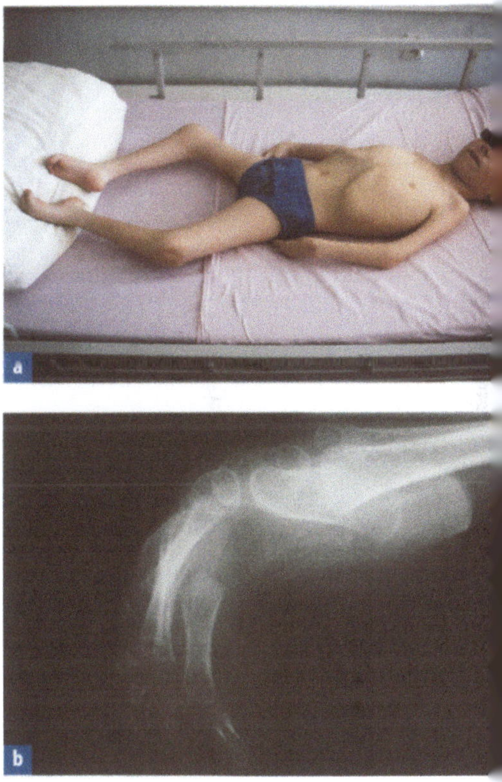

Abb. 3.17 a, b. Bei diesem 8-jährigen Jungen mit Arthrogrypose sind die typischen Kontrakturen symmetrisch über beide Beine und beide Arme verteilt. a Die Behandlung der Spitzfüße stellt nur einen Teilaspekt im Gesamtbehandlungsplan dar. b Radiologisch finden sich extremste Kombinationsspitzfüße mit Rückfuß- und Vorfußanteil

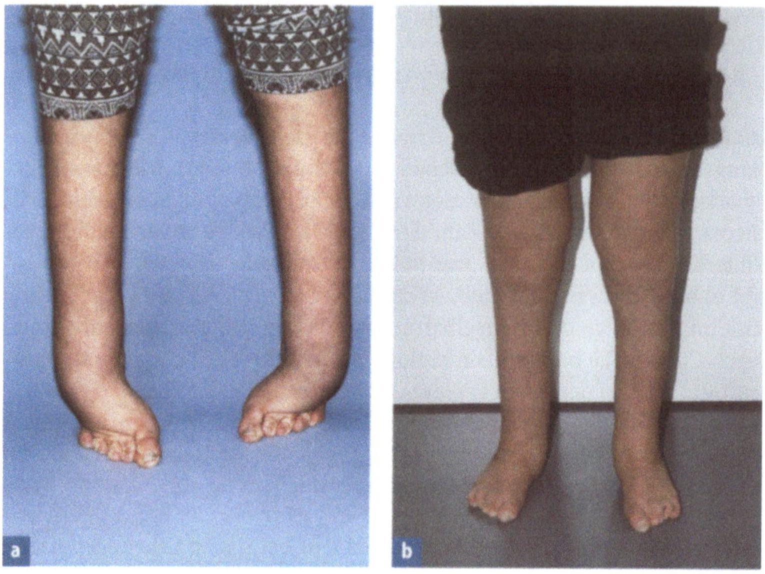

Abb. 3.18 a, b. Bei dieser Patientin mit schwersten kontrakten Spitzfüßen auf Grund einer Arthrogrypose konnte nur durch die Astragalektomie und Fusion der Rückfußgelenke eine langfristig befriedigende Situation geschaffen werden

tion und ggf. der Entnahme eines dorsalen Keiles aus der Fußwurzel (etwa ab dem 8. Lebensjahr; Drummond et al. 1974). Bei Jugendlichen und Erwachsenen, die funktionell gut an eine Spitzfußstellung adaptiert sind (Orthoprothesenversorgung), muss die Indikation zur Operation kritischer gestellt werden.

Postoperativ ist im Wachstumsalter die Innenschuh- oder Unterschenkelorthesenversorgung obligat.

3.1.8 Der Spitzfuß nach peripherer Nevenschädigung (posttraumatisch, toxisch, degenerativ, entzündlich)

Unter den peripheren Nervenschädigungen führt die Schädigung des N. peroneus communis häufig zur Spitzfußdeformität. Der Ort der Schädigung kann dabei auch proximal im Bereich des N. ischiadicus lokalisiert sein (hüftnahe Frakturen, Operationen, intramuskuläre Injektionen).

Die Schädigung des N. peroneus communis tritt am häufigsten als Druckschädigung im Bereich der proximalen Fibula auf (Patten 1998)). Selbst relativ geringe Druckeinwirkungen wie längeres Sitzen an einer Stuhlkante können bereits eine Parese verursachen. Die unsachgemäße Anlage von Unterschenkelgipsen ohne Polsterung oder die Druck- oder Dehneinwirkung von Schienen stellen eine ebenfalls häufige Ursachen dar. Schließlich kann der Nerv auch durch traumatische Kniegelenksverletzungen (Luxationen), Operationen (Schrock 1969) oder Ganglien (Stack 1965) in Mitleidenschaft gezogen werden.

Daneben führen Allgemeinerkrankungen wie ein Diabetes mellitus oder Kollagenosen zu erhöhter Anfälligkeit des Nerven gegenüber Schädigungen.

Klinisches Bild. Pandey (2003) gibt einen eleganten Test an, wie man eine Ischiadikusschädigung von einem Wurzelschaden unterscheidet: Bei einer Wurzelschädigung ist das Lasegue-Manöver positiv, bei einer Ischiadikusschädigung kann ein Schmerz beim Heben des gestreckten Beines und Innenrotation des Beines provoziert werden, in Außenrotation lässt der Schmerz nach.

Abb. 3.19. Bei schwerer peripherer Nervenschädigung können sich ausgeprägte Spitzfußdeformitäten entwickeln (76-jährige Patientin mit iatrogener Fußheberlähmung nach Kniegelenksarthrodese)

Das klinische Bild ist durch eine Fußheberschwäche bzw. -lähmung gekennzeichnet (Fallbeispiel Abb. 3.19). Bei kompletter Parese sind neben den Fußhebemuskeln auch die Pronatoren (M. peroneus longus und brevis) ausgefallen. Bei der klinischen Diagnostik prüft man die Kraft der entsprechenden Bewegungen aus der Neutralstellung heraus. Zusätzlich sollten auch die sensiblen Versorgungsgebiete des N. peroneus superficialis und profundus untersucht werden, wobei die sensiblen Ausfälle geringer sein können als die motorischen. Neurophysiologische Zusatzuntersuchungen vermögen das Ausmaß und die Lokalisation der Schädigung näher einzugrenzen und das Regenerationsvermögen abzuschätzen (NLG und EMG, ggf. auch evozierte Potentiale; Abb. 3.20 a, b):

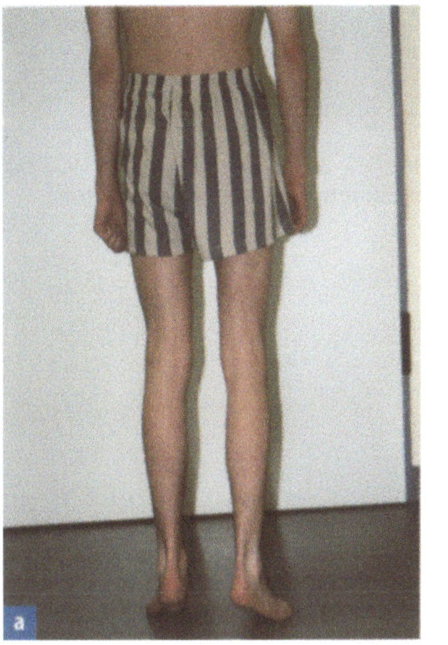

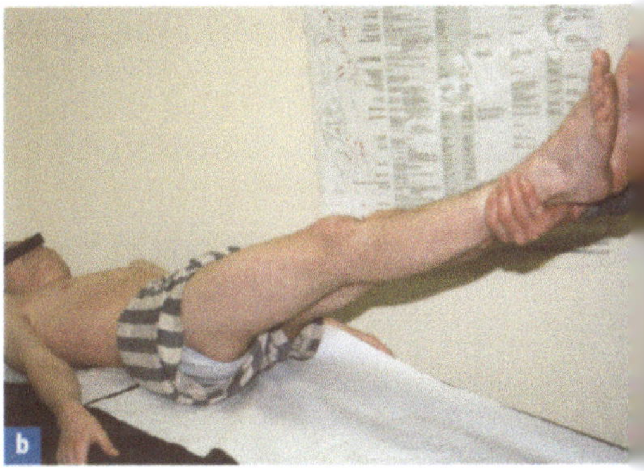

Abb. 3.20 a, b. Beginnend struktureller Spitzfuß bei einem 16-jährigen Jungen mit tomographisch gesichertem Bandscheibenvorfall zwischen L4 und L5. Die Spitzfußstellung wird zur Entlastung der Nervenwurzel eingenommen, gleichzeitig erkennt man das sogenannte Brettzeichen (Hüftlendenstrecksteife = beim Anheben der Beine wird das Becken mitstabilisiert)

Therapeutische Besonderheiten. Bei einer akuten Schädigung des Nerven durch Verletzungen kann die neurochirurgische Exploration und Naht bzw. die Dekompression indiziert sein. Eine längerbestehende Parese (über 1 Jahr) ohne neurophysiologische Anzeichen der Erholung erfordert die konservative oder operative Therapie. Wichtig ist bei allen – auch bei frischen – Schädigungen die funktions- und lagerungsorthetische Versorgung (Fußheberorthese) zur Vermeidung sekundärer struktureller Deformitäten aufgrund des Muskelungleichgewichtes (Spitzfuß oder Spitz-Klumpfuß-Entwicklung) und zum Schutz der paretischen Muskulatur vor Überdehnung.

Die permanente Peroneusparese erfordert die Korrektur eines evtl. strukturellen Spitzfußes und den dauernden Einsatz einer Fußheberorthese bzw. die Durchführung einer Fußheberersatzoperation. Bei einer ausschließlichen Schädigung der Fußheber (N. peroneus profundus) können gut funktionierende Peroneusmuskeln oder der M. tibialis posterior zum Transfer herangezogen werden (Hove u. Nielsen 1998). Eine Instabilität des Chopart-Gelenkes kann die gleichzeitige Talonavicular- oder Chopart-Gelenksarthrodese notwendig machen. Bezüglich der genauen Technik dürfen wir auf Kap. 6 verweisen.

3.1.9 Der Spitzfuß nach einer Poliomyelitis

Infolge wirksamer Schluckimpfungsprogramme ist die Poliomyelitis auch in den Entwicklungsländern selten geworden (Abb. 3.21). Die Krankheit ist als Kinderlähmung bekannt, obwohl Erwachsene mit 15mal höherer Wahrscheinlichkeit erkranken und auch eine höhere Mortalität aufweisen. Das Virus wird in der Regel durch verunreinigtes Trinkwasser übertragen. Auch im Gefolge einer Schutzimpfung kann sich eine Poliomyelitis entwickeln (sog.

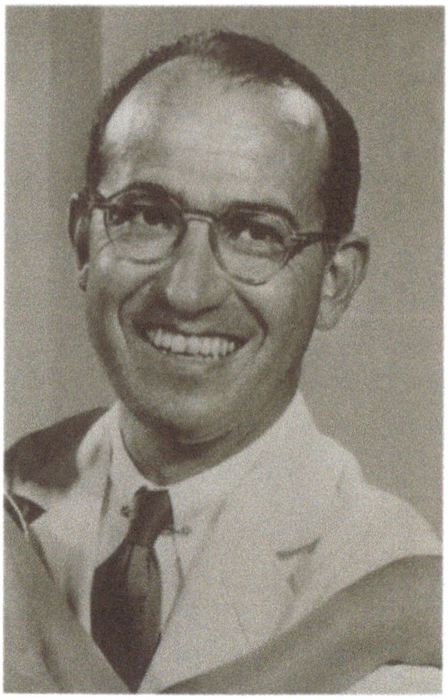

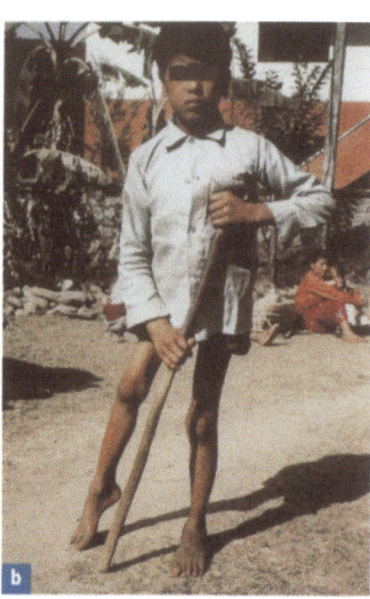

Abb. 3.21. Jonas Salk entwickelte 1952 in Pittsburgh den ersten Polioimpfstoff

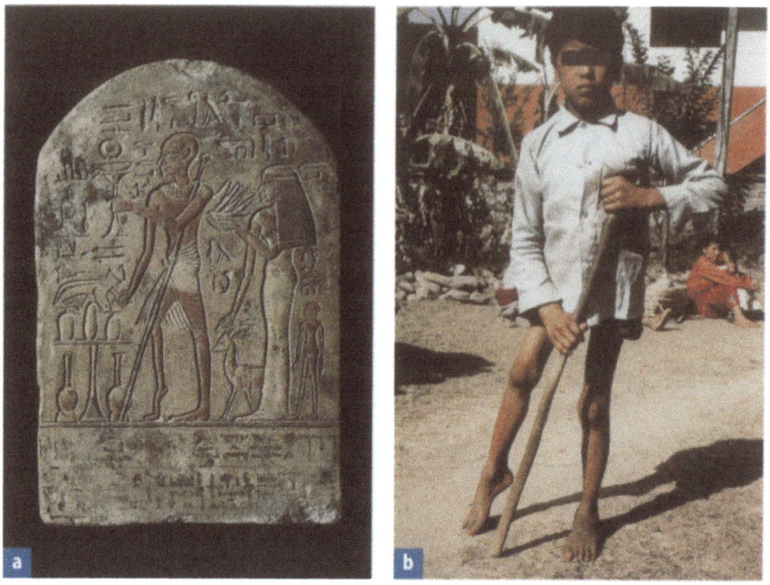

Abb. 3.22 a, b. Der Spitzfuß durch Poliomyelitis wurde bereits im Altertum dargestellt (Türsteher auf einer Tontafel abgebildet, 1400 v. Chr., Ny Carlsberg Glyptothek, Kopenhagen). Einen ähnlichen Mechanismus zur Stabilisierung des gelähmten Beines finden wir auch heute bei diesem Patienten aus Nepal mit Poliolähmung des rechten Beins

Impfpolio). Etwa drei Wochen nach einer akuten Virusinfektion der oberen Atemwege entwickeln sich Myalgien, Parästhesien und das Bild einer leichten Meningitis. Vier bis fünf Tage später treten Schwäche und starke Krämpfe der betroffenen Muskeln auf. Dabei handelt es sich überwiegend um Muskeln, die von derselben Motoneuronengruppe innerviert werden. Bei schweren Verläufen kann es auch zum Befall der Atemmuskulatur mit Intensivpflichtigkeit kommen.

Nach der Akutphase, die etwa 9 bis 10 Tage dauert schließt sich eine Rekonvaleszenzphase für bis zu 2 Jahre an. Die darauf folgende chronische Phase zeigt das Vollbild der Defektheilung mit Muskelschwäche, Deformitäten und Funktionseinschränkungen.

Nach Drennan (1992) zeigt die Lähmung eine große Variabilität in der Anzahl und dem Schweregrad der betroffenen Muskeln. Muskeln, die im Rückenmark längere Vorderhornzell-Säulen besitzen, sind eher geringer betroffen als solche mit kurzen Säulen. Am Fuß ist der M. tibialis anterior der am häufigsten befallene Muskel.

Die Poliomyelitis war im 19. und in der ersten Hälfte des 20. Jahrhunderts die häufigste neurologische Erkrankung. Fußdeformitäten traten bei fast allen Patienten auf und der Spitzfuß stellte die Hauptdeformität dar. Er trat entweder als reiner Spitzfuß auf oder er war eine wichtige Teilkomponente eines Klump- oder Knickplattfußes.

Die älteste Darstellung eines poliomyelitischen Spitzfußes treffen wir auf einer Grabplatte aus Ägypten an, die im vierzehnten Jahrhundert vor Christus entstand. Sie stellt einen gelähmten Tempeldiener dar. Die Verwendung eines Stockes am Körper ist als typische Kompensation der ausgefallenen Beinfunktion zu deuten und kann bei entsprechender Lähmung auch heute noch gefunden werden (Abb. 3.22 a, b).

Jakob von Heine (1800–1879) war einer der Erstbeschreiber der nach ihm benannten Krankheit (Heine-Medin-Erkrankung). In seinem Werk schildert er die Entstehungsweise und Therapie poliomyelitischer Spitzfüße (Abb. 3.23 a). Angesichts der zu damaliger Zeit recht beschränkten therapeu-

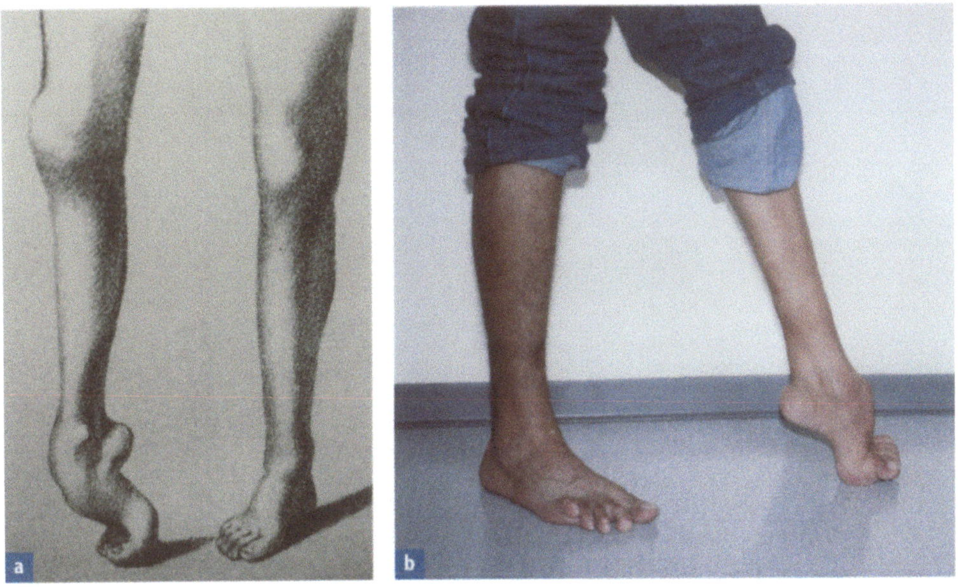

Abb. 3.23 a, b. Der schwere Poliohohlspitzfuß wurde bereits von Heine 1860 treffend dargestellt. Er begegnet uns in vergleichbarer Ausprägung heute seltener (45-jähriger Patient mit Poliolähmung des linken Beins)

tischen Möglichkeiten (subkutane Tenotomie, orthopädische Apparate und Massagen) stellten die berichteten „Heilungen" eine beachtliche Leistung dar.

Pathogenese. Das lähmungsbedingte Muskelungleichgewicht und die Einwirkung der Schwerkraft stellen die hauptsächlichen Deformierungsmechanismen dar. Ohne Therapie werden das Wachstum und die Schub- und Scherkräfte die Deformität weiter unterstützen.

Klinische Diagnostik. Der poliomyelitische Spitzfuß resultiert aus der Lähmung der Fußhebemuskeln. Eine funktionell erforderliche Spitzfußstellung kann sich aber auch bei einer begleitenden Quadrizepsparese entwickeln. Der Spitzfuß ist in diesen Fällen als Bedarfs- oder Erfordernis-Spitzfuß zu deuten. Seine Behandlung muss im Zusammenhang mit der Funktion der gesamten Extremität gesehen werden. Die Diagnostik wird in erster Linie klinisch sein. Die Messung der Bewegungsumfänge sowie der Kraft der Beinmuskeln gehörte zum Standardrepertoire des „klassischen" Orthopäden. Dabei ist zu berücksichtigen, dass die manuelle Abschätzung der Muskelkraft Fehlerquellen in sich birgt, auf die Perry (1992) hingewiesen hat. Die Kraftgrade 4 und 5 lassen sich auch von erfahrenen Untersuchern nur schwer trennen. In der Regel wird die Kraft eines paretischen Muskels überschätzt. Beasley (1961) stellte fest, dass eine objektiv mit einem Dynamometer gemessene Kraft zwischen 54 % (Quadrizeps), 65 % (Hüftstrecker) und 81 % (Wadenmuskel) vom Untersucher als normal befundet wurde. Die Wadenmuskelkraft sollte im Einbeinzehenstand und nicht durch manuellen Widerstand gemessen werden. Sharrard (1953) kam zu ähnlichen Ergebnissen, bei denen er herausfand, dass erst nach einem Untergang von mehr als 50 % der motorischen Vorderhornzellen eine klinische Kraftminderung festzustellen war. Eventuelle zusätzliche Untersuchungen betreffen den Grad der muskulären Parese über neurophysiologische Techniken (EMG und NLG). In seltenen Fällen kann man durch CT oder NMR-Untersuchungen das Ausmaß der muskulären Parese abschätzen (Falbeispiel Abb. 3.24 a, b).

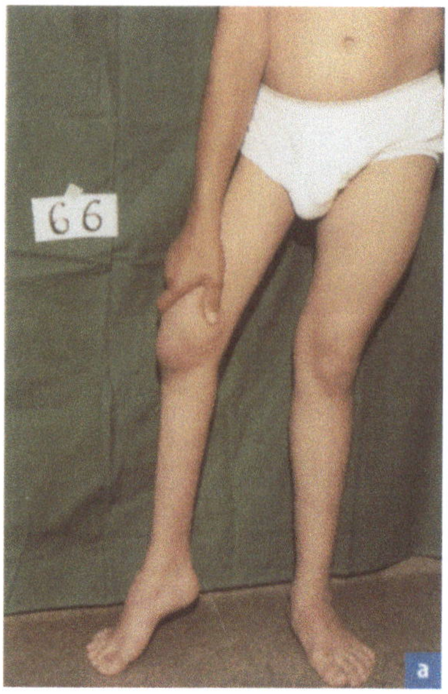

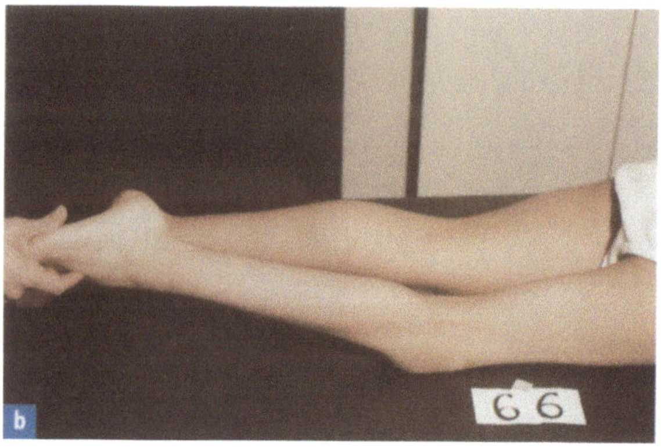

Abb. 3.24 a, b. Besonders ungünstig ist eine Spitzfußkontraktur in Verbindung mit einer Kniebeugekontraktur. Bei diesem 12-jährigen Jungen besteht eine absolute Operationsindikation mit der anschließenden Orthesenversorgung des rechten Beins

Therapeutische Besonderheiten. Die Auswahl der Therapie hat sich an den lokalen und allgemeinen Gegebenheiten zu orientieren. Eine evtl. gleichzeitig bestehende Beinverkürzung sollte kein Hindernis für eine ausreichende Korrektur sein. Allerdings wird der Patient postoperativ eine Orthesen- oder Schuhversorgung mit entsprechendem Verkürzungsausgleich benötigen. Der strukturelle Spitzfuß erfordert die perkutane oder offene wohldosierte Achillessehnenverlängerung, die bei gleichzeitiger Kniestreckerschwäche nicht ganz bis zur Neutralstellung des oberen Sprunggelenkes korrigiert werden sollte. Bei einer Instabilität des Chopart-Gelenkes oder bei Verwendung des M. peroneus brevis oder tibialis posterior zum Fußhebersatz empfehlen wir dringend die gleichzeitige Arthrodese (Perry 1992). Die knöchern strukturelle Spitzfußdeformität kann nur durch die subtalare Arthrodese nach Lambrinudi (ebenfalls unter Belassen eines leichten Restspitzfußes von etwa 5 Grad) korrigiert werden. Eine gleichzeitige strukturelle Knie-

Abb. 3.25 a, b. Nach operativer Korrektur eines Poliospitzfußes und einer Kniebeugekontraktur durch kombiniert knöcherne und weichteilige Maßnahmen ist dieser Patient jetzt in der Lage, das rechte Bein vollständig zu stabiliseren

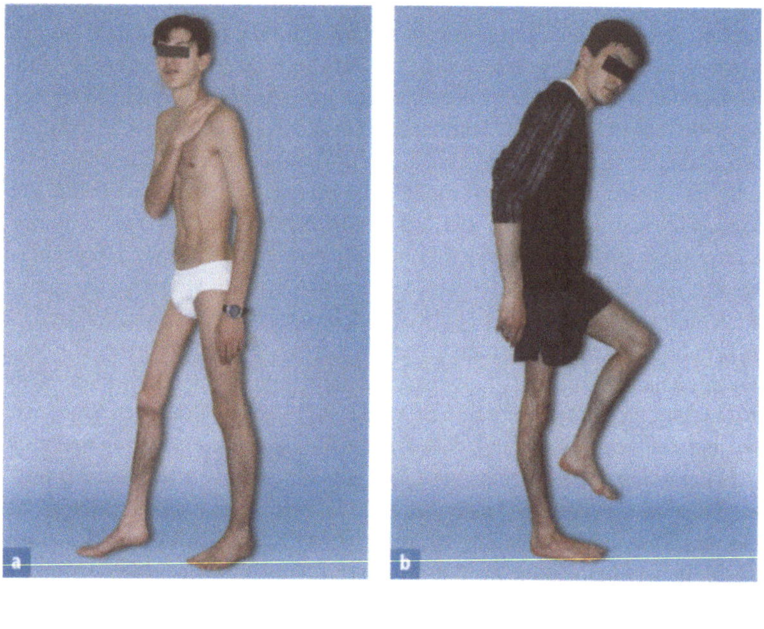

beugekontraktur sollte simultan durch suprakondyläre Extensionsosteotomie angegangen werden (Falbeispiel Abb. 3.25 a, b).

Postoperativ ist bei alleinigen Weichteiloperationen (selten) die Unterschenkelgehgipsbehandlung für 5 Wochen ausreichend. Simultane Knochenoperationen erfordern die 4- bis 5-wöchige Ruhigstellung im Unterschenkelliegegips und die anschließende Versorgung mit Gehgips für denselben Zeitraum. Bei einer evtl. gleichzeitigen Fußheberersatzopeeration raten wir dazu, nach 3 Wochen mit abnehmbaren Gipsen zu versorgen, um die neue Muskelfunktion frühzeitig zu beüben. Nach Abschluß der Gipsbehandlung ist die Orthesenversorgung (mit Glenzackfeder und ggfs. dorsalem Anschlag) notwendig.

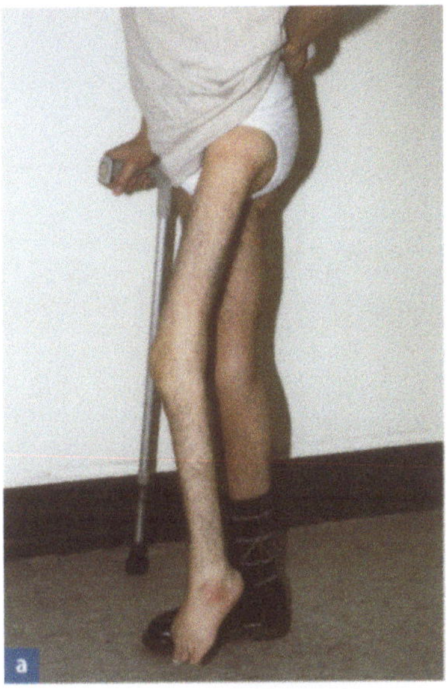

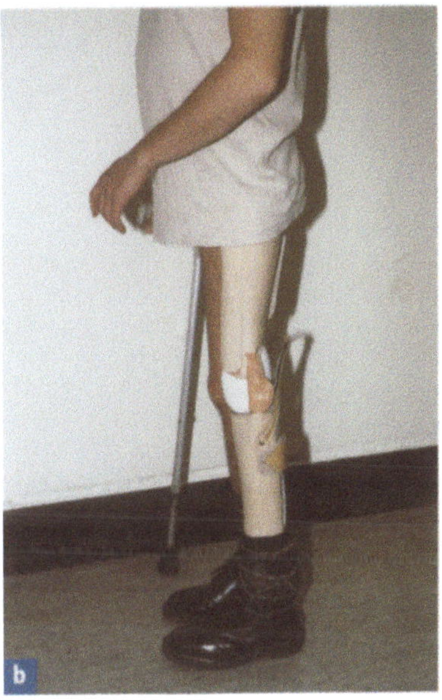

Abb. 3.26 a, b. Bei älteren Patienten muss langfristig mit einer Verschlechterung vorhandener Funktionen gerechnet werden. Dies schränkt die Aussichten operativer Maßnahmen weiter ein. Diese Patienten bleiben aber dauerhaft auf Orthesen angewiesen

Post-Polio-Syndrom

Unter einem Post-Polio-Syndrom (Abb. 3.26) versteht man eine von neuem auftretende Schwäche und Muskelschmerzen, die sich Jahrzehnte nach der ursprünglichen Erkrankung einstellt (Halstead 1987; Perry 1992). Während an den oberen Extremitäten eine Bevorzugung der Schultermuskulatur festgestellt wurde, sind es an der unteren Extremität eher Muskeln, die schon durch den ursprünglichen Krankheitsverlauf geschädigt waren. Deshalb vermutet man als Ursache weniger eine erneute Infektion als eine vorzeitige Degeneration bereits geschädigter Neurone sowie eine Muskelschädigung durch chronische Überlastung ("overwork weakness", Perry 1992).

Diagnostisch sollten in jedem Fall andere Ursachen ausgeschlossen werden (entzündliche, vaskuläre, metabolische oder degenerative Veränderungen). Perry et al. (1988; 1992) haben aufgrund klinischer und funktioneller EMG-Untersuchungen vier typische Befallsgruppen definiert:

Gruppe 1: Quadriceps und Wade kräftig,
Gruppe 2: Quadriceps kräftig, Wade schwach,
Gruppe 3: Quadriceps schwach, Wade kräftig,
Gruppe 4: Quadriceps schwach, Wade schwach.

Durch Untersuchungen der Muskelaktivität konnten typische Überlastungsmuster identifiziert werden, die stets mindestens zwei Beinmuskeln betrafen. Primär waren die Mm. biceps femoris und quadriceps überaktiv. Etwas seltener waren die Mm. soleus und glutaeus maximus betroffen. Immer war die Gehgeschwindigkeit wesentlich herabgesetzt.

Therapeutische Besonderheiten. Die Behandlung des Post-Polio-Syndromes ist schwierig. Perry (1992) beschreibt fünf therapeutische Möglichkeiten:

- Muskelkräftigung,
- Verminderung der Alltagsbelastung,
- symptomatische Medikamente,
- Orthesen und Gehhilfen,
- operative Maßnahmen.

Da die Patienten meist bereits an ihrem muskulären Limit laufen, sind Kräftigungsübungen mit wenigen Wiederholungen und etwa halbmaximalem Widerstand durchzuführen. Auch Ausdauerübungen sollten nur mit Vorsicht verordnet werden.

Eine Änderung der Lebensgewohnheiten mit Gewichtsreduktion, Krankengymnastik und leichtere Orthesen (dorsaler Anschlag) können vielfach eine gewisse Besserung herbeiführen. Operative Maßnahmen beschränken sich auf die Korrektur schwerer, nicht orthesenversorgbarer Deformitäten und auf die Stabilisierung instabiler Gelenke. Zusätzliche Muskeltranspositionen sind bei diesem Krankheitsbild kaum einmal angezeigt.

3.2 Neurogener Spitzfuß – spastische Lähmungen

Der Spitzfuß stellt die häufigste Deformität bei spastischen Lähmungen dar (Drennan 1983; Bleck 1987). Diese Deformität ist Teil des spastischen Streckmusters und kommt deshalb nur selten isoliert vor. In der Regel ist er mit spastischen Fehlstellungen der Hüft- und Kniegelenke aufgrund einer pathologischen Muskelkettenaktivierung verknüpft. Aus diesem Grund ist eine isolierte Betrachtung hinsichtlich der Diagnostik und der Therapie in den meisten Fällen nicht ausreichend. Bei der spastischen Lähmung begegnet uns eine große Vielfalt an unterschiedlichen Spitzfußformen (Rückfuß-, Vorfuß-, Kombinations-, maskierter Spitzfuß usw.; Abb. 3.27 a–d).

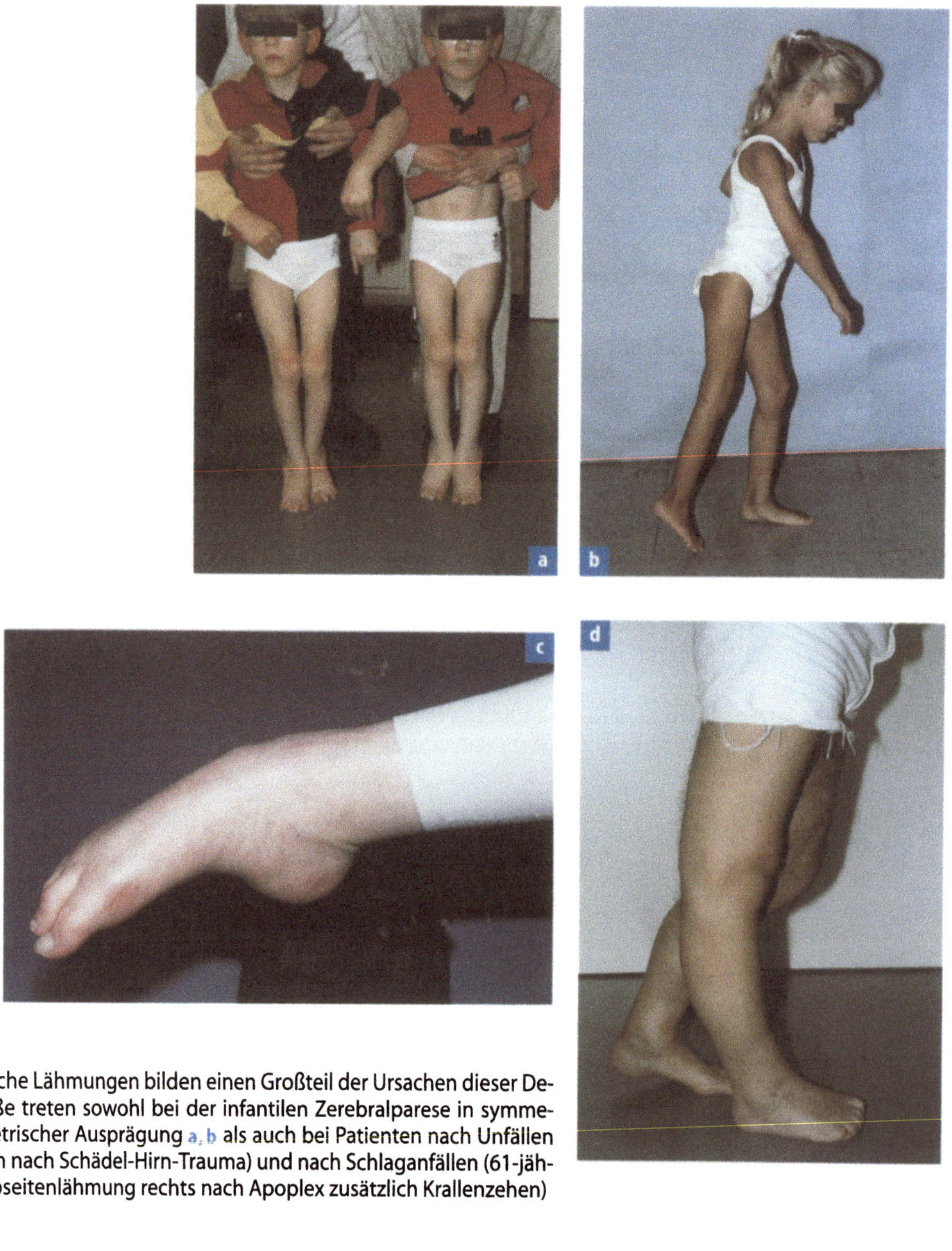

Abb. 3.27 a–d. Spastische Lähmungen bilden einen Großteil der Ursachen dieser Deformität. Die Spitzfüße treten sowohl bei der infantilen Zerebralparese in symmetrischer und asymmetrischer Ausprägung a, b als auch bei Patienten nach Unfällen (c 34-jährige Patientin nach Schädel-Hirn-Trauma) und nach Schlaganfällen (61-jähriger Patient mit Halbseitenlähmung rechts nach Apoplex zusätzlich Krallenzehen)

Analog zur schlaffen Parese neigt auch der spastische Spitzfuß dazu, strukturelle Muskelverkürzungen vor allem im Wachstumsalter zu entwickeln (O'Dwyer 1989; Truscelli 1979). Deshalb muss der Prophylaxe bzw. der Frühbehandlung besonderes Augenmerk geschenkt werden. In dieser Hinsicht haben neuere Orthesenentwicklungen und die Einführung von Botulinumtoxin A der Therapie wertvolle Impulse gegeben. Die klassische Dehngipsbehandlung ist dagegen wegen ihrer schwierigeren Technik eher in den Hintergrund getreten, obwohl sie bei guter Indikation sehr wirksam sein kann. In geeigneten Fällen kann eine Kombination mehrerer Verfahren aber durchaus nützlich sein (Desloovere 2001).

Bei der operativen Therapie droht auch beim spastischen Spitzfuß die Überkorrektur in den Hackenfuß, besonders wenn die klassische Operation der Achillessehnenverlängerung unkritisch vorgenommen wird (Borton 2001). Die präoperative genaue Unterscheidung der Beteiligung von Gastroknemius- und Soleusmuskel und die Berücksichtigung einer evtl. Kniebeugekontraktur bewahrt hier vor unerfreulichen Überraschungen. Wir warnen aus eigener schlechter Erfahrung insbesondere vor einer Kombination zwischen einer Achillessehnenverlängerung und einem Transfer der M.-tibialis-posterior-Sehne auf den Fußrücken, die fast regelhaft in eine schwere Hackenfußdeformität mündet (Schneider u. Balon 1977).

Da der Spitzfuß bei den spastischen Lähmungen vielfach mit Begleitdeformitäten des Rückfußes (Pes valgus ab equino, Pes varus ab equino) vergesellschaftet ist, gelten in diesen Fällen auch die in den entsprechenden Bänden (Döderlein et al. 1999, 2002) gegebenen Empfehlungen.

Jacqueline Perry (1975) betont die Notwendigkeit einer ausführlichen klinischen Diagnostik vor der Therapieentscheidung von spastischen Lähmungen. Gerade das individuell unterschiedliche Zusammenspiel von primitiven Reflexmustern und Resten von Willküraktivität gestaltet die Auswahl und die Dosierung der Therapie so schwierig.

3.2.1 Der Spitzfuß bei familiär spastischer Spinalparalyse (FSP)

Die Gruppe der hereditären spastischen Paraplegien stellt eine genetisch heterogene Gruppe neurodegenerativer Erkrankungen dar. Sie zeichnen sich durch eine zunehmende Spastik und Reflexsteigerung im Bereich der Beine aus. Prinzipiell kann eine unkomplizierte (reine) Form von einer komplizierten unterschieden werden. Bei letzterer treten zur Spastik zusätzliche Symptome wie eine Optikusatrophie, Taubheit und mentale Retardierung auf (Menkes 1990; Brett 1977). Die Pathogenese ist durch eine Degeneration der Hinterstränge und der kaudalen Pyramidenbahnen gekennzeichnet. Der Erbmodus ist unterschiedlich (autosomal-rezessiv, dominant oder x-chromosomal-rezessiv; Fallbeispiel Abb. 3.28 a, b).

Klinische Diagnostik. Obwohl die Erkrankung grundsätzlich in jedem Alter beginnen kann, gibt es zwei Erkrankungsgipfel. Einer liegt vor dem 6. Lebensjahr, der andere zwischen dem zweiten und vierten Dezennium (Brett 1991). Bei der reinen Form besteht eine ausschließliche Spastik der Beine mit typischem Spitzfußgang bei gleichzeitiger Muskelschwäche. Die Diagnose wird durch die klinische Untersuchung und neurophysiologische Zusatzuntersuchungen gestellt. Auf molekulargenetischem Wege gelingt die Klassifizierung des Erbganges. Differenzialdiagnostisch müssen im Kindesalter die infantile Zerebralparese sowie Infektionen oder Tumoren des ZNS ausgeschlossen werden. Im Erwachsenenalter sollte an eine multiple Sklerose oder andere neurodegenerative Erkrankungen gedacht werden. Die spastische Spitzfußdeformität führt zusammen mit der Spastik der Knie- und

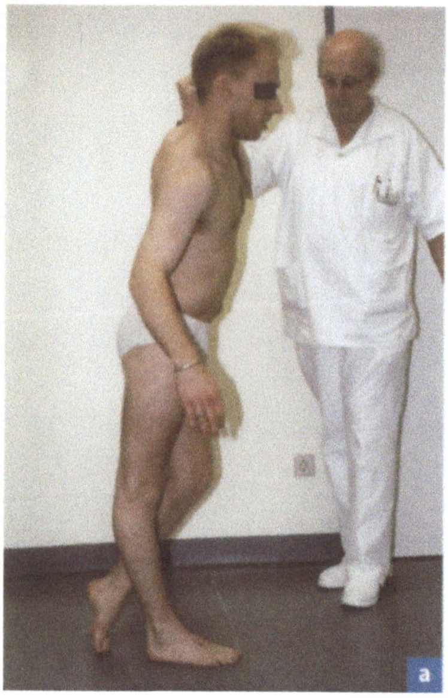

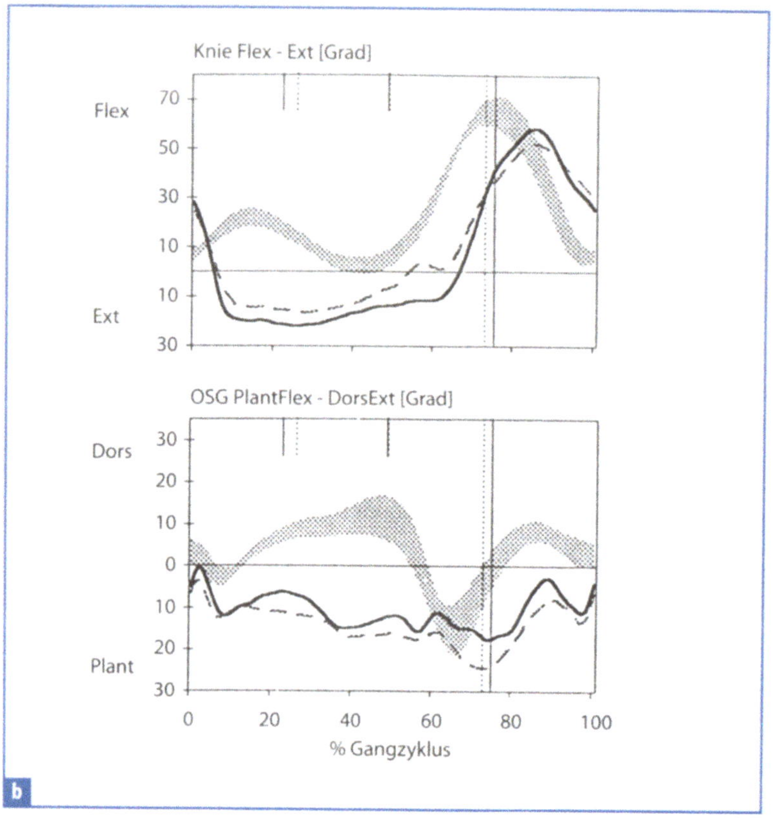

Abb. 3.28. Instrumentelle Ganganalyse des Sprung- und Kniegelenks bei einem Patienten mit familiär spastischer Paraparese. **a** Klinisches Bild, **b** die Ganganalysekurven zeigen eine andauernde starke Spitzfußstellung und die kompensatorische Rekurvationswirkung auf das gleichseitige Kniegelenk
durchgezogen = rechtes Bein,
gestrichelt = linkes Bein,
schraffiert = Normalbereich

hüftumgreifenden Muskulatur zum charakteristischen Scherengang. Wegen der kleinen Standbasis und der Schwäche der Hüftabduktorenmuskulatur laufen die Patienten extrem energieaufwendig mit seitlichem Duchenne-Hinken des Oberkörpers (Dennis 1988). Die Spitzfußdeformität kann durch eine zusätzliche Inversion des unteren Sprunggelenkes begleitet sein, die eine Umknicktendenz unterstützt (Rothschild 1981).

Therapeutische Besonderheiten. Analog zu anderen spastischen Gangstörungen sollte man auch bei der spastischen Spinalparalyse den Spitzfuß bei der Therapieindikation niemals isoliert betrachten. Die Therapie muss die gesamte Bewegungskette der Beine mitberücksichtigen. Wegen der unter der Spastik verborgenen Muskelschwäche empfehlen wir keine ausgedehnte zusätzliche Schwächung funktionell wichtiger Muskeln (Psoas, Hüftstrecker). In der Regel wird man eine Verlängerung der medialen und lateralen Kniebeuger mit einem distalen Rektussehnentransfer und einer Wadenmuskelverlängerung nach Strayer kombinieren. Nur bei ausgeprägten Hüftbeugekontrakturen kann eine intramuskuläre Psoasrezession sinnvoll sein. Bei stärkerem Innenrotationsgang kann auch eine beidseitige Derotationsosteotomie notwendig sein. Die Patienten werden nach Weichteiloperationen frühfunktionell mit Unterschenkelgehgipsen nachbehandelt. Nach Gipsabnahme haben sich bei uns Funktionsorthesen und Nachtschienen zumindest für 1 Jahr bewährt.

Nach Lüning u. Schulthess (1901) sollte der Spitzfuß bei der spastischen Spinalparalyse wegen des Rezidivrisikos eher durch eine Verlängerung der Achillessehne als durch deren Tenotomie behandelt werden. Wir raten aber zur Vorsicht bei großzügiger Schwächung der Wadenmuskulatur.

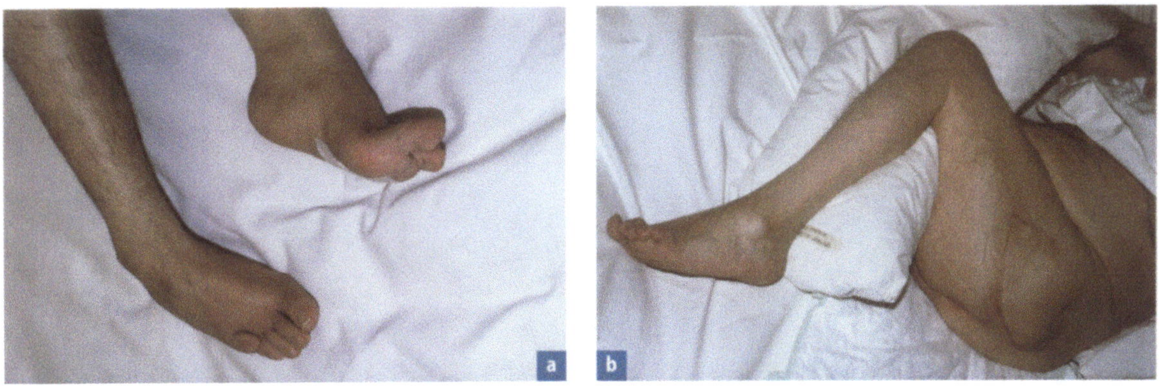

Abb. 3.29 a, b. Bei der multiplen Sklerose begegnen uns ebenfalls schwerste Spitzfußdeformitäten in den fortgeschrittenen Krankheitsstadien. a 34-Jährige Patientin, b 42-jähriger Patient mit schweren begleitenden Kontrakturen der Hüft- und Kniegelenke

3.2.2 Der Spitzfuß bei der multiplen Sklerose (MS)

Die multiple Sklerose (Enzephalomyelitis disseminata) ist eine chronisch demyelinisierend verlaufende Infektionserkrankung des zentralen Nervensystems, die zu einer progredienten motorischen und sensiblen Parese führt.

Ursächlich wird eine Autoimmunerkrankung vermutet. Durch die Schädigung der Myelinscheiden kommt es zu einer Unterbrechung der zentralen Reizleitung (Sliwa u. Cohen 1998).

Die MS stellt in Europa und Nordamerika die Hauptursache für Rückenmarkserkrankungen dar (Fallbeispiele Abb. 3.29 a, b).

Diagnostik und Klinisches Bild. Die ausführliche neurologische Diagnostik wird durch evozierte Potentiale und die NMR-Untersuchung des zentralen Nervensystems ergänzt. Entmarkungsherde sind pathognomonisch. Im Liquorpunktat finden sich Entzündungszeichen (Lymphozyten, Plasmazellen, IgG-Erhöhung). Immer muss eine akute Rückenmarkskompression anderer Ursache ausgeschlossen werden.

Man unterscheidet drei Hauptformen klinischer Manifestationen von Rückenmarksläsionen bei multipler Sklerose (Patten 1996). Die leichteste Form ist der neuropathische Typ. Es gibt außerdem den mittelschweren Typ, der einer subakuten Rückenmarkskompression ähnelt und den schweren Typ, der einer akuten Querschnittsmyelitis ähnelt. Die multiple Sklerose befällt auch häufig den Hirnstamm. Ein typisches Zeichen ist die Kombination von Kleinhirn- und Pyramidenbahnzeichen (Ataxie und Spastik). Die progrediente spastische Paraparese kann symmetrisch oder asymmetrisch zur typischen Spitzfußdeformität führen, die eine Gehbehinderung verstärkt bzw. die Rollstuhlversorgung und die Pflege erschwert. Begleitend kommt es auch zur Spastik der kniegelenks- und hüftgelenksumgreifenden Muskulatur.

Therapeutische Besonderheiten. Neben der Behandlung der Grunderkrankung kommt der symptomatischen Behandlung der Spastik eine wichtige Rolle zu (Sliva u. Cohen 1998). Krankengymnastische Maßnahmen zur Bewegungserhaltung und Tonusreduktion können mit orthopädietechnischen Versorgungen (Funktions- und Lagerungsorthesen) kombiniert werden. Auf konservativem Wege ist eine Tonusreduktion mit Botulinumtoxin oder durch die intrathekale Baclofen-Gabe möglich, besonders, wenn sich noch keine strukturellen Muskelverkürzungen eingestellt haben. Andernfalls sollte operativ vorgegangen werden. Strukturelle Rückfußdeformitäten können dabei neben der weichteiligen Korrektur eine zusätzliche knöcherne Rückfußstabilisierung notwendig machen.

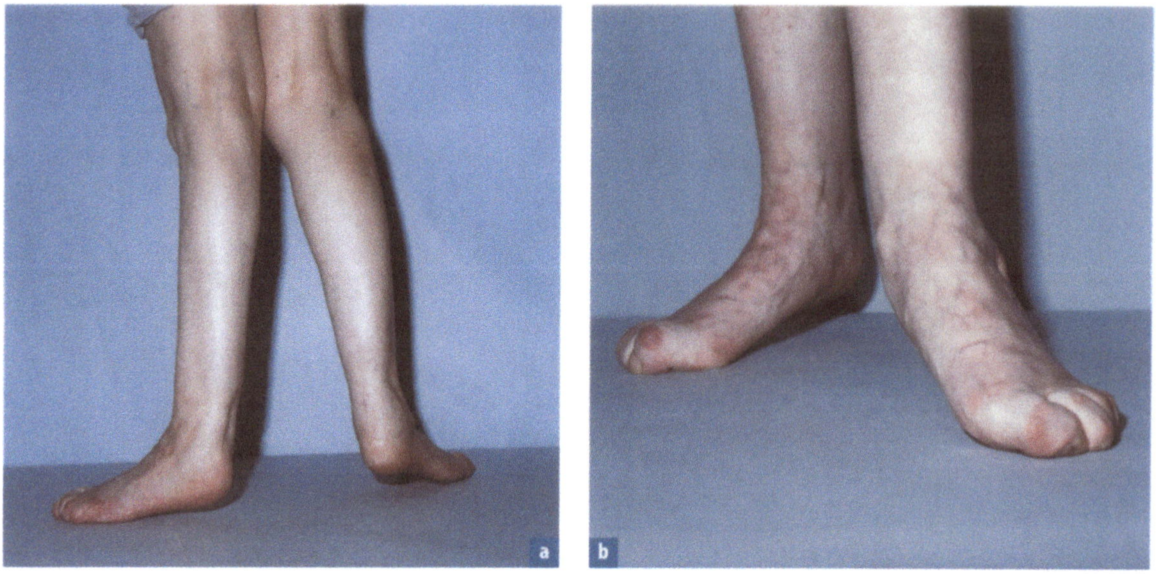

Abb. 3.30 a, b. Spitzfußkontrakturen bei einer 55-jährigen Patientin mit einer Paraplegie nach Fraktur des 2. Lendenwirbelkörpers: Man erkennt die kompensatorischen Deformitäten beider Vorfüße

3.2.3 Der Spitzfuß bei Querschnittslähmungen

Die Querschnittslähmung ist eine akut oder chronisch auftretende teilweise oder vollständige Schädigung des Rückenmarksquerschnittes mit motorischer, sensibler und autonomer Lähmung. Die Lähmungsqualität kann dabei spastisch, schlaff oder gemischt sein (Capen u. Zigler 1992).

Eine Rückenmarkskompression kann von Veränderungen der Nervenwurzeln, der Rückenmarkshäute, vom epiduralen Fett oder vom knöchernen Spinalkanal ausgehen.

Ätiologisch sind an erster Stelle traumatische und tumoröse Veränderungen zu nennen. Weitere Ursachen betreffen Infektionen, Durchblutungsstörungen oder toxisch-metabolische Einwirkungen (Fallbeispiel Abb. 3.30 a,b).

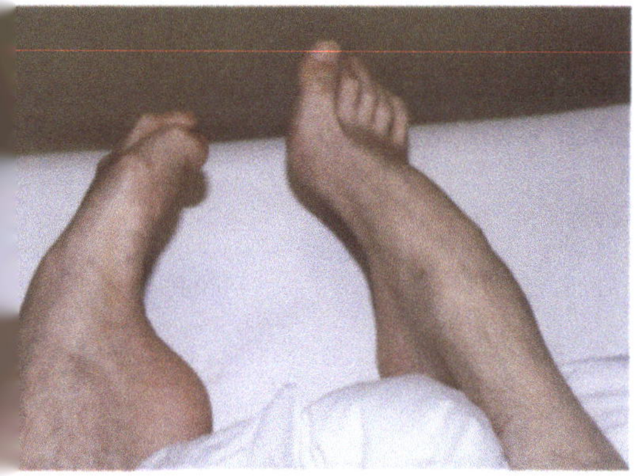

Abb. 3.31. Bei höher gelähmten Patienten kommen die spastischen Komponenten der Lähmung besonders stark zur Wirkung (39-jähriger Patient mit thorakaler Lähmung und schwersten kontrakten Spitzfüßen)

Diagnostik und klinisches Bild. Es sollte eine subtile neurologische Untersuchung mit apparativer Diagnostik kombiniert werden. Die Magnetresonanztomographie vermag die Lokalisation der Störung besonders genau darzustellen. Daneben können auch Computertomographien oder die Szintigraphie erforderlich sein (Staas 1998).

Ein Spitzfuß entwickelt sich meist nach längerbestehender Querschnittslähmung auf dem Boden einer Spastik mit überaktivem Streckmuster oder als Folge eines Muskelungleichgewichtes bei schlaffer Lähmung. Häufig liegen noch weitere Deformitäten im Fußbereich sowie in den proximalen Gelenken vor (Fallbeispiel Abb. 3.31).

Therapeutische Besonderheiten. Während auch bei der Querschnittslähmung der Grundsatz „Prophylaxe ist die beste Therapie" gilt, kommen oftmals die Spitzfüße leider erst dann in orthopädische Behandlung, wenn sie kontrakt sind. Die Therapieziele sind bei rollstuhlpflichtigen Patienten mit Tetraplegie etwas anders gelagert als bei gehfähigen Paraplegikern. Wegen der gestörten Sensibilität ist die Gefahr von Druckulzera besonders hoch. Beim Tetraplegiker wird man bei Druckstellen und Problemen mit der Fußstellung im Sitzen die operative Korrektur indizieren. Meist genügen in diesen Fällen weichteilige Verfahren (perkutane Achillessehnenverlängerung und Tenotomie der Zehenbeugesehnen), um den Fuß schuhfähig zu bekommen. Beim gehfähigen Paraplegiker muss man insbesondere bei einer

Schwäche proximaler Muskelgruppen mit der operativen Dosierung vorsichtiger sein. Analog zur Poliomyelitis sollte bei einer Kniestreckerschwäche immer ein gewisser Restspitzfuß von 5–10 Grad verbleiben, um die kniestabilisierende Wirkung nicht zu verlieren. Eine offene Achillessehnenverlängerung gestattet die exakte Vorspannung der Sehne besser. Bei Instabilität oder zusätzlicher Deformität im Rückfuß sollte die Spitzfußkorrektur mit einer knöchernen Stabilisierung kombiniert werden (Chopart- oder Lambrinudi-Arthrodese). Proximale Kontrakturen sind möglichst in derselben Sitzung mitzukorrigieren.

Die postoperative Behandlung erfordert die Orthesenanpassung (je nach Lähmung Ober- oder Unterschenkelorthesen) sowie die konsequente krankengymnastische Betreuung, bis die Funktion soweit als möglich wiederhergestellt ist (Botte 1992; Hegemann 2000).

3.2.4 Der Spitzfuß beim Rett-Syndrom

Das Rett-Syndrom stellt eine heredodegenerative Störung mit progredienter Demenz dar, die fast ausschließlich Mädchen betrifft. Das Syndrom wurde von Andreas Rett aus Wien im Jahre 1966 erstbeschrieben. Hagberg u. Aicardi gaben 1983 eine detaillierte Analyse von 35 betroffenen Mädchen. Die Inzidenz wird mit 1:15 000 angegeben (Menkes 1992).

Pathophysiologisch besteht eine Hirnatrophie. Die Mädchen entwickeln sich zunächst normal, zeigen aber ab dem Ende des ersten Lebensjahres eine zunehmende Entwicklungsverzögerung. Mikrozephalie, Gangataxie und autistische Züge mit stereotypen Handbewegungen sind charakteristisch. Hinzu können eine Epilepsie und Pyramidenbahnzeichen treten (Brett 1991).

Der Spitzfuß tritt neben Hüft- und Kniebeugekontrakturen meist erst nach dem 10. Lebensjahr auf (Guidera 1991; Loder 1989). Er kann monströse Ausmaße annehmen, die die Orthesen- bzw. Schuhversorgbarkeit an ihre Grenzen stoßen lässt Andere orthopädische Merkmale bestehen in einer progredienten Skolioseentwicklung sowie in der Ausbildung schwerer weiterer Kontrakturen, wenn die Gehfähigkeit verloren wurde (Guidera 1991; Fallbeispiel Abb. 3.32 a, b).

Therapeutisch empfehlen wir in jedem Falle primär die Prophylaxe durch Dehnungsbehandlung und Orthesen (Guidera 1991). Strukturelle Spitzfüße machen die operative Korrektur notwendig. Hierzu reichen im Kindesalter meist Weichteileingriffe aus, während die extremen Formen beim Erwachsenen aufwendige kombinierte Operationen erfordern können. Begleitdeformitäten an Hüft- und Kniegelenken sollten in derselben Sitzung behandelt werden. Wegen der Rezidivgefahr sind postoperativ orthetische oder orthopädieschuhtechnische Versorgungen ratsam.

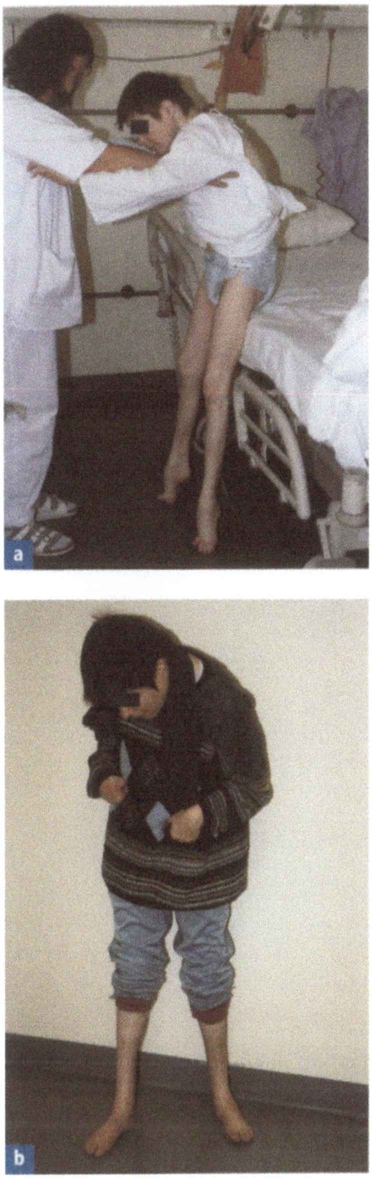

Abb. 3.32 a, b. Beim Rett-Syndrom finden wir ebenfalls schwerste Deformitäten, die zur Erhaltung der Funktion eine absolute Therapieindikation darstellen. Gleichwohl stellt die Therapie hohe Anforderungen (40-jährige Patientin mit Rett-Syndrom prä- und postoperativ)

3.2.5 Der Spitzfuß bei der infantilen Zerebralparese (IZP)

Die infantile Zerebralparese kennzeichnet eine Störung von Haltungs- und Bewegungsfunktionen aufgrund einer Schädigung des unreifen Gehirns. Diese Schädigung kann hypoxämisch, infektiös, posttraumatisch oder toxisch wirken. Auch kongenitale Hirnfehlbildungen und tumoröse Veränderungen kommen vor. Da gerade das unreife Gehirn für Schädigungen besonders anfällig ist, steigt die Inzidenz bei Früh- und Mangelgeborenen (unter 1500 g Geburtsgewicht) deutlich an (Bleck 1987).

Die globale Inzidenz dieser Erkrankung liegt bei 2–6/1000 Lebendgeburten. Abhängig vom Umfang und der Verteilung der Hirnschädigung kann es zu den unterschiedlichsten Ausprägungsformen kommen. Das Spektrum reicht von der leichtesten Hemiparese mit diskretem, kaum erkennbarem Spitzfuß bis hin zur schwersten Tetraparese mit multiplen Kontrakturen und absoluter Hilflosigkeit. Wegen der großen Streubreite sind individuelle Therapiekonzepte angezeigt (Rang 1986).

Man klassifiziert diese Störung sowohl nach der Lähmungsqualität als auch nach der geographischen Verteilung der Paresen.

Lähmungsqualitäten bei der IZP (nach Bleck 1987)

Spastik (häufigste Form,betrifft etwa 75%). Geschwindigkeitsabhängige Erhöhung des Muskeltonus, Reflexsteigerung, Neigung zu Muskelverkürzungen (Ursache: Schädigung der Pyramidenbahn).

Bei der Spastik kann man hypo- und hypertone Formen unterscheiden. In vielen Fällen kommen auch Mischbilder zwischen den einzelnen Lähmungsqualitäten vor.

Dystonie/Athetose (etwa 20%). Unwillkürliche Bewegungen des Gesichtes, des Rumpfes und der Extremitäen, die sich bei emotionaler Anstrengung verstärken (Ursache: Schädigung des extrapyramidalmotorischen Systems).

Ataxie (selten). Unkoordinierte oder ungenaue Bewegung, die nicht auf einer Parese, einer Veränderung des Muskeltonus, einem Verlust der Lagewahrnehmung oder dem Einschießen ungewollter Bewegungen beruht (Ursache: Schädigung der Kleinhirnhemisphären, oft posttraumatisch).

Rigor (selten). Gleichzeitig in allen Muskelgruppen auftretende massive und dauerhafte Muskeltonuserhöhung, die zu einer „Bleirohrstarre" führt und beim Versuch der Bewegung ein „Zahnradphänomen" zeigt. Durch emotionale Aktivierung kann der Rigor verstärkt werden (Ursache: Schädigung des extrapyramidalen Systems).

Verteilungsmuster bei der IZP

- Hemiparese (Hemiplegie):
  Halbseitenlähmung, Arm und Bein einer Seite betroffen, am Arm meist Beugemuster, am Bein eher Streckmuster (Abb. 3.33):
- Diparese (Diplegie):
  Symmetrische Parese der Beine und (geringer) der Arme; an der oberen Extremität häufig nur feinmotorische Beeinträchtigung, gute Stützfunktionen, deshalb frei oder mit Gehhilfen gehfähig (Abb. 3.34).
- Paraparese:
  Ausschließliche spastische Lähmung der Beine.
- Tetraparese:
  Lähmung des Rumpfes, der Kopfkontrolle, der Arme und der Beine, keine ausreichende Stützfunktion der Arme (Abb. 3.35).
- Sonderformen:
  - Monoparese (nur ein Arm oder ein Bein betroffen),
  - doppelseitige Hemiparese (Arme stärker als Beine betroffen),
  - Triparese (Kombination aus Hemiparese und Diparese, d. h. beide Beine und ein Arm betroffen).

Das typische Kennzeichen der infantilen Zerebralparese ist das Nebeneinander von primitivmotorischen Mustern und Resten der Willkürmotorik. Die Muster laufen in Bewegungsketten unter Mehraktivierung bestimmter

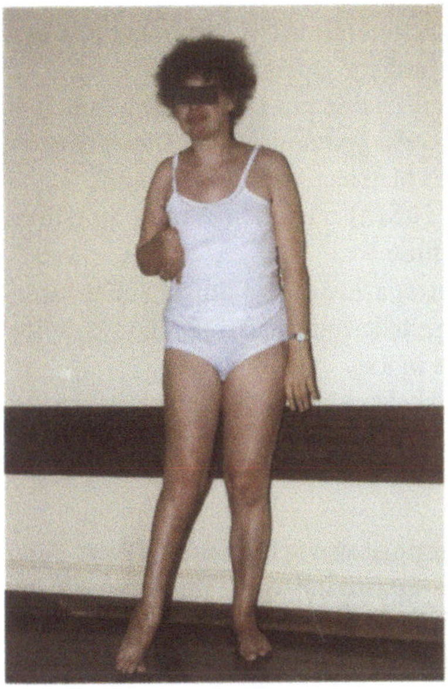

Abb. 3.33. Bei der spastischen Hemiparese stellt die Spitzfußdeformität die Regel dar

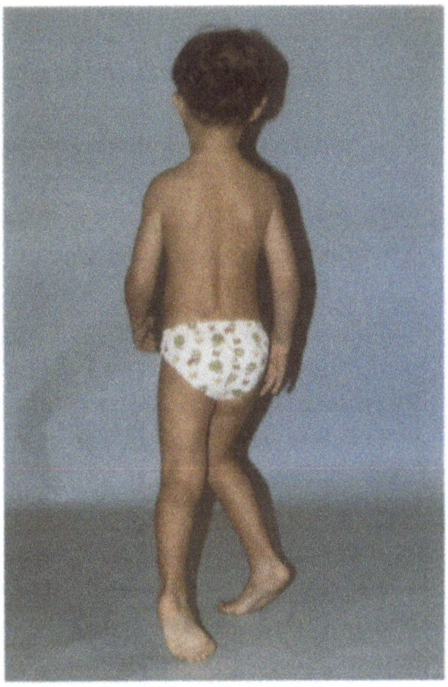

Abb. 3.34. Die spastische Diparese ist ebenfalls häufig von Spitzfüßen begleitet, die primär tonisch sind und sich erst im weiteren Verlauf strukturell verändern. Begleitend sind auch die proximalen Gelenke betroffen (5-jähriger Junge mit spastischer Diplegie)

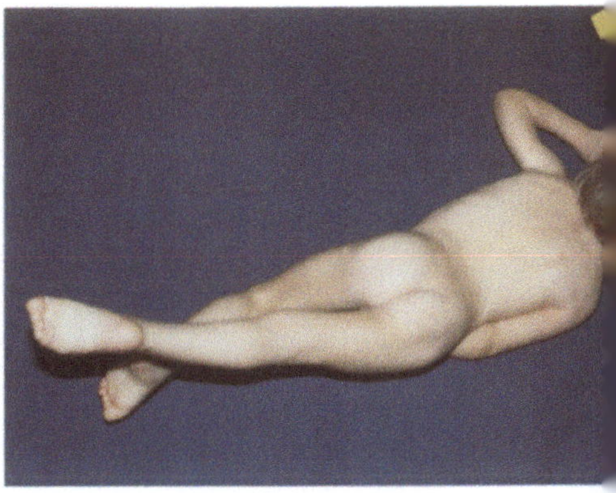

Abb. 3.35. Bei der spastischen Tetraparese stellen die Spitzfüße nur eine Teilkomponente im gesamten Deformierungsmuster dar. Besonders gefürchtet ist ihre Kombination mit Hüftdeformitäten (3-jähriges Mädchen mit schwerer Tetraparese und Hüftluxationen)

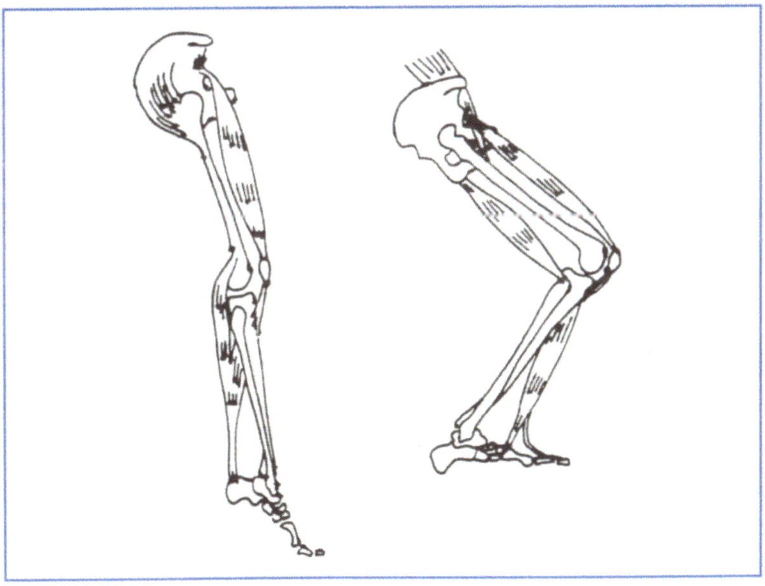

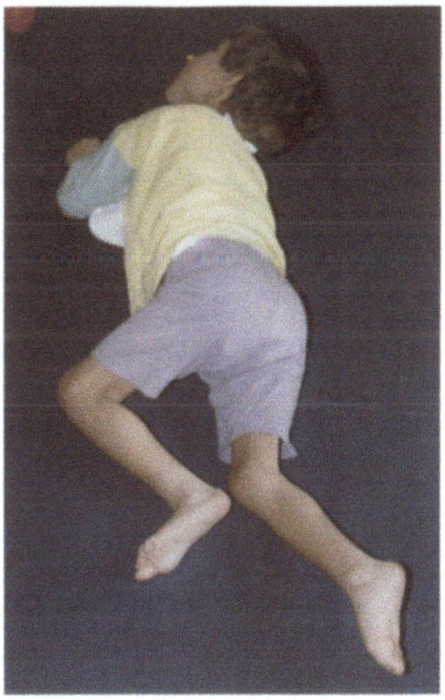

Abb. 3.36 a, b. Bei allen spastischen Lähmungen muss die Kettenaktivierung der Beuge- und Streckmuskeln im Therapieplan berücksichtigt werden

Muskelgruppen ab. Meist kommt es zur Kokontraktion, d. h. zur gleichzeitigen Innervation von Agonisten und Antagonisten, was die Bewegungsausführung beschwerlich und unvollständig gestaltet (Abb. 3.36 a, b).

Inzidenz. „Hip problems in patients with cerebral palsy are second only to equinus deformity of the foot in the list of joint disorders" (Cornell 1995)

Der Spitzfuß stellt die häufigste Deformität des Patienten mit Zerebralparese dar.

O'Connell et al. (1998) untersuchten die Inzidenz von Fußdeformitäten bei einer Gruppe von 200 konsekutiven Kindern mit IZP im Altersbereich zwischen 1,5 und 19 Jahren *ohne* vorausgegangene Operationen.

In der Gruppe mit spastischer Diplegie ($n=66$ mit 132 Füßen) hatten 16 % reine Spitzfüße, 8 % Spitzklump- und 42 % Spitzknickfüße. Dies bedeutet, dass 66 % der Fälle eine Verkürzung des M. triceps surae aufwiesen.

Bei den Hemiparesen ($n=67$ mit 134 Füßen) zeigten 24 % reine Spitzfüße, 24 % Spitzklump- und 22 % Spitzknickfüße.

Bei den Patienten mit spastischer Tetraparese ($n=36$ mit 72 Füßen) wurde folgende Häufigkeitsverteilung festgestellt: reine Spitzfüße in 10 %, Spitzknickfüße in 68 % und Spitzklumpfüße in 8 %.
Zusammenfassend stellt die Wadenmuskelverkürzung unabhängig von der Ausprägung der Lähmung die häufigste (Fuß)deformität bei der infantilen Zerebralparese dar.

Pathogenese. Die Spastik ist ein Teil der positiven Symptome als Folge einer Schädigung des oberen Motoneurons. Spastizität wird allgemein als geschwindigkeitsabhängige Steigerung des Muskeltonus mit verstärkter Dehnungsreflexaktivität bezeichnet (Sheean 1998). Die oberen Motoneurone mit den langen absteigenden Bahnen üben einen direkten Einfluss auf die Erregbarkeit des zweiten Motoneurons (Vorderhornzelle) aus. Sie modulieren die segmentale motorische Reflexaktivität auf Rückenmarksebene. Die Schädigung der pyramidalen und der parapyramidalen Bahnen führt zu einem Wegfall der zentralen hemmenden Einflüsse (Sheean 1998). An die Stelle der Willkürbewegungen treten schablonenartige Reflexmuster

Typische Reflexmuster bei spastischer Lähmung (Sheean 1998)
- Spastik, überschießende Dehnungsreflexe
- Beugesysnergismen/Strecksynergismen
- Positive Unterstützungsreaktion
- Taschenmesserphänomen
- Babinski-Zeichen

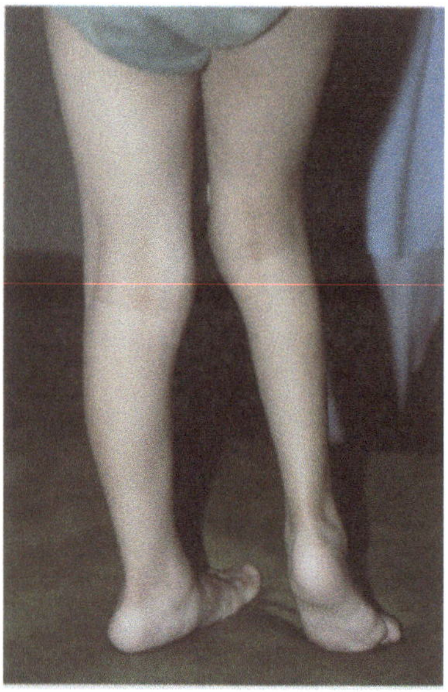

Abb. 3.37. Ein typisches Kennzeichen spastischer Spitzfüße ist das Missverhältnis von Knochen- und Muskelwachstum (5-jähriger Junge mit spastischer Hemiparese rechts)

Der Spitzfuß stellt das periphere Korrelat mehrerer Faktoren dar, die zu unterschiedlichen Anteilen an seiner Entstehung beteiligt sind. Dies macht seine Behandlung so schwierig. Nach Brown et al. (1991) können neben der spastischen Muskelaktivierung zusätzlich eine strukturelle Muskelverkürzung, eine Fußheberparese, die Kompensation einer Beinverkürzung und Änderungen der mechanischen Muskeleigenschaften bei der Entstehung des Spitzfußes mitwirken.

Tardieu u. Tabary (1969, 1986) haben in umfangreichen Untersuchungen keine histologischen Veränderungen bei spastischen Muskeln finden können. Sie postulieren die spastische Muskelverkürzung als Verminderung des Muskelwachstums im Verhältnis zum Knochenwachstum (Abb. 3.37).

▶ „In cerebral palsy there is a race between bone and muscle growth that is only concluded at skeletal maturity" (Graham 2001).

Abhängig von einer evtl. zusätzlich vorkommenden verstärkten Aktivierung von Invertoren oder Evertoren erhält der Zug des M. triceps surae eine varisierende oder valgisierende Wirkung (vgl. Abb. 2.61). Die Einwirkung des Körpergewichtes und die Schub- und Scherkräfte beim Gehen tun ihr Übriges, um aus dem ursprünglichen Spitzfuß einen Spitzklumpfuß (Pes varus ab equino) oder einen Spitzknickfuß (Pes valgus ab equino) entstehen zu lassen. Da diese beiden Deformitäten bereits in früheren Bänden abgehandelt wurden, wird hier nur auf die reine Spitzfußkomponente eingegangen.

Je stärker die Ausprägung des Spitzfußes ist, umso kürzer wird der funktionelle Vorfußhebel und umso weniger können Schub- und Scherkräfte in Richtung varus oder valgus wirken.

Klinisches Bild und Diagnostik. Meist liefert bereits die Inspektion wichtige Hinweise auf den Grad der Behinderung. Der Spitzfuß steht am Ende einer Kette von Problemen (Rang 1986; Graham 2003).

▶ Das Problem besteht bei der infantilen Zerebralparese primär im Gehirn und *nicht* im Fuß (Goldner 1991).

Die Kinder beginnen spitzfüßig zu gehen, wobei die gleichzeitige Hüft- und Kniebeugestellung den Eindruck der Spitzfüßigkeit noch verstärkt. In der Regel bestehen zusätzliche Gleichgewichtsprobleme und eine Schwäche der beckenumgreifenden Muskulatur, die entweder zu einem typischen schwankenden Gangbild führen oder den Gebrauch von Gehhilfen erforderlich machen (Fallbeispiel Abb. 3.38).

Die klinische Untersuchung beinhaltet die Gangbildbeurteilung (s. Diagnostikkapitel) sowie die klinische Untersuchung der Kraft und Beweglichkeit (einschließlich des Silfverskjöld-Tests). Wichtig ist ebenfalls die Untersuchung der Knie- und Hüftgelenke.Durch rasche Dehnung lässt sich der Anteil der Spastik an der Deformität beurteilen (Klappmesserphänomen bzw. Muskelklonus) (Boyd 2001).

Bei komplexen Fragestellungen empfehlen wir zusätzlich zur klinischen Untersuchung eine instrumentelle Ganganalyse (Gage 1994).

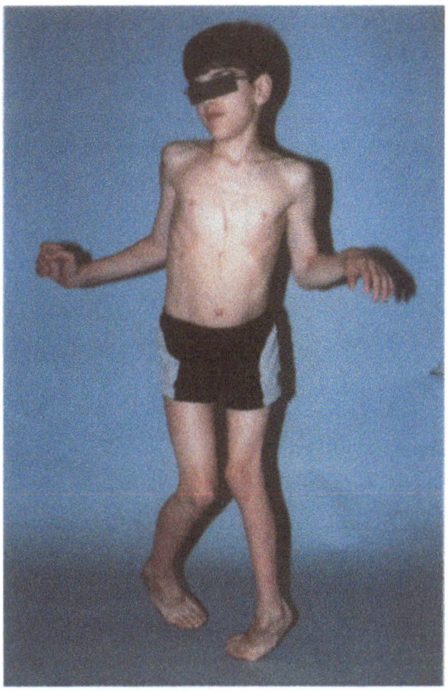

Abb. 3.38. Patienten mit spastischer Gangstörung sind durch die Spitzfußdeformität zusätzlich eingeschränkt. Wegen der kleinen Basis ist eine Kompensation durch weiter proximal gelegene Körperabschnitte zur Gleichgewichtserhaltung notwendig (11-jähriger Junge mit spastischer Diparese)

Klassifikationen des Spitzfußes bei der IZP

Da der Spitzfuß bei der infantilen Zerebralparese verschiedene Schweregrade und Ausprägungsformen zeigt, ist eine Unterteilung durchaus von therapeutischem Interesse. Wir würden empfehlen, die unterschiedlichen Spitzfußmanifestationen bei den einzelnen Lähmungsformen zu trennen.

- Spastische Diparese:
  - Rückfußspitzfuß,
  - Vorfußspitzfuß,
  - kombinierter Spitzfuß (Rückfuß- und Vorfußspitzfuß),
  - Spitzknickfuß,
  - Spitzklumpfuß,
  - scheinbarer Spitzfuß (bei gleichzeitiger Hüft- und Kniebeugestellung).
- Spastische Hemiparese:
  - Rückfußspitzfuß,
  - Vor- und Rückfußspitzfuß,
  - Hängefuß und Spitzfuß kombiniert,
  - Spitzklumpfuß,
  - Spitzknickfuß.
- Spastische Tetraparese:
  - Rückfußspitzfuß,
  - Vor- und Rückfußspitzfuß,
  - Spitzknickfuß,
  - Spitzklumpfuß.

Ferrari (1998; 2002) unterteilt den Spitzfuß bei der infantilen Zerebralparese in 12 verschiedene Untergruppen. Dabei vermischt der Autor allerdings verschiedene Schweregrade und unterschiedliche Ätiologien. Wegen der weiten Verbreitung der Philosophie von Ferrari möchten wir seine Klassifikation im Folgenden wiedergeben.

Einteilung nach Ferrari (2002)
1. der spastische Kontaktspitzfuß (Vorfußerstkontakt in der Standphase),
2. der spastische Spitzfuß in der mittleren Standphase,
3. der spastische Abstoßspitzfuß,
4. der strukturelle Spitzfuß,
5. der funktionelle Spitzfuß (kompensatorisch),
6. der Spitzfuß zur Vereinfachung,
7. der Spitzfuß während der Schwungphase (Hängefuß),
8. der Spitzfuß durch Kokontraktion,
9. der Spitzfuß aufgrund perzeptiver Intoleranz,
10. der Spitzfuß durch Hyperkinesien (Dystonie),
11. der Spitzfuß aufgrund von Starrsinn,
12. der Vorfußspitzfuß.

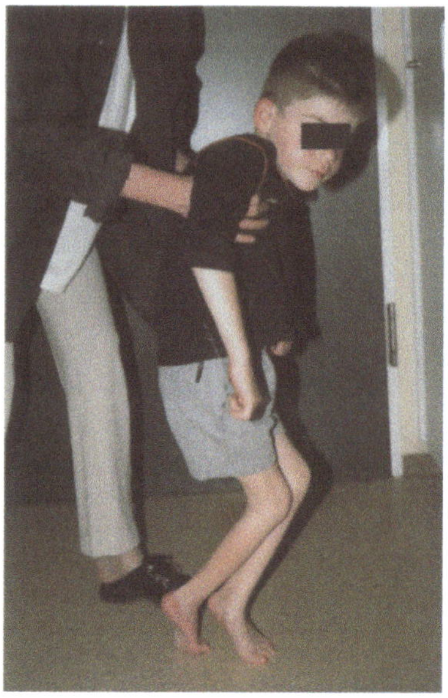

Abb. 3.39. Bei der Therapie spastischer Spitzfüße ist immer auch die Deformierung proximaler Gelenke im Behandlungsplan mit einzubeziehen (6-jähriger Junge mit spastischer Diparese und Spitzfüßen sowie Knie- und Hüftbeugekontrakturen)

Therapeutische Besonderheiten. Obwohl die Behandlung des spastischen Spitzfußes bereits Generationen von Orthopäden beschäftigt hat, ganze Berufszweige ernährt (Krankengymnasten, Orthopädietechniker, Manualtherapeuten, Pharmaindustrie) und dennoch kein allgemeingültiges schlüssiges Konzept vorliegt, soll der Therapie dieser Deformität ein eigener Abschnitt gewidmet werden.

Es ist sicher zu einfach, den Spitzfuß als isolierte Entität betrachten und behandeln zu wollen. Die Behandlung des spastischen Spitzfußes sollte im Gesamtkontext der Lähmung erfolgen und – wenn erforderlich – ebenfalls die proximalen Gelenke miteinbeziehen (Abb. 3.39) (Graham 2003). Konservative und operative Behandlungsverfahren konkurrieren nicht miteinander, sondern ergänzen sich. Die Indikationen für die einzelnen Verfahren sind je nach Art und Ausprägung der Spitzfußdeformität unterschiedlich.

Die allgemeinen Ziele der Spitzfußtherapie wurden von Stuberg u. Condie (1994) folgendermaßen definiert:

- Prävention der drohenden Deformität,
- Korrektur einer bestehenden Deformität,
- Verbesserung der Standbasis,
- Erleichterung der sonstigen Behandlung,
- Verbesserung der Gehfunktionen.

Goldstein (2001) definiert die Ziele einer Spitzfußtherapie spezieller:
- Sichere und wirksame Wiederherstellung und Erhaltung einer ausreichenden Muskellänge,
- keine erneute Verkürzung mit weiterem Wachstum,
- keine Überkorrektur mit zunehmendem Wachstum bzw. Gewicht,
- keine Nebenwirkungen der Behandlung.

Wir würden die Ziele konservativer wie auch operativer Therapie wie folgt umschreiben:
- Tonusminderung,
- Verbesserung der Gelenkexkursion,
- Erhaltung der Gelenkstabilität,
- Erhaltung der Muskelkraft,
- Verbesserung des Muskelgleichgewichtes.

Ein passiv korrigierbarer spastischer Spitzfuß sollte entweder medikamentös oder durch tonusreduzierende Gipse korrigiert (Boyd 2000; Brouwer

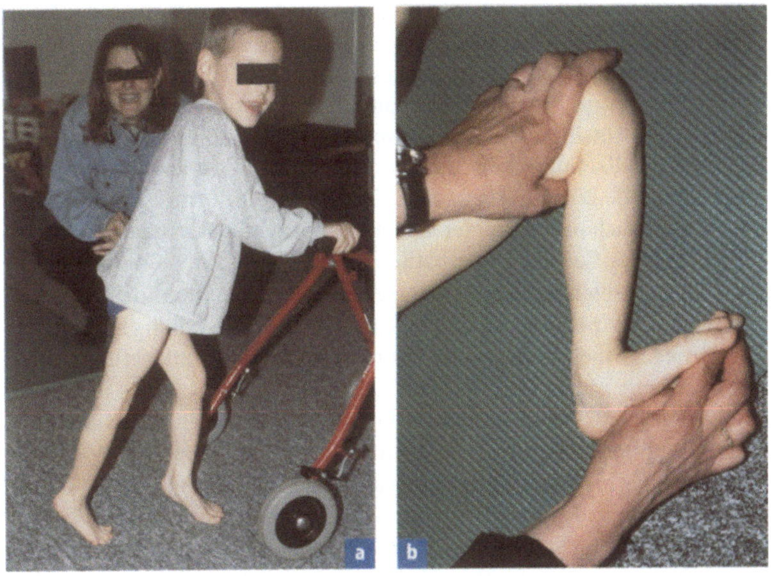

Abb. 3.40 a, b. Bei passiv korrigierbaren Spitzfüßen ist eine rein funktionelle Behandlung ausreichend

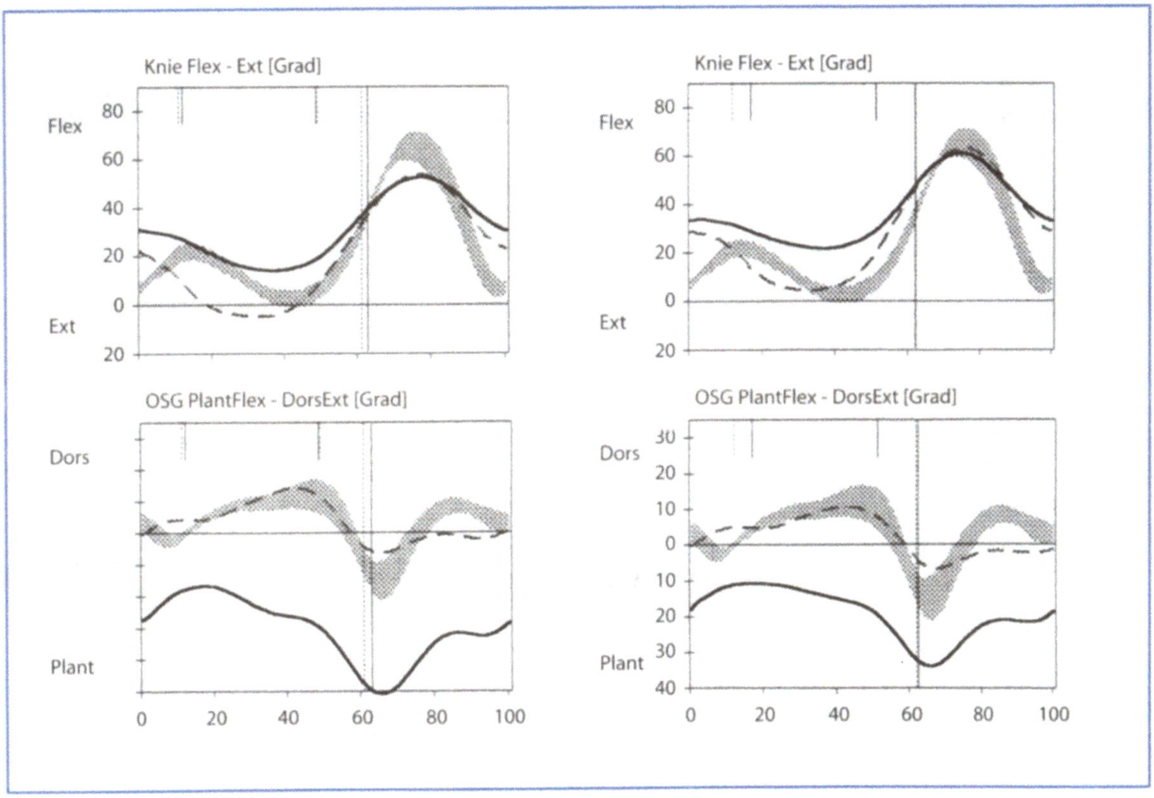

Abb. 3.41. Die Korrektur spastischer Spitzfüße bei einem 6-jährigen Jungen mit spastischer Diplegie kann durch Botulinumtoxin sehr gut vorgenommen werden. Durch die instrumentelle Ganganalyse lässt sich die Korrektur objektivieren. Vor der Injektion (*durchgezogene Linie*), nach der Injektion (*gestrichelte Linie*). Man sieht auf beiden Seiten eine Normalisierung der Sprunggelenkskurven und eine deutliche Verbesserung der Kniegelenkskurven, obwohl nur die Sprunggelenke behandelt wurden

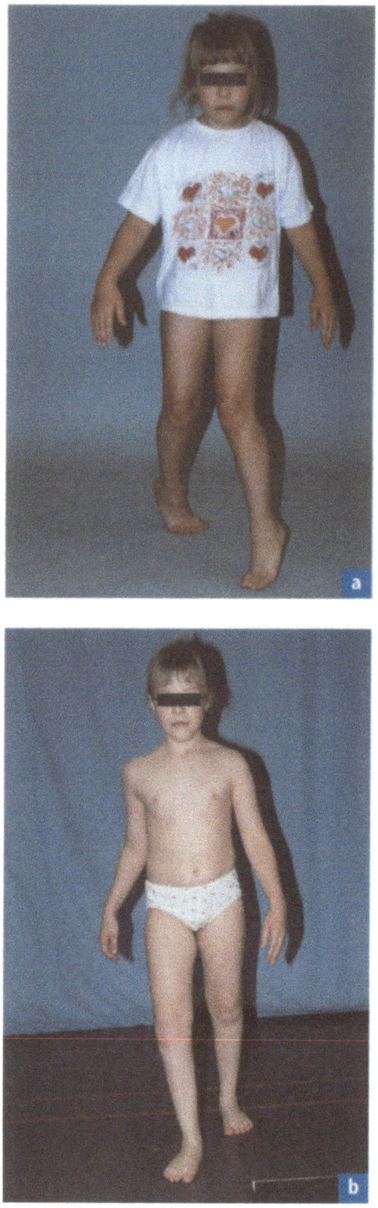

Abb. 3.42 a, b. Die operative Behandlung spastischer Deformitäten sollte, wenn möglich, in einer Sitzung vorgenommen werden und von frühfunktioneller Nachbehandlung begleitet werden (9-jähriges Mädchen vor und 1 Jahr nach durchgeführter Mehretagenkorrektur bei spastischer Diparese)

2000; Flett 1999; Molenaers 2001) und anschließend mit Orthesen geführt werden (Abb. 3.40 a, b). Bei beginnenden Muskelverkürzungen ohne Destabilisierung des unteren Sprunggelenkes in die Schaukelfußstellung kann eine Kombination aus Botulinumtoxin und Gipsen versucht werden. Scheitert sie, so sind weichteilige Verlängerungsoperationen der Muskulatur notwendig. Sichere Indikationen zur Operation sind destabilisierte Spitzknickfüße und strukturelle Rückfuß- bzw. Vorfußspitzfüße. Eine orthetische Nachbehandlung ist auch nach erfolgter Operation notwendig (Graham 2003).

Wo proximale Gelenke in die pathologische Muskelaktivität miteinbezogen sind, empfehlen wir die Mehretagengabe von Botulinumtoxin, ggf. unterstützt durch eine 2-mal 2 Wochen dauernde Gipsbehandlung und die anschließende Orthesenversorgung (Funktions- und Nachtlagerungsschienen; Molenaers 2001).

Boyd et al. (2000) sowie Desloovere (2001) konnten zeigen, dass durch eine kombinierte Botulinumtoxin- und Gipsbehandlung spastischer Spitzfüße signifikante Verbesserungen in Kinematik und Kinetikwerten bei der Ganganalyse erzielt werden konnten (Abb. 3.41). Trotz der allgemeinen Euphorie bei der Versorgung spastischer Spitzfüße mit dynamischen Fußorthesen konnte durch mehrere objektive Studien keine Überlegenheit sogenannter reflektorischer gegenüber konventionellen Unterschenkelorthesen festgestellt werden (Crenshaw et al. 2000; Romkes u. Brunner 2002).

Bei der operativen Behandlung des spastischen Spitzfußes stehen verschiedene Methoden zur Verfügung, die – jede für sich – definierte Indikationen haben (Graham 2003).

Es gilt, dass primär versucht werden sollte, die notwendige Korrektur struktureller Spitzfüße durch intramuskuläre Verlängerungen zu erreichen, um die Muskellänge möglichst zu erhalten (Operation nach Baumann, Strayer, Vulpius). Nur bei ausgeprägten strukturellen Spitzfüßen oder bei hartem Anschlag wird man auf die (perkutane oder offene) Achillessehnenverlängerung zurückgreifen. Das Risiko einer Überkorrektur besteht dabei besonders bei der spastischen Di- und Tetraparese (Borton et al. 2001). Zusätzliche Instabilitäten des Rückfußes sollten immer in gleicher Sitzung knöchern korrigiert werden, um die Fußstabilität wiederherzustellen und die Orthesenversorgung zu erleichtern. Das Behandlungsziel bleibt in jedem Falle der plantigrade stabile Fuß mit ausreichender Kraft der Wadenmuskulatur (Fallbeispiel; Abb. 3.42 a, b).

Ferrari (1998) gibt für die verschiedenen Spitzfußtypen bei der Hemi-, Di- und Tetraparese unterschiedliche Therapieempfehlungen.

Hemiparese:
- Spitzfuß mit Stützfunktion (Unterstützungsreaktion) bei Kontraktur: Operation;
- Spitzfuß mit Abstoßfunktion: Botulinumtoxin, bei Kontraktur: Operation;
- Spitzfuß in der Schwungphase: Orthesenversorgung;
- Spitzfuß durch Parasitbewegungen bei Dystonie: Spiralorthesen.

Diparese:
- Spitzfuß durch die Vertikalisierung:Orthesen, bei Kontraktur: Operation;
- Spitzfuß mit Abstoßfunktion: Therapie nur bei funktioneller Verschlechterung;
- Spitzfuß in der Schwungphase: Orthesenversorgung.

Tetraparese:
- Spitzfuß und Spitzklumpfuß: Operation;
- Spitzfuß und Spitzknickfuß: Operation.

Die Beurteilung des Therapieerfolges bei der IZP sollte möglichst objektive Kriterien beinhalten, da der subjektive Eindruck eher zur Beschönigung neigt.

- Non-experimental evidence in the form of recalled experiences tends to overestimate efficacy (Goldstein 2001).

Neben Messungen der Funktion (3-D-Ganganalyse) sollte auch die Verbesserung der Lebensqualität Berücksichtigung finden (Goldstein 2001). Scores wie der GMFM, der GMPM, der PEDI, das Goal Attainment Scaling und der POSNA-Score können in dieser Richtung eingesetzt werden (Goldstein 2001).

Nachfolgend möchten wir eine kurze Literaturübersicht über den derzeitigen Stand der operativen Behandlung des spastischen Spitzfußes geben.

In der Literatur herrscht weiterhin Uneinigkeit, welche Methode der Muskel- bzw. Sehnenverlängerung die günstigste ist. Es gibt Berichte über Rezidive und Überkorrekturen. Einigkeit scheint darüber zu bestehen, dass ein Spitzfuß bei spastischer Hemiparese eher zum Rezidiv als zur Überkorrektur neigt, während bei Patienten mit Di- oder Tetraparese eher eine Tendenz zur Überkorrektur besteht (Borton et al. 2000). Damron u. Greenwald (1993) beobachteten angeblich nur in 1,7% Überkorrekturen, obwohl sie bei zwei Drittel ihrer Patienten (Di- und Tetraparetiker) die Achillessehne Z-förmig verlängert hatten. Diese Zahl scheint uns recht untertrieben zu sein. Steinwender et al. (2001) weisen darauf hin, dass Spitzfüße im Rahmen von Mehretagenkorrekturen nur dann operiert werden müssen, wenn sie strukturell fixiert sind. Rose et al. (1993) sowie Saraph et al. (2000) konnten durch Kinetikmessungen zeigen, dass durch wohldosierte intramuskuläre Wadenverlängerungen die Kraft zur Abstoßung sogar gesteigert werden kann.

Fazit

Der Spitzfuß kommt bei der infantilen Zerebralparese in einer Vielzahl verschiedener Erscheinungsformen vor. Die Therapie muss individuell gestaltet werden. Konservative Verfahren, die primär bei flexibler (tonischer) Deformität angezeigt sind, sollten möglichst kombiniert werden. Bei der Indikation zu operativen Maßnahmen sollte der jeweilige Anteil des M. gastrocnemius und soleus an der Deformität ebenso beachtet werden, wie begleitende Deformitäten oder Instabilitäten im Rückfuß und in den Hüft- und Kniegelenken. Eine zusätzliche Fußheberschwäche muss ebenfalls therapiert werden. Auch nach der Korrektur besteht die Grundpathologie fort.

3.2.6 Der Spitzfuß nach Apoplex

Der Apoplex (Schlaganfall) stellt die häufigste Behinderungsursache überhaupt dar (Broderick 1989; Kramers 1996; Jansen 2002).

Der Begriff Apoplex bezeichnet eine Schädigung des ersten motorischen Neurons auf dem Boden einer Durchblutungsstörung.

Inzidenz. In einer Untersuchung von Broderick an einer Population von 60 000 Einwohnern in Rochester, USA, zwischen 1980 und 1984 wurde eine Inzidenz von 135 pro 10 000 Einwohner errechnet. Dies bedeutet eine jährliche Neuerkrankungsziffer von 34 000 allein für die USA. Die Inzidenz wird in der westlichen Welt mit 0,8 bis 4 auf 1000 Einwohner angegeben, die Prävalenz mit 6,0 auf 1000.

Ätiologie und Pathogenese. Die Durchblutungsstörung resultiert meist aus einer zerebralen Thrombose. Seltene Ursachen sind eine intrazerebrale Blutung, eine Subarachnoidalblutung oder eine zerebrale Embolie. Es kommt zu einer Unterbrechung der sensiblen, sensorischen und motorischen Bahnen im betroffenen Areal und zu einem Ersatz der Willküraktivität durch primitive Reflexmuster (Fallbeispiel Abb. 3.43).

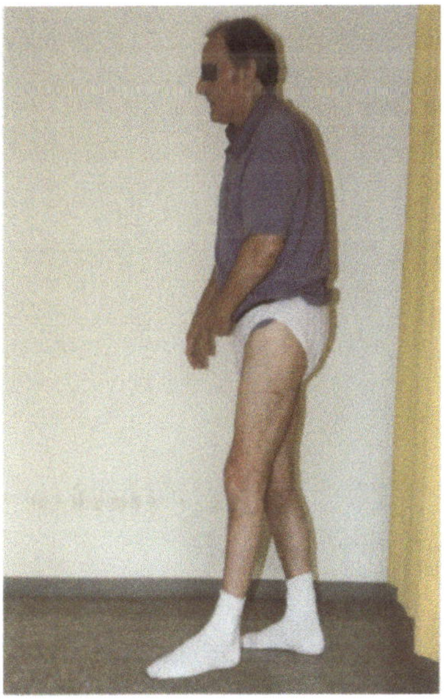

Abb. 3.43. Beim Apoplex wird die Spitzfußdeformität häufig durch eine Fußheberschwäche und eine Kniestreckspastik begleitet. Diese sollten in den Therapieplan mit einfließen

Klinische Kennzeichen und Diagnostik. Das klinische Bild ist durch eine große Variabilität in der Schwere des Krankheitsbildes gekennzeichnet. Die Hauptmerkmale sind eine Halbseitenlähmung mit einer Kombination aus Schwäche und Spastik der Muskulatur (Botte 1992). Die obere Extremität ist meist stärker betroffen als die untere und zeigt ein typisches Beugemuster. Am Bein entwickelt sich eine überwiegende Streckspastik mit Spitzfuß und Fußheberparese. Diese Deformität führt zu einer relativen Beinverlängerung, die mit einem kompensatorischen Wernicke-Mann-Zirkumduktionsgangbild ausgeglichen werden muss.

Kramers et al. (1996) untersuchten das Gangmuster von 18 Patienten mit spastischer Hemiparese nach Verschluss der A. cerebri media. Sie fanden heraus, dass bei 15 von 18 Patienten der Spitzfuß ein typisches Zeichen des Gangbildes war. Zwölf Patienten hatten außerdem eine Fußheberparese entwickelt. Die Deformität war bei den Patienten mit schnellerem Gangbild ausgeprägter. Hinzu kam bei den Patienten mit langsamer Gehgeschwindigkeit eine Rekurvation des gleichseitigen Kniegelenkes.

Ein weiteres typisches Kennzeichen ist das steife Gangbild mit unzureichender Kniebeugung in der Schwungphase.

Der Spitzfuß und die ggf. begleitende Fußheberparese addieren sich in ihrer negativen Auswirkung mit der Kniestreckspastik und einer Schwäche der Hüftbeugung zur Einleitung der Schwungphase. Da der gleichseitige Arm in der Regel ebenfalls betroffen ist, muss ggf. eine Gehhilfe auf der gesunden Seite benutzt werden.

Die klinische Untersuchung sollte neben der passiven Korrigierbarkeit des Spitzfußes in Kniebeugung und -streckung eine willkürliche Aktivierung der Fußheber in Kniestreckung bzw. eine mustergebundene Fußhe-

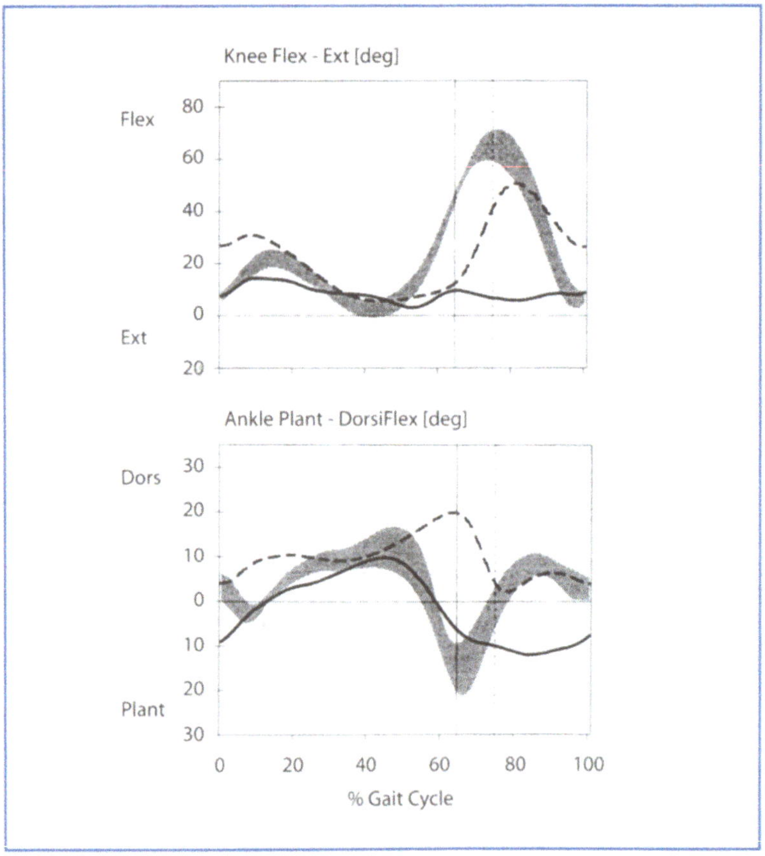

Abb. 3.44. Durch die instrumentelle Ganganalyse lassen sich die funktionellen Auswirkungen der apoplektischen Halbseitenlähmung besonders gut dokumentieren. Bei dieser 55-jährigen Patientin besteht keinerlei Kniegelenksexkursion (Kniestreckspastik) und eine ausgeprägte Fußheberparese, beides auf der rechten Seite (*durchgezogene Linie*)

bung bei aktiver Hüft- und Kniebeugung testen. Die Kraft und eine evtl. Spastik der Knie- und Hüftmuskeln gehören ebenfalls zur Diagnostik, die ggf. durch eine instrumentelle Ganganalyse ergänzt werden sollte (Perry 1975; Kramers 1996) Abb. 3.44).

Therapeutische Maßnahmen. Orthopädische Maßnahmen sind nach eingetretener manifester Parese indiziert (Botte 1992). Da die Erhaltung der Gehfähigkeit nach einem Apoplex über die Pflegebedürftigkeit bzw. über das Ausmaß der Rehabilitationsfähigkeit entscheidet (Kramers 1996), ist die Optimierung der verbliebenen Funktionen oberstes Behandlungsziel. Neben den motorischen Problemen bestehen vielfach auch Allgemeinerkrankungen, die eine Rehabilitation erschweren können. Die Frührehabilitation dient der Kontrakturprophylaxe und der Wiederherstellung der Transfer- bzw. Gehfähigkeit. Bevor sich Kontrakturen entwickelt haben, können Botulinumtoxin-A-Injektionen und die Gabe von Unterschenkelfunktions- und Lagerungsschienen prophylaktisch eingesetzt werden. Je nachdem, ob eine reine Fußheberparese vorliegt oder eine spastische Wadenmuskeltonussteigerung behandelt werden soll, muss die Orthese unterschiedlich konstruiert werden (Mc Collough 1975). Bei ausgesuchten Patienten kann auch eine Fußheberorthese über funktionelle Elektrostimulation eingesetzt werden.

Bei ausgeprägter Gangstörung kann (nach Abschluss der Regenerationsphase – meist nach 1 Jahr) die operative Behandlung entscheidende Verbesserungen erzielen. Ein struktureller Rückfußspitzfuß wird durch eine Achillessehnenverlängerung (offen oder perkutan) korrigiert. Die häufig begleitende Krallenzehenstellung kann durch den Transfer der langen Zehenbeuger auf den Fußrücken (Hiroshima-Operation) nachhaltig gebessert werden. Gleichzeitig wird dabei die schwache Fußhebefunktion unterstützt. Eine Überkorrektur in den Hackenfuß muss aber unbedingt vermieden werden. Postoperativ sind knöchelhohe Schuhe bzw. nach Fußheberaugmentation Fußheberorthesen und Unterschenkelnachtlagerungsschienen für 1 Jahr sinnvoll. Eine gleichzeitig bestehende Kniestreckspastik kann durch eine Vastus-Intermedius-Rezession verbessert werden (Perry u. Waters 1975).

3.2.7 Der Spitzfuß nach Schädelhirntrauma (SHT)

Das Schädelhirntrauma gehört zu den führenden Todesursachen von Personen bis zum 45. Lebensjahr. Von etwa 300 000 Betroffenen in der BRD bleiben etwa 45 000 dauerhaft behindert. In den USA rechnet man mit 50 000–70 000 Schädelhirnverletzten jährlich.

Das Ausmaß des zentralen Schadens ist sehr variabel (Keenan 1992). Entsprechend kommt es zu den typischen Lähmungsbildern einer Tetraparese, Diparese oder Hemiparese. Die spastische Lähmungsqualität überwiegt dabei. Zusätzliche neurologische Defizite wie Persönlichkeitsstörungen, Aufmerksamkeitsdefizite und eine Epilepsie können die Rehabilitation erschweren (Fallbeispiel Abb. 3.45 a, b).

Klinisches Bild. Der spastische Spitzfuß stellt die häufigste Skelettdeformität bei Patienten nach Schädelhirntrauma dar (Keenan 1992). Er entsteht als Teilkomponente des spastischen Streckmusters und kann mit einer Knie- und Hüftstreckspastik vergesellschaftet sein.

Neben der spastischen Komponente kommt oft auch eine Parese der Fußheber vor, die das Gangbild zusätzlich erschwert.

Die klinische Diagnostik sollte neben dem Lokalbefund auch die übrigen Gelenke und das Gangbild berücksichtigen.

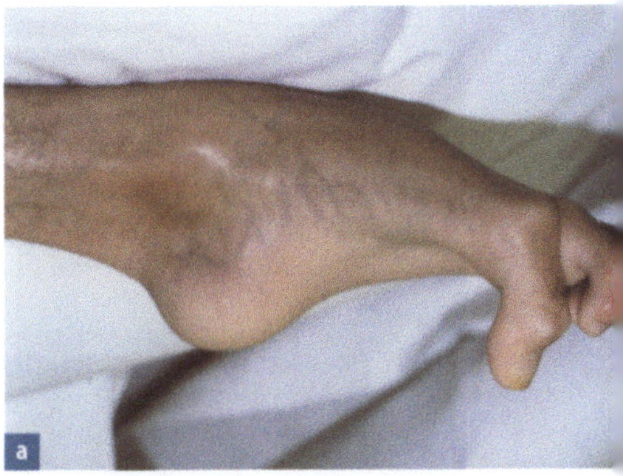

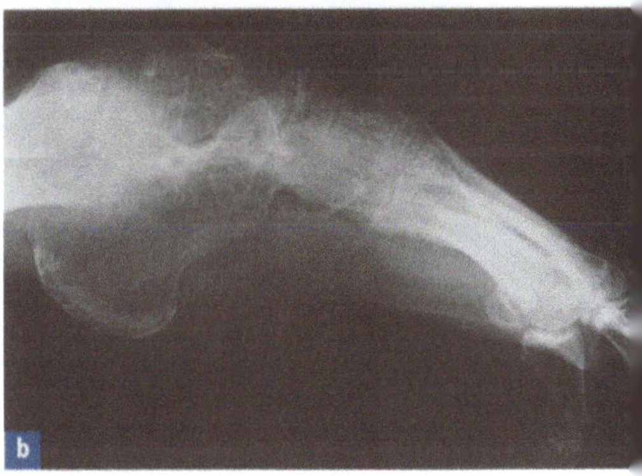

Abb. 3.45 a, b. Bei Patienten mit schwerem Schädel-Hirn-Trauma oder anoxischen Hirnschädigungen begegnen uns die schwersten Spitzfußdeformitäten. a Extreme Deformitäten bei einem 20-jährigen Patienten nach akutem Sauerstoffmangel und b schwerer Kombinationsspitzfuß bei einem 25-jährigen Patienten nach Schädel-Hirn-Trauma

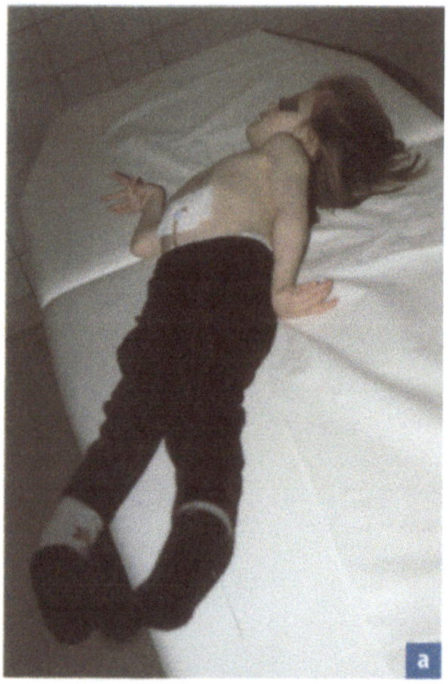

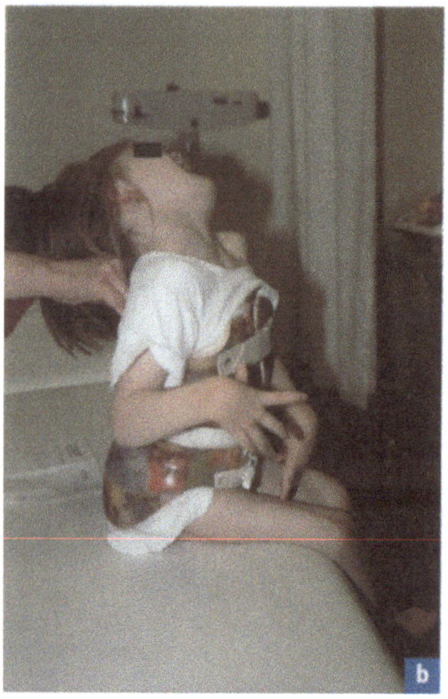

Abb. 3.46 a, b. Auch nach Ertrinkungsunfällen treffen wir schwerste Kombinationsdeformitäten an. Bei diesem 4-jährigen Mädchen wurden in einer Sitzung die Streckkontrakturen der Hüft-, Knie- und Sprunggelenke beseitigt und so eine Sitzfähigkeit ermöglicht

Therapeutische Besonderheiten. Es gelten dieselben Prinzipien, die bereits bei den spastischen Lähmungen beschrieben wurden. Im Falle einer zusätzlichen Fußheberschwäche empfehlen wir neben der Spitzfußkorrektur den Transfer der langen Zehenbeuger auf die Fußheber. Eine temporäre Funktions- und Lagerungsorthesenbehandlung für etwa 1 Jahr vermag die Rehabilitation zu unterstützen und Rezidiven vorzubeugen.

3.2.8 Der Spitzfuß nach Ertrinkungsunfällen

Ertrinken stellt nach Abrams (1991) die häufigste Todesursache im Kindesalter dar. In den USA wird die Häufigkeit auf 3,2 bis 5,6/100 000 Einwohner geschätzt. Eine größere Studie aus Los Angeles (zit. nach Abrams 1991) stellte fest, dass 87% der kindlichen Ertrinkungsunfälle auf die Altersgruppe bis 5 Jahre fallen. Der häusliche Swimmingpool stellte dabei eine tödliche Falle dar.

Ätiologie und Pathogenese. Patienten zeigen nach Ertrinkungsunfällen ("near-drowning injury") in 5–20% schwere anoxische ZNS-Schädigungen. Abrams u. Mubarak (1991) weisen auf die extreme Spastik hin, die sich nach dieser Schädigung entwickeln kann. Es besteht zunächst meist eine Dezerebrierungsstarre mit andauerndem Opisthotonus, die sich aber je nach dem Grad der neurologischen Erholung zurückbilden kann (Abrams u. Wells-Rawson 1992). Binnen weniger Monate können sich aufgrund der schweren Streckspastizität der Beine und Beugespastik der Arme groteske Kontrakturen ausbilden, die eine vernünftige Pflege und Sitzfähigkeit nicht mehr zulassen (Fallbeispiel Abb. 3.46 a, b).

Klinisches Bild. Da diese Kinder primär intensivpflichtig sind, wird oftmals der sich ausbildenden Spastik nicht ausreichende Aufmerksamkeit geschenkt. Kreislauf- und Atmungsprobleme sowie die labile vegetative Situation erfordern maximale Anstrengungen.

Der Spitzfuß ist die häufigste Deformität, stellt aber nur einen Teilaspekt des schweren globalen Streckmusters dar. Er kann extreme Ausmaße annehmen, die jeder Schuhversorgung widerstehen. Weitere Kontrakturen betreffen die Hüft- und Kniestrecker sowie die Schulter-, Ellbogen- und Handgelenksmuskeln. Nach Abrams und Wells-Rawson kommen immerhin 30% der Patienten durchschnittlich 4 Monate nach dem Unfall wieder zum Laufen, zwei Drittel bleiben dagegen schwerbehindert.

Therapeutische Maßnahmen. Konservative Verfahren haben nur in der Akutphase einen Sinn, wenn sich noch keine Kontrakturen entwickelt haben. Botulinumtoxin-Gaben oder die Verwendung einer Baclofenpumpe zählen zu den effektiveren Methoden, verbunden mit der Anfertigung reflexhemmender Lagerungssysteme nach Maß.

Operative Maßnahmen sind aufwendig, da in derselben Sitzung Spitzfüße sowie Hüft- und Kniestreckkontrakturen beseitigt werden müssen. Zaghafte Operationen schaffen sichere Rezidive. Wir empfehlen ein radikales Vorgehen mit knöchern-weichteiliger Spitzfußkorrektur einschließlich der Verlagerung der langen Zehenbeuger auf den Fußrücken. An den Kniegelenken sollten die Patellae entfernt werden und der Streckapparat möglichst locker adaptiert werden. Die Hüftgelenkstrecker sind großzügig zu entspannen. Postoperativ werden sofort Lagerungskeile in Sitzposition gegeben. Die Füße benötigen nach der Gipsabnahme Innenschuhe oder Unterschenkelorthesen.

3.3 Besondere Formen des Spitzfußes

3.3.1 Der Hängefuß

Direkt im Anschluß an die Besprechung des neurogenen Spitzfußes möchten wir den Hängefuß darstellen, der in den meisten Fällen ebenfalls neurogenen Ursprungs ist.

Synonyme: Hängefuß, Fußheberparese, Fallfuß, „drop foot" (Abb. 3.47).

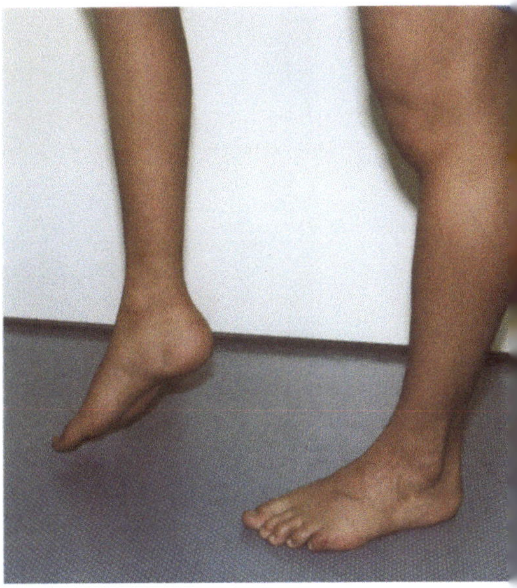

Abb. 3.47. Der Hängefuß stellt eine primäre Einschränkung der Schwungphase des Gangs dar

Definition und historische Aspekte. Ein Hängefuß ist eine Fußdeformität, bei der der Fuß infolge einer Schwäche oder eines Ausfalles der Fußhebemuskulatur in der Schwungphase nicht wenigstens bis zur Neutralstellung angehoben werden kann. Zusätzlich wird zu Beginn der Standphase des Gangablaufes ein physiologischer Erstkontakt des Fußes über die Ferse verhindert.

„Beim Hängefuß besteht ein Ausfall der aktiven Fußhebung, die während des Gangablaufes zu Kompensationsmechanismen führt."

„Wenn die anatomischen Voraussetzungen für eine freie Dorsalextension vorhanden sind, die Änderung der Fußstellung aber wegen der fehlenden Kraft der Extensoren nicht ausführbar ist, spricht man vom Hängefuß" (Dahmen u. Zsernaviczky 1985).

„Die passive freie Dorsalextension des Fußes unterscheidet den Hängefuß vom kontrakten Spitzfuß. Der Übergang zwischen beiden Formen kann fließend sein" (Dahmen u. Zsernaviczky 1985).

Die Fußheberparese zählt in der historischen orthopädische Literatur zu den häufigeren Diagnosen.

Während in vororthopädischer Zeit die Versorgung mit unterschiedlichsten Fußheberorthesen (Paré; Recklinghausen 1920) die Standardtherapie darstellte, trat die konservative Behandlung nach Einführung der Sehnentranspositionen zeitweise eher in den Hintergrund.

Da die Fußheberparese eine klassische Indikation für die Operation der Sehnentransposition ist, seien hier einige Bemerkungen zur historischen Entwicklung dieser Methode erlaubt:

Bedingt durch die große Verbreitung polioerkrankter Patienten begann zum Ende des 19. Jahrhunderts die Ära der Sehnenverpflanzungen. Mit zu-

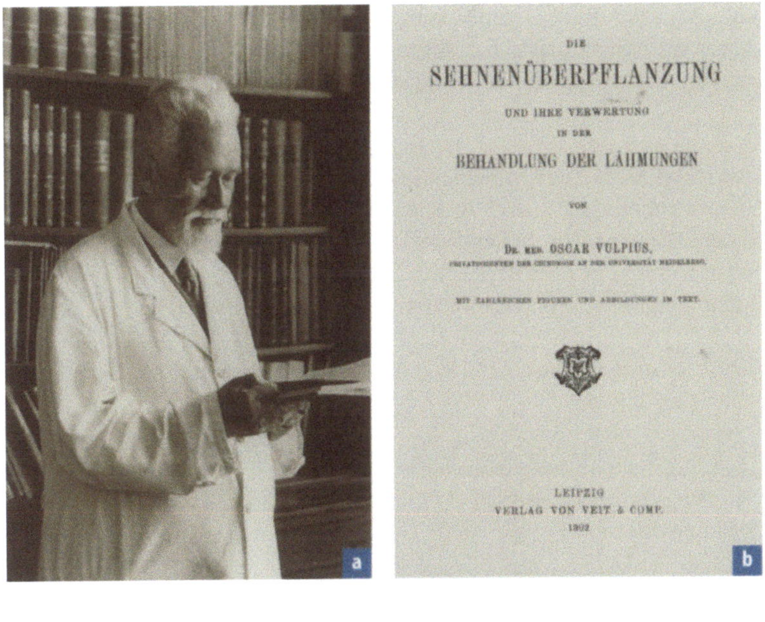

DIE
SEHNENÜBERPFLANZUNG
UND IHRE VERWERTUNG
IN DER
BEHANDLUNG DER LÄHMUNGEN
VON
DR. MED. OSCAR VULPIUS,
LEIPZIG
VERLAG VON VEIT & COMP.
1902

Abb. 3.48 a, b. Oskar Vulpius (1867–1936) bleibt als einer der Pioniere der Lähmungschirurgie unvergessen

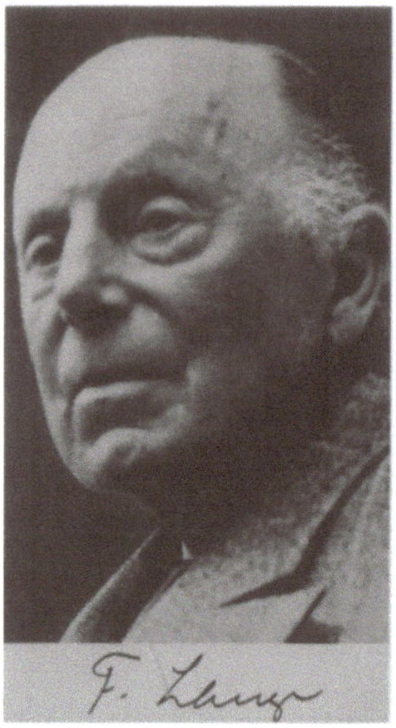

Abb. 3.49. Fritz Lange (1864–1952) schuf bedeutende Grundlagen in der Lähmungschirurgie, die bis heute volle Gültigkeit besitzen

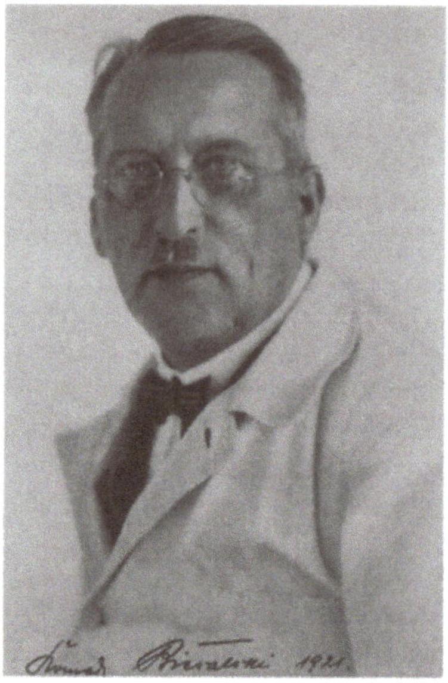

Abb. 3.50. Konrad Biesalski gilt als der Begründer der orthopädischen Rehabilitation. Er baute in Berlin das Oskar-Helene-Heim auf

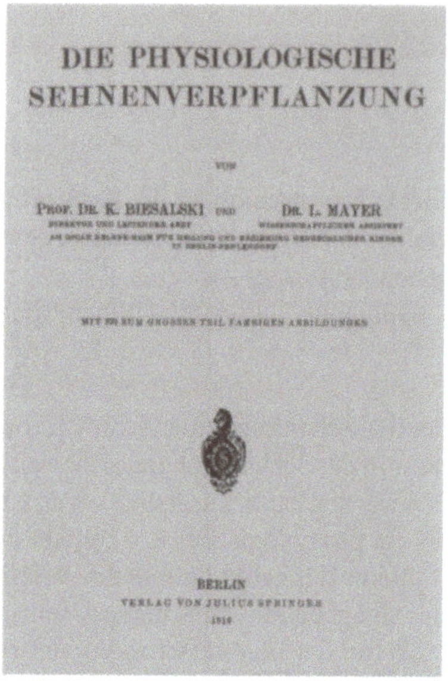

DIE PHYSIOLOGISCHE SEHNENVERPFLANZUNG

VON

PROF. DR. K. BIESALSKI UND DR. L. MAYER

BERLIN
VERLAG VON JULIUS SPRINGER

Abb. 3.51. Das Werk von Biesalski und Meyer zur physiologischen Sehnenverpflanzung stellt bis heute eine der bedeutensten Leistungen auf diesem Gebiet dar

nehmender Erfahrung wurde die Indikation dann auch auf posttraumatische und spastische Deformitäten ausgeweitet. Im deutschen Schrifttum sind die Namen Oscar Vulpius (1867–1936; Abb. 3.48 a, b), Fritz Lange (1864–1952; Abb. 3.49) und Konrad Biesalski (1868–1930; Abb. 3.50) bedeutsam. Streitpunkte entwickelten sich um die verschiedenen Operationspläne für die einzelnen Lähmungsverteilungen, die Art der Verankerung (Periostal-Lange vs. Tendinös-Vulpius) und die Möglichkeiten der Sehnenverlängerung durch Seidenstränge oder Catgutfäden (Lange). Der Gefahr von Verwachsungen der verlagerten Sehne wurde anfangs durch Interposition von Pergamentpapier und später durch Biesalskis Methode der Sehnenscheidenauswechselung begegnet. Das Werk von Biesalski und Mayer „Die physiologische Sehnenverpflanzung“ ist als bahnbrechend anzusehen (Abb. 3.51). Wegen zahlreicher Misserfolge ebbte die Welle der Sehnentranspositionen nach dem ersten Weltkrieg allmählich wieder ab.

Ätiologie und Pathogenese. Der Hängefuß entsteht durch eine Schwäche oder einen Ausfall der Fußhebemuskulatur. Ursächlich kommen eine zentrale Schwäche wie z. B. nach Apoplex, eine periphere Nervenschädigung mit schlaffer Parese sowie direkte Schädigungen der Muskulatur und ihrer Sehnen in Betracht. Bei den peripheren Nerven- und Muskelschädigungen sollte man progrediente von stationären Störungen unterscheiden.

Folgende Lokalisationen können eine Fußheberparese nach sich ziehen:
- ZNS-Schädigung
- periphäre Nervenschädigung
- Störung der neuromuskulären Übertragung
- Störung der Muskulatur
- Sehnenschaden

(Abb. 3.52, 3.53 zeigen zwei verschiedene Fußheberparesen).

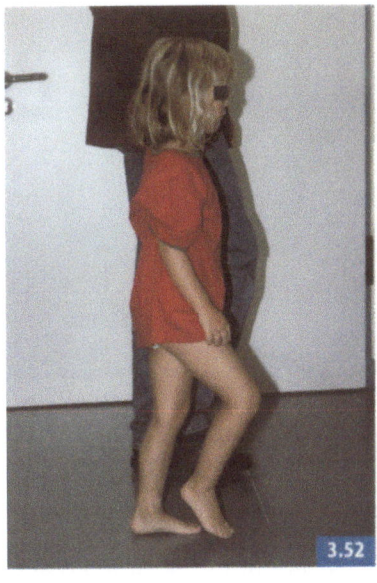

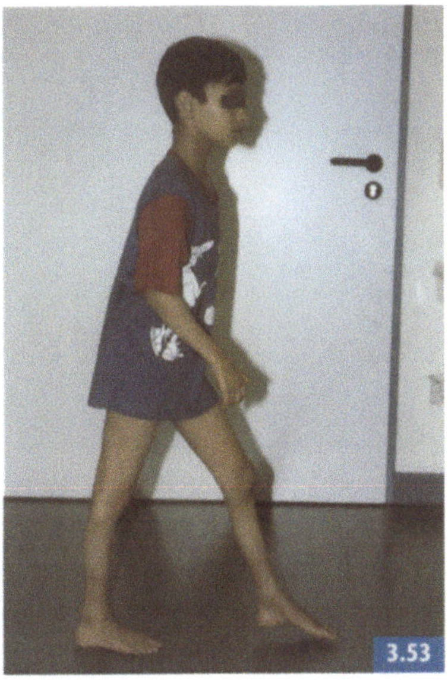

Abb. 3.52. Fußheberparesen begegnen uns bei spastischen Lähmungen (5-jähriges Mädchen mit Hemiparese rechts)

Abb. 3.53. Fußheberparesen begegnen uns bei schlaffen Lähmungen (10-jähriger Junge mit HSMN)

Neuromuskuläre Störungen, die zur Fußheberparese führen können:
Progrediente Erkrankungen:
- HSMN
- SMA
- Myskeldystrophien
- Myotone Dystrophien
- Lepra
- Periphere toxische oder metabolische Neuropathien (z.B. bei Diabetes mellitus; Diphtherie)

Stationäre Erkrankungen:
- Apoplex
- IZP
- Polio
- Querschnittslähmung
- Bandscheibenprolaps
- Polyradikulitis
- Kompartmentsyndrom
- Nervendehnungsverletzungen bei knienahen oder hüftnahen Traumen

Nichtneuromuskuläre Störungen, die zur Fußheberparese führen können:
- Periphere Sehnenverletzungen
- Iatrogene Schwächung der Fußheber (z.B. als Folge der Operation nach Niederecker/Young)

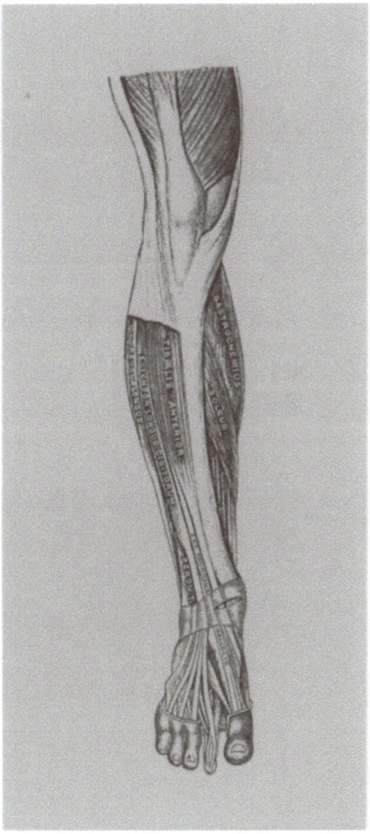

Abb. 3.54. Anatomische Darstellung der Fußhebemuskulatur

Anatomie und Mechanik der Fußheber

Die Fußhebemuskulatur wird von der ventralen Muskelgruppe des Unterschenkels gebildet.

Diese setzt sich aus den drei Muskeln M. tibialis anterior, M. flexor hallucis longus und M. flexor digitorum longus (mit dem M. peroneus tertius) zusammen. Die Muskeln entspringen von der ventralen Fläche des Unterschenkels und der Membrana interossea. Sie liegen im vorderen Kompartiment des Unterschenkels, das von einer kräftigen Faszie abgeschlossen wird (Abb. 3.54).

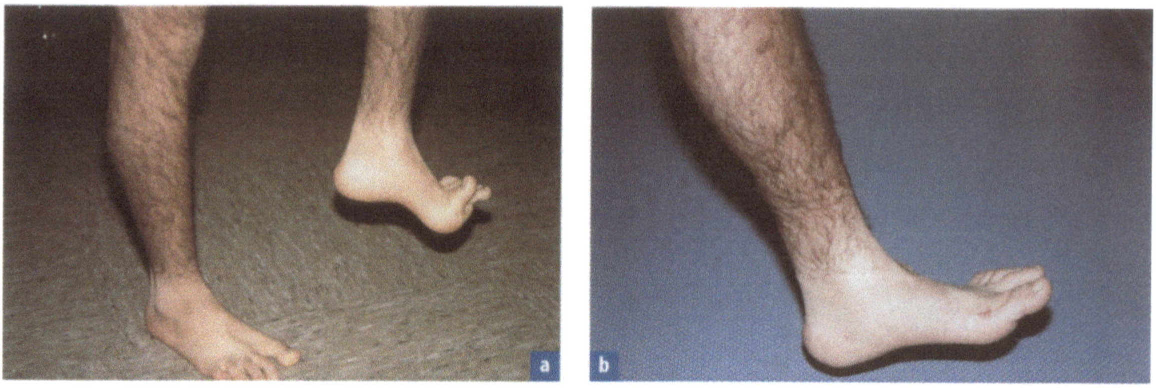

Abb. 3.55 a, b. Die Extensorensubstitution ist ein typisches Kennzeichen abgeschwächter Fußhebermuskulatur. Durch Rückverlagerung der langen Zehenstrecker lässt sich eine ausreichende funktionelle Wiederherstellung erzielen (20-jähriger Patient mit Impfpoliolähmung und Ausfall des M. tibialis anterior vor und nach Operation)

Der M. tibialis anterior ist der kräftigste Muskel. Er zieht in einer eigenen Scheide bis zum Ansatz am Os metatarsale I und am Os cuneiforme mediale nach distal. Er wirkt als Fußheber, Supinator des Fußinnenrands und Heber des Os metatarsale I. Die Innervation erfolgt über den N. peroneus profundus (Frohse u. Fränkel 1913).

Der M. extensor digitorum longus entspringt zwischen dem M. tibialis anterior und der Fibula. Er zieht in einer eigenen Sehnenscheide für seine Endsehnen bis zu den Streckaponeurosen der Zehen 2 bis 5. Eine variable Abspaltung inseriert als M. peroneus tertius an der Basis des Os metatarsale V. Die Wirkung des Muskels besteht in einer Zehenstreckung der Grundgelenke und einer Hebung und Eversion des Rück- und Vorfußes. Er wirkt auf diese Weise als Antagonist zum M. tibialis anterior. Die Innervation erfolgt ebenfalls über den N. peroneus profundus.

Der M. extensor hallucis longus ist der schwächste der drei Muskeln. Er entspringt etwas distaler als die beiden anderen Fußheber und zwischen beiden. Er zieht in einem eigenen Sehnenfach zur Streckaponeurose der großen Zehe. Seine Wirkung besteht in einer Extension des Zehengrund- und -endgelenkes sowie in einer Dorsalflexion und Eversion des Rückfußes.

Auch er erhält seine Innervation aus dem N. peroneus profundus (Frohse u. Fränkel 1913).

Die langen Zehenstrecker wirken bei intakten kurzen Zehenbeugern und intrinsischen Muskeln primär auf den Schlingenmechanismus, der um die Zehengrundgelenke angeordnet ist. Auf diese Weise kommt es primär zur Fußhebung und nicht zur Zehenstreckung. Nur bei ausgefallenen kurzen Zehenbeugern und Intrinsic-Atrophie setzt die Extensorensubstitution ein (Abb. 3.55 a, b; vgl. auch McGlamry 1992 und Döderlein et al. 2000, „Der Hohlfuß"). Hintermann et al. (1994) bestimmten die Exkursionen und Momentarme der Fußheber. Sie fanden heraus, dass die Exkursion der Fußhebesehnen im Bereich von 20 Grad Dorsal- und 30 Grad Plantarflexion zwischen 24,5 und 30,6 mm beträgt und damit etwa doppelt so groß wie die der Plantarflektoren – mit Ausnahme des M. triceps surae – ist. Die Momentarme waren für die Dorsalflexion (31–37 mm) größer als für die Plantarflexion (25–31 mm). Biesalski u. Mayer (1916) haben besonders genaue In-vitro-Messungen zum Synergismus und Antagonismus der verschiedenen Fußmuskeln vorgenommen. Die Mm. tibialis anterior, extensor hallucis und digitorum longus ergänzen sich in ihrer supinierenden (tibialis anterior) bzw. pronierenden Wirkung (extensor hallucis und digitorum longus) gegenseitig (Abb. 3.56).

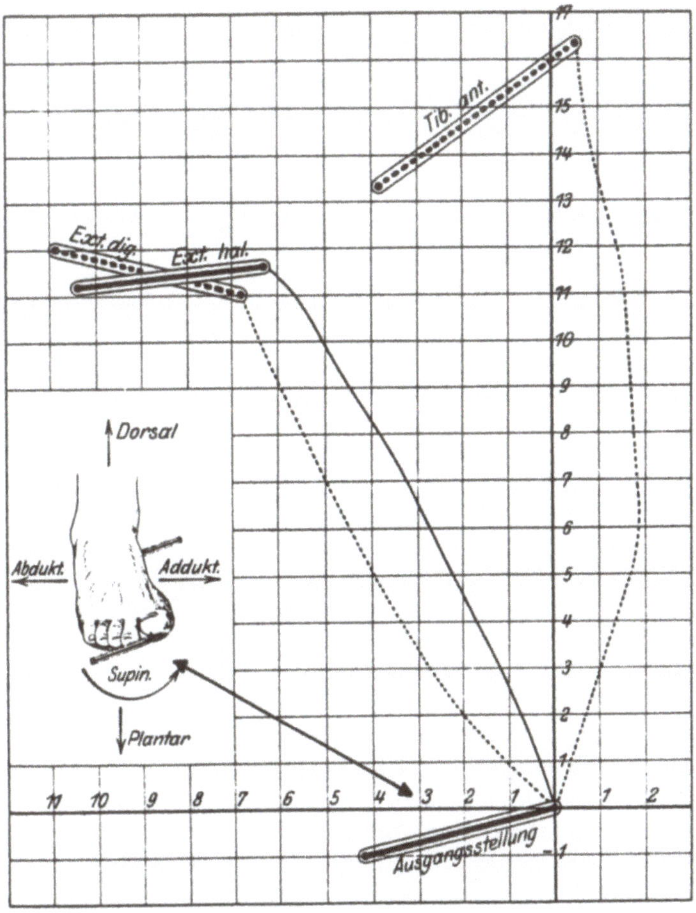

Abb. 3.56. Biesalski und Meyer haben in ihrem Buch aus dem Jahre 1916 die synergistischen Wirkungen der einzelnen Fußhebemuskeln besonders genau untersucht. *Oben* sind die einzelnen Wirkungen des M. tibialis anterior extensor digitorum und M. extensor hallucis longus aus der Ausgangsstellung heraus für die Dorsalflexion zu ersehen. *Unten* sind die Kombinationsbewegungen von jeweils zwei Fußhebemuskeln dargestellt. Diese Untersuchungen erleichtern die Therapieplanung erheblich

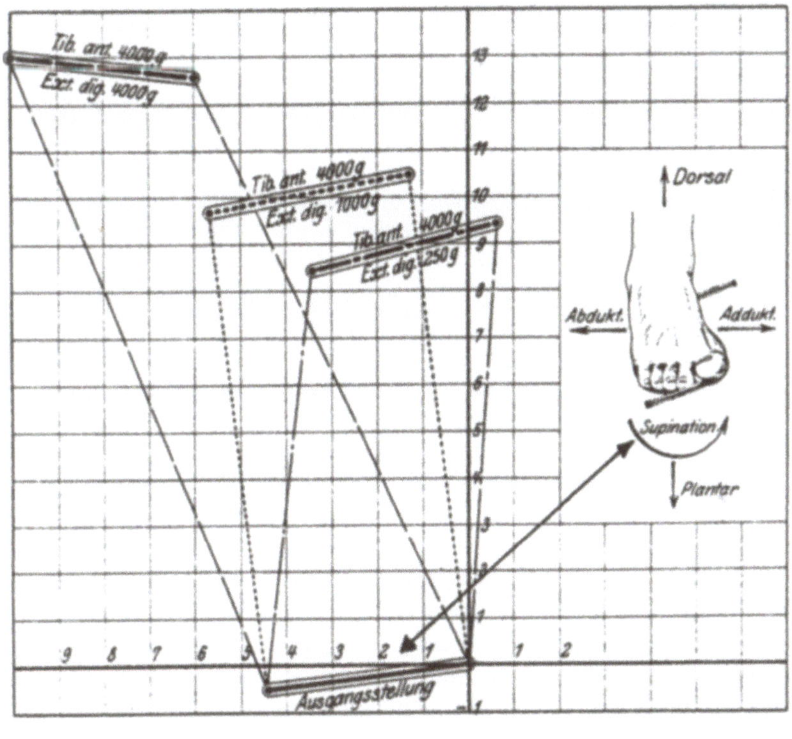

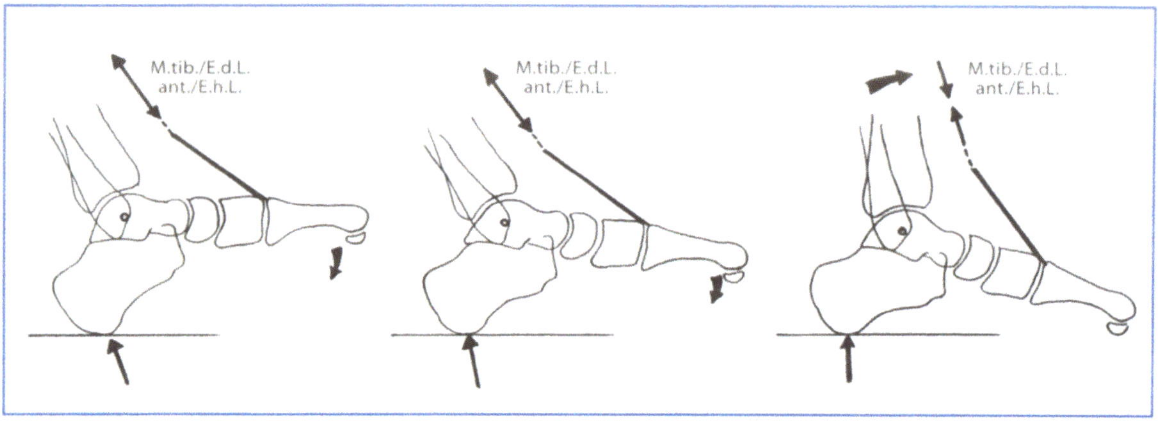

Abb. 3.57. Durch den Wechsel der Kontraktionsform der Fußhebemuskulatur zu Beginn der Standphase von der exzentrischen zur konzentrischen Kontraktion wird der Unterschenkel nach vorne verlagert (Perry 1992)

Mechanik der Fußhebemuskeln beim Gangablauf. Die Aktivierung der Fußheber beim Gang erfolgt nach einem genau abgestimmten Muster. Ihre Aktivierung beginnt zur Schwungphasenvorbereitung. Die Muskeln werden gleichzeitig konzentrisch aktiviert, wobei ihre Aktivität zwei Maxima zum Beginn der Schwungphase und zum Beginn der Standphase besitzt. Der M. tibialis anterior erreicht zusammen mit den übrigen Fußhebern seine maximale Kontraktionskraft (Perry) bei der Gewichtsübernahme und bremst die Einwirkung des Körpergewichtes durch exzentrische Kontraktion ab.

Gleichzeitig wird über eine Vorverlagerung der Tibia die Kniebeugung zur Lastaufnahme eingeleitet (Abb. 3.57). In der Schwungphase besteht die Hauptaktivität in der ersten Hälfte (Winter 1991). In der zweiten Hälfte besteht keine Gefahr des Hängenbleibens mit der Fußspitze mehr.

Für eine normale Funktion während des Gangablaufes sind alle drei Fußhebemuskeln erforderlich (Perry 1992).

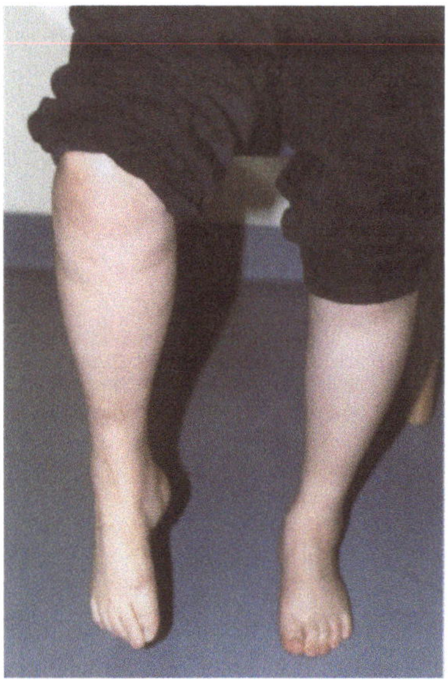

Abb. 3.58. Bei eingeschränkter Fußhebefunktion kommt es spontan zur Inversionsstellung des Rückfußes

Pathomechanik der Fußheberparese

Bei einer unzureichenden bzw. fehlenden Funktion der Fußheber kommt es zur Einschränkung der Fußfunktion bei der Gewichtsübernahme zu Beginn der Standphase und zum Hängen des Fußes beim Anheben des Beines in der Schwungphase, wodurch das obere Sprunggelenk entriegelt bleibt,da der frontale Durchmesser der Talusrolle von ventral nach dorsal abnimmt. Eine meist begleitende Schwäche der Pronatoren verstärkt die mediolaterale Instabilität zusätzlich (Lehmann 1986). Wegen dieser Instabilität und wegen der verkleinerten Auftrittsfläche ist die Gefahr eines Umknicktraumas (meist in Supinationsrichtung) mit Verletzung der Kapselbandstrukturen erhöht (Fallbeispiel Abb. 3.58).

Bei einer *ausschließlichen Fußheberparese* ohne strukturelle Einschränkung der Dorsalflexion im oberen Sprunggelenk kommt es zum Steppergang:

Die Bezeichnung Steppergang beim Hängefuß resultiert aus dem sicht- und hörbaren Herunterklappen des Fußes bei der Gewichtsübernahme in der Standphase.

Der Erstkontakt des Fußes erfolgt anstelle der Ferse zuerst über den Vorfuß. Anschließend kommt der Rückfuß dann bei Gewichtsübernahme zum Boden, worauf der weitere Gangablauf in der Standphase bis zur Abstoßfunktion am Standphasenende wieder normal abläuft. Bedingt durch die eingeschränkte aktive Fußhebung wird die Schwungphase dann wieder beeinträchtigt. Proximale oder gegenseitige Kompensationsmechanismen

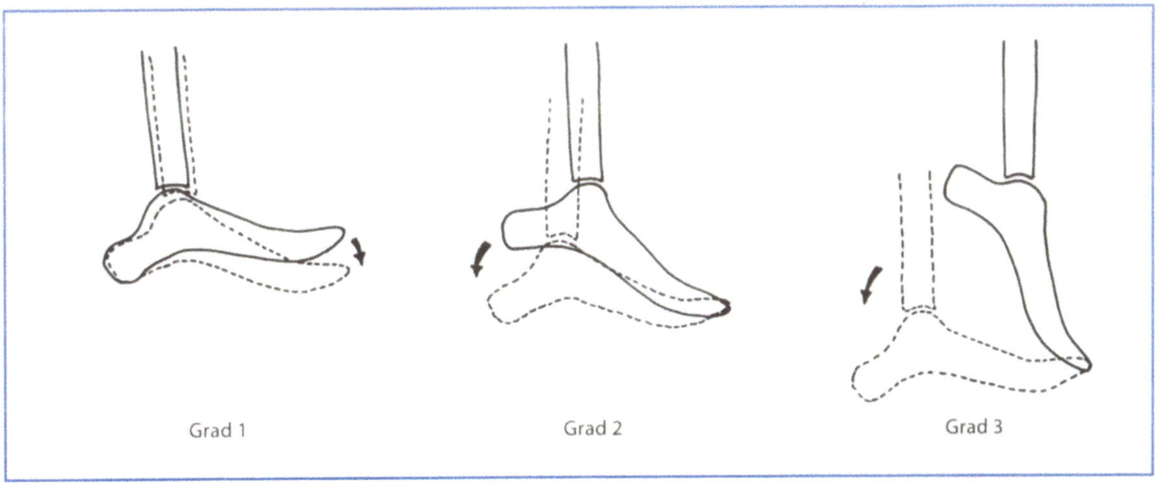

Abb. 3.59. Die drei verschiedenen Grade der Fußheberlähmung, linkss leicht, in der Mitte mittel- und rechts schwerer Grad

Abb. 3.60. Klinische Darstellung eines Hängefußes vom Grad I ▶

Abb. 3.61. Klinische Darstellung eines Hängefußes vom Grad II (24-jährige Patientin mit Poliolähmung beider Beine)

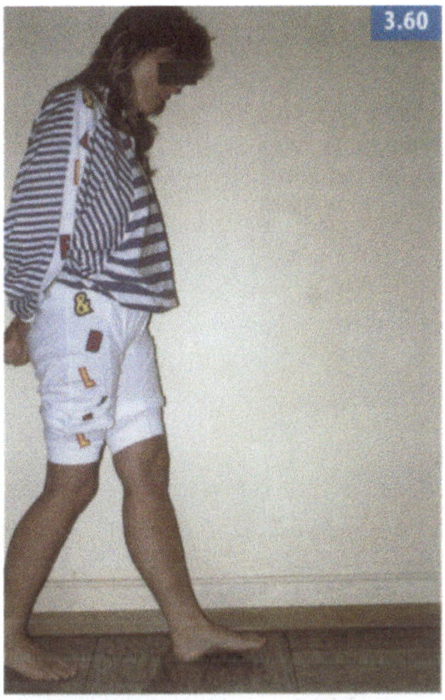

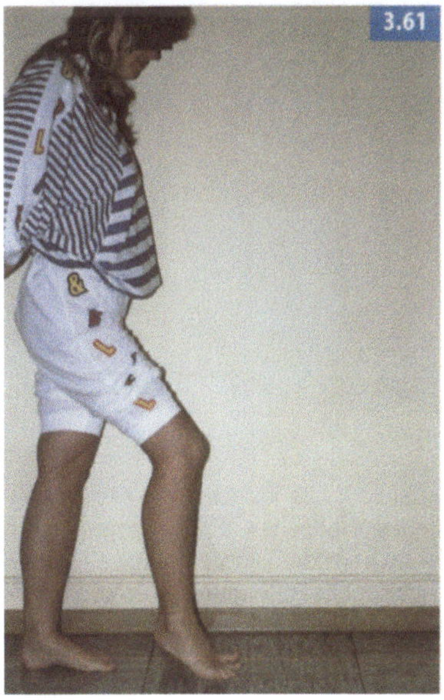

(s. unten) müssen über eine relative Beinverkürzung die Voraussetzungen zu einer ausreichenden Bodenfreiheit in der Schwungphasenmitte schaffen. So sind besonders Schwungphasenbeginn und -ende bis zum erneuten Erstkontakt in der Standphase von der Deformität betroffen. Die Folge ist eine verkürzte Schrittlänge. Aber auch auf der gesunden Gegenseite ist eine verkürzte Schrittlänge sichtbar (Lehmann 1986).

Abhängig vom Schweregrad des Hängefußes (bzw. der verbliebenen Kraft der Fußhebemuskeln) sind verschiedene Auswirkungen auf das Gangbild möglich (Kramers 1996).

Wir schlagen eine 3-stufige Einteilung des Schweregrades der Fußheberparese ohne begleitende Wadenmuskelverkürzung vor.

Grad 1 (Abb. 3.59):
Abgeschwächte Fußheber, klinisch Kraftgrad 4 und 3, Erstkontakt über die Ferse, der Fuß klappt jedoch vorzeitig hörbar ab, da die exzentrische Kontraktionskraft der Fußheber nicht ausreicht, um eine kontrollierte Gewichtsübernahme zu ermöglichen (Steppergang/Reduktion der Tibia-Vorschubwirkung). In der Schwungphase ist die Fußhebung dagegen ausreichend, da nur das Gewicht des Fußes gehalten werden muss ("foot slap"; Condie 1993). Ist die peroneale Muskelgruppe zusätzlich zu den Fußhebern paretisch, so wird der Fuß in der Strandphase supinierend abgewickelt.

Grad 2 (Abb. 3.60):
Abgeschwächte Fußheber; klinisch Kraftgrad 2; Erstkontakt über den Vorfuß oder die gesamte Fußsohle und damit kein vorzeitiges Herunterklappen, Fehlen der Tibia-Vorschubwirkung; Aktivierung der langen Zehenstrecker (Extensorensubstitution); in der Schwungphase leichte Kompensationsmechanismen proximal in Hüft- und Kniegelenk zum Ausgleich des leichten Hängens der Fußspitze.

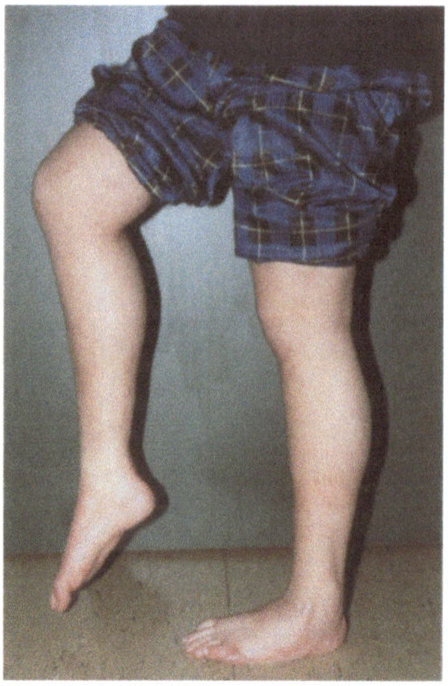

Abb. 3.62. Klinische Darstellung eines Hängefußes vom Grad III (19-jährige Patientin mit komplettem Ausfall der Fußheber bei HSMN)

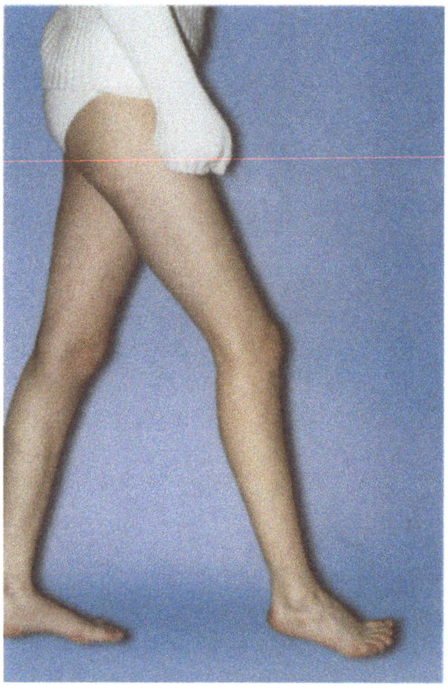

Abb. 3.63. Die kombinierte Aktivierung der verbliebenen Fußhebemuskulatur ist nicht in der Lage, eine ausreichende funktionelle Fußhebung zu ermöglichen (16-jährige Patientin mit Polyradikulitis) Fußheberparese Grad II

Grad 3 (Abb. 3.63):
Vollständig ausgefallene Fußheber (klinisch Kraftgrad 0 und 1); Die Fußspitze hängt beim Anheben des Fußes nach unten, und der Fuß wird für den Erstkontakt über den Vorfuß aufgesetzt ("foot drop"; Condie 1993). Die Ferse klappt sekundär hörbar zum Boden. Die Gefahr, mit der Fußspitze hängen zu bleiben, ist bei diesem Grad besonders groß. Einzelne Patienten versuchen, das Hängenbleiben der Fußspitze durch ein Vorschwingen des Unterschenkels zu umgehen. In der Schwungphase werden starke Kompensationsmechanismen eingesetzt (Knie- und Hüftgelenk, Becken, Gegenseite), um Bodenfreiheit zu gewinnen ("Hahnentritt").

Wenn die Fußheberparese zusätzlich *mit einer Spitzfußkontraktur* vergesellschaftet ist hat dies auch Auswirkungen auf die Standphase des Ganges (s. Abschn. 2.8.3).

Die eingeschränkte aktive Fußhebung muss durch die proximalen Gelenke kompensiert werden. Abhängig von der aktiven und passiven Beweglichkeit und der Kraft sind dabei verschiedene Gangbilder möglich, die isoliert oder auch in Kombinationen vorkommen können. Alle haben das Ziel, eine ausreichende Bodenfreiheit des betroffenen Fußes in der Schwungphase zu gewährleisten.

Kompensationsmechanismen bei eingeschränkter Fußhebung:
- Verstärkte Hüft- und Kniebeugung (betroffene Seite; Abb. 3.62)
- Zirkumduktion (betroffene Seite)
- Seitneigung des Rumpfes zur Gegenseite (Standbein)
- Anheben des Beckens auf der betroffenen Seite
- Spitzfußstellung der Gegenseite ("vaulting")
- Vorschleudern des gleichseitigen Unterschenkels und damit des Fußes bei vollständigem Ausfall der Fußheber
- Kombinationen

Diagnostik des Hängefußes

Klinische Diagnostik. Die klinische Diagnose bereitet nur bei geringgradiger Fußheberschwäche (Grad 1, s. obige Einteilung) Probleme. Beim Fersengang lassen sich geringe Abschwächungen der Fußheber am besten erkennen. Ein typisches Merkmal der verminderten Fußhebekraft ist die kompensatorische Mehraktivierung der langen Zehenstrecker (Abb. 3.63) mit Hyperextensionsstellung.

Die Untersuchung der Kraft und Exkursionsfähigkeit der sprunggelenksüberschreitenden Muskulatur schließt sich an. Im Seitenvergleich sollten alle drei Fußheber getestet werden (Kraftgrade 0 bis 5). Zusätzlich muss selbstverständlich auch eine Untersuchung der übrigen Fußmuskeln sowie der Kniegelenks- und Hüftfunktion angeschlossen werden. Die Dokumentation der Sensibilität und der Durchblutung sind ebenfalls erforderlich. Bei der Frage nach einer evtl. motorischen Ersatzoperation für die Fußheber, ist der Kraftgrad der in Frage kommenden Spendermuskeln besonders exakt zu dokumentieren (M. peroneus longus, M. peroneus brevis. M. tibialis posterior, M. flexor digitorum longus, M. flexor hallucis longus; Abb. 3.64a–c). Eine evtl. Instabilität des Rückfußes muss ebenfalls klinisch unter Entlastung und im Stehen getestet werden. Goldner (1988) empfiehlt die mehrstufige Einteilung der Rückfußstabilität aufgrund klinischer Tests. Durch diese Unterscheidung kann die Notwendigkeit für eine zusätzliche Rückfußstabilisation bei Muskelersatzoperationen festgestellt werden.

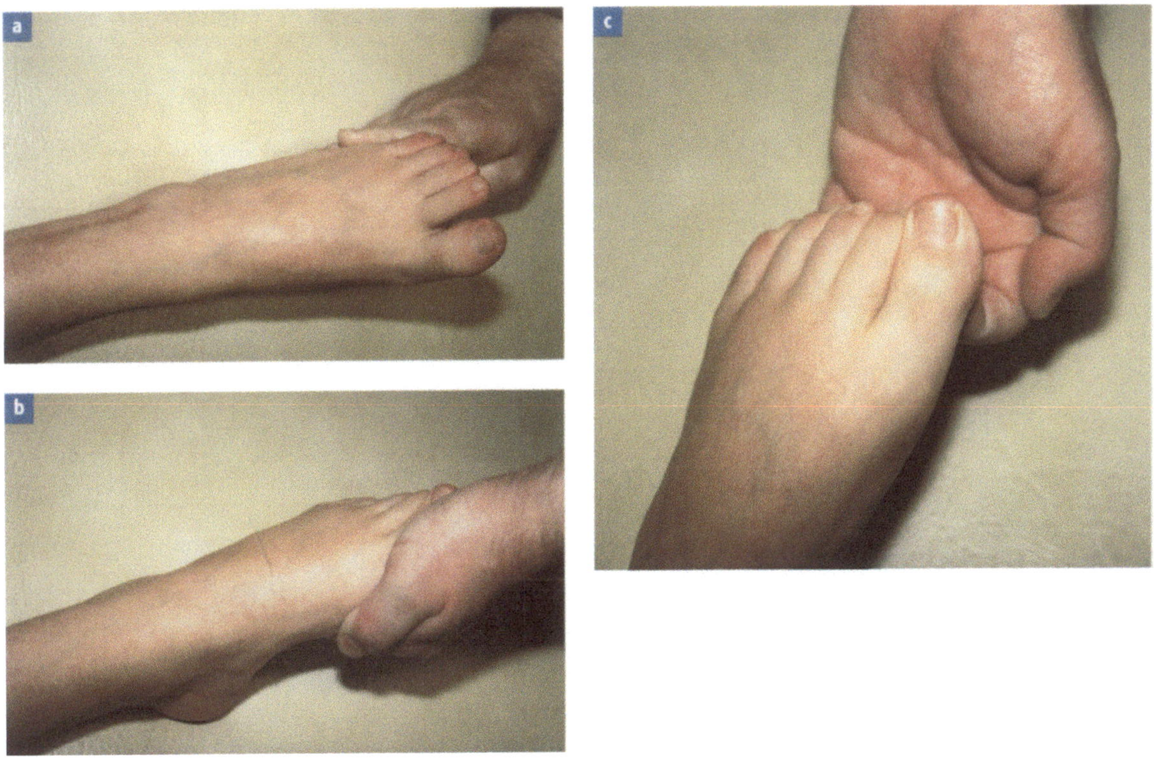

Abb. 3.64 a–c. Die Untersuchung des Fußes auf evtl. transferierbare Muskulatur sollte a die Peronealmuskulatur, b den M. tibialis posterior und c die langen Zehenbeuger umfassen. Bei diesem 21-jährigen Patienten mit Fußheberlähmung nach Kompartmentsyndrom sind nur der M. tibialis posterior und die langen Zehenbeuger kräftig

Instrumentelle Diagnostik. Die klinische Diagnostik sollte durch Röntgenaufnahmen des Rückfußes im Stehen und falls verfügbar auch durch dynamische Untersuchungen ergänzt werden (dynamisches EMG der Fußheber und Fußsenker, standardisierte Videoaufnahmen,evtl. auch instrumentelle 3-dimensionale Ganganalyse).

Durch die instrumentelle Ganganalyse lässt sich die fehlende Fußhebefunktion sehr gut dokumentieren und von einer reinen Spitzfußstellung unterscheiden (Abb. 3.65a,b).

Neurophysiologische Zusatzuntersuchungen (EMG; NLG) gestatten ggf. eine Abschätzung des spontanen Restitutionspotentiales.

Leider können sich zur Fußheberparese auch noch weitere Störungen hinzugesellen, die das Gangbild in der Schwungphase erschweren. Dies können eine Spastik der Kniestrecker, ein spastischer Gegenzug der Hüftstrecker oder eine Schwäche der schwungphaseneinleitenden Hüftbeuger sein, wie wir sie besonders häufig beim Apoplex antreffen. Diagnostisch hilft nur die instrumentelle Ganganalyse weiter. Die Therapie sollte auch diese Punkte berücksichtigen.

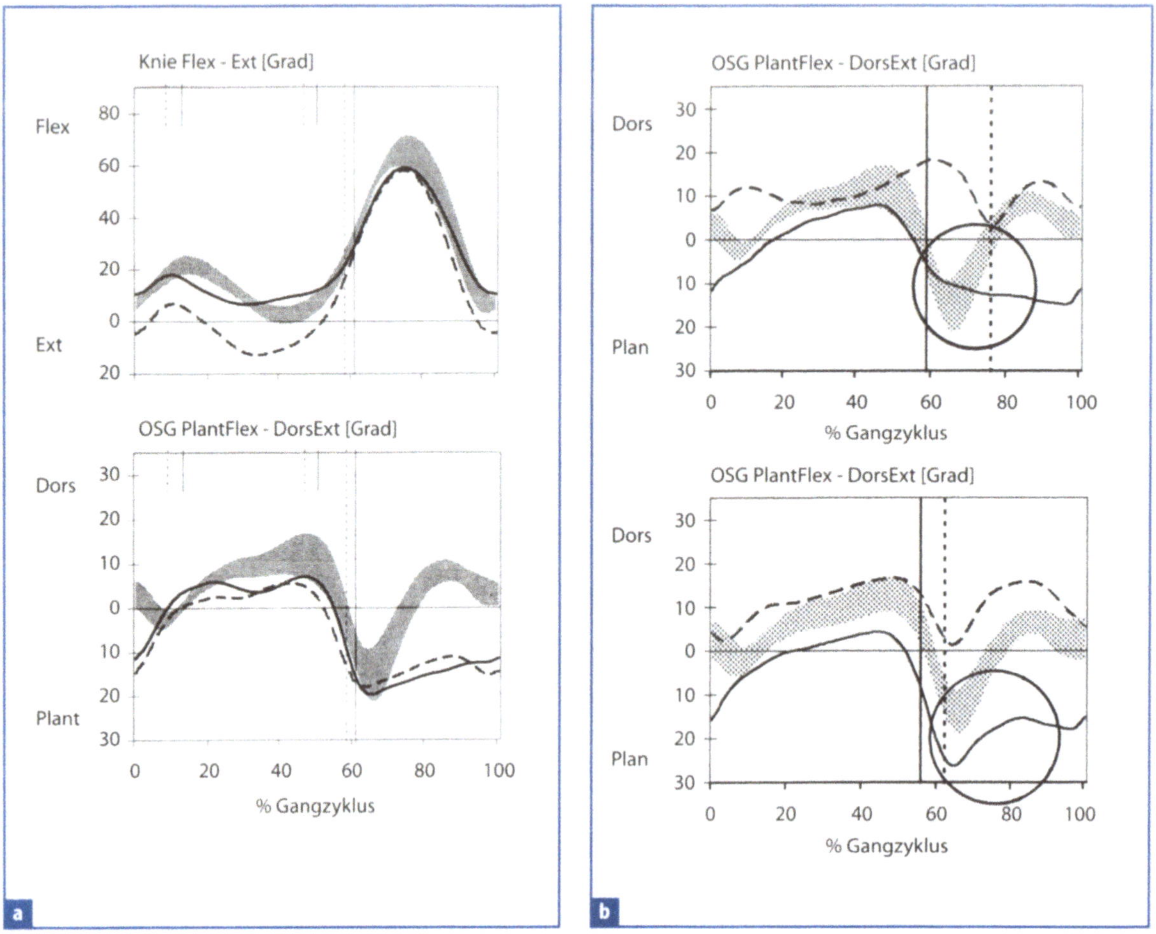

Abb. 3.65 a, b. Darstellung verschiedener Formen der Fußheberlähmung in der Ganganalyse. **a** Kompletter Ausfall der beidseitigen Fußheber in der Schwungphase bei einer 17-jährigen Patientin mit Muskeldystrophie. **b** Kompletter Ausfall der Fußheber bei einer 55-jährigen Patientin mit Halbseitenlähmung nach Apoplex (*oben*) und teilweiser Ausfall bei spastischer Hemiparese (*unten*)

Ziele, Planung und Möglichkeiten der Therapie des Hängefußes

Die Fußheber funktionieren beim Gehen auf zweierlei Weise: Sie bremsen das Körpergewicht bei der Gewichtsübernahme ab und sie heben den Fuß in der Schwungphase. Wegen der erheblichen Kraft, die zur Abbremsung erforderlich ist, darf man in diesem Punkt seine therapeutischen Ziele nicht zu hoch ansetzen. Die Hebefunktion sollte aber stets vollständig ausgeglichen werden.

Die Therapie der Fußheberparese kann je nach Befund konservativ, operativ oder kombiniert sein. Bei einer ausschließlichen Fußheberlähmung ohne gleichzeitig bestehende strukturelle Verkürzung der Wadenmuskulatur wird man in der Regel problemlos die ausgefallene Funktion mit einer Fußheberorthese kompensieren können. Die verstärkte Vorfußbelastung kann nach Jaivin et al. (1992) durch eine Mittelfußrolle und eine Vorfußweichbettung behandelt werden.

Konservative Therapie. Die meisten Fußheberlähmungen werden orthesen- bzw. schuhtechnisch versorgt. Bei den leichten Formen der Fußheberparese (Grad 1, s. oben) kann eine Anschrägung des Absatzes am Schuh das lästige und hörbare Herunterklappen vermindern. Alle höheren Grade erfordern aber eine adäquate Orthesen- bzw. Schuhversorgung.

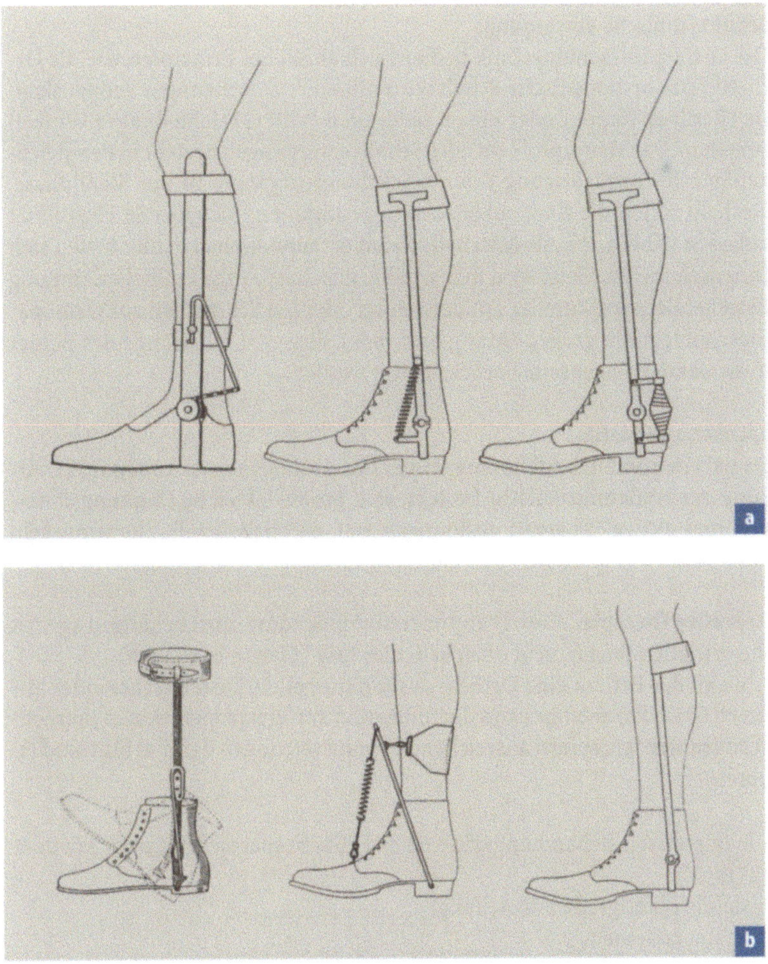

Abb. 3.66 a, b. Historische Darstellungen verschiedener Fußhebeorthesen, die am und im Schuh angebracht werden können. (Recklinghausen 1920)

Orthesenversorgung bei der Fußheberparese (Abb. 3.66 a, b):
Die Fußheberorthese hat die Aufgabe, die Stellung des Fußes zum Beginn der Stand- und in der Schwungphase zu sichern. Dies gilt sowohl für die Sagittal- als auch für die Frontalebene, da die Peroneusschwäche zu einer mediolateralen Instabilität des Fußes führt (Lehmann 1986). Sie muss das Gewicht des Fußes abnehmen und soll deshalb entsprechend hoch bis wenigstens zwei Drittel der Unterschenkellänge reichen (Candie 1993). Die Orthese muss aber deutlich weniger stabil konstruiert sein als eine Spitzfuß- oder Hackenfußorthese. Häufig wird ein elastischer Federmechanismus eingebaut, um den ersten Abrollvorgang in der Standphase zu imitieren. Die leichte Bauweise ist nur bei passiv freier Dorsalflexion im OSG indiziert.

Lehmann (1986) untersuchte die Auswirkung verschiedener Orthesen bei Patienten mit temporärer Peroneusparese. Die optimale Orthese sollte die geringstmögliche Dorsalflexion im oberen Sprunggelenk aufweisen, um keine zusätzlichen Beugewirkung auf die proximalen Gelenke auszuüben.

Eine Sonderform der Fußheberorthese ist die Peroneus-Stimulationsorthese. Sie wirkt über eine direkte elektrische Stimulation der Nerveneintrittspunkte im Bereich der Fußhebemuskulatur. Die Signalgebung wird über Fußkontaktschalter gesteuert.

Unterschenkel-Lagerungsorthesen können zusätzlich verordnet werden. Sie dienen der Spitzfußprophylaxe und sind auch nach jeder Fußheberersatzoperation angezeigt.

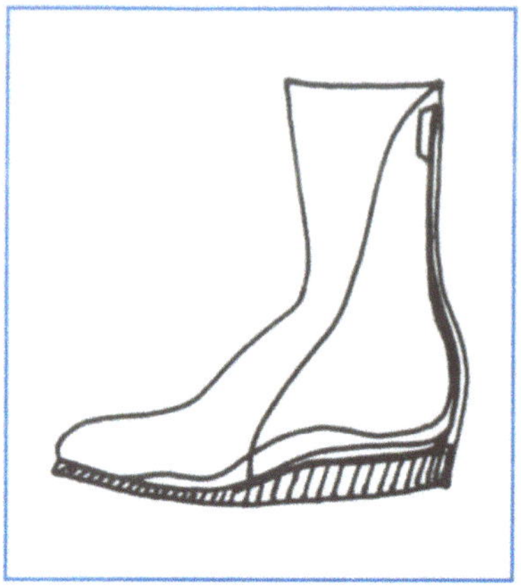

Abb. 3.67. Die Peroneuskappe stellt eine bewährte Versorgung der Fußheberlähmung durch orthopädische Schuhe dar

Schuhtechnische Versorgung:
Die Orthopädieschuhtechnik bedient sich ähnlicher Prinzipien wie die Orthetik. Der orthopädische Schuh wird mit einer so genannten Peoneuskappe (Berliner Kappe) oder einem federnden Winkel (Heidelberger Winkel) versehen. Das Hauptproblem aller Schuhversorgungen besteht in der gleichzeitigen Beeinträchtigung des Abwickelungsvorganges in der Standphase. Deshalb sollen die Kappenkonstruktionen immer eine gewisse Flexibilität zulassen (Abb. 3.67). Als Alternative zum orthopädischen Schuh bieten sich Innenschuhe an. Meist wird man nur bei gleichzeitig zur Fußheberlähmung bestehender struktureller Fußdeformität oder bei Schmerzen zur Orthopädieschuhtechnik greifen (Marquardt 1965). Eine evtl. Überlänge des Beines muss auf der Gegenseite berücksichtigt werden.

Krankengymnastik:
Da bei einer Fußheberlähmung immer das Risiko einer sekundären Verkürzung der Wadenmuskulatur besteht, sind prophylaktische Dehnungsübungen und aktive Innervationsübungen evtl. verbliebener Fußhebemuskeln zusätzlich zur Funktions- und Lagerungsorthesenbehandlung notwendig.

Operative Therapie. „Clearly any operative procedure must be judged against the orthotic management of a particular case" (Jaivin et al. 1992).

Wenn der Patient eine Orthese aus funktionellen, kosmetischen oder anderen Gründen ablehnt kann die Indikation zur Ersatzoperation in Betracht gezogen werden, sofern ausreichende Voraussetzungen dafür erfüllt sind (s. unten).

Die operativen Behandlungsziele einer Fußheberparese sind nach Jaivin et al. (1992):
- stabile plantigrade Fußstellung,
- Schmerzfreiheit,
- willkürliche phasengerechte Plantar- und Dorsalflexion im Gangablauf,
- Verhinderung einer Progredienz,
- Verbesserung der Kosmetik des Gangbilds.

Fußheberersatzoperation und ihre postoperative Beurteilung

Bei Fußheberersatzoperationen sind einige wichtige Punkte für einen erfolgreichen Verlauf zu beachten. Neben den Voraussetzungen für einen Sehnentransfer, die im Folgenden dargestellt werden sollen, ist die Mitarbeit des Patienten für ein befriedigendes Resultat absolut entscheidend. Ist diese auch nur gering in Frage gestellt, so empfehlen die Autoren eher eine Korrektur der Fußstellung sowie die anschließende Versorgung mit Fußheborthesen als eine aufwendige Operation mit schwieriger Nachbehandlung.

Die postoperative Mitarbeit erfordert das konsequente Tragen von Fußheberorthese und Nachtlagerungsschiene bis die gewünschte Muskelfunktion erreicht ist (mindestens für 6 bis 9 Monate). Dass für denselben Zeitraum den Transfer belastende sportliche Aktivitäten zu unterlassen sind, versteht sich von selbst.

Bei progredienter Grunderkrankung sollte dem Patienten von vornherein klargemacht werden, dass der Erfolg einer Fußheberersatzoperation temporär sein wird. Im Interesse eines Muskelgleichgewichts und zur zumindest temporären Gangverbesserung ist die Operation dennoch bei entsprechend kooperativen Patienten durchaus empfehlenswert. Der Transfer sollte postoperativ durch Funktions- und Lageungsorthesen wenigstens für 1 Jahr vor Überdehnung geschützt werden.

Grundsätzliche Bemerkungen zu Sehnentranspositionen am Fuß (Abb. 3.68)

Aus fehlerhafter Technik entstehen die Misserfolge, entstehen aber auch abfällige Urteile über den Wert der Methode (Vulpius 1902).

Da besonders der Hängefuß für eine Sehnentranspositionsoperation in Frage kommt, seien nachfolgend die Voraussetzungen für eine erfolgreiche Operation dargestellt:

- Die Beweglichkeit des durch den Sehnentransfer neu zu steuernden Gelenkes muss frei sein:
  Dies bedeutet, dass jegliche Bewegungseinschränkung bzw. Fehlstellung vor dem Transfer beseitigt sein muss. Man kann beide Eingriffe – gleichgültig ob reine Weichteil oder kombinierte Weichteil-Knochen-Operationen – auch in derselben Sitzung kombinieren, wenn die Osteosynthese stabil genug ist, um eine frühfunktionelle Nachbehandlung (nach Abschluss der Wundheilung) zu gestatten. Es ist ein vielfach missverstandener Irrglaube, anzunehmen, eine strukturelle Deformität würde sich durch die Sehnentransposition von selbst korrigieren.
- Der zum Transfer ausgewählte Muskel (bzw. die Muskeln) muss (müssen) willkürlich innervierbar und ausreichend kräftig sein, um ihre neue Aufgabe erfüllen zu können.
  Gerade bei der vollständigen Fußheberlähmung ist es schwierig, die drei Fußhebemuskeln durch einen Transfermuskel ersetzen zu wollen. Deshalb empfehlen die Autoren – wenn vorhanden – wenigstens zwei Transfermuskeln zu verwenden (Abb. 3.69). Die Kraft der zu transponierenden Muskeln lässt sich in der Praxis durch den manuellen Muskeltest nach der MRC-Skala relativ gut abschätzen. Bei progredienten Erkrankungen kann eine zusätzliche neurophysiologische Untersuchung (EMG) sowie ein Magnetresonanz- oder Computertomogramm zusätzliche Informationen über den Zustand der Muskulatur liefern.
- Es sollte – wenn möglich – ein synergistisch aktivierbarer (phasischer) Muskel zum Transfer verwendet werden. Ist dies – wie bei einer Fußheberparese mit Ausfall der anterioren und peronealen Muskelgruppen – nicht möglich, so kann man auch nichtphasische Muskeln verwenden, wobei die Fähigkeit zum Umlernen jedoch begrenzt ist. Scherb (1952) hat die reziproke Hemmung der Antagonisten beschrieben. Dies bedeutet, dass auch geringe Aktivität der Fußhebemuskeln das Umlernen transponierter Fußsenker erschweren kann. Die Autoren empfehlen zur Unterstützung des Umlernens die temporäre Ausschaltung von evtl. verbliebenen abgeschwächten Fußhebern mit Botulinumtoxin A. Die Kombination von nichtphasischen und phasischen Muskeln bei Transferoperationen ist weniger empfehlenswert (Abb. 3.70).
- Der verlagerte Muskel sollte neben einer ausreichenden Kraft auch über eine genügende Exkursion (Lieber 1992) verfügen, um seine neue Funktion zu erfüllen.
- Der Transfer sollte zu einem Zeitpunkt durchgeführt werden, wenn abzusehen ist, dass sich der geschädigte Muskels nicht mehr erholen wird (6 bis 12 Monate nach dem Unfall bzw. nach einer Nervenrekonstruktionsoperation). Die Autoren empfehlen vor einer Operation das gezielte Auftrainieren der zur Verlagerung geplanten Muskulatur über einen Zeitraum von 3 bis 6 Monaten. Da sich eine evtl. Fußdeformität durch diese Maßnahme verschlechtern kann, ist für diesen Zeitraum die orthetische Führung sinnvoll.

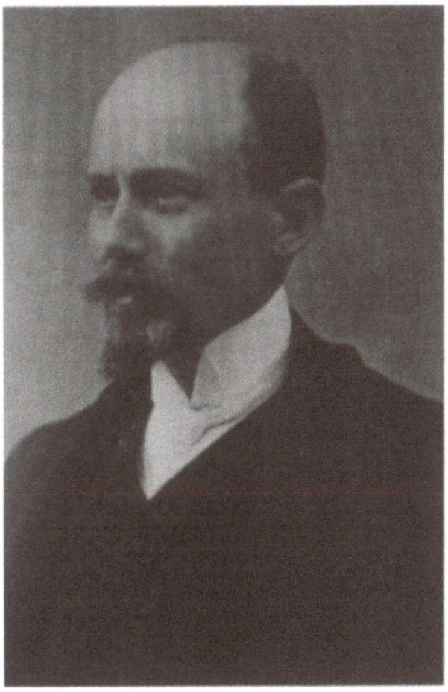

Abb. 3.68. Alessandro Codivilla, 1861–1912, entwickelte zahlreiche Operationsmethoden zur Behandlung der Fußheberparese. Er war der Leiter des Rizzoli Institutes in Bologna in Italien

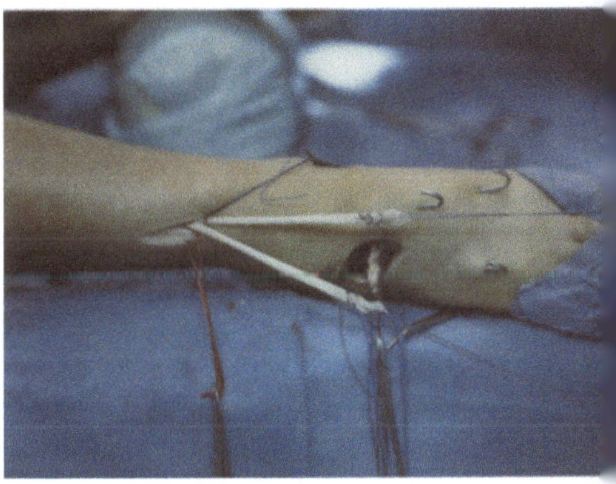

Abb. 3.69. Zur Behandlung von Fußheberparesen sollten möglichst mehr als ein Muskel verwendet werden

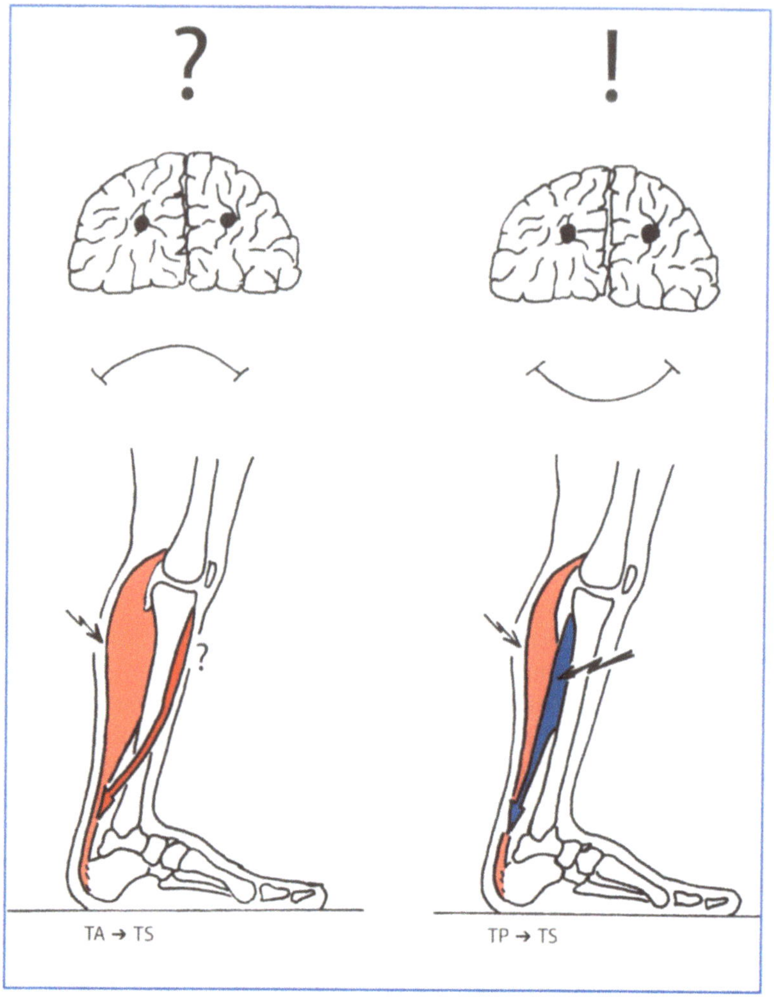

Abb. 3.70. Beim Fußheber- wie beim Fußsenkerersatz sollte immer versucht werden, primär phasische Muskeln zu verpflanzen. Nur wenn dies nicht möglich ist, sollte man in 2. Linie nichtphasische Muskeln verwenden, allerdings ist in diesen Fällen das Umlernen schwieriger

- Die Zugrichtung der Sehne sollte möglichst in geradem Verlauf ohne Umlenkungspunkte gewählt werden (Abb. 3.71). Die Retinakula sind zu berücksichtigen.
- Die Sehne sollte möglichst in verwachsungsarmer Region geführt werden. Dies bedeutet, dass man die Sehne entweder in die Sehnenscheide des zu ersetzenden Muskels führen (sog. Sehnenscheidenauswechslung nach Biesalski) oder aber das subkutane Fettgewebe als Sehnengleitgewebe wählen sollte (Abb. 3.72).
- Die Sehnenspannung sollte nicht zu locker und nicht zu stark gewählt werden. Die Autoren empfehlen eine „mittlere" Spannung, unter der der Fuß intraoperativ spontan in Korekturstellung steht. Eine Überkorrektur ist möglich und muss vermieden werden.
- Die Verankerung der Sehne muss fest am Periost oder im Knochen vorgenommen werden, um frühfunktionelle Beübung zu gestatten. Eine Transposition der Sehne auf eine oder mehrere andere Sehnen und die Fixierung mit nichtresorbierbarem Nahtmaterial ist beim Fußheberersatz vorzuziehen.
- Eine frühfunktionelle Nachbehandlung gestattet es, evtl. Verklebungen der transponierten Sehne mit der Umgebung auf ein Minimum zu beschränken, das Umlernen möglichst früh zu beginnen und eine ruhigstellungsbedingte Muskelatrophie zu vermeiden. Das Risiko des Ausrisses

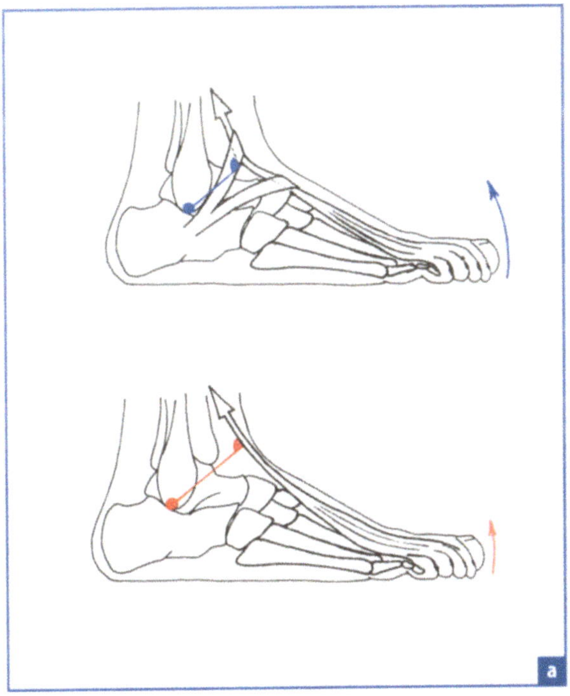

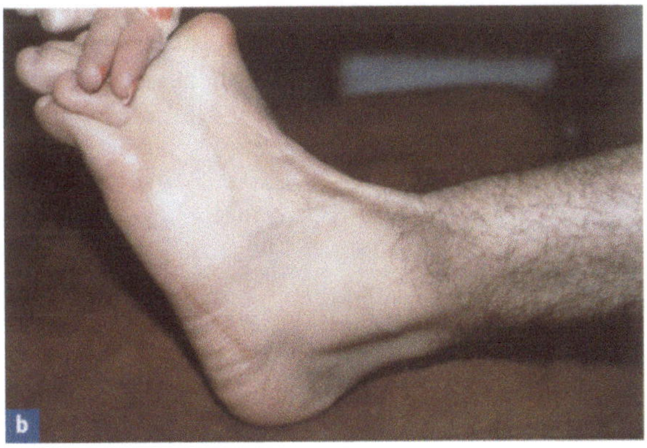

Abb. 3.71 a, b. Muskeltransfers zum Fußheberersatz müssen unter dem Retinakulum der Strecksehnen geführt werden. Zwar ist ihr Momentarm damit geringer, doch wird die Hubkraft größer

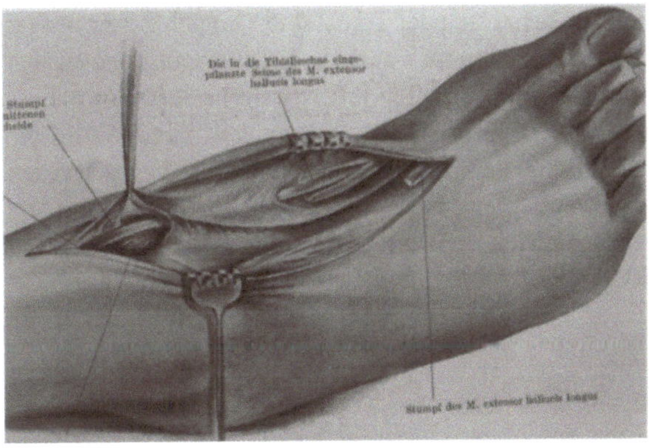

Abb. 3.72. Sehnentranspositionen sollten zur Erhaltung der Gleitfähigkeit möglichst in Sehnenscheiden geführt werden (Abbildungen der Sehnenscheidenauswechselung aus Biesalski u. Meyer 1916)

oder der Elongation der verlagerten Sehne muss durch sorgsamen Orthesenschutz und ggf. temporäre Schwächung der überwertigen Antagonisten (Botulinumtoxin A in die Triceps-surae-Muskulatur oder Gipsschale in leichter Hackenfußstellung) vermieden werden

- Das durch den Sehnentransfer neu bewegte Gelenk sollte für 6 bis 9 Monate in einer entlastenden Stellung des transponierten Muskels geschützt werden. Wir empfehlen für diesen Zweck tagsüber Funktionsorthesen und für die Nacht Unterschenkelnachtlagerungsschienen.
- Ein hypermobiler Rückfuß sollte zusammen mit einem Sehnentransfer (insbesondere bei Verwendung des M. tibialis posterior) gleichzeitig stabilisiert werden (TN- oder Chopart-Arthrodese)
- Schließlich ist als entscheidender Punkt für eine erfolgreiche Sehnentransposition auch die richtige Patientenauswahl zu nennen.

Jeder Sehnentransfer erfordert eine ausreichende Kooperationsbereitschaft des Patienten. Wo diese nicht gegeben ist, sollte man möglichst anderen Methoden den Vorzug geben.

Das Umlernen eines transponierten Muskels. Dieser Punkt stellt neben einer korrekten Indikationsstellung und Operationstechnik die wichtigste Voraussetzung für das Gelingen der Operation dar. Folgende Punkte mögen hier hilfreich sein:

- Ein phasenverschiedener Muskel kann nur dann Umlernen, wenn kein Gegenspieler mehr vorhanden ist. Andernfalls kommt es zu einer reziproken Hemmung (Scherb 1952).
- Das Umlernen nichtphasischer Transfers kann Monate dauern (Close u. Todd 1959).
- phasische und nichtphasische Transfers sollten möglichst nicht gleichzeitig ausgeführt werden (Close u. Todd 1959).

Zur Wahl des Muskels bei der Fußheberersatzoperation (Abb. 3.73):

„Für Sehnentransplantation auf die gelähmten Fußstrecker findet sich gewöhnlich kein genügendes Material" (Schanz 1928).

Obwohl ein vollständiger Ersatz ausgefallener Fußheber kaum möglich ist, erscheint diese Aussage zu negativ, da zahlreiche Berichte über erfolgreiche Ersatzoperationen vorliegen (Ulrich u. Blauth 1993; Joo u. Singh 2001; Jaivin u. Bishop 1992; Miller u. Hsu 1992).

Der klassische Muskel zur Fußheberersatzoperation ist der M. tibialis posterior evtl. in Verbindung mit zusätzlichem M. flexor digitorum longus. Andere für diesen Zweck ebenfalls geeignete Muskeln sind der M. peroneus longus und/oder brevis, die langen Zehenbeuger sowie in ungünstigen Fällen auch der halbe M. gastrocnemius. Besonders bei spastischen Spitzfüßen mit begleitender Fußheberparese hat sich der Transfer der langen Zehenbeuger (FHL und M. flexor digitorum longus) auf die Fußrückenmitte bewährt (Hiroshima u. Ono 1988). Da die Patienten mit spastischer Lähmung diese Muskeln in der Regel ohnehin nicht selektiv innervieren können und die Zehen durch die intrinsische Fußmuskulatur weiterhin gebeugt werden können, entsteht für den Patienten kein Nachteil. Eine vielfach, besonders bei erworbener Spastik zusätzlich vorkommende Krallenzehenstellung wird gleichzeitig dauerhaft beseitigt.

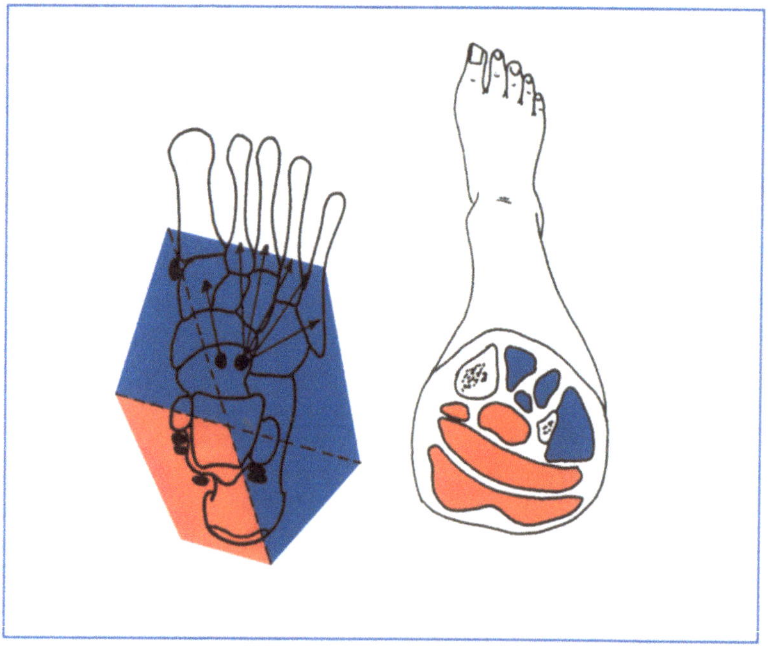

Abb. 3.73. Schematische Darstellung der Auswahlmöglichkeiten zum Fußheberersatz. Gleichfarbige Muskeln sind phasisch. Verschiedenfarbig nichtphasisch

Eine mehrfache Aufspaltung von Sehnen zum Fußheberersatz – wie sie Goldner (1988) vorschlägt – halten wir für weniger empfehlenswert. Der Transfermuskel wird dadurch zusätzlich geschwächt und ein Umlernen der neuen Funktion behindert.

Zur Fixierung der verlagerten Sehne. Die Fixierung einer verlagerten Sehne ist entweder auf einen Knochen der Fußwurzel (Os cuneiforme intermedium oder laterale) oder auf die Sehnen der ausgefallenen und zu ersetzenden Muskeln möglich. Vom funktionellen Standpunkt aus ist die letztere Methode besser geeignet, die ausgefallenen Funktionen wiederherzustellen. Allerdings stehen nur in den seltensten Fällen ebenso viele Muskeln zum Transfer zur Verfügung wie ausgefallene Muskeln ersetzt werden müssen. Es muss deshalb meist ein Kompromiss darin gesucht werden, ob nur ein Teil der ausgefallenen Muskeln ersetzt werden soll oder ob ein Transfermuskel mehrere ausgefallene ersetzen soll. Dies ist durch Spaltung seiner Endsehne möglich .Die Fixierung sollte unter der Vorspannung erfolgen, mit der der Fuß spontan in Korrekturstellung verbleibt. Hierzu kann es notwendig sein, den Anagonisten (M. gastrosoleus) zu verlängern, wenn er strukturell verkürzt ist oder die Korrektur behindert.

Fridén (2002) hat darauf aufmerksam gemacht, dass eine Naht versetzter Sehnen nicht unter zu großer Spannung erfolgen sollte, da die Aktin- und Myosinfilamente dadurch stärker auseinander gezogen werden und eine optimale Kontraktionsfähigkeit behindert wird. Wir würden eine spontane Mittelstellung des Fußes mit fortbestehender leichter passiver Plantarflexionsfähigkeit von 10–20 Grad empfehlen.

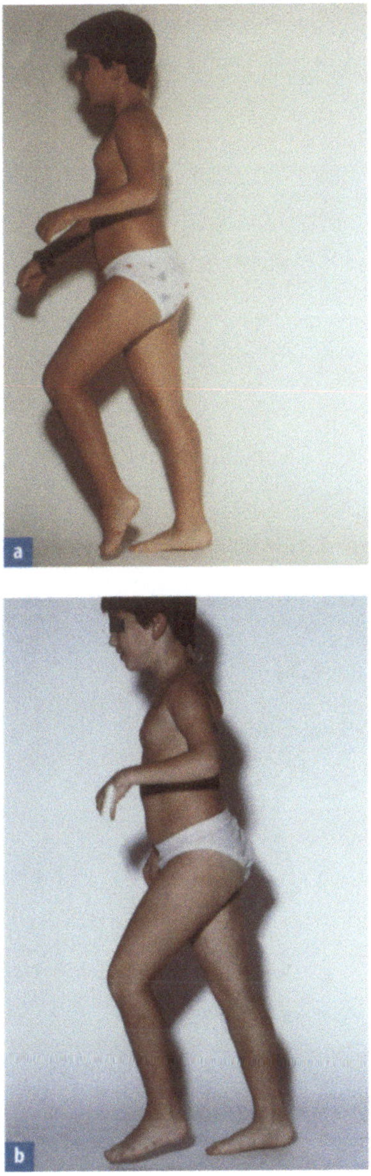

Abb. 3.74 a, b. Der Gangablauf bei Fußheberparese links vor und nach Transposition des M. tibialis posterior und Korrektur des Spitzfußes

Für den meist verwendeten M.-tibialis-posterior-Transfer kommen folgende Insertionspunkte in Frage (Mod. nach Joo u. Singh 2001):

- ossär in Fußrückenmitte,
- auf die M.-tibialis-anterior-Sehne,
- auf die M.-peroneus-longus-Sehne,
- auf M. tibialis anterior und M. peroneus brevis,
- auf M. tibialis. anterior und M. peroneus longus,
- auf M. tibialis. anterior und M. peroneus tertius,
- auf M. tibialis. anterior und M. extensor digitorum longus,
- auf M. tibialis. anterior und M. extensor hallucis longus,
- auf M. tibialis anterior und M. extensor hallucis longus und M. extensor digitorum longus.

Operationspläne zum Fußheberersatz (Patientenbeispiele Abb. 3.74 a, b).

Annahme 1:
M. tibialis anterior ist ausgefallen.
Operative Möglichkeiten: Ersatz durch M. extensor hallucis longus oder M. peroneus brevis; ggf. Operation nach Hibbs (Döderlein et al. 2000).

Annahme 2:
M. tibialis anterior und langer Großzehenstrecker (EHL) sind ausgefallen.
Operative Möglichkeiten: Ersatz des M. tibialis anterior durch M. peroneus brevis; distale Anastomose der M.-peroneus-brevis-Sehne mit dem M. peroneus longus; Aufsteigende Anastomose des M. extensor hallucis longus mit dem M. extensor digitorum longus.

Annahme 3:
M. tibialis anterior und lange Zehenstrecker (EDL) sind ausgefallen.
Operative Möglichkeiten: Transfer des M. tibialis posterior, geteilt auf beide

Sehnen; Transfer des M. tibialis posterior und M. flexor digitorum longus; Transfer des M. peroneus longus; Transfer des M. peroneus longus und M. peroneus brevis unter Augmentation des Pb-Ansatzes mit dem M. flexor digitorum longus; OP nach R. Jones.

Annahme 4:
M. Tibialis anterior und lange Zehenstrecker sowie M. peroneus longus und brevis sind ausgefallen.
Operative Möglichkeiten: Transfer des M. tibialis posterior auf die Fußheber und den M. peroneus longus (Bridle); Transfer des M. tibialis posterior und des M. flexor digitorum longus auf Fußheber (Carayon); zusätzliche TN-Arthrodese bei Instabilität; OP nach R. Jones.

Annahme 5:
M. tibialis anterior, lange Zehenstrecker, M. peronei und M. tibialis posterior sind ausgefallen.
Operative Möglichkeiten: Ersatz der Fußheber durch die langen Zehenbeuger (FHL; M. flexor digitorum longus) *Voraussetzung*: intakte kurze (intrinsische) Zehenbeuger; alternativ Hemigastrocnemiustransfer mit einem langen Zehenbeuger (FDL); OP nach R. Jones.

Annahme 6:
M. tibialis anterior, lange Zehenstrecker, M. peronei, M. tibialis posterior und M. flexor hallucis longus und M. flexor digitorum longus sind ausgefallen.
Operative Möglichkeiten: Hemigastrocnemiustransfer auf die Fußheber;

Insgesamt gesehen wird die Zahl der zur Ersatzoperation in Frage kommenden Muskeln immer weniger, je ausgedehnter die Lähmung ist. Entsprechend reduzieren sich auch die möglichen Operationsverfahren.

Aspekte der Sehnenheilung. Die Sehnenheilung stellt ebenfalls ein zentrales Problem motorischer Ersatzoperationen dar. Deshalb möchten wir im Folgenden eine kurze Übersicht geben.

Die sprunggelenksübergreifenden Sehnen sind beim Gehen und Laufen enormen Kräften ausgesetzt, weshalb sie auch häufig Überlastungsschäden zeigen (Armagan u. Shereff 2000). Kurzfristige und exzentrische Belastungen von Sehnen wirken sich besonders ungünstig aus. Kollagen-Typ I ist in spezieller Anordnung für die Zugkraft der Sehne verantwortlich. Die Sehne ist von einer Sehnenhülle umgeben, die innerhalb von Sehnenscheiden durch eine Synovialzellschicht ausgekleidet wird. Die Gefäßversorgung der Sehnen erfolgt vom Muskel-Sehnen-Übergang aus, von der Insertion aus sowie über Blutgefäße des Paratenons. Die Sehnenheilung erfolgt über eine Entzündungsphase (1. Woche) durch Zellinfiltration. Die proliferative Phase schließt sich für weitere 2 Wochen an, innerhalb denen die Dehnungsempfindlichkeit sehr hoch ist. Die Reifungsphase des Kollagens dauert weitere 8 bis 12 Wochen, in denen die Zugfestigkeit sich langsam wieder normalisiert. Eine frühfunktionelle Mobilisation darf etwa 3 bis 4 Wochen postoperativ beginnen und muss jegliche Überdehnung vermeiden.

Die frühfunktionelle Nachbehandlung von Sehnentransfers hat positive Wirkungen auf die Muskulatur, den venösen Abstrom und sie verhindert Verklebungen im Verlauf transponierter Sehnen. Die funktionelle Ausrichtung neugebildeter Kollagenfasern wird ebenso gefördert. Nach Gelberman (1988) genügen zunächst bereits 2-mal täglich 5-minütige Bewegungen zur Verhinderung von Adhäsionen. Die Verwendung von nichtresorbierbarem Nahtmaterial und die Naht der Sehnenscheide werden empfohlen. Die transponierten Sehnen sollten nach der Heilung orthetisch vor Überdehnung geschützt werden.

Begleitende Rückfußstabilisiierungen können bei entsprechender Instabilität notwendig werden.

Die pantalare Arthrodese wird von einzelnen Autoren als Palliativmaßnahme bei ansonsten unbehandelbarer Fußheberparese angegeben (Jaivin 1992; Ingersoll 1948). Wir würden diese Maßnahme nur beim instabilen Schlotterfuß ("flail foot") infolge einer Polio oder forgeschrittener neurodegenerativer Erkrankungen in Betracht ziehen.

Die Beurteilung des Operationsresultates (Abb. 3.75a, b)

Joo, Singh und Birch haben 2001 ein umfassendes klinisches Beurteilungssystem angegeben, da die Literatur in dieser Hinsicht bisher stark differierte.

Das Stanmore System ist ein Punkte-Score, bei dem maximal 100 Punkte für nachfolgende Befunde vergeben werden:

Schmerzfreiheit (maximal 15 Punkte); Orthesengebrauch (maximal 15 P.); normaler Schuhgebrauch (max. 5 P.), funktioneller Befund (max. 10 P.); Kraft des transferierten Muskels (max. 25 P.); Grad der aktiven Dorsalflexion im oberen Sprunggelenk (max. 25 P.); Fußstellung (max. 5 P.); Eine objektive Gangbeurteilung fehlt jedoch.

Grundsätzlich ist ein Vergleich der Ergebnisse von Fußhebeersatzoperationen schwierig, da es sich zum Einen um unterschiedliche Ausgangsbefunde handelt (progrediente vs. stationäre Parese, Teil- vs. komplette Parese), die Operationstechniken nicht standardisiert waren und die Nachbehandlung ebenfalls unterschiedlich war.

Folgende Schlüsse lassen sich für die Fußhebeersatzoperation aus der Literatur ziehen (Ulrich u. Blauth 1993; Jaivin 1992; Yeap 2001, Carayon 1967, Lipscomb 1961, Mc Call 1991; Pinzur 1988; Richard 1989; Prahinski 1996):

- Die Transpositionsoperation des M. tibialis posterior ergibt in der überwiegenden Zahl der Fälle günstige Resultate.
- Ein Ersatz aller Fußheber ist nicht möglich.
- Der Transfer auf die Fußhebesehnen ist funktionell besser als auf die Fußwurzel (Abb. 3.75a, b).
- Das Risiko der Entwicklung eines Knickplattfußes nach Transfer der M.-tibialis-posterior-Sehne ist besonders bei gleichzeitigem Ausfall des M. peroneus brevis relativ gering, worauf Mizel et al. bereits 1999 hingewiesen haben.

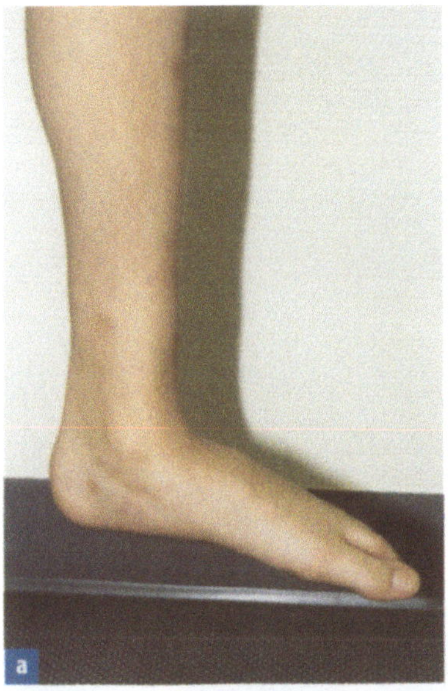

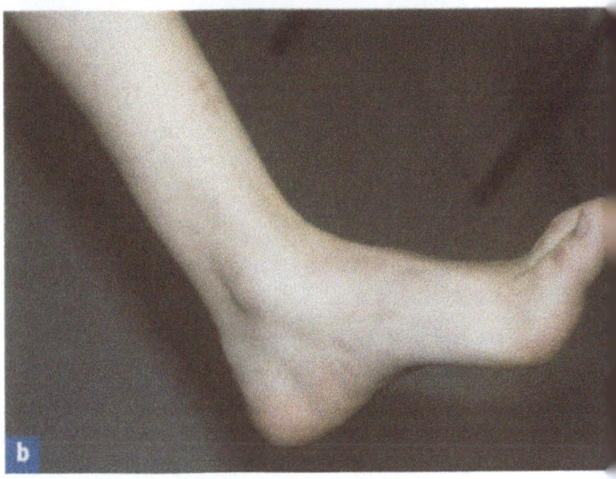

Abb. 3.75a, b. Bei der Beurteilung des Operationsergebnisses darf man sich nicht alleine an der Stellung des Fußes orientieren. Für ein gutes Ergebnis ist unbedingt auch eine aktive Hebung der Zehen erforderlich. a 12-jähriges Mädchen 5 Jahre nach Transfer des M. tibialis posterior auf den Fußrücken und b 17-jähriges Mädchen nach kombiniertem Transfer auf die Fußhebesehnen

Eine völlig normale Fußhebefunktion ist auch bei optimaler Operation nicht mehr erreichbar. Dies muss dem Patienten *vor* der Therapie mitgeteilt werden. Dies bedeutet, dass der Patient auch nach einer erfolgreichen Fußheber-Ersatzoperation nicht in der Lage sein wird, auf der Ferse zu gehen. Während die Fußheberfunktion in der Schwungphase des Ganges relativ gut kompensiert werden kann, bleiben die Defizite bei der Gewichtsübernahme zum Beginn der Standphase bestehen. Der Fuß klappt vorzeitig zum Boden, da die Kraft der transponierten Muskulatur meist nicht ausreicht, der Einwirkung des Körpergewichtes ausreichenden Widerstand entgegenzusetzen. Dieser Umstand ist aber keinesfalls als schlechtes Ergebnis zu werten, sondern er liegt in der Natur der Fußhebeersatzopertion. Auch eine gewisse Einschränkung der Plantarflexion kann vorkommen.

Wie wichtig die aktive Mitarbeit des Patienten bei motorischen Erstazoperationen ist, hat George Omer (1983) folgendermaßen charakterisiert:

▶ „Skillful patients create successful surgeons."

Auch wenn der Patient lernt, seine neue Fußhebefunktion willkürlich einzusetzen, bleibt es dennoch unsicher, ob er diese neue Funktion automatisiert in sein Gangbild einbauen kann. Auch dieser Umstand ist bei einem Fußheberersatz zu bedenken.

Die Fußheberparese im Rahmen verschiedener Krankheitsbilder

Stationäre neuromuskuläre Störungen stellen die Mehrzahl der klinisch beobachteten Fußheberparesen dar (Jaivin 1992). Die Voraussetzungen für eine erfolgreiche Therapie sind die Behandlung einer evtl. begleitenden Wadenmuskelverkürzung und bei einer Fußheberersatzoperation die richtige Auswahl in Frage kommender Transfermuskeln. Eine korrekte Operationstechnik und eine sorgfältige Nachbehandlung sollten ein dauerhaft zufriedenstellendes Resultat sichern.

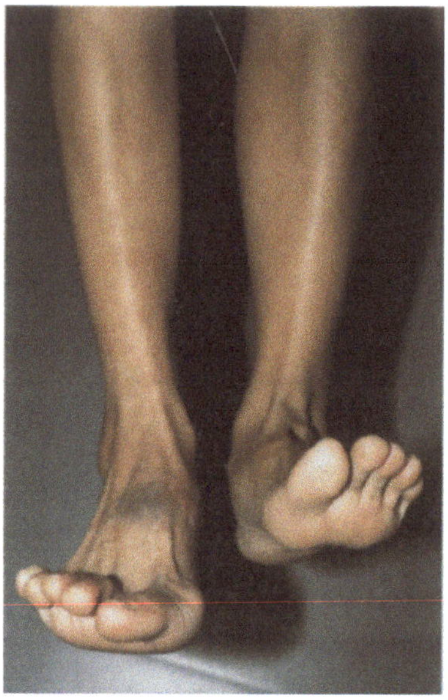

Abb. 3.76. Hängefußdeformität bei Poliomyelitis rechts mit kompensatorischer Mehraktivierung der Zehenstrecker

Der Hängefuss nach einer Poliomyelitis

Da eine Lähmung des M. tibialis anterior zu den häufigsten Manifestationsformen der Poliomyelitis zählt, stellt die Fußheberparese eine typische Therapieindikation dar.

Abhängig davon, welche Muskeln zusätzlich geschädigt sind, kann es zur Ausbildung von Knick- oder Klumpfußkomponenten kommen. Die längerbestehende Fußheberparese führt zur gleichzeitigen Entwicklung eines strukturellen Spitzfußes (s. oben; Patientenbeispiel Abb. 3.76).

Die klinische Diagnostik sollte die Untersuchung von Beweglichkeit und Kraft verbliebener Muskeln umfassen. Eine Röntgenuntersuchung sollte immer auch knöcherne Veränderungen am oberen Sprunggelenk ausschließen. Vor einem geplanten Muskeltransfer kann eine neurophysiologische Untersuchung hilfreich sein.

Analog zum reinen Spitzfuß muss auch die Indikation zur Behandlung der Fußheberparese bei einer Poliomyelitis im Zusammenhang mit der gesamten Beinfunktion gestellt werden.

Therapeutisch besteht zunächst die Frage nach einer Korrektur eines evtl Spitzfußes. Ist dieser wegen einer Beinverkürzung oder zur Stabilisierung des gleichseitigen Kniegelenkes erforderlich, so sollte man mit der Indikation zur Fußheberersatzoperation vorsichtig sein.

Merke: Eine Fußheberersatzoperation ist nur dann sinnvoll, wenn das obere Sprunggelenk wenigstens bis zur Neutralstellung beweglich ist.

Als Therapieoptionen bieten sich Orthesen, Operationen oder die Kombination beider Verfahren an.

Eine Operation kann auch zur Reduktion oder Erleichterung einer notwendigen Orthesenversorgung sinnvoll sein.

Als Orthesen sind gelenktragende Konstruktionen in Leichtbauweise (bei ausreichender Stabilität z. B. Gießharz-Karbonorthesen) empfehlenswert. Die Unterstützung der fehlenden Fußhebefunktion erfolgt über eine Glenzackfeder, deren Mechanismus dosierbar ist. Die Plantarflexion muss je nach der Kraft der vorhandenen Wadenmuskulatur, einer evtl. Spitzfußstellung und der Kraft der Kniestrecker angepasst werden.

An operativen Maßnahmen gibt es eine Vielzahl von Möglichkeiten, deren Einsatz von der jeweiligen Lähmungsverteilung abhängt. Immer müssen (vorher oder gleichzeitig) evtl. zusätzliche strukturelle Deformitäten bzw. Instabilitäten an Fuß, Knie und Hüfte beseitigt werden.

Nachfolgend seien die häufigsten Muskeltransfers bei poliomyelitischer Fußheberparse dargestellt. Eine evtl. zusätzliche Spitzfußkontraktur muss vorausgehend oder gleichzeitig korrigiert werden:

Lähmung von M. tibialis anterior. Transfer des M. peroneus longus auf das MT II und Transfer des distalen M. peroneus longus auf den M. peroneus brevis.

Transfer des M. extensor digitorum longus auf Fußrückenmitte (Hibbs).

Transfer des M. peroneus brevis auf den M. tibialis anterior; OP nach Jones.

Lähmung von M. tibialis anterior und M. tibialis posterior. Rückfußstabilisierung Chopart-oder Tripelarthrodese.

Transfer von M. peroneus longus auf den Fußrücken und M. flexor digitorum longus auf den M. tibialis anterior; OP nach Hibbs/Jones.

Lähmung von M. tibialis anterior, M. extensor digitorum longus, peronei. Rückfußstabilisierung und Transfer des M. tibialis posterior auf die Fußheber.

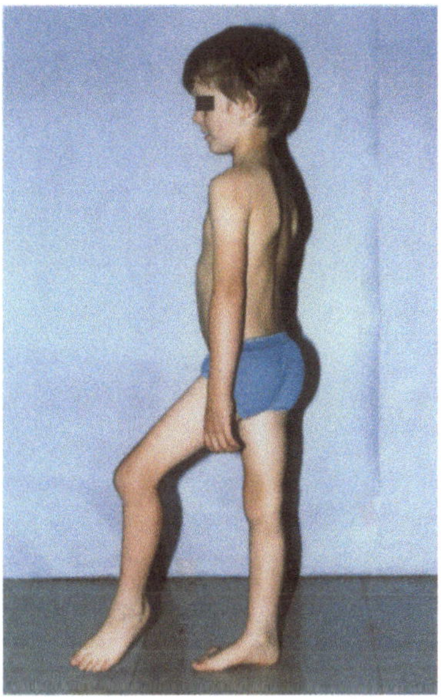

Abb. 3.77. Hängefuß bei einem 6-jährigen Jungen nach Polioschluckimpfung

Die postoperative Behandlung sollte eine frühfunktionelle Beübung der transponierten Muskeln gestatten und erfordert immer den orthetischen Schutz (mit Fußheberorthese und Nachtlagerungsschiene) für weitere 6 bis 9 Monate.

Eine weitere – heute selten geübte – operative Technik besteht in der sog. Arthrorise, dem knöchernen Gelenkanschlag (Wagner 1931). Hierbei wird dorsal des oberen Sprunggelenkes ein kortikospongiöser Span in den Kalkaneus eingefalzt, der bei passiver Plantarflexion zum Anschlag an der distalen dorsalen Tibiakante führt. Da diese Methode funktionell zu einem vorzeitigen Einknicken des Kniegelenkes beim Gang und nicht selten zu degenerativen Veränderungen am oberen Sprunggelenk (Ingram u. Hundley 1951) führen kann, wurde sie überwiegend verlassen.

Neben der primären Polioinfektion können Hängefüße auch durch eine Defektheilung nach Polioimpfung vorkommen (Abb. 3.77).

Bei der Poliomyelitis kann es infolge eines Post-Polio-Syndroms zu einer allmählichen Abschwächung eines primär relativ gut funktionierenden Fußhebers kommen. Dieses Syndrom kann sich 20 bis 30 Jahre nach Eintreten der Lähmung entwickeln und führt zum zunehmenden Verlust bisher noch funktionstüchtiger Muskulatur. Als Ursachen werden eine langjährige Überlastung der Muskulatur sowie neue Vorderhornzellenschädigungen durch reaktivierte Viren diskutiert. Behandlungsziele sollten in einer Schonung der betroffenen Muskulatur vor Überlastung und Orthesen bestehen. In Einzelfällen können auch operative Maßnahmen erforderlich werden.

Der Hängefuss beim Apoplex und bei der infantilen Zerebralparese

Der Hängefuß stellt eine häufige Zusatzbehinderung zum meist vorliegenden Spitzfuß bei der apoplektischen Gangstörung dar. Eine begleitende Schwäche der Hüftbeuger sowie eine Spastik der Kniestreckmuskulatur kann die Gangbehinderung durch den Hängefuß in erheblichem Maße verstärken (Kramers 1996).

Die klinische Diagnostik und Therapie wird in Kap. 2 besprochen. Die instrumentelle Ganganalyse kann eine diagnostische und therapeutische Hilfestellung geben (Abb. 3.44).

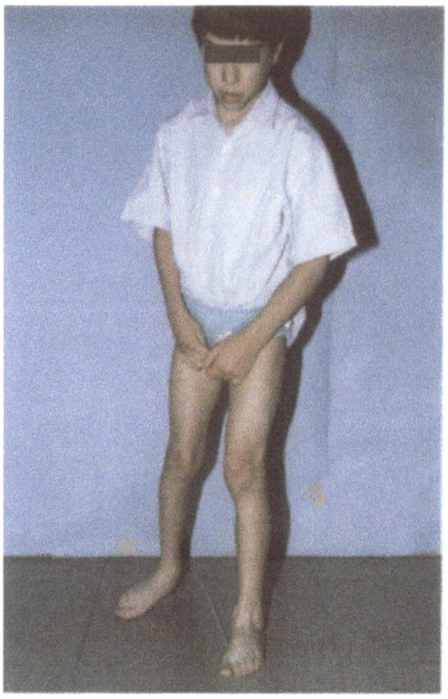

Abb. 3.78. 7-jähriger Junge mit spastischer Hemiparese rechts und Hängefuß. Man erkennt, dass durch das Schleifen des Vorfußes ein Fehlwachstum der Knöchelgabel entstanden ist

Bei der infantilen Zerebralparese kommt der Hängefuß als Teilkomponente des Spitzfußes im Rahmen der Hemiparese vor. Winters u. Gage (1987) klassifizieren diese Hemipareseform als Typ 2. Therapeutisch empfehlen wir neben der Spitzfußkorrektur die gleichzeitige Transposition der langen Zehenbeuger auf die Fußheber, wenn eine Orthesenversorgung nicht in Frage kommt (Abb. 3.78).

Der Hängefuß bei der Querschnittslähmung

Bezüglich der Pathogenese und Klinik wird auf die Beschreibung in Abschn. 3.2.3 verwiesen. Die Fußheberparese kann isoliert oder zusammen mit anderen Ausfällen (proximale Muskulatur) und Deformitäten (meist Spitzfuß) vorkommen. Besonders bei inkompletten und tiefen Lähmungsniveaus ist die Behandlung im Sinne einer Funktionsverbesserung wichtig (Hegemann u. Zäch 2000). Wünschenswert für eine gute Gehfunktion ist die freie Beweglichkeit von Hüft-, Knie- und Sprunggelenken. Ohne ausreichende proximale Muskelkraft bleiben die Patienten dauerhaft auf Gehhilfen angewiesen (Botte 1992). Eine operative Behandlung des Hängefußes macht nur dann Sinn, wenn auch ein evtl. begleitender Spitzfuß korrigiert wird und wenn ausreichend gut innervierbare Muskulatur zur Transposition zur Verfügung steht. Wird der Spitzfuß zur Stabilisierung (z. B. bei Kniestreckerschwäche) benötigt, sollte man mit seiner Korrektur besonders vorsichtig sein, bzw. einen Restspitzfuß (etwa 5–10 Grad) belassen (Patientenbeispiel Abb. 3.79 a, b).

Zur Orthesenversorgung eignen sich Unterschenkelorthesen mit Glenzackfeder für die Unterstützung der Fußheber oder auch einfache Polypropylenorthesen, die allerdings keine ausreichende Führung des Fußes gestatten.

Sogenannte Neuroprothesen wirken über die direkte gangphasengesteuerte Stimulation der Fußheber am Fibulaköpfchen. Die hierzu notwendigen Sensoren befinden sich im Schuh. Der Elektrostimulator wird am Gürtel befestigt. Diese Versorgung ist aufwendig und störanfällig, weshalb sie besonderen Fällen vorbehalten ist.

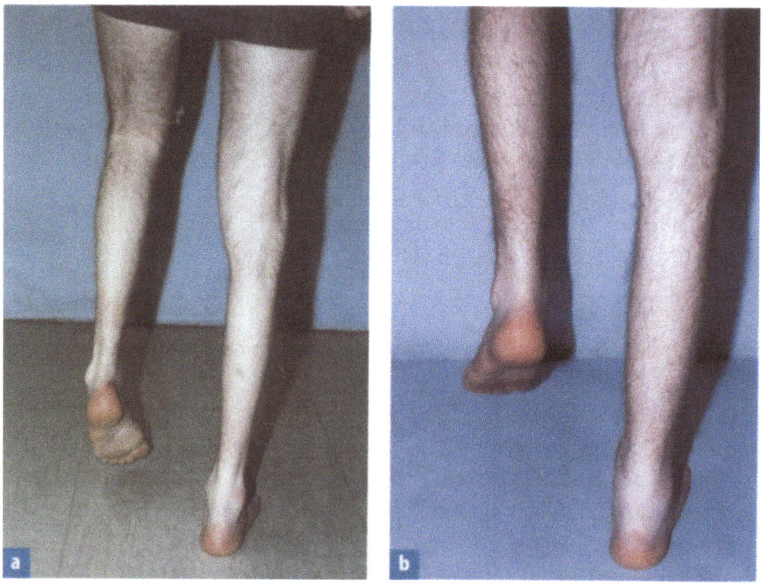

Abb. 3.79 a, b. 27-jähriger Patient mit Hängefuß nach inkompletter Querschnittslähmung vor und 1 Jahr nach Fußheberersatzoperation

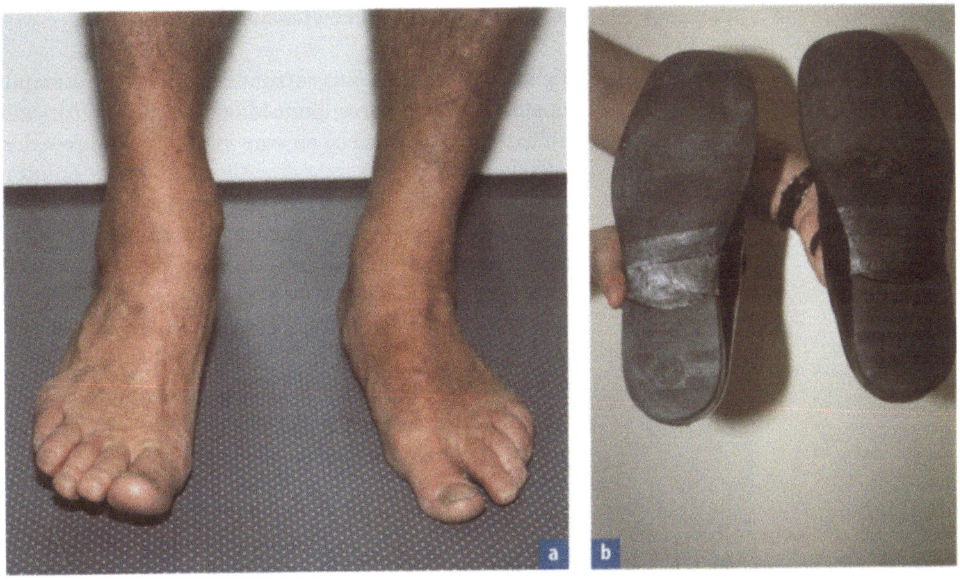

Abb. 3.80 a, b. Fußheberlähmung durch Bandscheibenvorfall L4/L5 rechts bei einem 61-jährigen Patienten. Die Beurteilung des Schuhsohlenablaufmusters erleichtert die funktionelle Einschätzung

Der Hängefuss beim Bandscheibenprolaps

Das Rückenmark endet beim Erwachsenen in Höhe des ersten bis zweiten Lendenwirbels, so dass Bandscheibenschäden im Lendenwirbelsäulenbereich nur Wurzelschäden auslösen können. Da der Austritt der spinalen Nervenwurzel kranial im Zwischenwirbelloch und häufig oberhalb der Bandscheibe erfolgt, schädigt ein Prolaps normalerweise die Wurzel, die zu dem darunter liegenden Zwischenwirbelloch zieht. Dies bedeutet, dass eine Läsion auf der Höhe L4/L5 zu einer Schädigung der Wurzel L5 führt. Nach Patten (1996) betrifft die Verteilung der Läsionshöhen zu 95% die Wurzeln L5 und S1. Die Autoren beobachteten auch einen Spitzfuß nach höhergelegenem Bandscheibenprolaps. Hier diente der Spitzfußgang des Patienten der Entlastung der gedehnten Nervenwurzel (siehe Abb. 3.20). Neben Bandscheibenschäden können für lumbale Nervenwurzelkompressionssyndrome auch knöcherne Veränderungen mit Spinalkanalstenose oder postoperative Narbenzüge in Frage kommen (Krämer 2002).

Kraft et al. (2002) berichteten über eine intraspinale Blutung im Konus medullaris als Ursache für eine Fußheberparese.

Die Entwicklung einer Fußheberparese nach Bandscheibenprolaps mit Kompressionsschädigung der L5-Wurzel ist eine relativ häufig beobachtete Störung (Patientenbeispiel Abb. 3.80 a, b). Pathogenetisch besteht eine allmählich oder plötzlich auftretende Druckschädigung der L5-Wurzel, die die Fußhebemuskulatur hauptsächlich versorgt. Die Diagnose wird klinisch und neurologisch gestellt. Die Kraftabschwächung der Fußhebemuskulatur und die Schmerzhaftigkeit der Wurzeldehnung (Lasegue-Manöver) wird durch die neurophysiologische Untersuchung der Nervenwurzeln (NLG-verminderte Nervenleitgeschwindigkeit und EMG-Denervierungszeichen) ergänzt. Zusätzlich wird auch eine bildgebende Untersuchung (MRT, seltener CT) die Diagnose bestätigen. Auf Begleitsymptome wie Blasen- oder Mastdarmstörungen muss selbstverständlich geachtet werden.

Therapeutisch wird man primär konservativ bzw. bei kompletter Parese operativ (mikrochirurgisch) versuchen, die Wurzelkompression zu beheben. Eine längerdauernder Ausfall der Fußheber kann die orthetische Versorgung bzw. aber auch eine motorische Ersatzoperation erforderlich machen.

Der Hängefuss bei der Polyradikulitis

Die Polyradikulitis (akut entzündliche demyelinisierende Polyradikuoneuropathie, Guillain Barre; akute idiopathische Polyneuritis) stellt eine im Anschluss (1 bis 2 Wochen) an eine virale Atemwegs- oder Darmerkrankung auftretende schlaffe Parese dar. Allergische oder Autoimmunmechanismen werden vermutet (Brett 1991). Die Parese ist symmetrisch und steigt von den Beinen nach proximal auf. Sensible Störungen sind selten. Zunächst ist immer eine Intensivbehandlung erforderlich.

Im Verlauf von mehrerenWochen bilden sich die Symptome langsam zurück. In etwa 16 % verbleiben periphere Restschäden, ggf. auch eine Fußheberparese.

Die Therapie der Defektheilung ist primär konservativ mit Krankengymnastik und Orthesen. Mittelfristig kann ggf. eine Fußheberersatzoperation erwogen werden (Patientenbeispiel Abb. 3.81 a, b).

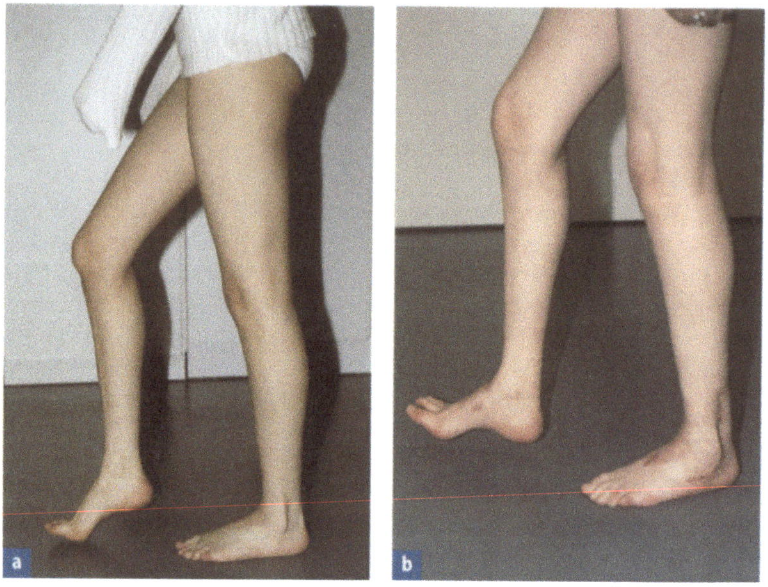

Abb. 3.81 a, b. Neurogene Fußheberlähmung bei einem 16-jährigen Mädchen mit Polyradikulitis-Restzustand vor und nach Transposition des M. peroneus brevis beidseits

Der Hängefuss bei peripherer Nervenschädigung

Die direkte Schädigung des N. peroneus communis durch eine Fraktur oder durch äußeren oder inneren (z. B. Osteochondrome) Druck auf das Fibulaköpfchen stellt eine bekannte Ursache für den Hängefuß dar. Seltenere Ätiologien sind eine Nervendehnungsschädigung nach Hüft- oder Kniegelenksluxation oder die iatrogene Schädigung durch Nervenüberdehnung bei der Korrektur von Kniebeugekontrakturen. Die Autoren haben auch Fußheberparesen nach Verletzung des N. ischiadicus bei einer Dreifach-Beckenosteotomie behandelt. Auch nach operativer Beinverlängerung sowie nach Achskorrekturen (Valgus- und Varusosteotomien) wurden Peroneusschäden beschrieben (Paley u. Herzenberg 2002). Paley empfiehlt deshalb stets die prophylaktische Dekompression des Nerven.

Klinische Untersuchung. Die klinische Untersuchung muss die motorische und sensible Funktion des N. peroneus superficialis (Mm. peroneus longus und brevis) und profundus (M.-tibialis-anterior-Loge) sowie des N. tibialis umfassen.

Eine Nervenschädigung tritt nach lokaler Druckeinwirkung oder Überdehnung von mehr als einer Stunde auf (Leach 1984). Die Schädigung bleibt bestehen, wenn die Noxe länger als 6 Stunden einwirkt.

Zur klinischen Diagnostik ist stets auch eine neurophysiologische Bestimmung des EMG und der Nervenleitgeschwindigkeit sinnvoll. Diese Untersuchungen stellen den Ausgangsbefund klar und ermöglichen die Abschätzung der Nervenregeneration (Abb. 3.82 a, b Hängefuss bei peripherer Nervenschädigung).

Therapeutische Besonderheiten. Wenn der Nerv nicht innerhalb von 3 Monaten eine Erholungstendenz zeigt, wird seine Neurolyse empfohlen (Vastamaki 1986; Wright 1987). Eine Peronealnervenrekonstruktion die mehr als 1 Jahr nach dem Trauma unternommen wird, hat nur noch geringe Erfolgsaussichten. Da die Nervenregeneration bei einer Neurapraxie etwa 1 mm pro Tag beträgt, kann die Regeneration bei einer Fußheberparese ein bis zwei Jahre in Anspruch nehmen (Patten 1996). Die Fußhebemuskulatur sollte in diesem Zeitraum durch eine Fußheberorthese und eine Unterschenkelnachtlagerungsschiene vor Überdehnung geschützt werden. Ob die Muskulatur bis zur Reinnervation durch Exponentialstrombehandlung vital erhalten werden sollte, muss im Einzelfall entschieden werden. Die Indikation für Muskeltranspositionsoperationen ist erst nach neurologisch abgeschlossener Defektheilung (frühestens 1–1,5 Jahre nach dem Unfall) zu stellen. Interessanterweise besteht nach Schädigung des N. peroneus nur selten ein dauerhaftes sensibles Defizit (Patten 1996).

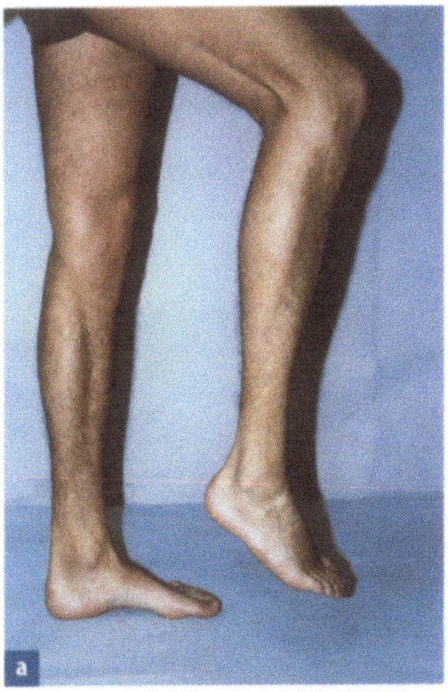

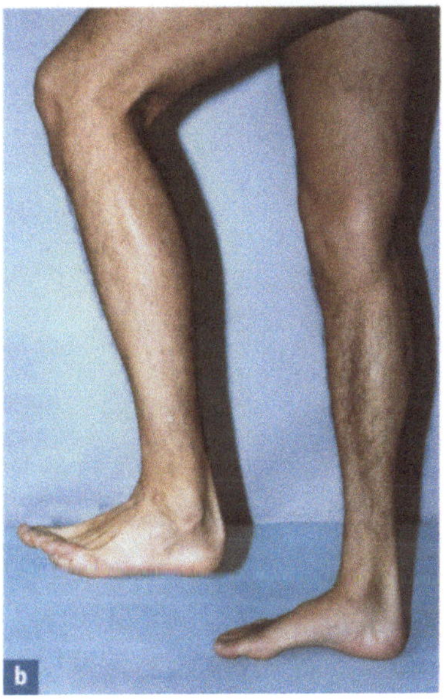

Abb. 3.82 a, b. Kompletter Ausfall der Fußhebemuskulatur nach peripherer Nervenschädigung durch Motorradunfall rechts im Vergleich zur normalen Funktion auf der Gegenseite. Beachte die Atrophie der M. tibialis anterior Lage rechts

Der Hängefuss nach Kompartmentsyndrom

Die Fußheberparese als Folge einer Muskelschädigung tritt am häufigsten nach einem Kompartmentsyndrom der M.-tibialis-anterior-Loge auf. Meist sind es geringergradige Frakturen, die zu dieser Schädigung führen. Andere Ursachen können Überlastungsschäden oder arterielle Embolien, selten auch Muskelnekrosen nach Heroinabusus sein. Bezüglich der genaueren Pathogenese, Diagnostik und Therapie möchten wir auf den Abschn. „Spitzfuß nach Kompartmentsyndrom" verweisen.

Der Hängefuss bei progredienten Neuropathien und Myopathien

Progrediente neuromuskuläre Erkrankungen erfordern zwar einen vergleichbaren Therapieaufwand wie die stationären. Leider bleiben die Anfangserfolge wegen des fortschreitenden Charakters der Grunderkrankung aber nur selten langfristig bestehen (Moore 1993). Die Therapie, sei sie nun konservativ, operativ oder kombiniert ist deshalb aber nicht entbehrlich. Durch die dauerhafte Umverteilung des Muskelungleichgewichtes wird auch bei progredienten Erkrankungen die Gefahr einer drohende Wadenmuskelverkürzung durch die Fußheberparese vermindert und die Orthesenversorgbarkeit langfristig erhalten. Der Einsatz stabilisierender Rückfußoperationen sollte bei progredienter Grunderkrankung großzügig gehandhabt werden. Die postoperativen Bewertungskriterien unterscheiden sich von denen bei stationären Erkrankungen, weshalb eine entsprechende Untersuchung möglichst nicht beide Gruppen vermischen sollte.

Bei folgenden progredienten neuromuskuläen Erkrankungen kommt der Hängefuß besonders häufig vor: Bei hereditären sensomotorischen Neuropathien (HSMN), bei der spinalen Muskelatrophie (SMA), bei verschie-

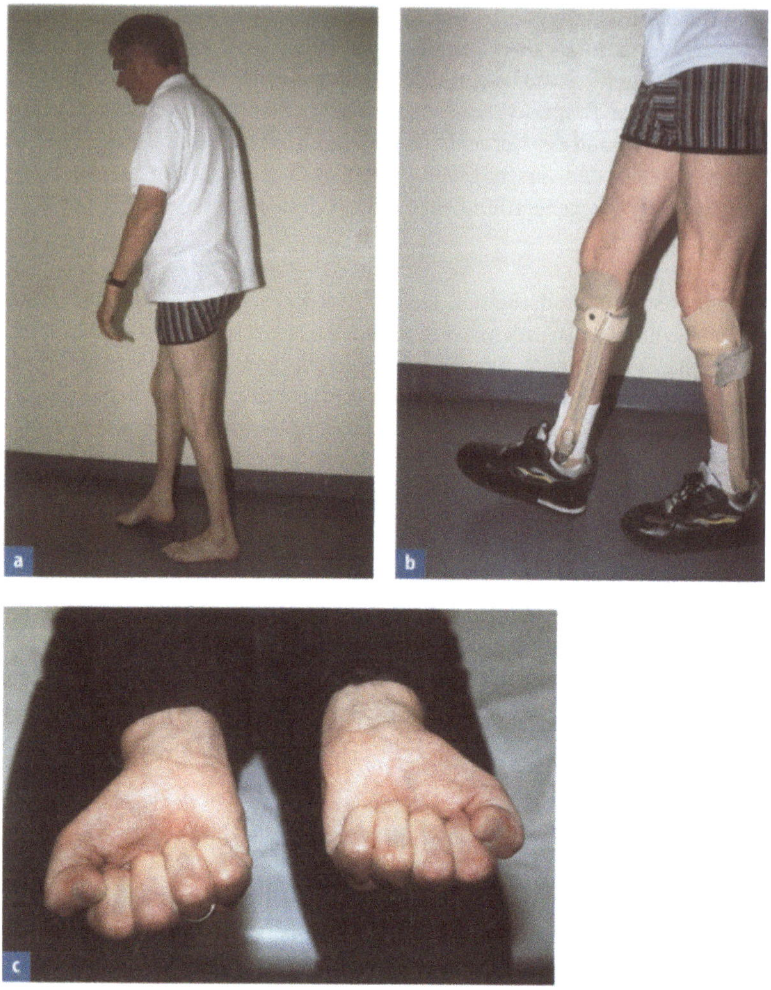

Abb. 3.83. a, b Fußheberlähmung bei sensomotorischer Neuropathie Charcot-Marie-Tooth eines 46-jährigen Patienten ohne und mit Fußheberorthese. c Die Beurteilung der Handfunktion erlaubt weitere diagnostische Hinweise

denen Formen der Muskeldystrophie und bei der myotonen Dystrophie (Abb. 3.83 a, b).

Hängefüße treten bei all diesen Krankheitsbildern besonders in den Frühstadien auf. Unbehandelt führen sie regelhaft zur begleitenden Wadenmuskelverkürzung. Bezüglich der Pathogenese und des klinischen Bildes möchten wir auf die entsprechenden Abschnitte im Spitzfußkapitel verweisen. Ein typisches klinisches Merkmal abgeschwächter Fußheber bei diesen Erkrankungen ist die Extensorensubstitution (vgl. Abb. 2.75).

Therapeutisch ist bei operativer Indikationsstellung stets ein evtl. begleitender struktureller Spitzfuß mitzubehandeln. Auf seine Bedeutung für die Stabilisierung proximaler Gelenke (besonders bei evtl. Kniestreckerschwäche) soll hier abermals hingewiesen werden.

Wegen des progredienten Grundleidens kommt es meist auch bei initial zufriedenstellender Operation zu einer allmählichen Verschlechterung der Parese. Die Versogung mit Fußheberorthesen kann dann wieder notwendig werden. Dennoch halten wir auch bei progredienten Erkrankungen die Fußheberersatzoperation für angezeigt, wenn ausreichende Voraussetzungen bestehen. Das damit (zumindest vorübergehend) wiederhergestellte Muskelgleichgewicht wirkt auch im Sinne der Prophylaxe erneuter Deformitäten (Klumpfuß durch den M. tibialis posterior, Spitzfuß).

Der Hängefuss bei Lepra

Bei der Lepra handelt es sich um eine chronische Infektionserkrankung durch das Mykobakterium Leprae, die bevorzugt Nerven, Haut und Schleimhäute der oberen Atemwege befällt.

Eintrittspforte für die Erreger sind üblicherweise die oberen Atemwege, nur selten tritt die Infektion durch direkten Kontakt auf. Das klinische Bild wird durch die Immunantwort des Infizierten bestimmt. Man unterscheidet eine Lepra tuberculosa und eine Lepra lepromatosa sowie zahlreiche Zwischenformen.

Die Lepra bleibt ein Problem der Entwicklungsländer. Nach Schätzungen der WHO waren 1988 noch 12 Mio. Menschen von dieser Krankheit betroffen. Im Jahr 1991 sank die Zahl durch gezielte Polychemotherapie auf 5,5 Mio. Für Patienten, die unter Lepraspätfolgen leiden wird eine Zahl von 2–3 Mio. angenommen (Patten 1996).

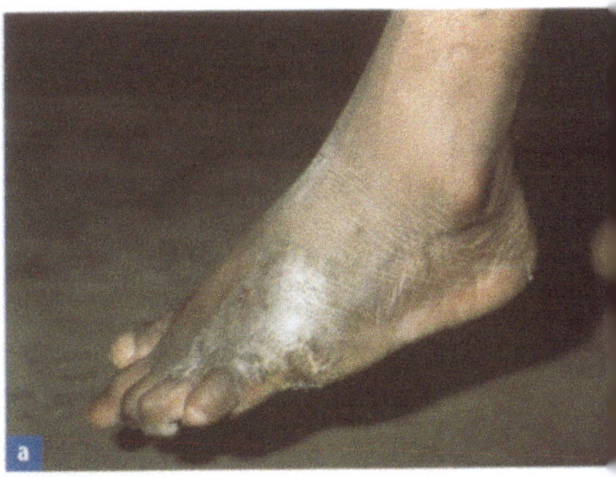

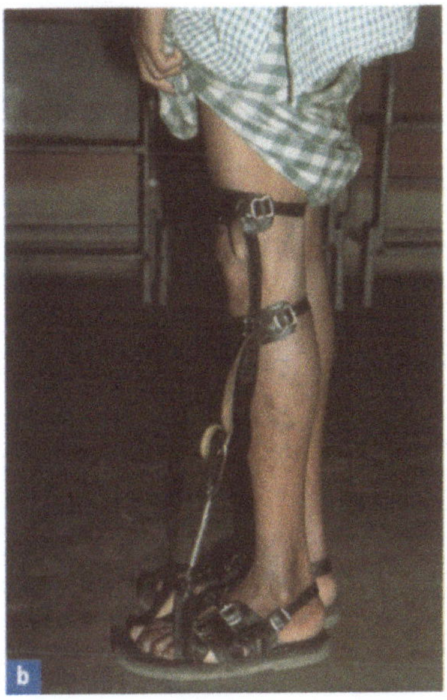

Abb. 3.84 a, b. Fußheberlähmung durch Lepra mit typischen Mutilationen des Vorfußes und Versorgung mit altertümlicher Fußheberorthese

Diagnostik und klinisches Bild. Die lange Latenzperiode zwischen der Infektion und dem Ausbruch der Erkrankung (2 bis 20 Jahre) macht die Diagnose schwierig.

Die Diagnose wird histologisch durch den Befall Haut und Nerven zusammen mit serologischen Parametern gestellt. Der Befall der peripheren Nerven bestimmt die motorischen und sensiblen (socken- und handschuhförmig) Ausfälle. Die Nerven sind peripher verdickt und damit gut tastbar. Neben Paresen kommen auch Charcot-ähnliche Gelenkveränderungen wegen der gestörten Schmerzempfindung vor. Die Lepra lepromatosa kann zu schweren Allgemeinveränderungen mit Befall des Gesichtes und der inneren Organe führen. Die Fußheberparese stellt durch den Befall des N. peroneus communis eine häufige Manifestation der Lepra dar (neuritische Lepra; Dahmen u. Zsernaviczky 1985). Die Störung bleibt auch nach erfolgreicher Chemotherapie bestehen. Zusätzliche Sensibilitätsstörungen der Fußsohle können Druckstellen verursachen (Patientenbeispiel Abb. 3.84 a, b).

Therapie. Abhängig vom Lepratyp ist eine Polychemotherapie über Monate bis Jahre erforderlich.

Eventuelle Druckstellen müssen vor einer geplanten Ersatzoperation vollständig abgeheilt sein. Außerdem ist die Operation frühestens 6 Monate nach Beginn der Polychemotherapie ratsam. Da der N. tibialis meist ausgespart ist, bietet sich die Verlagerung von Plantarflektoren zum Fußheberersatz an. Natürlich müssen strukturelle Rückfußdeformitäten, insbesondere ein Spitzfuß vorher oder in gleicher Sitzung beseitigt werden. Strukturelle Klumpfüße erfordern die Chopart- oder Tripelarthrodese. Folgende Operationstechniken werden für den Fußheberersatz empfohlen (Andersen 1963; Carayon 1967 M; Srinivasan 1968) :

Transfer der M.-tibialis-posterior-Sehne in Fußrückenmitte oder auf die Fußheber (TA, M. extensor hallucis longus und M. extensor digitorum longus) (Bari 1996).

Transfer des M. tibialis posterior in die M.-tibialis-anterior-Sehne und des M. flexor digitorum longus in den M. extensor digitorum longus und M. extensor hallucis longus. (Operation nach Carayon). Die postoperative Nachbehandlung erfordert bei alleiniger Weichteiloperation die etwa 6-wöchige Gipsruhigstellung (2 Wochen Liegegips, 4 Wochen Gehgips). Anschließend ist zumindest für 1 Jahr die Versorgung mit Fußheberorthese und Weichbettung des Fußes sowie Unterschenkelnachtschienen empfehlenswert. Bei zusätzlicher Knochenoperation verlängert sich die Ruhigstellungsdauer auf mindestens 10 Wochen, bis ausreichende klinische und radiologische Stabilität erkennbar sind.

Der Hängefuss bei metabolischen Neuropathien

Periphere metabolische Neuropathien können sensible und motorische Störungen verursachen. Die isolierte Schwäche der Fußheber kommt bei diabetischer Neuropathie vor und führt zu den charakteristischen Gangstörungen. Wegen der begleitenden Probleme (Sehstörungen, Muskelschwäche) ist die Sturzgefahr erhöht. Die Therapie wird primär konservativ sein (Diabeteseinstellung; Orthesen oder orthopädische Schuhe, die bei begleitender Osteoarthropathie besonders stabil gearbeitet sein müssen: Doppelschalenorthesen oder hoher Arthrodesenschuh mit weitem Einschlupf für die Zehen) (Brodsky 1993).

Der Hängefuss durch periphere Sehnenschädigung

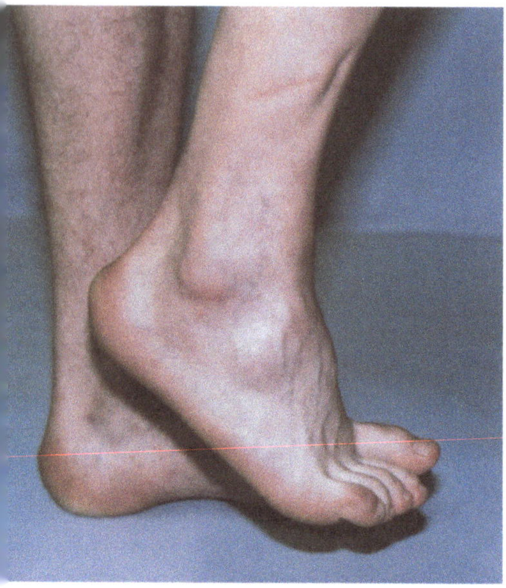

Abb. 3.85. Fußheberlähmung rechts durch periphere Sehnenschädigung (Durchtrennung von M. tibialis anterior und teilweise auch des M. extensor digitorum longus infolge einer Glassplitterverletzung, 27-jähriger Patient

Während die teilweise traumatische Durchtrennung der Fußheber durchaus vorkommen kann, ist die vollständige Durchtrennung aller Fußhebesehnen sehr selten. Die ausschließliche Verletzung der prominenten Sehne des M. tibialis anterior kann durch die kompensatorische Mehraktivierung der restlichen Fußheber zum Ballenhohlfuß führen (Näheres s. Döderlein et al. 2000, „Der Hohlfuß").

Bei einer kompletten Durchtrennung kommt es meist auch zur Verletzung des N. peroneus superficialis mit nachfolgender Sensibilitätsstörung im Fußrückenbereich (Patientenbeispiel Abb. 3.85).

Klinische Befunde. Die *klinische Diagnostik* lässt sich durch Palpation der Kontinuitätsunterbrechung der Strecksehnen beim Versuch der aktiven Fußhebung stellen. Ggf. kann die Defektstrecke auch sonographisch oder durch das NMR nachgewiesen werden.

Das Gangbild ist durch den typischen Steppergang charakterisiert. Bei längerbestehendem Befund kann sich auch eine strukturelle Wadenmuskelverkürzung entwickeln

Therapeutische Besonderheiten. Die direkte Rekonstruktion kommt nur bei frischen Verletzungen in Frage. Bereits nach wenigen Wochen hat sich die Fußhebemuskulatur soweit retrahiert, dass eine End-zu-End-Naht nicht mehr möglich ist. Wenn keine ausgedehnten narbigen Verwachsungen im Unterschenkelbereich vorliegen, sollte man versuchen, die proximalen Sehnen über einen Längsschnitt lateral der Tibiavorderkante darzustellen und im Gesunden proximal und distal anzuschlingen. Das Gleitgewebe muss hierbei peinlich geschont weren. Da die Naht in Höhe der Verletzungsstelle mit hoher Wahrscheinlichkeit wieder adhärent wird, empfehlen wir entweder, die Sehnen proximal Z-förmig zu verlängern und das distale Ende jeweils in den korrespondierenden Sehnenstumpf in Pulvertaft-Technik einzuflechten oder (in Ausnamhefällen) die Defektstrecke durch ein autologes Transplantat (Plantarissehne, mediale Kniebeuger) zu überbrücken. Die Verwendung eines monofilen nichtresorbierbaren Nahtmaterials, absolut atraumatische Operationstechnik sowie die sorgfältige Rekonstruktion der Unterschenekelfaszie können die Wiederherstellung der Funktion verbessern. Wenn die Sehnennahtstellen distal zu voluminös werden, kann man die distale Sehne verschmälern. Eine beginnende oder gar manifeste Wadenmuskelverkürzung muss in gleicher Sitzung korrigiert werden (intramuskuläre bzw. selten perkutane Wadenmuskelverlängerung). Die postoperative Nachbehandlung sollte (bei ausreichender intraoperativer Nahtfestigkeit) frühfunktionell durchgeführt werden. Dies bedeutet eine Unterschenkelliegegipsbehandlung von einer Woche, gefolgt von einem Unterschenkelgehgips für weitere 4 Wochen in leichter Dorsalflexion des oberen Sprunggelenkes (etwa 5–10 Grad). Der Gips sollte nach 2 bis 3 Wochen als abnehmbarer Übungsgips gearbeitet werden (bei kooperativen Patienten). Nach der Gipsabnahme sind für 6 bis 9 Monate Unterschenkelnachtlagerungsschienen und eine Fußheberorthese obligat, um eine erneute Elongation der Sehne zu verhindern. Die fortbestehende Verwachsung der rekonstruierten Sehne mit entsprechender Funktionseinbuße der Fußheber erfordert bei entsprechender Symptomatik die dauernde Verwendung einer Fußheberorthese.

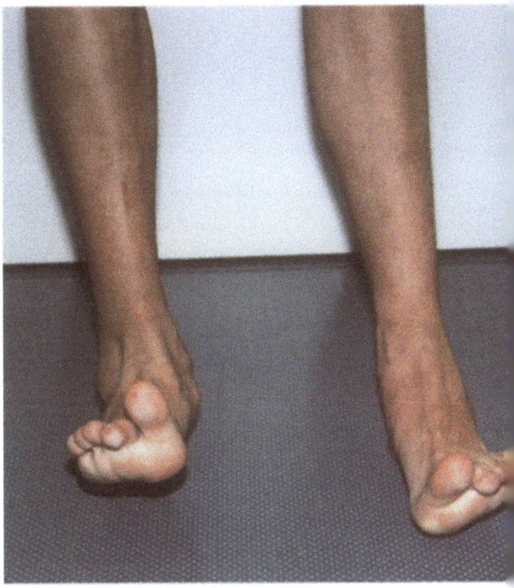

Abb. 3.86. Fußheberlähmung links nach operativer Korrektur eines Knickfußes durch Tibialis-anterior-Rückversetzung in der Technik nach Niederecker. Man erkennt bei diesem 10-jährigen Jungen einen kompensatorischen Mehreinsatz der langen Zehenstrecker

Der iatrogene Hängefuß

Ein Hängefuß durch iatrogene Schwächung der Fußheber (z. B. als Folge der Operation nach Niederecker/Young) kommt ebenfalls vor.

Nach Transposition der Sehne des M. tibialis anterior können die verbleibenden langen Zehenstrecker die Funktion der Abbremsung des Fußes zu Beginn der Standphase nicht mehr in vollem Umfang erfüllen, wenngleich die Fußhebung in der Schwungphase nur wenig beeinträchtigt bleibt. Dies wird besonders bei einseitiger Operation deutlich. Neben dem sicht- und hörbaren Abklappen des Fußes zum Beginn der Standphase findet man eine Extensorensubstitution der langen Zehenstrecker (Patientenbeispiel Abb. 3.86).

Therapeutische Besonderheiten. Bei entsprechender Funktionseinschränkung hilft nur die Schaffung eines neuen M. tibialis anterior. Durch Zusammennähen der distalen M.-extensor-hallucis-longus-Sehne auf den M. extensor digitorum longus kann man den M. extensor hallucis longus auf den ehemaligen M.-tibialis-anterior-Ansatz nähen. Die proximale Sehne des M. tibialis anterior sollte oberhalb des oberen Sprunggelenkes aufgesucht werden, distal durchtrennt und proximal in die verbleibenden langen Zehenstrecker eingenäht werden.

Eine distale Mobilisation der ehedem versetzten M.-tibialis-anterior-Sehne empfehlen wir wegen der Verwachsungen nicht.

3.4 Der nichtneurogene Spitzfuß

3.4.1 Der Spitzfuß durch Narbenbildung

Nach mechanischen oder thermischen Verletzungen des Unterschenkels kann es zu ausgedehnter Narbenbildung im Unterschenkelbereich kommen, die durch Retraktion zur Spitzfußkontraktur führt. Oftmals ist auch die Unterschenkelmuskulatur betroffen, so dass es zu einer kombinierten Wirkung der sich retrahierenden Narben und der fibrosierten Unterschenkelmuskulatur kommt (Steinwender 2001).

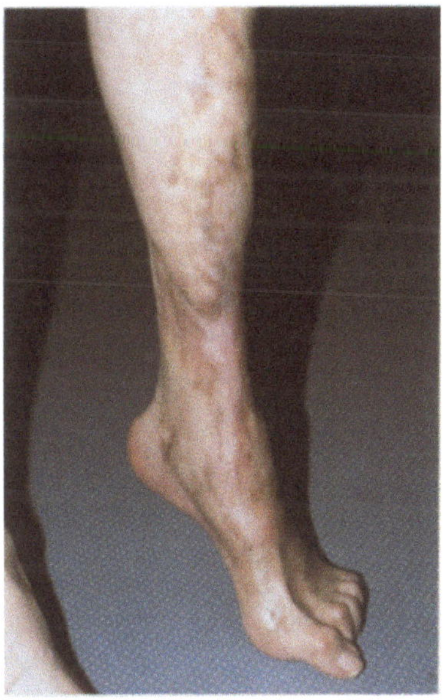

Abb. 3.87. Ausgedehnter schwerer Spitzfuß durch umfangreiche posttraumatische Narbenbildung des gesamten distalen Unterschenkelbereiches. Dieser 19-jährige Patient hatte zum Zeitpunkt der Fotodokumentation bereits Zehenoperationen hinter sich

Klinisches Bild (Abb. 3.87). Es können uns stärkste Deformitäten bis hin zum knöchernen Anschlag am oberen Sprunggelenk begegnen. Wegen der oft zirkulär verlaufenden Narben (z.T. spalthautgedeckt) bestehen zusätzliche trophische Störungen und Stauungs-Lymphödeme im Fußbereich, die eine gehäufte Neigung von Druckstellen und Hauterosionen nach sich ziehen.

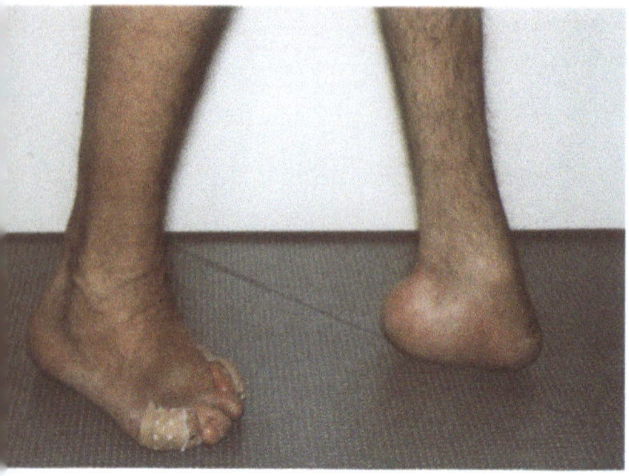

Abb. 3.88. Bei diesem 24-jährigen Patienten mit Fußdeformitäten aufgrund einer HSMN wurden bereits 39 Operationen im Bereich beider Füße durchgeführt. Der derzeitige Zustand ist selbstverständlich unverändert unbefriedigend. Die Spitzfußdeformität ist durch die fehlende Berücksichtigung des Muskelungleichgewichtes erklärbar

Die Deformität selbst zeigt bei klinischer Prüfung einen harten Anschlag. Zusätzliche Zehendeformitäten erschweren die Funktionseinschränkung. Der Patient ist gezwungen,die erhebliche Beinverlängerung entweder durch eine gleichseitige Hüft- und Kniebeugestellung oder durch eine gegenseitige Spitzfußstellung zu kompensieren.

Auch bei einem Zusammentreffen von Vorfußamputationen und Narbenbildung im Unterschenkelbereich kann es zu einer Spitzfußstellung im Rückfuß kommen (Abb. 3.88), die eine prothetische Versorgung massiv behindert.

Therapeutische Aspekte. Während an der Indikation zur Therapie kein Zweifel bestehen dürfte, sind es die verschiedenen operativen Therapieverfahren, die es individuell auszuwählen gilt. Folgende Möglichkeiten bieten sich an:

- die einzeitige Sehnenverlängerung und Anlage eines Ilisarow-Redressionsapparates, mit oder ohne plastische Hautdeckung;
- die einzeitige Weichteilverlängerung, Osteotomie und Anlage eines Ilisarow-Apparats;
- die einzeitige kombiniert weichteilige und knöcherne (Resektion; z.B. Astragalektomie) Therapie;
- in Extremfällen die Amputation.

Die Entscheidung, welcher der oben genannten Verfahren der Vorzug zu geben ist, wird von verschiedenen Faktoren bestimmt:

- der Durchblutung von Unterschenkel und Fuß; wir empfehlen analog zu Soo und Hong die präoperative angiographische Abklärung;
- dem Zustand des oberen Sprunggelenks; Ist dieses durch zusätzliche Verletzung stärker geschädigt oder sein Knorpelbelag aufgebraucht, so kommen eher resezierende Operationen zur Anwendung (ggf. NMR-Abklärung präoperativ);
- der Mitarbeit des Patienten; Ist der Patient nicht zu einer längerdauernden Kooperation bei der Therapie mit Ilisarow-Redressionsapparaten imstande, so würden wir ebenfalls für eine resezierende Vorgehensweise plädieren.

Soo u. Hong berichteten 2001 über gute Ergebnisse mit einem ein- bzw. zweizeitigen Vorgehen, das folgende Schritte beinhaltete:

Eine offene Z-förmige frontale Achillesssehnenverlängerung und Verlängerung der Zehenbeuger wurde mit einer freien myokutanen Lappenplastik aus dem M. latissimus dorsi kombiniert. Anschließend wurde entweder in gleicher Sitzung oder nach Wundheilung der Ilisarow-Apparat für durchschnittlich drei Monate angelegt. Die Korrektur der Spitzfußdeformität durch graduelle Aufdehnung dauerte 4 bis 6 Wochen. Der Apparat blieb für weiter 2 Moante angelegt. Anschließend erhielt ein Teil der Patienten noch für 1 Jahr Nachtschienen.

Die Autoren erreichten in allen Fällen eine vollständige Korrektur des Spitzfußes, wenngleich die Beweglichkeit des oberen Sprunggelenkes eingeschränkt geblieben war. Bei den schwerwiegenden Ausgangsbefunden dürfte dieser Punkt jedoch nachrangig sein.

3.4.2 Der Spitzfuß nach Kompartmentsyndrom

Der Spitzfuß stellt die häufigste postraumatische Fußdeformität dar. Die Ursachen können sowohl in einer Schädigung der Muskulatur (z.B. nach Kompartmentsyndrom) als auch in einer Schädigung der Knochen und Gelenke (posttraumatisch) liegen. Nicht selten sind beide Ursachen kombiniert, was bei der Therapieplanung berücksichtigt werden muss.

Definition

Der Begriff Kompartmentsyndrom (Logensyndrom) bezeichnet die direkte oder indirekte Schädigung eines oder mehrerer anatomisch durch Faszien abgeschlossenen Räume, in dem sich Muskulatur, Gefäße und Nerven befinden (Echtermeyer 1985).

Ätiologie und Pathogenese. Die Ursache eines Kompartmentsyndroms besteht in einer akut auftretenden Druckerhöhung, die zu Perfusionsstörungen mit (unbehandelt) zunehmendem Untergang der Muskulatur und der Nervenfunktion führt. Zusätzliche Vasospasmen verschlechtern die Durchblutung weiter. Häufige Auslöser für Kompartmentsyndrome sind Frakturen, Arterienverletzungen und Kontusionen. Durch die Kompression der Muskulatur nach innen kommt es zu Muskelnekrosen. Eine Unterbrechnung der Durchblutung durch Gefäßverletzung oder Embolie kann ähnliche Symptome verursachen.

Richard von Volkmann hat 1881 folgende Definition gegeben:

„Die nach zu fest angelegten Verbänden, namentlich am Vorderarm und an der Hand, seltener an den unteren Extremitäten auftretenden Lähmungen und Kontrakturen sind als ischämische zu bezeichnen".

Die akute Unterbrechung der arteriellen Durchblutung führt zu ischämichen Muskelnekrosen mit Ödembildung und vermindertem venösem Abstrom.

Übersicht über die möglichen Ursachen eines Kompartmentsyndromes (mod. nach Evarts u. Mayer 1984)

Ursachen eines Kompartmentsyndromes:

1) Vermindertes Kompartmentvolumen
   - Zu enger Faszienverschluß
   - Zu enge Verbände (Gips, Zinkleim)
   - Lokaler Druck von außen
2) Inhaltsvermehrung im Kompartiment
   - Blutung
   - Gefäßverletzung
   - Gerinnungsstörung (Antikoagulanziengabe)
3) Vermehrte kapillare Permeabilität
   - Postischämische Schwellung
   - Trainingsüberlastung
   - Traumatisch
   - Verbrennungen
   - Medikamentös/nach Heroinabusus
   - Iatrogen (postoperativ)
4) Erhöhter Kapillardruck
   - Venöse Abflussbehinderung
5) Weitere Ursachen:
   - Muskelhypertrophie
   - Nephrotisches Syndrom
   - Arterielle Embolie

Patientenbeispiel Abb. 3.89.

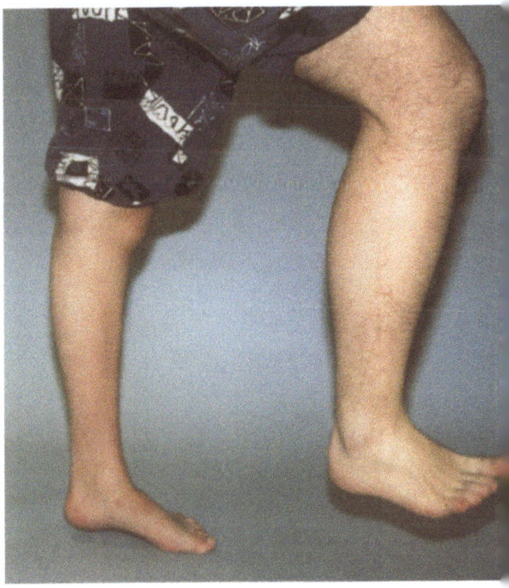

Abb. 3.89. 21-jähriger Patient mit schwerem kontrakten Spitzfuß und Fußheberlähmung links nach Embolie der Unterschenkelarterie und nachfolgendem Kompartmentsyndrom

Klinisches Bild. Die Diagnostik wird primär klinisch gestellt (4P-Diagnose: „pain – pallor – pulselessness – paralysis"). Beim Verdacht eines Kompartmentsyndroms sind die Druckmessung und Gefäßuntersuchungen (Doppler, Angiographie) obligatorisch.

Als zusätzliche Verfahren zur Dokumentation der Ausdehnung der Muskelschäden beim manifesten Kompartmentsyndrom können NMR-Untersuchungen des Unterschenkels und die EMG-Diagnostik hilfreich sein.

Abhängig von der Lokalisation und dem Ausmaß der Schädigung der Unterschenkellogen kann es zu unterschiedlichen Fußdeformitäten kommen. An Unterschenkel und Fuß gibt es folgende Logen, die isoliert oder kombiniert geschädigt werden können:

- M.-tibialis-anterior-Loge (häufigstes Kompartmentsyndrom):
  Es kommt zu Schmerzen in der anterioren Muskelgruppe mit Verstärkung bei passiver Plantarflexion der Zehen. Schließlich resultieren ein Ausfall der Fußhebemuskulatur sowie sensible Störungen im ersten Zehenzwischenraum (N. peroneus profundus). Nach Gefäßverletzung tritt diese Form in etwa 50 % der Fälle auf (Mummenthaler, Zwipp). Das klinische Bild ist durch eine Fußheberparese gekennzeichnet. Im weiteren Verlauf kann ein struktureller Spitzfuß hinzutreten.
- Peroneusloge:
  Es kommt zu einem Ausfall der aktiven Pronationsfähigkeit des Fußes mit der Gefahr der Entwicklung eines Knickfußes durch narbige Retraktion der peronealen Muskeln.
- Tiefe Beugerloge:
  Hier ist ein tiefliegender Schmerz im Unterschenkel besonders bei passiver Streckung der Zehen und eine Hypästhesie der Fußsohle typisch. Bei dieser Form fallen die langen Zehenbeuger und der M. tibialis posterior aus. Die Muskulatur retrahiert sich und bedingt eine Spitz-/Klumpfußdeformität mit Krallenzehen. Ein weiteres Merkmal sind Sensibilitätsstörungen der Fußsohle (Druckstellengefahr).
- Oberflächliche Beugerloge:
  Der damit verknüpfte – seltene – Ausfall der Wadenmuskulatur führt zu einer Retraktion der Wade mit der Ausbildung eines strukturellen Spitzfußes.
- Die Loge der intrinsischen Fußmuskulatur (Fußkompartimente)
  Im Fußbereich kann man nach Zwipp 4 unterschiedliche Logen trennen: die mediale (M. FHB und ABH), die laterale (M. FDM und ABDM), die zentrale (M. AD. H, QUP, FDB), und die Loge der Interosseus-Muskulatur. Das Kompartmentsyndrom dieser Loge betrifft die kleinen Fußmuskeln und führt in voller Ausprägung zu deren Retraktion mit Beugestellung der Zehengrundgelenke.

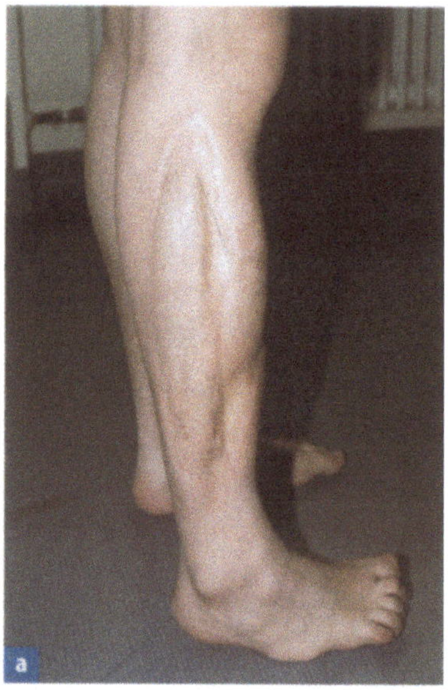

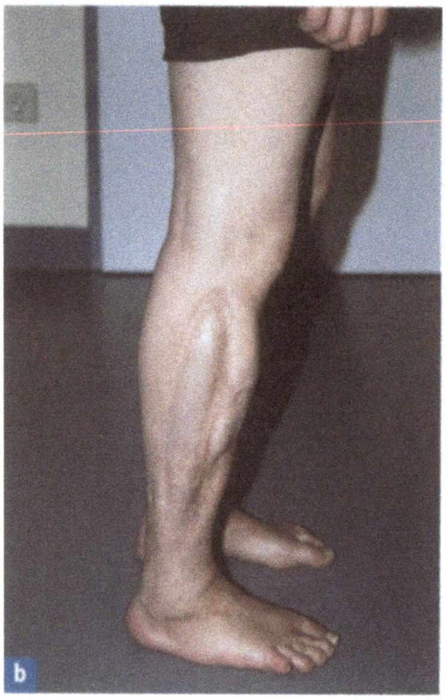

Abb. 3.90 a, b. Bei diesem 15-jährigen Patienten wurde die kontrakte Spitzfußstellung durch kombiniert knöchern-weichteilige Operationen in Verbindung mit Transposition funktionsfähiger Muskeln dauerhaft korrigiert

Therapeutische Besonderheiten (Abb. 3.90 a, b). Grundsätzlich besteht beim Verdacht eines Kompartmentsyndromes (intrakompartmentale Druckerhöhung über 45 mmHg) die Indikation zur frühzeitigen (sofortigen) Entlastung aller Logen am Unterschenkel, beim Verdacht auf ein Logensyndrom des Fußes zusätzlich auch in diesem Bereich. Die Grenzzeit, innerhalb derer von einer vollständigen Restitution der Muskulatur auszugehen ist, beträgt etwa 6 Stunden (Gossling u. Pillsbury 1983) Rekonstruktive Operationen sind dann angezeigt, wenn die Schädigung der Muskulatur abgeheilt ist und sich funktionseinschränkende Deformitäten entwickelt haben.

Spitzfußkontrakturen treten nach Schädigung der vorderen und der oberflächlichen und tiefen dorsalen Loge auf. Vielfach ist auch die tiefe Beugerloge mitbetroffen. Die Therapie eines ausgeprägten Kompartmentsyndroms erfordert die großzügige Resektion der narbig retrahierten Sehnen (Zwipp

1994; Hansen 2000) und die offene Mobilisierung der zugehörigen Gelenke. Eine perkutane Achillessehnenverlängerung ist in diesen Fällen keinesfalls ausreichend. Im Falle einer Fußheberparese kann nach Korrektur einer evtl. Spitzfußkontraktur eine Transposition funktionstüchtiger Muskeln versucht werden. (Mm. peronei bei vorderem Kompartmentsyndrom, M. tibialis posterior bei Schädigung der ventralen und lateralen Loge). Reicht der Weichteileingriff zur Korrektur einer strukturellen Spitzfußdeformität nicht aus, muss eine knöcherne Korrektur nachgeschaltet werden. Eventuelle Krallenzehen werden am einfachsten durch Tenotomie der langen und kurzen Beugesehnen im Bereich der plantaren Beugefalte behandelt. Wegen der häufig nicht unerheblichen Narbenbildung empfehlen wir die frühfunktionelle Nachbehandlung und nach Abschluss der Gipsperiode den postoperativen Orthesenschutz für etwa 6 bis 9 Monate.

Bei ungünstigen Weichteilverhältnissen sind die Patienten auf mögliche Wundheilungsstörungen hinzuweisen.

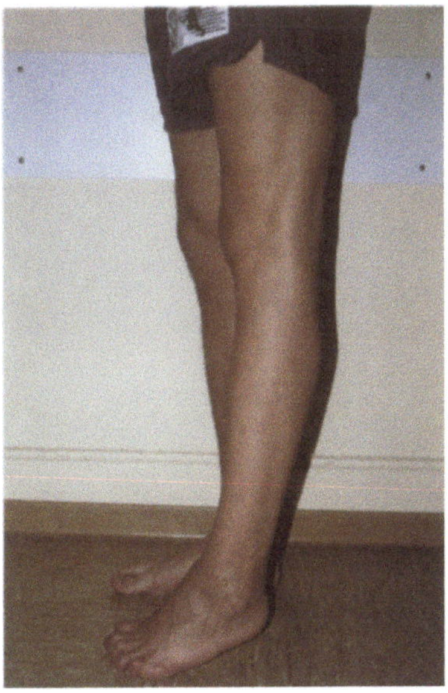

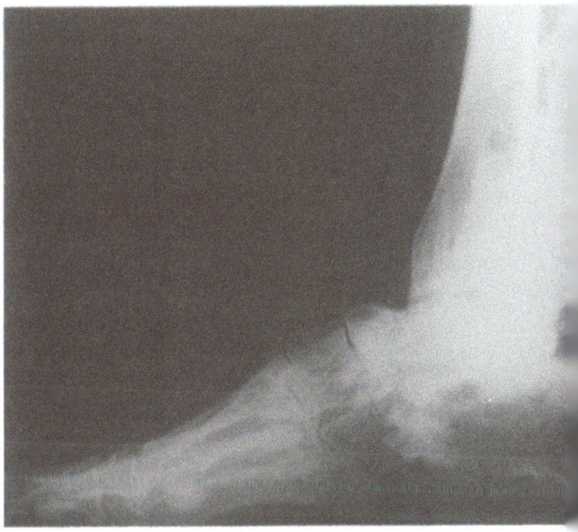

Abb. 3.91 a, b. Schwerer strukturell fixierter Spitzfuß als Folge einer ektopen Ossifikationsbildung nach Operation einer Knöchelfraktur. Die Ossifikationen umklammern den gesamten Rückfuß und lassen jede operative Korrektur zu einem Abenteuer werden

3.4.3 Der Spitzfuß nach distalen Unterschenkelfrakturen

Ätiologie und Pathogenese. Lüning u. Schulthess (1901) beschreiben Spitzfüße nach schlecht geheilten Malleolarfrakturen. Eine Einschränkung der Dorsalflexion im oberen Sprunggelenk nach fehlverheilter Sprunggelenksfraktur kommt auch heute noch trotz standardisierter Osteosynthesetechniken vor (Fallbeispiel Abb. 3.91 a, b).

Eine weitere Ursache stellen fehlverheilte Talusfrakturen dar, die insbesondere mit Deformierungen nach Talusnekrose zu erheblichen Bewegungseinschränkungen des oberen Sprunggelenkes führen können. Schließlich können auch fehlverheilte Kalkaneusfrakturen mit einer Aufhebung des Tuber-Gelenkwinkels zum vorzeitigen ventralen Anschlag am oberen Sprunggelenk führen (Hansen 2000; Bibbo 2002).

Während die Diagnostik auf klinischem und radiologischem Wege keine besonderen Probleme bereiten dürfte, stellt die Therapie schon größere Anforderungen an den Behandler.

Therapeutische Besonderheiten. Pathomechanisch sollte nach fehlverheilten Sprunggelenksfrakturen versucht werden, durch eine erneute Osteotomie mit korrekter Einstellung der Malleolengabel eine ausreichende Dorsalflexion im oberen Sprunggelenk wiederherzustellen. Die Schädigung des Gelenkes lässt sich dadurch aber kaum beeinflussen. In diesem Fall kommt entweder die Korrekturarthrodese des oberen bzw. des oberen und des unteren Sprunggelenkes in Betracht, oder man stabilisiert das untere Sprunggelenk und implantiert in zweiter Sitzung eine Sprunggelenksendoprothese.

Nach fehlverheilten Kalkaneusfrakturen lässt sich über eine additive Arthrodese des unteren Sprunggelenkes ein verbesserter Tuber-Gelenkwinkel wiederherstellen und damit der ventrale Anschlag am oberen Sprunggelenk bessern. Alternativ bietet sich eine schuhtechnische Versorgung mit Einbettung in Spitzfußstellung an (Fallbeispiel Abb. 3.92 a, b).

Gossling u. Pillsbury (1983) beschreiben die Spitzfußdeformität als Folge von distalen Unterschenkelfrakturen, die lange ruhiggestellt worden waren. Die Pathogenese dürfte – wenn kein Kompartmentsyndrom bestanden hat – in einer Narbenbildung der dorsalen Sprunggelenkskapsel und einer narbigen Adhärenz der dorsalen Muskulatur im Frakturbereich liegen. Auch eine Spitzfußkontraktur nach ausgeheiltem Sudeck-Syndrom ist möglich.

Die primäre Therapie ist (nach Abheilung der Fraktur) konservativ. Bei hartem Gelenkanschlag wird man aber in den meisten Fällen um eine offe-

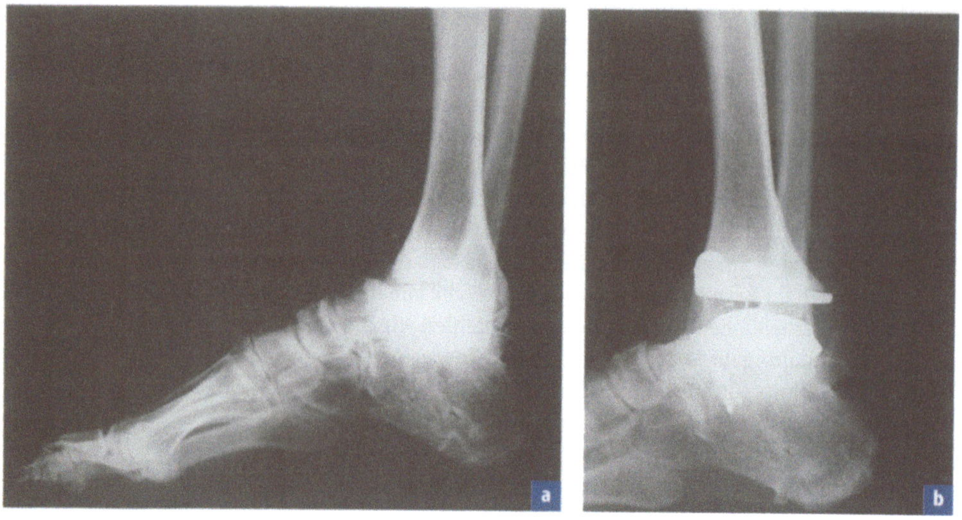

Abb. 3.92 a, b. Strukturelle ossäre Spitzfüße nach Frakturen des oberen Sprunggelenkes können erfolgreich durch Totalendoprothesen versorgt werden (47-jähriger Patient, Zustand nach Sturz)

ne Mobilisation mit frühfunktioneller Nachbehandlung nicht herumkommen. Bei erhöhter Sudeck-Gefahr sind Sympathikusblockaden sinnvoll.

3.4.4 Der Spitzfuß durch degenerative Veränderungen

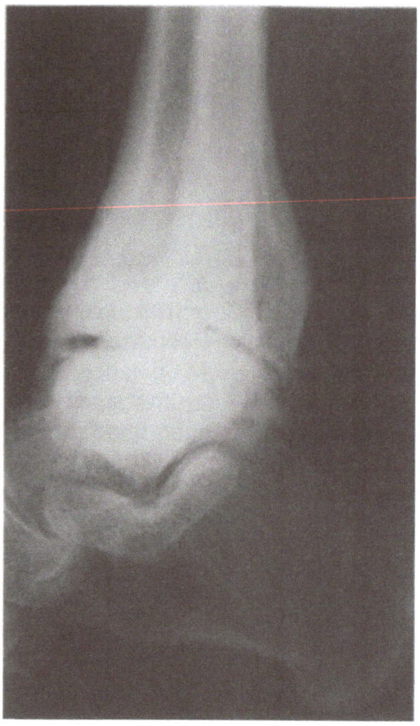

Abb. 3.93. Durch degenerative Veränderungen am oberen Sprunggelenk kann es neben der eingeschränkten Gelenkkongruenz zu erheblichen osteophytären Anbauten kommen, die die Beweglichkeit schmerzhaft einschränken

Ätiologie und Pathogenese. Degenerative Veränderungen des oberen Sprunggelenkes können durch ausgedehnte Osteophytenbildung eine strukturelle Spitzfußstellung bzw. Bewegungsbehinderung in die Dorsalflexion bewirken. Die Ursache für solche Veränderungen kann in einer langbestehenden Fußdeformität liegen, die zu einer abnormen Belastung des oberen Sprunggelenkes geführt hat (Varus- oder Valgusstress). Eine weitere Möglichkeit sind Folgezustände nach sportlicher Überlastung oder nach Frakturen des Talus oder des Pilon tibiale, die eine vorzeitige Arthrose nach sich ziehen (Hansen 2000; Fallbeispiel Abb. 3.93).

Die Diagnose wird klinisch und radiologisch gestellt.

Therapeutische Besonderheiten. Die Therapie einer solchen Spitzfußkontraktur muss sich am Ausmaß der degenerativen Veränderungen und dem Zustand des Gelenkes orientieren. Konservative Maßnahmen bestehen in einer Absatzerhöhung, die aber nur dann Sinn macht, wenn das Gelenk eine weitere Plantarflexion zulässt (Hansen 2000).

Im einfachen Fall ventral störender Osteophyten empfehlen wir die großzügige offene (oder endoskopische) Abtragung durch eine anterolaterale (ggf. zusätzlich eine anteromediale) Arthrotomie. Eine lange bestehende Fußdeformität sollte man dagegen zuerst operativ plantigrad einstellen, um auf diese Weise eine lotrechte Belastung des oberen Sprunggelenkes zu erreichen. Bei fortbestehenden Schmerzen oder weitgehendem Aufbrauch des oberen Sprunggelenkes ohne funktionell ausreichende Beweglichkeit bietet sich anschließend entweder der totalendoprothetische Ersatz (in zweiter Sitzung) oder die zusätzliche (ggf. simultane) Arthrodese des oberen Sprunggelenkes an. Alternativ kann man den Fuß aber auch in orthopädischen Maßschuhen betten.

Nach einer pantalaren Arthrodese sind ebenfalls Maßschuhe mit spezieller Abrollsohle erforderlich.

3.4.5 Der Spitzfuß nach septischen Entzündungen und bei Sudeck-Dystrophie

Die Entwicklung eines strukturellen Spitzfußes infolge einer Infektion des oberen Sprunggelenkes ist selten. Die Ursachen können einmal die ausgedehnte Narbenbildung intra- und periartikulär aber auch die reaktive längerdauende Schonhaltung bzw. Immobilisierung des Fußes in Spitzfußstellung mit konsekutiver Wadenmuskelverkürzung sein (Leach). Besonders problematisch sind die Fälle, bei denen es zu einer intraartikulären Gelenkdestruktion und einer sekundären (extraartikulären) Muskelverkürzung gekommen ist (Abb. 3.95).

Prophylaxe. Die Prophylaxe der postinfektiösen Spitzfußkontraktur besteht in einer frühfunktionellen Nachbehandlung nach chirurgischer Sanierung des Infekts. Selbstverständlich wird man auch durch Lagerungsorthesen versuchen, einer Spitzfußentwicklung entgegenzuwirken.

Therapeutische Besonderheiten. Beim Vollbild eines in Spitzfußstellung wackelsteifen bzw. ankylosierten oberen Sprunggelenks kommt die operative Gelenkmobilisation kombiniert mit frühfunktioneller Nachbehandlung und Lagerungsorthesenversorgung in Frage. Lässt sich dadurch keine ausreichende Beweglichkeit erreichen, so sind Resektionsarthrodesen oder Umstellungsosteotomien zur Erreichung einer plantigraden Fußstellung angezeigt.

Der Spitzfuß nach Meningokokkesepsis (Waterhouse-Friedrichsen-Syndrom)

Ätiologie und Pathogenese (Roos 1994; Campbell 1992). Die Meningokokkensepsis durch das gramnegative Bakterium Neisseria meningitidis stellt die häufigste Urschache septischer Erkrankungen jenseits der Neugeborenenperiode dar. 90% der Meningokokken-Erkrankungen werden bis zum 10. Lebensjahr beobachtet. In der Regel handelt es sich um Infektionen mit der Untergruppe B und C. Der Übertragungsweg erfolgt über den Nasen-Rachen-Raum, wobei gleichzeitig bestehende Viruserkrankungen die Empfänglichkeit erhöhen. Es kommt über die Endotoxinausschüttung zur Vaskulitis und disseminierten intravaskulären Verbrauchskoagulopathie. Sie kann Petechien, Einblutungen und Nekrosen in der Haut und in inneren Organen nach sich ziehen. Bei einer Sepsis mit Beteiligung der Nebennierenrinde spricht man vom Waterhouse-Friedrichsen-Syndrom (Fallbeispiel Abb. 3.94a, b).

Klinisches Bild und Diagnostik. Das klinische Erscheinungsbild ist durch eine akute oder subakute Form gekennzeichnet. Fieber, Tachykardie und Tachypnoe gehen mit einem generalisierten purpurfarbenen Exanthem einher (Purpura fulminans). Das klinische Bild der peripheren Koagulopathie ist durch embolische Schädigungen aller Gewebe gekennzeichnet. Die Nekrosen können Haut, Unterhaut, Muskeln und Knochen betreffen. Die Deformitäten entwickeln sich durch narbige Retraktion und ein Muskelungleichgewicht.

Im Falle eines Spitzfußes ist in der Regel das ventrale Kompartiment der Unterschenkelmuskulatur narbig umgewandelt, während die dorsalen Anteile der Muskulatur noch funktionsfähig sind. Manchmal sind auch Anteile des oberen Sprunggelenkes mitgeschädigt, so dass anhand einer Röntgenaufnahme (ggf. auch einer Magnetresonanztomographie untersucht werden sollte, ob zusätzlich ein artikulärer Widerstand gegen die Dorsalflexion vorliegt. Bei schweren Formen mit Vorfußamputation kann der Rückfuß durch das Muskelungleichgewicht in eine Spitzfußstellung kommen.

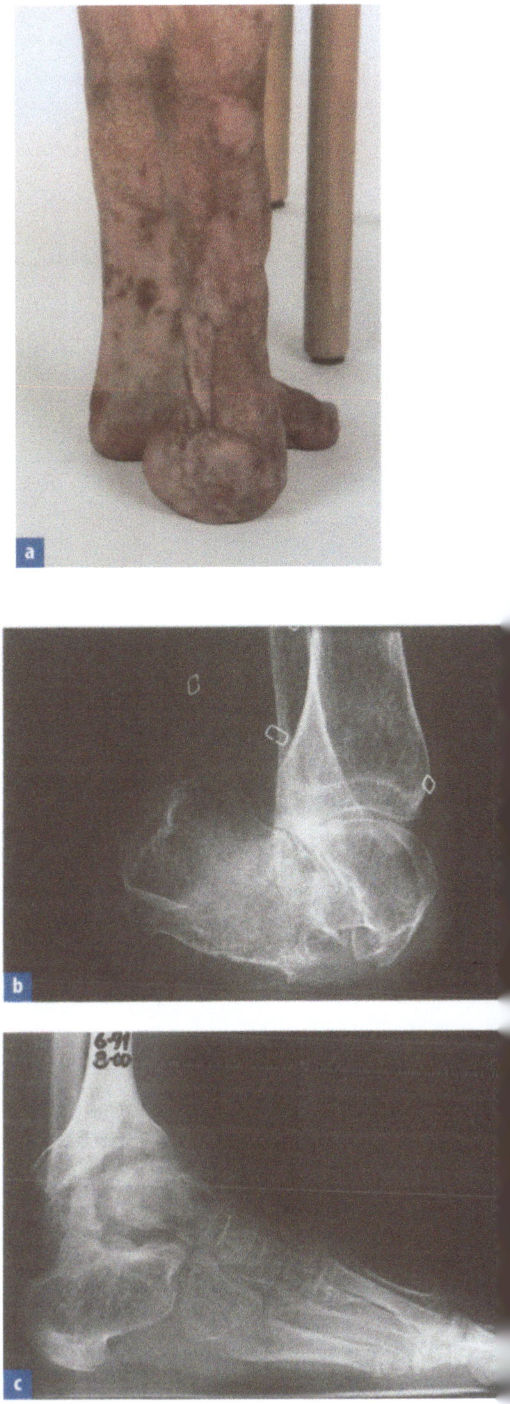

Abb. 3.94a–c. Beim Waterhouse-Friderichsen-Syndrom können infolge der Defektheilungen durch das Muskelungleichgewicht und umfangreiche Narbenbildungen schwere Spitzfüße die Funktion weiter einschränken. In diesem Fall musste der Talus entfernt werden, die Achillessehne durchtrennt werden, um das Fersenbein wieder plantigrad mit der Tibia zu fusionieren. **c** Schädigung des oberen Sprunggelenkes bei Meningokokkensepsis

Therapeutische Besonderheiten. Die akute Meningokokkensepsis erfordert eine Intensivbehandlung (Antibiotika, Beatmung, Volumen- und Kreislaufunterstützung). Dennoch wird die Letalität mit bis zu 50% angegeben. Die Behandlung der Defektzustände am Bewegungsapparat gehört zu den Aufgaben des Orthopäden.

Die Therapie muss sich am individuellen Befund orientieren. Bei ausgedehnten Narbenbildungen kommt unseres Erachtens eine motorische Ersatzoperation wegen der erheblichen Verwachsungsgefahr kaum in Frage. Man wird sich mit der operativen Korrektur der Fußstellung begnügen müssen (s. oben: Spitzfuß nach Kompartmentsyndrom) und den Fuß anschließend orthetisch führen.

Bei isolierter Schädigung des ventralen Kompartiments kann bei ausreichender Wiederherstellung der OSG-Beweglichkeit ein Muskeltransfer (M. tibialis posterior mit M. flexor digitorum longus oder M. peroneus longus mit M. flexor digitorum longus) hilfreich sein. Eine Deformität oder Instabilität im Chopart-Gelenk sollte durch eine Arthrodese korrigiert werden.

Wegen der Narbenbildung empfehlen wir die frühfunktionelle Nachbehandlung (nach Abschluss der Wundheilung) aus einem gedeckelten Unterschenkelgips heraus sowie die anschließende Funktionsorthesenversorgung (Glenzackfeder). Ein Chopart-Stumpf erfordert die plantigrade Einstellung des Rückfußes entweder durch Achillessehnenverlängerung oder (bei ausgedehnten Vernarbungen) durch tibiokalkaneare Arthrodese nach Pirogoff. Nach Abheilung ist eine Prothese mit ventraler Anlage und Karbonfederfuß sinnvoll. Die Prothesengestaltung muss wegen der Narbenbildungen besonders sorgfältig vorgenommen werden, um Druckstellen zu vermeiden. Silikonliner (Innenschäfte) können dabei die Scherkräfte vermindern und die Druckstellengefahr reduzieren.

Der Spitzfuß bei Sudeck-Dystrophie

Definition. Eine Sonderform des Spitzfußes nach entzündlichen Prozessen stellt die Einsteifung des oberen Sprunggelenkes nach Sudeck-Reflexdystrophie dar (Purdy u. Miller 1992). Es handelt sich dabei um eine überschießende Antwort des sympathischen Nervensystems mit Schmerzen und vasomotorischer Instabilität (Purdy u. Miller 1992; Gellman 1992).

Epidemiologie. In etwa 40% ist dabei der N. ischiadicus mit seinen distalen Ästen betroffen. Frauen und Männer sind im Verhältnis 3:2 befallen.

Klinisches Bild und Diagnostik. Bei besonders disponierten Patienten bzw. langdauernder Ruhigstellung nach schweren Traumata kommt es zunächst zur stark schmerzhaften Schwellung mit livider Verfärbung und Schonhaltung des Beins. Die Reflexdystrophie verläuft in typischen Stadien. Sie beginnt mit dem akuten Stadium mit lokalem Schmerz, Ödem und Schonhaltung, gefolgt vom dystrophischen Stadium mit Induration des Gewebes, fortbestehenden Schmerzen und Knochenatrophie. Unbehandelt folgt das atrophische Stadium, mit einer diffusen Atrophie und Gelenkeinsteifungen. Die Therapie einer solchen Deformität ist wegen des Rezidivrisikos der Dystrophie und der Entkalkung des Unterschenkels nicht leicht. Lymphdrainagen, Sympathikolytika,Kortikosteroide und krankengymnastische Mobilisation in Verbindung mit Lagerungsorthesen vermögen eine allmähliche Besserung zu erzielen (Gellman 1992). Zusätzliche psychotherapeutische Unterstützung kann hilfreich sein. In therapierefraktären Fällen wird man nach Ausheilung der Dystrophie auch operativ tätig werden müssen (Weichteilkorrekturen, selten knöcherne Umstellungen).

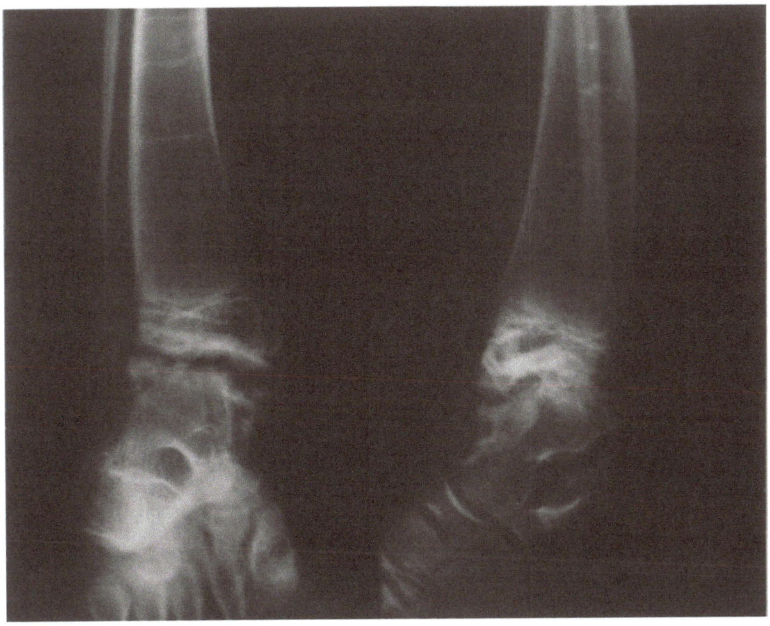

Abb. 3.95. Nach Infektionen des oberen Sprunggelenkes können schwere Destruktionen zurückbleiben, die wie in diesem Falle auch in strukturelle Spitzfüße münden können (8-jähriges Mädchen, Zustand nach eitriger Gelenkentzündung des rechten oberen Sprunggelenkes)

3.4.6 Der Spitzfuß bei aseptischen Entzündungen

Der Spitzfuß bei Sklerodermie

Ätiologie und Pathogenese. Die Sklerodermie stellt eine Autoimmunerkrankung dar, bei der es zu einer Gewebsfibrosierung und Vaskulopathie kleiner Gefäße kommt. Die Erkrankung kann sich (häufiger) lokalisiert oder (seltener) als schwere Allgemeinstörung manifestieren, bei der neben der Haut auch die Lungen, der Herzmuskel, der Verdauungstrakt, die Nieren und der Bewegungsapparat betroffen sein können. Bei der lokalisierten Sklerodermie betreffen die Hautveränderungen besonders Kopf und Hals sowie die distalen Extremitätenabschnitte. Die Veränderungen können sich als längsverlaufende asymmetrisch verteilte Fibrosierungen bis zum Knochen ausprägen (lineare Sklerodermie: Morphea). Ein weiteres typisches Kennzeichen sind die ausgeprägte Schwellung des Fußes und die Neigung zu Ulzerationen an knöchernen Prominenzen wegen der Raynaud-artigen Gefäßveränderungen (Spiera 1982). Pädiatrische Patienten stellen etwa 50 % aller Betroffenen mit linearer Sklerodermie dar (Keitel 1993). Das Auftreten von Spitzfüßen ist als Folge der gelenküberschreitenden Gewebsfibrosierung zu sehen. Durch Narbenbildungen im Unterschenkelbereich kommt es zur Retraktion von Haut-, Unterhaut- und Fasziengewebe (Wahn 2001).

Klinisches Bild und Diagnostik. Die Diagnose wird klinisch und über die Untersuchung von Autoantikörpern gestellt.

Therapeutische Besonderheiten. Therapeutisch kommen neben systemischen Medikamenten wie Immunsuppressiva und Kortikoiden die lokale Krankengymnastik und Orthesenversorgung in Betracht. Strukturelle Deformitäten können operative Eingriffe notwendig machen, wobei wegen der ungünstigen Weichteilsituation mit Wundheilungsstörungen und Rezidiven gerechnet werden sollte.

Der Spitzfuß bei Dermatomyositis

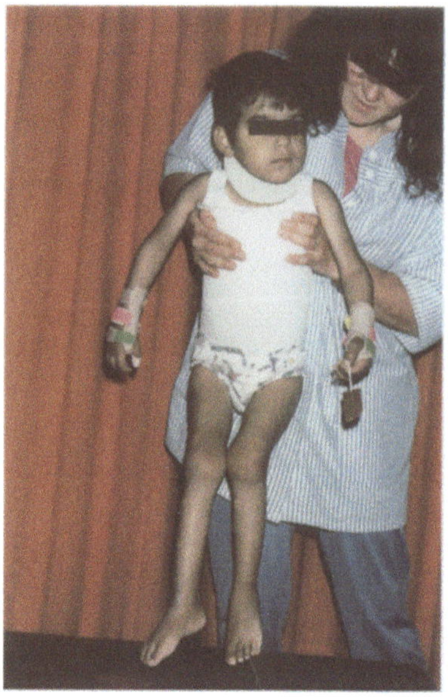

Abb. 3.96. 5-Jähriger Junge mit Spitzfüßen bei Dermatomyositis

Definition. Die Dermatomyositis (Polymyositis) stellt eine Gruppe entzündlicher Muskelerkrankungen unklarere Ätiologie dar (Fallbeispiel Abb. 3.96, 3.98). Da die proximalen Muskelgruppen (Beugekontrakturen der Ellbogen-, Hüft- und Kniegelenke) häufiger betroffen sind, kommen Spitzfüße eher selten vor.

Klinisches Bild und Diagnostik. Die klinische Diagnose wird durch erhöhte Muskelenzyme im Serum sowie EMG-Veränderungen gestützt. Ggf. kann auch eine Biopsie sinnvoll sein (Nekrose und Regeneration von Muskelzellen sowie perivaskuläre entzündliche Infiltrate). Autoantikörper und antinukleäre Antikörper sind pathognomonisch.

Spitzfußkontrakturen bei Kindern mit Dermatomyositis sind gefürchtet. Die Deformitäten werden nicht durch eine Arthritis sondern durch eine Myositis mit Neigung zu Kontrakturen verursacht. Eine Kalzinose kann die Kontrakturen weiter verstärken.

Therapeutische Besonderheiten. Die Gelenkdeformitäten sind kaum reversibel, weshalb bereits eine sich anbahnende Bewegungseinschränkung suffizient medikamentös und krankengymnastisch/orthetisch behandelt werden sollte. Dann können Kontrakturen meist verhindert werden. Bei frühzeitiger effektiver Therapie hat die juvenile Dermatomyositis eine gute Prognose.

Der Spitzfuß im Rahmen der juvenilen rheumatoiden Arthritis

Definition. Die häufigste chronisch rheumatische Erkrankung beim Kind ist die juvenile chronische Arthritis (JCA), die nach neuer Nomenklatur auch juvenile idiopathische Arthritis genannt wird (JIA; Fallbeispiel Abb. 3.97).

Die juvenile rheumatoide Arthritis kennzeichnet eine heterogene Krankheitsgruppe, die folgende Merkmale aufweist: Entzündungen eines oder mehrerer Gelenke mit Gelenkschwellung, Schmerz, Bewegungseinschränkung, Überwärmung liegen vor. Die Veränderungen treten vor dem 16. Lebensjahr auf. Die Krankheitsdauer beträgt über 3 Monate und es handelt sich um eine Ausschlussdiagnose (Wilde 1969; Wahn 2001).

Epidemiologie. Die Inzidenz dieser Gruppe beträgt in Europa zwischen 5 und 10, die Prävalenz zwischen 10 und 80/100 000 Kinder. In Deutschland erkranken jährlich 750 bis 1000 Kinder neu. Die systemische Verlaufsform wird auch als Still-Syndrom bezeichnet und betrifft etwa 10 % der Patienten.

Das Endorgan der Erkrankung am Bewegungsapparat stellt die Synovialis dar, die sich entzündlich verändert. Man kann dabei eine exsudativ-entzündliche und eine proliferativ-immunologische Form unterscheiden. Neben der polyartikulären Verlaufsform gibt es auch eine oligarthritische mit dem Befall von 1 bis 4 Gelenken (etwa ein Drittel der Fälle).

Klinisches Bild und Diagnostik. Die Arthritis zeigt sich meist als schmerzhafte Gelenkschwellung mit Funktionseinschränkung. Der Schmerz führt reflektorisch zu einer entlastenden Schonhaltung, die durch eine Muskeldysbalance gekennzeichnet ist. Dabei werden die Muskeln, die in die Schonhaltung ziehen, hyperton, die Antagonisten dagegen inaktiv und atrophisch (Keitel 1993).

Die entzündlichen Veränderungen der Gelenkschleimhaut führen zu Gelenk- und Sehnenschädigungen. Die Beteiligung des oberen und unteren

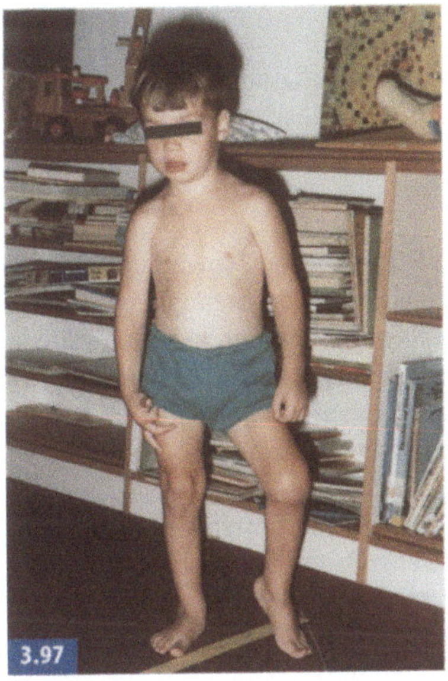

3.97

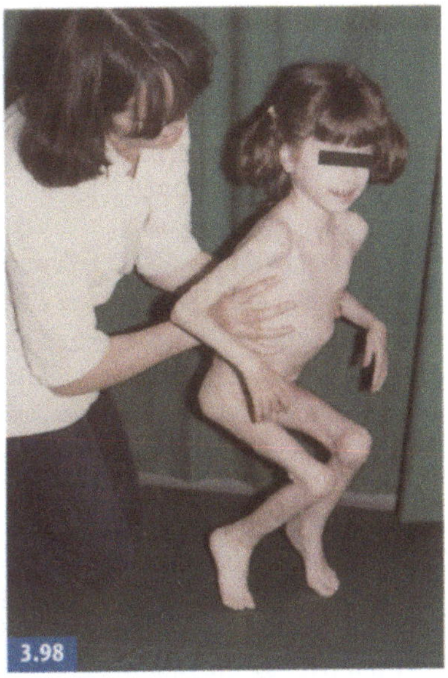

3.98

Abb. 3.97. 5-jähriger Junge mit einseitiger Kniebeugekontraktur und strukturellem Spitzfuß

Abb. 3.98. 10-Jähriges Mädchen mit schwersten Kontrakturen der Hüft-, Knie- und Sprunggelenke bei juveniler Dermatomyositis. Die Kontrakturen werden durch Kalkeinlagerungen in die Weichteile kompliziert

Sprunggelenks tritt nach dem Kniegelenk am zweithäufigsten auf. Neben der Bewegungseinschränkung und der Atrophie der Muskulatur können sich sekundäre Fußdeformitäten entwickeln. Bei Befall des oberen Sprunggelenks wird der Fuß zur Schmerzentlastung in Dorsalflexion gehalten. Daraus kann ein rheumatischer Hackenfuß entstehen. Eine Spitzfußkontraktur ist bei der JIA eher die Ausnahme. Sie entsteht, wenn ein Kind über längere Zeit ohne Therapie immobilisiert war. Der Fuß folgt dann der Schwerkraft und wird kontrakt.

Ein Spitzfuß kann sich auch kompensatorisch bei begleitender relativer (Kniebeugekontraktur bei Gonarthritis) oder absoluter Beinverkürzung entwickeln (Abb. 3.97).

Schließlich kann eine Spitzfußhaltung auch bei Kindern mit Insertionstendinitis assoziierter Arthritis entstehen, bei denen der Ursprung der Plantaraponeurose oder der Ansatz der Achillessehne entzündet ist. Die schmerzhafte Fersenbelastung wird vermieden und es kommt zur Schonhaltung in Spitzfußstellung.

Therapeutische Besonderheiten. Therapeutisch ist stets mehrdimensional vorzugehen. Die systemische und lokale entzündungshemmende Therapie umfasst steroidale und nichtsteroidale Medikamente, ggf. unterstützt durch Zytostatika. Krankengymnastik (mobilisierend und kräftigend) stellt ebenso wie die Funktions- und Lagerungsorthesenbehandlung einen weiteren Behandlungsschwerpunkt dar. Operative Maßnahmen sind bei drohender Gelenkzerstörung und manifesten Deformitäten angezeigt (Vainio 1956). Sie umfassen Synovektomien und gegebenenfalls auch muskel- und gelenkmobilisierende Eingriffe. Achsfehlstellungen sind knöchern zu korrigieren. Wie stets müssen auch die proximalen Gelenke mit in die Behandlung einbezogen werden.

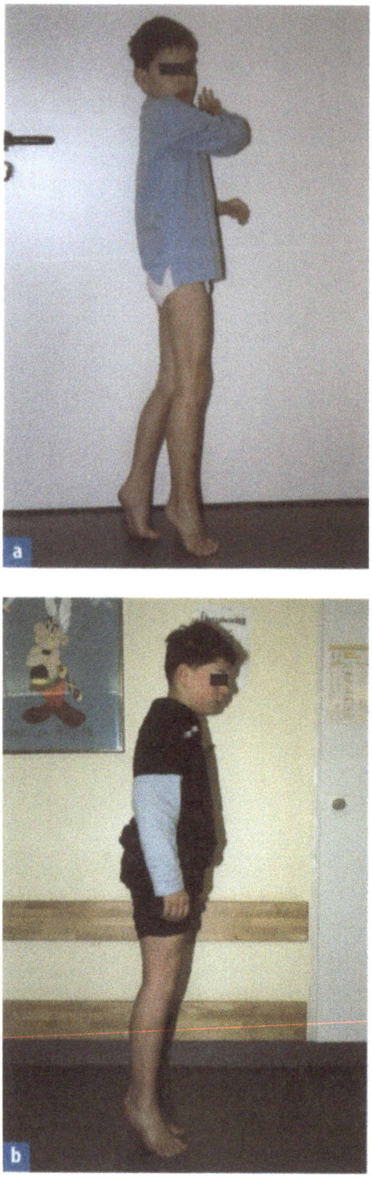

Abb. 3.99a,b. Der habituelle Spitzfußgang ist bei älteren Kindern wegen der begleitenden strukturellen Komponente konservativ nur mühsahm zu therapieren. a 7-Jähriger Patient mit habituellem Spitzfußgang seit dem 2. Lebensjahr und b 13-jähriger Patient mit habituellem Spitzfußgang seit Gehbeginn. Bei beiden Patienten mussten weichteilige Operationen vorgenommen werden

3.4.7 Der habituelle Spitzfußgang

Der idiopathische oder habituelle (primäre) Spitzfuß ist mit dem so genannten habituellen Spitzfuß- oder Zehengang vergesellschaftet. Er kommt im frühen Kindesalter zum Beginn des Laufiernalters recht häufig vor und tritt in der Regel beidseitig auf.

Ätiologie und Pathogenese. Die Ursache des habituellen Zehenganges bleibt in vielen Fällen unklar. Es werden eine angeborene Verkürzung der Wadenmuskulatur oder auch genetische Faktoren angeschuldigt. In vielen Fällen lassen sich diskrete neurologische Veränderungen finden. Schließlich ist auch der Spontanverlauf ungewiss, weshalb in vielen Fällen eine Indikation zur Therapie gesehen wird (Eastwood 1997, 2000; Policy 2001).

Klinisches Bild und Diagnostik. Ein typisches Merkmal besteht darin, dass die Kinder zunächst intermittierend auf den Zehen laufen, dazwischen aber immer wieder mit den Fersen zum Boden kommen. Die Inspektion des Schuhsohlenablaufmusters gibt darüber Aufschluß. Die klinische Untersuchung deckt die passive Korrigierbarkeit durch den Silfverskjöld-Test auf. Wenn der habituelle Spitzfuß länger bestand, können auch beginnende oder gar manifeste strukturelle Wadenmuskelverkürzungen hinzutreten. Klinisch ist dabei die Dreiecksform der Fußsohle mit schmaler Ferse und die unzureichende passive Dehnbarkeit der Wadenmuskulatur zu beachten (Fallbeispiel Abb. 3.99a, b). Besonderes Augenmerk muss auf eine evtl. Scheinkorrektur des Spitzfußes in einen Knickfuß gelegt werden (s. Döderlein et al. 2002). Die klinische Prüfung ist deshalb unter Verriegelung des unteren Sprunggelenkes vorzunehmen.

Nach Gormley et al (1997) sind Kinder mit habituellem Zehengang zu etwa 50 % wahrnehmungsgestört oder verhaltensauffällig. Auch familiäre Komponenten kommen vor. So besteht bei etwa der Hälfte der Fälle eine positive Familienanamnese. Knaben sind häufiger betroffen (Hicks 1988).

Differentialdiagnostisch muss speziell bei Kindern jenseits des Laufiernalters an neuromuskuläre Ursachen gedacht werden (sekundärer Spitzfuß). So zählen besonders bei der Duchenne-Dystrophie und bei anderen Muskeldystrophien Spitzfüße zu den Frühsymptomen (Näheres s. dort). Auch periphere Neuropathien (HSMN) können sich primär durch Spitzfüße bemerkbar machen. Schließlich kann der Spitzfuß auch ein Kennzeichen einer infantilen Zerebralparese darstellen, allerdings liegt in diesen Fällen der Gehbeginn deutlich später. Aus diesem Grunde empfehlen wir bei allen unklaren Fällen vor Einleitung einer Therapie die neurologische Abklärung. Auch wenn sich das therapeutische Vorgehen bei neurologischer Grunderkrankung meist nicht vom primären Spitzfuß unterscheidet und sich eher an der passiven Ausgleichbarkeit als an der Grunderkrankung orientieren wird, bedeutet unserer Meinung nach eine vorausgegangene Therapie ohne genaue Abklärung eine Verwischung von diagnostischen Spuren. Policy det al. (2001) beschreiben einen elektromyographischen Test zur Differenzierung habitueller Zehengänger von Kindern mit infantiler Zerebralparese. Die gleichzeitige Aktivierung der Gastroknemiusmuskulatur bei Widerstandsübungen des M. quadriceps war ein nahezu regelmäßiges Zeichen bei Kindern mit Zerebralparese, während es beim habituellen Zehengang fehlte.

Therapeutische Besonderheiten. Innerhalb der ersten 2 bis 3 Lebensjahre ist ein habitueller Zehengang nichts Ungewöhnliches (Fallbeispiel Abb. 3.100a, b). Er bessert sich in vielen Fällen spontan. Besteht er jedoch über das 3. Lebensjahr hinaus fort oder beginnt er strukturell zu werden, so ist die In-

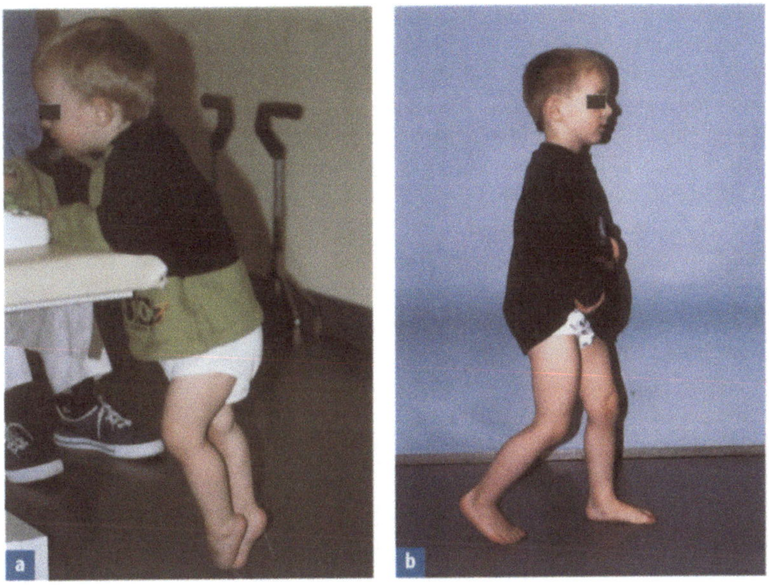

Abb. 3.100 a, b. Bei Kleinkindern lässt sich der habituelle Spitzfußgang sehr gut durch Botulinumtoxin und Therapiegipse korrigieren. Dieser Junge zeigt auch 2 Jahre nach der Behandlung keine Rezidivneigung

dikation zur Therapie zu überprüfen. Leider gibt es in der Literatur kaum Hinweise zum Spontanverlauf (Eastwood et al. 2000), so dass wir im Zweifelsfall eher für eine Therapie plädieren würden.

Die Wahl der Therapie orientiert sich an der passiven Ausgleichbarkeit der Deformität. Der einfache habituelle Zehengang ohne jegliche Wadenmuskelverkürzung kann problemlos durch die Injektion des M. triceps surae mit Botulinumtoxin A oder aber durch eine 4-wöchige (nach 2 Wochen wechseln) Unterschenkelgehgipsbehandlung versorgt werden (Brouwer et al. 2000). Das Resultat ist in der Regel anhaltend. Wir empfehlen dennoch für ein Jahr Unterschenkelnachtlagerungsschienen und Krankengymnastik. Die Behandlung kann gegebenenfalls problemlos wiederholt werden. Gormley et al. (1997) berichteten über 8 Kinder mit habituellem Zehengang, die sich durch konservative Maßnahmen wie Orthesen und Redressionsgipse bessern ließen. Durch die Kombination von Botulinumtoxin A und Gehgipsbehandlung konnte eine gute Korrektur erreicht werden.

Bei beginnend struktureller Verkürzung der Wadenmuskulatur (oberes Sprunggelenk beim Silfverskjöld-Test in Hüft- und Kniebeugung über Neutral, in Hüft- und Kniestreckung nur bis zur Neutralstellung ausgleichbar) sollte der Gipsbehandlung oder einer Kombination aus Botulinumtoxin und anschließender Gipsbehandlung wegen des besseren Dehneffektes der Vorzug gegeben werden.

Bei struktureller Wadenmuskelverkürzung, die in der Regel an der dreiecksförmigen Ferse und dem Widerstand, den die Wadenmuskulatur einer Redression entgegensetzt, zu erkennen ist, ist nahezu stets ein operatives Vorgehen angezeigt (Abb. 3.101). Ohne gleichzeitig bestehendes Muskelungleichgewicht (abgeschwächte Fußhebemuskulatur) genügt eine perkutane Achillessehnenverlängerung (etwas über die Neutralstellung aufdehnen) und die anschließende 4-wöchige Unterschenkelgehgipsbehandlung, gefolgt von einer Nachtlagerungsschienenversorgung für ein Jahr. Eine evtl. erforderliche Fußheberersatzoperation kann problemlos in gleicher Sitzung angeschlossen werden. Kogan u. Smith (2001) empfehlen die primäre perkutane Achillessehnenverlängerung, gefolgt von einer 4-wöchigen Unterschenkelgehgipsbehandlung. 10 von 15 auf diese Weise behandelte Patienten wurden nachkontrolliert. Der Zehenspitzengang war dauerhaft beseitigt, eine bleibende Wadenmuskelschwäche bestand nicht.

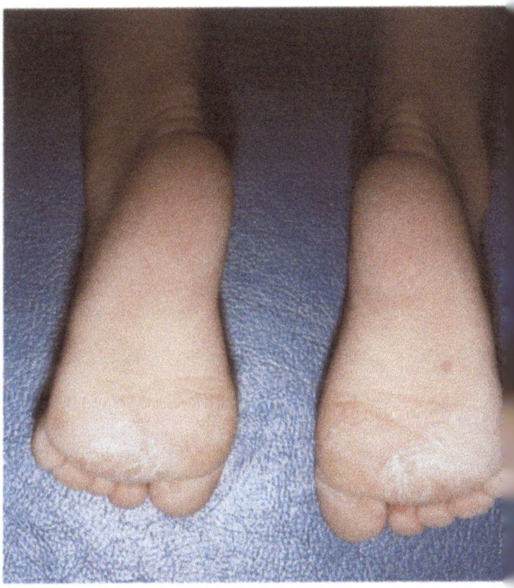

Abb. 3.101. Die Ausprägung einer Dreiecksform bei länger bestehendem habituellem Spitzfußgang deutet Probleme bei alleiniger konservativer Therapie an

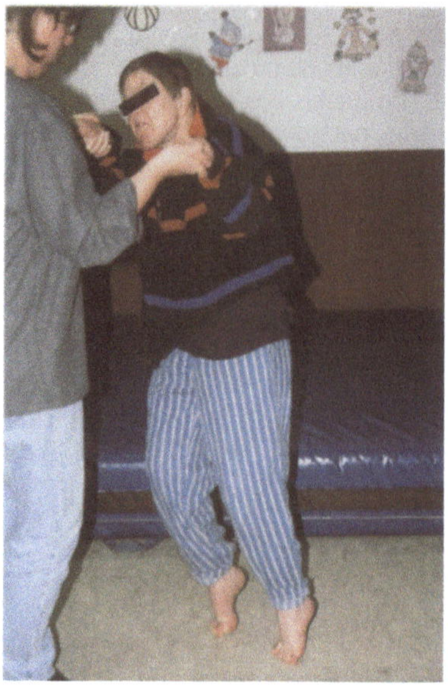

Abb. 3.102. Auch bei Erwachsenen kommen habituelle Zehenspitzengänger vor. Die Therapie wird in diesen Fällen meist operativ sein

Eastwood et al. (2000) untersuchten den Verlauf von 136 Kindern mit habituellem Zehengang, die in drei Gruppen eingeteilt wurden. In Gruppe 1 wurde abgewartet, in Gruppe 2 eine Gipsbehandlung über 6 Wochen und in Gruppe 3 eine operative Wadenmuskelverlängerung (Baker-Operation) mit anschließender 6-wöchiger Gipsruhigstellung vorgenommen. Interessanterweise waren die Ergebnisse in der nicht behandelten Gruppe ähnlich denen in der Gipstherapiegruppe, bei denen die Hälfte der Patienten unverändert blieb. Die operierte Gruppe zeigte bessere Ergebnisse. Hier muss allerdings die Indikationsstellung genauer definiert werden. Da es sich bei dieser Arbeit um Spätergebnisse 2 bis 22 Jahre nach Therapie handelte, wird deutlich, dass man die Patienten mit einem habituellen Zehengang noch über längere Zeit (mindestens 2 Jahre) nach abgeschlossener Therapie beobachten sollte. Eine spontane Besserungstendenz dürfte seltener vorkommen, als man dies bisher angenommen hatte. Die operative Therapie ergibt bessere Resultate, wie dies auch von Stricker et al. (1998) berichtet wurde. Zu bedenken ist allerdings bei den Studien, die einen Vergleich zwischen konservativer und operativer Behandlung beschreiben, dass sich die Indikationsstellung zwischen beiden Therapieformen deutlich unterscheidet. So ist ein operatives Vorgehen nur bei struktureller Wadenmuskelverkürzung angezeigt.

Rezidive nach operativer Therapie des habituellen Zehengangs kommen vor und sind ggf. durch erneute Achillessehnenverlängerung zu behandeln. Eine Schwäche der Fußheber muss zuvor ausgeschlossen werden und sollte ggf. zusätzlich (Fußheberersatz) behandelt werden.

Der habituelle Spitzfuß im Erwachsenenalter, der bei Verhaltensstörungen auftreten kann, lässt sich, wenn er nicht sehr ausgeprägt ist, ebenfalls durch die oben genannte Maßnahme korrigieren. Wenn der Patient allerdings jahrzehntelang daran adaptiert ist, muss die Indikation strenger gestellt werden (Abb. 3.102). Eine eventuelle zusätzliche Verkürzung der Zehenbeuger, die sich nach Spitzfußkorrektur demaskiert, muss anschließend beseitigt werden (intramuskuläre oder Z-förmige Verlängerung der langen Zehenbeuger). Bei schweren strukturellen Spitzfüßen ist oft eine Kombination aus Lambrinudi-Arthrodese und Wadenmuskelverlängerung notwendig. Die Talusrolle sollte intraoperativ durch einen anterolateralen Zugang inspiziert werden. Eine Überkorrektur in den Hackenfuß ist unbedingt zu vermeiden.

3.4.8 Der Spitzfuß bei kongenitaler Achillessehnenverkürzung

Hall et al. (1967) beschrieben das Krankheitsbild der angeborenen Achillessehnenverkürzung. Die Autoren schilderten eine strukturelle Verkürzung der Wadenmuskulatur bei 20 Patienten ohne weitere pathologische Zeichen. Die Achillessehne wurde in typischer Weise offen verlängert, wobei eine dorsale Kapsulotomie nicht erforderlich war. Intraoperativ wurde eine Verkürzung des Sehnenanteiles mit einem weit nach distal reichenden Muskelbauch des M. triceps surae festgestellt. Muskelbiopsien, die bei einem Teil der Patienten durchgeführt wurden, waren unauffällig. Postoperativ blieben die Korrekturen bestehen. Die Autoren empfahlen ein frühes operatives Vorgehen bei struktureller Wadenmuskelverkürzung. Ein ähnliches Krankheitsbild wurde auch von Katz u. Mubarak (1984) und Levine (1973) beschrieben. Nach Dahmen u. Zsernaviczky (1985) und Lothe (1970) können auch Verknöcherungen im Bereich der Achillessehne zu Spitzfüßen führen.

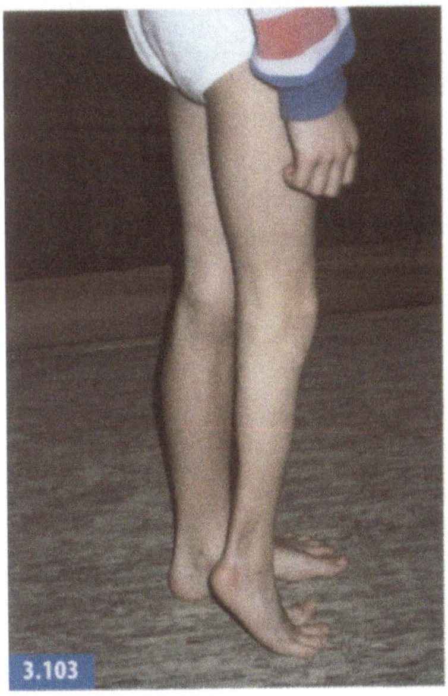

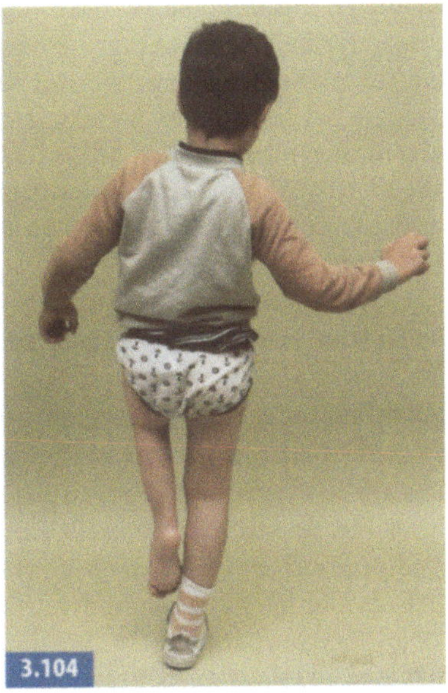

Abb. 3.103. Die Fibulaaplasie ist nicht nur wegen der damit verbundenen Beinverkürzung, sondern auch wegen primär struktureller Veränderungen häufig mit Spitzfüßen vergesellschaftet. Die Korrektur muß die Beinverkürzung berücksichtigen

Abb. 3.104. Beim Femurdefekt ist der Spitzfuß auf Grund der erheblichen Beinverkürzung nicht in der Lage, den Verkürzungsausgleich zu übernehmen. Aus diesem Grunde ist sein Einbau in eine Orthoprothese durchaus sinnvoll, die operative Korrektur nur selten einmal angezeigt

3.4.9 Der Spitzfuß bei Dysmelien und bei verschiedenen Syndromen

Der Spitzfuß bei longitudinalen Fehlbildungen

Der kongenitale Spitzfuß kann bei angeborenen Fehlbildungen als Teilkomponente anderer Dysmelien auftreten (Fallbeispiel Abb. 3.103, 3.104). So kommt die Deformität zusammen mit kongenitalen Fibula- oder Tibiaaplasien vor. Die Spitzfußdeformität ist dabei häufig auch von Zehenstrahldefekten begleitet (Dahmen u. Zsernaviczky 1985). Besonders auffallend und therapeutisch schwer beeinflussbar ist die Spitzfußdeformität im Rahmen des Pterygiumsyndroms. Wegen der kombinierten Kontrakturen an Hüft-, Knie- und Sprunggelenken ist eine Steh- und Gehfähigkeit nur bei den weniger ausgeprägten Befunden erreichbar.

Klinisches Bild und Diagnostik. Neben einer fotografischen Dokumentation, die in gewissen Abständen (z. B. jährlich) den lokalen Befund festhalten sollte, muss die klinische Untersuchung Länge, Kraft und Beweglichkeit des betroffenen Gliedmaßenabschnittes beinhalten.

Die radiologische Diagnostik liefert beim Neugeborenen noch relativ wenig Informationen. Hier kann in bestimmten Fällen die Magnetresonanztomographie insbesondere auch zur Therapieplanung Besseres leisten. Da sie eine Sedierung oder gar Narkose erfordert, muss die Indikation aber streng gestellt werden.

Therapeutische Besonderheiten. Beim Säugling sollte man versuchen, durch eine Kombination aus krankengymnastisch redressierenden Maßnahmen und Lagerungsorthesen die Fehlstellung zu verbessern oder zumindest ihre Verschlechterung zu verhindern. Beim Fuß stellt die Orthesentechnik wegen der schlechten Angriffspunkte und der kleinen Dimensionen hohe Anforderungen an den Behandler. Hier wird man vielfach zunächst nur eine Gipsredression versuchen. Wenn sich das Kind vertikalisiert, muss die Versorgung mit Orthesen oder Orthoprothesen bzw. bei ausgedehnterem Befund mit speziell konstruierten orthopädietechnischen Hilfen begonnen werden. Stets sollte man zuvor jedoch kritisch überprüfen, ob durch vorausgehende Operationen eine Erleichterung der Funktion und der Versorgung möglich

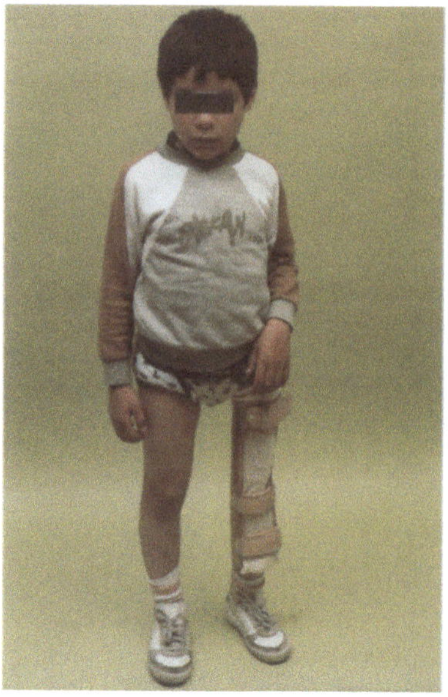

Abb. 3.105. Patient aus Abb. 3.104 mit Versorgung durch Orthoprothese

ist. Auch wenn absehbar ist, dass wegen des noch anstehenden Wachstums in späterer Zeit weitere Eingriffe notwendig werden, kann ein frühzeitiges operatives Vorgehen gerechtfertigt sein, um den späteren Aufwand zu begrenzen. Bei erheblichen Beinlängenunterschieden kann eine Spitzfußstellung für den kosmetischen Ausgleich durch eine Orthoprothese die günstigere Alternative zur plantigraden Einstellung bieten (Abb. 3.105). Auch dieser Punkt muss bei der Behandlungsplanung berücksichtigt werden.

Der Spitzfuß beim Ptrerygiumsyndrom

Definition. Unter einem Pterygium oder Flügelfell versteht man eine flügelartige Hautfalte, die ein Gelenk überspannt und seine aktive und passive Beweglichkeit einschränkt (Fallbeispiel Abb. 3.106 und 3.107).

Das Pterygium-Syndrom stellt eine Sonderform des arthrogrypotischen Syndroms dar. Das Escobar-Sydrom (autosomal-rezessiver Erbgang) wird auch als multiples Pterygium-Syndrom bezeichnet.

Die Pterygien haben unterschiedliche Erbgänge, anatomische Charakteristika und Lokalisationen. Besonders häufig sind der Nacken, die Knie- und die Ellbogengelenke betroffen.

Klinisches Bild und Diagnostik. Die Klinik ist durch die mehr oder minder ausgeprägte Hautfaltenbildung und Bewegungseinschränkung typisch. Ein Spitzfuß entsteht durch die Fortsetzung eines poplitealen Pterygiums bis zum Kalkaneus. Der Patient ist gezwungen, unter Hüft- und Kniebeugung in Spitzfußstellung zu stehen und zu gehen, um den Körperschwerpunkt über die Unterstützungsfläche zu balancieren. Das Gangbild ist bei stärkerer Hüft- und Kniebeugestellung enorm energieaufwendig (Abb. 3.107), weshalb die Patienten zumindest im Erwachsenenalter auf einen Rollstuhl angewiesen sind.

Therapeutische Besonderheiten. Die Therapie wird durch die nicht selten direkt unter der Haut befindlichen Nerven erheblich erschwert. Die Gefäße sind meist tiefer gelegen (Staheli 1998). Damit ist eine konservative Behandlung von vorneherein zum Scheitern verurteilt. Die operative Therapie, die

Abb. 3.106. Beim Pterygium-Syndrom ist die Spitzfußstellung meist mit einer zusätzlichen Kniebeugekontraktur vergesellschaftet. Die operative Versorgung ist äußerst anspruchsvoll und muss in jedem Fall beide Deformitäten umfassen (4-jähriges Mädchen mit Pterygium-Syndrom, besonders der rechten Seite)

Abb. 3.107. Bei dieser 39-jährigen Patientin mit extremen Flügelfellsyndrom beider Beine sind vielfache operative Korrekturversuche vollständig gescheitert. Eine weitere Therapie wird von der Patientin abgelehnt, weshalb in derartigen Fällen die Rollstuhlversorgung für längere Strecken notwendig wird

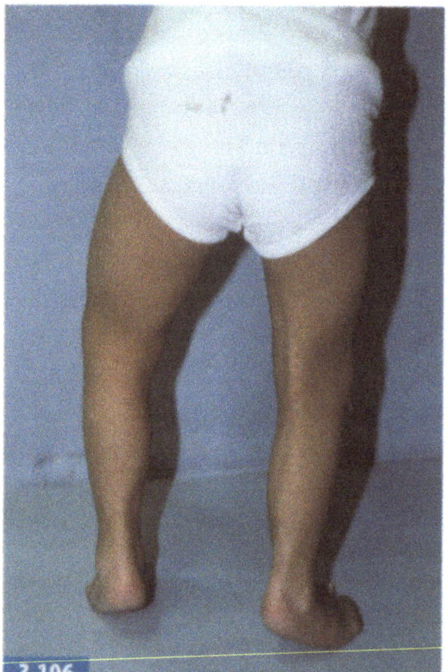

3.106

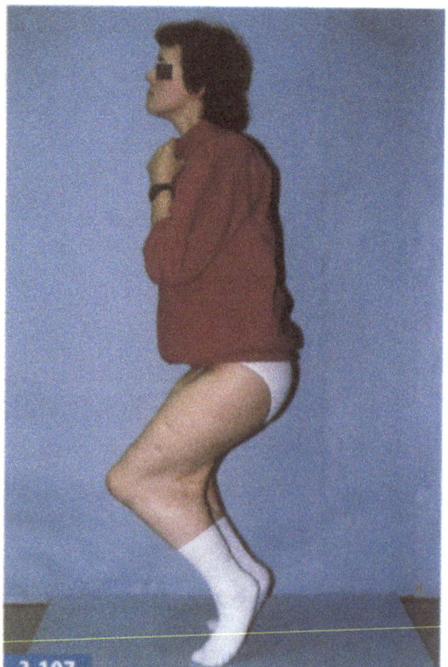

3.107

insbesondere bei den leichteren Formen und bei einseitigem Befall indiziert sein kann, sollte durch eine vorausgehende Gefäßdarstellung und ein MRI genau geplant werden. Man wird durch multiple Z-Plastiken und eine Lösung der bogensehnenartig anspannenden Muskulatur sowie eine Kapsulotomie die Voraussetzungen für eine graduelle Korrektur enweder mit Ilisarow-Apparat oder durch Etappengipse schaffen. Die peinliche Überprüfung der Gefäß-Nerven-Situation und der Hautspannung ist dabei essentiell. Alternativ sollte besonders bei stärkeren Deformitäten stets eine Umstellungsosteotomie unter Verkürzung erwogen werden, da so die Korrektur und die Spannung auf Haut- und Gefäß-/Nervenbündel reduziert werden. Die daraus resultierende Beinverkürzung lässt sich orthetisch ausgleichen.

Da die alleinige Korrektur eines Spitzfußes bei begleitender Hüft- und Kniebeugekontraktur nutzlos ist, kann die operative Therapie auch bei guter Technik rasch an ihre Grenzen stoßen.

Der Spitzfuß beim kaudalen Regressionssyndrom

Definition. Unter dem kaudalen Regressionssyndrom versteht man eine schwere Fehlbildung des Achsenorgans mit zusätzlichen neuralen Defiziten (Fallbeispiel Abb. 3.108). In vielen Fällen bestehen gleichzeitig auch Fehlentwicklungen des Magen-Darm-Traktes sowie der Nieren und der ableitenden Harnwege.

Der Ausprägungsgrad kann vom alleinigen Fehlen des Steißbeines bis hin zum kompletten Fehlen der gesamten LWS und des Sacrums reichen.

Synonym: lumbosakrale Agenesie.

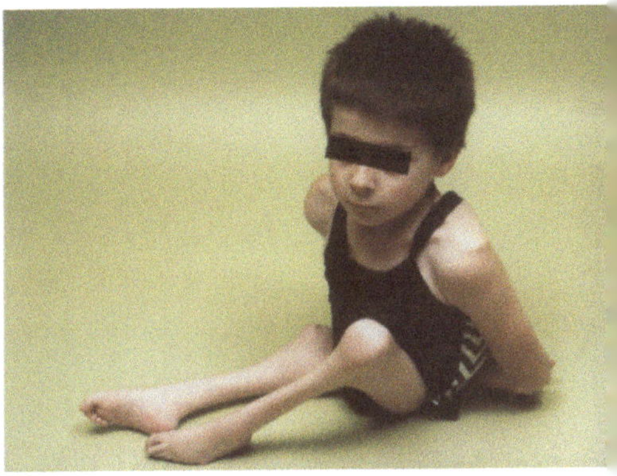

Abb. 3.108. 5-Jähriger Patient mit schwersten Deformitäten beider Beine bei kaudalem Regressionssyndrom

Ätiologie und Pathogenese. Die Differenzierung des lumbosakralen Wirbelsäulenabschnitts erfolgt zwischen der vierten und siebten Woche der Entwicklung. In diesem Zeitraum muss auch ein pathologisches Agens auf den Embryo einwirken. Blumel (1959) berichtet über eine gehäufte Inzidenz bei diabetischen Müttern. Freedman (1950) vermutet dagegen einen ausbleibenden Reiz zur Differenzierung von Wirbelsäule und Rückenmark.

Abhängig von der Ausprägung des Befunds kommt es zum Ersatz der Muskulatur durch Bindegewebe und Fett. Die Sehnen sind ausgesprochen dünn, die Nerven verlaufen atypisch, Gefäße sind zart entwickelt, das Rückenmark endet höher als normal und zeigt nicht die typische Ausweitung (Intumescentia lumbosacralis).

Klassifikation, klinisches Bild und Diagnostik. Nach der Ausdehnung des Defektes unterscheidet man folgende Typen (Renshaw 1978).

- Type 1: Komplette oder partielle einseitige sakrale Agenesie,
- Type 2: partielle sakrale Agenesie mit symmetrischem Defekt und stabiler Verbindung der Darmbeine über einen normalen ersten Sacralwirbel (häufigste Form),
- Type 3: komplette sakrale und teilweise lumbale Agenesie mit Verbindung der Darmbeine zum distalsten erhaltenen Wirbel,
- Type 4: komplette sakrale und teilweise lumbale Agenesie mit Amphiarthrose oder Synostose der Darmbeine und proximal liegender Wirbelsäule.

Das Vorkommen von strukturellen Spitzfüßen wurde bei den Typen 3 und 4 beobachtet. Daneben besteht beim Typ 3 das Risiko einer zunehmenden Kyphose und Skoliose und eine motorische Lähmung. Hüftgelenksluxationen und Kniebeugekontrakturen machen eine eigenständige Geh- oder Stehfunktion unmöglich.

Beim Typ 4, der schwersten Form, sind die Patienten durch kurzen Rumpf und Buddha-artige Beinstellung charakterisiert. Die Wirbelsäule zeigt eine strukturelle Kyphose bei völlig instabilem Becken. Die Hüftgelenke sind in Froschdeformität kontrakt, Kniebeugekontrakturen und Spitzfüße oder Hackenfüße vervollständigen das Bild. Es besteht eine motorische Parese unterhalb der Kniegelenke, unterhalb davon können sensible Reste erhalten sein.

Therapeutische Besonderheiten. Bei den schweren Formen kommt primär die Versorgung der instabilen Wirbelsäule in Betracht (Fallbeispiel Abb. 3.109 a–c). Beim Typ 4 ist eine Rekonstruktion der Spitzfüße wegen fehlender Motorik und Sensibilität sinnlos, weshalb viele Autoren zur primären Amputation bzw. Resektion der Kniegelenke raten, um den Patienten mit Prothesen versorgen zu können. Schwere Knie- und Hüftbeugekontrakturen sollten beim Typ 3 zuerst radikal weichteilig und beim Rezidiv zusätzlich knöchern durch Extensionsosteotomien behandelt werden. Die Spitzfüße lassen sich analog zur Arthrogrypose durch eine radikale Weichteiloperation ggf. in Kombination mit einer Astragalektomie plantigrad einstellen. Postoperativ ist die Orthesenbehandlung erforderlich. Allerdings resultiert eine erhebliche Dysproportion zwischen dem normalen Oberkörper und den hypotrophen Beinen. Zusammen mit der Wirbelsäulendeformität kommt deshalb auch der Rollstuhlversorgung eine wichtige Rolle in der Rehabilitation zu.

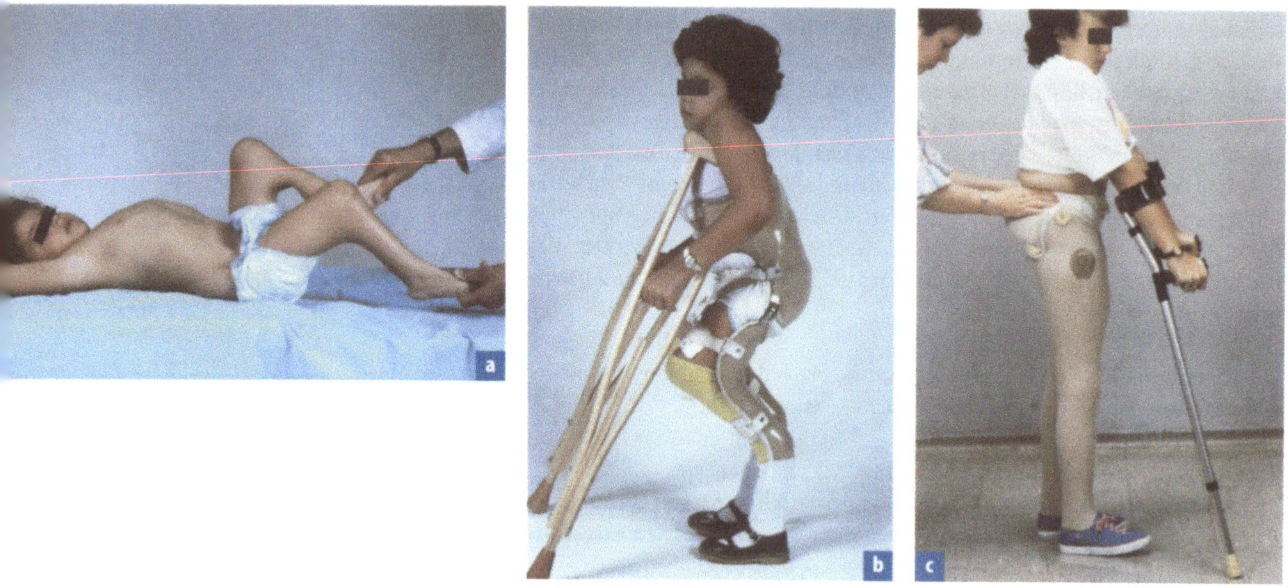

Abb. 3.109 a–c. Bei diesem 11-jährigen Mädchen mit sakraler Agenesie war der Versuch einer orthoprothetischen Versorgung wegen der starken Deformitäten nicht erfolgreich. Nach Korrektur der Hüftbeugekontrakturen und Exartikulation der Kniegelenke wurde die Prothesenversorgung möglich

Der Spitzfuß bei weiteren Syndromen

Zahlreiche weitere Syndrome (Smith 1982; Wiedemann u. Kunze 2001) können mit einer Spitzfußdeformität einhergehen (Fallbeispiel Abb. 3.110). Wir möchten deshalb nachfolgend eine Übersicht geben, die keinen Anspruch auf Vollständigkeit erheben kann. Die Therapie richtet sich nach der Ausprägung und der funktionellen Einschränkung. Stets müssen ggf. auch die proximalen Gelenke bei der Therapieplanung mit berücksichtigt werden.

Spitzfußkontrakturen kommen bei allen Formen der Arthrogrypose vor (Staheli 1998). Weitere Pathologien mit Spitzfüßen sind das Larsen-Syndrom, das Escobar-Syndrom mit Pterygien, der diastrophische Zwergwuchs, das Nievergelt-Syndrom, das Zellweger-Syndrom und andere mehr.

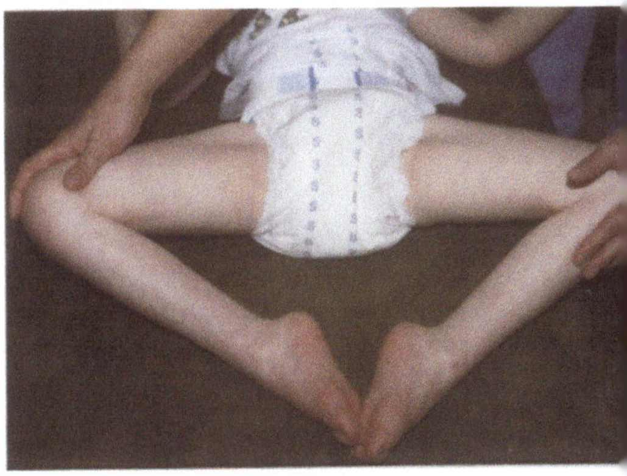

Abb. 3.110. Spitzfüße kommen auch bei anderen eher seltenen Syndromen vor und sind immer Zeichen eines Ungleichgewichtes, bzw. der zusätzlich einwirkenden Schwerkraft und des asymmetrischen Wachstums. Bei diesem 7-jährigen Patienten besteht ein Myoklonie-Syndrom mit schweren therapiepflichtigen Spitzfüßen

Der Spitzfuß bei der Osteogenesis imperfecta

Dahmen u. Zsernaviczky (1985) beschreiben das Auftreten beidseitiger Spitzfüße bei einer Osteogenesis imperfecta.

Ätiologie und Pathogenese. Pathogenetisch kann neben einer ossären Deformierung der Unterschenkel mit entsprechend fehlerhafter Ausrichtung der distalen Unterschenkel die fehlende Steh- und Gehfunktion bzw. die Einbettung der Füße in Spitzfußstellung in Schienenhülsenapparate angenommen werden. Die langjährige Adaptation unterstützt die Deformität.

Therapeutische Besonderheiten. Wenn eine lotrechte Belastung der Beinachsen wegen ausgeprägter Deformität der Beine nicht möglich oder erwünscht ist, kann die Spitzfußstellung die Versorgung mit Apparaten sogar erleichtern. Die plantigrade Einstellung der Füße ermöglicht aber eine bessere Druckaufnahme über die Fußsohle, auch wenn das Bein langstreckig orthetisch geführt werden muss. Hier muss im Einzelfall entschieden werden, ob eine Spitzfußdeformität operativ korrigiert werden soll.

3.4.10 Der Spitzfuß bei Angiomen der Wadenmuskulatur

Nach Joachimsthal (1905) war es der italienische Orthopäde Putti, der eine reaktive Spitzfußentwicklung als Folge primärer Muskelangiome im M gastrocnemius beschrieben hatte. Josefsson(1937) und Sutherland (1975) beschrieben mehrere Fälle einer kindlichen Spitzfußentwicklung als Folge von Hämangiomen in der Wadenmuskulatur.

Ätiologie und Pathogenese. Die Ursache für den Spitzfuß dürfte in einer schmerzreaktiven Retraktion der Gastroknemiusmuskulatur liegen. Jede Dehnung der Muskulatur führt zu einem mechanischen Reiz auf das Angiomgewebe und seine Umgebung.

Klinisches Bild und Diagnostik. Während der klinische Befund einer schmerzhaft fixierten Spitzfußstellung recht eindrucksvoll ist, bedarf es doch einigen Spürsinns, die richtige Diagnose zu stellen. Ein einseitiger Befund mit Wadenmuskelumfangsvermehrung sollte zumindest sonographisch abgeklärt werden.Nach Sutherland (1975) können aber auch kleine Angiome Spitzfüße zur Folge haben. Die weitere bildgebende Diagnostik sollte die Magnetresonanztomographie und ggf. auch eine Angiographie beinhalten. Stets sind maligne Veränderungen auszuschließen.

Therapeutische Besonderheiten. Therapeutisch kommt nur die Resektion des angiomatös veränderten Muskelteils in Betracht. Nur wenn sich bereits eine strukturelle Wadenmuskelverkürzung entwickelt hat, sollte auch eine Muskel- bzw. Sehnenverlängerung angeschlossen werden.

Die postoperative Behandlung erfordert nach der Angiomresektion je nach Ausdehnung des Befunds die Ruhigstellung und Entlastung in Neutralstellung des oberen Sprunggelenks für 2 bis 3 Wochen. Anschließend kann mit Teilbelastung und krankengymnastischer Mobilisation fortgefahren werden. Die volle Belastbarkeit wird aber u.U. erst nach einigen Monaten wieder erreicht. Eine magnetresonanztomographische Verlaufskontrolle nach einem Jahr ist sinnvoll.

3.4.11 Der Spitzfuß beim Diabetes mellitus

Ätiologie und Pathogenese. Beim Diabetes mellitus berichten Shahani et al. (1969) über beidseitige Peroneuslähmungen infolge eines Zusammenwirkens der Neuropathie und mechanischer Komponenten. Guyton u. Saltzman (2001) teilen zusätzliche Veränderungen der Kollagenzusammensetzung als Ursache für Kontrakturen mit. Lin (1996) und Armstrong (1999) betonen die Bedeutung einer Wadenmuskelverkürzung für die Entwicklung von Vorfußulzera.

Im Verlauf einer Diabeteserkrankung können sich wegen der diabetischen Neuropathie mit Verlust der Tiefensensibilität und Schmerzempfindung schwere Charcot-Gelenke entwickeln (s. Döderlein et al. 1999, 2002).

Jeder Verlust der anatomischen Stabilität und Integrität der Fußwurzel (des Rückfußes) führt dazu, dass die Wadenmuskulatur ihre primäre Funktion einer Vorwärtsbewegung nicht mehr auf den Fuß als starren und geführten Hebel ausüben kann. Stattdessen wird der Rückfuß entweder aus dem oberen Sprunggelenk herausgehebelt oder der Rückfuß wird gegen den Vorfuß aufgebrochen. Die Wadenmuskulatur muss sich dabei zwangsläufig verkürzen, da sie keine physiologische Dehnung durch den Abrollvorgang erfährt. Der Spitzfuß unterhält die Deformität auf diese Weise weiter, da das Körpergewicht auf einen destabilisierten Fuß einwirkt (Fallbeispiel Abb. 3.111).

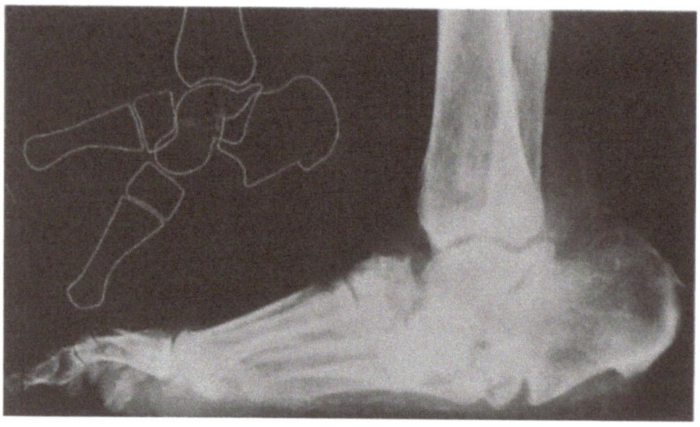

Abb. 3.111. Auch bei diabetischen Fußdeformitäten kommt der Wirkung der Wadenmuskulatur eine wichtige pathogenetische Bedeutung zu. Die ausgeprägte Spitzfußstellung, die sich hinter diesem schweren Plattfuß verbirgt, lässt sich durch Rekonstruktion des Vorfußes auf den Rückfuß abschätzen (55-jähriger Patient mit schwerer Charcot-Deformität des rechten Fußes)

Therapeutische Besonderheiten. Neben der internistischen Einstellung des Diabetes ist die orthopädietechnische Versorgung des Charcot-Fußes zur Vermeidung von Druckulzera und zur Stabilisierung des Fußhebels notwendig. In den Fällen, wo sich eine strukturelle Wadenmuskelverkürzung entwickelt hat, sollte die Achillessehne vorausgehend perkutan verlängert werden, um das Risiko von Vorfußulzera zu vermindern (Lin 1996). Ggf. muss die Spitzfußstellung im Schuh bzw. in der Orthese berücksichtigt werden. Am besten, allerdings auch am aufwendigsten, ist die kombiniert knöchern weichteilige Rekonstruktion des Fußes, die normalerweise auch eine Achillessehnenverlängerung umfasst.

Die Nachbehandlung erfordert bei komplexer Rekonstruktion eine mehrmonatige Ruhigstellung und die anschließende Maßschuh- oder Orthesenversorgung (Brodsky 1993).

3.4.12 Der Spitzfuß bei der Hämophilie

Definition. Die Hämophilie stellt eine x-chromosomal-rezessive Erberkrankung dar, bei der es zu definierten Gerinnungsstörungen kommt.

Epidemiologie. Man unterscheidet die Hämophilie A (Faktor-VIII-Mangel, etwa 85% der Fälle) von der Hämophilie B (Faktor-IX-Mangel, etwa 15% der Fälle). Bis zu 25% der Hämophilie-A-Patienten weisen eine Neu-Mutation auf (Luck u. Kasper 1992).

Die Inzidenz beträgt 1 auf 10000 männliche Lebendgeborene.

Die Hämophilie-Arthropathie stellt eine schwerwiegende Komplikation der Erkrankung dar. Der Schädigungsort ist sowohl die Membrana synovialis als auch der Gelenkknorpel, der durch synoviale Überwachsungen und subchondrale Zysten zerstört wird. Rezidivierende Gelenkblutungen unterhalten den pathologischen Prozess.

Hinzu kommt eine Neigung zur Gelenkfibrose mit der Entwicklung schwerer Kontrakturen (Kurth et al. 2002; Fallbeispiel Abb. 3.112).

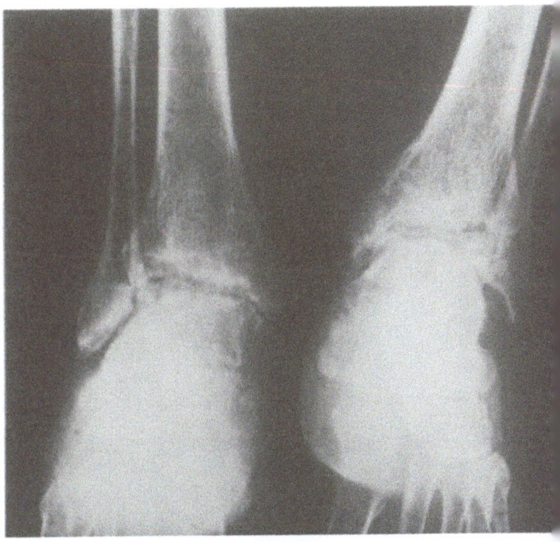

Abb. 3.112. Auch bei Hämophilie kommt es durch ausgeprägte Gelenkdestruktionen und durch Fibrosierungen der Wadenmuskulatur durch Einblutungen zu schweren Spitzfußdeformitäten

Klinisches Bild und Diagnostik. Die typische Anamnese mit jahrelangen rezidivierenden Gelenkblutungen wird durch die Inspektion und Palpation der Gelenke der unteren Extremität ergänzt. Schmerzhafte Bewegungseinschränkungen der Hüft-, Knie- und Sprunggelenke führen zu kompensatorischen Fehlstellungen mit konsekutiver weiterer Fehlbelastung (Field 1963).

Das Sprunggelenk ist bei der Hämophilie annähernd so häufig betroffen wie das Kniegelenk. Als Folge der chronischen Gelenkzerstörung und von Blutungen in die Wadenmuskulatur kommt es zur Entwicklung schwerer Spitzfüße. Der Mittel- und Vorfuß wird dagegen nur äußerst selten befallen (Field 1963).

Therapeutische Besonderheiten. Die Therapie ist bei dieser Systemerkrankung stets mehrdimensional. Die Zufuhr von Gerinnungsfaktoren bei akuter Blutung und die frühzeitige krankengymnastische Behandlung vermögen Bewegungseinschränkungen und eine Muskelatrophie aufzuhalten. In der Akutphase werden auch die Gelenkpunktion und eine kurzzeitige Ruhigstellung empfohlen (Luck u. Kasper 1992).

Operative Maßnahmen werden allgemein in drei Kategorien eingeteilt:
1) Frühsynovektomie,
2) Spätsynovektomie und Gelenktoilette bei fortgeschrittenem Gelenkbefall,
3) versteifende oder gelenkersetzende Operationen bei ausgebrannten Fällen.

Die Wiederherstellung einer ausreichenden Gelenkbeweglichkeit und die lotrechte Einstellung der Beinachsen sind die Ziele der orthopädischen Therapie. Meist muss dazu eine kombinierte operative Therapie mehrerer Etagen vorgenommen werden. Die Therapie einer Spitzfußdeformität ist nur bei gleichzeitiger Wiederherstellung der Hüft- und Kniegelenksstreckung erfolgreich. Bei ausreichend erhaltenen Gelenkkonturen wird man mit Weichteiloperationen und Synovialektomien und anschließender frühfunktioneller Nachbehandlung zum Ziel kommen. Ein postoperativer orthetischer Schutz ist für mindestens ein Jahr ratsam. Bei Gelenkzerstörungen kommen nur die Arthrodese (OSG oder OSG und USG) bzw. bei ausgewählten Fällen auch der totalendoprothetische Ersatz in Betracht. Eine lotrechte Einstellung des Gelenks und der orthetische Schutz für etwa ein Jahr erhöhen die Erfolgsaussichten.

3.4.13 Der psychogene (hysterische) Spitzfuß

Vulpius (zitiert nach Joachimsthal 1905) berichtet über zwei Fälle von hysterischem Spitzfuß. Bei einem 19-jährigen Mädchen ließ sich erst nach mehrfacher Tenotomie der Achillessehne mit anschließendem Redressement und Apparatebehandlung eine „Heilung" erreichen. In einem anderen Fall wurde nur mit Apparaten behandelt, wobei sich der Spitzfuß zwar zurückbildete, jedoch ein hysterischer Schiefhals auftrat. Diese beiden Kasuistiken belegen eindrucksvoll, dass die rein orthopädische Behandlung dieser Deformität wohl nicht das Mittel der ersten Wahl darstellen dürfte.

In der neueren Literatur berichtet Myerson (2000) einducksvoll über die Behandlung eines psychogenen Spitzfußes. Im Kapitel „Revision Foot and Ankle Surgery" schildert der Autor den Fall einer 23-jährigen Patientin, bei der bereits drei Operationen im Sprunggelenksbereich erfolgt waren. Der Fuß wurde in Spitzfußstellung fixiert gehalten, zeigte sich jedoch in Narkose als vollständig ausgleichbar. Deshalb legte man einen Gips an. Nach dem Aufwachen aus der Narkose erlitt die Patientin einen Grand-Mal-Anfall, der die Intubation und Sedierung notwendig machte. Da das EEG unauffällig war, entschloss man sich zur Gipsabnahme, worauf sich die Krampfaktivität schlagartig besserte. Die Patientin wurde in psychiatrische Behandlung überwiesen. Myerson bezeichnet die Fußdeformität als hysterische Konversionsreaktion und empfiehlt primär die psychiatrische Behandlung. Colbert et al. (1958) berichten über Spitzfüße bei Kindern mit Schizophrenie, Weber (1978) über den Spitzfußgang beim Autisten. Analog zum psychogenen Klumpfuß (s. Döderlein et al. 1999) ist auch die Spitzfußstellung willkürlich problemlos einzunehmen, aber es ist sicherlich nicht einfach, eine primär psychogene Deformität zu diagnostizieren. Wenn nach Ausschluss aller organischen Ursachen ein Spitzfuß bis ins Erwachsenenalter persistiert und wenn zusätzlich psychische Auffälligkeiten vorliegen, kann man von einem psychogenen Spitzfuß sprechen. Da ein einseitiger Spitzfuß wegen seines beinverlängernden Effekts kompensiert werden muss, dürfte in diesem Zusammenhang das doppelseitige Vorkommen überwiegen (Fallbeispiel Abb. 3.113).

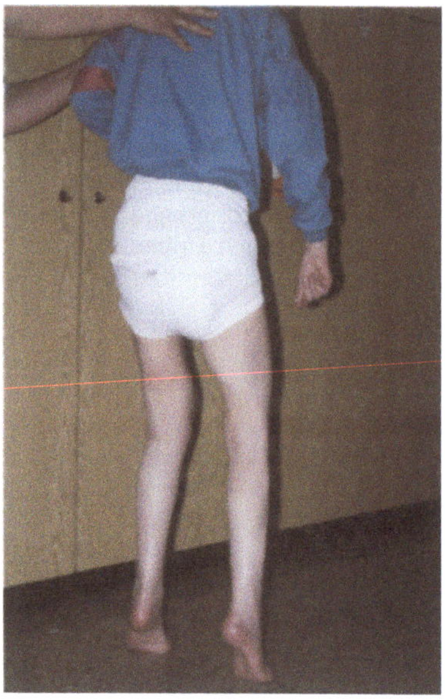

Abb. 3.113. Psychogene Spitzfüße pflegen im Erwachsenenalter im längeren Verlauf strukturell zu werden. Die Therapieindikation ist streng zu stellen (46-jährige Patientin mit jahrelang bestehenden schweren psychogenen Spitzfüßen)

Klinisches Bild und Diagnostik. Wir empfehlen aus diagnostischen wie auch therapeutischen Gründen die Unterscheidung zwischen passiv korrigierbaren und strukturell-kontrakten Deformitäten, wobei die Unterscheidung bisweilen nur in Narkose möglich ist.

Therapeutische Besonderheiten. Die Therapie richtet sich nach dem Krankheitswert. Nach unserer Erfahrung gelingt es im Erwachsenenalter auf konservativem Wege kaum, eine psychogene Deformität dauerhaft zu korrigieren. Wenn die Deformität trotz psychotherapeutischer Maßnahmen persistiert, kann die operative Behandlung vor allem bei funktioneller Einschränkung notwendig werden. Leider kommen auch bei operativer Behandlung ein Rezidiv oder aber das Umschlagen der Problematik in eine andere Deformität durchaus vor. Im Fall passiv korrigierbarer Deformitäten kann evtl. auch ein Versuch mit Botulinumtoxin A vorübergehend gute Dienste leisten.

Bei entsprechend stärkerer Rückfußdeformität mit plantaren Druckstellen und gehäuften Umknicktraumata empfehlen wir die weichteilige Spitzfußkorrektur (ausreichende Achillessehnenverlängerung, ggf. zusätzlicher Transfer der langen Zehenbeuger auf den Fußrücken und bei instabilem Chopart-Gelenk die Chopart-Arthrodese). Bei strukturell knöchernem Anschlag oder Spitzhohlfußstellung kommt nur die zusätzliche Lambrinudi-Operation in Betracht. Eine postoperative Schuhversorgung und (wenn toleriert) auch Nachtschienen sind zumindest für ein Jahr empfehlenswert.

Colbert u. Koegler (1985) berichten über den Zehenspitzengang als Teilkomponente einer kindlichen Schizophrenie. Wenngleich die Therapie der Grunderkrankung im Vordergrund stehen sollte, würden die Autoren bei entsprechender Gehbehinderung und dem Risiko der Entwicklung struktureller Wadenmuskelverkürzung eine zusätzliche operative Wadenmuskelverlängerung und die anschließende Gipsbehandlung empfehlen.

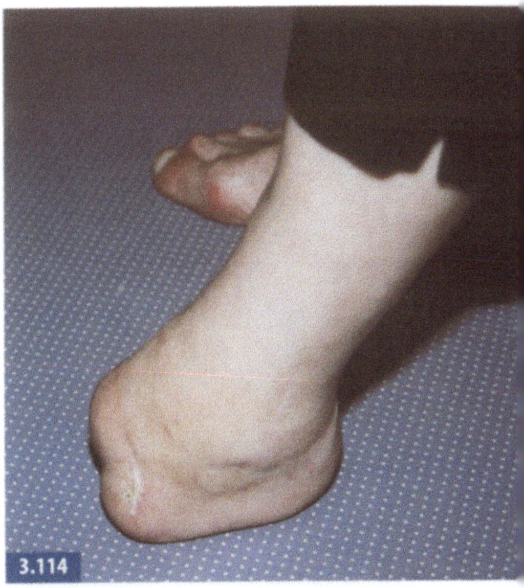

3.4.14 Der Spitzfuß nach Fußamputationen

Die Spitzfußdeformität nach einer Vorfußamputation stellt ein häufiges und funktionell außerordentlich störendes Problem dar.

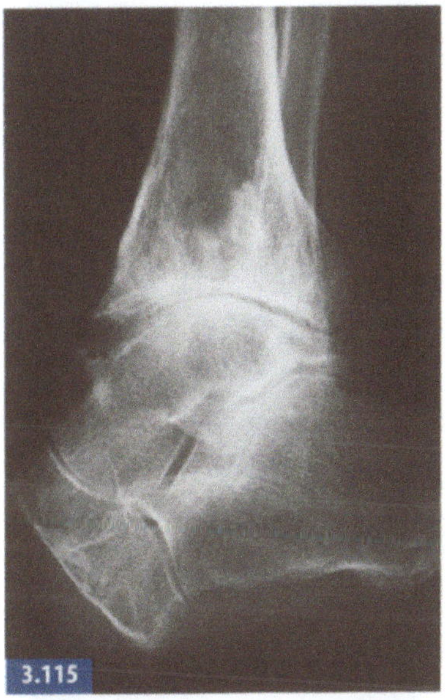

Ätiologie und Pathogenese. Pathogenetisch kommt es durch die Vorfußamputation zu einer Abschwächung bzw. zum vollständigen Wegfall der Fußhebemuskulatur, so dass den normal funktionierenden Plantarflektoren keine (ausreichenden) Dorsalflektoren mehr gegenüberstehen (Zaricznyi 1981). Der Vorfußhebel ist extrem verkürzt oder fehlt, so dass keine Dehnwirkung auf den Rückfuß zustande kommen kann. Bei Lastaufnahme in der Standphase kommt es deshalb zu einem ungehinderten Hochklappen des Rückfußes. Zusätzlich wird die Ferse zur Abstoßphase über die Aktivierung des M. triceps surae noch weiter kranialisiert, was zu einer Druckbelastung im ventralen plantaren Stumpfbereich führt. Die Spitzfußeinstellung des Rückfußstumpfes tritt besonders häufig bei Amputationen der Chopart- und Jaeger-Bona-Linie auf. Bei Lisfranc-Amputationen mit erhaltenem M.-tibialis-anterior-Ansatz begegnet uns kaum eine Spitzfußdeformität (Fallbeispiele Abb. 3.114 bis 3.116).

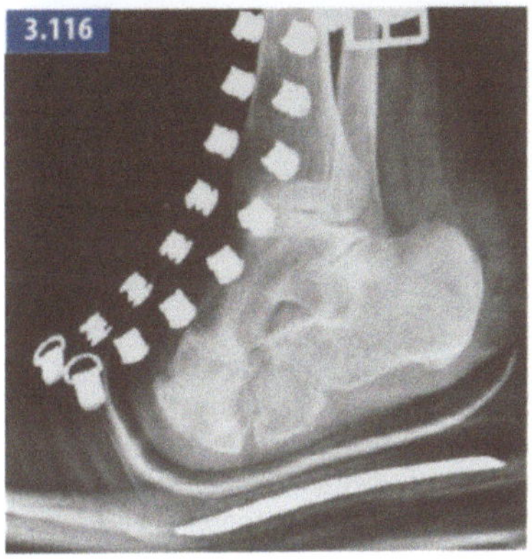

Klinisches Bild und Diagnostik. Der Stumpf zeigt den charakteristischen Fersenhochstand und die Abschwächung der aktiven und passiven Dorsalflexion. Nicht selten bestehen chronische Ulkusbildungen ventral plantar, die sich auch durch kunstvolle Prothesenbettung nicht zur Abheilung bringen lassen. Die radiologische Kontrolle zeigt eine Spitzfußdeformität mit Prominenz des Os cuboideum oder des ventralen Kalkaneusanteils.

Abb. 3.114. Die Entwicklung von Spitzfüßen nach Fußamputationen lässt sich aus dem operativ erbrachten Muskelungleichgewicht erklären

Abb. 3.115. In diesem Fall hat zur Spitzfußentstehung auch eine degenerative Veränderung mit ventralem Anschlagsphänomen beigetragen

Abb. 3.116. Die prothetische oder schuhtechnische Versorgung von Vorfußamputationen muss unter allen Umständen in plantigrader oder besser Hackenfußstellung erfolgen, um eine Druckkonzentration auf den Vorfuß zu vermeiden. In diesem Fall ist die Versorgung völlig unzureichend

Therapeutische Besonderheiten. Bei jeder Rückfußamputation sollten die Fußhebesehnen durch eine Tenomyoplastik nach Marquardt in den Talus reinseriert werden. Gleichzeitig empfehlen wir die prophylaktische Achillessehnenverlängerung bzw. -durchtrennung. Auf diese Weise lässt sich der Stumpf in Hackenfußstellung einstellen und damit optimal prothetisch fassen.

Wenn keine orthopädietechnische Lösung erreicht werden kann, sollte operativ vorbehandelt werden.

Eine strukturelle Spitzfußdeformität erfordert zunächst die Achillessehnenverlängerung und anschließend die Entfernung der ventralen Prominenz des Kalkaneus bzw. die Kuboidektomie (Baumgartner 1995). Bei veralteten, schwer kontrakten Fällen raten wir zur Pirogoff-Amputation, bei der nach Talusentfernung der Kalkaneus- und die Knöchelgabel angefrischt und osteosynthetisch verbunden werden. Alternativ kann auch eine Arthrodese des oberen Sprunggelenkes unter ventraler Keilentnahme vorgenommen werden (Zaricznyi 1981). Auch hier muss die Achillessehne durchtrennt werden. Der Nachteil dieser Methode liegt in einer gewissen Überlänge durch die Prothesenversorgung.

Beim Diabetes mit problematischer Knochenheilung sollte man eher auf die Syme-Amputation oder bei ulzeriertem Fersenpolster auf die Unterschenkelamputation zurückgehen.

Die Prothesenversorgung ist abhängig von der Stumpfheilung nach 6 bis 12 Wochen möglich. Eine vorausgehende Interimsversorgung ist bei reizlosen Stumpfverhältnissen nach Abschluss der Wundheilung sinnvoll.

3.4.15 Der positionelle Spitzfuß

Joachimsthal sowie Gocht und Debrunner beschreiben diese Form als Gewohnheitskontraktur nach langem Krankenlager.

„Die Prophylaxe gegen den Spitzfuß gehört zu einer mustergültigen Krankenpflege“ (Gocht u. Debrunner 1925).

Dahmen u. Zsernaviczky (1985) weisen neben dieser Ursache auch auf die mögliche Entwicklung einer Wadenmuskelverkürzung durch langdauerndes Tragen sehr hoher Absätze hin.

Lüning u. Schulthess (1901) sehen diesen Spitzfuß auch als Folge einer nichtbeachteten Spitzfußprophylaxe sowie nach fehlerhaft angelegten Gipsverbänden. Leider wird der Zeitraum, innerhalb dessen sich die Deformität entwickeln kann, nicht mitgeteilt. Nach Schanz (1928) reicht der Zeitraum einer fehlerhaften Gipsruhigstellung in Spitzfußposition zur Frakturheilung nicht aus, um einen Spitzfuß entstehen zu lassen.

Gocht und Debrunner sind dagegen anderer Meinung:

„Wer einen Fuß ohne besondere Ursache spitzwinklig eingipst, begeht eine Sünde wider den Geist der Orthopädie.“

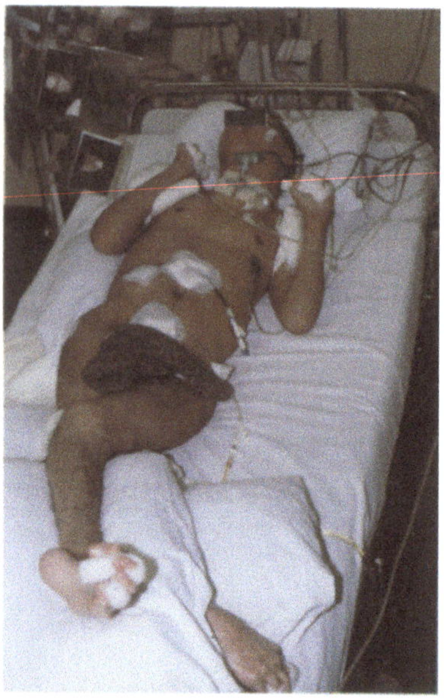

Abb. 3.117. Besonders bei Patienten, die aufgrund schwerer Allgemeinsymptome intensiv behandelt werden, kommt der Prophylaxe von vorneherein ein großes Gewicht zu. Dieser 20-jährige Patient musste nach einem hypoxämischen Gehirnschaden mehrere Monate intensiv behandelt werden, eine Kontrakturprophylaxe wurde – wie man sieht – nicht durchgeführt

Diese Form des Spitzfußes sollte im Rahmen der modernen Krankenpflege heute nur noch selten auftreten. Bei jeder Langzeitpflege bettlägriger Patienten sind spitzfußprophylaktische Maßnahmen ebenso wie eine Dekubitusverhütung Pflicht.

Neben der Lagerung (Bettkasten oder Lagerungsorthese) muss der Patient täglich wenigstens einmal durchbewegt werden. Besonders gefährdet sind Patienten mit zusätzlichen schlaffen oder spastischen Lähmungen (Abb. 3.117).

Therapeutische Besonderheiten. Die Deformität betrifft meist pflegeintensive Patienten. Da die pathologische Fußstellung die Sitz- und Transferfähigkeit spürbar einschränken kann, empfehlen wir bei strukturellen Deformitäten zunächst den Versuch mit einer speziellen (Innen)schuhversorgung und entsprechendem Ausgleich.

Stärkere Kontrakturen (über 20 Grad sowie bei begleitender Klumpfußkomponente) können aber auch eine operative Korrektur erforderlich machen, wobei man die Operationstechnik nicht nach dem Patienten sondern nach der Deformität wählen sollte. Dies bedeutet, dass schwerwiegende Spitzfüße durchaus auch kombiniert knöcherne und weichteilige Operationen notwendig machen können, unabhängig vom Schweregrad der allgemeinen Behinderung. Wenn möglich sollten beide Seiten in derselben Sitzung korrigiert werden.

Die Nachbehandlung richtet sich nach den im Praxiskapitel gegebenen Empfehlungen.

3.4.16 Der kompensatorische und der Bedarfsspitzfuß

„Die Behandlung des Spitzfußes sollte in den Fällen von kompensatorischem Pes equinus, da dieser ein gutes Mittel darstellt, eine vorhandene Verkürzung auszugleichen, unterbleiben" (Joachimsthal 1905).

Dieser Satz deckt die Problematik auf, die den kompensatorischen Spitzfuß kennzeichnet. Primär ist immer nach der Ursache der Spitzfußkompensation zu suchen. In der Regel besteht sie in einer relativen (z. B. Beckenschiefstand) oder absoluten Beinverkürzung. Ein Spitzfuß bietet bei leicht- und mittelgradigen Beinverkürzungen die einfachste und energetisch günstigste Kompensationsmöglichkeit.

Bei stärkeren Verkürzungen lässt sich die Deformität funktionell wie kosmetisch vorzüglich in einem Innenschuh oder einer Orthese betten (Fallbeispiele Abb. 3.118; 3.119).

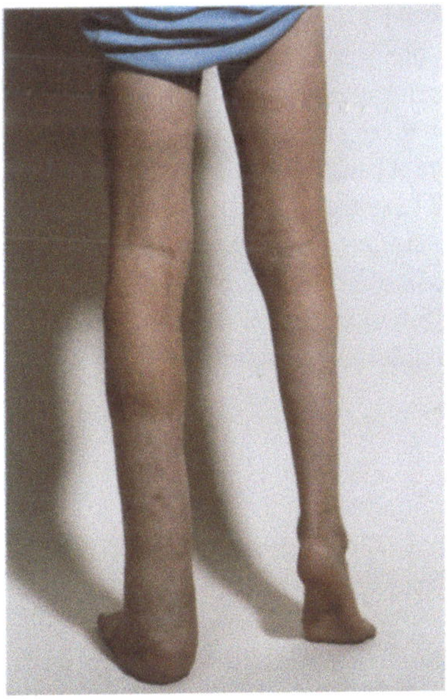

Abb. 3.118. Kompensatorischer Spitzfuß durch Überlänge des gegenseitigen Beins bei Klippel-Trenaunay-Syndrom

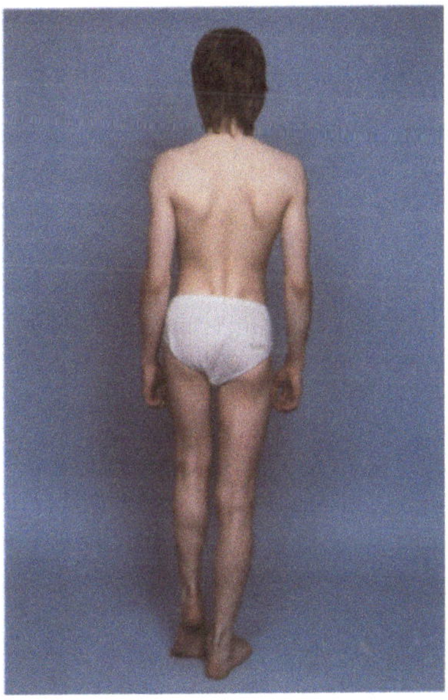

Abb. 3.119. Kompensatorischer Spitzfuß auf der linken Seite nach postinfektiöser Wachstumsstörung des proximalen Femurs

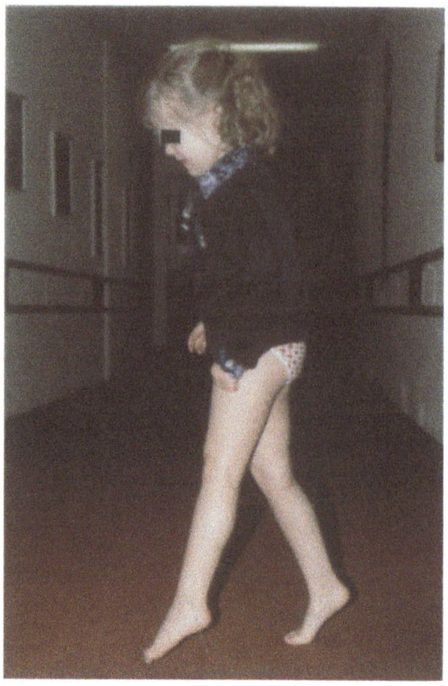

Abb. 3.120. Bei spastischer Halbseitenlähmung muss auf der Gegenseite zum Beinlängenausgleich ebenfalls eine Spitzfußstellung eingenommen werden

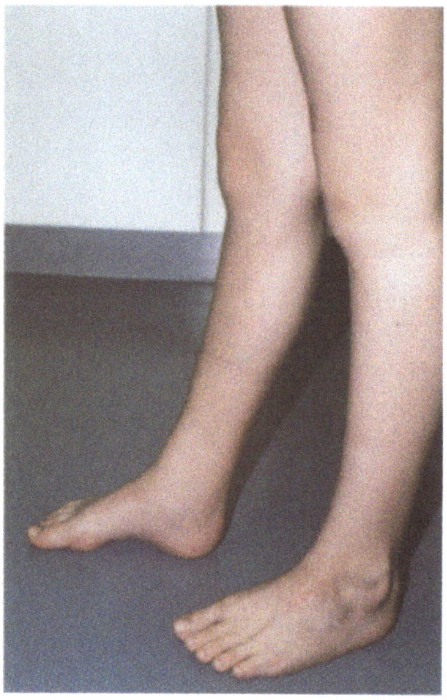

Abb. 3.121. Schwere residuelle Spitzfüße nach insuffizient vorbehandelten angeborenen Klumpfüßen (14-jähriger Junge)

Therapeutische Besonderheiten. Immer dann, wenn die Therapie eines kompensatorischen Spitzfußes angestrebt wird – was sicher selten der Fall ist – muss zuerst oder gleichzeitig seine Ursache beseitigt werden. Ein flexibler Spitzfuß wird sich daraufhin spontan ausgleichen, eine evtl. strukturelle Komponente muss jedoch ebenfalls operativ beseitigt werden.

Es können auch kombiniert kompensatorische und pathologische Spitzfüße vorkommen. Ein typisches Beispiel stellt die spastische Hemiparese dar, die in der Regel mit einer gleichseitigen Beinverkürzung und einem spastisch (strukturellen) Spitzfuß vergesellschaftet ist. Das Ausmaß dieser Deformität übersteigt jedoch meist seine Kompensationsnotwendigkeit, so dass er ebenfalls gleichseitige (Hüft- und Kniebeugung) oder gegenseitige (Spitzfuß)kompensationsmechanismen hervorruft (Abb. 3.120). Wir empfehlen in diesen Fällen die vollständige operative Korrektur und den schuhtechnischen Beinlängenausgleich der betroffenen Seite.

Der Bedarfsspitzfuß stellt im Gegensatz zum kompensatorischen eine funktionell absolute Notwendigkeit dar. Während der kompensatorische Spitzfuß isoliert *nicht* behandelt werden *sollte*, *darf* der Bedarfsspitzfuß *nicht* therapiert werden.

Der Wadenmuskel stellt bei normaler Gehgeschwindigkeit den wichtigsten Motor zur Fortbewegung und einen wichtigen Kniestabilisator dar (Winter 1991). Wo weitere Akzeleratoren (Hüftstrecker, Hüftbeuger, Kniestrecker) abgeschwächt sind oder gar fehlen, übernimmt der M. triceps surae die Hauptverantwortung für die Fortbewegung und Stabilisierung. Typischerweise wird er bei einer Schwäche der Kniestrecker eingesetzt. Bei evtl. zusätzlicher Abschwächung der Fußheber kann es leicht zur Ausbildung struktureller Spitzfüße kommen, die aber leichtgradig funktionell notwendig sind. Bedarfsspitzfüße kommen bevorzugt bei schlaffen Paresen (Muskelerkrankungen, Polio) vor. Die unkritische operative Behandlung solcher Füße führt zur funktionellen Verschlechterung des Patienten, der anschließend auf Orthesen und evtl. auch auf Gehhilfen angewiesen ist.

Zur Diagnostik empfehlen wir neben der klinischen Untersuchung einschließlich eines genauen Muskelstatus die 3-dimensionale instrumentelle Ganganalyse einschließlich der Untersuchungen von Gelenkkräften und -momenten, um den Anteil des M. triceps surae an der Fortbewegung besser abschätzen zu können. Nur wenn andere Akzeleratoren in ausreichendem Maße vorhanden sind, darf der Spitzfuß beseitigt werden. Eventuelle Kniebeugekontrakturen sind ebenfalls zu behandeln. Im anderen Fall muss der Patient darauf hingewiesen werden, dass sich die Funktion nach der Korrektur des Spitzfußes verschlechtern kann. In jedem Fall sollte frühfunktionell mit Gehgipsen mobilisiert werden (s. auch Muskeldystrophien).

3.4.17 Der Spitzfuß als Residuum des kongenitalen Klumpfußes

Die Spitzfußkomponente stellt einen essentiellen Bestandteil des angeborenen Klumpfußes dar (Pes equinocavovarus adductus; s. auch Döderlein et al. 1999, „Der Klumpfuß").

Der Spitzfuß kann sich dabei aus mehreren Komponenten zusammensetzen, die jede für sich schon eine Deformität bilden können (Abb. 3.121 bis 3.123):

- Vorfußkavusstellung,
- Parallelstellung von Talus und Kalkaneus mit ventralem Anschlag am oberen Sprunggelenk,
- Medialisierung des Os naviculare mit Anschlagsphänomen am Innenknöchel,

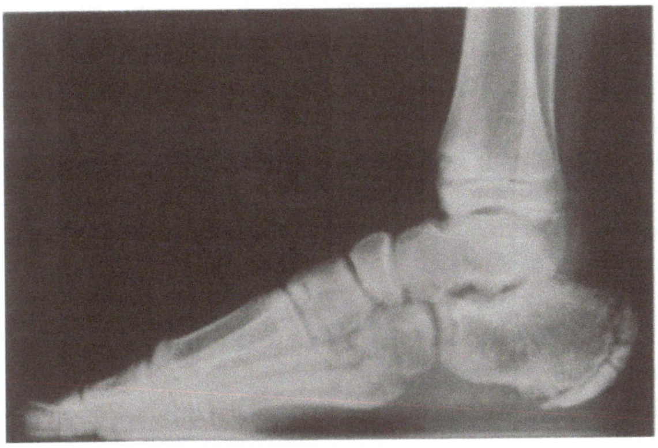

Abb. 3.122. Dorsalflexionseinschränkung am oberen Sprunggelenk durch unzureichende Korrektur der Parallelstellung von Talus und Kalkaneus (angeborener Klumpfuß)

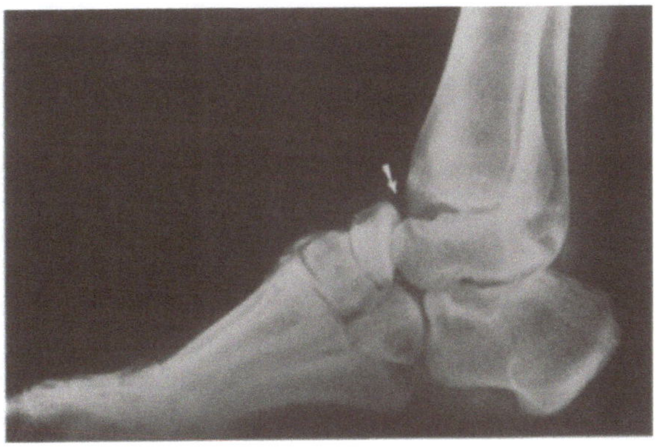

Abb. 3.123. Schwerer struktureller Spitzfuß durch unzureichend korrigierten angeborenen Klumpfuß bei einer 28-jährigen Patientin

- Kontraktur der dorsalen Kapsel des oberen und unteren Sprunggelenks (Lig. talofibulare posterius und calcaneofibulare; Peronealsehnenscheiden),
- Verkürzung der Wadenmuskulatur/Achillessehne,
- sekundäre Abplattung der Talusrolle im ventralen Anteil (Flat-top-Talus).

Prinzipiell folgt daraus, dass je nach vorliegendem Befund mehrere oder alle der oben genannten Komponenten operativ korrigiert werden müssen, um eine ausreichende Dorsalflexionsfähigkeit im oberen Sprunggelenk zu erhalten (Bach 2002).

Da nicht selten nur eine Teilkorrektur der Deformität durchgeführt wird, stellt der Spitzfuß neben der Vorfußadduktion die häufigste Rezidivkomplikation dar (s. Döderlein et al. 1999).

Klinisches Bild und Diagnostik. Während an der Therapieindikation einer eingeschränkten Dorsalflexion im oberen Sprunggelenk kaum Zweifel bestehen dürften, stellt die Planung der Therapie meist hohe Anforderungen an den Behandler.

Diagnostisch müssen alle oben beschriebenen Möglichkeiten abgefragt werden. Die Vorfußkavusstellung lässt sich klinisch und besonders gut auch radiologisch auf der belasteten Seitaufnahme dokumentieren. Gleiches gilt für die Parallelstellung von Talus und Kalkaneus, die sich aber klinisch deutlich am fehlenden Eversionsmanöver des distalen Kalkaneusabschnitts palpieren lässt. Auch die Medialisierung des Os naviculare am Innenknöchel und die Abplattung der Talusrolle sind radiologisch fassbar. Der Talus sollte dabei auf einer streng seitlichen Aufnahme beurteilt werden. Dunn u. Samuelson (1974) zeigten an einem Kollektiv von erwachsenen Patienten mit Klumpfußrezidiven und Talusabflachung, dass die Deformität zwar stets zu einer Bewegungseinschränkung führt, aber isoliert kaum funktionelle Probleme hervorruft. Die Autoren klassifizierten die Talusabflachung in leichte, mäßige und schwere Grade (Fallbeispiel Abb. 3.124 a, b).

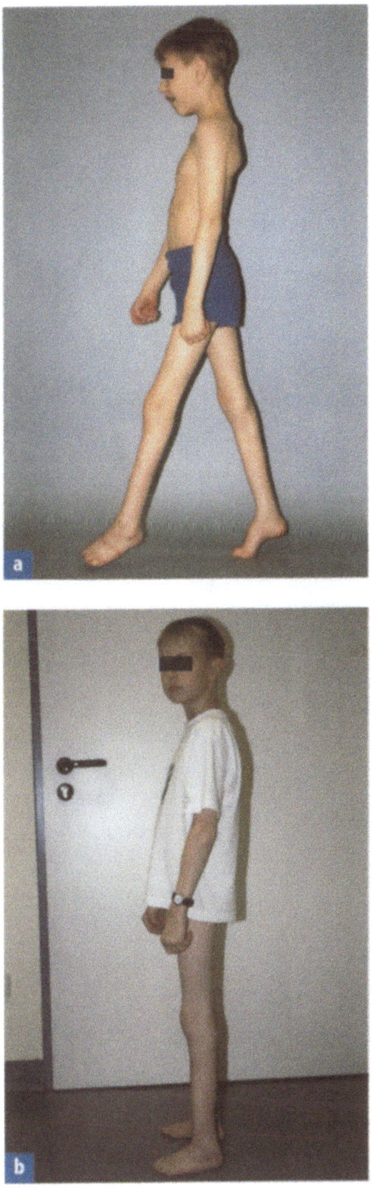

Abb. 3.124 a, b. Spitzfußresiduen nach unzureichender Klumpfußvorbehandlung sollten möglichst radikal operiert werden, um dauerhafte Ergebnisse zu erzielen

Therapeutische Besonderheiten. Das genaue Vorgehen wurde bereits ausführlich in Döderlein et al. (1999, „Der Klumpfuß") dargestellt, so dass wir hier nur die Schwerpunkte der operativen Therapie darstellen möchten.

Eine Achillessehnenverlängerung hat bei knöchern strukturellem Anschlag am oberen Sprunggelenk als isolierte Maßnahme keinen Sinn.

Bis zum 6.–7. Lebensjahr kann auch bei geringer Abplattung der Talusrolle eine großzügige peritalare Arthrolyse unter besonderer Berücksichtigung der Ablösung der plantaren Weichteile (M. abduktor hallucis, Plantaraponeurose, Lig. plantare longum), der lateralen Fibrosierung (Lösen des ventralen Kalkaneus vom Talus und des dorsalen Kalkaneus von der Fibula) sowie Rezentrierung des Os naviculare auf den Taluskopf eine Wiederherstellung der Rückfußanatomie versucht werden. Erst anschließend darf die Achillessehne verlängert werden.

Bleibt ein struktureller knöcherner Anschlag am oberen Sprunggelenk bestehen, so kommt unseres Erachtens nur die Chopart-Gelenksarthrodese mit Wiederherstellung der M.-talokalkanearen Divergenz und Rezentrierung des Chopart-Gelenkes in Betracht. Bei älteren Kindern (jenseits des 8.–10. Lebensjahres) kann eine strukturelle Spitzfußkontraktur oft nur durch eine Lambrinudi-Arthrodese dauerhaft korrigiert werden. Alternativ kann ggf. eine Ilisarow-Korrektur nach vorausgehender Weichteillösung zur Anwendung kommen (Pfeil u. Grill 1996).

Immer ist wenigstens die Neutralstellung des oberen Sprunggelenks und ein physiologischer Fußöffnungswinkel zu fordern.

Leider führt die Lambrinudi-Arthrodese zu einer Versteifung des unteren Sprunggelenkes,weshalb man – wenn irgend möglich – eine gewisse Restbeweglichkeit des oberen erhalten sollte.

Die Nachbehandlung muss bei allen Klumpfußrezidiven besonders sorgfältig überwacht werden. Eine frühfunktionelle Nachbehandlung (KG und Bewegungsschiene) sowie der Einsatz von abnehmbaren Gipsen sind einer vielwöchigen Ruhigstellung vorzuziehen (Compliance beachten). Nach Abschluß der Gipsbehandlung (in der Regel 6 Wochen), empfehlen wir gelenktragende Unterschenkelorthesen und Nachtlagerungschienen zunächst für ein Jahr. Die krankengymnastische Mobilisations- und Kräftigungsbehandlung (Fußheber und Fußsenker) sollte daneben für mehrere Monate (4 bis 6) konsequent fortgeführt werden.

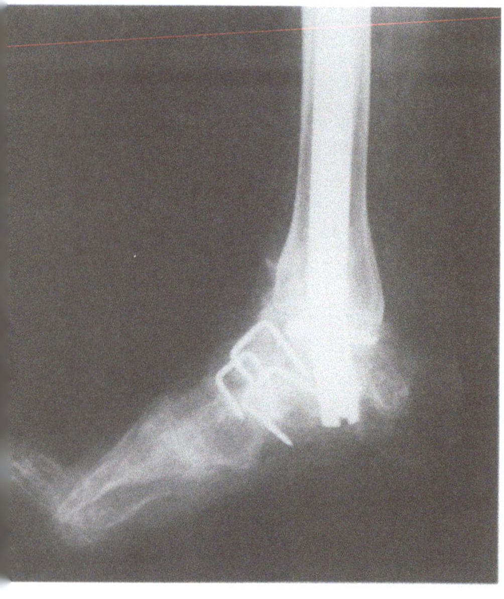

Abb. 3.125. Die Versteifung des Rückfußes unter Nichtbeachten einer plantigraden Stellung hat gravierende Auswirkungen auf die postoperative Funktion (78-jährige Patientin mit Polyarthritis)

3.4.18 Der iatrogene Spitzfuß

Während iatrogene Hackenfüße nach fehlindizierter oder überdosierter Achillessehnenverlängerung leider nichts Ungewöhnliches sind, kommen iatrogene Spitzfüße vergleichsweise recht selten vor.

Ätiologie und Pathogenese. Die Ursachen liegen entweder in einer Schädigung der Fußhebemuskulatur (direkt oder durch Schädigung des N. peroneus communis) oder in fehlerhaft behandelten primären Spitzfüßen (Fallbeispiele Abb. 3.125).

Die Autoren haben entsprechende Deformitäten auch nach Unterschenkelosteotomien mit nachfolgender Fibrosierung oder Verwachsung der Unterschenkelmuskulatur sowie nach Umstellungen am Tibiakopf beobachtet. Auch die Schädigung des N. peroneus am Fibulaköpfchen durch Gipsdruck kann über die Fußheberparese zur Spitzfußdeformität führen.

Ein Spitzfuß kann aber auch aus einer Verlängerungsosteotomie des Unterschenkels resultieren (Abb. 3.126). Die Ursache dürfte in einer fehlenden bzw. unzureichenden Elongation der Wadenmuskulatur sowie in einer Fibrosierung besonders bei größerer Verlängerungsstrecke (über 4 cm) liegen.

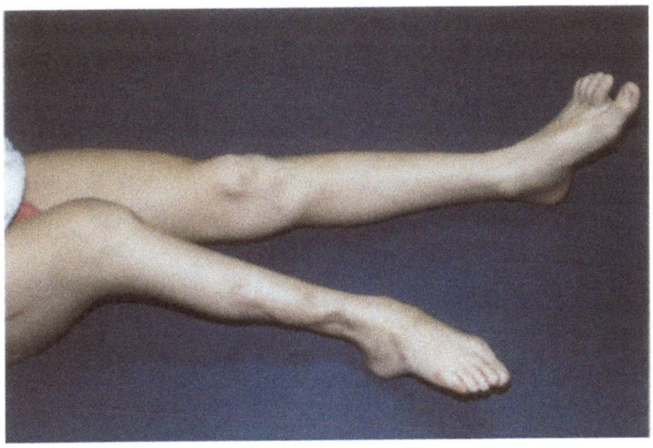

Abb. 3.126. Nach operativer Unterschenkelverlängerung hat sich ein schwerer kontrakter Spitzfuß entwickelt, der zusätzlich mit einer Nervendehnungsschädigung kombiniert war. Die nachfolgende Behandlung gestaltet sich durch die verbleibende Restdeformität besonders schwierig. Eine Orthopädie-technische Versorgung muss angestrebt werden

Carroll et al. (1981) fanden im Tiermodell eine ausgeprägte Druckschädigung des Gelenkknorpels im oberen Sprunggelenk und strukturelle Schädigungen der Muskulatur.

Therapeutische Besonderheiten. Prophylaktisch wird bei allen Unterschenkelverlängerungen die Miteinbeziehung des Rückfußes und ggf. eine vorausgehende perkutane Achillessehnenverlängerung vorgenommen (Paley 2002). Wegen des erheblichen Risikos einer Spitzfußentwicklung bei Unterschenkelverlängerungen empfehlen Pfeil, Grill und Graf (1996) die prophylaktische Orthesen- und Krankengymnastikbehandlung, wenn der Fuß nicht in die Konstruktion integriert wurde. Die Autoren empfehlen bei der Verwendung unilateraler Fixateursysteme eine zusätzliche Unterschenkelgipsanlage und bei größeren Verlängerungsstrecken die prophylaktische perkutane Achillessehnenverlängerung.

Spitzfüße nach iatrogener Nerven- oder Muskelschädigung werden analog zu den bei der Lähmungschirurgie gegebenen Empfehlungen behandelt.

Schließlich möchten wir unter diese Rubrik auch operationstechnische Fehler einreihen, die zu einer Dorsalflexionseinschränkung im oberen Sprunggelenk führen. Durch einen zu weit ventral eingebrachten Span kann bei der additiven subtalaren Stabilisierung ein vorderes Anschlagsphänomen am oberen Sprunggelenk mit Einschränkung bzw. Aufhebung der Dorsalflexion resultieren (Näheres s. Döderlein et al. 2002, „Der Knickplattfuß"). Auch nach der Implantation von Totalendoprothesen des oberen Sprunggelenks kann eine artikuläre oder muskuläre Einschränkung der Dorsalflexion im oberen Sprunggelenk resultieren (Beberhold u. Diener 2003).

3.4.19 Der Spitzfuß beim Ballett und in der Mode

Der Spitzfuß beim Ballett

Eine Sonderform des extremen Spitzfußes kommt beim Ballettanz vor (Abb. 3.127). Schon et al. (2002) untersuchten 21 Ballettschüler klinisch und pedobarographisch. Die Lastübernahme erfolgte über die Zehen und die medialen und zentralen Metatarsalia. In der Zehenstellung ("en pointe") zeigt sich eine Parallelstellung der Metatarsalia und eine Ausrichtung der proximalen Zehenphalangen im Verlauf der Metatarsalia. Bei der Vorfußbelastung ("demi-pointe") kam es zu einer Ausrichtung der Metatarsalia im Verlauf der Tibia und zu einer Plantarisierung des Metatarsale I (Umwickelungseffekt der Plantaraponeurose). Die Lastaufnahme erfolgte über alle Zehen und die medialen und vor allem zentralen Metatarsalia (Abb. 3.127).

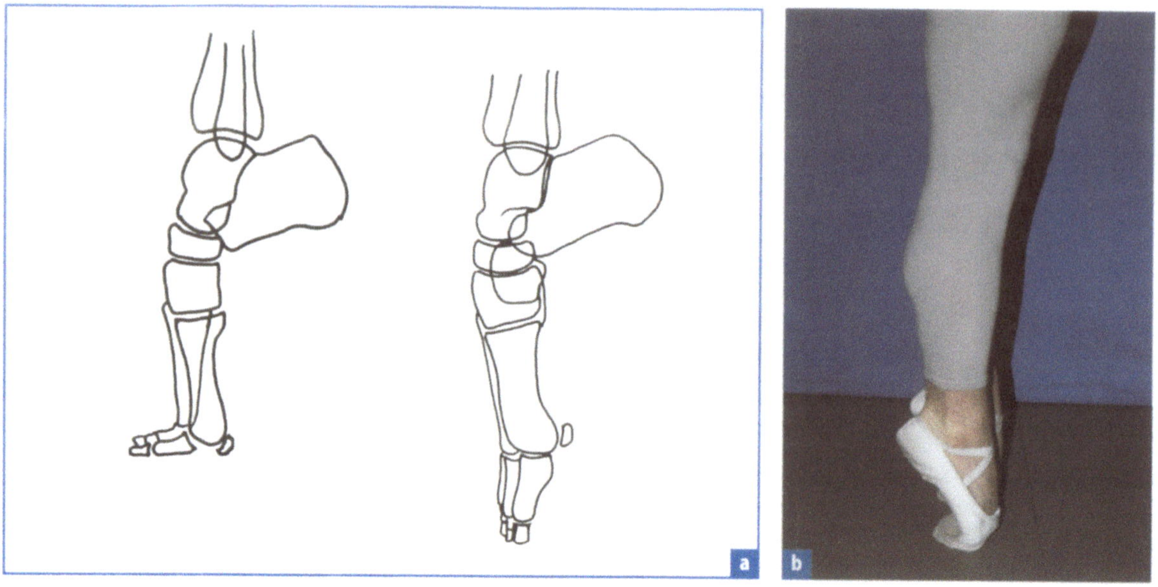

Abb. 3.127 a, b. Benigne Spitzfüße begegnen uns beim Ballett a schematisch, b im natürlichen Zustand

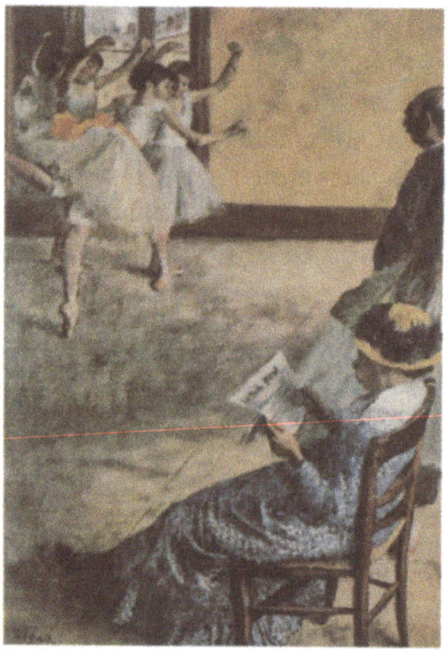

Abb. 3.128. Der Maler Edgar Degas (1834–1917) widmete einen Großteil seines Schaffens dem Spitzfuß beim Ballett

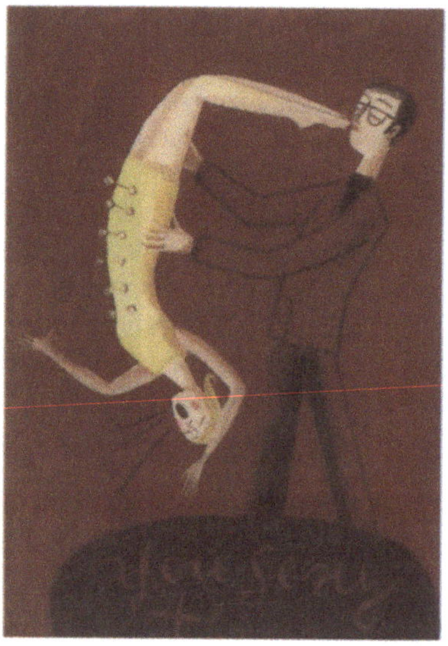

Abb. 3.129. Der Spitzfuß stellt einen wichtigen Bestandteil der weiblichen Silhouette in der Mode dar

Der Spitzfuß als modische Notwendigkeit

Wenngleich man bei der Betrachtung des Spitzfußes von der modischen Seite her eher von einer Spitzfußstellung als von einem wirklichen Spitzfuß sprechen sollte, stellt diese Fußstellung ein ganz wesentliches Attribut der weiblichen Mode dar. Wir haben uns deshalb erlaubt, diese Facette des Spitzfußes näher zu betrachten.

Der Spitzfuß stellt in entsprechender Ausprägung den harmonischen Abschluss der alternierenden sagittalen Kurven der weiblichen Silhouette dar (Abb. 3.129).

Diese beginnen im HWS-Bereich mit einer Lordose, gefolgt von der BWS-Kyphose und der LWS-Lordose. Das Gesäß bildet die nächste Stufe der ky-

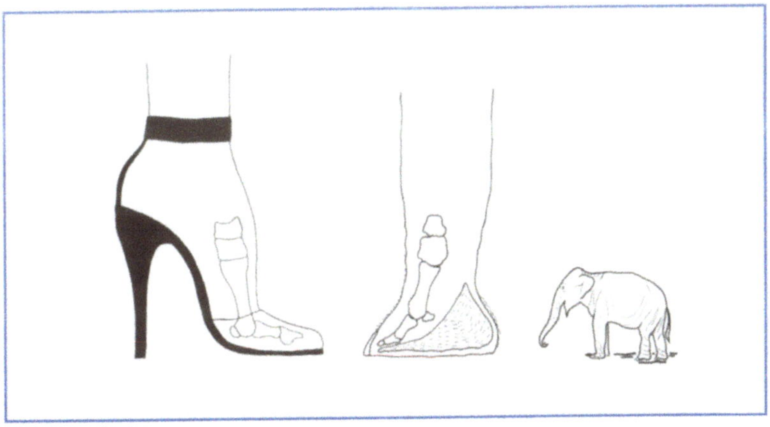

Abb. 3.130. Wie man sieht, geht auch der Elefant gewissermaßen auf hochhackigen Schuhen

phosierenden Wölbung, gefolgt von der Antekurvation der Oberschenkel. Ab dem Kniegelenk kommt es wieder zur Rekurvation, die durch die Antekurvation des Fußrückens beim Spitzfuß abgeschlossen wird.

In der wissenschaftlichen Literatur gibt es etliche Hinweise auf die Veränderung des Ganges durch das Tragen hoher Absätze. Hohe Absätze und eine schmale Schuhkappe sollen den Fuß schmaler und das Bein länger erscheinen lassen. Allerdings ist man sich über die nachteilige Wirkung spitz zulaufender Schuhe auf Zehendeformitäten (Abb. 3.130) einig. Frey fand in einer Untersuchung von Konfektionsschuhen heraus, dass ein direkter Zusammenhang zwischen Fußbeschwerden und zu engen Schuhen bestand (Frey 1993). Snow et al. (1992) bemerken, dass hohe Absätze zu einer Erhöhung der Vorfußdruckbelastung führen. So stieg diese bei einer Absatzhöhe von 1,9 cm um 22%, bei einer Höhe von 5 cm um 57% und bei einer Höhe von 8,3 cm sogar um 76%. Neben diesem Effekt kam es zu Metatarsalgien. Außerdem birgt das regelmäßige Tragen hoher Absätze die Gefahr einer Wadenmuskelverkürzung. Beim Gangzyklus reduziert sich die Beweglichkeit im oberen Sprunggelenk mit steigender Absatzhöhe, gleichzeitig wird der Hub der Wadenmuskulatur vermindert. Beim Absatzauftritt kommt es zur raschen plantarflektierenden Kippwirkung auf das obere Sprunggelenk wodurch der Vorfuß herunterklappt (Klapp-Klapp-Geräusch des Ganges mit Stöckelschuhen).

Der Beitrag, den der Fuß zur Schrittverlängerung leistet, reduziert sich entsprechend und der Gang wird kleinschrittig.

Die Ermüdbarkeit der Fußmuskulatur steigt ebenso wie der Bedarf nach einer verstärkten muskulären Stabilisierung des Rückfußes gegenüber Inversions- und Eversionstrauman (Ebbeling 1994; Gajdosik 1999).

Abb. 3.131. Der Gangablauf mit hohen Absätzen ist durch ein rasches Herunterklappen des Schuhs zu Beginn der Standphase charakterisiert. Das obere Sprunggelenk übernimmt bei der Fortbewegung nur einen unbedeutenden Anteil, während die Abrollung über den Vorfuß verstärkt abläuft

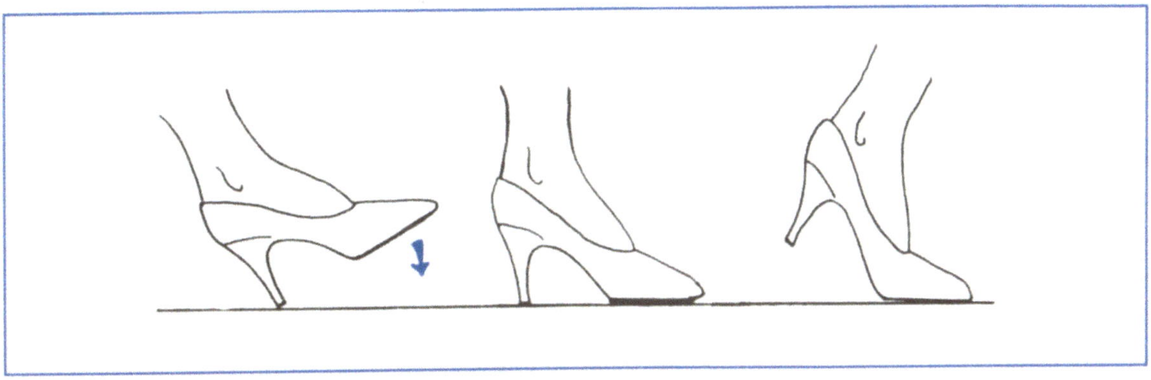

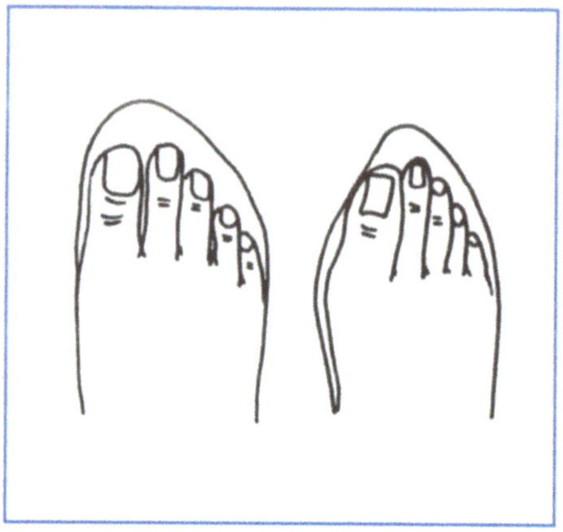

Abb. 3.132

Gefen u. Megido-Ravid (2002) haben die funktionellen Auswirkungen des Ganges mit hohen Absätzen untersucht (Abb. 3.131). Die Autoren fanden deutliche Unterschiede zwischen Personen, die gewohnheitsmäßig hohe Absätze tragen und solchen, die dies nur selten tun. Die EMG-Muster von M. peroneus longus und gastrocnemii zeigten bei den gewohnheitsmäßige Trägern eine vorzeitige Ermüdbarkeit. Deutlich war auch ein Unterschied zwischen den beiden Gastroknemiusköpfen. Anhand von dynamischen Fußdruckmessungen konnte außerdem eine Lateralverschiebung der Druckverteilung im Sinne einer erhöhten mediolateralen Instabilität gefunden werden.

Frey et al. (1993) berichten über eine Reihenuntersuchung von 356 Schuhträgerinnen. Die Autoren fanden heraus, dass in den getragenen Schuhen in 80 % Beschwerden bestanden. Diese verteilten sich zu 58 % auf die Zehen, zu 27 % auf den Großzehenballen und zu 15 % auf das Längsgewölbe und die Ferse. In 76 % bestanden eine oder mehrere Vorfußdeformitäten. Als Hauptursache für die Probleme wurde ein Missverhältnis von Fußgröße und Schuhgröße gesehen. Durch die Wirkung höherer Absätze werden die Zehen im Schuh zusammengepresst (Abb. 3.132).

4 Der Hackenfuß

Synonyme: Pes calcaneus, „pied talus", „pied bot calcanien", „piede uncino", „calcaneus foot".

Bei der grundsätzlichen Frage, ob man von einem Hakenfuß oder einem Hackenfuß sprechen soll, haben sich die Autoren für die letztere Schreibweise entschieden. Hoffa u. Schanz sprechen vom Hakenfuß, Hohmann u. Gocht dagegen vom Hackenfuß. Die Bezeichnung Hakenfuß steht für die Ähnlichkeit der Fußform mit einem Haken; bei der Bezeichnung Hackenfuß wird nach Meinung der Autoren jedoch der (entscheidende) funktionelle Aspekt besser berücksichtigt, da der Patient überwiegend oder ausschließlich auf dem Fersenbein, der Hacke geht.

4.1 Definition

Hoffa (1902): „Der Hakenfuss ist diejenige Deformität, welche den Fuss in Dorsalflexion fixiert."

„Die Charakteristika des Hackenfußes sind die Steilstellung der Ferse und die entweder fixierte und/oder pathologisch stark vermehrte Dorsalextension des Fußes, wobei die Plantarflexion aktiv oder passiv erschwert und nicht über die Null-Stellung ausführbar ist" (Dahmen u. Zsernaviczky 1985).

„Als Hakenfuß bezeichnen wir eine Fußdeformität, deren charakteristische Erscheinung darin besteht, dass die Ferse niedersinkt, sich in gleiche Richtung mit der Längsachse des Unterschenkels stellt, ja nach vorn zu überkippt" (Schanz 1928).

Eigene Definition: Der Hackenfuß ist eine Fußdeformität mit verstärkter Dorsalflexion und eingeschränkter Plantarflexion im oberen Sprunggelenk infolge einer Schwäche oder eines Ausfalls der Wadenmuskulatur (Abb. 4.1).

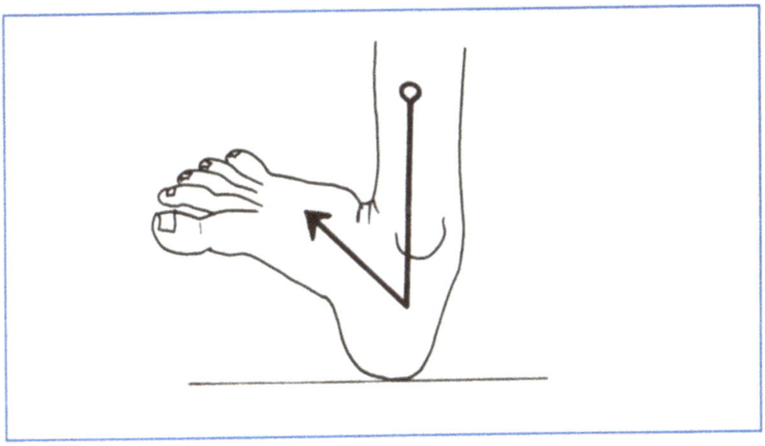

Abb. 4.1. Schematische Darstellung eines Hackenfußes

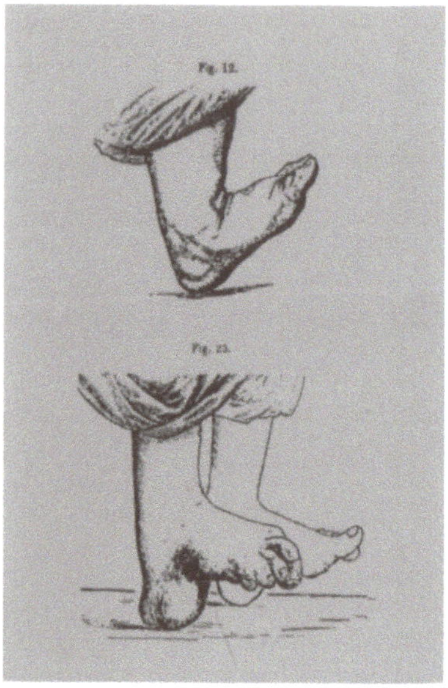

Abb. 4.2. Historische Hackenfußdarstellung. (Aus Brodhurst 1856)

4.2 Historische Aspekte

Der Hackenfuß als Folge von Lähmungen (meist als Poliofolge) ist altbekannt. Die wichtige funktionelle Bedeutung der Wadenmuskulatur wird durch den Begriff der Achillesferse herausgehoben (s. oben). Carl Nicoladoni (zit. bei Vulpius 1902) hat zuerst beschrieben, wie die Schädigung der Wadenmuskulatur die typische Kaskade einer Hackenfußentwicklung in Gang setzt. Die langen und kurzen Sohlenmuskeln wirken im Sinne einer Annäherung von Vorfuß und Fersenbein. Der Processus posterior calcanei wird in einen Processus inferior umgewandelt. Die Wadenmuskulatur kann wegen des extrem verkürzten Momentarmes keine plantarflektierende Wirkung mehr ausüben (Abb. 4.2).

Carl Nicoladoni (1847–1902) war auch der erste, der eine Sehnenverpflanzung aufgrund einer poliomyelitischen Lähmung vornahm, um einen gelähmten M. triceps surae zu ersetzen. Er verlagerte 1881 bei einem 16-jährigen Jungen mit Hackenfuß nach Poliolähmung die beiden Sehnen der Mm. peronei auf die Achillessehne (Vulpius 1902). Auch andere Autoren (zit. nach Vulpius 1902) berichteten über erfolgreiche Ersatzoperationen beim Hackenfuß (Hacke 1886; Phelps 1894; Goldthwait 1894; Lange 1897).

Albert Hoffa (1902) widmete dieser Deformität in seinem Lehrbuch bereits 11 Seiten. Er gab eine eigene klinische Einteilung an und beschrieb auch die Unterschiede zwischen dem Hackenfuß des Kindes und dem des Erwachsenen. Auch seine Therapievorschläge sind durchaus lesenswert. Die Versorgung mit einer Unterschenkelorthese mit gesperrter Dorsalflexion und freier Plantarflexion werden ebenso beschrieben wie detaillierte operative Maßnahmen.

Auch bei Tubby u. Jones (1903) wird dieser funktionell bedeutenden Deformität breiterer Raum gegeben. Die Autoren schildern genau ihr Vorgehen der Sehnentranspositionen und beschreiben typische Fälle (Abb. 4.4a, b).

Im klassischen Werk von Alfred Shands (1978) wird diese Deformität mit Ausnahme des angeborenen Hackenfusses ebenso nicht erwähnt wie bei Patrick Haglund (1923).

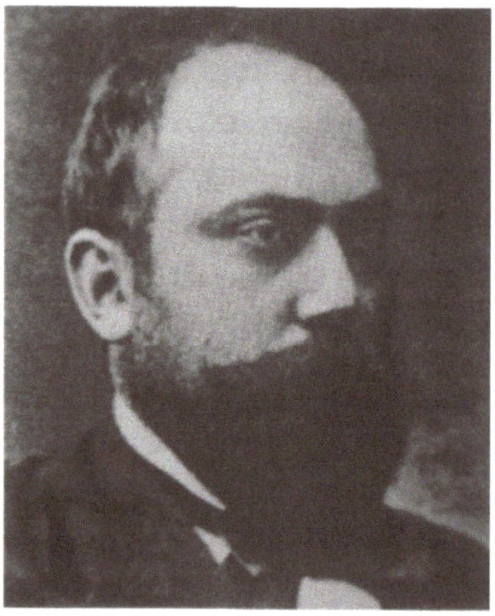

Abb. 4.3. Karl Nicoladoni (1847–1902) war der Begründer der modernen Hackenfußchirurgie

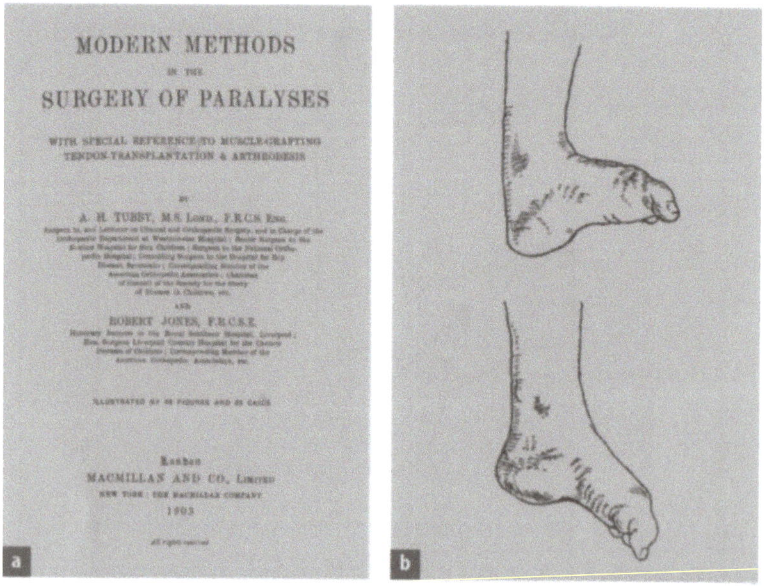

MODERN METHODS

IN THE

SURGERY OF PARALYSES

ROBERT JONES, F.R.C.S.E.

MACMILLAN AND CO., Limited

1903

Abb. 4.4. a Titelseite aus der Veröffentlichung zur Lähmungschirurgie von Tubby und Jones aus dem Jahre 1903. b Gezeichnetes Ergebnis einer operativen Hackenfußbehandlung durch Transposition der Peronealsehnen auf den Kalkaneus. *Oben* vor, *unten* nach der Operation

4.3 Variationsbreite der Hackenfußdeformität

Ätiologisch tritt der Hackenfuß idiopathisch, kongenital (intrauterin), positionell, neurologisch, posttraumatisch und iatrogen auf.

Die nachfolgende Zusammenstellung soll einen Eindruck von der Vielfalt der Ursachen und der Ausprägungsformen des Hackenfußes vermitteln (Abb. 4.5–4.9).

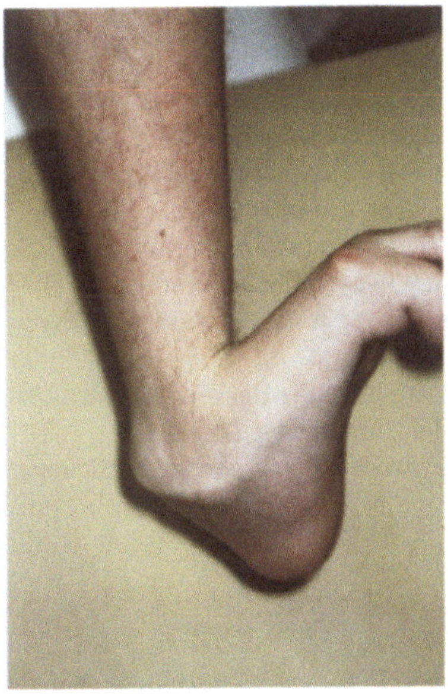

Abb. 4.5. Schwerer Lähmungshackenfuß bei einem 15-jährigen Patienten mit spastischer Lähmung

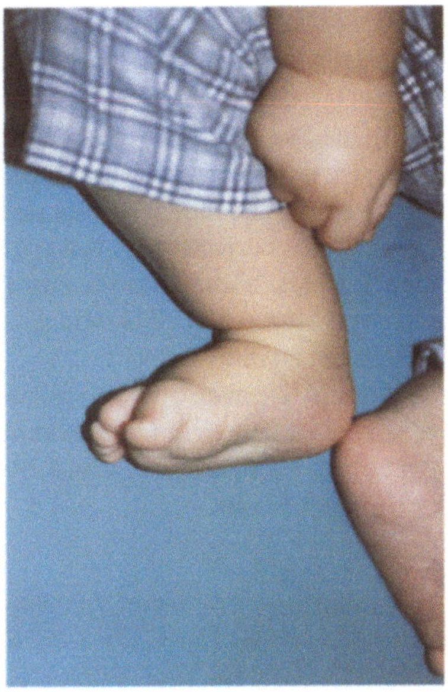

Abb. 4.6. Säuglingshackenfuß bei einem 7-Monate alten gesunden Säugling

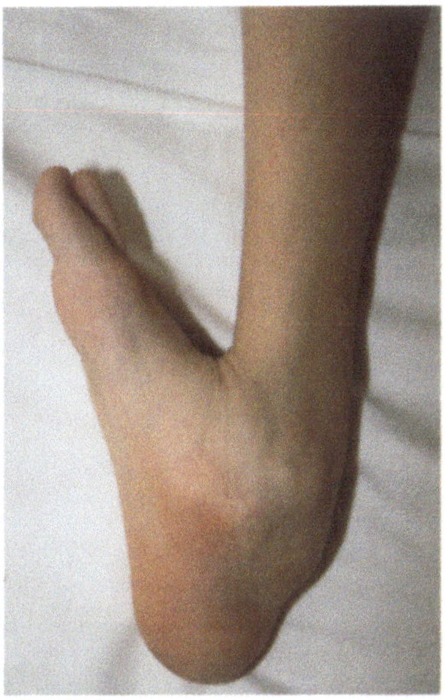

Abb. 4.7. Schwerer Hackenfuß bei einem 11 Jahre alten Jungen mit angeborener Atrophie der Achillessehne

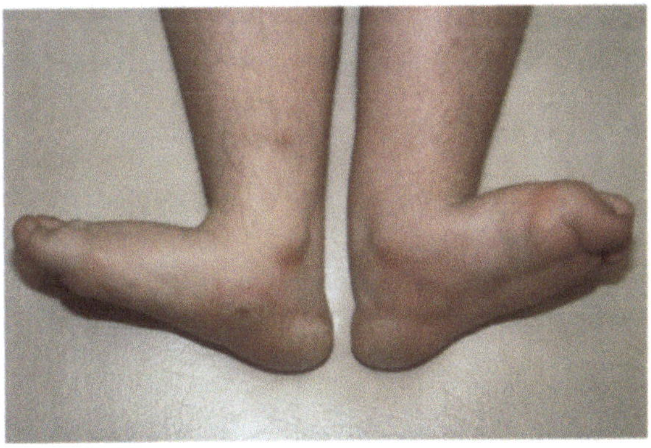

Abb. 4.8. Lähmungshackenfüße bei einem 12-jährigen Mädchen mit sakraler Spina bifida

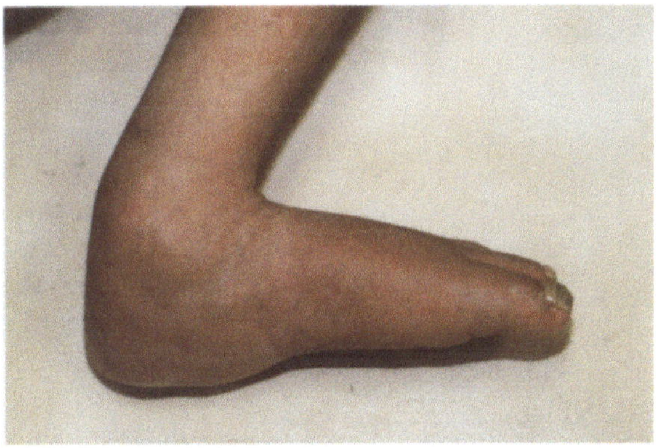

Abb. 4.9. Lähmungshackenfuß bei einem 26-jährigen Patienten mit Paraplegie unterhalb von Th8

4.4 Epidemiologie

Albert Hoffa (1902) gibt die damalige Seltenheit der Deformität folgendermaßen an: Unter 67919 chirurgischen Patienten der Münchner chirurgischen Poliklinik befanden sich 9 mit Hackenfüßen; davon waren 2 angeborener und 7 paralytischer Natur.

Einer Statistik von Sidney Roberts (zit. nach Hoffa 1902) zufolge fanden sich in einem größeren Krankengut von 816 Fußdeformitäten 3 Fälle von angeborenem Hackenfuß und 31 von erworbenem. Gleichzeitig berichtete der Autor von 5 Füßen mit angeborener und 34 mit erworbener Knickhackenfußdeformität. Damit schneidet der Hackenfuß mit 8,9 % etwas besser ab als in den anderen Statistiken. Fritz Lange gibt in seinem Lehrbuch (1914) eine Statistik von 13000 orthopädischen Krankheitsfällen an, unter denen sich nur 7 angeborene und 31 erworbene Hackenfüße befanden. In einem anderen Patientengut wurde sie bei 7 von 5000 Patienten beobachtet.

Hans Storck berichtet 1930 von 376 Hackenfüßen unter 49255 Krankheitsfällen. Ursächlich waren für die Deformität in 231 Fällen angeborene Faktoren, in 133 Fällen schlaffe Lähmungen und bei 12 Patienten traumatische Veränderungen zu finden.

Townsend (zit. nach Giuliani) gab die Häufigkeit der Hackenfüße mit 4,1 % bei seinem Patientengut mit Lähmungsdeformitäten an.

Damit stellen neurogene Ursachen sicherlich die weitaus größte Gruppe der Hackenfüße dar.

4.5 Ätiologie und Pathogenese

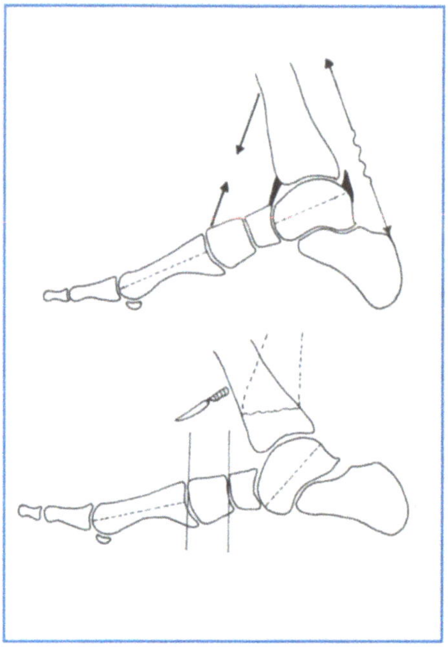

Abb. 4.10. Ein Hackenfuß kann sowohl durch eine Verkürzung der vor der Sprunggelenksdrehachse liegenden Strukturen, als auch durch eine Elongation der hinter ihr liegenden Strukturen entstehen. Zusätzlich kommen auch knöcherne und artikuläre Deformitäten für sein Zustandekommen in Frage

Um das Verständnis für diese Fußdeformität zu erleichtern, möchten wir zunächst analog zum Spitzfuß die Frage stellen:

Mit welchen Mechanismen kann man einen Hackenfuß erzeugen (Abb. 4.10)? Folgende Strukturen können an einer Hackenfußentstehung beteiligt sein:

muskulotendinös,
- Muskelverkürzung vor der OSG-Achse (Fußheber),
- Muskelungleichgewicht zwischen Fußhebern und -senkern (Fußheber überwiegen),
- Schädigung/Durchtrennung der Achillessehne (*Achillesferse*),

neurogen,
- Schwäche bzw. Ausfall der Pantarflektoren,

ossär,
- in Antekurvation verheilte distale Tibiafrakturen,
- Fehlen bzw. Destabilisierung des Vorfußhebels (funktioneller Hackenfuß),

artikulär,
- dorsaler (hinterer) Anschlag am oberen Sprunggelenk,
- Ankylosen des oberen Sprunggelenkes in Dorsalflexionsstellung (nach Infektionen oder Traumen),

kapsuloligamentär,
- ventrale Kapselverkürzung am OSG,

dermatogen,
- Haut- und Weichteilschrumpfung am ventralen Unterschenkel (Sklerodermie, Verbrennungen, Schnürfurche),
- Kombinationen dieser Mechanismen.

Hoffa (1902) unterschied drei Gruppen von Hackenfüßen (Abb. 4.11a,b):

- den angeborenen Hackenfuß,
- den paralytischen Hackenfuß,
- sonstige Formen (posttraumatisch, durch Narbenzug, reflektorisch).

„Der Hakenfuß bildet sich, wenn die Wadenmuskulatur aus irgendeinem Grund außer Tätigkeit gesetzt wurde" (Schanz 1928).

„Jede angeborene oder erworbene Veränderung, die die Wadenmuskulatur schwächt, kann zur Entstehung eines Hackenfusses führen" (Dahmen u. Zsernaviczky 1985).

Einteilung der Ätiologie des Hackenfußes (mod. nach Dahmen u. Zsernaviczky 1985):

- angeborener Hackenfuß,
- Lähmungshackenfuß (schlaff oder spastisch),
- posttraumatischer Hackenfuß (Schädigung der Achillessehne oder des M. triceps surae),
- Hackenfuß durch lokale Störung der Achillessehne (z. B. Xanthomatosis),
- iatrogener Hackenfuß (nach Achillessehnenverlängerung).

Nach der Art der Ursache würden wir folgende Einteilung des Hackenfußes vorschlagen:

- neuromuskulär,
- posttraumatisch/degenerativ,
- idiopathisch/habituell/positionell,
- kompensatorisch (Hackenfußstellung zum Beinlängenausgleich),
- iatrogen,
- kongenital (calcaneovalgus),
- seltene Formen (Narbenzug, reflektorisch).

Pathogenetisch resultiert stets eine Begünstigung der aktiven und passiven Dorsalflexion des Fußes.

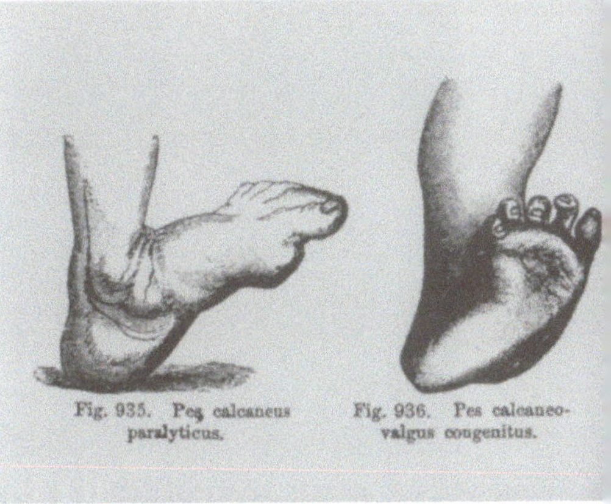

Abb. 4.11. Historische Darstellung eines Lähmungshackenfußes links und eines angeborenen Hackenfußes rechts. (Nach Tillmans 1897)

4.6 Pathoanatomie und Pathomechanik

4.6.1 Pathoanatomie

Karl Nicoladoni (zit. nach Hoffa 1902) unterschied nach der Form zwei Hauptgruppen von Hackenfüßen:

- den Pes calcaneus durch starke Dorsalflexion des gesamten Fußes (Abb. 4.12),
- den Pes calcaneus durch Tiefstand der Ferse (Abb. 4.13, s. auch „Der Hackenhohlfuß", in Döderlein et al. 2001).

Die pathologische Anatomie wird im Folgenden aufgrund der Literatur und eigener klinischer Untersuchungen dargestellt.

Beim Hackenfuß entwickelt sich eine besonders eindrucksvolle Stellungsveränderung der Knochen des Rückfußes.

Hoffa (1902) beschreibt die Veränderungen beim angeborenen Hackenfuß. Der Talus ist flacher und länger. An seiner kranialen Fläche entwickelt sich eine tiefe Grube, in die sich die abnorm entwickelte Knochenleiste der distalen Tibiavorderkante einpasst (Abb. 4.37). Am Kalkaneus ist eine Hypertrophie des Processus anterior zu sehen, die etwa die Hälfte der Gesamt-

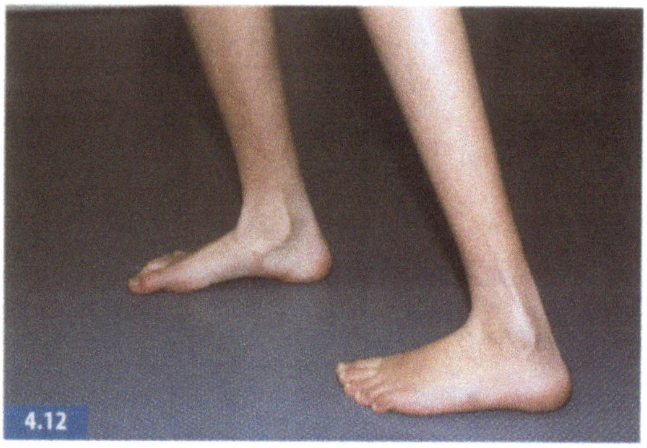

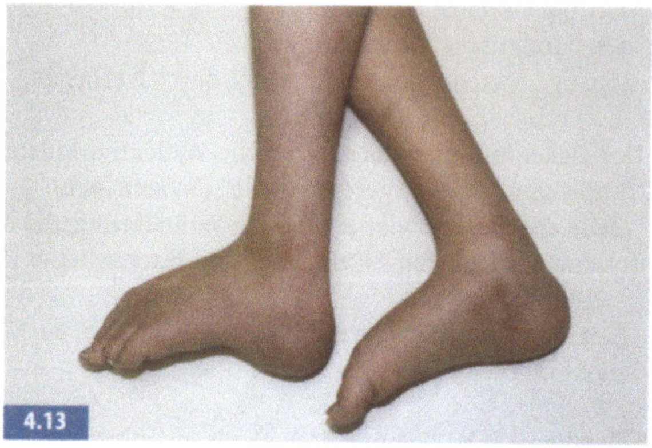

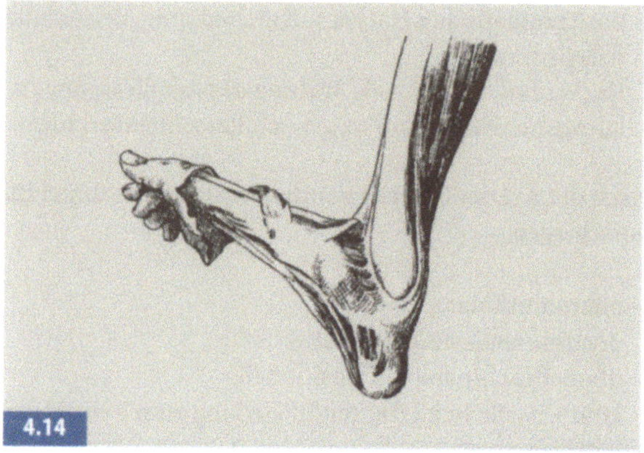

Abb. 4.12. Iatrogener Hackenfuß links nach Achillessehnenverlängerung und Verlängerung der Tibialis-posterior-Sehne

Abb. 4.13. Hackenfuß mit alleinigem Tiefstand der Ferse links und vermehrter Dorsalflexion rechts bei einem 12-jährigen Mädchen mit spastischer Lähmung nach beiseitiger Achillessehnenverlängerung

Abb. 4.14. Darstellung der Hackenfußanatomie. (Nach Hoffa 1902)

länge des Kalkaneus ausmacht. Das Sustentakulum ist dagegen schwächer entwickelt. Die Gelenkflächen von Talus und Kalkaneus im Chopart-Gelenk sind nebeneinander angeordnet.

Beim erworbenen Hackenfuß beschreibt Hoffa eine extrem atrophierte Unterschenkelmuskulatur, bei der die Achillessehne der dorsalen Tibiafläche innig anliegt. Die Ferse ist in der Verlängerung der Unterschenkelachse ausgerichtet (Abb. 4.14). Am Fußrücken treten die Sehnen der Fußheber bei stark dorsalflektiertem Fuß hervor, die mediale Fußwölbung ist wenig ausgebildet, die laterale dagegen akzentuiert. Das Os naviculare ist dem Innenknöchel angenähert. Die Talusrolle tritt nach dorsal vor. Lateral kommt es zu einer Luxation beider Peronealsehnen vor den Außenknöchel. Die vordere obere Sprunggelenkskapsel setzt sehr nahe am Taluskopf an. Sie bedeckt eine quere Aushöhlung am Talushals, die mit der distalen Tibiavorderkante artikuliert. Der Taluskörper wird nach hinten aus der Knöchelgabel herausgedrängt (Abb. 4.14).

Schanz (1928) macht darauf aufmerksam, dass sich die Form des Fußes nach und nach verändert.

Am oberen Sprunggelenk kommt es zu einem vorderen Anschlagsphänomen der distalen Tibia am Talushals. Wenn das untere Sprunggelenk stabil bleibt, bildet dieser knöcherne Anschlag gewissermaßen eine natürliche Begrenzung des Hackenfußes, die freilich funktionell viel zu spät eintritt.

Der Kalkaneus stellt sich infolge der fehlenden Zugwirkung des M. triceps surae zunehmend steil ein, der Vorfuß kann durch kompensatorisch verstärkte Aktivierung der intrinsischen Muskeln, der langen Zehenbeuger sowie der Peronealmuskulatur eine Hohlfußkomponente entwickeln (Näheres s. Döderlein et al. 2001, „Der Hohlfuß"). Das Tuber calcanei stellt sich bei ausgeprägter Deformität in Verlängerung der Unterschenkellängsachse ein. Die

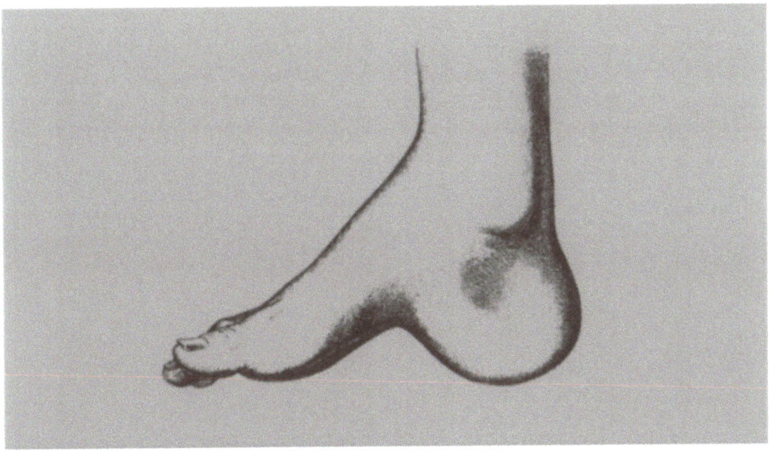

Abb. 4.15. Kräftige Ausprägung des Fersenpolsters bei paralytischem Hackenfuß (Hoffa 1902)

dorsalen Anteile des Kalkaneus atrophieren durch den Druck der Achillessehne. Der Talus stellt sich dagegen horizontal ein. Das Os naviculare wird keilförmig deformiert. Die Fußsohlenstruktur verändert sich in typischer Weise mit einer Verdickung und Hypertrophie des Fersenpolsters und einer Minderbeschwielung und Sohlenatrophie im Vorfußbereich (Abb. 4.15). Vor der Ferse entsteht eine quere Falte (Schanz 1928).

Im Falle einer zusätzlichen Knickplattfußkomponente, bei der das untere Sprunggelenk dem von oben vordrängenden Sprungbein nachgibt, kommt es zur typischen Knickhackenfußdeformität mit völliger Destabilisierung des Fußhebels, bei der ein vorderer Anschlag der distalen Tibia am Talushals nicht mehr funktionell wirksam wird.

4.6.2 Pathomechanik

„Der Hakenfuß bedeutet eine sehr schwere Störung der Gehfähigkeit. Schon die Ausschaltung der Achillesmuskeln an sich stört in hohem Grad. Je höhere Grade die Deformität erreicht, umso mehr wächst auch die Störung an" (Schanz 1928).

„Der Fuß klebt am Boden" (Schanz 1928).

Das Merkmal des Lähmungshackenfußes ist primär die Insuffizienz der Wadenmuskulatur. Damit ist die Unmöglichkeit der normalen Abwickelung über die Fußspitze gegeben. Der Unterschenkel wird zur Stelze" (Giuliani 1961).

Der Hackenfuß führt zu einer Einschränkung bzw. zum vollständigen Verlust des funktionellen Vorfußhebels beim Gangablauf. Diese Einschränkung kommt durch eine unzureichende oder fehlende Wadenmuskelkraft zustande, die ggf. durch eine Instabilität des Vorfußhebels (Knickhackenfuß) kompliziert sein kann. Die Unterscheidung zwischen einem einfachen und einem komplizierten Hackenfuß ist von therapeutischer Bedeutung.

Einfacher Hackenfuß:
unzureichende oder fehlende Wadenmuskelkraft bei stabilem Vorfußhebel (Abb. 4.16).
Komplizierter Hackenfuß:
unzureichende oder fehlende Wadenmuskelkraft bei instabilem Vorfußhebel (Abb. 4.17).

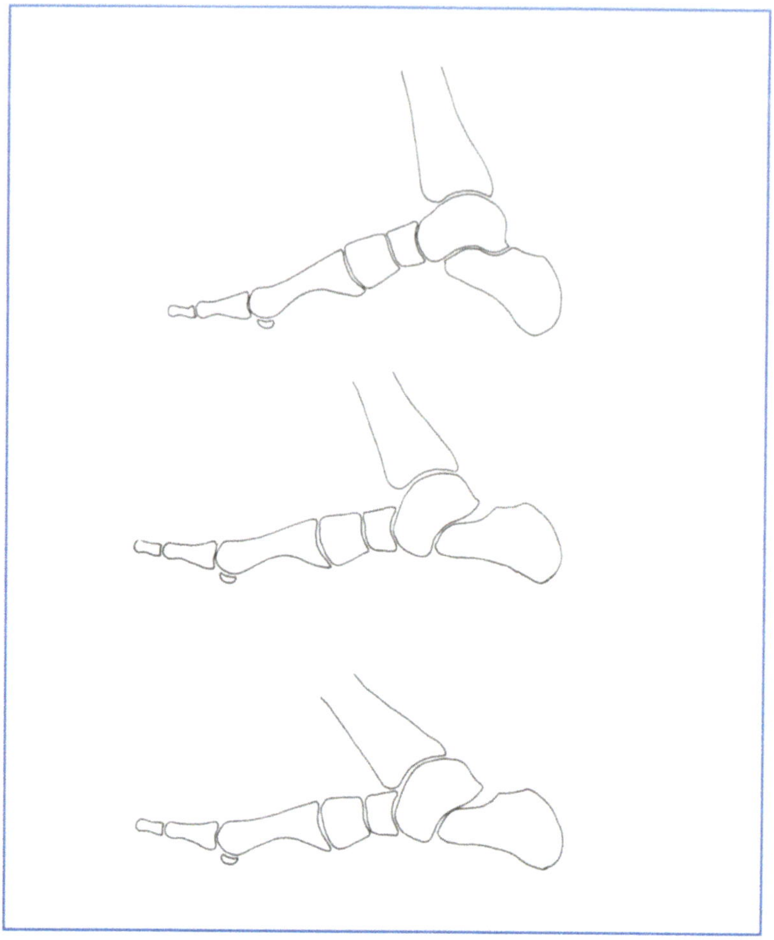

Abb. 4.16. Einfacher Hackenfuß *oben*, Knickfuß mit funktioneller Hackenfußstellung *mittleres* Bild und kombinierter (komplizierter) Knick-Hackenfuß *unteres* Bild

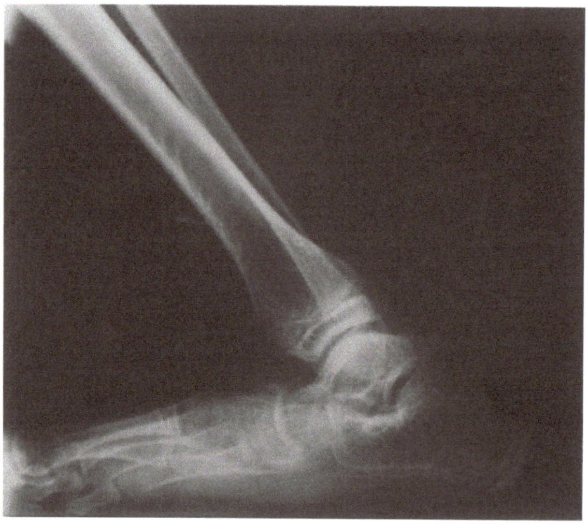

Abb. 4.17. Röntgendarstellung eines schweren Knick-Hacken-Fußes mit Wadenmuskelinsuffizienz und Instabilität des unteren Sprunggelenkes (14-jähriger Junge mit spastischer Lähmung, Zustand nach Achillessehnenverlängerung)

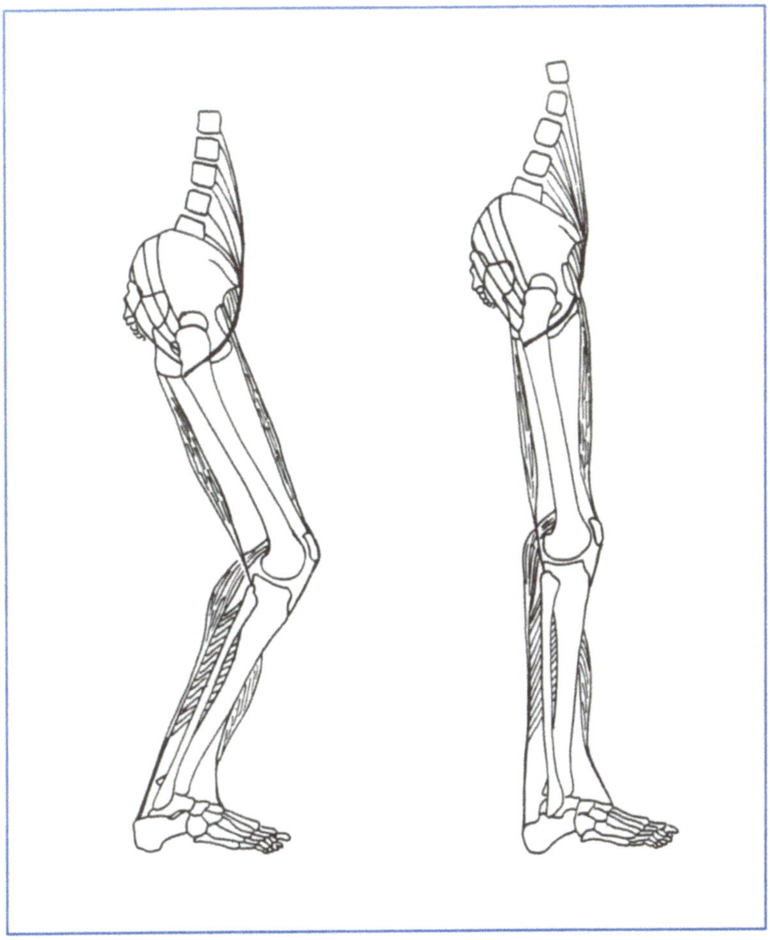

Abb. 4.18. Die Kraft der Wadenmuskulatur ist von der Stellung des Kniegelenkes abhängig. Nur bei vollständiger Kniestreckung kann der Gastroknemiusanteil auf das obere Sprunggelenk wirken

Infolge der kompensatorischen Knie- und Hüftbeugestellung bei beiden Formen kommt es zu einer Entspannung der Gastroknemius-Muskelursprünge oberhalb der Femurkondylen. Die Hackenfußdeformität verstärkt sich damit gewissermaßen von selbst: Je stärker die Dorsalflexion im OSG und die entsprechende Kniebeugestellung sind, umso schwächer werden die Gastroknemiusanteile des M. triceps surae (Abb. 4.18). Jede Therapie muss deshalb primär auch auf eine vollständige Kniestreckung abzielen. Zusätzlich wird der Momentarm der Fußheber mit weiterer Dorsalflexion im oberen Sprunggelenk größer (Biesalski 1916).

Die pathologische Wirkung des Hackenfußes beim Gangablauf

„Der Kranke mit Hackenfuß läuft den Absatz ab, weil die Fußgelenke erst bei maximaler Dorsalflexion stabil werden und die Stelze damit tragfähig wird" (Giuliani 1961).

Die Hackenfußdeformität macht sich funktionell primär in der Standphase bemerkbar (Perry 1992). Die Verminderung der Plantarflexion bedeutet zum Beginn der Standphase eine vermehrte Instabilität, da der Vorfuß nicht rechtzeitig zum Boden gebracht werden kann. Die unzureichende oder fehlende Kraft der Plantarflektoren führt zu einer vermehrten Dorsalflexionsstellung im oberen Sprunggelenk in der Stand- und zu Beginn der Schwungphase. Die Auswirkungen des Hackenfußes bei der Gewichtsübernahme

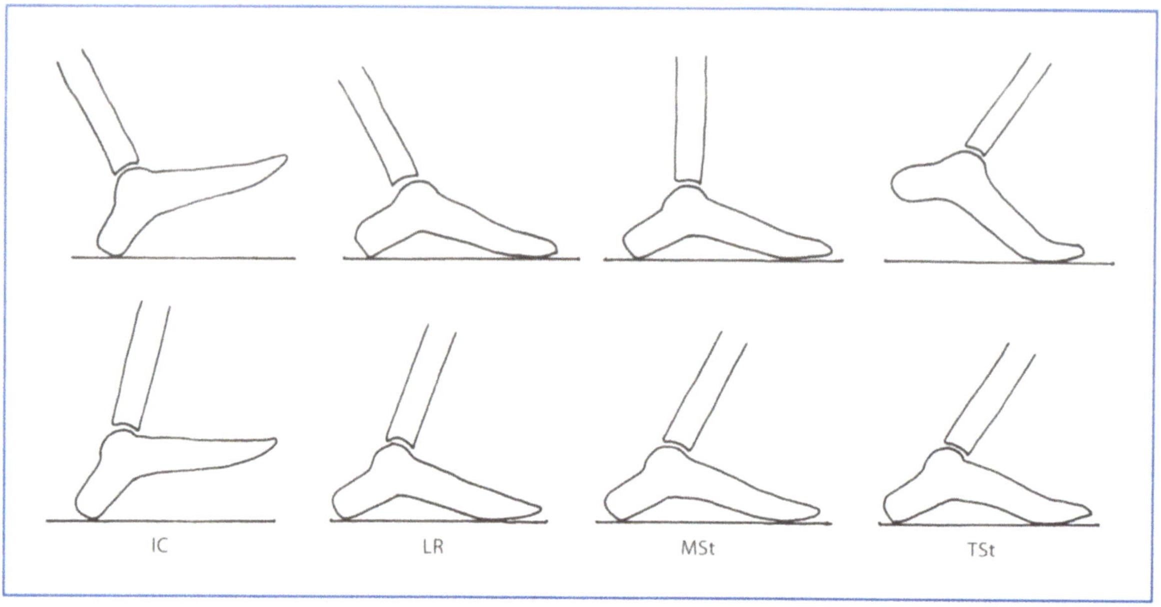

Abb. 4.19. Schematische Darstellung des Gangablaufes normal obere Reihe und Hackenfußgang untere Reihe

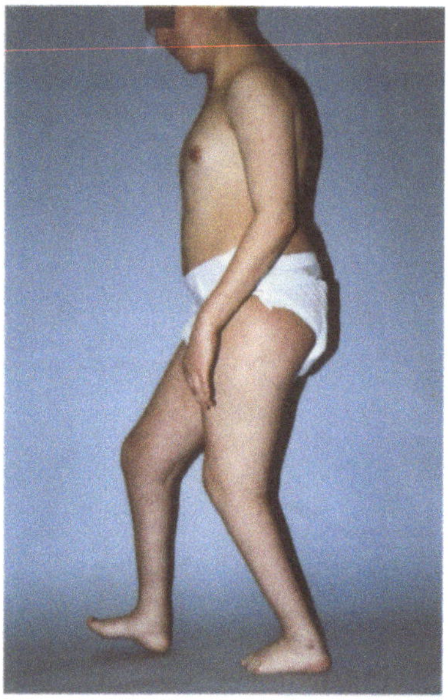

Abb. 4.20. Klinische Darstellung des Hackenfußganges bei einem 15-jährigen Patienten mit sakraler Spina bifida und komplettem Ausfall der Wadenmuskulatur

hängen davon ab, ob das obere Sprunggelenk passiv noch in Plantarflexion kommt. Ist die Exkursionsfähigkeit der Fußhebemuskulatur erhalten, so resultiert (bei stärkerer Dorsalflexionsstellung beim Erstkontakt) lediglich ein verzögertes Herunterklappen des Vorfußes. Im Fall einer passiv eingeschränkten Plantarflexion kommt es aber zu einer verstärkten Tibiavorschubwirkung mit sekundär notwendiger Stabilisierungsfunktion der Kniestreckmuskulatur (Perry 1992).

In Standphasenmitte macht sich die fehlende Stabilisierungsfunktion des oberen Sprunggelenks für die Plantarflexion ebenfalls bemerkbar. Der M. soleus ist nicht in der Lage, die Vorkippung der Tibia im oberen Sprunggelenk durch exzentrische Kontraktion abzubremsen (Abb. 4.19, 4.20). Das obere Sprunggelenk kommt dadurch rasch in Dorsalflexion, die durch das vorschwingende Bein der Gegenseite noch unterstützt wird. Die so hervorgerufene Kniebeugestellung muss durch vermehrte Arbeit des M quadriceps und der Hüftstrecker kompensiert werden. Leider unterstützen die ischiokruralen Muskeln dabei nicht nur die Hüftstreckung sondern auch die Kniebeugung. Gegen Ende der Standphase verbleibt die Ferse länger am Boden, da die typische Abstoßfunktion fehlt. Der M. gastrocnemius kann wegen der fehlenden Kniestreckung keine plantarflektierende Kraft auf das obere Sprunggelenk entfalten. Die Ferse hebt passiv erst nach Erreichen des dorsalen Anschlages am oberen Sprunggelenk bei weiter vorwärts bewegtem Körperschwerpunkt ab.

In der Schwungphase sind keine wesentlichen negativen Auswirkungen eines Hackenfußes zu beobachten, wenn man von der verkürzten Schrittlänge infolge der fehlenden Kniestreckung absieht.

Die charakteristischen Kennzeichen eines Hackenfußganges können bei Abschwächung der Wadenmuskulatur entsprechend geringer ausgeprägt sein. Typisch bleiben jedoch bei einer Schwäche der Plantarflektoren für den Gang die verlängerte und vermehrte Dorsalflexionsstellung zum Ende der Standphase und die verkürzte Schrittlänge (Götz-Neumann 2003).

Beim Treppensteigen muss der Patient treppauf den gesamten Fuß aufsetzen, treppab kommt es zur Stoßbelastung auf den Rückfuß ohne die Möglichkeit im oberen Sprunggelenk abzufedern.

Zusammenfassung der Gangbildveränderungen beim Hackenfuß:

Standphase des Ganges		Schwungphase des Ganges	
	Pathologie		Pathologie
IC	-	ISw	-
LR	++	MSw	-
MSt	++	TSw	-
TSt	++		
PSw	+		

Erklärungen: *IC* Erstkontakt; *LR* Gewichtsübernahme; *MSt* Standphasenmitte; *TSt* Standphasenende; *PSw* Schwungphasenvorbereitung; *ISw* Schwungphasenbeginn; *MSw* Schwungphasenmitte; *TSw* Schwungphasende.

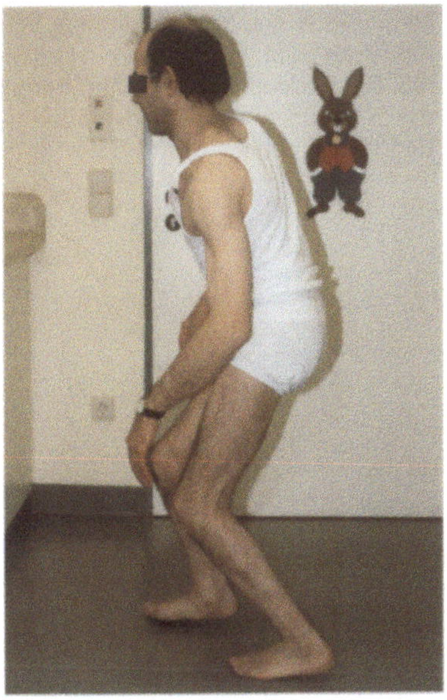

Abb. 4.21. Bei den schweren Formen des Hackenfußes wird die Fortbewegung äußerst mühsam und die Belastung der Hüft- und Kniegelenke steigt enorm an (47-jähriger Patient mit Insuffizienz der Wadenmuskulatur und schweren Kniebeugekontrakturen)

Daraus folgt:

- Der Hackenfuß ist eine Standphasendeformität.
  Seine Folgen sind:
- Schrittverkürzung,
- fehlende Abstoßfunktion,
- Beugewirkung auf Knie- und Hüftgelenk,
- proximale Kompensationsmechanismen (Quadriceps- und Hüftstreckermehraktivierung; Abb. 4.21).

Ein einseitiger schwerer Hackenfuß kann von einer gleichseitigen kompensatorischen Hüft- und Kniegelenksbeugung begleitet sein; diese muss aber durch eine entsprechende Kalkaneusstellung der Gegenseite (ebenfalls mit Hüft- und Kniegelenksbeugung) kompensiert werden. Es kommt zur Mehraktivität der Hüft- und Kniestreckmuskeln mit einer Verkürzung der Schrittlänge. Weitere im Fuß gelegene Kompensationsmechanismen des Hackenfußes sind die Mehrarbeit der langen und kurzen Zehenbeuger und der Mm. peronei. Sie haben die Aufgabe, den funktionellen Vorfußhebel zu verlängern und die Kraft der verbliebenen Plantarflektoren einzusetzen (Abb. 4.22). Allerdings können beide auch eine Akzentuierung der Cavusstellung bewirken (s. Döderlein et al. 2001).

Mc Glamry (1992) bezeichnet die verstärkte Aktivierung der langen Zehenbeuger als „flexor substitution“ (im Gegensatz zur „extensor substitution“). Da die Mehrzahl der langen Fußmuskeln eine supinatorische Wirkung entfaltet (M. flexor hallucis longus, M. flexor digitorum longus, M. tibialis posterior), kommt es neben der Beugestellung auch zur Supination im unteren Sprunggelenk. Die Steilstellung des ersten Metatarsale über eine Mehraktivierung des M. peroneus longus trägt zu dieser Supinationswirkung bei (s. Döderlein et al. 2001, „Der Hohlfuß“). Eine dem Hackenfuß vergleichbare funktionelle Bedeutung hat auch der erheblich instabile Knickplattfuß sowie Zustände nach Vorfußamputationen, bei denen der funktionelle Vorfußhebel wegen der Instabilität des unteren Sprunggelenkes oder wegen des fehlenden Vorfußes nicht wirksam werden kann (Abb. 4.16 und 4.23).

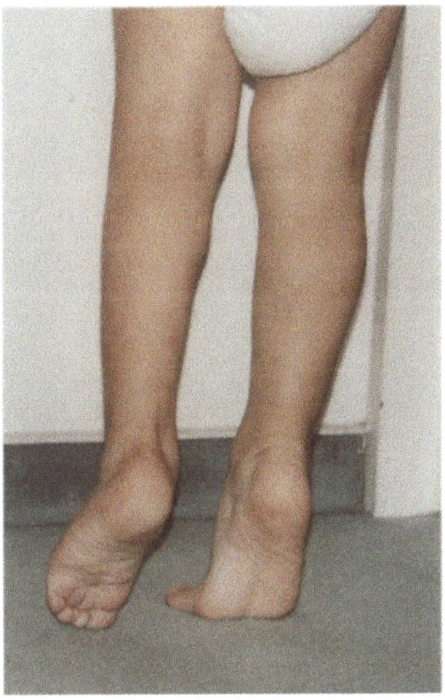

Abb. 4.22. Kompensatorische Mehraktivierung der langen Zehenbeuger zur Unterstützung der unzureichenden Wadenmuskelkraft (2-jähriger Junge, Zustand nach Wadenmuskelverlängerung bei angeborenem Klumpfuß)

Eine andere, energetisch aber ebenfalls ungünstige Kompensationsmöglichkeit des Hackenfußes besteht in der Benutzung von Gehstützen, um den Körperschwerpunkt nach vorne zu kontrollieren und die Hüft- und Kniestrecker zu entlasten. Das alleinige Gehen auf den Fersen ist unter andauernder Aktivierung der Fußheber und Kniestrecker nur kurzzeitig möglich (siehe Abb. 5.3 a).

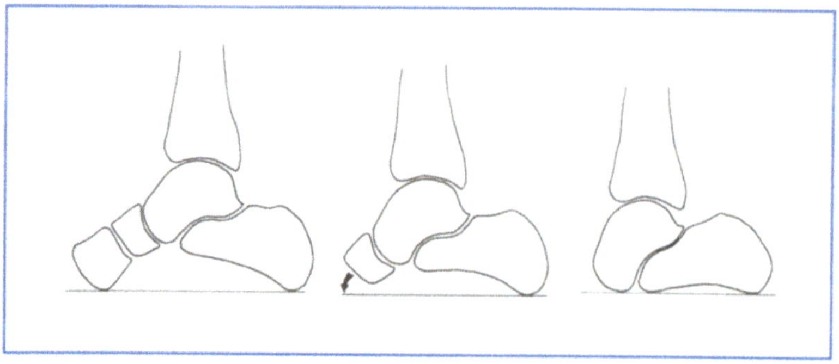

Abb. 4.23. Nach Vorfußamputationen kommt es wegen des Ausfalles des Vorfußhebels zum funktionellen Hackenfuß. Der Rückfuß stellt sich gleichzeitig durch die überwertige Wadenmuskulatur in Spitzfußstellung ein

Fazit

Dem Hackenfuß liegt pathogenetisch eine Insuffizienz oder Schwäche der Wadenmuskulatur bzw. ihrer Endsehne zugrunde. Der funktionelle Fußhebel kann dadurch nicht wirksam werden. Er kann zusätzlich instabil oder insuffizient sein (Knickhackenfuß, Fußamputationen). Durch diese Mechanismen kommt es zu einer pathologisch vermehrten Dorsalflexionsfähigkeit im oberen Sprunggelenk mit oder ohne Einschränkung der Plantarflexion. Die für den Gangablauf maßgebliche Wadenmuskelfunktion kommt so nicht in ausreichendem Maße zum Tragen, so dass proximale Muskeln einspringen müssen. Zunehmendes Körpergewicht und Längenwachstum können einen grenzwertig funktionsfähigen Wadenmuskel dekompensieren lassen.

4.7 Diagnostik des Hackenfußes

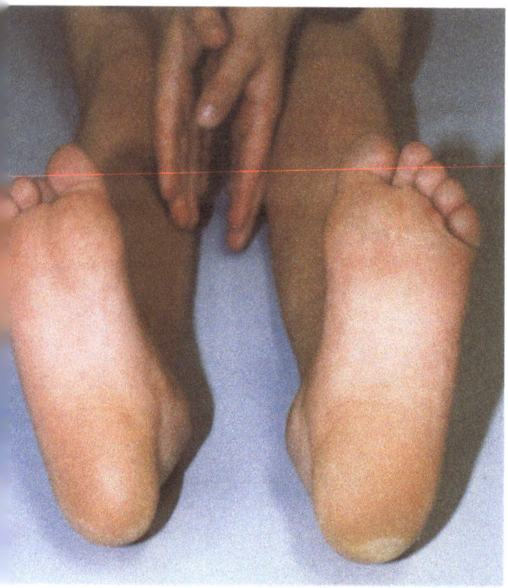

Abb. 4.24. Bei der klinischen Untersuchung von Hackenfüßen fällt primär das vermehrt entwickelte und beschwielte Fersenpolster auf

4.7.1 Klinische Untersuchung

Die Diagnostik des Hackenfußes gelingt bei der ausgeprägten Deformität leicht, beim geringgradigen Hackenfuß dagegen nur durch eine gezielte Untersuchung. Neben der Inspektion und Palpation sollte auch beim Hackenfuß die klinisch-funktionelle Diagnostik mit einbezogen werden. Hier kann die Untersuchung des getragenen Schuhwerkes (verstärkte Abnützung im Fersenbereich) wichtige zusätzliche Hinweise auf das Ausmaß und die Symmetrie der Deformität geben.

Inspektion unter Entlastung. Unter Entlastung ist beim einseitigen Hackenfuß die spontane Einstellung des Fußes in leichter Dorsalflexion (anstelle der spontanen Plantarflexion beim gesunden Fuß) charakteristisch (Abb. 4.24). Die Ferse ist im Seitenvergleich deutlich hypertrophiert und zeigt eine Mehrbeschwielung, während der Vorfuß schmal und kaum oder gar nicht beschwielt ist. Bei erheblicher Umfangsminderung der Wade hebt sich die Achillessehnenkulisse kaum oder überhaupt nicht unter der Haut ab. Bei einem Überwiegen des M. tibialis anterior (besonders bei der Spina bifida) kann der Vorfuß zusätzlich eine Supinationsstellung einnehmen.

Inspektion belastet. Im Stehen fällt die hypertrophierte Ferse noch deutlicher auf. Der Vorfuß hat weniger Bodenkontakt, die Zehen werden kompensatorisch in den Grundgelenken gebeugt, um die Bodenberührung des Vorfußes zu ermöglichen. Durch diesen Mechanismus werden aber die Metatarsaleköpfchen von plantar her wieder angehoben. Dieser Mechanismus kommt besonders bei struktureller Vorfußsupination oder bei einer Instabilität des ersten Strahles zur Ausprägung.

Palpation unbelastet. Bei der passiven Bewegungsprüfung fällt sofort die verstärkte bzw. exzessive Dorsalflexionsfähigkeit im oberen Sprunggelenk auf. Im Extremfall kann der Fußrücken bis zur distalen Tibiavorderseite gebracht werden. Oft ist das untere Sprunggelenk ebenfalls hypermobil, was sich in einer zusätzlichen Knickfußkomponente ausdrücken kann.

Die Prüfung der aktiven Dorsalflexion resultiert ebenso in einem erheblich gesteigerten Bewegungsumfang, während die aktive Plantarflexion kaum über die Mittelstellung hinausgeht und mit einer vermehrten Aktivierung der Hilfsmuskeln (intrinsische Fußmuskeln, M. peroneus longus und brevis, lange Zehenbeuger) vergesellschaftet ist.

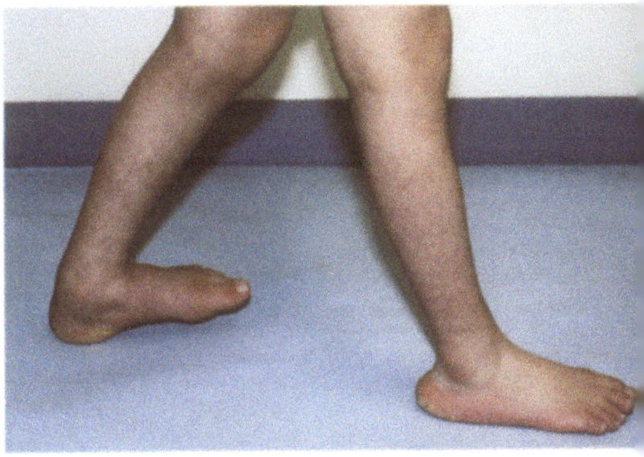

Abb. 4.25. Im Stehen klappt der Vorfuß nach oben, die Wade ist nicht in der Lage, die Vorwärtsbewegung des Unterschenkels abzubremsen

Inspektion in Funktion. Das Unvermögen, einen beidbeinigen oder gar einbeinigen Zehenstand auszuführen, ist für jeden Hackenfuß charakteristisch (Abb. 4.25). Beim Versuch eines beidbeinigen Zehenstands darf man sich nicht täuschen lassen, wenn sich ein Patient mit einseitigem Hackenfuß beidseitig auf die Zehenspitzen stellt. Die gesunde Seite übernimmt die Funktion für beide Füße. Man kann dies leicht feststellen, wenn man seine Hand unter den betroffenen Vorfuß legt und den Patienten erneut auffordert, sich auf die Zehen zu stellen.

Ein typischer Hinweis auf eine abgeschwächte Wadenmuskulatur ist neben der Muskelatrophie die kompensatorische Mehraktivierung der langen (und kurzen) Zehenbeuger, die die Zehenkuppen kräftig gegen den Boden drücken. Das Abblassen der Zehenkuppen kann man als „white toe-pad sign" bezeichnen (Abb. 4.26). Von Bedeutung ist auch eine evtl. Mehraktivierung des M. peroneus longus und brevis, dessen Sehne reliefartig hinter dem Außenknöchel vorspringt, wenn man den Patienten auffordert, sich auf die Zehenspitzen zu stellen (Abb. 4.27). Bei langbestehender kompensatorischer Mehraktivierung der peronealen Muskelgruppe können die Sehnen bis vor den Außenknöchel (sub)luxieren. Ihre plantarflektierende Wirkung auf das obere Sprunggelenk geht dann vollständig verloren und sie werden zu Fußhebern (und Pronatoren).

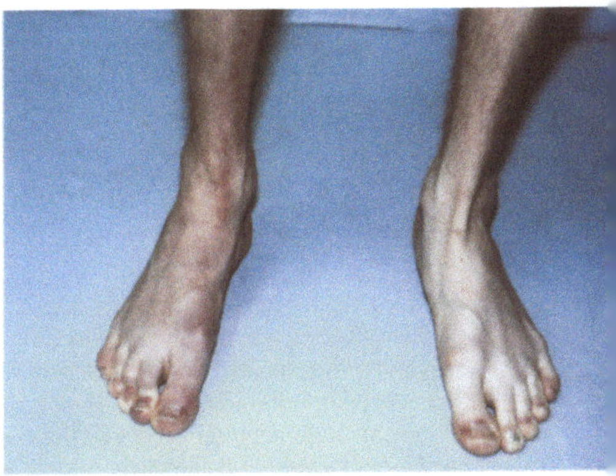

Abb. 4.26. Bei Wadenmuskelschwäche werden kompensatorisch die langen und kurzen Zehenbeuger zur Stabilisierung des Vorfußes eingesetzt. Die Zehenkuppen blassen damit ab

Bei der Inspektion des Gangbildes muss zwischen dem einseitigen und dem beidseitigen Hackenfuß unterschieden werden.

Wie bereits weiter oben erwähnt muss ein einseitiger Hackenfuß auf der gleichen und u. U. auch auf der Gegenseite kompensiert werden. Auf der gleichen Seite kommt es zu einer Mehrarbeit der Hüft- und Kniestrecker, auf der Gegenseite kompensieren die Wadenmuskulatur und die Hüft- und Kniestrecker. Der Patient geht dann entweder mit beidseitiger Kauerstellung oder er muss asymmetrisch laufen (verkürzte Schrittlänge).

Charakteristika des Ganges mit einseitigem Hackenfuß:

Pathologische Seite:

- vermehrte Aktivierung der Hüft- und Kniestrecker,
- verminderte oder fehlende Stabilisierungs- und Abstoßfunktion im oberen Sprunggelenk,
- verkürzte Schrittlänge,
- verstärkte Hüft- und Kniebeugung zum Ende der Standphase.

Gesunde Seite:

- Mehraktivierung der Wadenmuskulatur,
- ggf. Angleichung der Schrittlängen (ebenfalls Schrittverkürzung) zur Verminderung der Gangasymmetrie.

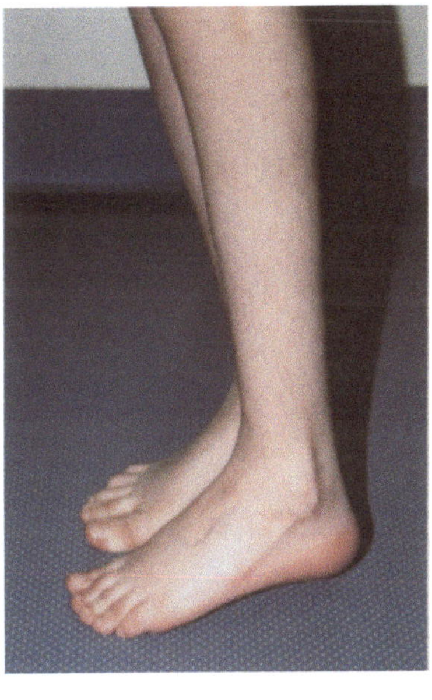

Abb. 4.27. Kompensatorische Mehraktivierung der Peronealmuskeln bei Wadenmuskelinsuffizienz (7-jähriger Junge mit Halbseitenlähmung und Zustand nach Achillessehnenverlängerung)

▶

Eine Abschwächung der Wadenmuskulatur beim Gangablauf zeigt sich auch am unelastischen und deutlich hörbaren Stampfen der Ferse beim Versuch schneller zu laufen.

Die Wadenmuskelinsuffizienz lässt sich besonders gut auch beim Treppauf- und Treppabgehen dokumentieren. Treppauf ist der Patient auf einen vollständigen Fersenkontakt angewiesen, treppab kommt es zur Stoßbelastung des Kalkaneus mit starker kompensatorischer Beanspruchung der Kniestreckfunktion.

4.7.2 Apparative Untersuchungen

Röntgen. Auch beim Hackenfuß kommt der Röntgenuntersuchung des Fußes in 2 Ebenen unter Belastung eine wichtige Bedeutung zu. Sie erlaubt es, strukturelle Veränderungen des Rückfußes und etwaige Begleitdeformitäten (Knickhackenfuß; Hackenhohlfuß) zu objektivieren. Wichtige Messwerte sind der Talus-Metatarsale-I-Winkel, der Tibia-Talus-Winkel und der Kalkaneus-Boden-Winkel auf der seitlichen Aufnahme (Abb. 4.28). In der AP-Projektion kann wegen knöcherner Überlagerungen die Winkelbestimmung erschwert sein.

Magnetresonanztomographie. Eine Magnetresonanztomographie kann zur Beurteilung des Zustandes der Wadenmuskulatur und der Achillessehne vor operativer Rekonstruktion sinnvoll sein (Abb. 4.29).

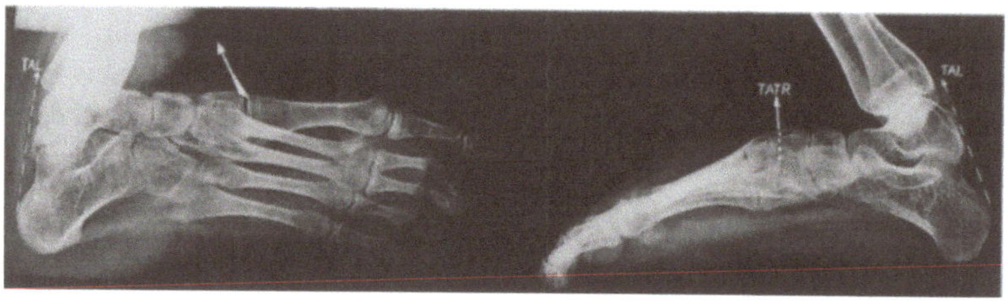

Abb. 4.28. Bei der Röntgendiagnostik des Hackenfußes ist auf die Einstellung des oberen Sprunggelenkes und eine evtl. Instabilität im unteren Sprunggelenk zu achten. Bei Mehraktivierung des M. tibialis anterior kommt es zur Vorfußsupination mit übereinandergeschichteten Mittelfußknochen

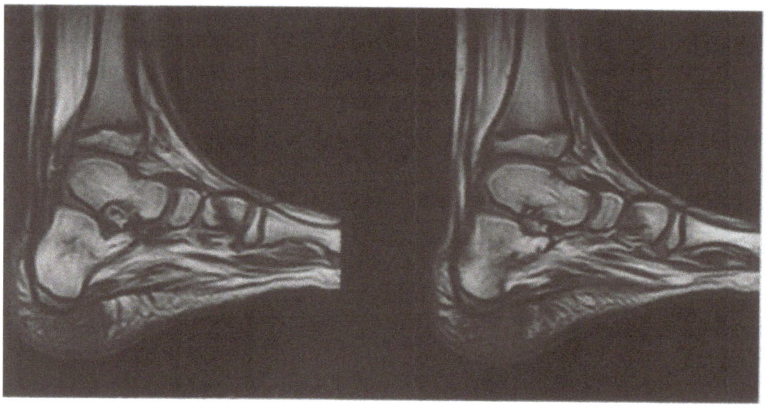

Abb. 4.29. Durch kernspintomographische Diagnostik lässt sich der Zustand nach Wadenmuskulatur und der Achillessehne abschätzen

Instrumentelle Ganganalyse. Analog zum Spitzfuß erlaubt die instrumentelle 3-dimensionale Ganganalyse auch beim Hackenfuß die genaue Abschätzung der funktionellen Auswirkungen der Deformität an den proximalen Gelenken. Zur Therapieplanung und -überprüfung ist sie unseres Erachtens unverzichtbar, weshalb wir diesem Verfahren ebenfalls einen gesonderten Abschnitt widmen möchten (Abb. 4.30, 4.31).

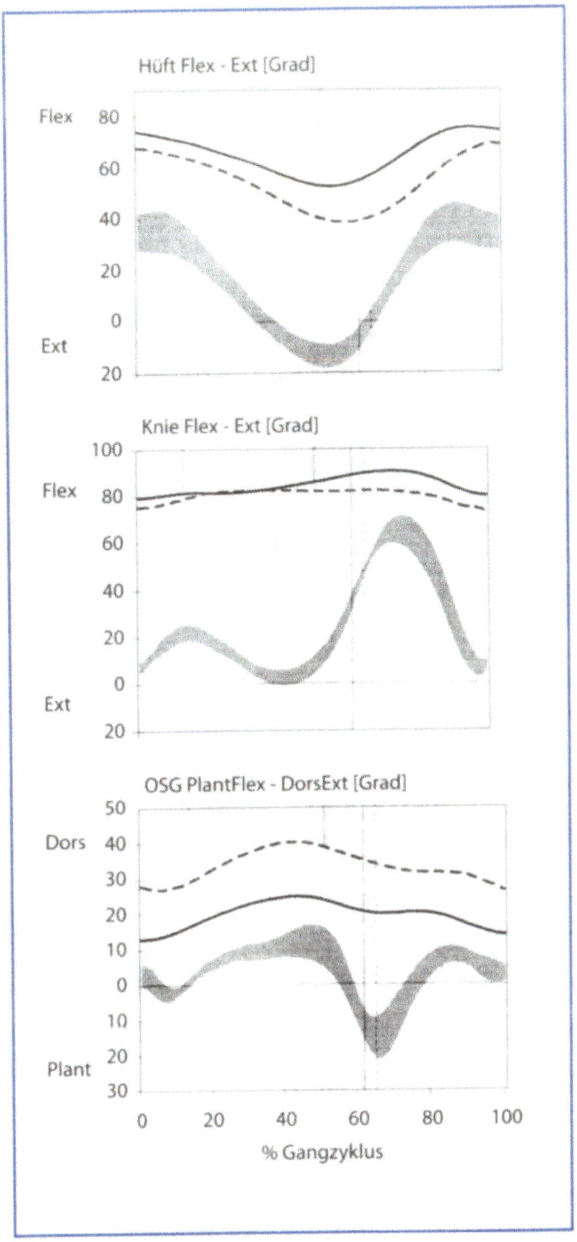

Abb. 4.30. In der instrumentellen Ganganalyse ist beim Hackenfuß die Dorsalflexion im oberen Sprunggelenk von einer erheblichen Verstärkung der Kniebeugung und Hüftbeugung begleitet (7-jähriges Mädchen, schwerer Hackenfuß nach Achillessehnenverlängerung)
durchgezogene Linie: rechte Seite
gestrichelte Linie: linke Seite

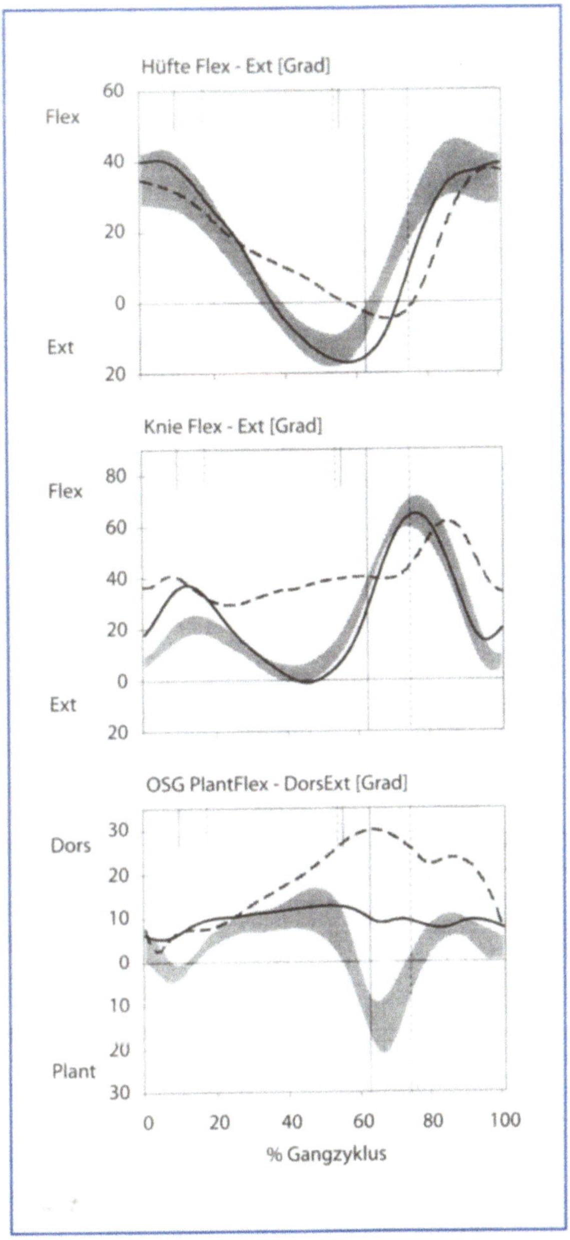

Abb. 4.31. Durch die instrumentelle Ganganalyse lässt sich die Wirksamkeit von Orthesen gut dokumentieren. Bei diesem 10-jährigen Jungen mit sakraler Spina bifida und Wadenmuskelinsuffizienz wurde eine Analyse ohne (gestrichelte Linie) und mit Unterschenkelorthesen mit dorsaler Anschlagsperre (durchgezogene Linie) durchgeführt. Man erkennt die Normalisierung der Kurven auf der Ebene des Sprunggelenkes, des Kniegelenkes und des Hüftgelenkes

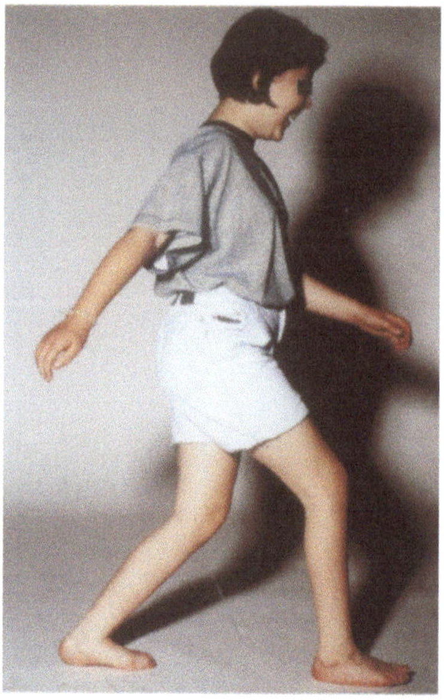

Abb. 4.32. Klinisch dokumentierte Wirkung von Unterschenkelorthesen bei Wadenmuskelinsuffizienz. Kauergang ohne Orthesen

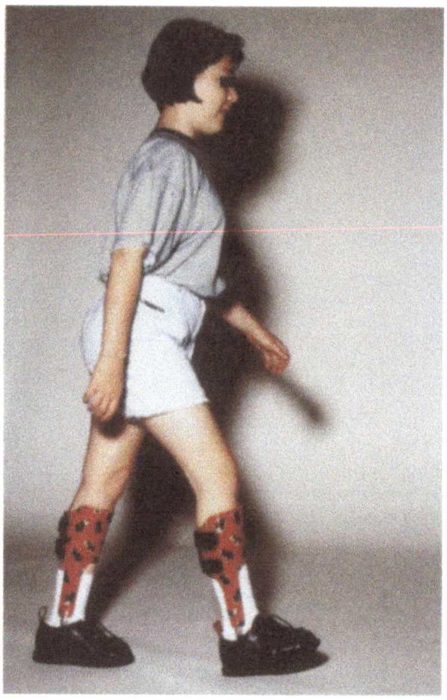

Abb. 4.33. Klinisch dokumentierte Wirkung von Unterschenkelorthesen bei Wadenmuskelinsuffizienz. Zur optimalen Wirkungsentfaltung müssen die Kniegelenke voll streckbar sein

Bei der dynamischen Untersuchung des Hackenfußes kommt der 3-dimensionalen Ganganalyse eine hervorragende Bedeutung zu. Wegen der unzureichenden bzw. fehlenden Funktion der Unterschenkelmuskulatur zur Fortbewegung ist der Patient darauf angewiesen, durch proximale Gelenke zu kompensieren (Sutherland 1978; Lehmann 1985; Perry 1992). Normalerweise müssen die Knie- und Hüftgelenksstreckmuskeln die distalen Defizite ausgleichen. Da der Patient sein oberes Sprunggelenk in der Sagittalebene nicht aktiv stabilisieren kann, muss er im so genannten Kauergang gehen, um nicht nach vorne überzufallen. Dies bedeutet, dass die Knie- und Hüftgelenksstreckmuskeln neben der Fortbewegungsfunktion auch wichtige Haltearbeit leisten müssen. Je stärker die Kauerstellung ist, um so ungünstiger werden die Wirkungsvoraussetzungen für diese Muskeln. Die zweigelenkigen Kniebeuger wirken wegen ihrer gleichzeitigen Kniebeugefunktion zusätzlich antagonistisch auf die Kniestrecker. So gestaltet sich das Gangbild mühsam und kleinschrittig (Abb. 4.32).

In den Kinematik- und Kinetikuntersuchungen ist neben einer dauernden Dorsalflexionsstellung des oberen Sprunggelenkes die verstärkte Beugestellung an Knie- und Hüftgelenken in der Standphase typisch. Diese muss durch ein andauerndes internes Streckmoment gesichert werden. Im EMG findet man entsprechend eine Daueraktivität der Knie- und Hüftstreckmuskulatur, die kompensatorisch und in diesem Fall nicht pathologisch zu bewerten ist. Eine Korrektur der Gelenkstellung führt automatisch zu einer Reduktion der Muskelaktivierung.

Besteht neben dem Ausfall der Wadenmuskulatur auch eine Abschwächung der Hüftstreckmuskulatur, wie wir dies bei Spina-bifida-Patienten mit tieflumbalen und sakralen Lähmungen finden, so müssen neben den Kniestreckern zusätzlich die Rumpfmuskeln zur Fortbewegung eingesetzt werden. Das Gangbild wird damit enorm energieaufwendig. Zudem wirken starke frontale und transversale Scherkräfte auf die Knie- und Sprunggelenke des Standbeins, was bei reduzierter Tiefensensibilität und Schmerzempfindung einen vorzeitigen Verschleiß nach sich ziehen kann. Eine gewisse Verbesserung der Gangdynamik gelingt durch die Verwendung von langen Orthesen und Unterarmstützen zur Fortbewegung (Abb. 4.32, 4.33).

Wegen des hohen Energieaufwandes beim Kauergang können zur Diagnostik und zur Beurteilung des Therapieverlaufes auch Messungen des Sauerstoffverbrauches sinnvoll sein.

Dynamische Pedobarographie. Durch die dynamische Pedobarographie lässt sich die Mehrbelastung des Rückfußes und die Minderbelastung des Vorfußes besonders gut dokumentieren (Abb. 4.34a–c). Der therapeutische Effekt von motorischen Ersatzoperationen aber auch von Orthesen (über Einlegesohlen zu messen) kann ebenso quantifiziert werden.

Die dynamische Pedo(baro)graphie stellt ein leicht anzuwendendes und für die Praxis überaus wertvolles diagnostisches Zusatzinstrument (zur klinischen und radiologischen Untersuchung) dar. Als dynamisches Verfahren liefert diese Methode bisher als einzige objektive Informationen über die wechselnden Belastungen des Fußes während des Gangablaufes.

Basierend auf dem Prinzip kapazitiver Sensoren wird die dynamische Druckverteilung unter der Fußsohle während des Abrollvorgangs kontinuierlich gemessen. Neben der Untersuchung des Barfußgangs ist über Einlegesohlen auch das dynamische Verhalten des Fußes im Schuh messbar.

Ein ausgereiftes Softwareprogramm gestattet die zeitnahe Darstellung der Druckverteilung, von Druckmaxima und -minima sowie der Kontaktfläche und -zeit. Die Aufzeichnung des Druck-Zeit- und Kraft-Zeit-Integrales erlaubt eine genaue Beurteilung gefährdeter Regionen, was insbesondere bei asensiblen Füßen von großer therapeutischer Bedeutung ist. Seit kurzem ist

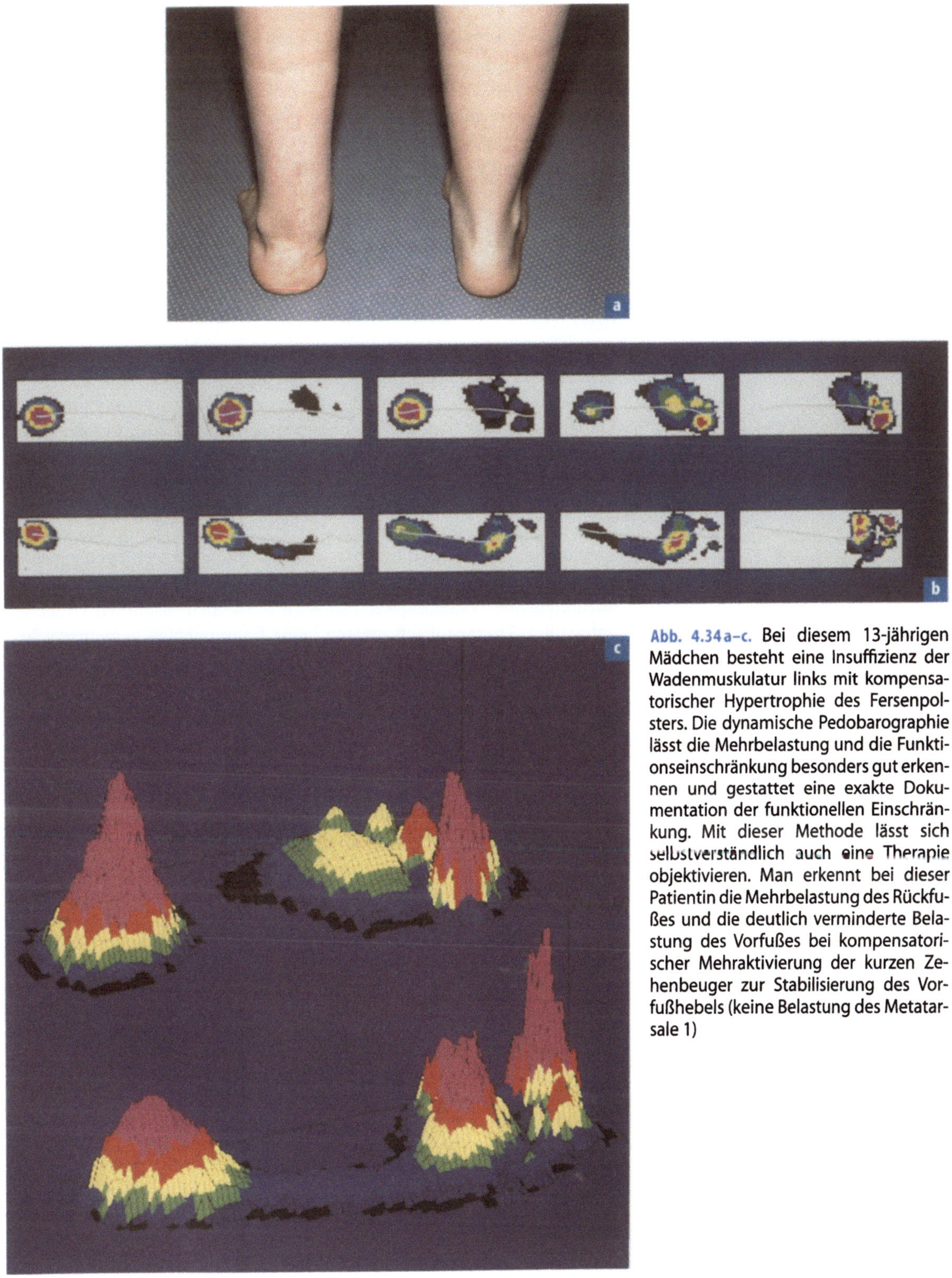

Abb. 4.34a–c. Bei diesem 13-jährigen Mädchen besteht eine Insuffizienz der Wadenmuskulatur links mit kompensatorischer Hypertrophie des Fersenpolsters. Die dynamische Pedobarographie lässt die Mehrbelastung und die Funktionseinschränkung besonders gut erkennen und gestattet eine exakte Dokumentation der funktionellen Einschränkung. Mit dieser Methode lässt sich selbstverständlich auch eine Therapie objektivieren. Man erkennt bei dieser Patientin die Mehrbelastung des Rückfußes und die deutlich verminderte Belastung des Vorfußes bei kompensatorischer Mehraktivierung der kurzen Zehenbeuger zur Stabilisierung des Vorfußhebels (keine Belastung des Metatarsale 1)

auch eine Datenbank verfügbar, in die alle erhobenen Befunde eingespeichert werden können. Sie erleichtert den Einsatz dieser Methode für diagnostische, therapeutische und Forschungszwecke wesentlich.

4.8 Klassifikationen des Hackenfußes

Klassifikation nach der anatomischen Form des Hackenfußes:

Gocht und Debrunner (1925) haben für den Hackenfuß zwei unterschiedliche Fußstellungen beschrieben:
- die gleichmäßig vermehrte Dorsalflexionsstellung des Fußes (reiner Hackenfuß),
- die Steilstellung des Fersenbeins ohne wesentliche Veränderung der Vorfußstellung (Rückfuß-Hackenfuß).

Wir empfehlen folgende Einteilung, die sich an *anatomischen Aspekten* orientiert.
- Der reine Hackenfuß (nur im OSG; Abb. 4.35; rechter Fuß):
  Beim reinen Hackenfuß besteht eine verstärkte Dorsalflexion des Fußes im oberen Sprunggelenk ohne zusätzliche Veränderung der Fußform. Der Rückfuß ist stabil, der Vorfuß ohne stärkere Verkürzung infolge einer Hohlfußkomponente. Bei dieser Form ist primär die Funktion der Plantarflexoren zu unterstützen.
- Der Knickhackenfuß (OSG und USG; Abb. 4.35; linker Fuß):
  Beim Knickhackenfuß tritt zur verstärkten Dorsalflexion im oberen Sprunggelenk eine Instabilität des Rückfußes im unteren Sprunggelenk hinzu. Auf diese Weise addieren sich zwei funktionell negative Effekte. Die unzureichende Wadenmuskelkraft wird durch den instabilen Fußhebel unterstützt. Therapeutisch müssen beide Komponenten gemeinsam behandelt werden.
  In diesem Zusammenhang ist zu bemerken, dass ein ausgeprägter Knickplattfuß an sich bereits die funktionell negativen Eigenschaften eines Hackenfußes besitzen kann, da die stabile Verbindung des oberen Sprunggelenks mit der subtalaren Fußplatte verloren gegangen ist. Durch die hochstehende Ferse und die strukturelle Wadenmuskelverkürzung lässt sich der Knickplattfuß vom Knickhackenfuß unterscheiden (Näheres s. Döderlein et al. 2002, „Der Knickplattfuß").
- Der Rückfuß-Hackenfuß (pes calcaneus; Abb. 4.36):
  Steilstellung des Kalkaneus als Folge eines Ausfalls der Wadenmuskulatur.

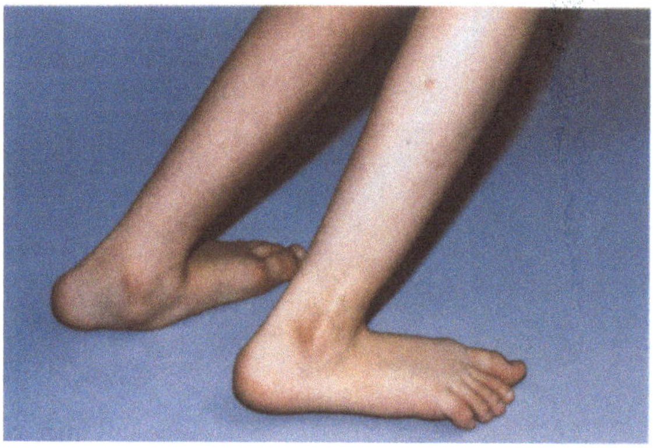

Abb. 4.35. Die Kombination eines Hackenfußes und eines Knickfußes ist funktionell besonders ungünstig

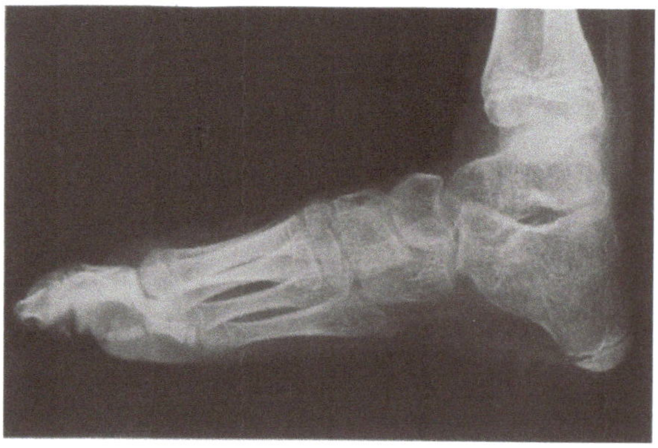

Abb. 4.36. Der Rückfuß-Hackenfuß ist durch eine steilstehende Ferse mit axialer Belastung des Fersenpolsters gekennzeichnet. Ein wirksamer Momentarm der Wadenmuskulatur ist nicht mehr vorhanden (Patientin mit Spina bifida)

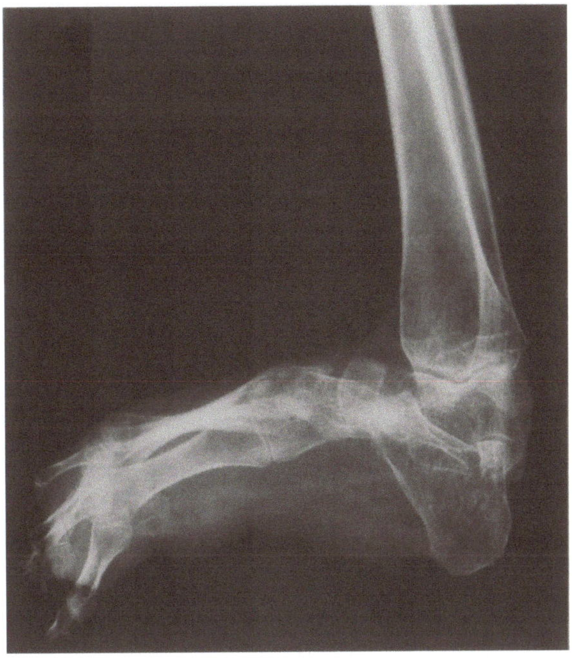

Abb. 4.37. Beim Hackenhohlfuß kommt es neben der Steilstellung der Ferse zu einer Akzentuierung des Längsgewölbes infolge der kompensatorischen Mehranspannung der verbleibenden intrinsischen und extrinsischen Muskulatur (Patientin mit spastischer Lähmung nach Achillessehnenverlängerung)

- Der Hackenhohlfuß (OSG, Rückfuß und Vorfuß; Abb. 4.37):
  Der Hackenhohlfuß wurde bereits ausführlich in „Der Hohlfuß" (Döderlein et al. 2000) abgehandelt. Die Kombination aus einer Insuffizienz der Wadenmuskulatur und der kompensatorischen Mehraktivierung der verbliebenen Plantarflektoren einschließlich der intrinsischen Fußsohlenmuskulatur führt zur Annäherung von Ferse und Vorfuß. Das eindrucksvolle klinische Merkmal ist die verstärkte Ausprägung des Fußinnen- und -außenrandes sowie die steilstehende Ferse.

Klassifikation *nach der Funktion*:

- Der funktionelle Hackenfuß (z. B. nach Vorfußamputationen oder Instabilität; Abb. 4.38):
  Nach einer Vorfußamputation fällt der funktionelle Fußhebel je nach Amputationshöhe teilweise oder vollständig weg. Auch wenn die Wadenmuskulatur normal erhalten ist, vermag sie nicht ausreichend zu wirken. Sind zusätzlich zur Fußverkürzung auch die Ansätze der Fußhebemuskeln entfernt worden, so führt die Aktivierung des M. triceps surae zur Equinusstellung des Rückfußes. Es kommt zu einem strukturellen Spitzfuß mit funktionellem Hackenfuß.
- Der kompensatorische Hackenfuß (Abb. 4.39):
  Diese Form des Hackenfußes kommt bei (länger bestehenden) strukturellen Kniebeugekontrakturen vor. Die Hackenfußstellung ist notwendig, um den plantigraden Fuß in der Belastungslinie des Beins einzustellen. Andernfalls würde es bei einer Rechtwinkelstellung im oberen Sprunggelenk zu einer ausschließlichen Vorfußbelastung kommen (so genannter scheinbarer Spitzfuß).
- Der echte Hackenfuß; reiner Hackenfuß; Knickhackenfuß; Rückfußhackenfuß; Hackenhohlfuß.

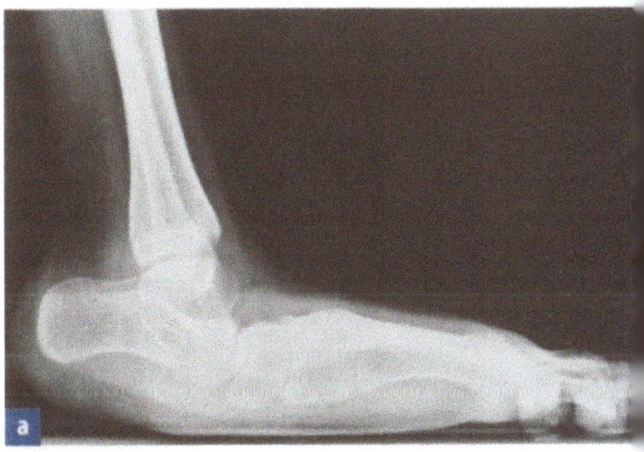

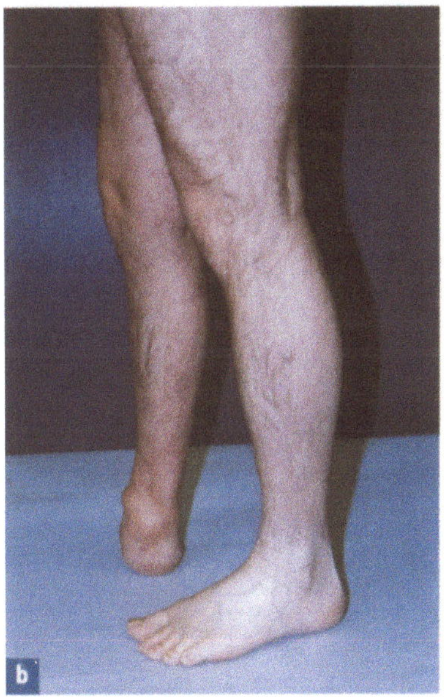

Abb. 4.38 a, b. Die komplette Instabilität des Vorfußhebels entspricht beim Knickplattfuß ebenso einem funktionellen Hackenfuß wie der Verlust des Vorfußhebels durch Amputationen. a 16-Jähriger Patient mit extremer Instabilität des Vorfußes und b 32-jähriger Patient mit Pirogoff-Amputation des Rückfußes

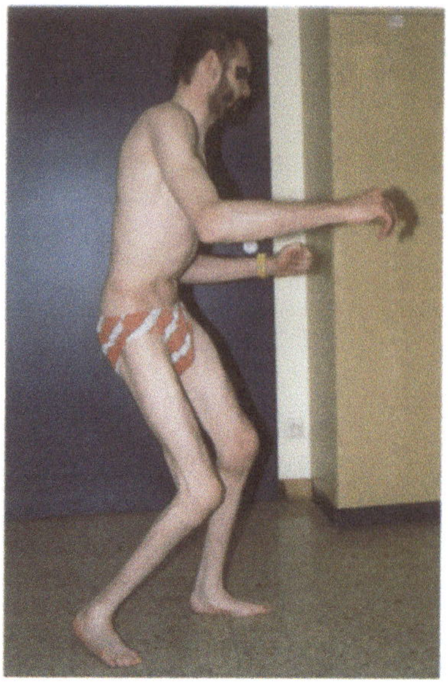

Abb. 4.39. Bei primär bestehender Verkürzung der Kniebeugemuskulatur muss sich das obere Sprunggelenk in Hackenfußstellung orientieren, damit der Fuß plantigrad aufgesetzt werden kann

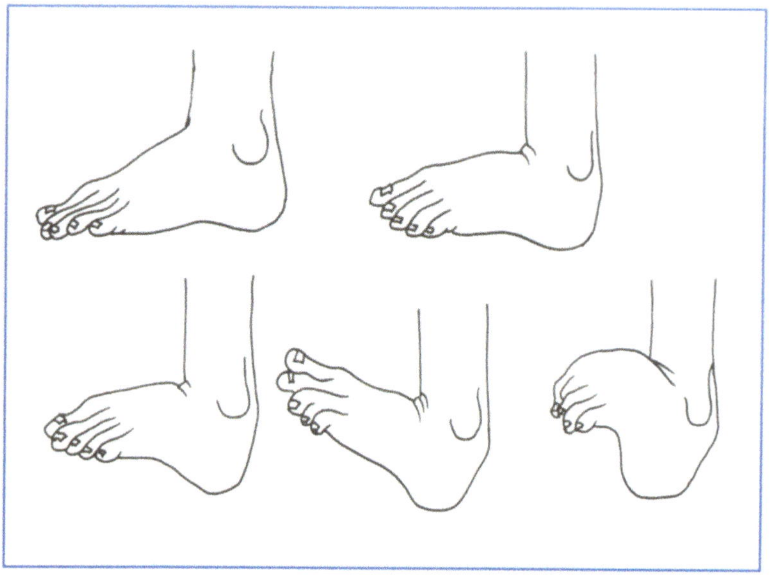

Abb. 4.40. Die verschiedenen Schweregrade des Hackenfußes schematisch dargestellt

Klassifikation *nach dem Schweregrad* (Abb. 4.40)

- Der leichte Hackenfuß:
  Die Plantarflexion des Fußes ist aktiv und passiv über die Neutralstellung hinaus möglich, die Wadenmuskulatur jedoch abgeschwächt (Kraftwert 4 und 3 MRC-Skala). Die Hilfsmuskeln (lange Zehenbeuger, M. peronei) werden beim Versuch der aktiven Plantarflexion aktiviert („white toe pad sign"; Prominenz der Peronealsehnen).Die Achillessehnenkulisse hebt sich noch deutlich ab, es besteht kein Kauergang, d.h. keine Hüft- und Kniebeugung in der Standphase. Allerdings kommt es zum hörbaren Stampfen der Ferse beim schnelleren Gehen/Laufen.
- Der mäßige Hackenfuß:
  Die Plantarflexion ist aktiv und passiv nur bis zur Neutralstellung möglich. Die Wadenmuskulatur ist deutlich insuffizient (Kraftwert 2 und 1). Die Hilfsmuskeln werden beim Versuch der aktiven Plantarflexion maximal aktiviert. Die Achillessehne spannt sich bei aktiver Plantarflexion noch tastbar an. Ein Kauergang (Hüft- und Kniebeugung in der Standphase des Ganges bis 30 Grad) mit verkürzter Schrittlänge ist sichtbar.
- Der schwere Hackenfuß:
  Die Plantarflexion ist passiv nicht bis zur Neutralstellung im oberen Sprunggelenk möglich, die Wadenmuskulatur vollständig ausgefallen. Die Hilfsmuskeln spannen zwar an, wirken aber nur auf den Vorfuß. Bei Aufforderung zur Plantarflexion ist keine Achillessehne mehr tastbar. Es besteht ein erheblicher Kauergang (Hüft- und Kniebeugung in der Standphase des Ganges über 30 Grad) mit stark verkürzter Schrittlänge. Der Vorfuß berührt kaum den Boden oder hebt sich sogar vom Boden ab.

Klassifikation *nach der Ätiologie*:

- der neurogene Hackenfuß,
- der Hackenfuß aus anderer Ursache.

Fazit
Eine Klassifizierung des Hackenfußes nach seiner Form, seiner Ätiologie, seiner Funktion und seinem Schweregrad kann bei der Therapieauswahl hilfreich sein.

4.9 Indikationen, Planung und Möglichkeiten der Hackenfußtherapie

Giuliani (1961) widmet in seiner Arbeit der Vorbeugung des Hackenfußes einen eigenen Abschnitt. Er empfiehlt bei drohender Deformität die Lagerungsbehandlung in Spitzfußstellung. Bei manifester Deformität sollte man auch die Fußheber verlängern, um eine (therapeutisch erwünschte) Wadenmuskelverkürzung zu unterstützen. Eine weitere prophylaktische Maßnahme sieht Giuliani darin, beim Ausfall der Wadenmuskulatur frühzeitig geeignete Sehnentranspositionen vorzunehmen, um die pathologische Formentwicklung des Rückfußes zu verhindern. Wir würden solche Verfahren bereits zur Therapie zählen.

Die Indikation zur Therapie eines Hackenfußes ergibt sich aus dem Grad der funktionellen Einschränkung des Patienten.

Beim *leichten Hackenfuß* (s. oben) genügen krankengymnastische Maßnahmen, die bei subjektiver und funktioneller Beeinträchtigung des Patienten durch Orthesen unterstützt werden sollten.

Beim *mäßigen Hackenfuß* sind den konservativen Möglichkeiten durch die eingeschränkte Plantarflexion des oberen Sprunggelenkes Grenzen gesetzt. Bei voll streckbaren Kniegelenken kann man dennoch durch eine Kombination aus krankengymnastischer Dehnungsbehandlung und geeigneter Orthesenversorgung eine Funktionsverbesserung versuchen. Grundsätzlich ist bei diesem Grad aber die operative Behandlung zu erwägen, insbesondere dann, wenn sich bereits eine Verkürzung der Hüft- und Kniebeugemuskeln eingestellt hat. Anschließend muss orthetisch versorgt werden.

Beim *schweren Hackenfuß* ist nach unserer Ansicht stets die Indikation zur Operation gegeben. Neben der Korrektur der Fußstellung mit Verbesserung der Plantarflexion und Augmentation der Plantarflektoren ist immer auch eine evtl. Verkürzung der Hüft- und Kniebeuger zu berücksichtigen. Auch hier ist die nachfolgende Orthesenversorgung notwendig.

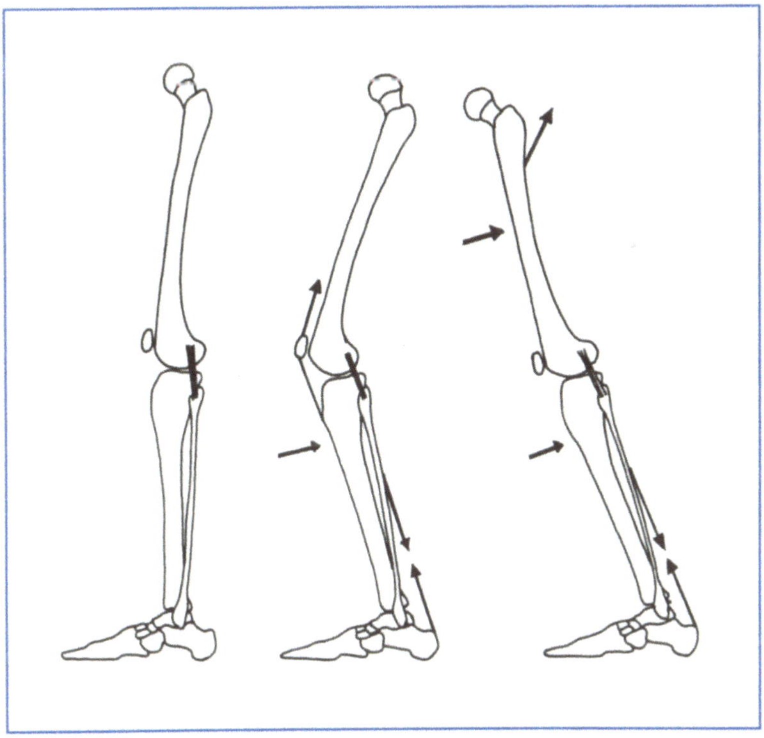

Abb. 4.41. Die Ziele der Hackenfußtherapie müssen zum einen in einer ventralen Abstützung, zum anderen in einer Kräftigung der aufrichtenden Antischwerkraftmuskulatur liegen (Hüftstrecker, Kniestrecker und Wadenmuskulatur)

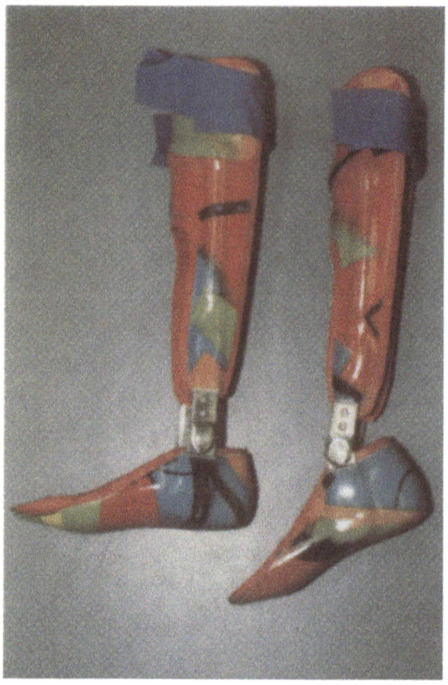

Abb. 4.42. Die Versorgung mit Unterschenkelorthesen, bei denen eine dorsale Sperre und plantare Freigabe eingearbeitet ist, stellt eine der grundlegenden Versorgungen der Hackenfußtherapie dar

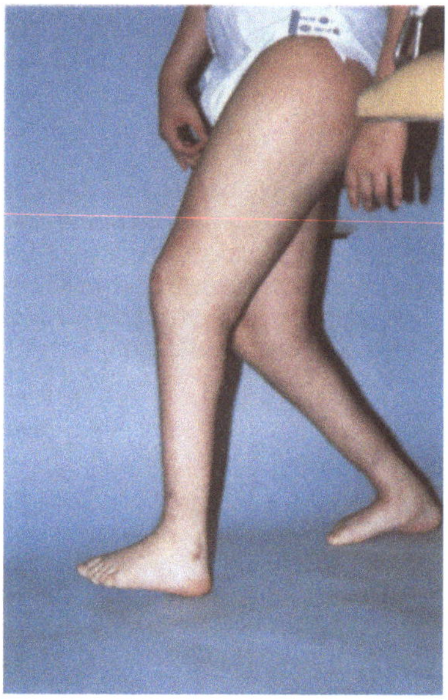

Abb. 4.43. Ohne ausreichende Kniestreckung kann keine effiziente Hackenfußtherapie stattfinden

Die Ziele der Hackenfußtherapie lassen sich folgendermaßen beschreiben (Abb. 4.41):

1) die Wiederherstellung einer ausreichenden passiven Plantarflexion im OSG (wenigstens 10 bis 20 Grad),
2) die Begrenzung einer übermäßigen Dorsalflexion im oberen Sprunggelenk,
3) eine (soweit erreichbare) aktive Plantarflexion und/oder die passive (externe: durch Orthesen oder interne: Arthrorise bzw. Tenodese) Begrenzung der Dorsalflexion,
4) die Bereitstellung eines stabilen Vorfußhebels,
5) die Schaffung einer vollständigen aktiven und passiven Knie- und Hüftstreckung.

Therapieverfahren. Obwohl in den meisten Fällen eine Kombination von konservativer und operativer Behandlung anzustreben ist (Surgical-Orthotic-Integration-GK Rose 1986), soll die Unterteilung der Therapieverfahren in einen konservativen und einen operativen Teil die Übersicht erleichtern. Zu Beginn wollen wir die therapeutischen Indikationen anhand der Ziele der Hackenfußtherapie aufzeigen. Anschließend folgt eine detaillierte Darstellung der einzelnen Verfahren. Hinweise zur praktischen Durchführung werden dann wieder im Praxiskapitel gegeben.

Die Wiederherstellung der passiven Plantarflexion des OSG und der Streckung von Knie- und Hüftgelenken gelingt nur bei geringgradiger und elastisch federnder Bewegungseinschränkung auf konservativem Wege. Hierbei haben sich Kombinationen mehrerer konservativer Verfahren (KG, Orthetik, Botulinumtoxin, Gipse) als besonders effektiv erwiesen (Herring 2002).

Die Begrenzung der pathologisch vermehrten Dorsalflexion im OSG in der zweiten Hälfte der Standphase kann konservativ, operativ oder kombiniert operativ/orthetisch vorgenommen werden. Bei den konservativen Verfahren werden gelenktragende Orthesen mit entsprechender Blockierung der Dorsalflexion eingesetzt (Abb. 4.42). Ausschließlich konservative Maßnahmen kommen nur dann zur Anwendung, wenn keine ausreichende transpositionsfähige Muskulatur verfügbar ist. Allerdings kann eine passive Einschränkung der Plantarflexion die vorausgehende operative Mobilisierung erforderlich machen.

Die Verbesserung der (aktiven) Plantarflexion im oberen Sprunggelenk (eine vollständige Wiederherstellung ist nur selten möglich) erfordert auf konservativem Weg zunächst die Schaffung einer ausreichenden passiven Plantarflexion. In diesem Sinne hilft die Schwächung der meist überwertigen Fußheber (medikamentös mit Botulinumtoxin oder bei bereits struktureller Verkürzung auf operativem Weg). Ob durch konservative Verfahren die Wadenmuskulatur gekräftigt werden kann, hängt von ihrem Ausgangsbefund ab. Die aktive Plantarflexion kann durch Karbonfederorthesen unterstützt werden. Diese Versorgung eignet sich auch zur Nachbehandlung nach Muskeltransferoperationen zur Wadenmuskelaugmentation.

Die Bereitstellung eines stabilen Vorfußhebels über den die Wadenmuskulatur effektiv wirken kann, ist besonders bei der kombinierten Knick-Hackenfuß-Deformität wichtig. Sie lässt sich entweder mit Orthesen oder durch knöcherne Stabilisierungsoperationen bewerkstelligen.

Die Schaffung einer ausreichenden passiven und aktiven Knie- und Hüftgelenksstreckung stellt die Voraussetzung für eine funktionell genügende Schrittlänge dar (Abb. 4.43). Nur bei freier passiver Gelenkbeweglichkeit vermag die Orthesenversorgung die Aufrichtung in den proximalen Etagen zu unterstützen. Länger bestehende Hackenfüße sind meist von strukturellen Hüft- und Kniebeugekontrakturen begleitet, die sich nur auf operativem

Weg korrigieren lassen. Die Wiederherstellung einer passiven Gelenkbeweglichkeit schafft anschließend die Voraussetzung für eine effektive Kräftigungstherapie.

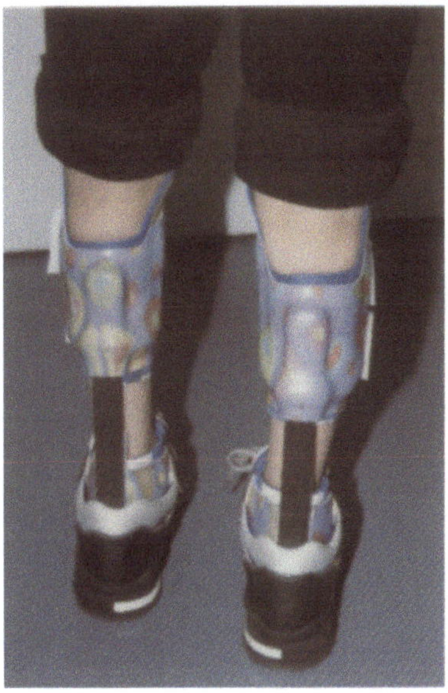

Abb. 4.44. Durch starre oder besser federnde Orthesen kann die ausgefallene Wadenmuskulatur wirksam unterstützt werden

4.9.1 Konservative Therapie

Orthopädietechnik. Die Schlüsselrolle der Orthopädietechnik wird aus der Tatsache deutlich, dass eine vollständige Wiederherstellung der ausgefallenen Wadenmuskulatur auf operativem Wege kaum jemals möglich ist und die funktionellen Auswirkungen der Hackenfußdeformität erheblich sind. Die Funktionsweise von Hackenfußorthesen besteht entweder in einer mechanischen Blockierung der muskulär nicht kontrollierbaren Dorsalextension im oberen Sprunggelenk oder in einer zusätzlichen Federwirkung durch den Einbau einer flexiblen (Karbon)feder (Abb. 4.44).

Orthesentechnik. Die Orthesentechnik bei den verschiedenen Formen des Hackenfußes:

- Reine Hackenfußdeformität bei normaler Fußheberfunktion: Unterschenkelorthese mit OSG und dorsaler Anschlagssperre oder dynamischer Feder aus Karbon.
- Hackenfußdeformität und Fußheberparese: Unterschenkelorthese mit OSG und dorsaler Anschlagssperre sowie Glenzackfeder oder Fußheberzügel.

Die starre Unterschenkelorthese hat den entscheidenden Nachteil einer erheblichen Beeinträchtigung des Abrollvorganges durch Wegfall der physiologischen Abrollmechanismen (s. Abschn. 2.8.1 und Abb. 2.53).

Voraussetzung für eine gute Wirksamkeit der Orthese ist allerdings die freie Beweglichkeit der Hüft- und besonders der Kniegelenke, andernfalls muss sie entsprechend unterbaut werden, um eine plantigrade Auftrittsfläche zu ermöglichen.

Die Orthopädieschuhtechnik vermag den Hackenfuß funktionell nur begrenzt auszugleichen. Bei redressierbarer Deformität und ausreichend korrigierbaren Knie- und Hüftgelenken ist eine Schuhversorgung mit hochgeführtem versteiftem Schaft und entsprechender Abrollung an der Sohle notwendig, um eine ausreichende Korrekturwirkung auf die proximalen Gelenke ausüben zu können (Abb. 4.45). Kontrakte Hackenfüße können nur gebettet werden. Dabei muss die Auftrittsfläche nach der Beinachse ausgerichtet werden (Rabl u. Nyga 1994). Dies bedingt eine Tieflagerung der Ferse, die eine ungünstige Schuhform zur Folge hat.

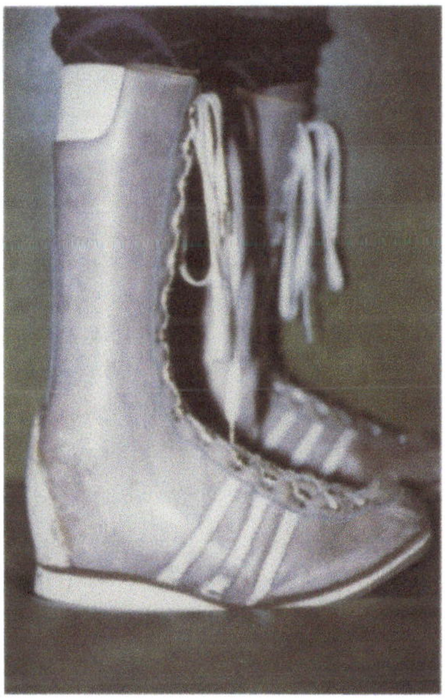

Abb. 4.45. Die Versorgung von Hackenfüßen mit starren Unterschenkelorthesen oder Innenschuhen behindert die funktionellen Abrollvorgänge des Sprunggelenkes und gestaltet den Gangablauf mühsam. Die Akzeptanz solcher Versorgungen ist schlecht

Krankengymnastik und Physiotherapie. Im Gegensatz zur Orthopädietechnik kommt der krankengymnastischen Behandlung bei der Hackenfußbehandlung nur eine unterstützende Funktion zu. Sie dient der Erhaltung bzw. dem Ausbau der passiven Gelenkbeweglichkeit und soll die Restinnervation unterstützen. Eine insuffiziente Wadenmuskulatur lässt sich aber durch ausschließliche Krankengymnastik kaum regenerieren. Die proximalen Gelenke sind ebenfalls zu berücksichtigen. Die Ausnahme bildet hier nur der gutartige positionsbedingte Hackenfuß der Neugeborenen. Hier kann auch die Fußwickeltechnik nach Zukunft-Huber eingesetzt werden (s. Band 1; 1999).

Sonstige Verfahren (medikamentös, physikalische Therapie). Zu den Methoden, die sich für eine Kombination mit Physiotherapie und Orthesentechnik eignen, sind das Botulinumtoxin A und die funktionelle Elektrostimulation zu zählen.

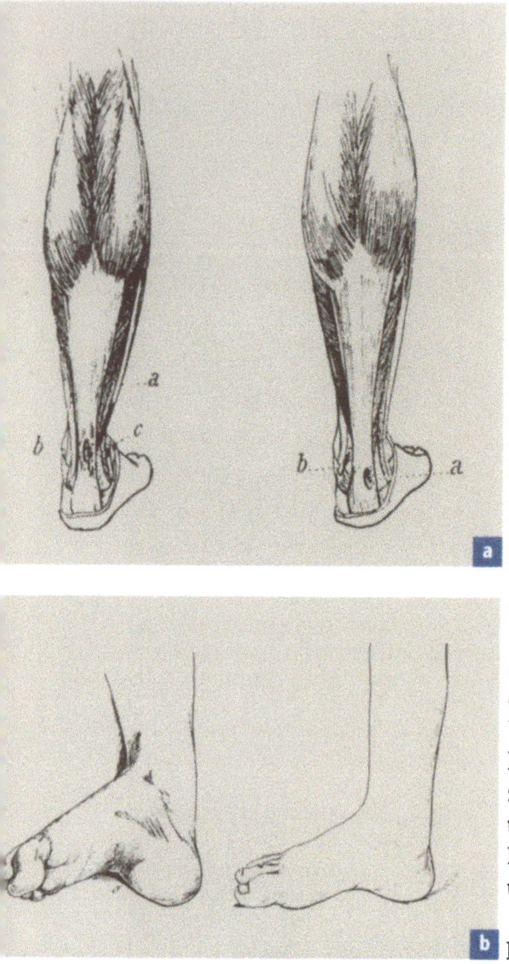

Abb. 4.46 a, b. Historische Darstellung der Transposition von Peronealsehnen und langem Großzehenbeuger auf die Achillessehne nach Tubby u. Jones 1902, a im Operationssitus und b im klinischen Resultat

Durch die abschwächende Wirkung des Botulinumtoxins lassen sich überwertige Fußheber temporär detonisieren und damit eine Orthesenversorgung und die Krankengymnastik unterstützen. Mit der funktionellen Elektrostimulation kann eine abgeschwächte Fußsenkermuskulatur tonisierend behandelt werden. Diese Maßnahme kann ggf. auch als Vorbereitung für muskelbalancierende Operationen nützlich sein.

4.9.2 Operative Therapie

Einleitung

Die operative Hackenfußtherapie hat in der Frühzeit der Sehnentransferchirurgie einen wichtigen Stellenwert eingenommen. Carl Nicoladoni verpflanzte 1881 beide Mm. peronei auf die Achillessehne. Bei Vulpius und bei Tubby finden wir eine umfangreiche Aufstellung von Transpositionen beim Hackenfuß (Abb. 4.46).

Walsham u: Willet gaben eine Tenodese der Achillessehne an die distale Tibia an, während Wladimiroff und von Mikulicz die pantalare Arthrodese empfahlen.

In der neueren Literatur findet man leider nur noch spärliche Hinweise auf Hackenfußoperationen. Dies mag einerseits an der relativen Seltenheit der Deformität, andererseits aber auch daran liegen, dass die Methodik in Vergessenheit geraten ist, bzw. nur wenige Erfahrung damit haben. Schließlich ist auch die heutige Ausbildung der Orthopäden weniger funktionsbezogen. Die teilweise ungünstigen Ergebnisse der Wadenmuskelersatzoperationen in früherer Zeit dürften aus einer Kombination von unzureichender Kraft und Menge transponierter Muskeln, ungeeignetem Nahtmaterial und ungenügendem postoperativem Schutz herrühren.

Oskar Vulpius gab bereits 1902 eine klare Darstellung der Prinzipien jeder Hackenfußoperation:

„Zum Ersatz des M. gastrocnemius ist, wenn möglich, eine Mehrzahl von Muskeln zu benutzen. ... Wichtig aber ist, dass die Überpflanzung unter starker Plantarflexion des Fußes vorgenommen wird, so dass letzterer zunächst ein tendinös fixierter Spitzfuß wird. Die Spitzfußstellung muss, wenn nötig, vor der Überpflanzung durch plastische Verlängerung der vorderen Muskelgruppe erzwungen werden."

Weichteiloperationen

Leider wird der vollständige Ersatz eines ausgefallenen Wadenmuskels auch durch noch so kunstvolle Transfers nicht mehr möglich sein. Der Grund liegt darin, dass für diesen Zweck nicht genügend kräftige Muskeln zur Verfügung stehen. Ein therapeutischer Nihilismus ist aber bei entsprechenden Symptomen (Kraftlosigkeit, Instabilität) dennoch nicht angezeigt. Die ausschließliche Raffung einer überdehnten Achillessehne ist meist nutzlos und zeitaufwändig, insbesondere wenn kein ausreichender Wadenmuskel existiert. Da sie nur durch eine ausgedehnte Freilegung des Sehne möglich ist, steigt das Risiko sekundärer Verwachsungen mit dem Gleitgewebe an. Die Sehnennarbe vermag auch bei kunstvoller Technik der funktionellen Anforderung an das obere Sprunggelenk kaum standzuhalten und wird meist wieder elongieren.

Die Tenodese der distal gestielten Achillessehne in die Fibula (oder die distale Tibia) kann dagegen bei Kindern eine gewisse Stabilisierung des oberen Sprunggelenkes bewirken (Schafer u. Dias 1983; Myerson 2000).

Wenn die übrigen Plantarflektoren (M. flexor hallucis longus, M. flexor digitorum longus, M. tibialis posterior, M. peroneus longus, M. peroneus brevis) mit normaler Kraft vorhanden sind, kann man ohne wesentliche Funktionseinbuße mindestens drei von ihnen auf den Kalkaneus verlagern (Myerson 2000; Abb. 4.47a, b). Ein langer Zehenbeuger sollte aber ebenso wie die plantarflektierende Wirkung des M. peroneus longus erhalten bleiben. Andernfalls muss das Metatarsocuneiforme-Gelenk I stabilisiert werden. Der Transfer des M. tibialis anterior auf die Achillessehne kommt nur dann in Betracht, wenn keine transferfähigen Plantarflektoren zur Verfügung stehen. Wenn entweder der M. peroneus brevis oder der M. tibialis posterior verlagert werden, droht eine Deformität des Chopart-Gelenkes durch den verbliebenen Antagonisten (Klumpfuß bzw. Knickfuß).

Jeder Muskeltransfer ist nur bei ausreichender passiver Plantarflexionsfähigkeit im oberen Sprunggelenk und stabiler Rückfußanatomie mit normal eingestelltem Kalkaneus (Hebelarm) sinnvoll. Gegebenenfalls muss sie vorab oder in gleicher Sitzung durch Kapsulotomie und ggf. Verlängerung der Fußheber geschaffen werden.

Die Naht der transponierten Sehnen erfolgt am Achillessehnenansatz oder über einem Knochenkanal im Kalkaneus möglichst mit nicht resorbierbaren Fäden.

Vom Transfer spastischer Fußheber auf die Achillessehne wird in der Literatur wegen des Risikos einer Überkorrektur abgeraten (Bleck 1987).

Fixsen (1988) schätzt die Wirkung von Muskeltransfers nur als relativ gering ein. „Unfortunately however, the traditional method, in which the tibialis posterior, peronei and flexor hallucis are transplanted to the calcaneum, consistently fails to achieve control or improvement in gait ... Nevertheless, such transplants are of some benefit in that they remove the deforming forces-though this is an objective which can be more easily achieved by simple tenotomy" (Fixsen 1988).

Kuhlmann u. Bell (1952), die eine große Zahl von Hackenfußoperationen durchgeführt haben, sind dagegen anderer Meinung:

„The best results in these posterior transfers came with the use of both the tibialis posterior and the peroneus longus tendons, particularly when associated with tarsal arthrodesis."

Wir halten die Einschätzung von Fixsen für zu pessimistisch. Allerdings erfordern derartige Ersatzoperationen immer eine optimale Abstimmung von Indikation, Operationstechnik und postoperativer Nachbehandlung.

Voraussetzungen für eine erfolgreiche Sehnentransposition beim Hackenfuß (Abb. 4.48):

- ausreichend kräftige Transfermuskeln vorhanden,
- ausreichende passive Plantarflexion im oberen Sprunggelenk (etwa 10 bis 20 Grad),
- stabiler Rückfuß (ggf. zusätzliche Arthrodese),
- korrekte Einstellung der Kalkaneuslängsachse (ausreichender Hebelarm),
- gute Weichteilverhältnisse im Rückfuß (Verwachsungsgefahr),
- sicheres Vernähen transponierter Sehnen unter (leichter) Spitzfußstellung.
- korrekte Nachbehandlung.

„Die alleinige Verkürzung oder Raffung der Achillessehne hat keinen Einfluss auf die Funktion und sollte unterlassen werden" (Schanz 1928).

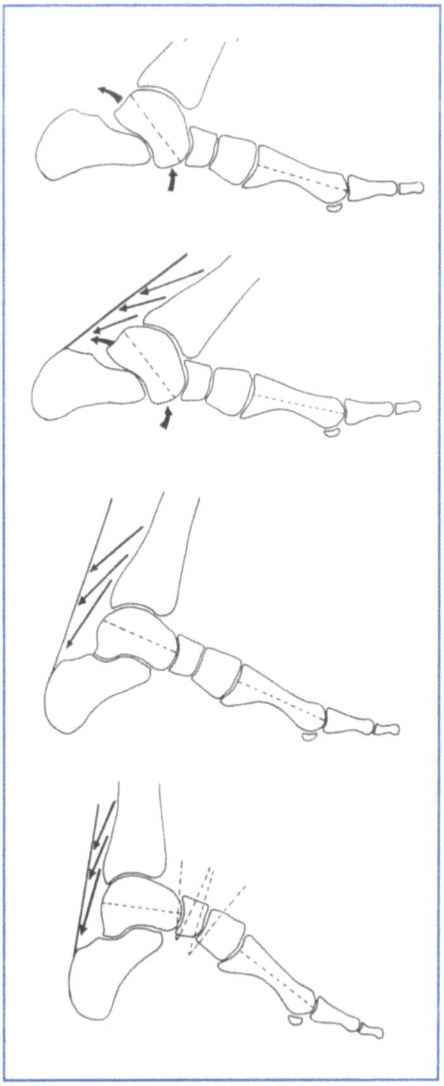

Abb. 4.47. Schematische Darstellung der Operationsmethoden zur Korrektur von Knickhackenfüßen und reinen Hackenfüßen. Besteht zusätzlich eine Knickkomponente, so ist neben der Augmentation der Wadenmuskulatur eine Stabilisierung des Rückfußes unabdingbar

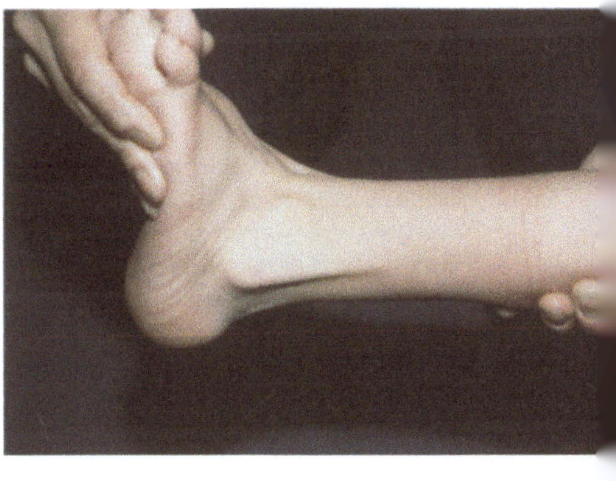

Abb. 4.48. Die Voraussetzung für eine effiziente Hackenfußoperation sind kräftige potentielle Ersatzmuskeln (hier: Peronealmuskeln) ▶

Knöcherne Techniken

„Beim Hackenfuß muss die knöcherne Fehlform beseitigt werden, der Fuß stabilisiert werden und der Ersatz der Wadenkraft durch Muskelverpflanzung und Sperrung der übermäßigen Dorsalflexion durch einen knöchernen Anschlag geschaffen werden" (Lange 1962).

Die Wiederherstellung bzw. die Schaffung eines stabilen Fußhebels stellt die Voraussetzung dafür dar, dass vorhandene Plantarflektoren aktiv wirksam sein können. Bei Kindern lässt sich diese Funktion vorübergehend durch Orthesen oder mit geeigneter Schuhtechnik erreichen. Mit zunehmendem Körpergewicht müssen aber meist zusätzliche operative Maßnahmen erwogen werden.

Dazu muss man bei stärkerer Instabilität die Chopart-Gelenklinie vorausgehend oder gleichzeitig mit den Weichteiloperationen stabilisieren. Schwere Deformitäten erfordern die (additive) Tripelarthrodese. Beim Transfer des M. tibialis posterior sind diese Maßnahmen ebenfalls erforderlich, wenn der Rückfuß instabil ist, um keinen sekundären Knickplattfuß zu riskieren. Besonders wichtig ist auch hier die Schaffung einer genügenden passiven Plantarflexion für die Wirksamkeit der neuen Muskelfunktion. Da ein Umlernen nicht erforderlich ist, wirken diese Transfers bei adäquater postoperativer Nachbehandlung günstig (frühfunktionelle Mobilisation in Plantarflexion; Orthesenschutz gegen die Dorsalflexion).

> **Merke**
> Die gleichzeitige Schaffung einer vollständigen Streckung im Knie- und Hüftgelenk stellt eine Voraussetzung jeder operativen (wie auch konservativen) Hackenfußbehandlung dar.

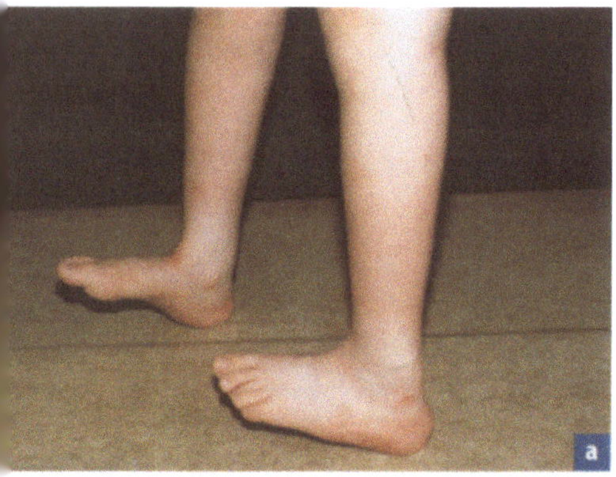

a

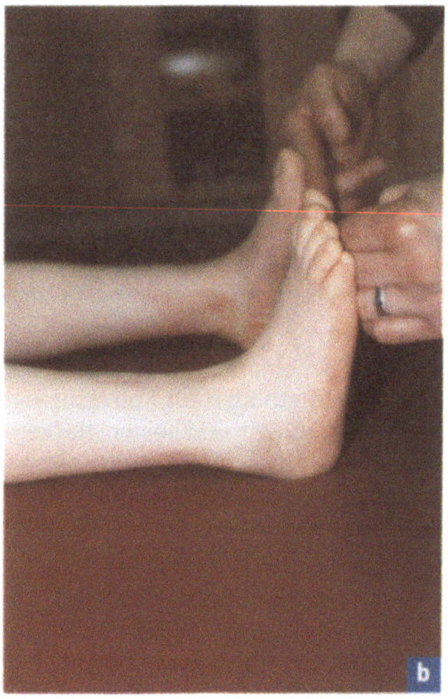

b

Abb. 4.49 a, b. 7-Jähriger Junge mit sakraler Spina bifida und ausgeprägten Hackenfüßen. Durch die Kombination einer funktionsverbessernden Operation mit Rückfußstabilisierung und Tibialis-anterior-Transfer auf die Ferse in Verbindung mit orthetischen Maßnahmen und Krankengymnastik konnte eine relativ gute willkürliche Fußsenkerfunktion erreicht werden; a präoperativ, b postoperativ

Andere knöcherne Operationstechniken betreffen die Schaffung eines passiven Stopps gegen die Dorsalflexion im oberen Sprunggelenk. Dieses Ziel lässt sich zwar auch durch Tenodesen (z. B. der Achillessehne an die distale Fibula oder Tibia) erreichen. Dauerhafter wirken jedoch knöcherne Anschlagsoperationen (Arthrorisen). Die Entwicklungen der modernen Orthesentechnik stellen heute allerdings zu diesen passiven Verfahren eine bedeutende Alternative dar.

Die pantalare Arthrodese mit Versteifung des gesamten Rückfußes kann bei extrem instabiler Situation im Rahmen von neurogenen Knickhackenfüßen ohne ausreichende Muskulatur und ohne Orthesenversorgbarkeit ausnahmsweise indiziert sein (Nattrass 2000; Hunt 1945).

4.9.3 Beurteilung des Therapieergebnisses beim Hackenfuß

Da die Wiederherstellung einer normalen Wadenmuskelfunktion kaum möglich ist, muss sich die Beurteilung nach Therapie am Ausgangsbefund orientieren.

Folgende Ziele gelten als Mindestanforderung an eine erfolgreiche konservative/operative oder kombinierte Hackenfußbehandlung (Abb. 4.49 a, b):

- ausreichender Bewegungsausschlag im oberen Sprunggelenk (10-0-20 Grad für Dorsal- zu Plantarflexion),
- Vorfußbelastung beim Abstoßvorgang,
- keine stärkere kompensatorische Hüft- und Kniebeugung (über 20 Grad), bzw. maximal mögliche Kniestreckung zum Standphasenende,

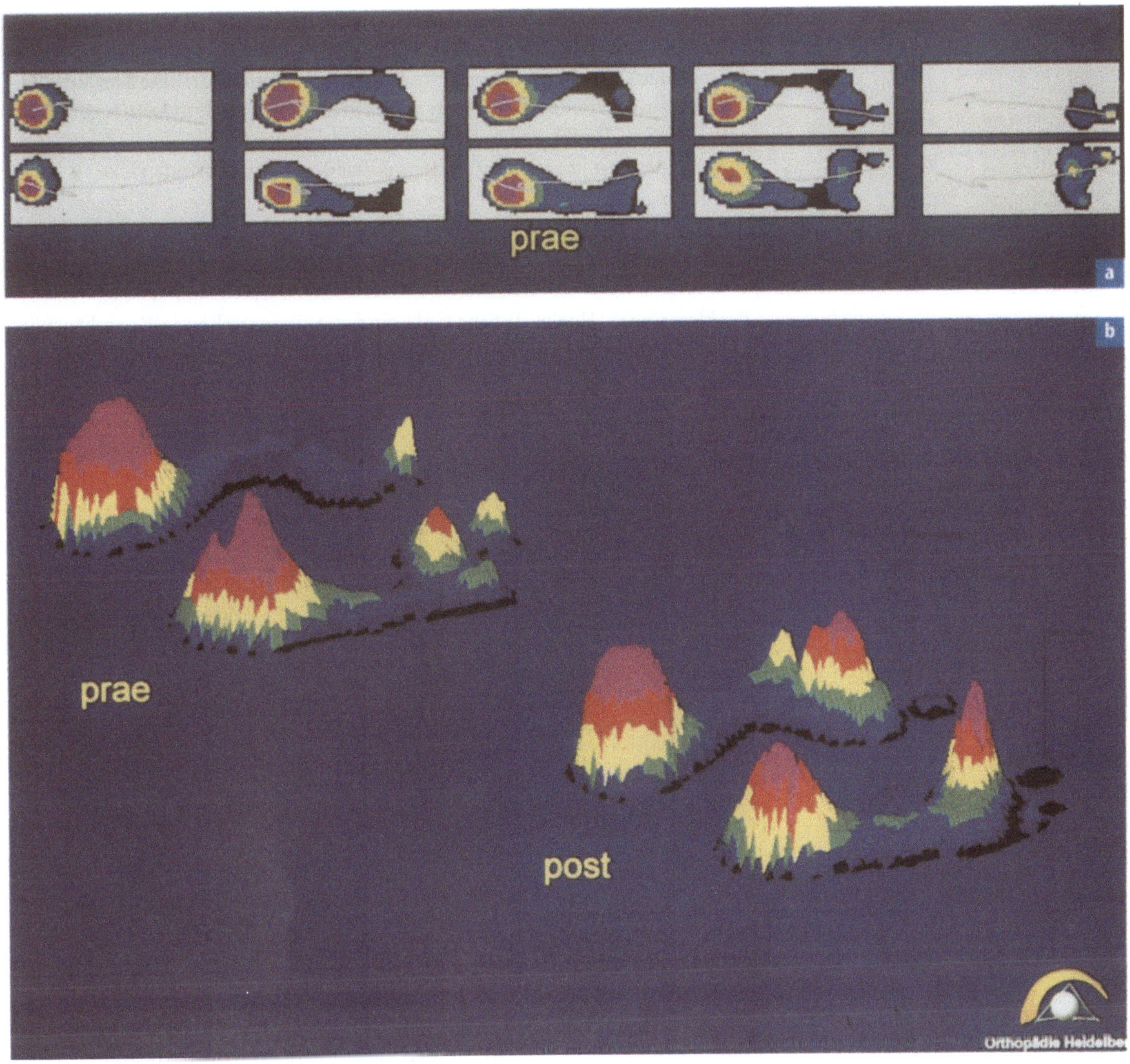

Abb. 4.50 a, b. Die dynamische Pedobarographie ermöglicht die Abschätzung funktioneller Gewinne durch Hackenfußoperationen. Bei diesen Patienten zeigt sie den präoperativen Zustand mit ausgeprägter Mehrbelastung beider Rückfüße und Minderbelastung der Vorfüße. Durch den Fußsenkerersatz hat sich eine Verbesserung in der Rückfuß-Vorfuß-Verteilung erreichen lassen, was die Druckstellengefährdung dieses Patienten spürbar reduziert

- keine Schmerzen,
- keine Druckstellen bei asensiblen Füßen,
- problemfreier Orthesengebrauch,
- stabiler Fußhebel.

Durch eine dynamische Pedobarographie und – falls verfügbar – eine instrumentelle 3-dimensionale Bewegungsanalyse lässt sich der Therapieeffekt am besten dokumentieren. Gleichzeitig können weitere Hinweise zur Therapie gegeben werden (Abb. 4.50 a, b).

Wenngleich auch beim Hackenfuß den Punkten Schmerz und Funktion eine zentrale Bedeutung zukommt, halten wir die allgemein zur postoperativen Beurteilung eingesetzten Fuß-Scores (AOFAS-Score, Maryland Foot Score, s. Döderlein et al. 2002) für wenig geeignet. Wir schlagen bei der Beurteilung die Beachtung folgender Punkte vor:

- Schmerz (kein/gelegentlich bei Belastung/immer bei Belastung/dauernd),
- Beweglichkeit (Plantarflexion über die Neutralstellung/bis zur Neutralstellung/weniger als Neutralstellung),

- Funktion (freie Gehfähigkeit, auch mit Orthesen unter Kniestreckung/mit Kniebeugung/Gehhilfen erforderlich),
- Stabilität/Orthesenversorgbarkeit (gute Stabilität/Orthesenversorgbarkeit, keine Druckstellen/gelegentlich Probleme mit Orthesen/regelmäßig Probleme – Druckstellen bzw. Operationsindikation),
- Zufriedenheit (zufrieden/bedingt zufrieden/nicht zufrieden).

4.9.4 Probleme und Komplikationen der Hackenfußtherapie

Probleme nach Hackenfußtherapie sind die unzureichende Korrekturwirkung der therapeutischen Maßnahmen und Druckstellen durch Orthesen (Abb. 4.51).

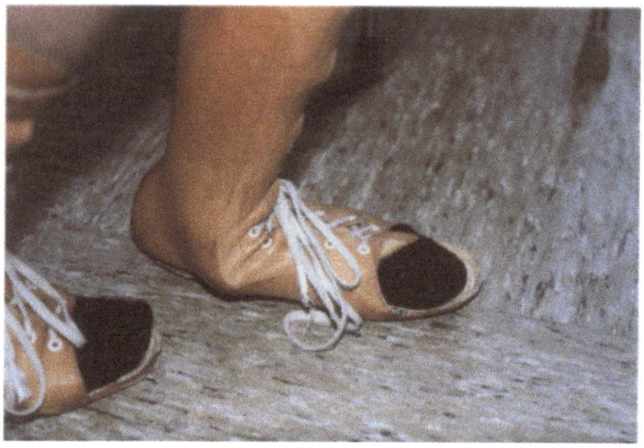

Abb. 4.51. Stabilisierende orthetische Versorgungen müssen beim Hackenfuß naturgemäß deutlich widerstandsfähiger gearbeitet sein als beim Hängefuß

Die unzureichende Korrekturwirkung kann zum einen durch ungeeignete Therapien entstehen oder aber wenn sich in den proximalen Etagen bereits strukturelle Muskelverkürzungen gebildet haben (Knie- und Hüftbeugekontrakturen), die bei der Hackenfußkorrektur nicht berücksichtigt wurden. Grundsätzlich sollten Unterschenkelorthesen zum Ausgleich eines Hackenfußes nur dann eingesetzt werden, wenn das obere Sprunggelenk wenigstens bis zur Neutralstellung korrigierbar ist und Knie- und Hüftgelenke weitgehend bzw. frei streckbar sind. Andernfalls muss die Orthese in vermehrter Dorsalflexion eingestellt werden, was ihre Korrekturwirkung leider reduziert. Sonst läuft der Patient im Zehengang (Abb. 4.52). An die operative Korrektur eines Hackenfußes dürfen keine zu hohen Erwartungen gestellt werden. Die alleinige Korrektur ohne Beseitigung etwaiger Hüft- bzw. Kniebeugekontrakturen ist zum Scheitern verurteilt.

Einen Sonderfall stellt die Druckstellengefährdung asensibler Vorfüße nach erfolgreicher Wadenmuskelaugmentation dar. Durch die wiederhergestellte Abstoßfunktion kommt es zur Mehrbelastung des Vorfußes mit der Gefahr plantarer Druckstellen, besonders dann, wenn keine gleichmäßige Belastung der Metatarsalia möglich ist. Mit der Beseitigung des einen Problems wurde damit ein neues geschaffen („Most problems are created by solutions": Gage 1994).

Die Therapie besteht in einem solchen Fall in der schuhtechnischen Zurichtung mit entsprechender Weichbettung und rückversetzter Rollentechnik. Dies bedeutet jedoch wieder eine Verkürzung des Vorfußhebels. In ausgeprägten Fällen kann auch eine Unterschenkelorthesenanpassung notwendig werden.

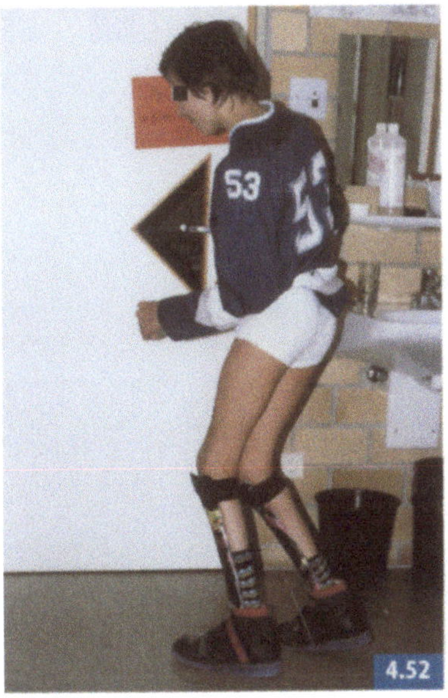

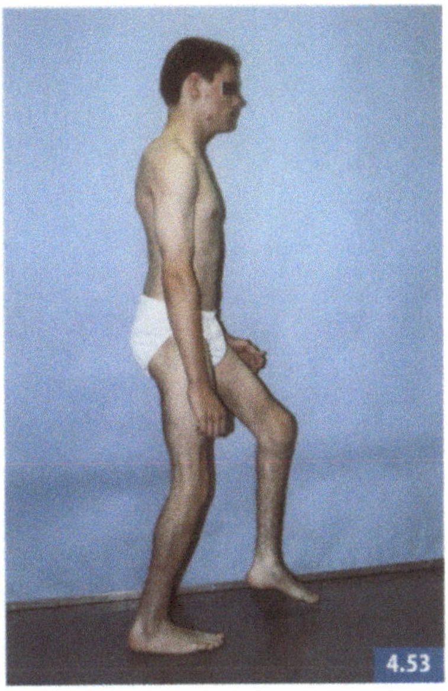

Abb. 4.52. Ohne ausreichende Kniestreckung läuft ein Patient mit Hackenfußorthesen ohne Fersenbelastung. Er wird die Versorgung nicht dauerhaft akzeptieren

Abb. 4.53. Bei Verwendung aller zur Verfügung stehenden Muskeln zur Widerherstellung der Plantarflexion sollte wenigstens 1 kräftiger Fußheber verbleiben, da ansonsten ein Hängefuß resultiert (16-jähriger Patient mit schwerem Hackenfuß links, Zustand nach Verpflanzung mehrerer Fußsenker und des M. tibialis anterior auf die Wade, nun gute Plantarflexion bei Schwäche der Fußheber)

Zu den *Komplikationen* würden wir die operative Überkorrektur eines Hackenfußes in einen Spitzfuß zählen. Sie wird zwar in der Literatur beschrieben, dürfte aber in der Praxis wegen der relativ geringen Kraft der transponierten Muskeln kaum vorkommen. Lediglich bei starker Spastizität der Fußheber kann ein M. tibialis anterior-Transfer ins Spitzfußmuster umschlagen (bei IZP und Spina bifida) (Bleck 1984). Schließlich kann nach Transposition des M. tibialis anterior auf den Kalkaneus eine Fußheberschwäche resultieren, die ihrerseits die entsprechende Orthesenversorgung notwendig macht (Abb. 4.53). Auch in diesem Fall wurde durch die Lösung eines Problems ein anderes geschaffen: „Die ich rief, die Geister, werd' ich nun nicht los" (aus Goethes Ballade der Zauberlehrling, Büchmann 1907).

5 Der Hackenfuß im Rahmen verschiedener Krankheitsbilder

5.1 Der neurogene Hackenfuß – schlaffe Lähmungen

Vorbemerkungen

Die Hackenfußdeformität geht auch im Rahmen schlaffer Paresen mit einer erheblichen Funktionsbehinderung einher. Die unzureichende oder fehlende Wadenmuskelfunktion muss beim Gehfähigen durch eine umfassende Mehrarbeit der Hüft- und Kniegelenksstreckmuskeln kompensiert werden. Wo diese Muskeln zusätzlich abgeschwächt sind, kann die Steh- und Gehfähigkeit nur durch Orthesen und Gehhilfen aufrechterhalten werden.

Die Mehrbelastung im Rückfußbereich führt bei Patienten mit zusätzlichen Sensibilitätsdefiziten zur erhöhten Druckstellengefahr, besonders durch den nach plantar gerichteten Calcaneus.

Der Hackenfuß stellt bei allen steh- und gehfähigen Patienten mit schlaffen Lähmungen eine absolute Therapieindikation dar, sei sie nun konservativ oder operativ.

5.1.1 Der Hackenfuß bei Spina bifida (MMC)

Bezüglich Ätiologie und Pathogenese sowie Inzidenz möchten wir auch auf den Abschnitt der Spitzfuß bei Spina bifida verweisen.

Epidemiologie. Der Hackenfuß stellt bei dieser Störung eine recht häufige Deformität dar. Abhängig vom untersuchten Patientengut tritt er nach Schafer u. Dias (1983) sowie Frischhut (2000) in bis zu einem Drittel der Patienten auf (Fallbeispiele Abb. 5.1 a, b, 5.2 a, b).

Pathoanatomie und Pathogenese. Pathoanatomisch findet sich meist eine Kombination aus Knick- und Hackenfußdeformität, wobei die Hackenfußkomponente funktionell die wichtigere ist. Besteht eine normale Kraft der langen Zehenbeuger und ein gleichzeitiger Ausfall des M. triceps surae und der intrinsichen Fußmuskeln, so kommt es zur kombinierten Deformität aus Ballenhohlfuß und Hackenfuß (s. Döderlein et al. 2001). Ein eigentlicher Hackenhohlfuß, wie er uns bei der Poliomyelitis begegnet, existiert bei der Spina bifida wegen des Ausfalles der intrinsischen Fußmuskeln nicht. Hinsichtlich der Pathogenese kann man im Gegensatz zum Spitzfuß ein Muskelungleichgewicht und die Einwirkung des Körpergewichts für die Deformität verantwortlich machen. Da sie überwiegend bei den Lähmungsniveaus L4 und L5 vorkommt, ist es beim Ausfall der Wadenmuskulatur und der erhaltenen normalen Funktion der Fußheber sowie der peronealen Muskeln leicht verständlich, dass sich der Fuß in Calcaneus-/Calcaneovalgusposition einstellt. Bei einem Ausfall der Mm. peronei (L5) kommt es dagegen zum Hackenfuß mit Supinationsstellung des Vorfußes infolge der Wirkung des M. tibialis anterior.

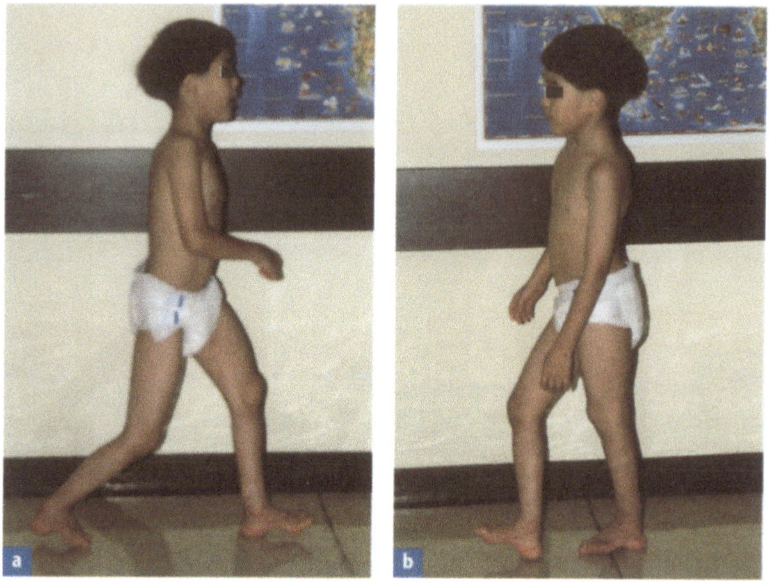

Abb. 5.1 a, b. Typischer Hackenfußgang bei einem 8-jährigen Jungen mit tieflumbaler Spina bifida. Man erkennt die pathologischen Veränderungen in der Stand- und Schwungphase sowie die Verkürzung der Schrittlänge

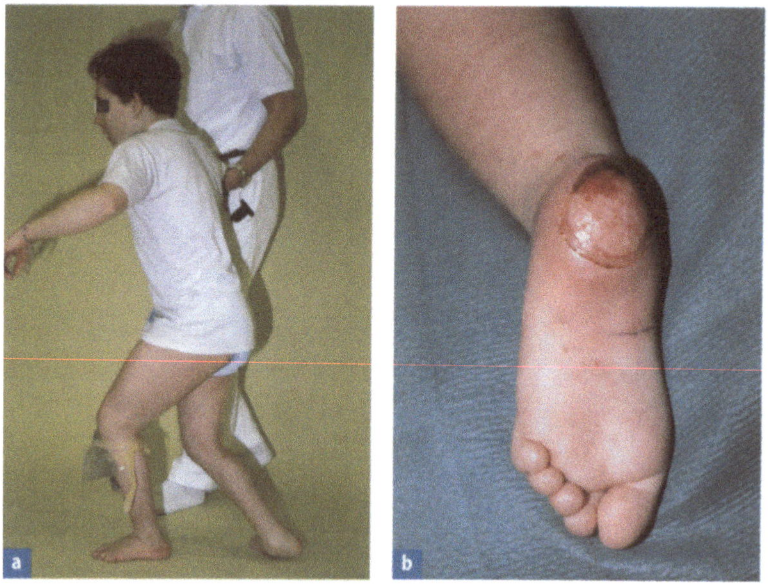

Abb. 5.2 a, b. Wenn Patienten mit Spina bifida schwerer werden, gestaltet sich der Gang wegen des Ausfalls der Wadenmuskulatur ungleich mühsamer. Gleichzeitig nimmt die Druckstellenempfindlichkeit der Fersen zu, weshalb eine Therapie bei gehfähigen Patienten unbedingt angezeigt ist

Hackenfüße kommen auch nicht selten nach operativer Behandlung von MMC-Klumpfüßen vor. Eine großzügige Schwächung der Wadenmuskeln und der Supinatoren wirken zusammen mit dem Körpergewicht im Sinne einer Verschlechterung bzw. Überkorrektur.

Klinisches Bild und Diagnostik. Die Hackenfußstellung tritt bereits post partum auf und ist zunächst passiv vollständig korrigierbar. Nach Lindseth (1992) entsteht sie durch den ungehinderten Zug der Fußhebemuskulatur, die willkürlich oder spastisch ohne Gegenzug über die paretische Triceps-surae-Muskulatur dominiert.

Erst durch die Einwirkung des Körpergewichts kommt es zur zunehmend strukturellen Deformierung und zur Instabilität des Rückfußes. Die Patienten sind gezwungen, im Kauergang zu gehen und müssen kompensatorisch die Kniestreckmuskulatur aktivieren. Die Schrittlänge ist verkürzt, der Energieaufwand zum Gehen erhöht. Der Patient muss eine Hüft- und Kniebeugestellung einnehmen, die sich mit dem weiteren Wachstum verselbständigt. Da der Fuß beim Erstkontakt wegen des fehlenden Gegenzuges durch die Wadenmuskulatur in verstärkter Dorsalflexionsstellung aufgesetzt wird (Abb. 5.1), sind Druckstellen im Fersenbereich nicht selten. Der Fuß entwickelt die bekannte Pistolengriffdeformität mit nach plantar vorragender Ferse, die sich kompensatorisch erheblich verdickt und verbreitert. Bei einer Überaktivität des M. tibialis anterior steht der Vorfuß in Supinationsstellung und der Patient belastet nur den Fußaußenrand. Durch zusätzliche Kompensationen im Bereich der Hüftgelenke und des Rumpfes kann sich eine Außenrotationsdeformität der Malleolengabel mit gleichzeitiger Schrägstellung der Gelenkachse entwickeln, die die Versorgung mit Orthesen weiter erschwert (Schafer u. Dias 1983; Broughton 1998).

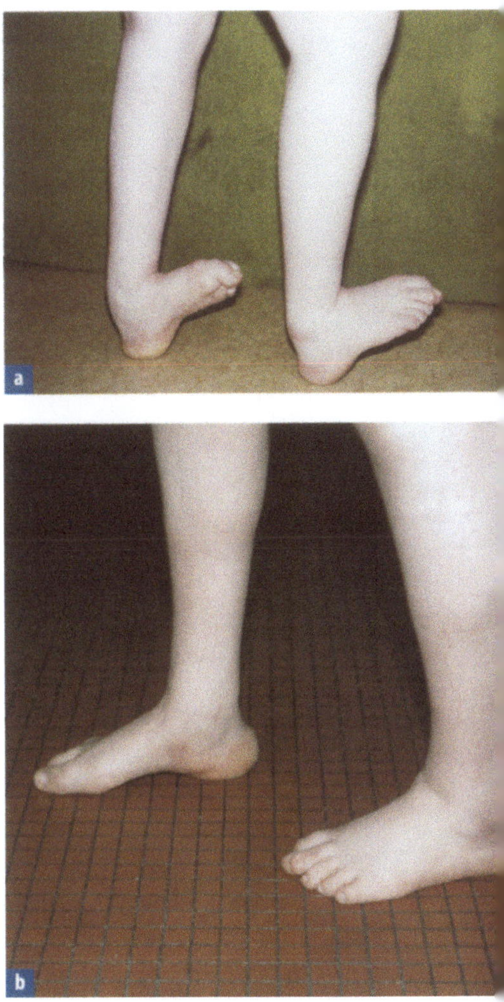

Abb. 5.3 a, b. 16-jährige Patientin mit tieflumbalem Lähmungsniveau mit ausgeprägten Hackenfüßen. Durch Kombination von Muskeltransfers und Korrekturosteotomien der Fußwurzel konnte ein langfristig gutes Ergebnis erreicht werden

Therapeutische Besonderheiten. Lindseth (1992) hält die primäre konservative Therapie für kaum erfolgversprechend, wobei allerdings manuelle Dehnungen der Fußheber und Lagerungsorthesen den Zeitpunkt für ein operatives Vorgehen etwas hinausschieben können.

Die frühzeitige Muskelbalancierung vermag die Entwicklung struktureller Hackenfüße zu vermeiden und die Versorgbarkeit mit Unterschenkelfunktionsorthesen zu erleichtern. Schafer u. Dias (1983) empfehlen ebenso wie Banta et al. (1981) und Lindseth (1992) die frühzeitige Tenotomie der Fußheber oder den Transfer des M. tibialis anterior (bei Kraftgrad von 4 oder 5) auf den Kalkaneus. Diese Methode ist aber nur bei rein schlaffer Lähmung sinnvoll. Jede spastische Komponente birgt die Gefahr eines Umschlagens in die Spitzfußdeformität in sich. Die Autoren empfehlen in den ersten Lebensjahren die Dehnungsbehandlung der Fußhebemuskulatur sowie die Versorgung mit Nachtschienen in Spitzfußstellung. Obwohl Schafer u. Dias den Transfer bereits beim Kleinkind empfehlen, raten wir von zu frühzeitiger Operation ab. Wegen der meist begleitenden Knickfußkomponente empfehlen wir die Kombination aus Transfer der Sehne des M. tibialis anterior mit einer rückfußstabilisierenden Operation (nach Grice oder Chopart-Arthrodese) (Abb. 5.3a, b). Diese sollte aber wegen der noch überwiegend knorpeligen Fußwurzel beim Kleinkind erst nach dem 6. bis 8. Lebensjahr vorgenommen werden. Der Transfer dient primär der Ausschaltung der pathologischen Wirkung und der Stimulation des Wachstums der Kalkaneusapophyse nach dorsal. Für einen wirksamen Ersatz der Wadenmuskulatur reicht er nahezu niemals aus, so dass die Patienten auch postoperativ auf funktionelle Unterschenkelorthesen mit dorsaler Anschlagsperre bzw. integrierter Karbonfeder angewiesen sind.

Schafer u. Dias (1983) sowie Banta et al. (1981) empfehlen zur Prophylaxe einer Valgusstellung der Malleolengabel die zusätzliche Tenodese der Achillessehne an die distale Fibula. Nur wenn neben dem M. tibialis anterior noch weitere kräftige Muskeln zum Transfer zur Verfügung stehen (z. B. M. tibialis posterior, M. peroneus brevis; M. flexor digitorum longus) kann längerfristig evtl. auf eine Orthese verzichtet werden. In diesen Fällen muss das Chopart-Gelenk aber gleichzeitig stabilisiert werden, um einen ausreichend rigiden Vorfußhebel zu schaffen. Haben sich schon strukturelle Rückfußdeformitäten entwickelt, so kann auch eine korrigierende Tripelarthrodese oder eine dorsalverschiebende Kalkaneusosteotomie (Operation nach Galeazzi) notwendig sein (Broughton 1998). Auf die Gefahr der Entwicklung von Druckstellen im (asensiblen) Metatarsaleköpfchenbereich durch die neu geschaffene Plantarflexionskraft sei ausdrücklich hingewiesen. Die Versorgung mit Vorfuß-Weichbettungseinlagen kann hier prophylaktisch wirken. Grundsätzlich besteht nach Rückfußarthrodesen auch ein erhöhtes Risiko der Entwicklung von Charcot-Deformitäten im oberen Sprunggelenk. Hier kann die Versorgung der Patienten mit Unterschenkelorthesen oder orthopädischen Schuhen prophylaktisch wirksam sein. Lindseth (1992) warnt vor dem Risiko einer chronischen Kalkaneusosteomyelitis und rät dringend bei Fersenulzera zur kombinierten (zweizeitigen) Sanierung der Druckstelle und Korrektur der Fußdeformität. Die anschließende Orthesenversorgung vermag das Risiko einer Unterschenkelamputation gering zu halten.

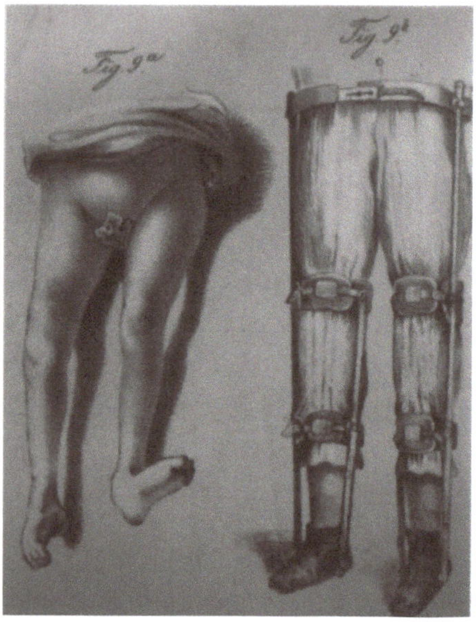

Abb. 5.4. Darstellung eines schwerer Poliohackenfußes und seiner historischen Versorgung. (Aus Jacob von Heine 1860)

5.1.2 Der Hackenfuß bei der Poliomyelitis

Die Wadenmuskelparese kommt bei der Poliomyelitis relativ häufig vor und führt wegen der oft zusätzlichen Schwäche der proximalen Muskeln zu einer erheblichen Funktionseinschränkung (Perry 1992). Die Art der Deformität richtet sich nach der vorhandenen Restmuskulatur, den Bodenreaktionskräften und der Verwendung evtl. Orthesen. So kann es zur Hackenhohlfußstellung (s. Döderlein et al. 2001, „Der Hohlfuß"), zur Knickhackenfuß- oder zur reinen Hackenfußstellung kommen. Nach Schanz (1928) sind die übrigen Unterschenkelmuskeln nicht selten von guter Funktion.

Klinisches Bild und Diagnostik. Führendes Symptom ist nach Drennan neben der Wadenatrophie die Verstärkung der Dorsalflexionsfähigkeit im oberen Sprunggelenk (Abb. 5.4). Die verbliebenen extrinsischen und intrinsischen Fußmuskeln versuchen den Fußhebel zu stabilisieren. Dies führt zu einer Fußverkürzung und zu charakteristischen Zehendeformitäten (Beugestellung der Grundgelenke).

Radiologisch kommt es zur Steilstellung des Kalkaneus und zum ventralen Anschlagsphänomen der distalen Tibia am Talushals (Fallbeispiel Abb. 5.5 a, b).

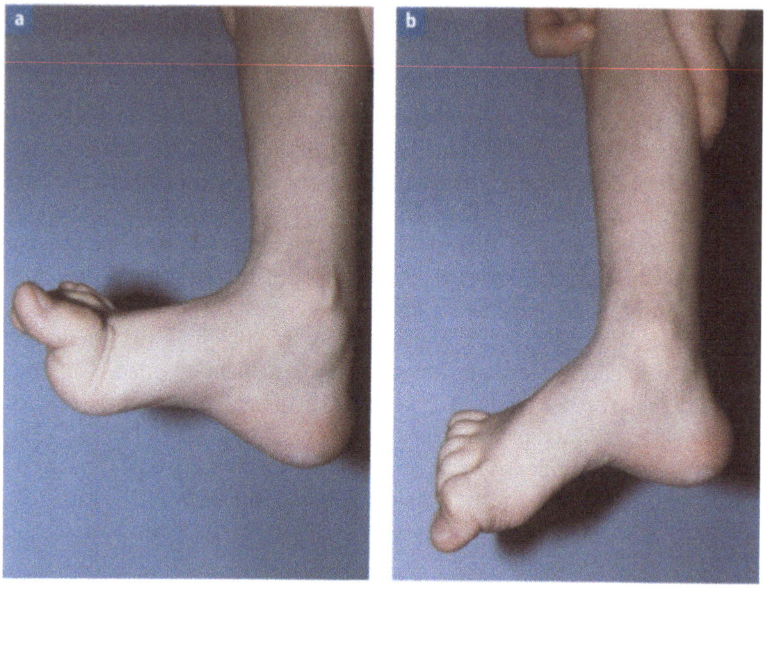

Abb. 5.5 a, b. Typisches Muskelungleichgewicht, das zur Entstehung schwerer Hackenfüße führt. Bei diesem 8-jährigen Patienten ist die Wadenmuskulatur vollständig ausgefallen, die langen Zehenbeuger sind intakt, ebenso wie die langen Zehenstrecker und der M. peroneus longus. Das Aktivierungsmuster der Muskulatur zeigt a in der Extension eine typische Extensorensubstitution und b in der Flexion eine reine Aktivierung des Vorfußes ohne wirksame Kranialisierung der Ferse

Therapeutische Besonderheiten. Bei der Gefahr einer Hackenfußentwicklung kommt der orthetischen Versorgung mit Dorsalflexionssperre oder Karbonfedereinbau die führende Rolle zu. Wenn keine Erholung der Trizepsmuskulatur zu erwarten ist, besteht die Indikation zum Muskeltransfer, um der Skelettdeformierung zuvorzukommen.

- This foot deformity (calcaneus foot) represents the only absolute indication for tendon transfers about the foot and ankle in children younger than 5 years of age (Drennan 1992).

Auch hier entscheidet die Verteilung der erhaltenen Muskulatur über das Operationsprogramm. Grundsätzlich sollten so viele Muskeln auf den Kalkaneus transponiert werden, als verfügbar sind, wobei aber die aktive Fußhebung und die Plantarflexion der Zehen noch erhalten bleiben müssen.

„Surgeons should recognize the need for multiple tendon transfers to the calcaneus" (Myerson 2000).

Die Plantarflektoren (M. flexor digitorum longus, M. flexor hallucis longus, M. tibialis posterior, M. peroneus longus, M. peroneus brevis) brauchen dabei nicht umzulernen. Beim Kind kann man auch durch den Transfer des M. tibialis anterior auf den Kalkaneus eine relativ gute Fußsenkerfunktion erreichen, vorausgesetzt die übrigen Fußheber sind erhalten. Immer muss vor einer Fußsenkerersatzoperation eine passiv ausreichende Plantarflexion geschaffen werden. Dies lässt sich durch die Verlängerung kontrakter Fußheber, eine ventrale Kapsulotomie und ggf. Osteotomien (Calcaneus) bewerkstelligen. Ggf. sollten diese Korrekturen einer Muskelersatzoperation vorgeschaltet werden. Wird das Chopart-Gelenk durch Muskeltransfers destabilisiert, so muss es gleichzeitig fusioniert werden. Die Tenodese der Achillessehne an die distale Fibula (Westin et al. 1988; Schafer u. Dias 1983) oder Tibia tragen im Wachstumsalter das Risiko der Entwicklung eines Spitzfußes in sich, da der Knochen weiter wächst. Dennoch sind sie wertvolle Methoden.

Der Transfer der Kniebeuger auf die Achillessehne stellt eine sehr selten geübte Methode dar, die bei guten Kniestreckern und Fußhebern indiziert sein kann (Kuhlmann 1952; Emmel 1958).

Drennan (1992) empfiehlt die Astragalektomie zur Schaffung eines vorderen tibiotarsalen Anschlages beim Hackenfuß im Kindesalter. Auch hier sind zusätzliche Muskeltransfers notwendig.

Di Cesare et al. (1995) berichten über leichte funktionelle Verbesserungen aber deutlich weniger Schmerzen nach Hackenfußoperationen.

Die tibiokalkaneare Arthrodese hat ebenso wie die pantalare Arthrodese den Nachteil einer verkürzten Schrittlänge sowie des vorzeitigen Einknickens zum Beginn der Standphase und der vollständigen Ausschaltung einer Abstoßfunktion (Nattrass 2000). Eine leichte Spitzfußstellung erhöht die Kniesicherheit, verstärkt aber auch die Vorfußbelastung.

Ein völlig paretischer Fuß („flail foot") sollte primär orthetisch oder schuhtechnisch geführt werden. Nur wenn diese wegen ossärer Deformität erschwert ist, sind vorausgehende knöcherne Korrekturen bzw. Stabilisierungen sinnvoll (Steindler 1923). Wegen der meist schlechten Knochenqualität ist mit einer verlängerten Konsolidierungszeit zu rechnen.

5.1.3 Der Hackenfuß bei Muskeldystrophien und Muskelatrophien

Bezüglich der Inzidenz, der Ätiologie und der Pathogenese der Muskeldystrophien dürfen wir auf den entsprechenden Abschnitt bei der Spitzfußdeformität verweisen.

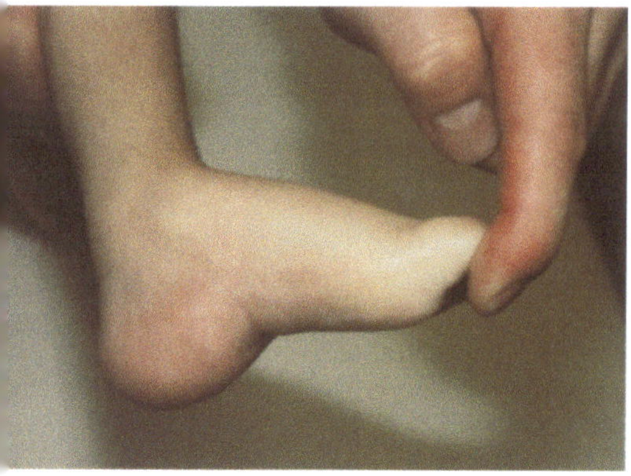

Abb. 5.6. Schwere Hackenfußdeformität bei einem 4-jährigen Jungen mit neurogener Muskelatrophie und vollständigem Ausfall der Wadenmuskulatur

Pathogenese. Der Hackenfuß entsteht als Folge eines Muskelungleichgewichts mit Ausfall der Wadenmuskulatur bei weitgehend normal erhaltenen Fußhebemuskeln.

Klinisches Bild und Diagnostik. Klinisch imponiert die verstärkte aktive und passive Dorsalflexionsfähigkeit bei verminderter Plantarflexion. Die Sensibilität bleibt erhalten (Fallbeispiel Abb. 5.6).

Therapeutische Besonderheiten. Therapeutisch halten wir auch bei den rollstuhlpflichtigen Patienten eine orthetische oder schuhtechnische Versorgung, die den Fuß in Neutralstellung hält und die weitere Kontraktur der Fußheber verhindert für sinnvoll. Manuelle Dehnungen der Fußheber und ggf. dorsale Nachtschienen in maximal möglicher Plantarflexion sollten zusätzlich erwogen werden, wenn eine strukturelle Muskelverkürzung droht.

Operative Maßnahmen werden dann notwendig, wenn die konservativen Maßnahmen versagen. Beim rollstuhlpflichtigen Patienten besteht die einfachste Maßnahme in der Durchtrennung aller Fußheber mit anschließender Orthesen- oder Schuhversorgung in korrigierter Stellung.

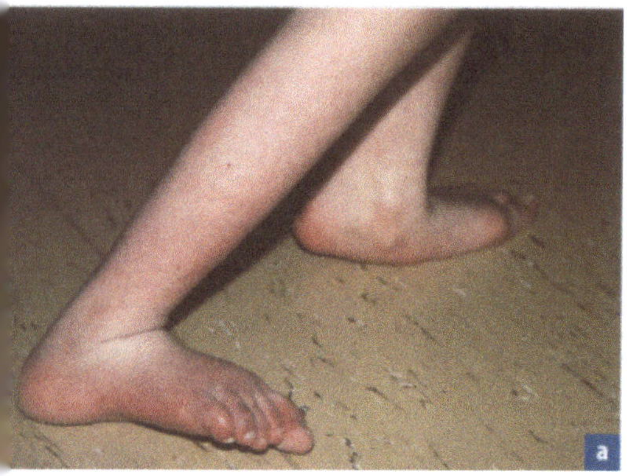

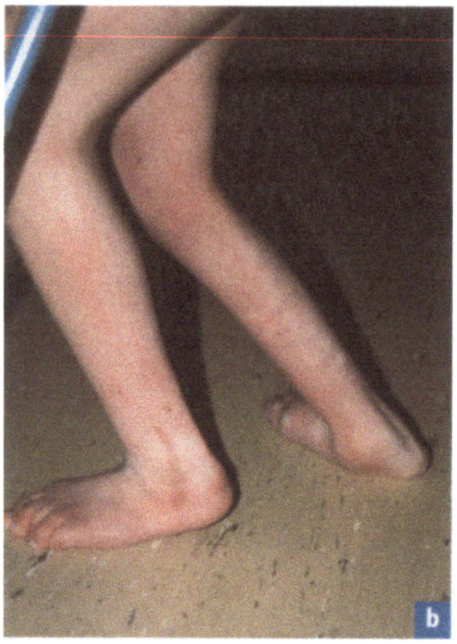

Abb. 5.7 a, b. Extreme Hackenfußdeformität rechts nach iatrogenem Tibialisschaden durch Ischiadikusverletzung in der Kniekehle. Man erkennt die begleitenden neurovegetativen Veränderungen des Fußes durch die vollständig fehlende Sensibilität auf dieser Seite

5.1.4 Der Hackenfuß nach peripherer Nervenschädigung (N. tibialis)

Ätiologie und Pathogenese. Die isolierte Schädigung des N. tibialis kann traumatisch oder iatrogen auftreten. Die Autoren haben auch nach weichteiliger Korrektur von Kniebeugekontrakturen mit nachfolgender Quengelgipsbehandlung Tibialisschädigungen gesehen. Auch Schädigungen des N. ischiadicus mit überwiegender Beteiligung des N. tibialis sind möglich.

Klinisches Bild und Diagnostik. Die klinische Diagnostik zeigt eine Abschwächung bzw. einen kompletten Ausfall der vom N.-tibialis innervierten Muskulatur (M. triceps surae, M. tibialis posterior, M. flexor hallucis longus und M. flexor digitorum longus sowie die intrinsische Fußmuskulatur). Neben der motorischen Schädigung kann auch ein sensibler Ausfall bestehen, der besonders an der Fußsohle hinderlich ist.

Der Patient versucht den Ausfall der Muskulatur durch Aktivierung der peronealen Muskelgruppe (besonders M. peroneus longus) auszugleichen. Dies führt zwangsläufig zur zusätzlichen Knickfußkomponente.

Die neurophysiologische Diagnostik vermag über das Ausmaß der Lähmung und eventuelle Regenerationsmöglichkeiten Auskunft zu geben (Fallbeispiel Abb. 5.7 a, b).

Therapeutische Besonderheiten. Therapeutische Maßnahmen umfassen stets zunächst die Orthesenversorgung, um die fehlende Wadenmuskulatur zu kompensieren und der Entwicklung eines Knickhackenfußes entgegenzuarbeiten. Dazu muss der Fuß über eine stabile Führung am besten in Hessing-Sandalentechnik gefasst werden und eine dorsale Anschlagsperre am oberen Sprunggelenk eingearbeitet werden. Die Plantarflexion kann bei erhaltener Peroneusmuskulatur frei bleiben, eine Fußhebefeder ist in diesem Fall unnötig.

Eine akut aufgetretene Tibialisparese sollte möglichst operativ revidiert werden. Wenn keine Regeneration mehr zu erwarten ist (in der Regel frühestens nach einem Jahr) empfehlen wir die operative Stabilisierung des Rückfußes durch eine Chopart-Tripel-Gelenksarthrodese und die Transposition des M. peroneus longus und brevis auf den Kalkaneus. Die distale Sehne des M. peroneus longus sollte an den Kalkaneus fixiert werden, da sonst der antagonistisch wirkende M. tibialis anterior zur Elevation des Metatarsale I mit nachfolgendem Hallux flexus führt. Alternativ ist auch eine Stabilisierung des Metatarsokuneiforme-I-Gelenkes möglich.

Nach dieser Operation ist –zumindest für ein Jahr – eine orthetische Führung notwendig.

5.2 Der neurogene Hackenfuß – spastische Lähmungen

Vorbemerkungen

Spastische Lähmungen sind durch eine reflexgebundene Muskeltonussteigerung gekennzeichnet. Diese betrifft stets eher ganze Muskelketten als einzelne Muskeln. Bezogen auf die Hackenfußdeformität kommt es dabei zu einem pathologischen Überwiegen des Beugemusters. Da die Reflexaktivität besonders durch taktile Reize auszulösen ist, kann man auch von einem gesteigerten Fluchtreflex sprechen. Die Muskelaktivierung betrifft neben der Fußhebergruppe auch die Knie- und Hüftbeugemuskeln. Die Gelenkstellung ist auf allen drei Ebenen miteinander gekoppelt (Abb. 5.8).

Die Kniebeugestellung trägt durch die Entspannung der Gastroknemiusursprünge zusätzlich zur Insuffizienz des M. triceps surae bei.

Die Einbindung der Hackenfußdeformität in die gesamte Beinbewegungskette sollte im Rahmen der spastischen Lähmung sowohl bei diagnostischen als auch bei therapeutischen Maßnahmen berücksichtigt werden.

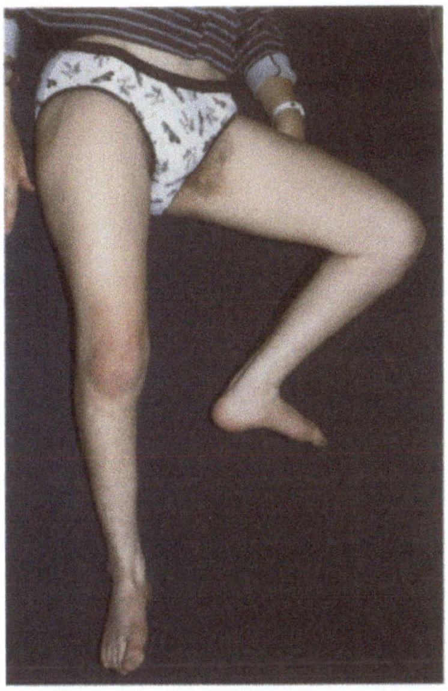

Abb. 5.8. Bei spastischen Lähmungen ist auch beim Hackenfuß die Koaktivierung der Hüftbeuger, Kniebeuger und Fußheber im Therapieplan zu berücksichtigen

5.2.1 Der Hackenfuß bei der infantilen Zerebralparese (IZP)

Epidemiologie und Inzidenz: O'Connell et al. (1998) geben in ihrer Arbeit folgende Häufigkeitsverteilung spastischer Hackenfüße in Abhängigkeit vom Ausprägungsgrad der Lähmung an.

Spastische Diparese: 17 % Hackenfüße (im Vergleich zu 66 % Spitzfüßen).
Spastische Hemiparese: 12 % Hackenfüße (im Vergleich zu 70 % Spitzfüßen).
Spastische Tetraparese: 8 % Hackenfüße (im Vergleich zu 76 % Spitzfüßen).

Die Autoren weisen darauf hin, dass bei den Patienten (n=200 Kinder) keine Voroperationen durchgeführt worden waren. Dieser Umstand erklärt auch die relativ geringe Anzahl von Hackenfüßen. Allerdings würden wir die Zahlenangabe bei der Hemiparese stark in Zweifel ziehen.

Ätiologie und Pathogenese. Neben der primären Aktivierung des Beugemusters durch den Fluchtreflex (Abb. 5.10) sind es besonders die Zustände nach fehlindizierter oder überdosierter Achillessehnenverlängerung, die dieses Problem verursachen (Abb. 5.9 a, b).

▶ Die übelsten Fälle von pes calcaneus, sind die, wo die Deformität unseren Bemühungen, bei einer spastischen Lähmung Besserung zu erreichen, ihre Existenz verdankt (Schanz 1928).

Die stets vorhandene Koaktivierung von Agonisten und Antagonisten kann rasch zum Überwiegen einer Muskelgruppe führen, wenn die andere ge-

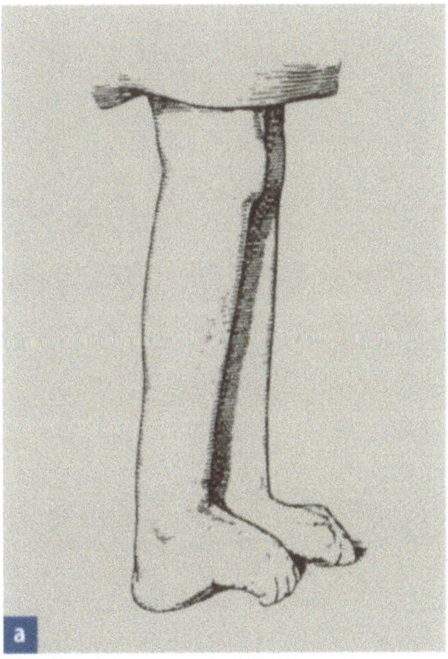

a

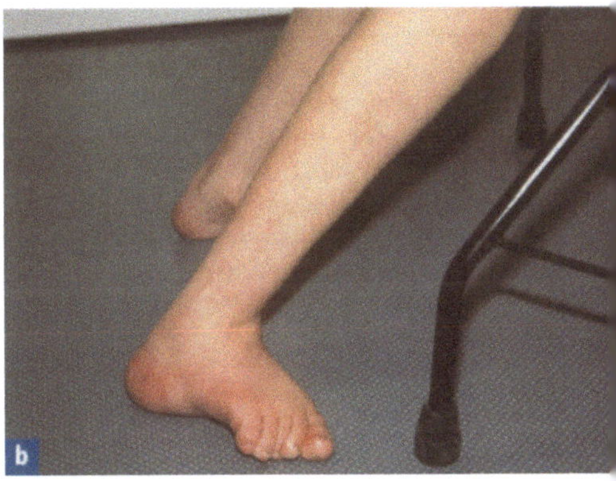

b

Abb. 5.9 a, b. Typische Folge einer fehlindizierten Achillessehnenverlängerung bei spastischer Lähmung. a Schematisch (aus Schanz 1928) und b klinisch bei einem 12-jährigen Mädchen ▶

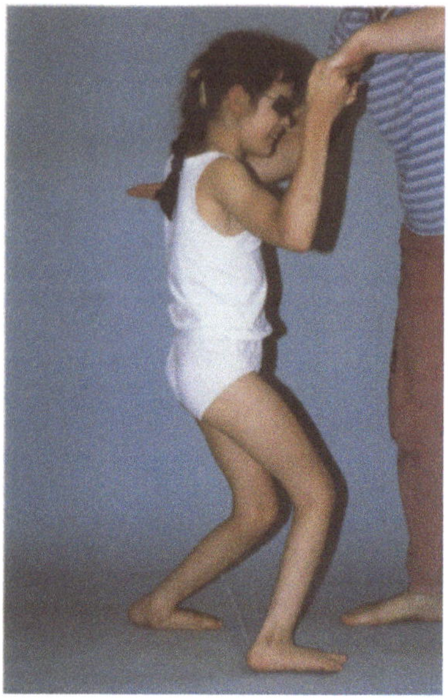

Abb. 5.10. Durch die Hackenfußdeformität kommt es zu einer Insuffizienz der Gastroknemiusmuskulatur auch proximal, die begleitende Kniebeugestellung ist zur Stabilisierung des aufrechten Standes erforderlich

schwächt wird (Reimers 1989). Beim spastischen Spitzfuß schwerer behinderter Patienten sind in der Regel die Gastroknemius-Anteile der Wadenmuskulatur stärker bzw. überwiegend betroffen. Die unkritische Verlängerung der gemeinsamen Endsehne ist deshalb problematisch und mündet besonders bei schwerer Gelähmten leicht in den Hackenfuß. Nach Untersuchungen verschiedener Autoren betreffen spastische Hackenfüße überwiegend Patienten mit Tetraparese und Diparese, bei denen eine Achillessehnenverlängerung durchgeführt worden war (Borton u. Walker 2001; Graham u. Fixsen 1988; Segal u. Thomas 1989).

Klinisches Bild und Diagnostik. Der gehfähige Patient läuft im Kauergang, da er anders nicht mehr in der Lage ist, den Körperschwerpunkt über dem oberen Sprunggelenk zu balancieren. Alternativ ist er auf Gehhilfen angewiesen, mit deren Hilfe er sich allerdings besser aufrichten kann.

Mit dem Kauergang treten zusätzliche wesentliche Änderungen der Mechanik der zweigelenkigen Muskulatur auf (Abb. 5.10).

- Die Gastroknemius-Muskulatur wird weiter insuffizient, da sich ihr Ursprung und Ansatz wegen der Kniebeugestellung weiter annähern.
- Die Kniebeugemuskeln gewinnen ein Übergewicht über die Strecker, da sich ihr Momentarm mit zunehmender Kniegelenksbeugung immer mehr vergrößert, am Hüftgelenk die Streckfunktion dagegen geringer wird.
- Je stärker der Patient versucht, die Kniebeuger als Hüftstrecker einzusetzen, umso stärker wirken sie auch als Kniebeuger.
- Die Streckkraft des M. quadriceps wird mit zunehmender Kniebeugung ebenfalls geringer
- Die Hüftbeuger gewinnen ein Übergewicht über die -strecker.
- Die Fußheber werden mit zunehmender Dorsalflexion stärker.

Ein einseitiger Hackenfuß muss auch auf der Gegenseite durch eine Kauerstellung ausgeglichen werden.

Während der manifeste beidseitige Hackenfuß mit seinem resultierenden Kauergang auch klinisch unschwer zu diagnostizieren ist, stellen leichtere Formen durchaus anspruchsvolle Deformitäten dar. Die Unfähigkeit schneller zu gehen oder gar zu rennen ist der eindrücklichste Test. Auch das platschende Geräusch der Füße beim Versuch schneller zu gehen entlarvt den Hackenfuß. Proximale Kompensationsmechanismen führen zu einer Hypertrophie der Hüft und Oberschenkelmuskulatur. Langbestehende Deformitäten können strukturelle Knie- und Hüftbeugekontrakturen nach sich ziehen, so dass sich der Kauergang verselbstständigt. Im Wachstumsalter führt die langjährig bestehende Kauerstellung zu einem Elongationswachstum der Patellarsehne mit konsekutivem Patellahochstand. Zusätzlich können sich schmerzhafte Ablösungen am unteren Patellapol und Wachstumsstörungen an der Tuberositas tibiae entwickeln (Abb. 5.11).

Abb. 5.11. Bei langjährig bestehendem Kauergang kommt es zu Veränderungen der Patella und der Tuberositas tibiae auf Grund der vermehrten Belastung des Kniestreckapparates. Nach der Korrektur des Kauerganges können sich die pathologischen Veränderungen wieder zurückbilden (8-jähriger Patient vor sowie 2 und 4 Jahre nach Achillessehnenverlängerung)

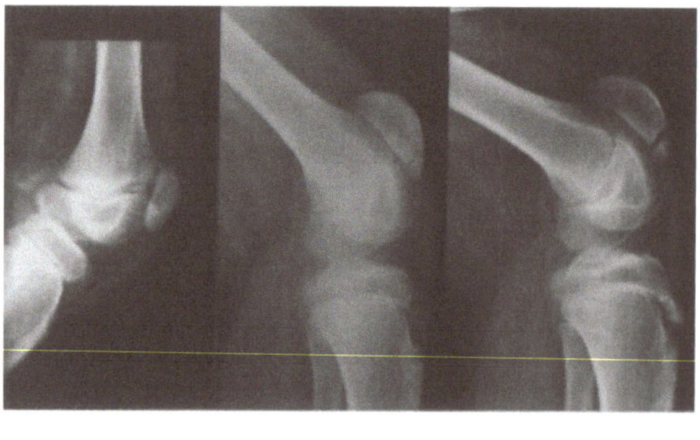

Bei einer Kombination des Hackenfußes mit einer Kniestreckspastik, wie sie nach vorausgegangener Kniebeugesehnen und Achillessehnenverlängerung vorkommt, ist der Patient auf Gehhilfen angewiesen, um nicht nach vorne über zu fallen (Abb. 4.41).

Bei der klinischen Untersuchung ist zuerst manuell die Kraft der Plantarflektoren im Beid- und Einbeinstand zu überprüfen. Typische Kennzeichen einer Wadenmuskelschwäche sind die kompensatorische Mehraktivierung des M. peroneus longus mit Steilstellung des ersten Strahles und das Einkrallen der Zehen.

Daneben muss nach einer Verkürzung der Fußhebemuskulatur sowie der Knie- und Hüftbeugemuskulatur gefahndet werden. Immer besteht auch eine Spastik der Kniestreckmuskulatur, die sich leicht am positiven Rectus-femoris-Test (Bleck 1987) erkennen lässt.

Auch beim sitzfähigen Patienten hat der Hackenfuß nachteilige Effekte, da sich die Fußauflagefläche auf das Tuber calcanei reduziert. Druckstellen, besonders bei zusätzlicher spastischer Aktivierung der Kniebeuger und Probleme mit der Schuhversorgung sind die Folge (Abb. 5.12).

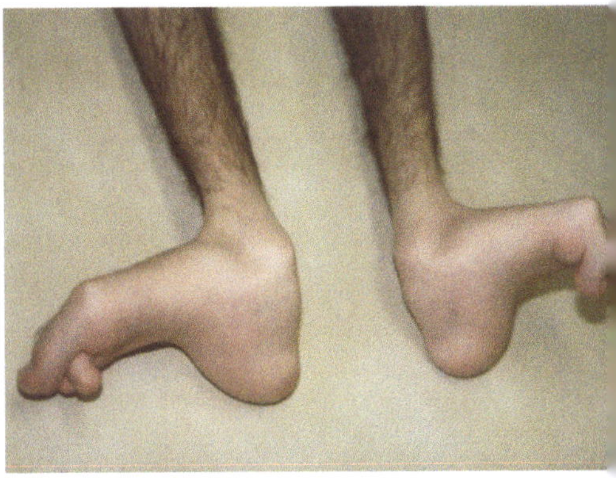

Abb. 5.12. Schwerste Hackenfüße bei einem 18-jährigen Patienten mit spastischer Tetraparese ohne vorausgegangene Behandlungen

Neben der klinischen Diagnostik kann beim gehfähigen Patienten die instrumentelle Ganganalyse wertvolle Zusatzinformationen zur Therapie liefern (s. oben zur Diagnostik).

Sie erlaubt insbesondere bei frei Gehfähigen durch den Einsatz kinetischer Untersuchungen die Gelenkkräfte und Gelenkmomente einzuschätzen und primäre Probleme von Kompensationsmechanismen zu unterscheiden.

Therapeutische Besonderheiten. Wegen der erheblichen Auswirkungen auf die Gehfunktion und der Verschlechterungstendenz halten wir jeden Hackenfuß beim gehfähigen Patienten mit spastischer Lähmung für therapiepflichtig.

Wenn die Deformität noch nicht zu struktureller Verkürzung der Fußheber sowie der Hüft- und Kniebeugenmuskulatur geführt hat, kommt die Versorgung mit gelenktragenden Unterschenkelorthesen mit dorsaler Anschlagsperre in Frage. Ggf. kann hier auch die Indikation für eine Orthese mit hinterer Karbonfeder gestellt werden.

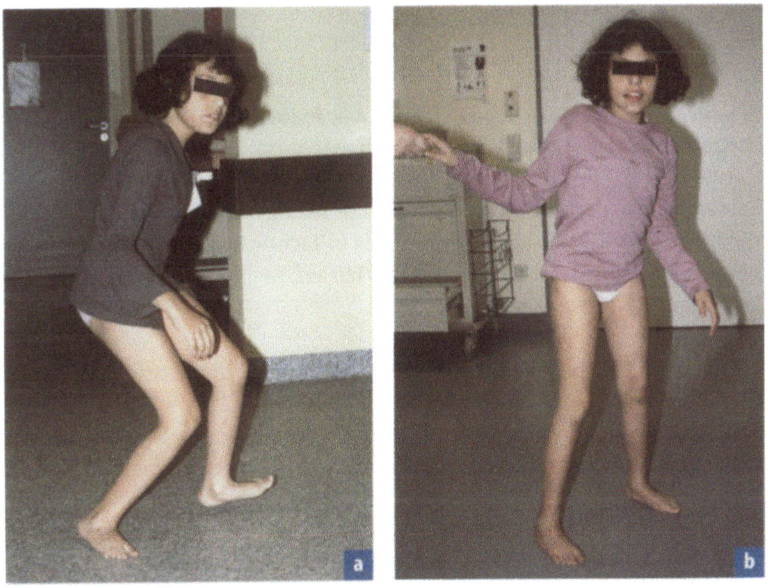

Abb. 5.13 a, b. Schwere iatrogene Hackenfüße mit konsekutivem Kauergang bei einem 10-jährigen Mädchen (Zustand nach Achillessehnenverlängerung). Nach Korrektur der Hüft-, Knie- und Sprunggelenksdeformitäten in einer Sitzung und 1-jähriger Orthesenversorgung ist das Mädchen nun ohne Hilfsmittel aufrecht gehfähig geworden

Eine meist bereits vorliegende Verkürzung der Fußheber, Knie- und Hüftbeuger muss vorausgehend operativ angegangen werden (Abb. 5.13 a, b). Wir empfehlen immer die zusätzliche Kombination mit einem distalen Rejktussehnentransfer, um ein mögliches Umschlagen in eine Kniestreckspastik zu vermeiden (Reimers 1989). Der Fuß sollte im Rückfuß knöchern stabilisiert werden (Chopart-Gelenks- oder Tripelarthrodese). Die dadurch verfügbaren Mm. tibialis posterior und peroneus brevis können ebenso wie ein langer Zehenbeuger (M flexor hallucis longus) auf die Achillessehne bzw. auf den Kalkaneus verlagert werden. Verkürzte Fußheber sind zu verlängern.

Die von Nattrass (2000) empfohlene pantalare Arthrodese hat bei der Korrektur des spastischen Hackenfußes unseres Erachtens keinen Platz, da sie dem Fuß jegliche Funktion nimmt und bereits bei geringer Einschränkung der Kniestreckung eine ausschließliche Vorfußbelastung resultiert. Ohne eine vollständige Hüft- und Kniegelenksstreckung ist die Therapie der Fußdeformität zum Scheitern verurteilt. Bei stärkeren Kniebeugekontrakturen kann deshalb neben der Beugerverlängerung auch eine suprakondyläre Extensionsosteotomie erforderlich werden

Nach der Korrektur eines Hackenfußkauergangs kommt es zu einer Kranialisierung des Körperschwerpunktes, die eine bereits bestehende Gleichgewichtsstörung verstärken kann. Obwohl das Gangbild damit funktionell ausdauernder geworden ist, wird der Patient auf Gehhilfen angewiesen bleiben. Dies ist ggf. vor der Therapie mitzuteilen.

5.2.2 Der Hackenfuß bei anderen spastischen Lähmungen

Prinzipiell kann ein Hackenfuß auch bei anderen spastischen Lähmungen (Apoplex, Schädelhirntrauma) vorkommen. Da wir hierzu keine Literatur gefunden haben, möchten wir anhand unseres eigenen Krankengutes auf die Möglichkeit eines starken persistierenden Fluchtreflexes bei schwerer Hirnschädigung sowie auf überdosierte Wadenmuskelverlängerungen bei verschiedenen spastischen Spitzfüßen als auslösende Faktoren hinweisen.

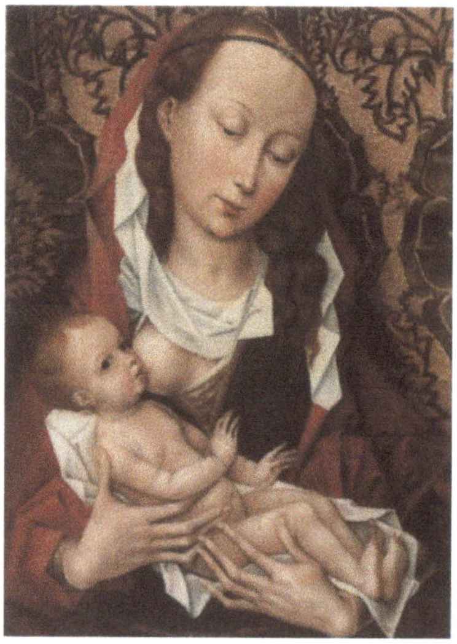

Abb. 5.14. Historische Darstellung typischer Säuglingshackenfüße (Rogier van der Weyden, 1399–1464)

5.3 Besondere Formen des Hackenfußes

5.3.1 Der kongenitale Hackenfuß

Synonyme: Talipes calcaneus, Talipes calcaneovalgus, Pes calcaneovalgus congenitus, Säuglingshackenfuß (Abb. 5.14).

Epidemiologie. Diese Deformität stellt die häufigste angeborene Fußdeformität dar (Jay 1999). Nach Wynne-Davis u. Tachdijan (1972) tritt sie mit einer Häufigkeit von 1:1000 Lebendgeburten auf. Es gibt keine Geschlechtsbevorzugung (Wetzenstein 1970).

Ätiologie und Pathogenese. Eine abnorme intrauterine Fußstellung dürfte die Hauptursache für diese relativ häufige Deformität sein. Meist liegt zusätzlich eine Valgusstellung des Rückfußes im Sinne einer übersteigerten Dorsalflexion/Eversion des Rückfußes vor (Pes calcaneovalgus).

Klinisches Bild und Diagnostik. Die Diagnose ist klinisch zu stellen (Abb. 5.15 a, b). Der Fußrücken berührt die Tibia, die Plantarflexion ist eingeschränkt. In extremen Fällen kommt zusätzlich eine posteriore Ausbiegung der Tibia vor („posterior bowing“).

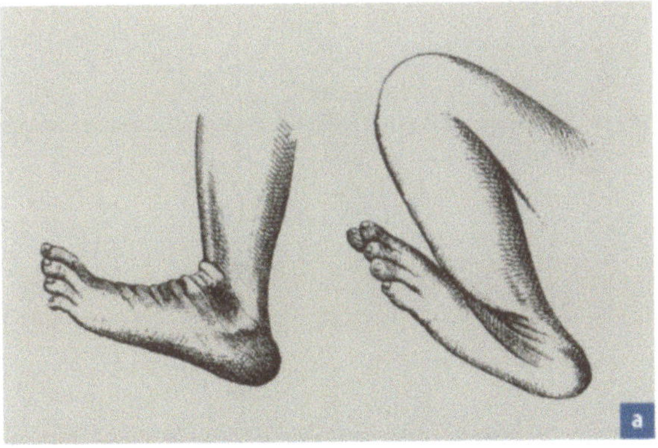

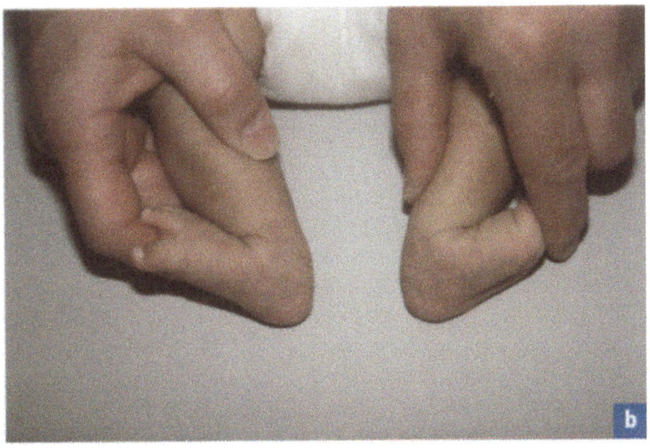

Abb. 5.15. a Historische Darstellung angeborener Hackenfüße (aus Hoffa 1902); b klinischer Befund bei einem 7 Monate alten Kind

Haglund (1923) unterscheidet den unkomplizierten Typ des Pes calcaneovalgus, der eine spontane Remissionstendenz aufweist vom komplizierten als angeborener Fußdeformität, die besonders bei Spina bifida auftritt. Fixsen (1988) rät bei allen Füßen, die keine spontane Remission erkennen lassen zur neurologischen Abklärung.

Differenzialdiagnostisch kommt der Talus verticalis in Betracht, der sich jedoch relativ leicht am Fersenhochstand erkennen lässt. Ggf. sind hier sonographische Kontrollen oder eine seitliche Röntgenaufnahme hilfreich.

Die häufige Koinzidenz des kongenitalen Hackenfußes mit der angeborenen Hüftdysplasie, die beide durch die abnorme Stellung im Uterus verursacht wurden, verdient besondere Beachtung. Während die Fußdeformität meist spontan ausheilt, erfordert die Hüftdysplasie die bekannten therapeutischen Maßnahmen (Fixsen 1988).

Therapeutische Besonderheiten. Wetzenstein berichtete 1970 über den Langzeitverlauf von 135 Patienten mit kongenitalem Hackenfuß und 145 Vergleichskindern. Die Patienten mit der Deformität als Säuglinge zeigten 7 bis 9 Jahre später eine gehäufte Inzidenz von Knickplattfüßen. Der Autor empfiehlt bei Fortbestehen der Deformität ab Laufbeginn orthetische Unterstützung.

Therapeutisch genügen auch bei ausgeprägten Fällen Pflasterverbände und krankengymnastische Maßnahmen zur Dehnung der Fußheber und Aktivierung der Plantarflektoren. Gegebenenfalls können auch vorübergehend ventral anzulegende thermoplastisch angefertigte Unterschenkelschienchen in zunehmender Spitzfußstellung hilfreich sein.

Die Deformität korrigiert sich in den meisten Fällen spontan. Auch eine evtl. begleitende Tibiaausbiegung erfordert keine spezielle Therapie (Abb. 5.16). Sie stellt die Folge einer intrauterinen Zwangshaltung dar (Griffin 1986). Die Tibiaausbiegung ist nach dorsal oder dorsomedial ausgerichtet und wird von einer entsprechenden Fibulabiegung begleitet. Nach Fixsen (1988) und Griffin (1986) kann als Spätfolge aber eine geringe Beinverkürzung von bis zu 2,5 cm zurückbleiben. Nur wenn die Wadenmuskulatur abgeschwächt ist oder gar fehlt oder wenn fußrückenseitige Vernarbungen vorliegen, sind länger dauernde Krankengymnastik- und Orthesenbehandlung indiziert. Gegebenenfalls können dann auch operative Maßnahmen notwendig werden.

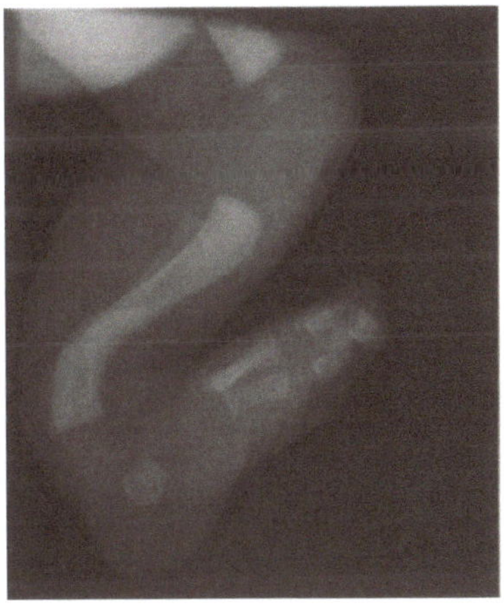

Abb. 5.16. Angeborene Hackenfüße mit begleitender posteriorer Tibia-Ausbiegung bei einem 3 Monate alten Säugling

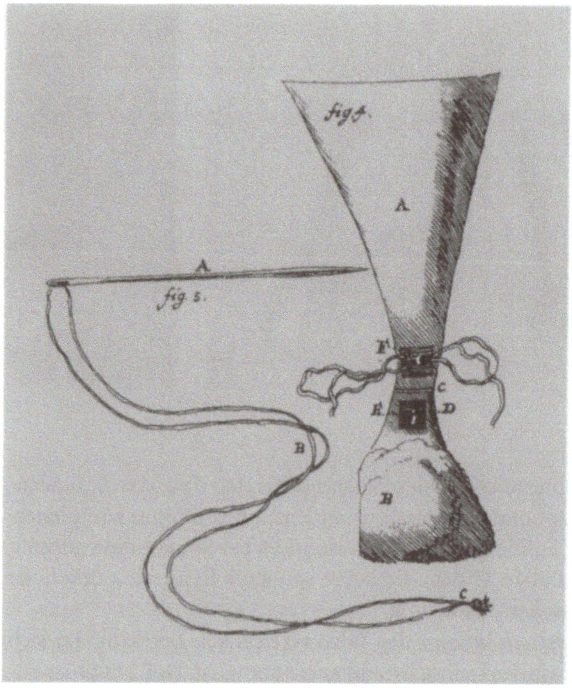

Abb. 5.17. Historische Darstellung der Achillessehnennaht aus dem Chirurgielehrbuch von Lorenz Heister, 1719

5.3.2 Der posttraumatische Hackenfuß

Ätiologie und Pathogenese. In diese Kategorie gehört der Hackenfuß nach Durchtrennungen (Glassplitterverletzungen) oder Rupturen der Achillessehne, die unter Elongation geheilt sind. So zählt auch die Insuffizienz nach konservativ behandelter Achillessehnenruptur dazu (Abb. 5.17).

Böni berichtet über Ambroise Paré (1510–1590), der als erster die Durchtrennung der Achillessehne und ihre funktionellen Folgen beschrieb. Paré empfahl die lange Entlastung des Beins. Eine Sehnennaht lehnte er ab: „Auch ich habe es nie gewagt, aus Angst, dass davon plötzlich sehr starke Schmerzen, Krämpfe und andere Zufälle entstehen würden."

Paré beschrieb aber auch die spontane subkutane Achillessehnenruptur, die aus geringfügigem Anlass auftritt. Paré beschrieb die typischen klinischen Zeichen mit Schmerzen, Dellenbildung und Kraftverlust. Trotz langdauernder Ruhigstellung blieb eine Funktionseinschränkung mit Gangbehinderung zurück. Der französiche Chirurg Jean-Louis Petit (1674–1750) berichtete 1722 über eine beideitige Achillessehnenruptur, die sich bei einem Akrobaten nach einem Sprung ereignet hatte. Interessant ist die Behandlung des Patienten, bei dem Petit einen Verband angelegt hatte, der die Füße in Spitzfußstellung fixierte und mit dem der Patient Bettruhe einhalten musste. Gleichzeitig empfahl er auch die Kniebeugestellung, um die Gastroknemius-Ursprünge zu entlasten.

Klinisches Bild und Diagnostik. Der Patient klagt über Kraftlosigkeit insbesondere beim schnelleren Gehen und beim Treppabgehen.

Hervorstechendstes Merkmal eines posttraumatischen Hackenfußes ist die ausgeprägte Wadenumfangsverminderung. Der Patient ist nicht in der Lage, einen Einbein-Zehenstand auszuführen. Die kompensatorischen Mehraktivierung der Hilfsmuskulatur (lange Zehenbeuger, Mm. peronei) kann leicht erkannt werden. Diagnostisch kann durch eine Sonographie und ggf. auch durch eine NMR-Untersuchung das elongierte und ausgedünnte Achillessehnenregenerat dargestellt werden.

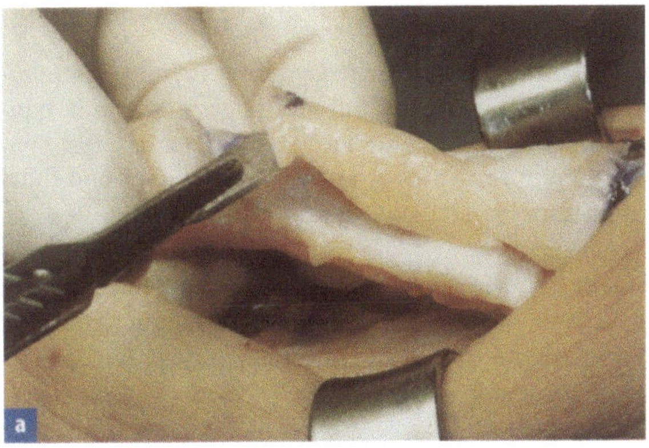

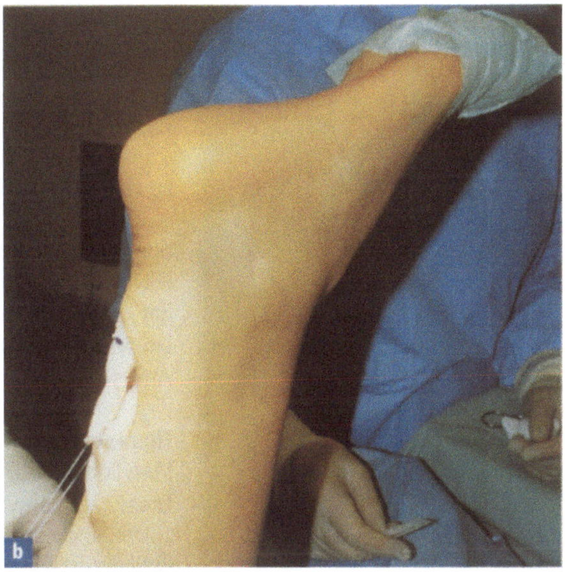

Abb. 5.18 a, b. Versorgung einer in Elongation verheilten chronischen Achillessehnenruptur durch eine Doppelung. (Mit freundlicher Genehmigung von Prof. Thermann)

Therapeutische Besonderheiten. Bei insuffizient geheilter und elongierter Achillessehne kommt bei entsprechenden Symptomen nur die operative Rekonstruktion in Frage (Abb. 5.18 a, b). Dabei wird man versuchen, gesundes Sehnenmaterial wieder übungsstabil zu adaptieren und gleichzeitig die Nahtstelle durch gut durchblutetes Muskelgewebe zu verstärken. Da bei länger bestehender Elongation der Achillessehne meist eine Retraktion der Wadenmuskulatur eingetreten ist, kann die Rekonstruktion unter Umständen nur durch die proximale Verlängerung des gemeinsamen Sehnenspiegels mit einer Operation nach Vulpius, einer so genannten Griffelschachtelplastik nach Max Lange oder vergleichbare andere Techniken erreicht werden. Als Nahtmaterial werden nicht oder langsam resorbierbare Fäden (Ethibond, Panacryl oder PDS, Stärke 1 bzw. 2) verwendet. Die Augmentation und Überbrückung des Defektes kann durch den Transfer des M. flexor hallucis longus oder evtl. auch des M. peroneus brevis geschaffen werden (Hansen 2000). Immer empfiehlt sich zunächst eine Immobilisierung in leichter Spitzfußstellung bis zur 4. bis 6. Woche, die anschließend in die Neutralstellung übergeführt wird. Die frühfunktionelle aktiv assistive Beübung in die aktive Plantarflexion aus einem gedeckelten Gips oder einer abnehmbaren Orthese heraus vermag die postoperative Regeneration zu unterstützen und das Verwachsungsrisiko zu vermindern. Bei guter Mitarbeit des Patienten kann auch ein Adimed®-Stiefel mit Spitzfußbettung verwendet werden. Bei ausgeprägtem Ausgangsbefund würden wir stets mindestens für weitere 4 bis 6 Monate postoperativ einen orthetischen Schutz mit gelenktragender Unterschenkelorthese und dorsaler Sperre, alternativ auch einen hohen Spezialschuh (Adimed®-Reha-Stabil) empfehlen. Die Heilung der Sehne kann sonographisch kontrolliert werden.

Diese Versorgung kommt auch bei konservativer Behandlung zum Einsatz. Hohe und steife orthopädische Schuhe haben allerdings den Nachteil einer direkten Kompression der Wadenmuskulatur und der Aufhebung bzw. wesentlichen Einschränkung der Bewegungen im oberen Sprunggelenk.

Als funktionell interessante Versorgungsalternative bietet sich ggf. auch eine Unterschenkelorthese mit Karbonfedereinbau an.

5.3.3 Der Hackenfuß beim Schnürfurchensyndrom

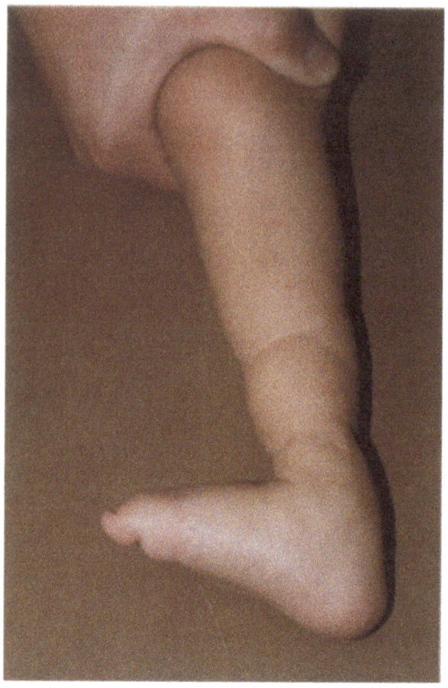

Abb. 5.19. Ausgeprägter Hackenfuß mit vollständiger Aplasie der Achillessehne bei einem 5-jährigen Mädchen mit Schnürfurchensyndrom

Ätiologie und Pathogenese. Das Schnürfurchensyndrom (Syndrom amniotischer Abschnürungen) stellt eine fetale Entwicklungsstörung mit typischen Abschnürungen an oberen und unteren Extremitäten dar. Das Syndrom geht mit zirkuläre Nekrosen an Haut und Subkutis einher und führt zu charakteristischen Stauungen distal der Abschnürung.

Klinisches Bild und Diagnostik. Die Autoren haben Hackenfüße im Rahmen dieses Syndroms beobachtet, bei denen es zu einer vollständigen Aplasie der Achillessehne und Atrophie der Wadenmuskulatur gekommen war. Die erhaltene Fußhebemuskulatur verstärkte die Deformität (Fallbeispiel Abb. 5.19).

Therapeutische Besonderheiten. Therapeutisch kommt primär immer die Z-Plastik der Haut unter Resektion des einschnürenden Bindegewebsrings in Frage. Ggf. kann diese auch zweizeitig jeweils die Hälfte der Narbe umfassen.

Die Hackenfußdeformität ist primär krankengymnastisch und orthopädietechnisch mit entsprechenden Lagerungsorthesen in Spitzfußstellung zu redressieren (Abb. 5.20). Ggf. kann man die überwertigen Fußheber auch temporär mit Botulinumtoxin A schwächen. Bei stärkeren Deformitäten kann die Tenotomie der Fußheber erwogen werden. Wegen der meist ungünstigen Narbenverhältnisse und der geringen Muskulatur sind Ersatzoperationen zur Augmentation der Wadenmuskulatur eher nicht empfehlenswert. Bei dauerhafter Funktionseinschränkung muss der Patient mit Unterschenkelorthesen oder hohen orthopädischen Schuhen bzw. Innenschuhen versorgt werden.

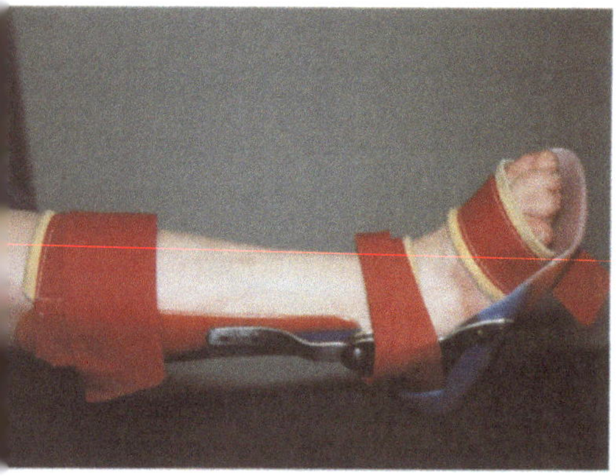

Abb. 5.20. Adaptierbare Unterschenkellagerungsorthese für einen Hackenfuß nach Schnürfurchensyndrom

5.3.4 Der iatrogene Hackenfuß

Definition. Der iatrogene Hackenfuß entsteht direkt oder indirekt durch das Einwirken ärztlicher Kunst.

"Es ist ein höchst unschönes Bild, wenn man einen solchen Patienten (nach Achillessehnenverlängerung) auf der Straße sieht, gar noch, wenn man selber die unglückliche Operation ausgeführt hat" (Schanz 1928).

Ätiologie und Pathogenese. Ätiologisch kann dem iatrogenen Hackenfuß die gesamte Palette der Spitzfußursachen zugrunde liegen, die ein operatives Eingreifen erfordern (angeborener Klumpfuß, Talus verticalis, posttraumatische und neurogene Deformitäten usw.). Die Dosierung der Operation (in der Regel der Achilles- bzw. Wadenmuskelverlängerung) entscheidet über das Ausmaß der Korrektur bzw. der Überkorrektur. Weitere Ursachen eines iatrogenen Hackenfußes können Schädigungen des N. tibialis mit einem konsekutiven Ausfall der Wadenmuskulatur sein. Wenn der N. peroneus communis erhalten ist, kommt es außerdem zu einer Knickfußkomponente durch (kompensatorisches) Überwiegen der Peroneusmuskelgruppe.

Merke: Bei jeder Form des Spitzfußes stellt die Dosierung einer Wadenmuskelverlängerung ganz im Gegensatz zu ihrer technischen Ausführung eine sehr schwierige Angelegenheit dar. Sie richtet sich nach Art und Ausmaß der zu korrigierenden Spitzfußdeformität, dem Alter des Patienten, dem voraussichtlichen Risiko eines Rezidivs und der funktionellen Erfordernis einer Spitzfußstellung (Abb. 5.21).

Pathogenetisch kommt es nach einer Überkorrektur zu einer sofortigen oder allmählich eintretenden Wadenmuskelschwäche, da die Muskulatur nicht mehr die funktionell erforderliche Verkürzungsfähigkeit aufbringen kann. Das obere Sprunggelenk stellt sich in vermehrte Dorsalflexionsstellung ein. Der Gastroknemiusanteil des M. triceps surae wird durch die Kniebeugestellung entspannt, die Fußheber gewinnen dagegen an Kraft.

Das Fußskelett formt sich durch die Einwirkung des Körpergewichts und durch kompensatorische Mehraktivität von Hilfsmuskeln um (Mm. peronei, lange Zehenbeuger, intrinsiche Fußmuskeln).

Beim einseitigen Hackenfuß resultiert die gleichseitige relative Beinverkürzung mit gegenseitigen Kompensationsmechanismen der Beingelenkkette.

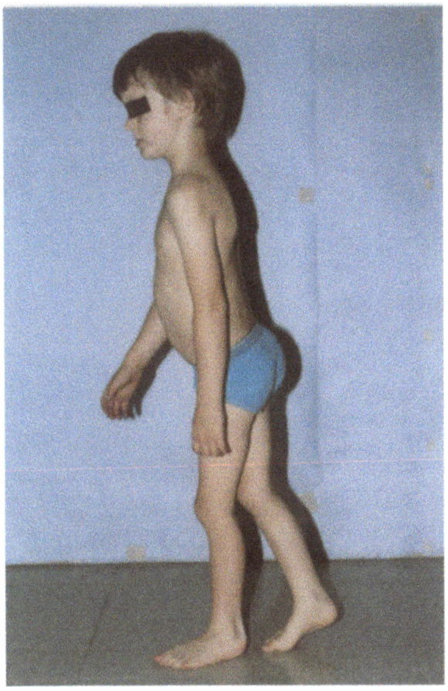

Abb. 5.21. Jeder Therapie einer Spitzfußkorrektur muss eine sorgfältige Befunderhebung vorausgehen. In diesem Fall ist der Spitzfuß zur Stabilisierung des Kniegelenks bei Impfpoliolähmung dringend erforderlich. Eine Spitzfußoperation würde unweigerlich zum schweren Hackenfuß und zum Kollaps der Beinsäule führen

Klinisches Bild und Diagnostik. Die klinische Diagnostik hat sich an den allgemein beschriebenen Kennzeichen zu orientieren (s. Abschn. 4.7.1). Im Speziellen wird man nach der Ursache der Wadenmuskelinsuffizienz (Narben, Nervenausfälle) und nach der Dauer sowie evtl. Reparationsvorgängen forschen. Speziell bei einer Wadenmuskelinsuffizienz nach peripherer Nervenschädigung (N. tibialis) sollten durch neurologische Zusatzdiagnostik die Möglichkeiten einer Remission näher eingegrenzt werden (NLG; EMG). In besonderen Fällen wird man auch den Rat eines Neurochirurgen einholen.

Beim spastischen Hackenfuß nach fehlindizierter oder überdosierter Achillessehnenverlängerung (besonders bei perkutaner ASV!), muss auf die zunehmende Aktivität und Verkürzung der Antagonistenmuskulatur (Fußheber) geachtet werden (Reimers 1990; Borton u. Walker 2001; Fallbeispiel Abb. 5.22 a, b).

Schließlich ist die Kraft und Beweglichkeit der Hüft- und Kniegelenke zu dokumentieren.

Siegel (1992) weist auf das Risiko der Entwicklung von Hackenfüßen bei Muskeldystrophien hin, wenn zusammen mit einer Tenotomie der Achillessehne der M. tibialis posterior auf den Fußrücken verlagert wurde. Ähnliches gilt auch für die infantile Zerebralparese (Schneider u. Balon 1977).

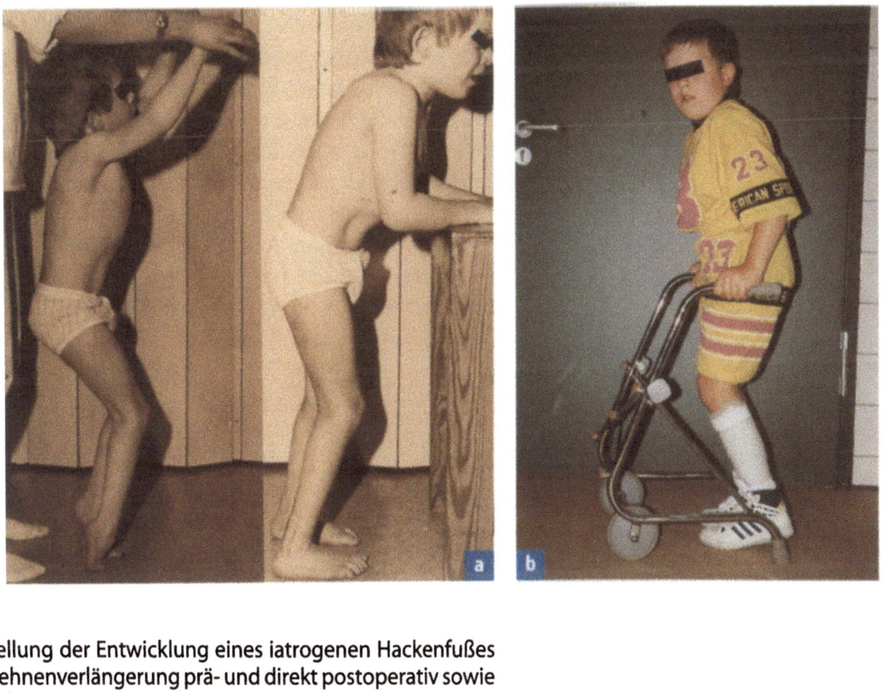

Abb. 5.22 a, b. Typische Darstellung der Entwicklung eines iatrogenen Hackenfußes nach fehlindizierter Achillessehnenverlängerung prä- und direkt postoperativ sowie 5 Jahre nach erfolgter Operation

Die Entwicklung einer Wadenmuskelinsuffizienz nach Korrektur eines angeborenen Klumpfußes ist ebenfalls möglich (s. Döderlein et al. 1999, „Der Klumpfuß"). Nach Herring (2002) besteht sogar nahezu immer nach einer operativen Klumpfußkorrektur eine gewisse Wadenmuskelschwäche, die sich aber erst mit zunehmendem Wachstum manifestieren kann. Ursächlich kommen neben der stets erforderlichen Achillessehnenverlängerung die intraoperativ zu lockere Spannung der Achillessehnennaht, aber auch eine Überkorrektur durch postoperative Gipse in Hackenfußstellung oder die forcierte krankengymnastische Dehnungsbehandlung in Frage. Präventiv sollte deshalb die Achillessehne immer unter Spannung in Neutralstellung des oberen Sprunggelenks genäht werden.

Therapeutische Besonderheiten. Vor Einleitung der Therapie muss ein genauer Status der noch vorhandenen Muskulatur und der Beweglichkeit des Rückfußes erhoben werden.

Die Therapieschritte sollten sich an folgenden Punkten orientieren:

a) Instabilität des Fußhebels, Plantarflexion des oberen Sprunggelenks passiv möglich?
b) Möglichkeiten der Verpflanzung funktionstüchtiger Plantarflektoren;
c) Beweglichkeit von Hüft- und Kniegelenken (passiv freie Streckung erreichbar?);
d) aktive Kraft von Hüft- und Kniegelenksstreckern;
e) Motivation des Patienten bzw. bei guter Motivation maximal erreichbare Gehstrecke.

Zu a) Ein Instabiler Fußhebel erfordert in jedem Fall die orthetische Führung oder (besser) die operative Stabilisierung (Chopart- oder Tripel-Arthrodese). Vor jeder Funktionsverbesserung des oberen Sprunggelenks, sei sie nun konservativ oder operativ muss eine genügende passive Plantarflexion im oberen Sprunggelenk wiederhergestellt werden (mindestens 10 bis 20 Grad).

Zu b) Wenn ausreichend funktionsfähige Plantarflektoren (mindestens Kraftwert 4) vorhanden sind, sollte ihre Verpflanzung auf die Achillessehne bzw. in den Kalkaneus unbedingt überlegt werden. Je mehr Muskeln zur Verfügung stehen, umso besser (Myerson 2000) (Abb. 5.23). Allerdings müssen immer ein funktionierender langer Zehenbeuger und ein bis zwei Fußheber belassen werden, um die Auflage der Zehen am Boden zu gewährleisten und keine Fußheberparese zu riskieren. Bei der Verwendung von M. tibialis posterior und peroneus brevis muss das Chopart-Gelenk stabilisiert werden. Eine Augmentation der abgeschwächten/ausgefallenen Plantarflektoren macht nur Sinn, wenn eine passive Plantarflexion im oberen Sprunggelenk vorhanden ist. Ein überwertiger Fußhebertransfer muss tenotomiert werden.

Beim spastischen Hackenfuß, bei dem das primäre Streckmuster in ein Beugemuster umgeschlagen ist, kann auch ein Transfer des M. tibialis anterior durch die Membrana interossea auf die Achillessehne erwogen werden. Die übrigen Fußheber sind gleichzeitig intramuskulär zu verlängern.

Herring (2002) rät von der Verwendung des M. tibialis anterior als Fußsenker ab, da er eine störende Fußheberschwäche zur Folge haben kann.

Beim Hackenfuß nach Überkorrektur eines angeborenen Klumpfußes sind phasische Muskeltransfers zu bevorzugen.

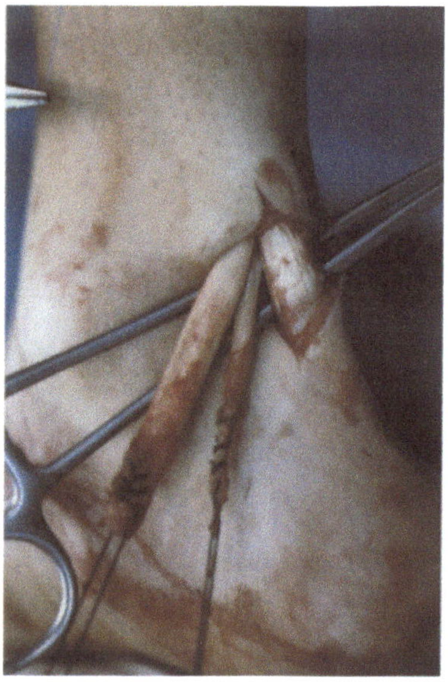

Abb. 5.23. Bei der Verstärkungsoperation ausgefallener oder insuffizienter Wadenmuskulatur sollten so viele Muskeln als möglich verwendet werden

Zu c) Immer muss die Beweglichkeit (volle Streckung) der Hüft- und Kniegelenke in gleicher Sitzung oder vorausgehend wiederhergestellt werden, wenn sich bereits Kontrakturen/Muskelverkürzungen gebildet haben.

Zu d) Die Kraft von Hüft- und Kniegelenkstreckern sollte vorausgehend bzw. im Rahmen der Rehabilitation der Fußdeformität mit berücksichtigt werden, da sie über den funktionellen und kosmetischen Gewinn durch die Korrektur des Hackenfußes entscheidet.

Zu e) Ohne ausreichende Motivation des Patienten bzw. seiner Angehörigen, die langdauernde und aufwendige Rehabilitation auf sich zu nehmen und die (immer zumindest vorübergehende) Orthesenversorgung zu akzeptieren, muss ein operativer Eingriff ernsthaft überlegt werden. Ein hohes Körpergewicht stellt einen weiteren ungünstigen Faktor dar.

Fazit

Der iatrogene Hackenfuß stellt eine gravierende funktionelle Komplikation dar, die bei jeder Spitzfußtherapie bedacht werden sollte. Da er sich auch durch aufwändige rekonstruktive Maßnahmen kaum rückgängig machen lässt, kommt seiner Prophylaxe die Hauptbedeutung zu.

5.3.5 Weitere Hackenfußdeformitäten

Der positionelle Hackenfuß

Ätiologie und Pathogenese. Diese Deformität, im angloamerikanischen Schrifttum als „positional deformity" bezeichnet (Brown u. Minns 1989), entwickelt sich infolge langdauernder Fehllagerung meist bei schwer mehrfach behinderten Patienten. Der Hackenfuß stellt dabei nur einen Teil verschiedener Kontrakturen der Beingelenkkette dar. Die Beinstellung folgt der Schwerkraft bei vorbestehenden zusätzlichen Muskelungleichgewichten. Pathogenetisch liegt ein zunehmender muskulärer und kapsulärer Schrumpfungsprozess vor.

Die klinische Diagnostik bereitet keine Probleme (Abb. 5.24).

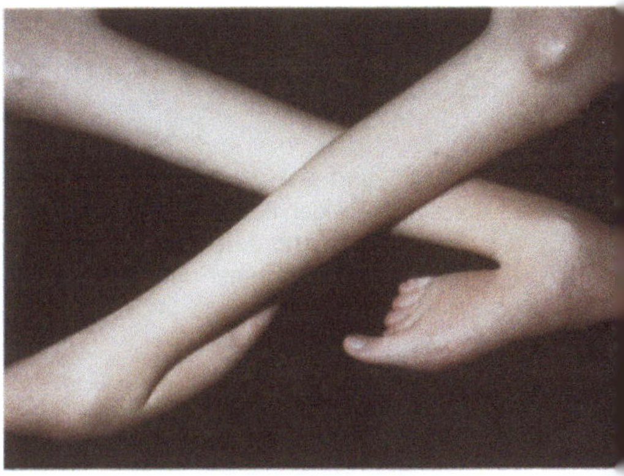

Abb. 5.24. Der positionelle Hackenfuß stellt eine Sonderform nach jahrelanger unbehandelter Fehllagerung schwer behinderter Patienten dar

Therapeutische Besonderheiten. Therapeutisch sollten bei ausgeprägtem Befund möglichst alle Kontrakturen beider Beine in einer Sitzung angegangen werden. Das Therapieziel ist bei schwerer betroffenen Patienten die symmetrische und gerade Beinstellung zur Verbesserung der Sitz- und Pflegefähigkeit einschließlich einer Schuhversorgung. Natürlich hat die Kontrakturprophylaxe absoluten Vorrang, weshalb wir für gefährdete Patienten regelmäßige Krankengymnastik und anatomisch angepasste Sitz- und Lagerungssysteme empfehlen.

Hackenfuß nach teilweiser Entfernung des Kalkaneus

Eine seltene Entität stellt der Hackenfuß nach teilweiser Entfernung des Kalkaneus dar. Die Indikation können entzündliche oder tumoröse Veränderungen dieses Knochens sein (Abb. 5.25).

Bollinger und Thordarson (2002) berichten über 22 Fälle, bei denen sie wegen chronischer Wundheilungsstörungen im Fersenbereich einen Großteil des Kalkaneus zur Wiederherstellung der Hautdeckung entfernten. Obwohl die Kraft der Plantarflektoren operationsbedingt bei allen Patienten reduziert ist, stellt diese Methode dennoch eine entscheidende Alternative zur Unterschenkelamputation dar. Bei der Nachbehandlung empfehlen die Autoren für mehrere Wochen eine Immobilisierung in Spitzfußstellung, um eine kräftige Narbe am Achillessehnenansatz zu erzielen sowie die Orthesenversorgung.

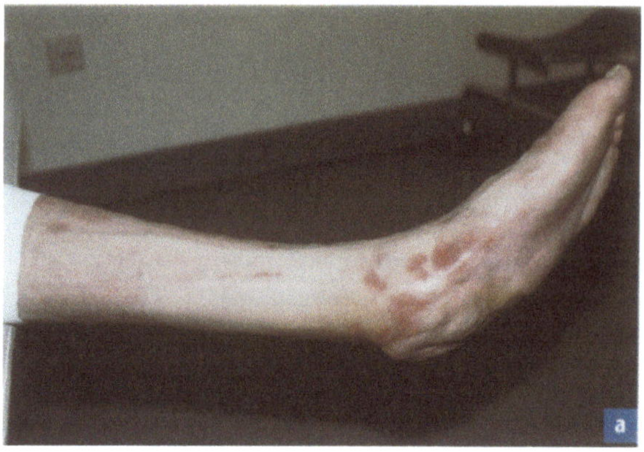

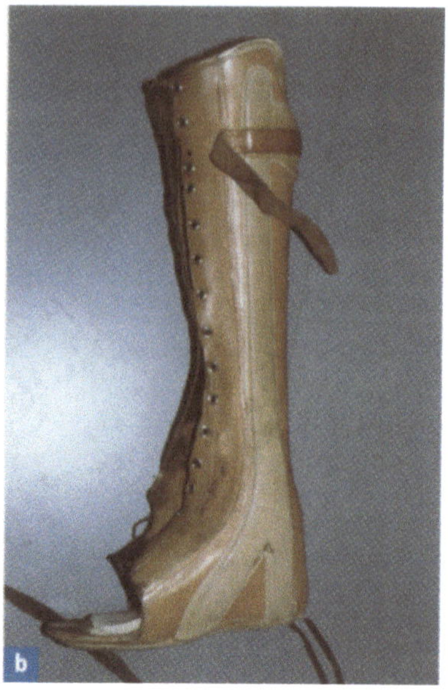

Abb. 5.25 a, b. Nach posttraumatischer oder postinfektiöser Entfernung des Kalkaneus kann es zu schweren funktionellen Vorfußinsuffizienzen kommen, die nur durch eine umfangreiche Orthesenversorgung ausgeglichen werden können (55-jähriger Patient, Kalkaneusentfernung nach Osteomyelitis)

Abb. 5.26 a, b. Die Kombination eines Hänge- und eines Hackenfußes bei diesem 15-jährigen Patienten mit lumbaler Spina bifida erfordert die kombinierte Versorgung mit einer Fußhebe- und Hackenfußorthese

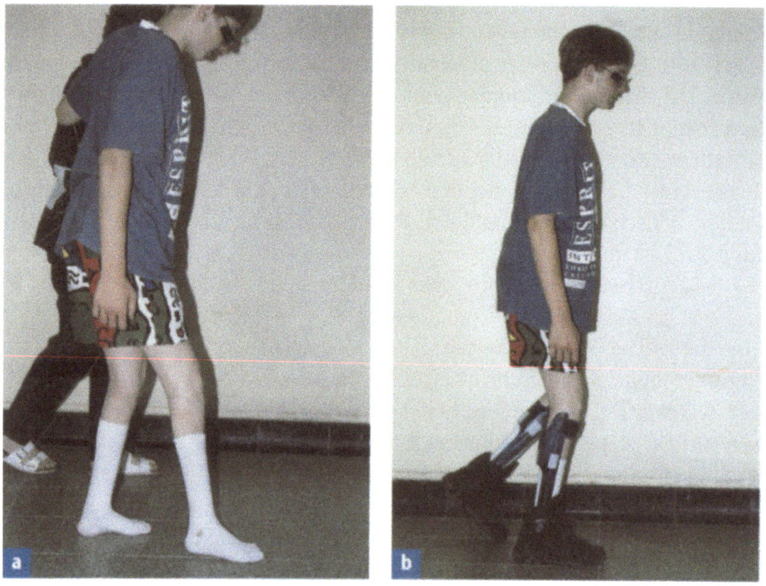

5.3.6 Kombinierte Fußdeformitäten beim Spitzfuß, Hängefuß und Hackenfuß

Wie bereits oben und in anderen Bänden der Reihe (Döderlein et al. 1999, 2001, 2002) beschrieben, können sowohl der Spitzfuß als auch der Hackenfuß nicht als isolierte Deformität auftreten, sondern in Kombination mit anderen Fußdeformitäten wirksam sein (Abb. 5.26).

Für den Spitzfuß gilt, dass der M. triceps surae mit seiner Achillessehne in die Richtung zieht, die ihm vom unteren Sprunggelenk und seinen bewegenden Muskeln vorgegeben wird. Das Körpergewicht bestimmt zusätzlich als weiterer entscheidender Faktor die Form des Fußes.

So kennen wir folgende Fußdeformitäten, die mit einer Spitzfußdeformität vergesellschaftet sein können:

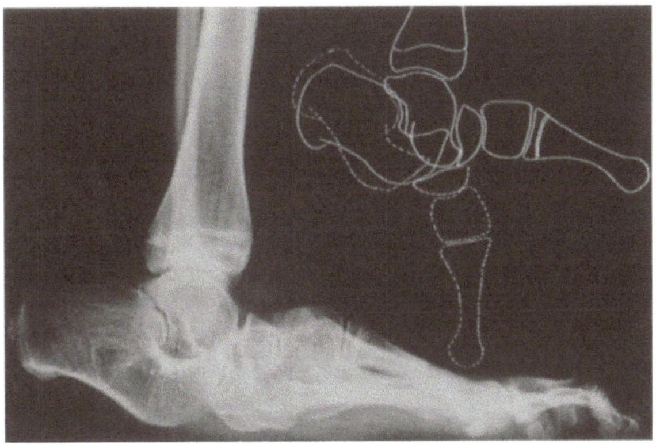

Abb. 5.27. Durch die gedachte Reposition eines ausgeprägten Schaukelfußes lässt sich das Ausmaß der darunter verborgenen Spitzfußstellung erkennen

- Spitzklumpfuß (zusätzliche Deformität im Rückfuß),
- Spitzhohlfuß (zusätzliche Deformität im Vorfuß),
- Spitzknickfuß (zusätzliche Deformität im Rückfuß und sekundär im Vorfuß; Abb.5.27).

Der Hängefuß kann isoliert aber auch zusammen mit einer strukturellen Spitzfußstellung auftreten. Isoliert macht er sich nur zu Beginn der Standphase und in der Schwungphase bemerkbar, kombiniert wirkt er dagegen über den gesamten Gangzyklus.

Der Hackenfuß kann durch die Einwirkung zusätzlicher Muskelausfälle im Fußbereich sowie durch Kompensationsmechanismen im Fuß selbst oder auch auf den proximalen Ebenen zusätzliche Merkmale erhalten.

- Der Hackenhohlfuß entsteht durch den Versuch der verbliebenen Muskulatur extrinsisch (M. tibialis posterior, M.FHL und M.FDL, Mm. peroneus longus und brevis) und intrinsisch (Mm. interossei, M abductor hallucis) ein Plantarflexionsmoment zu generieren.
- der Knickhackenfuß resultiert aus der Einwirkung des Körpergewichts, das den Fuß in der Fußwurzel aufbiegt (Abb. 5.28).

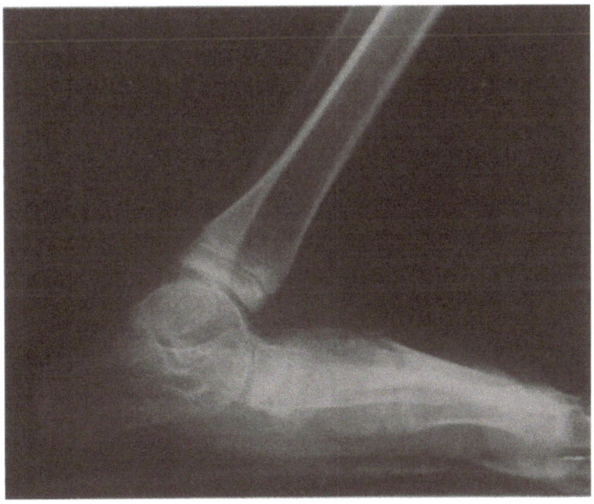

Abb. 5.28. Dieser schwere iatrogene Knickhackenfuß ist orthetisch nur unzureichend zu führen. Eine operative Reposition und Rekonstruktion muss erwogen werden

Schließlich können sogar Spitz/Hänge- und Hackenfuß nebeneinander vorkommen (Abb. 5.26):

- Bei schlaffen Lähmungen des gesamten Unterschenkelmuskulatur kann es zum gleichmäßigen Ausfall der Fußheber (Hängefuß) und der Fußsenker (Hackenfuß) kommen. Man spricht dann vom Schlotterfuß („flail foot").
- Der angeborene Schaukelfuß (Talus verticalis) ist ein typisches Beispiel eines Spitzfußes im Rückfuß und eines Hackenfußes im Vorfuß, da kein funktionell wirksamer Vorfußhebel aufgebaut werden kann (Abb. 5.29).

Die Therapie muss möglichst alle Komponenten der kombinierten Fußdeformität berücksichtigen. In ausgeprägten Fällen wird man die Deformität auch einmal in zwei Sitzungen korrigieren müssen (vgl. Band 3, Der Knickplattfuß).

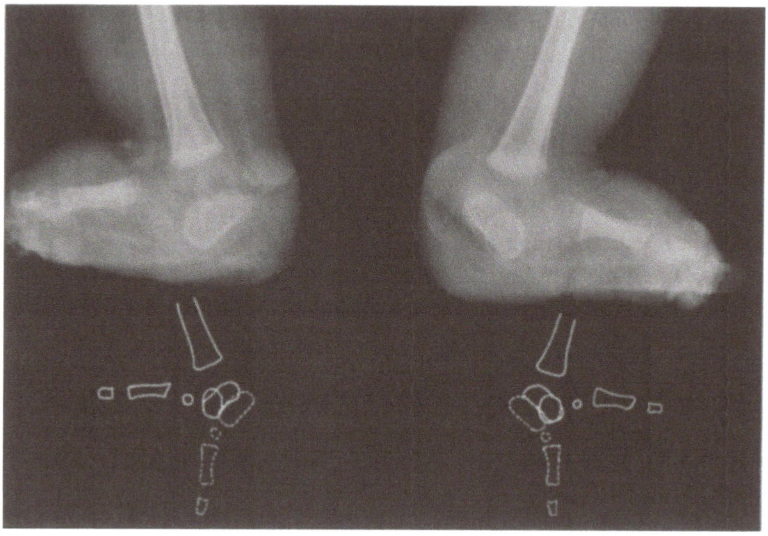

Abb. 5.29. Auch der Talus verticalis ist mit einer massiven Verkürzung der Wadenmuskulatur vergesellschaftet

6 Praxis der Therapie

In diesem Abschnitt soll analog zu den übrigen Bänden der Reihe die detaillierte Anwendung der verschiedenen Therapieformen beschrieben werden.

6.1 Konservative Therapiemethoden beim Spitzfuß und beim Hängefuß

Krankengymnastik/Physiotherapie

Vor Einleitung der Therapie hat die Krankengymnastik die Aufgabe einer genauen Befunderhebung. Diese umfasst nicht nur den lokalen Status, sondern besonders bei den neurologisch verursachten Fußdeformitäten auch die allgemeine muskuläre und koordinative Funktion des Patienten (Atkinson 1986). Die einzuschlagende Therapie wird zusammen mit dem Arzt festgelegt.

Die krankengymnastische Behandlungstechnik beim Spitzfuß besteht in der lokalen Muskeldehnung und Kontrakturbehandlung der Wadenmuskulatur sowie in der Tonisierung der Fußhebemuskeln und in der Verbesserung der Gangfunktion. Wegen der engen Verknüpfung des Spitzfußes mit den proximalen Gelenkabschnitten müssen bei entsprechender Muskelverkürzung (Hüft- und Kniegelenksbeuger) auch diese mit in den Behandlungsplan integriert werden. Gerade bei neurologische Erkrankungen kommen zusätzlich Techniken der Fazilitation und Inhibition sowie der Reflexlokomotion zum Einsatz (Bobath, Vojta, PNF; Atkinson 1986; Scrutton 1984).

Die Ausgangsstellung für die Dehnung der Wadenmuskulatur besteht in einer Verriegelung des unteren Sprunggelenks unter Inversion und einer Kniebeugestellung zur Entspannung der Gastroknemius-Ursprünge. Die Ferse wird mit der einen Hand umfasst, die andere sichert das Kniegelenk. Unter Dorsalflexionsstellung des oberen Sprunggelenkes wird das Kniegelenk langsam gestreckt, wodurch es zu einem Anspannen der Gastroknemius-Muskulatur kommt. Die Dehnung sollte langsam, nicht ruckartig vorgenommen und mehrfach wiederholt werden (Abb. 6.1). Beim Vorliegen eines zusätzlichen Vorfußspitzfußes muss der Vorfuß gegen den Rückfuß in einem Dreipunkte-Manöver aufgedehnt werden. Techniken der postisometrischen Relaxierung können unterstützend wirken.

Die Tonisierung der Fußhebemuskulatur kann entweder isoliert oder besser über die Ketteninnervation in der PNF-Technik oder unter Ausnutzen der Beugeschablone vorgenommen werden. Nach Muskeltranspositionsoperationen sollte für die ersten 8 Wochen nur aktiv assistiv geübt werden. Erst nach dieser Zeit sind bei ausreichender Kraft auch dosierte Widerstandsübungen gestattet, um eine Elongation des Transfers zu verhindern.

Bei der Behandlung des Hackenfußes muss neben der Verbesserung der passiven und aktiven Plantarflexion stets auch eine Tonisierung der Hüft- und Kniestreckmuskulatur in den Behandlungsplan miteinbezogen werden. Die Gehschulung ist ebenfalls Teil des Behandlungsplans. Bei unzureichender Kraft der Plantarflektoren und insbesondere nach operativem Muskel-

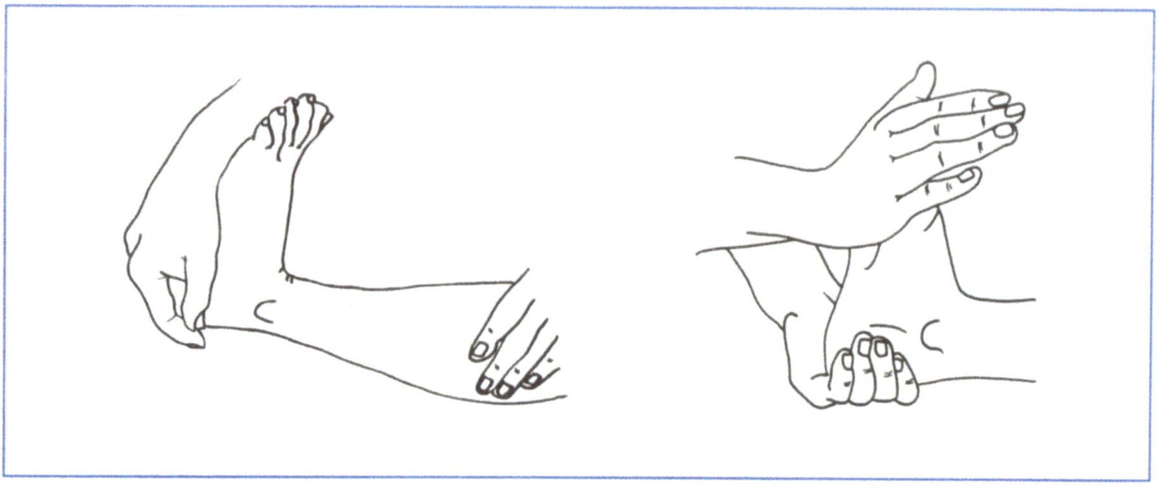

Abb. 6.1. Typische Griffe für eine sachgerechte Dehnung der Wadenmuskulatur und des Vorfußes sowie der langen Zehenbeuger

ersatz stellt der korrekte Einsatz der Funktionsorthesen beim Gang einen wichtigen zusätzlichen Aspekt der Physiotherapie dar.

Orthopädietechnik

Orthesen sollen bei der Behandlung des Spitzfußes und es Hängefußes folgende Funktionen übernehmen:

Lagerungsorthesen sind zur Prophylaxe drohender Deformitäten oder zum postoperativen Schutz angezeigt(Abb. 6.2).

Dieser Orthesentyp wird meist als Polypropylenkonstruktion nach Gipsabdruck in Neutralstellung des oberen Sprunggelenkes gefertigt. In den meisten Fällen wird man mit einer unterschenkellangen Konstruktion auskommen. Oberschenkellange Orthesen berücksichtigen zwar den M.-gastrocnemius-Anteil und die Kniebeuger besser, werden aber schlechter toleriert. Die Wirksamkeit jeder Orthese hängt von ihrer Akzeptanz ab. Man sollte darauf achten, dass der Abdruck möglichst in korrekter Fußstellung

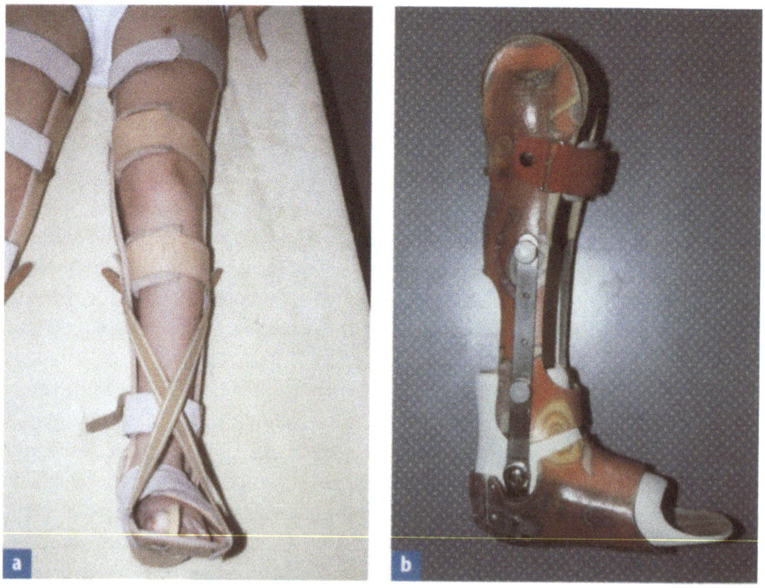

Abb. 6.2 a, b. Lagerungsorthesen für die drohende oder beginnende Spitzfußdeformität werden in seltenen Fällen oberschenkellang angefertigt. Je besser der Rückfuß gefasst ist, um so effektiver ist die Wirkung der Orthese auf die Wadenmuskulatur (b Lagerungsorthese mit separater Fußfassung nach Pohlig)

unter Verriegelung (Inversion) des unteren Sprunggelenkes angefertigt wird. Wegen der Tonisierung der Wadenmuskulatur ist in der Regel eine gesonderte Fassung der Ferse entweder mit einer Gamasche, einer Kunststoffkappe oder einem Fixationszügel erforderlich. Pohlig hat sein Prinzip der zirkulären Rückfußfassung in die Konstruktion von Lagerungsorthesen integriert. Obwohl die Orthesen dadurch etwas schwieriger anzulegen sind, wird ein sicherer Sitz der Ferse gewährleistet. Ein Loch im Fersenbereich der Orthese kann hilfreich sein, um den korrekten Sitz zu kontrollieren. Bei spastischen Spitzfüßen kann eine zusätzliche Zehenrampe tonusreduzierend wirken. Quengelorthesen oder Orthesen mit elastischen Fußzügeln haben nur einen sehr engen Indikationsbereich (z. B. nach Fußheberersatzoperationen).

Funktionsorthesen dienen der Verbesserung vorhandener Funktionsdefizite sowie zur Prophylaxe drohender Deformitäten und zum postoperativen Schutz. Bei der Versorgung des Spitzfußes und des Hängefußes mit funktionellen Orthesen muss man zwischen Funktionsorthesen zur Korrektur passiv ausgleichbarer Deformitäten und Funktionsorthesen zur Bettung fixierter (struktureller) Deformitäten (Abb. 6.3 a–c) unterscheiden.

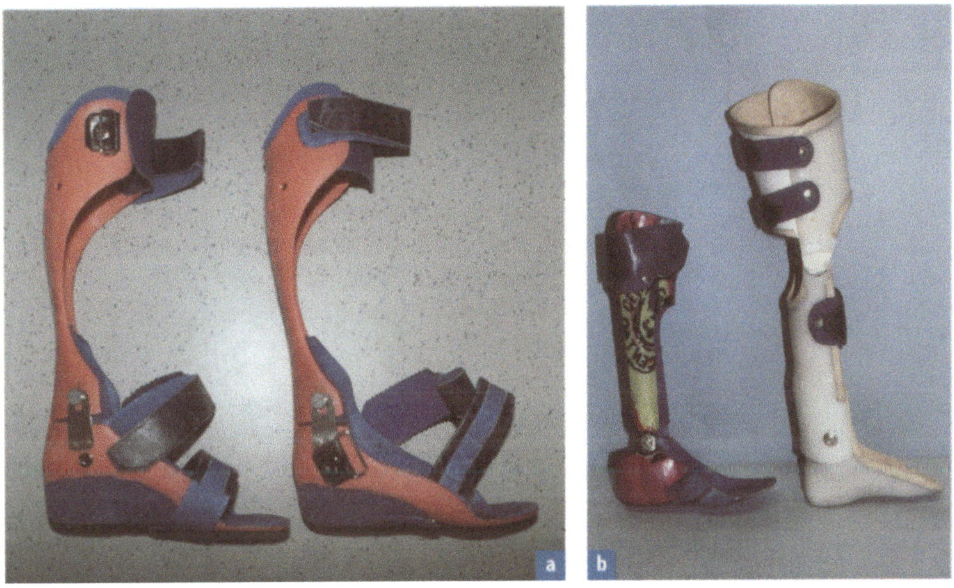

Abb. 6.3 a, b. Funktionsorthesen für die Spitzfußdeformität sollten in jedem Fall mit einer plantaren Sperre ausgestattet sein. Abhängig vom verbliebenen Zustand der Sprunggelenks- und Kniegelenksmuskulatur sind unterschenkel- oder in seltenen Fällen oberschenkellange Konstruktionen sinnvoll

Strukturelle Spitzfüße müssen orthetisch versorgt werden, wenn eine operative Korrektur nicht in Frage kommt. Konstruktionen, die nur den Fuß fassen (z. B. die Nancy-Hylton-Orthese oder Ringorthesen) sind bei kontrakten Spitzfüßen kontraindiziert.

Bei einseitigem Spitzfuß müssen die Beinlängen schuhtechnisch angeglichen werden, bei einem Spitzfuß und gleichzeitiger Beinverkürzung muss der Spitzfuß dagegen teilweise belassen werden.

Der Orthesentyp sollte folgende Voraussetzungen erfüllen:
- ausreichende Unterschenkellänge der Orthese zur sicheren Führung des Fußes,
- ausreichende Stabilität, um den Kräften beim Gangablauf zu widerstehen,
- sichere Fixierung des Fußes,
- korrekte Einstellung des Fußes unter Mittelstellung des Rückfußes (kein Pes varus oder valgus) und gleichmäßige Druckübertragung an Vorfuß und Rückfuß (keine „Rutschbahn"),
- funktionell günstige Bewegung möglich (Dorsalflexion).

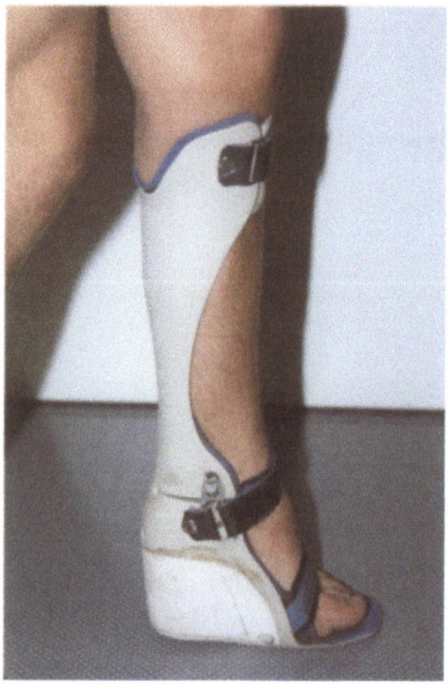

Abb. 6.4. Schwere strukturelle Spitzfüße müssen gebettet werden. Als Zusatzversorgung sind orthopädische Orthesenschuhe erforderlich

Funktionsorthesen bei Kontrakturen: Die Versorgung mit einer Unterschenkelorthese gestaltet sich bei strukturellen Spitzfüßen mit zunehmender Ausprägung (über 20 Grad) immer schwieriger (Abb. 6.4). Die Gründe dafür liegen in der aufwändigen Bettungstechnik und im notwendigen Beinlängenausgleich auf der Gegenseite. Wegen der klobigen Orthesenform sind zusätzlich Orthesenschuhe oder gar orthopädische Schuhe notwendig. Eine rechtwinkelige Einstellung des Unterschenkels zum Boden muss in jedem Fall angestrebt werden. Der funktionelle Vorfußhebel ist immer verkürzt.

Materialtechnisch kommen thermoplastische Kunststoffe oder bei größeren Patienten karbonfaserverstärkte Laminate zum Einsatz. Der Einbau von Orthesengelenken macht nur bei geringgradigen Deformitäten Sinn.

Die Fußbettung wird durch elastische Kunststoffe (Plastazote) verschiedener Dichte nach Maß angefertigt.

Verschlüsse sollten über dem Rist und am proximalen Unterschenkel angebracht werden. Die Zehen müssen in die Orthese mit integriert werden.

Funktionsorthesen zur Korrektur passiv ausgleichbarer Deformitäten: Lässt sich ein Spitzfuß passiv wenigstens bis zur Neutralstellung korrigieren, so besteht eine gute Indikation für eine Orthesenversorgung.

Die Auswahl der entsprechenden Konstruktion sollte sich an folgenden Punkten orientieren:

- Alter und Gewicht des Patienten,
- Willkürkontrolle vorhanden?
- Grad einer evtl. Spastizität,
- erforderliche Stabilität,
- zusätzliche Rückfußdeformität (varus/valgus),
- Deformitäten/Schwäche proximaler Gelenke,
- Grad der Gehfähigkeit,
- Risiko einer Progredienz,
- Kostenübernahme.

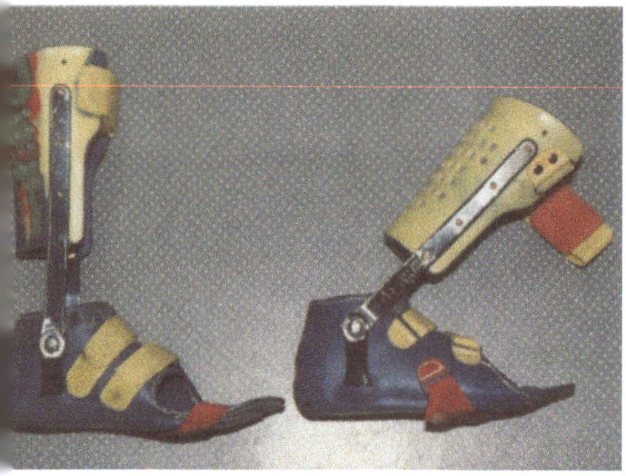

Abb. 6.5. Orthesen mit plantarer Sperre eignen sich für passiv korrigierbare Spitzfüße

Die Orthese wird in den meisten Fällen bis zum proximalen Unterschenkel reichen müssen. Es gibt bei der spastischen Lähmung seltene Fälle, wo eine Fußorthesenversorgung alleine den Wadenmuskeltonus soweit vermindern kann, dass der Patient plantigrad läuft.

Stets sollte versucht werden, ein Knöchelgelenk in die Orthese zu integrieren. Ein plantarer Anschlag und eine dorsale Freigabe der Bewegung erlauben die Dehnung der Wadenmuskulatur beim Gangablauf (Abb. 6.5).

Bei schwerer behinderten Patienten ohne Willkürkontrolle der Unterschenkelmuskulatur ist eher eine starre Konstruktion sinnvoll. Alternativ bietet sich eine Innenschuhversorgung an. Bei Kindern kann evtl. dieselbe Orthese als Funktions- und Nachtlagerungsschale verwendet werden.

Folgende Punkte sind bei der Anfertigung wichtig:

- Abguss unter maximal möglicher Korrekturstellung ohne Fehlstellung im Rückfuß (varus/valgus),
- gute Rückfußaufrichtung (Rückfußinversion, Vorfußpronation),
- sichere Fixierung des Fußes mit der Ferse in der Orthese (evtl. Hessing-Sandale oder Pohlig-Fassung),
- plane Einstellung des Rückfußteils im Schuh,
- je nach Erfordernis flexibler oder starrer Vorfußteil.

Als Materialien eignen sich bei Kindern thermoplastische Kunststoffe (Polypropylen; Polyäthylen). Tamarack-Gelenke sind leicht und für Kinder ausreichend stabil. Bei schwereren Patienten sind karbonfaserverstärkte Laminate mit Systemgelenken aus Stahl oder Titan sinnvoll. Alternativ bieten sich in Einzelfällen auch die klassischen Leder-Stahl-Konstruktionen an. Gelenke sollten individuell nach den Erfordernissen des Patienten eingestellt werden. Stets sind evtl. Probleme proximaler Gelenke zu berücksichtigen. Bei unvollständiger Kniestreckung muss der Patient bei rechtwinkeliger Orthese auf dem Vorfuß laufen. Deshalb kann in diesen Fällen ein Fersenausgleich notwendig werden. Ein stabiles Vorfußteil erschwert die Abrollung. Deshalb ist das Schuhwerk entsprechend zu adaptieren.

Die Konstruktion einer *Fußheberorthese* bedarf eines starren oder besser federnden Winkels, der direkt auf das obere Sprunggelenk wirkt und über den das Fußgewicht zu Beginn der Stand- und in der Schwungphase abgenommen wird (Abb. 6.6a–c).

Diese Funktion können angeformte Winkel aus thermoplastischen Materialien oder fest zwischen Unterschenkel und Schuh montierte Metallbügel

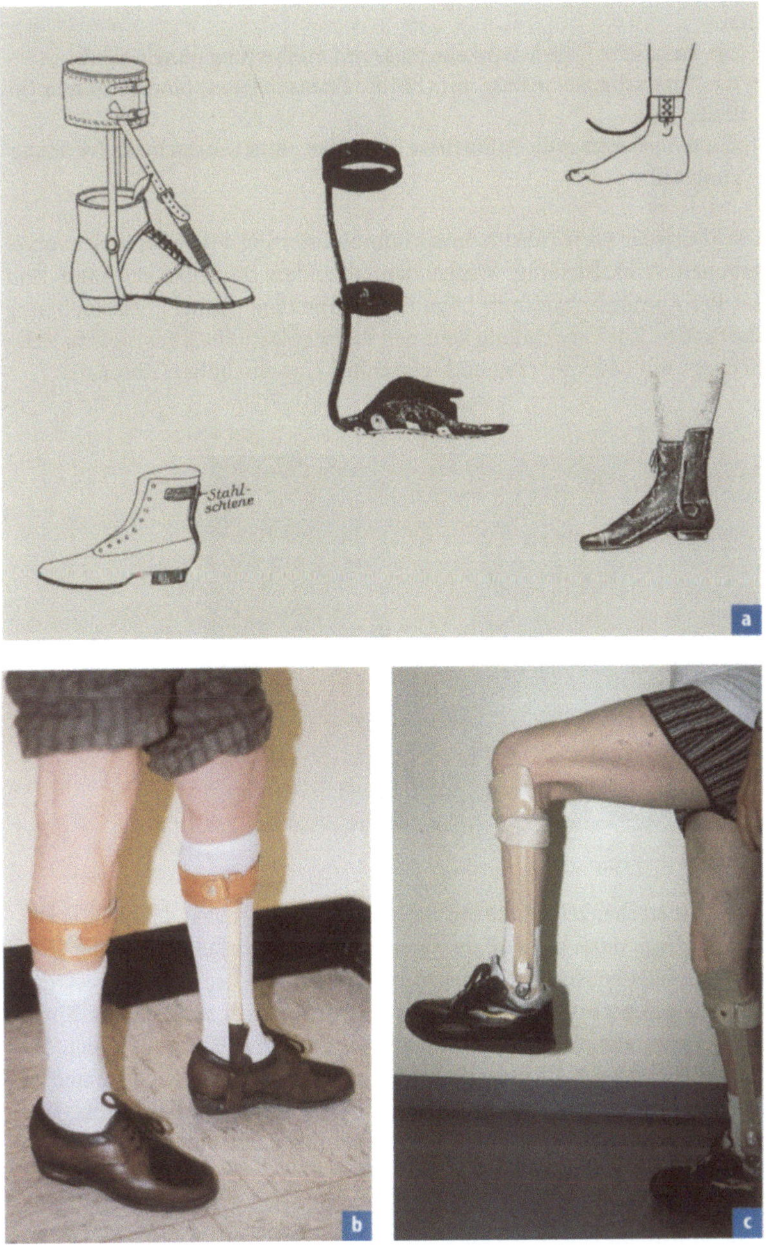

Abb. 6.6a–c. Historische Darstellung verschiedener Typen der Fußhebeorthesen, die am Schuh oder im Schuh angebracht werden. Die moderne Versorgung beinhaltet federnde Konstruktionen, die entweder im Orthesengelenk selbst oder in der Materialgebung der Orthese berücksichtigt wurden. Sind zusätzlich Stabilisierungsaufgaben für das obere Sprunggelenk erforderlich, dann muss **c** die Orthese stabiler konstruiert werden (Hängefuß- und Hackenfußorthese)

mit einstellbarer Rückholfeder erfüllen (Glenzack-Feder). Wenn eine gleichzeitige Stabilisierung des unteren Sprunggelenks erforderlich ist, sind individuell angefertigte Unterschenkelorthesen mit Fußteil (Hessing-Sandale) und einstellbarem Gelenk möglich.

Da es eine Vielzahl verschiedener Konstruktionen für die Fußheberlähmung gibt, sind die jeweiligen konstruktiven Details mit der erforderlichen Funktion abzustimmen. Als Faustregel gilt: je kürzer und je flexibler das Unterschenkelteil der Orthese ist, umso lockerer ist ihr Sitz und umso geringer ist ihre Wirkung.

Funktionsorthesen zur Korrektur tonischer, nichtstruktureller Spitzfüße: Da der tonische Spitzfuß bei den meisten Kindern mit infantiler Zerebralparese auftritt, wurden vielfach Konstruktionen vorgeschlagen, um diese funktionsbehindernde Deformität zu korrigieren.

Man kann nach der Bauweise verschiedene Konstruktionstypen unterscheiden:

- die klassische Unterschenkelorthese mit Fußbettung ohne Gelenk,
- die Unterschenkelorthese mit (für die Plantarflexion) blockierbarem Gelenk,
- die tonushemmende Fußorthese mit oder ohne Unterschenkelverlängerungsteil.

Die klassische Form führt zu einer Immobilisierung des Fußes in der vorgegebenen Winkelstellung. Wegen der fehlenden Dorsalflexion kann kein zweiter Abrollmechanismus beim Gehen und damit keine Muskeldehnung stattfinden. Zur Verwendung kommen thermoplastische Kunststoffmaterialien, ggf. mit Lederüberzug und -verschluss (Innenschuhe) (Abb. 6.7).

Abb. 6.7. Innenschuhkonstruktionen

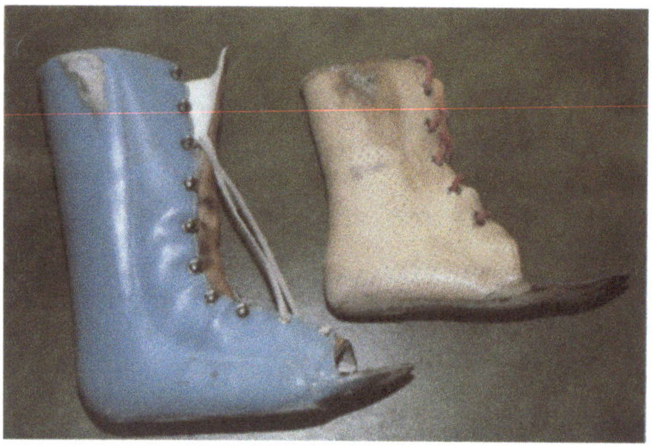

Die Unterschenkelorthese mit Gelenk hat demgegenüber deutliche Vorteile. Allerdings muss der Fuß durch eine möglichst zirkuläre Fassung (Hessing-Sandalenkonstruktion) gegen ein Herausrutschen gesichert werden. Materialtechnisch werden auch hier thermoplastisch verformbare Kunststoffe verwendet. Als Gelenke kommen Polyurethan-Konstruktionen (Tamarack-Gelenke) bei Kindern zum Einsatz. Bei größeren Kindern und bei Erwachsenen müssen stabilere Materialien wie karbonfaserverstärkte Gießharzlaminate oder Leder-Stahl-Konstruktionen eingesetzt werden. Als Gelenke finden Systemgelenke aus Stahl oder (selten) Titan Anwendung.

Die Bauweise der tonushemmenden Fußorthesen nach Hylton (Abb. 6.8a–c) wird im Folgenden kurz erläutert.

Die Hylton-Orthese (Hylton 1990, 2000) ist eine zirkulär den gesamten Fuß möglichst bündig umschließende Konstruktion. Sie wird unter maximal

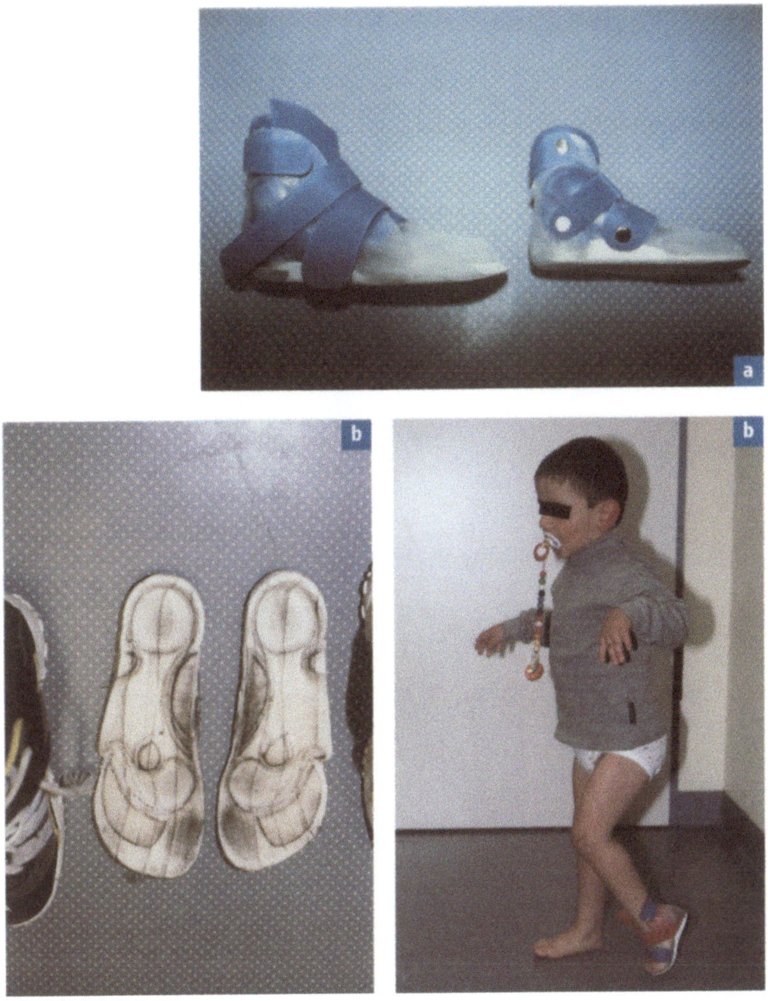

Abb. 6.8a–c. Dynamische Fußorthesen nach Nancy Hylton mit entsprechender Bettung durch Anordnung funktionsgerechter Pelotten. Diese Orthesenversorgung kommt nur bei passiv korrigierbarer Fußdeformität in Betracht. **c** Bei dem 7-jährigen Patienten ist die Indikation falsch gestellt worden

möglicher Korrektur des Fußes angefertigt. Es wird ein individuelles Fußbett basierend auf der anatomischen Lokalisation der Zehengrundgelenke, der Ferse, des Längs-, Quer- und Peronealgewölbes aus einem Gipspositiv hergestellt. Die Anfertigung erfolgt in Zusammenarbeit von Orthopädietechniker und Krankengymnasten. Die Tonushemmung wird durch die korrekte Einstellung des Rückfußes und die Unterstützung unter den Zehen erreicht.

Die Reihenfolge, in der die Pelotten angeformt werden, beginnt mit dem medialen Längsgewölbe und dem queren Metatarsalgewölbe. Anschließend werden die Zehen angehoben und gestreckt. Schließlich wird das laterale Peroneusgewölbe und der Rückfuß im Fersenbereich angeformt. Aus dem so geschaffenen Negativ wird ein Gipspositiv geformt, das als Grundlage zur Anfertigung der Orthese dient. Die Rückfußfassung sollte U-förmig die Ferse umgreifen, um ihren sicheren Sitz zu gewährleisten. Bei korrekter Passform sollten zwischen Fuß und Orthese keine Bewegungen möglich sein.

Die aus thermoplastischem Polypropylen hergestellten Orthesen werden entsprechend zugeschnitten, dass Plantar- und Dorsalflexion frei bleiben, die mediolaterale Stabilität aber erhalten wird.

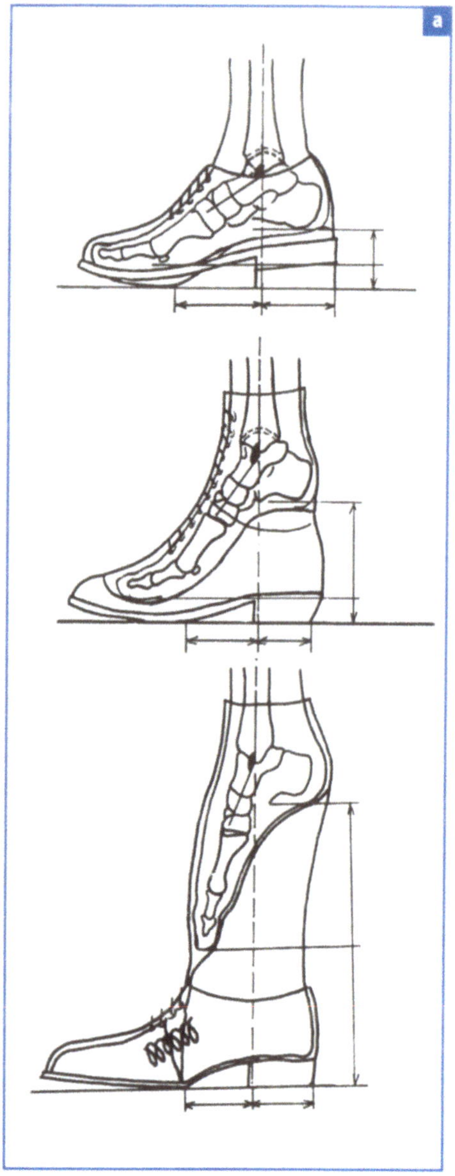

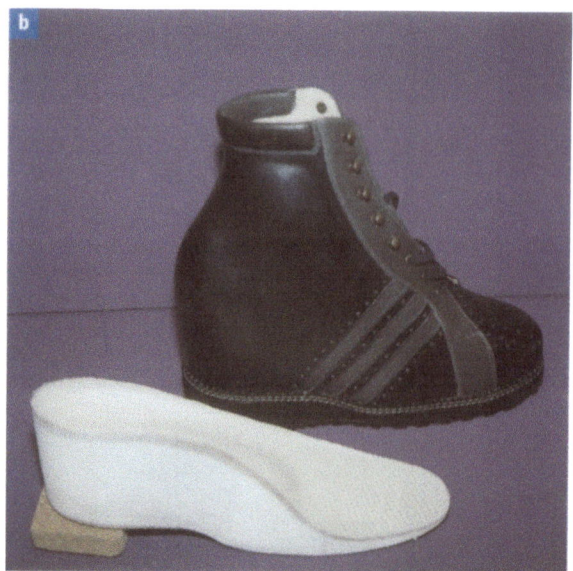

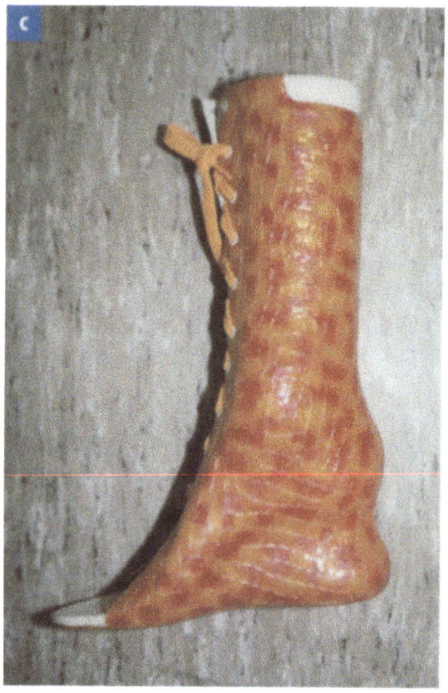

Abb. 6.9 a–c. Abhängig vom erforderlichen Verkürzungsausgleich müssen orthopädische Schuhe umfassend aufgebaut werden. Alternativ können auch Innenschuhkonstruktionen Verwendung finden

Orthopädieschuhtechnik

Die Verordnung einer orthopädieschuhtechnischen Versorgung kann sowohl beim strukturellen Spitzfuß als auch zur Spitzfußeinbettung zum Zwecke des Beinlängenausgleichs angezeigt sein.

Die Ziele der Orthopädieschuhtechnik sind beim strukturellen Spitzfuß nach Baumgartner und Stinus (1995):

- die Stabilisierung des Fußes in maximal erreichbarer Dorsalflexion,
- der Ausgleich der funktionellen Beinverlängerung,
- die Entlastung des Vorfußes,
- die Erleichterung des Abrollvorganges,
- der Ausgleich der verkürzten Standfläche,
- die Verminderung einer evtl. Muskelspastik.

Bei der Verordnung von orthopädischen Schuhen zum Beinlängenausgleich hat sich nach Rabl und Nyga (1994) folgende Gruppeneinteilung durchgesetzt (Abb. 6.9 a–c):

- bis 2,5 cm Beinverkürzung (I),
- 2,6–5,0 cm Beinverkürzung (II),
- 5,1–13,0 cm Beinverkürzung (III),
- über 13,1 cm Beinverkürzung (IV).

Bei kleineren Verkürzungen (I) kann problemlos eine Zurichtung am Konfektionsschuh vorgenommen werden.

Mittlere (II) und große (III) Verkürzungen werden durch orthopädische Maßschuhe oder Innenschuhe kompensiert. Übergroße Beinlängenunterschiede erfordern besondere Konstruktionen wie Orthoprothesen und Etagenschuhe.

Der Ausgleich geringer Verkürzungen ist am Kaufschuh im Sohlen- und Absatzbereich, an der Einlage sowie am gegenseitigen Schuh denkbar. Die Spitzfußeinbettung bedingt einen verminderten Spitzenhub, der durch eine Ballen- oder Mittelfußrolle ausgeglichen werden muss. Die Beinverlängerung im Schuh wird am besten durch eine spezielle Einlage erreicht. Die Höhe ist von der Fersenkappe und dem Volumen des Schuhs abhängig.

Bei der Anfertigung von orthopädischen Schuhen sind biomechanische, materialtechnische und kosmetische Aspekte zu beachten (Abb. 6.10, 6.11). Nach Stinus (1995) wird von dem in die günstigste Dauergebrauchsstellung gebrachten Fuß eine Profilzeichnung in der Vertikal (Frontal)- und Sagittalebene angefertigt. Diese Profilzeichnung stellt das Ausgangsmaterial für Konstruktionszeichnung und Gipsabguss dar. Bei der Festlegung der Gebrauchsstellung müssen beide Füße bezüglich ihrer Absatz- und Sohlenstärke berücksichtigt werden. Obwohl die Spitzfußeinstellung der kürzeren Seite kosmetische Vorteile bringt, reduziert sich der funktionell wirksame Vorfußhebel deutlich, was konstruktionstechnisch durch Spitzenverlängerung am Schuh auszugleichen ist. Abhängig von der sagittalen Lotlinie werden der Absatz und die Abrollkante konstruiert. Bei der Leistenkonstruktion ist besonders darauf zu achten, dass der in Spitzfußposition eingestellte Fuß nicht auf einer schiefen Ebene nach vorne rutscht. Der Fuß muss deshalb im Rückfußbereich gefasst werden. Die Ballenpartien sollen anatomisch geformt sein, wobei besonders auf die lateral ansteigende Bettung der kürzeren Metatarsalia 4 und 5 zu achten ist. Der Rückfuß sollte durch eine stabile Bettung gegen eine laterale Instabilität gesichert werden. Eventuelle Druckstellen im Vorfußbereich müssen gezielt gebettet, ggf. sogar entlastet werden. Die übliche retrokapitale Abstützung kommt nur bei leichteren Spitzfüßen in Betracht. Wichtig ist auch die Beachtung evtl. Achsenfehler des Beines, die am Schuh durch einen entsprechenden Lotaufbau in der Frontal- und Sagittalebene berücksichtigt werden müssen. Bei einer Varusdeformität muss die Knöchelkappe besonders lateral, bei einer Valgusdeformität dagegen medial versteift werden. Wegen der komplizierten Anfertigung eines Verkürzungsschuhs hat sich die Gehprobe in einem Probeschuh, der nach dem Originalleisten gebaut wird, bewährt. Für den Absatzbereich sind Pufferkonstruktionen empfehlenswert. Die vordere Abrollkante muss an die Schrittlänge der Gegenseite angepasst werden. Schließlich sind bei optimaler Konstruktion auch die kosmetischen Details mit Anpassung der Optik an die Gegenseite für die Akzeptanz des Schuhes wichtig (Mackrodt u. Wellnitz 2001).

Starke und stärkste Beinverkürzungen können durch die Orthoprothesentechnik funktionell ausgeglichen werden (Abb. 6.12). Innenschuhe stellen Orthesen dar, bei denen der Fuß in Spitzfußstellung eingebettet ist und das Vorfußteil durch eine spezielle Konstruktion ergänzt wird. Die Hinterkappe

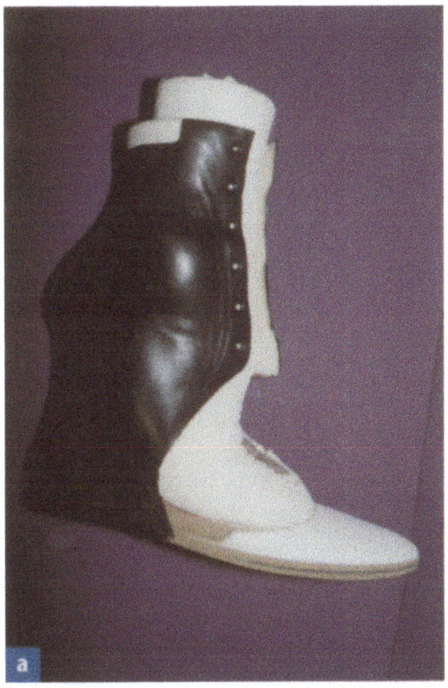

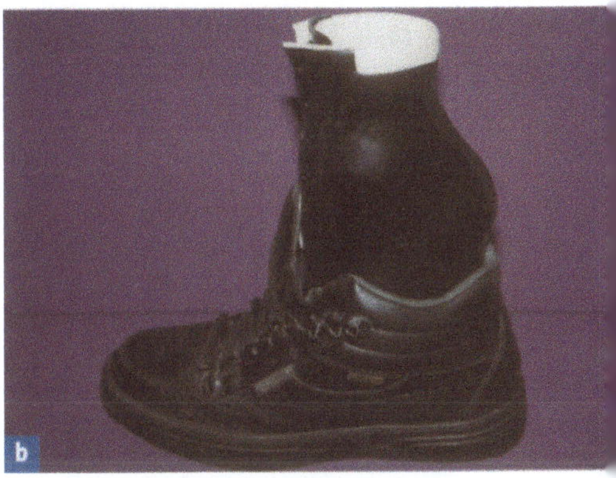

Abb. 6.10 a, b. Bei der Versorgung mit Verkürzungsschuhen sollte die Kosmetik so gut als möglich Beachtung finden

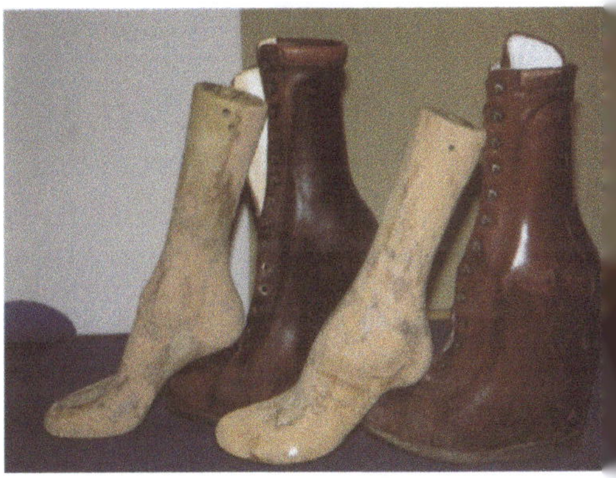

Abb. 6.11. Schwerste Spitzfußdeformitäten lassen sich nur unbefriedigend mit aufwändigen orthopädischen Schuhkonstruktionen versorgen. Hier ist die operative Vorbehandlung in jedem Fall zu diskutieren

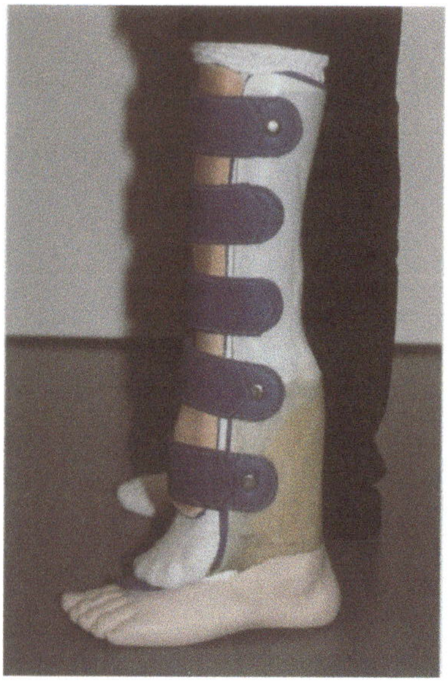

Abb. 6.12. Spitzfüße in Verbindung mit einer Beinverkürzung können bei stärkeren Graden auch gut durch Orthoprothesen versorgt werden

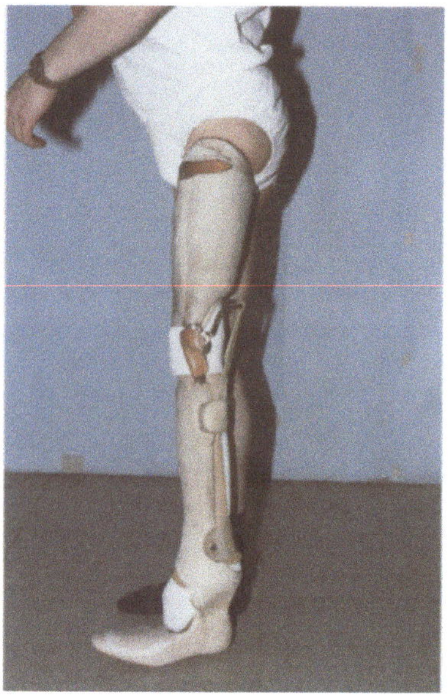

Abb. 6.13. Bei begleitender Instabilität in den proximalen Gelenken sind lange Orthoprothesenkonstruktionen zu wählen

muss zum Schutz gegen Umknicktraumata stabil gearbeitet sein (Abb 6.9 c). Orthoprothesen werden ebenfalls nach Gipsabguss in kombinierter Hartschaum und Gießharzlaminattechnik mit Karbonfaserverstärkung und Weichwandinnenschäften erstellt. Auch hier wird der Fuß, soweit möglich aus kosmetischen Gründen in Spitzfußstellung eingebettet. Ein konventioneller Prothesenfuß wird an die Orthoprothese angebaut (Abb. 6.12). Die Druckübertragung wird sowohl am Fuß als auch am proximalen Unterschenkel erreicht. Bei starken Verkürzungen sowie bei gleichzeitiger Instabilität oder Schwäche des Kniegelenkes wird die Orthoprothese mit einem gelenkig verbundenen Oberschenkelteil konstruiert (Abb. 6.13). Besonders bei starken Beinverkürzungen ist ein spezieller kosmetischer Überzug in die Anfertigung zu integrieren. Besteht aufgrund von Achsdeformitäten oder einer Bewegungseinschränkung im oberen Sprunggelenk keine ausreichend befriedigende Versorgbarkeit, so sollten vorausgehende operative Maßnahmen (Achskorrektur, Beinverlängerung) erwogen werden.

Ein Etagenschuh stellt eine Konstruktion von zwei übereinander angeordneten Schuhen dar. Wegen seiner kosmetisch eher ungünstigen Wirkung bildet er eine Ausnahmeversorgung.

Bei totaler Fußinstabilität (Schlotterfuß bzw. „flail foot") kommt es darauf an, den Fuß unter möglichst plantigrader Ausrichtung stabil zu fassen. Dazu eignet sich entweder die orthopädische Schuhversorgung in der Technik des Arthrodesenstiefels (Feststellabrollschuh nach Rabl) oder die Versorgung mit einer Unterschenkelorthese mit inniger Fassung des Fußes (Hessing-Sandale). Durch das Anbringen einer Rolle am Schuh kann der Gangablauf erleichtert werden. Oft wird man vorausgehend operativ stabilisieren.

Gipstechnik

Die Behandlung dynamischer Spitzfüße verschiedener Ursachen durch Redressionsgipse stellt eine zuverlässige Methode dar, wenn sie fachmännisch ausgeführt wird. Die Risiken, die in dieser Behandlungsform stecken sind relativ gering. Sie umfassen Druckstellen und Gelenkinstabilitäten bei unkorrekter Haltetechnik.

Die Indikation für die Gipsbehandlung besteht bei passiv in Kniebeugung bis mindestens zur Neutralstellung korrigierbarer Spitzfußdeformität (positives Silfverskjöld-Zeichen) (Hinderer 1988; Flett 1999). Häufige Indikationsbereiche sind spastische oder habituelle Spitzfüße bei Kindern und (selten) Erwachsenen (Cottalorda 2000). Als Alternative bieten sich die Botulinumtoxinbehandlung und die Orthesenversorgung an. Allerdings können diese Methoden auch miteinander kombiniert werden und sind dann effizienter.

Technik. Rückenlage des Patienten, man beginnt bei beidseitigem Gips zuerst mit der leichter redressierbaren Seite (Abb. 6.14 a–c). Besonders agitierte Patienten sollten mit Dormicum® rektal oder i. v. sediert werden.

Der Gipstechniker steht auf der Seite, der Arzt am Fußende. das Kniegelenk wird rechtwinkelig gebeugt und der Oberschenkel von einer weiteren Person gesichert. Der rechte Rückfuß wird mit der rechten Hand gefasst und die Ferse invertierend verriegelt. Der rechte Daumen stützt sich medial und plantar am Sustentaculum tali ab. Mit der linken Hand wird der Vorfuß durch Senkung des Fußinnenrandes proniert. Das obere Sprunggelenk muss dabei andauernd in Rechtwinkelstellung gehalten werden. Dazu ist meist ein Gegendruck vom gebeugten Oberschenkel her erforderlich.

Zuerst wird ein Schlauchmull über das Bein bis zur Mitte des Oberschenkels gezogen. Anschließend wird der Fuß mit Wattebinden in ein bis maximal 2 Schichten gepolstert, wobei die Ferse, die Tibiavorderkante und der

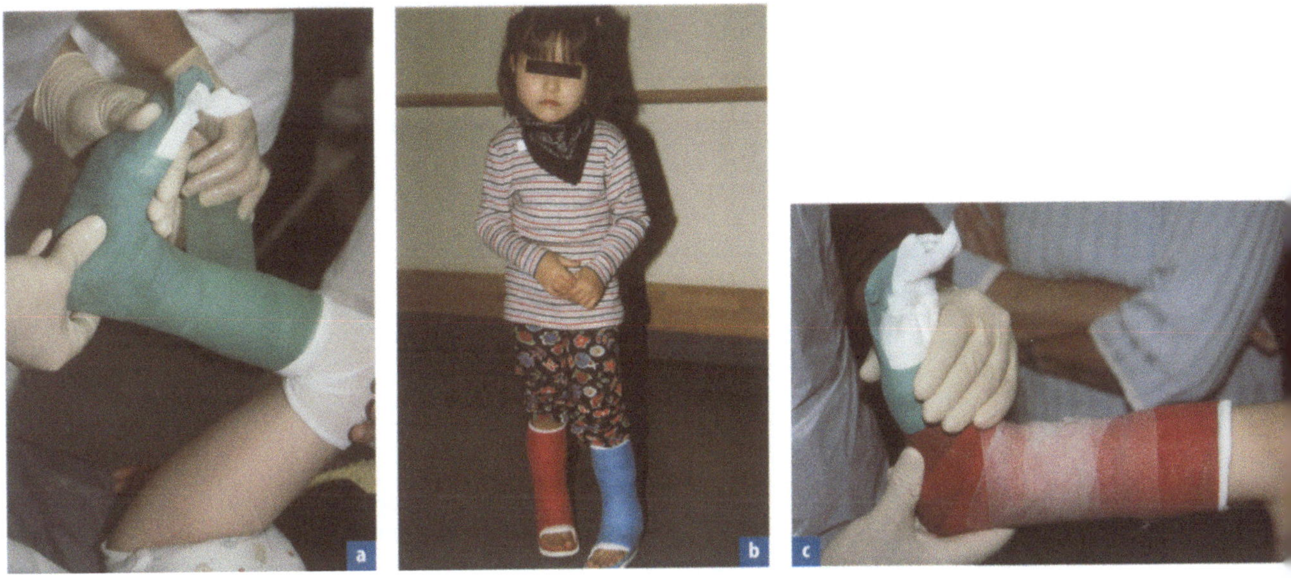

Abb. 6.14 a–c. Die Anfertigung von tonusreduzierenden Unterschenkelgehgipsen erfordert die Verriegelung des Rückfußes in Inversion, die Aufrichtung unter Abstützung am Sustentaculum tali und die Vorfußpronation zur gleichmäßigen Belastung. Die Gipse werden mit durchgehenden Gehsohlen beklebt

proximale Abschluss am Fibulaköpfchen zusätzlich gepolstert werden sollten. Das Polster wird mit Krepp-Papiertouren fixiert, über die man Gipsbinden von distal nach proximal aufsteigend wickelt. Eine Verstärkung der Fußplatte und der Knöchelregion stabilisiert die mechanisch belasteten Abschnitte.

Nach Freischneiden der Zehen werden die überstehenden Schlauchmullteile und die Polsterung über den Gipsrand umgeschlagen und mit einer extra Gipstour umwickelt. Nach Aushärten des Gipses kann eine Gehsohle angeschnallt oder aufgeklebt (bei Kunststoffgipsen) werden oder der Patient erhält Antirutschsocken über den Gips gezogen.

Die Tragedauer des ersten Redressionsgipses sollte 2 bis 3 Wochen nicht überschreiten. Der neue Gips wird dann in leicht vermehrter Korrektur (etwas über die Neutralstellung hinaus in Dorsalflexion) für weitere 2 Wochen angelegt.

Probleme können durch Druckstellen bei unkorrekter Haltetechnik oder durch ein Nachkorrigieren des aushärtenden Gipses entstehen. Ein Aufbrechen der Fußwurzel in die Schaukelfußstellung sollte unbedingt vermieden werden. Ist die Deformität zu steif, so muss man die Methode wechseln (z. B. Vorbehandlung mit Botulinumtoxin A).

Der Vollständigkeit halber wird hier noch der „Lochgips von P. Pitzen“ erwähnt. Er soll durch eine kontinuierliche Dehnung der Wadenmuskulatur beim Gehen wirken. Der Unterschenkelgehgips wird dazu in Korrekturstellung als Gehgips angelegt und anschließend im Rückfußbereich ausgeschnitten, dass nur der Vorfuß belastet wird und die Ferse schwebt. Zur Abstützung im Rückfußbereich wird ein Gehbügel in den Gips integriert. Auch Apparate wurden nach diesem Prinzip konstruiert (Rabl u. Nyga 1994). Aufwand und Effizienz dürften bei dieser Technik allerdings kaum in vertretbarem Verhältnis zueinander stehen.

Medikamentöse Maßnahmen

Bei den medikamentösen Maßnahmen spielt die lokale Injektion von Botulinumtoxin A eine herausragende Rolle. Selten angewandte Verfahren sind die temporäre Lokalanästhesie sowie die Injektion der Nerveneintrittspunkte mit einer verdünnten Alkohol- oder Phenollösung (Tardieu 1988).

Die Technik der Botulinumtoxininjektion in die Unterschenkelmuskulatur ist denkbar einfach und die Wirkung zuverlässig, wenn folgende Punkte beachtet werden:

- korrekte Indikationsstellung [tonischer Spitzfuß ohne (wesentliche) strukturelle Kontraktur, funktionelle/pflegerische Einschränkung],
- richtige Dosierung (Beachtung der Muskelsättigung, keine Überdosierung),
- richtige Injektionstechnik,
- Aufklärung der Eltern über mögliche Nebenwirkungen.

Botulinumtoxingabe. Die Behandlung eines beginnenden bzw. noch nicht strukturellen Spitzfußes durch die Injektion von Botulinumtoxin in die Wadenmuskulatur stellt mittlerweile ein bekanntes Verfahren dar. Ehe wir auf einige Tipps zur Technik eingehen möchten wir die Indikationsstellung stichpunktartig darlegen.

- passiv korrigierbarer, funktionell störender muskulärer Spitzfuß,
- keine Kontraindikation gegen die Injektion (Blutungsdiathese, Antikörper),
- ausreichende Kooperation des Patienten/seiner Angehörigen,
- Vertrautheit des Arztes mit der Technik.

Die Technik ist leicht zu erlernen. Das Toxin wird in physiologischer NaCl-Lösung verdünnt und intramuskulär in die proximale Hälfte des jeweiligen Muskelbauches injiziert.

Man kann sich durch die manuelle Bewegung des oberen Sprunggelenkes bei liegender Nadel von der korrekten Lage überzeugen.

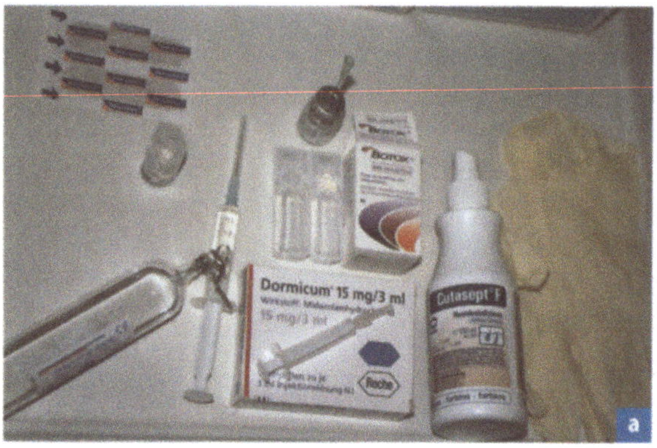

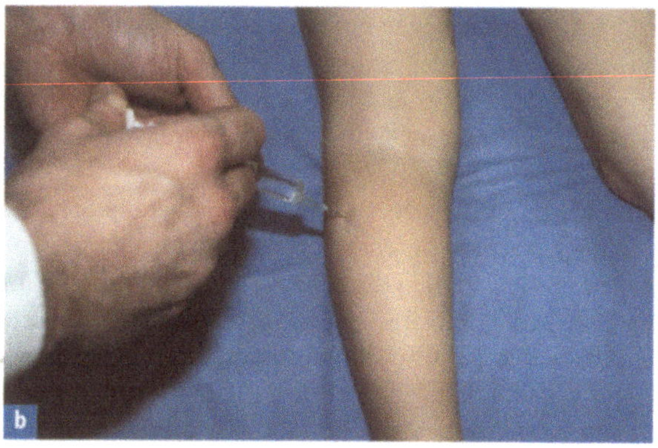

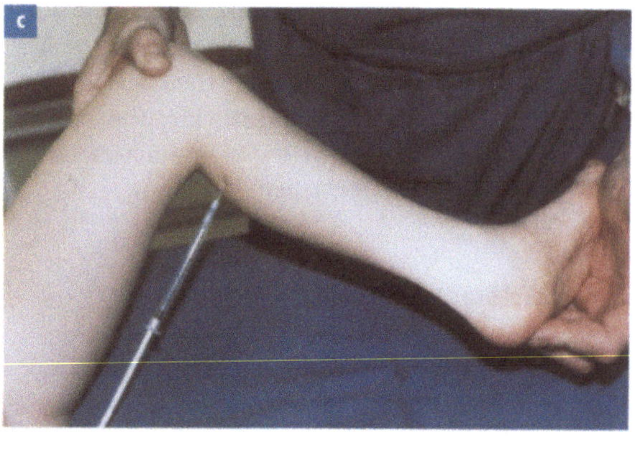

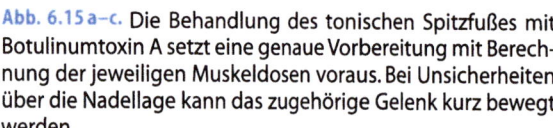

Abb. 6.15 a–c. Die Behandlung des tonischen Spitzfußes mit Botulinumtoxin A setzt eine genaue Vorbereitung mit Berechnung der jeweiligen Muskeldosen voraus. Bei Unsicherheiten über die Nadellage kann das zugehörige Gelenk kurz bewegt werden

Die Injektion wird bei Kindern unter Sedierung (Dormicum®, Chloralhydrat) in Bauchlage vorgenommen (Abb. 6.15a–c). Die jeweilige Injektionsstelle wird mit Chloräthyl-Eisspray analgesiert und die Nadel senkrecht zum Muskelbauch eingestochen. Je nach klinischem Befund werden entweder nur beide Gastroknemius-Bäuche oder zusätzlich auch der M. soleus (tiefer gelegen) injiziert.

Die Dosierung richtet sich nach dem Gewicht des Patienten, dem zu behandelnden Muskel und dem Re-Injektionsintervall (Naumann et al. 1998). Jede Dosis, die für den einzelnen Muskel vorgesehen ist, muss in einem zweiten Schritt auf kg Körpergewicht umgerechnet werden. Dies dient der Patientensicherheit. Wegen der Sättigungsgrenzen für die einzelnen Muskeln nimmt man an, dass eine höhere Dosierung bei einer Verteilung auf mehrere Injektionsorte und mehrere Muskeln weniger leicht zu Nebenwirkungen führt. Die Wirkung tritt nach 1 bis 3 Wochen ein und hält 3 bis 6 Monate an. Eine Kombinationsbehandlung mit Gipsen bzw. Orthesen vermag die Wirkung zu verlängern (Molenaers 2001).

Als Gesamtdosis wird für die beiden am Markt befindlichen Präparate 300–400 U Botox bzw. 1500 U Dysport empfohlen (8–12 U/kg KG Botox bzw. 30–40 U/kg KG Dysport; Naumann 1998). Die Injektionsdosis in die Wadenmuskulatur sollte damit je nach Größe des Kindes zwischen 40 und 150 U Botox bzw. 200 und 750 U Dysport umfassen. Die Injektion wird möglichst am medialen und laterale Gastroknemius-Kopf und distal davon medial und laterale am M. soleus vorgenommen. Das Botulinumtoxin A wird pro Ampulle mit 2–3 ml 0,9 % NaCl aufgelöst und in 1 ml Tuberkulinspritzen aufgezogen. Die exakte Dosis pro Muskel sollte vorab festgelegt sein. Dazu eignet sich eine Verdünnungs-/Volumentabelle.

Das Kind wird vor der Injektion mit Dormicum® rectal sediert (0,1–0,2 ml/kg KG). Bei doppelseitigen Mehretageninjektionen kann auch eine kurze Allgemeinnarkose sinnvoll sein, insbesondere, wenn gleichzeitig der M. psoas injiziert werden soll (Molenaers 2001).

Nach der Behandlung sollte das Kind noch für etwa 1 h im Krankenhaus bleiben, bis die sedierende Wirkung des Medikaments abgeklungen ist.

Mögliche Nebenwirkungen sind selten. Eine temporäre Überdosierung ist möglich, die eine Orthesenversorgung zur Stabilisierung des Sprunggelenks erfordert. Neben lokalen geringfügigen Problemen (Hämatom, Schmerzen) können bei entsprechend hoher Dosierung in seltenen Fällen auch Allgemeinsymptome vorkommen (grippeähnliche Zustände, Schwäche, Salivation, Inkontinenz, Schluckstörungen). Obwohl sie nur vorübergehend sind, müssen die Kinder bei solchen Problemen überwacht werden. Wiederholungsgaben sind frühestens nach 3 Monaten sinnvoll, um keinen Impfeffekt zu provozieren (Naumann 1998).

Eine telefonische „hot line“ sollte für Rückfragen des Patienten bereitstehen.

Die Fortsetzung der Krankengymnastik und der Dehnungsbehandlung ist gerade nach Botulinumtoxingabe wichtig, um den Effekt zu erhöhen.

Beim spastischen Spitzfuß wird eine Kombination aus primärer tonusreduzierender Vorbehandlung (Botulinumtoxin A und/oder Gips) und anschließender Orthesenversorgung empfohlen um die Akzeptanz der Orthesen zu erhöhen und ihre Wirkdauer durch die Kombinationstherapie zu verlängern. Gerade bei Kindern besteht wegen des Wachstums und der dauerhaften Lähmung die permanente Gefahr eines erneuten Auftretens des Spitzfußes. Deswegen sollten auch halbjährliche klinische Kontrollen durchgeführt werden. Boyd u. Hays (2001) zeigten anhand einer umfassenden Literaturübersicht zur Anwendung von Botulinumtoxin A bei der infantilen Zerebralparese, dass die Risiken und Nebenwirkungen gering sind. Die Wirkung auf eine Gangverbesserung ist dosisabhängig. Therapiekombinationen sind zu empfehlen. Graham (2001) empfiehlt in speziellen Fällen tonischer Spitzfüße die Kombination einer operativen Gastroknemius-Verlängerung mit einer Botulinumtoxinbehandlung des M. soleus. Love u. Valentine (2001) fanden in einer randomisierten Studie mit Hemiparetikern heraus, dass die Botulinumtoxingabe über die lokale Wirkung hinaus die motorische Entwicklung unterstützt. Desloovere u. Molenaers (2001) zeigten, dass die kombinierte Behandlung von Botulinumtoxin und Gips bei spastischen Spitzfüßen objektive Funktionsverbesserungen ergibt und dass die Gipsbehandlung im Anschluss an die Injektionen erfolgen sollte.

6.2 Konservative Verfahren beim Hackenfuß

Krankengymnastik/Physiotherapie

Die konservative Behandlung des Hackenfußes kann nur bei den leichtgradigen Deformitäten gewisse Verbesserungen erzielen. So wird beim gutartigen angeborenen Hackenfuß meist die alleinige Krankengymnastik (neurophysiologisch) zur Normalisierung der Bewegungsmuster genügen. Bei stärkeren Graden der Deformität kann die Krankengymmnastik nur unterstützend arbeiten. Schwerpunkte sind dabei die Dehnung der Fußheber, sowie die Aktivierung der Fußsenker (soweit überhaupt vorhanden).Die Dehnung wird schonend unter manueller Stabilisierung des Rückfußes vorgenommen. Techniken der postisometrischen Relaxation können auch hier hilfreich sein.

Bei einer Restaktivität der Plantarflektoren kann die temporäre Injektionsbehandlung der Fußheber mit Botulinumtoxin A unterstützend wirken. Eine Gipsredressionsbehandlung in zunehmende Plantarflexion vermag bei beginnender Fußheberverkürzung ebenfalls die Orthesen- bzw. Schuhversorgung zu erleichtern.

Unbedingt müssen auch die proximalen Gelenke in die Therapie miteinbezogen werden (Dehnung der Beuger, Aktivierung der Antischwerkraftmuskulatur). Da Patienten mit Hackenfüßen in aller Regel mit Orthesen ausgestattet werden, stellt die Orthesengebrauchsschulung einen weiteren Schwerpunkt der Behandlung dar. Die konservative Behandlung des Hackenfußes kann je nach Grunderkrankung unterschiedliche Ziele verfolgen.

Orthopädietechnik

Funktionsorthesen: Die funktionell gravierende Abschwächung der Plantarflektoren kann konservativ nur durch eine adäquate Othesenversorgung ausgeglichen werden (Condie u. Meadows 1993; Abb. 6.16 a–c). Betroffen ist primär die zweite Hälfte der Standphase, bei der eine Beugehaltung ohne ausreichende Abstoßung eingenommen wird. Nur bei ausreichender Knie- und Hüftgelenksstreckung können aufrichtende Hackenfußorthesen wirken.

Orthetisch muss über eine Stabilisierung des Unterschenkelvorkippens im oberen Sprunggelenk gearbeitet werden. Da die Orthesen das Körpergewicht abfangen sollen, müssen sie ausreichend lang (bis zur proximalen Tibia) und stabil konstruiert sein.

Starre Orthesen bewirken zu Beginn der Lastaufnahme wegen der fehlenden Plantarflexion ein Einknicken im Kniegelenk, das durch den M. quadriceps stabilisiert werden muss. In Standphasenmitte wirken sie eher rückhebelnd auf das Kniegelenk („floor-reaction ankle foot orthosis“) und blockie-

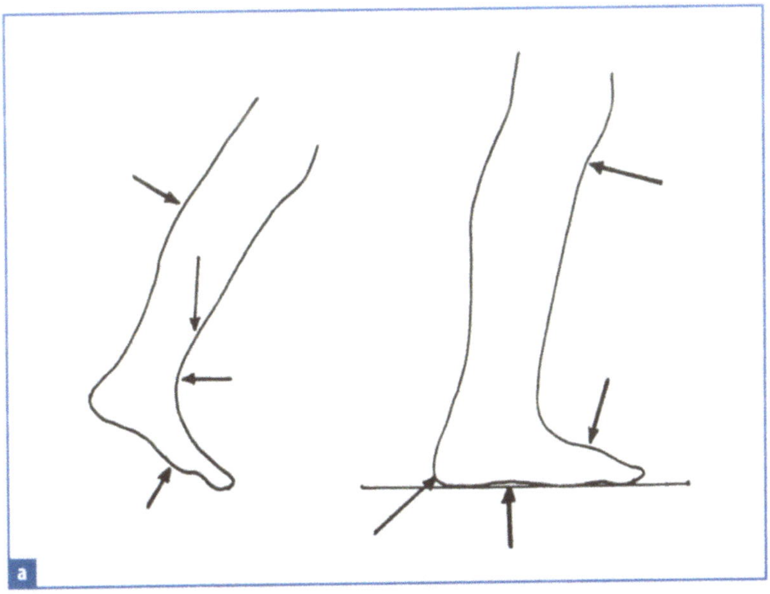

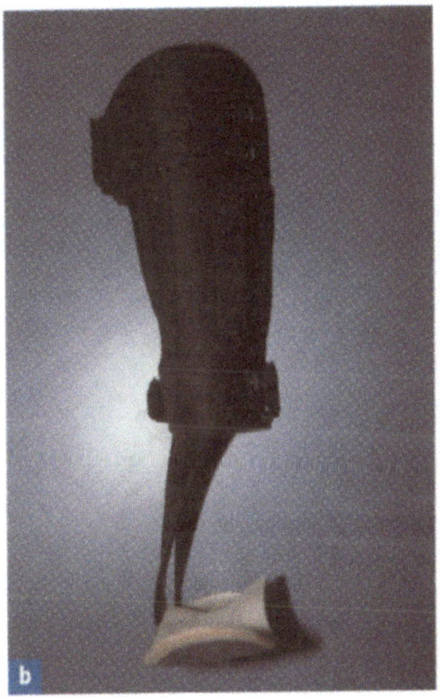

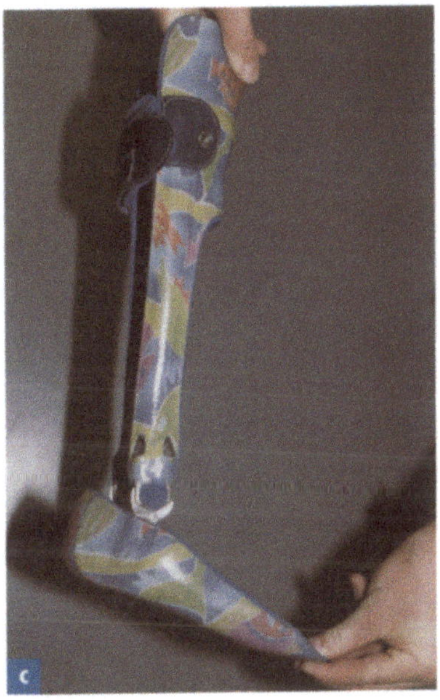

Abb. 6.16 a–c. Funktionelles Prinzip a der Hängefußorthese links und der Hackenfußorthese rechts sowie b Darstellung geläufiger Orthesen für Hänge- und Hackenfuß (in Carbontechnik) und c für den Hackenfuß mit dorsaler Anschlagsperre

ren die für den Abstoßvorgang wichtige Plantarflexion. Deshalb sollten sie besser durch gelenktragende Konstruktionen mit dorsaler Sperre und plantarer Freigabe ersetzt werden. Eine minimale Dorsalflexion des oberen Sprunggelenks von etwa 5 Grad ist funktionell am günstigsten (Lehmann 1985). Neben der Einstellung des Sprunggelenkes ist die Konstruktion des Orthesenfußhebels von größter Bedeutung. Zu lange und bis zu den Zehen starre Orthesen führen zu einem vorzeitigen Fersenhub und zur verstärkten Knieextensionsbelastung. Deshalb werden zusätzliche Abrollsohlen am Orthesenschuh und eine weiche Orthesenvorfußkonstruktion zur Erleichterung der Abrollung über die Zehengrundgelenke empfohlen. Meist wird man durch karbonverstärkte Gießharzlaminate mit eingebauten verstellbaren Gelenken oder Leder-Stahl-Konstruktionen die besten Effekte erzielen. Der Rückfuß muss stets stabil gefasst werden, damit kein Wirkungsverlust eintritt.

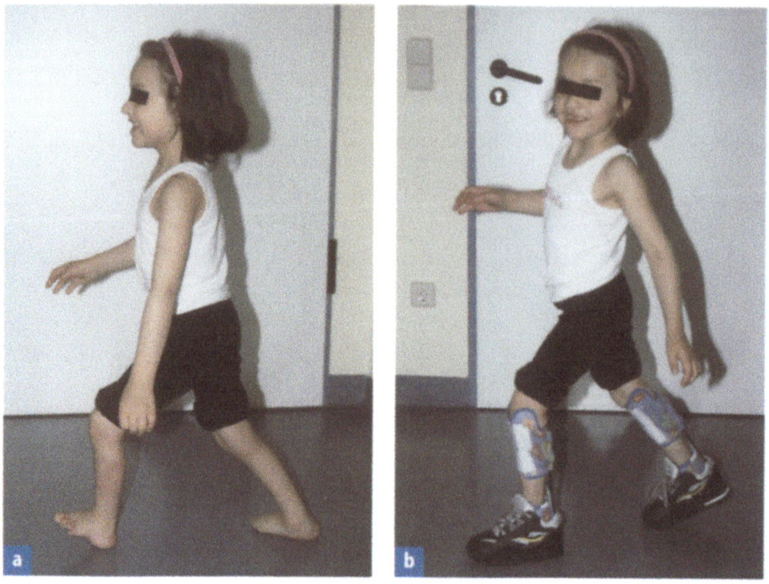

Abb. 6.17 a, b. Die Idee einer Integration von Karbonfedern in Unterschenkelorthesen ist besonders beim Hackenfuß sinnvoll. Bei entsprechender Patientenauswahl vermag diese Versorgungsform erstaunliche funktionelle Verbesserungen zu erreichen

Neue Orthesentypen versuchen durch Verwendung von Karbonfedern die Gangdynamik zu simulieren (Abb. 6.17a,b). Bei Kindern lassen sich damit erstaunliche Gangverbesserungen erreichen. Allerdings stellt die Auswahl der optimalen Federstärke noch ein Problem dar.

Die Versorgung mit Orthesen ist beim Hackenfuß in den meisten Fällen therapieentscheidend. Ziel aller Funktionsorthesen ist die Einschränkung der vermehrten Dorsalflexion im oberen Sprunggelenk und die optimale Rückfußbettung.

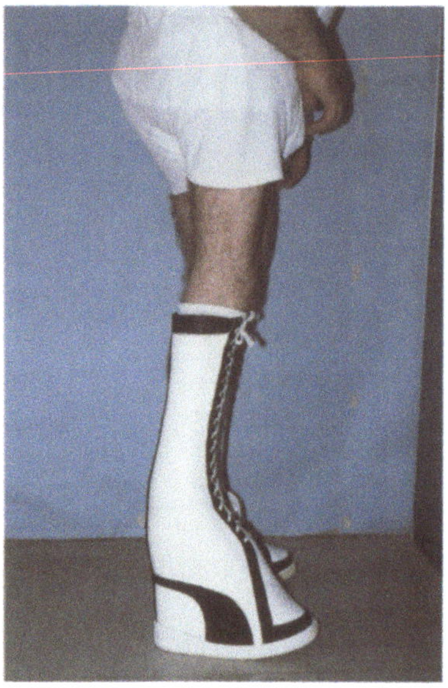

Abb. 6.18. Ausgeprägte instabile Füße in Verbindung mit Beinverkürzungen können in Ausnahmefällen mit extremen orthopädischen Schuhen versorgt werden. Meist wird aber die Orthesentechnik schon vom Gewicht dieser Versorgung vorzuziehen sein

Funktionsorthesen für den Hackenfuß sollten folgende Kriterien erfüllen.
- stabile Bauweise,
- ausreichende Höhe bis zur proximalen Tibia,
- großflächige Anstützung,
- optimale Rückfußaufrichtung bzw. Bettung und stabile Führung,
- Gelenk für die Dorsalflexion sperrbar bei freier Plantarflexion,
- stabile Vorfußführung (funktioneller Hebel),
- gute Anlegbarkeit (dorsaler Einstieg).

Lagerungsorthesen: Zur Erhaltung einer krankengymnastisch oder/und operativ erreichten Plantarflexion können bei drohender Verschlechterung zusätzliche Lagerungsorthesen in Spitzfußstellung sinnvoll sein.

Ebenso wie beim Spitzfuß kann nur eine Behandlungskombination bestehend aus Krankengymnastik und Orthopädietechnik sowie evtl. vorausgehender Operation den maximal möglichen Erfolg bringen. Da eine abgeschwächte bzw. ausgefallene Wadenmuskulatur nicht mehr ersetzbar ist, müssen hochgestellte Erwartungen aber häufig gedämpft werden.

Orthopädieschuhtechnik

Im Gegensatz zur Orthesentechnik, die eine gewisse Dynamik berücksichtigen kann, hat die Orthopädieschuhtechnik beim Hackenfuß primär die Aufgabe einer Stabilisierung und Bettung.

Die Orthopädieschuhtechnik hat bei der Behandlung des Hackenfußes im Vergleich zur Orthesentechnik leider recht wenige Möglichkeiten.

„Die orthopädische Schuhversorgung des Hackenfußes ist wenig dankbar" (Marquardt 1965). Marquardt empfiehlt bei geringgradigen Hackenfüßen die Verbesserung der Abrollung durch horizontale Unterbauung des Vorfußes.

Stärkere Grade machen die Versorgung mit dem Feststellabrollschuh nach Rabl, der bis zum proximalen Unterschenkel reichen sollte, notwendig. Der Rückfuß wird in leichter Spitzfußstellung (soweit möglich) gebettet. Der Gangablauf wird durch das Anbringen einer rückversetzten Mittelfußrolle und einer Absatzangleichung (Verminderung der Vorkippwirkung) günstig beeinflusst. Die Stabilität des oberen Sprunggelenks wird bis zu einem gewissen Grad über eine Berliner Kappe, eine Zungenversteifung (vordere Walklasche) und eine Peroneusfeder übernommen. Alternativ können besonders bei Kindern auch Innenschuhe mit dorsalem Einstieg und stabiler Konstruktion eingesetzt werden (Abb. 6.18).

6.3 Operative Verfahren beim Spitzfuß

6.3.1 Weichteiloperationen

Ablösung der plantaren Weichteile nach Steindler (Abb. 6.19 a–c)

Indikation. Diese Operation wurde bereits ausführlich in Döderlein et al. (2001), „Der Hohlfuß", beschrieben, weshalb hier nur ergänzende Hinweise gegeben werden. Der Vorfußspitzfuß kann ein isolierter oder zusammen mit

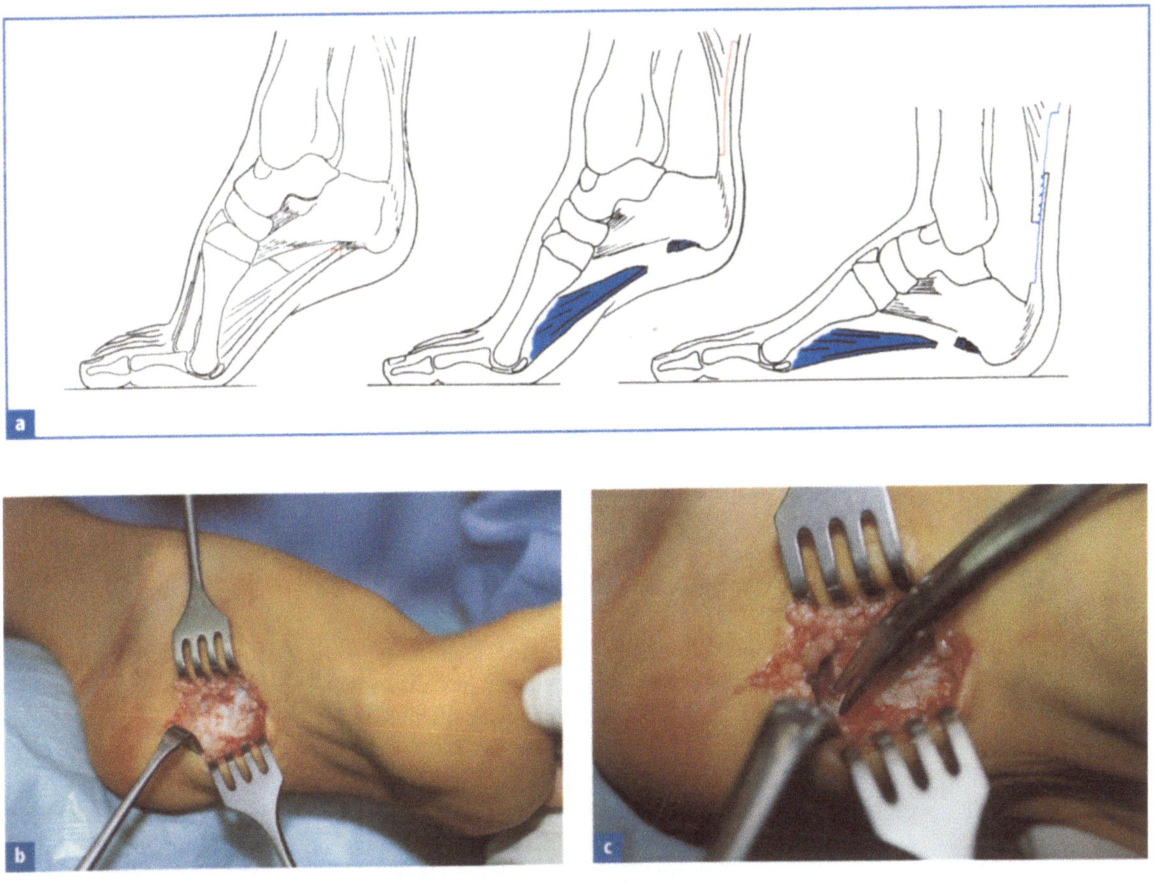

Abb. 6.19 a–c. Schematische und intraoperative Darstellung der Plantaraponeurosenablösung nach Steindler

dem Rückfußspitzfuß ein kombinierter Teil der Deformität sein. Ein isolierter Vorfußspitzfuß darf nur im Vorfuß therapiert werden, da sonst ein (Hacken)hohlfuß entsteht (Döderlein 2001). Im Fall eines kombinierten Spitzfußes sollte immer zuerst der Vorfuß und anschließend der Rückfußspitzfuß behandelt werden. Die Operation nach Steindler wird nur in Ausnahmefällen isoliert vorgenommen.

Wirkungsprinzip. Durch die Korrektur der Vorfußequinusstellung wird die physiologische Fußwölbung wiederhergestellt. Die Operation nach Steindler kommt nur bei flexibler oder teilkontrakter Deformität in Frage.

Vorbereitung. Rückenlage; Oberschenkelblutsperre.

Operationstechnik. Mediale Inzision im Ursprungsbereich der Pantaraponeurose, 3–4 cm lang; Präparation auf die Plantaraponeurose die von medial und plantar freipräpariert wird. Unter engem Kontakt der Scherenspitze mit dem Kalkaneus wird die Plantaraponeurose von medial nach lateral durchtrennt. Anschließend werden auch die Ursprünge der kurzen Fußmuskeln am Kalkaneus bis nach lateral durchtrennt. Man kann dabei die Scherenspitze lateral unter der Haut palpieren. Bei teilkontrakten Vorfußspitzfüßen sollte anschließend durch gesonderte Inzision am Fußinnenrand der Ursprung des M. Abduktor hallucis abgelöst werden. Durch Präparation dicht am Knochen und Verziehen der plantaren Weichteilstrukturen mit einem Langenbeck-Haken gelangt man mühelos zu den tiefen plantaren Bändern (Lig. plantare longum) in Höhe des Kalkaneokuboidgelenks, die hier sicher dargestellt und durchtrennt werden können. Wir raten von einer Durchtrennung dieser Bänder durch die Inzision am Kalkaneus wegen der Gefahr einer Gefäß-Nerven-Verletzung ab. Nach erfolgter Banddurchtrennung wird der Fuß manuell über ein Dreipunktemanöver aufgebogen.

Nachbehandlung. Unterschenkelgehgips für 4 Wochen, anschließend Einlagen und Therapieschuhe.

Komplikationen. Unzureichende Korrektur, dann Fortführen des Eingriffes mit knöchernen Verfahren (Fußkeil bzw. Chopart-Arhrodese). Die versehentliche Verletzung des Gefäß-Nerven-Bündels erfordert die sofortige operative Revision.

Besonderheiten. Da der Eingriff nur eine begrenzte Korrekturwirkung ausübt, kommt er überwiegend im Wachstumsalter und meist in Kombination mit anderen Operationen zur Anwendung. Hansen (2000) reseziert ein Stück aus der Plantaraponeurose, was wir nicht für notwendig erachten, da diese Maßnahme den Wundbereich vergrößert und die notwendige Distanz der Plantaraponeurose zum Kalkaneus durch den Gehgips geschaffen wird.

Die perkutane Achillessehnenverlängerung

Indikation. Die perkutane Technik der Achillessehnenverlängerung ist alt und wurde in verschiedenen Modifikationen angegeben (Hoke, White, andere Techniken; Abb. 6.20a–c). Allen Techniken gemeinsam ist die einfache Durchführung aber auch das Risiko der Überkorrektur. Die Indikation sollte bei struktureller Rückfuß-Spitzfußdeformität ohne vorausgehende Vernarbung (Kompartmentsyndrom oder Operationen) gestellt werden. Eine knöcherne Ursache (z. B. ventrales Impingement) sollte immer zuvor radiologisch ausgeschlossen werden. Häufige Indikationsbereiche sind die spasti-

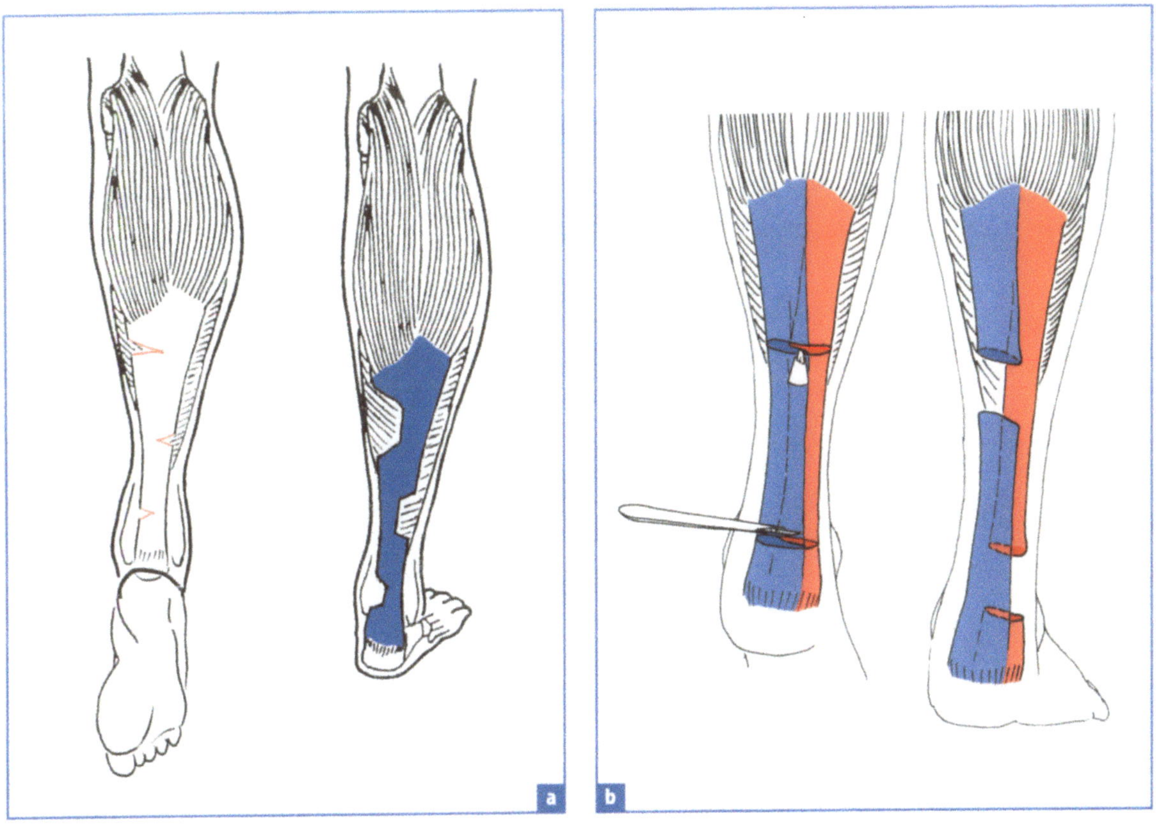

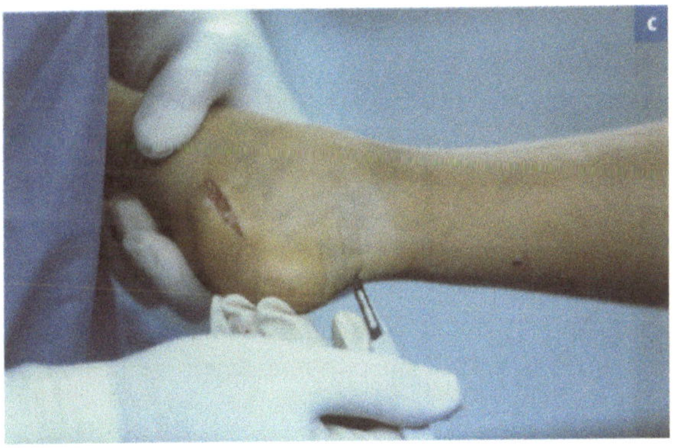

Abb. 6.20 a–c. Darstellung der verschiedenen Verfahren der perkutanen Achillessehnenverlängerung nach Hoke und nach White

sche Spitzfußkontraktur bei Hemiparese nach Apoplex oder Schädel-Hirn-Trauma. Auch bei der Muskeldystrophie kann diese Operation erfolgreich eingesetzt werden. Weitere Indikationsbereiche sind habituelle Zehenspitzengänger und Spitzfüße nach Extremitätenverlängerungen.

Wirkungsprinzip. Über eine 2- bzw. 3fache Stichinzision der Achillessehne auf verschiedener Höhe werden unterschiedliche Sehnenbündel durchtrennt. Der anschließende Korrekturdruck von plantar lässt die Sehnenenden auseinanderweichen, ohne dass sie ihre Kontinuität verlieren. Durch Wahl der distalen Inzision lateral oder medial lässt sich eine evtl. Valgus- oder Varuskomponente beeinflussen (Gocht u. Debrunner 1925).

Vorbereitung. Rückenlage, nur bei Ungeübten Bauchlage, Blutsperre ist bei isolierter Operation nicht erforderlich. Die Operation lässt sich mühelos auch in Sedierung (Dormicum) und Lokalanästhesie ambulant vornehmen.

Operationstechnik

Technik nach Hoke. Die Achillessehne wird durch einen Assistenten unter Spannung gehalten. Im Abstand von 8–10 cm wird ein 15er Skalpel (kurze Klinge) sagittal exakt in Sehnenmitte eingestochen, jeweils um 90 Grad in dieselbe Richtung nach auswärts gedreht und die entsprechende Sehnenhälfte durchtrennt. Das Durchtrennen lässt sich leicht am knarrenden Geräusch fühlen. Die Durchtrennungsrichtung *muss* zunächst 2-mal in derselben Richtung erfolgen, damit die Spannung der Sehne aufrechterhalten bleibt. Anschließend wird derselbe Vorgang auf halber Strecke zwischen den beiden ersten Inzisionen wiederholt und die gegenseitige Hälfte der Sehne durchtrennt. Man muss ggf. noch etwas nachkerben, bis die Korrektur durch einen leichten Druck von plantar möglich ist. Bisweilen vernimmt man ein abruptes Nachgeben. Die Überkorrektur über die Rechtwinkelstellung hinaus muss unbedingt vermieden werden. Nach Tasten der Sehnenkontinuität werden die Inzisionsstellen mit Steristrips verschlossen.

Bei ausgeprägten Spitzfüßen kann nach der Korrektur eine Verkürzung der langen Zehenbeuger durch eine Krallenzehenstellung demaskiert werden. In diesem Fall müssen sie anschließend medial offen verlängert werden.

Technik nach Warren White (White-slide). Diese Technik berücksichtigt den spiraligen Verlauf der Sehnenfasern. Sie wird durch zwei Inzisionen im Abstand von 8–10 cm vorgenommen. Bei der ersten Inzision wird das Skalpel etwa 1 cm oberhalb des Ansatzes der Achillessehne medial in der Frontalebene eingestochen und man durchtrennt die ventrale Hälfte ihrer Sehnenfasern. Die zweite Inzision wird sagittal exakt in Sehnenmitte durchgeführt. Die Klinge wird entsprechend der Technik nach Hoke um 90 Grad nach innen gedreht und durchtrennt die mediale Hälfte der Sehne. Gegebenenfalls müssen einzelne Sehnenbündel noch etwas nachgekerbt werden. Durch Korrekturdruck von plantar gibt die Sehne mit einem Ruck nach, die Sehnenkontinuität bleibt erhalten. Als Eselsbrücke für die Inzisionsrichtung hat sich das Wort „damp“ bewährt.

Die Sehne wird nämlich **d**istal **a**nterior und **m**edial **p**roximal durchtrennt.

Die Technik nach Huckstep. Auch diese Modifikation berücksichtigt den spiraligen Verlauf der Sehnenfasern.

Durch eine distale Inzision wird die Achillessehne medial zu zwei Drittel ihres Durchmessers durchtrennt. Etwa 10 cm proximal davon werden durch eine zweite Inzision die dorsalen (hinteren) zwei Drittel des Sehnenvolumens ebenfalls durchtrennt. Durch Korrekturdruck von plantar gibt die Sehne nach, ohne ihre Kontinuität zu verlieren. Eine Hautnaht ist in der Regel nicht erforderlich.

Nachbehandlung. Postoperativ sollte für 4 Wochen ein Unterschenkelgehgips angelegt werden. Wir empfehlen einen Gipswechsel nach einer Woche. Anschließend ist krankengymnastische Mobilisation bis zum Erreichen einer guten aktiven Plantarflexion sowie die Unterschenkelnachtlagerungsschienenversorgung indiziert. Für tagsüber geben wir knöchelhohe Kaufschuhe bzw. bei neuromuskulären Erkrankungen und Zusatzeingriffen Unterschenkelfunktionsorthesen für 1 Jahr (dorsaler Anschlag).

Komplikationen. Die Hauptkomplikation stellt die Überkorrektur in den Hackenfuß dar. Da die Sehne direkt nach der Operation gegen die weitere Dehnung bis zu ihrer Heilung ungeschützt ist, kann sie sowohl während der primären Operation durch forcierten Korrekturdruck als auch beim anschließenden Gipsen überdehnt werden. Wir empfehlen deshalb, dass der

Operateur die Gipsbehandlung begleiten sollte. Eine weitere Komplikation stellt die versehentliche vollständige Durchtrennung der Sehne dar. Obwohl in der Literatur in diesem Falle kein Nachteil berichtet wurde, würden wir dennoch zu einer offenen Revision und Naht ggf. mit Umkippplastik raten. Die versehentliche Durchtrennung von Gefäß- oder Nervenstrukturen lässt sich durch die Verwendung eines speziellen Skalpels mit kurzer Klinge sicher vermeiden.

Besonderheiten. Bei der Verwendung dieser Operation in Kombination mit anderen Eingriffen (z. B. Fußhebererersatzoperation) stellt die Dosierung der Verlängerung das wichtigste Kriterium für den Erfolg dar.

Wenn sich intraoperativ keine ausreichende Korrektur ergeben sollte, würden wir empfehlen, die Achillessehne offen darzustellen und in klassischer Weise Z-förmig zu verlängern. Eine nach der Achillessehnenverlängerung demaskierte Drehfehlstellung der Knöchelgabel muß supramalleolär korrigiert werden.

Offene Achillessehnenverlängerung

Indikation. Die Indikation zur offenen Achillessehnenverlängerung wird bei strukturellem Rückfußspitzfuß mit hartem, nicht federndem Anschlag und der Notwendigkeit einer sicheren Korrektur ohne die Gefahr einer Überdosierung gestellt. Typische Indikationen sind strukturelle Rezidivspitzfüße und schwere Deformitäten, bei denen (voraussichtlich) auch eine Kapsulotomie des oberen Sprunggelenkes und eine Verlängerung der langen Zehen-

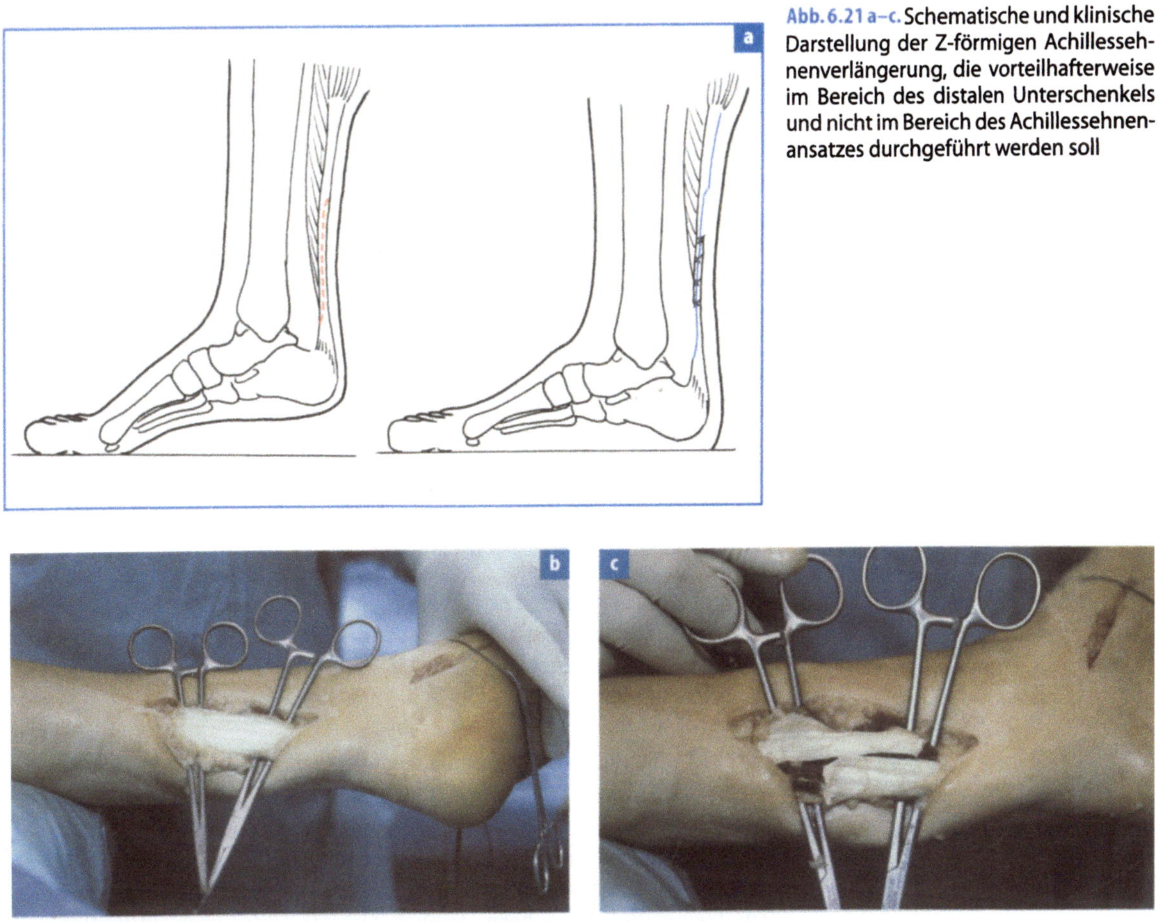

Abb. 6.21 a–c. Schematische und klinische Darstellung der Z-förmigen Achillessehnenverlängerung, die vorteilhafterweise im Bereich des distalen Unterschenkels und nicht im Bereich des Achillessehnenansatzes durchgeführt werden soll

beuger erforderlich werden (z. B. nach Kompartmentsyndrom oder angeborenem Spitzklumpfuß). Insgesamt gesehen ist die Indikation zur Achillessehnenverlängerung wegen der damit verbundenen ausgiebigen Schwächung (s. oben) seltener als die zu intramuskulären Wadenmuskelverlängerungen zu stellen.

Wirkungsprinzip. Durch offene Darstellung und Verlängerung der gemeinsamen Endsehne des M. gastrosoleus wird eine strukturelle (Rückfuß-)Spitzfußdeformität aufgrund einer Muskelverkürzung beseitigt (Abb. 6.21 a–c). Die Sehne wird länger, der Muskelbauch kürzer und schwächer.

Vorbereitung. Rückenlage; Wir halten die Bauchlage bei diesem Eingriff nur bei Bewegungseinschränkung der Hüft- und Kniegelenke für erforderlich, Durch Anbeugen und Abspreizen des Beines gelingt die Darstellung der Achillessehne auch in Rückenlage problemlos. Etwaige Zusatzeingriffe lassen sich bei Zeitersparnis in Rückenlage ebenfalls leichter durchführen. Eine ausschließliche Weichteiloperation erfordert keine Blutsperre oder -leere. Ggf. kann der Operationstisch leicht zur Operationsseite gekippt werden.

Operationstechnik. Medial der Achillessehne auf halber Strecke zwischen Tibiahinterkante und Achillessehne wird etwa 2 Querfinger oberhalb des oberen Sprunggelenkes ein (je nach erforderlicher Verlängerungsstrecke) 4–10 cm langer Längsschnitt angelegt. Die so häufig beobachtete Inzision direkt über der Sehne ist wegen der Verwachsungsgefahr und der schlechten Kosmetik möglichst zu vermeiden. Die V. saphena magna und Äste des N. saphenus werden geschont. Die gemeinsame Unterschenkelfaszie wird in Inzisionsrichtung gespalten und mit Haltefäden aus feinem Vicryl armiert. Nun gelingt es leicht nach dorsal direkt auf die Sehne zu präparieren. Diese wird möglichst noch im Verlauf der distalen Soleusmuskulatur mit zwei langen Klemmen im gesamten Sehnendurchmesser im Abstand der gewählten Inzision unterfahren. Das Verwenden der beiden Klemmen erleichtert die Halbierung der Sehne enorm. Die Sehne wird nun zuerst sagittal – soweit erreichbar – gespalten. Anschließend wird sie in typischer Weise Z-förmig verlängert. Nach kompletter Durchtrennung der Sehnenfasern gelingt die Korrektur des Spitzfußes leicht durch ein Dorsalflexionsmanöver am oberen Sprunggelenk. Etwaige Soleusmuskelanteile sollten belassen werden. Sie geben dem Korrekturdruck leicht nach und bilden ein optimales Wundbett für die Sehnenheilung. Wenn keine weiteren Eingriffe geplant sind, werden beide Sehnenenden mit Vicrylfäden (Stärke 1) angeschlungen, bei Korrekturstellung des oberen Sprunggelenkes (Neutralstellung, keine Dorsalflexion) unter Spannung gegeneinander verzogen und die Sehne mit versenkter Nahttechnik Seit-zu-Seit genäht. Schließlich werden die Anschlingfäden in den korrespondierenden Sehnenteil eingeflochten, um die optimale Sehnenspannung zu erreichen. Die Spannung der Wadenmuskulatur wird überprüft (federnder Widerstand in Neutralstellung beim Versuch weiterer Dorsalflexion). Anschließend erfolgt die Naht der Unterschenkelfaszie, der Subkutis und der Haut (fortlaufende Technik). Ein Unterschenkelliegegips, der gespalten und gut gepolstert in Neutralstellung des oberen und unteren Sprunggelenks angelegt wird, beendet die Operation.

Nachbehandlung. Sie ist abhängig von eventuellen Zusatzeingriffen. Bei alleiniger Sehnenverlängerung wird der Gips nach 2 Tagen gegen einen gut anmodellierten Unterschenkelgehgips für 4 Wochen gewechselt. Anschließend beginnt die krankengymnastische Mobilisierung, begleitet von Unterschenkelnachtlagerungsschiene und Therapieschuhen mit Einlagen bzw. bei Zusatzeingriffen (knöchern, Fußheberersatz) Unterschenkelfunktionsorthese.

Komplikationen. Die wichtigste und folgenschwerste Komplikation stellt die Überkorrektur in eine Hackenfußdeformität dar. Eine erneute Raffung der Achillessehne bringt kaum Aussicht auf Erfolg und sollte wegen der erheblichen Narbenbildung kritisch indiziert werden. Bei Kindern kann man durch Unterschenkelfunktionsorthesen mit dorsaler Anschlagsperre eine (zumindest teilweise) Wiederherstellung der Wadenmuskelfunktion versuchen. In allen anderen Fällen wird man ebenfalls zuerst mit Orthesen arbeiten, bei entsprechender funktioneller Einschränkung später aber um zusätzliche operative Eingriffe nicht herumkommen. Keinesfalls sollte jedoch solange gewartet werden, bis sich bereits strukturelle Muskelverkürzungen im Knie- und Hüftgelenksbereich durch einen Kauergang ausgebildet haben.

Besonderheiten. Die Indikation zur offenen Achillessehnenverlängerung wird eher selten gestellt. Die Technik der Verlängerung ist weitaus einfacher als deren Dosierung. Im Zweifel sollte stets sparsam dosiert werden, da eine erneute Verlängerung zu einem späteren Zeitpunkt einfach durchzuführen ist, eine Überkorrektur dagegen nicht mehr ausreichend beherrscht werden kann. Bei zusätzlich notwendiger Kapsulotomie des OSG sollte die Inzision nach distal verlängert werden.

Wadenmuskelrezession nach Baumann

Indikation. Dynamische und beginnend strukturelle Spitzfüße (ohne harten Anschlag in Dorsalflexion, passive Korrektur in Kniebeugung noch bis zur Neutralstellung möglich) verschiedener Ursachen: In der Regel kommt diese Operationstechnik bei spastischen und schlaffen Lähmungsspitzfüßen im Kindes- und Jugendalter zur Anwendung.

Wirkungsprinzip. Selektive intramuskuläre Einkerbung der oberflächlichen Aponeurosen von M. gastrocnemius und soleus (Abb. 6.22a–c). Durch diese

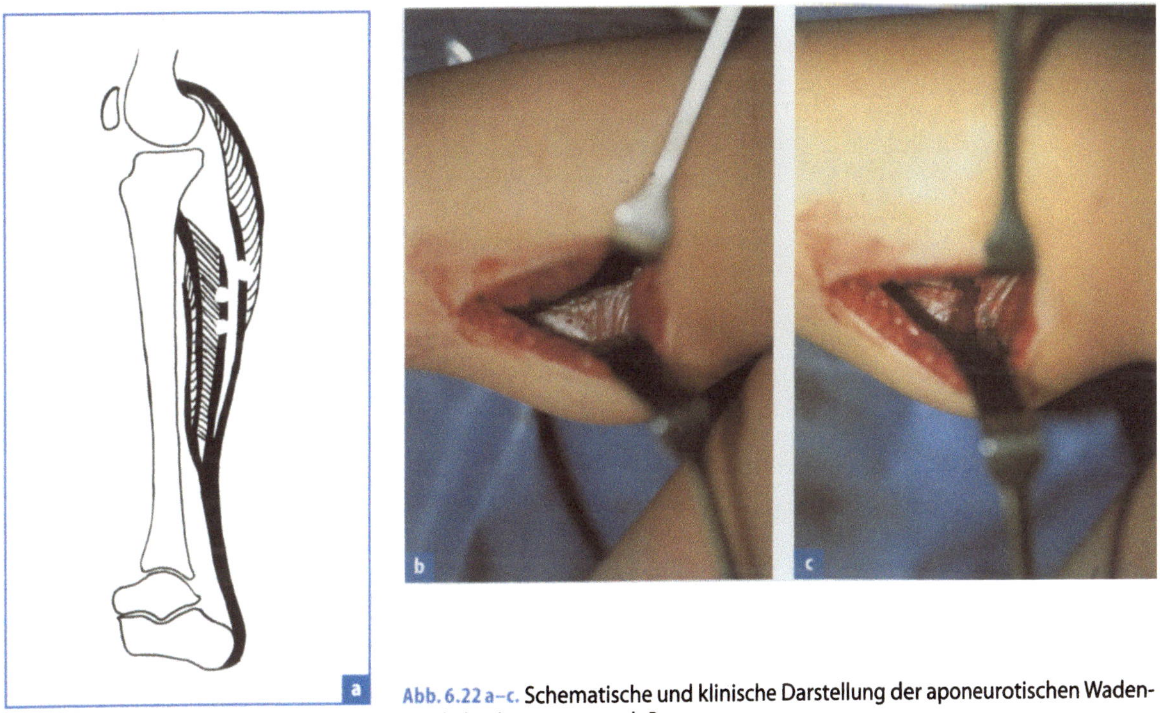

Abb. 6.22 a–c. Schematische und klinische Darstellung der aponeurotischen Wadenmuskelverlängerung nach Baumann

Technik wird der Muskel verlängert, aber es bleibt die muskuläre Kontinuität erhalten und die Muskelkraft wird nur vorübergehend geschwächt (Jaspers 1999)).

Vorbereitung. Rückenlage, Bein angewinkelt, eine Blutsperre ist nur bei begleitender knöchernen Operation erforderlich.

Operationstechnik. In Unterschenkelmitte wird medial und etwas proximal des meist sichtbaren Unterrandes des medialen Gastroknemiusbauches etwa ein Querfinger dorsal der Tibiahinterkante ein 5–8 cm langer Längsschnitt angelegt. Nach scharfer Durchtrennung des Unterhautfettgewebes (Vorsicht: V. saphena magna und N. saphenus schonen) wird die gemeinsame Unterschenkelfaszie zunächst stumpf in ganzer Länge der Inzision dargestellt und anschließend (ggf. nach Armierung der Faszienränder mit feinen Vicrylfäden) längsinzidiert. Die bindegewebig-adipöse Trennschicht zwischen den Rändern des M. gastrocnemius und M. soleus lässt sich leicht erkennen. Sie wird zuerst mit der Schere längs eröffnet. Anschließend kann man mit dem Zeigefinger beide Muskelbäuche mühelos stumpf bis nach lateral und distal voneinander trennen. Die längsverlaufende Sehne des M. plantaris erscheint medial und bestätigt die richtige Lage. Durch Dorsal- und Plantarflexion des oberen Sprunggelenks lässt sich die Verschiebung der beiden Muskelbäuche gegeneinander dokumentieren. Die einander zugewandten Muskelflächen sind sehnig und können nun nacheinander (unter Verwendung langer stumpfer Haken) quer eingekerbt werden. Es empfiehlt sich dabei, zuerst mit dem M. gastrocnemius zu beginnen. Wegen der oftmals nahen Beziehung des N. cutaneus surae medialis raten wir dazu, zunächst diesen Nerven auf der dorsalen Oberfläche des M. gastrocnemius zwischen Muskel und Faszie darzustellen und zu mobilisieren. Er lässt sich so vor einer versehentlichen Durchtrennung schützen. Nach der Einkerbung der Gastroknemiusaponeurose wird überprüft, ob sich der Spitzfuß in Kniebeugung und in Kniestreckung korrgieren lässt. Ggf. muss noch eine weitere Inzision der Aponeurose im Abstand von etwa 2 cm vorgenommen werden. Anschließend wird die sehnige Oberfläche des M. soleus in gleicher Weise quer auf einer oder zwei Etagen, je nach Korrekturerfolg eingekerbt. Die Plantarissehne wird durchtrennt. Man sollte die Sehneneinkerbung mit dem Zeigefinger auf Vollständigkeit nach lateral hin überprüfen. Meist ist eine mediane sagittale Sehnenraphe zusätzlich zu durchtrennen. Die Wunde wird gespült, und die Faszie getrennt vom Subkutangewebe verschlossen. Der Hautverschluss erfolgt durch fortlaufende intrakutane Naht.

Nachbehandlung. Abhängig von evtl. Zusatzeingriffen; bei alleiniger Operation genügt ein Unterschenkelgehgips in Korrekturstellung für 4 Wochen. Anschließend versorgen wir mit Unterschenkelnachtlagerungsschienen und Funktionsorthesen oder Therapieschuhen mit Einlagen. Parallel dazu sollte krankengymnastisch mobilisiert und aktiviert werden.

Komplikationen. Diese Operationstechnik gilt als sicher und komplikationsarm. Eine versehentliche Verletzung des N. cutaneus surae medialis kann ggf. revidiert werden. Sie verursacht jedoch kaum Probleme. Das Hauptrisiko dieser Technik stellt wegen der begrenzten Korrekturwirkung das Rezidiv dar, das wir besonders bei kleineren Kindern (wachstumsbedingt) und bei Hemiparesen beobachtet haben. In diesen Fällen kann die Operation problemlos wiederholt werden oder auch durch eine andere Technik ersetzt werden (Operation nach Strayer, ASV). Wenn die Gastroknemiusansätze durch die Redression distal abreißen, können sie mit einigen Nähten auf der darunter liegenden Soleusaponeurose reinseriert werden. Dazu muss aber der Hautschnitt erweitert werden.

Besonderheiten. Die Vorteile der Operationstechnik liegen in der einfachen Ausführung und der nur geringen Muskelschwächung. Im Falle einer ungenügenden intraoperativen Korrektur kann die Inzision problemlos nach distal erweitert werden und eine Operation nach Strayer oder eine proximale Achilllessehnenverlängerung angeschlossen werden.

Der Hauptnachteil der Methode ist ihr begrenztes Korrekturpotential und das Rezidivrisiko, so dass wir sie für strukturelle Spitzfüße nicht empfehlen können. Im Wachstumsalter raten wir postoperativ zur Orthesenversorgung und zu regelmäßigen (jährlichen) Verlaufskontrollen.

Wadenmuskelrezession nach Strayer/Baker

Indikation. Die Indikation entspricht der Operation nach Baumann, allerdings könnnen mit dieser Methode auch leichtere strukturelle Spitzfüße (bis etwa 10° Plantarstellung in Kniestreckung) korrigiert werden (Abb. 6.23). Die Operation nach Baumann kann bei unzureichender Korrektur problemlos zur Operation nach Strayer erweitert werden.

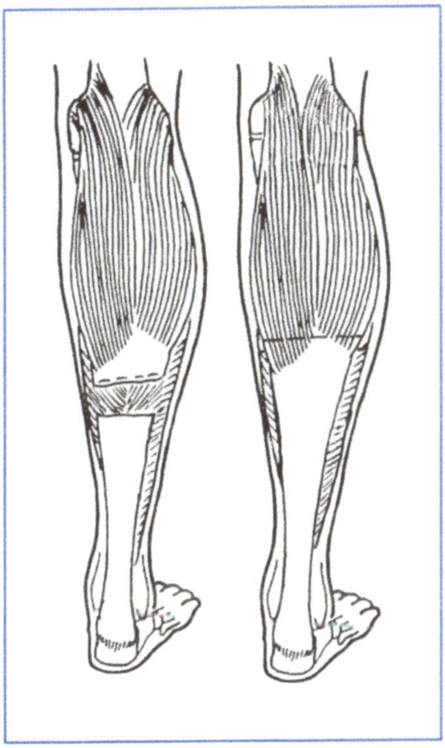

Abb. 6.23. Schematische Darstellung der Gastroknemiusrezession nach Strayer. Die proximale Gastroknemiusfaszie wird auf die darunter liegende Soleusfaszie gesteppt

Wirkungsprinzip. Durch Ablösung der Gastroknemiusendsehne und ggf. Einkerbung der darunterliegenden Soleusaponeurose wird ein größerer Längen(/Korrektur)gewinn erzielt.

Vorbereitung. Siehe Operation nach Baumann; alternativ kann die Gastrosoleusaponeurose auch in Bauchlage über einen medianen Längsschnitt dargestellt werden (Bleck 1987; Hansen 2000), den wir aber aus kosmetischen Gründen eher weniger empfehlen würden.

Operationstechnik. Siehe Operation nach Baumann; die Gastroknemiusaponeurose wird distal in ihrem Ansatzbereich dargestellt und quer durchtrennt. Anschließend kann die darunterliegende Soleusaponeurose (einschließlich der medianen Raphe) ebenfalls eingekerbt werden. Thom gab eine Modifikation an, bei der er das distale Ende der Gastroknemiusaponeurose auf der darunterliegenden und ebenfalls eingekerbten Soleussehne unter Korrekturstellung festnähte.

Nachbehandlung. Siehe Operation nach Baumann.

Komplikationen. Diese Operation schwächt den M. triceps mehr als das Verfahren nach Baumann. Deshalb ist die Gefahr eines Rezidivs auch geringer, die einer Überkorrektur dagegen etwas größer. Man darf beim Korrekturdruck des oberen Sprunggelenks in Dorsalflexion nicht zu brüsk vorgehen, da es sonst besonders bei zu starker Einkerbung der Muskulatur zur vollständigen queren Ruptur des M. soleus kommen kann, die operativ genäht werden sollte. In diesem Fall sollte man distal die Sehne nochmals auf einer oder zwei Etagen einkerben, um nicht zu viel Spannung auf die Muskelnaht zu bringen oder aber die Muskelheilung abwarten und dann ggf. erneut distal zu verlängern. Unbedingt ist postoperativ ein orthetischer Schutz notwendig um keinen Hackenfuß zu riskieren.

Besonderheiten. Bei unzureichender Korrektur lässt sich auch diese Technik nach distal hin zur proximalen Achillessehnenverlängerung erweitern.

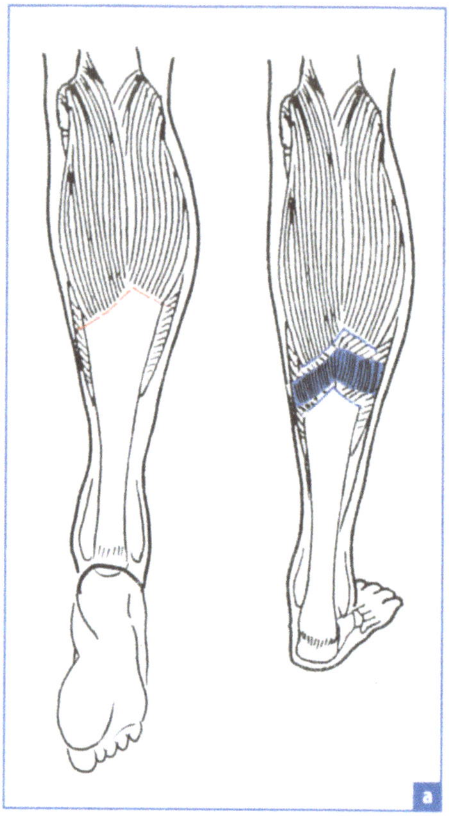

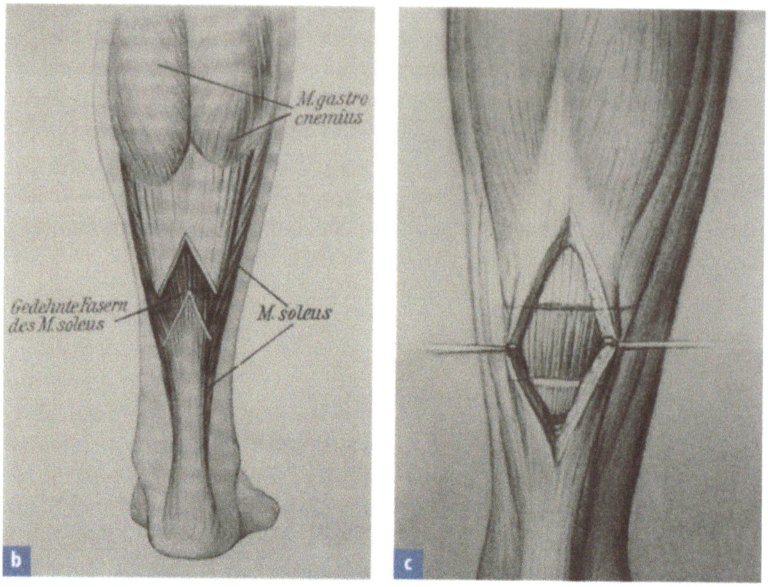

Abb. 6.24a–c. Schematische Darstellung der Operation nach Vulpius, bei der die Gastroknemiusaponeurose und die darunter liegende Soleusaponeurose umgekehrt v-förmig oder quer eingekerbt werden

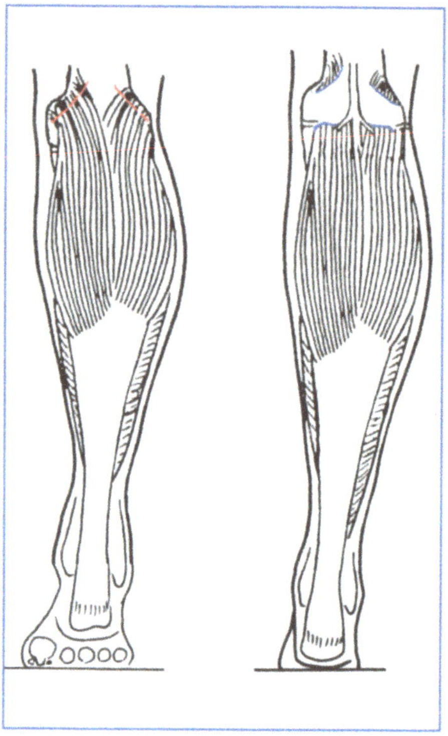

Abb. 6.25. Darstellung der Rückversetzung der Gastroknemiusursprünge nach Silfverskjöld

Wadenmuskelrezession nach Vulpius

Die Modifikation der Wadenmuskeleinkerbung nach Vulpius besteht in der gleichzeitigen Einkerbung der Aponeurosen des M. gastrocnemius und des M. soleus in Form eines umgekehrten „V" (Abb. 6.24a–c). Die Vorbereitung und die Operationstechnik sowie die Nachbehandlung entsprechen dem Vorgehen bei der Operation nach Baumann bzw. Strayer.

Nach der Aponeurosendurchtrennung darf die darunterliegende Muskulatur keinesfalls zu großzügig durchtrennt werden, da es sonst durch den Korrekturdruck zu einer kompletten Ruptur des M. soleus mit dem Risiko der Überkorrektur kommen kann. Anstelle der umgekehrt V-förmigen Sehnendurchtrennung kann man die Sehnenplatte auch durch einen queren Schnitt einkerben. Bei gleichem Effekt ist der Zugang kleiner (von medial oder kombiniert von medial und lateral). Die mediane Soleusraphe muss extra inzidiert werden.

Proximale Gastroknemiusrezession nach Silfverskjöld

Indikation. Die Indikation für diese in heutiger Zeit nur mehr selten durchgeführte Operation besteht in geringfügigen primär spastischen Spitzfüßen (Abb. 6.25). Immer wenn man zur Korrektur einer Kniebeugesehnenverkürzung ohnehin in der Kniekehle operiert, kann diese Operation angeschlossen werden. Als isolierte Operation eines spastischen Spitzfußes ist die Technik nach Baumann leichter und schneller durchzuführen.

Wirkungsprinzip. Nils Silfverskjöld erkannte als einer der ersten die pathologische Funktion der mehrgelenkigen Beinmuskeln bei spastischen Lähmungen. Durch die Rückverlagerung der Ursprünge dieser Muskeln (Kniebeuger; Gastroknemius) sollte die funktionelle Einschränkung verbessert werden. Das Operationsprinzip besteht in der Ablösung der Ursprünge des medialen und lateralen Gastroknemiuskopfes von den Femurkondylen und in ihrer Rückverlagerung auf die proximale Tibia. Durch diese Technik wird die spastische Überfunktion der Muskulatur reduziert und die Gelenkexkursion gleichzeitig vergrößert.

Vorbereitung. Bauchlage, Blutsperre nicht unbedingt erforderlich.

Operationstechnik. Mediane Längsinzision in Kniekehlenmitte, etwa 8 cm lang. Wir raten dringend von der in der Literatur empfohlenen S-förmigen Inzision wegen häufiger Probleme beim Hautverschluss ab. Nach Längsspaltung der Fascia poplitea (ggf. anschlingen) wird zuerst auf die medialen Kniebeugesehnen präpariert. Die Semitendinosussehne wird (falls sie nicht verlängert wird) nach medial weggehalten. Die Sehne und der Muskelbauch des M. semimembranosus werden scharf kniekehlenwärts dargestellt. Lateral davon (d.h. zur Kniemitte hin) kann die Ursprungssehne des M. gastrocnemius leicht getastet werden. Durch Plantar- und Dorsalflexionsbewegungen des Fußes wird die Identifikation erleichtert. Die Sehne und ihr Muskelbauch werden ursprungsnah aufgeladen, angeschlungen (Vicryl, Stärke 1) und proximal davon unter Schutz des Gefäß-Nerven-Bündels abgelöst. Lateral wird analog verfahren. Hier muss jedoch zuerst der N. peroneus communis dargestellt und angeschlungen werden. Er wird soweit als möglich nach distal mobilisiert und kniekehlenwärts verzogen. Zwischen dem Nerv und der Bizepssehne lässt sich dann der Ursprung des lateralen Gastroknemiuskopfes ebenfalls darstellen, aufladen, anschlingen und ablösen. Nun wird die Kniegelenkskapsel medial und lateral in Höhe des Gelenkspaltes stumpf präpariert und die Gastroknemiusköpfe werden jeweils mit einer Naht daran befestigt. Wenn die Spitzfußkorrektur nicht ausreichend ist (leichte Dorsalflexion im oberen Sprunggelenk bei Kniestreckung möglich), sollte in derseben Sitzung die Operation nach Strayer durch einen gesonderten dorsalen Zugang in Wadenmitte angeschlossen werden.

Nachbehandlung. Siehe Operation nach Baumann; bei gleichzeitiger Kniebeugesehnenverlängerung wird zuerst für 2 Wochen (bis zum Erreichen der vollen Kniegelenksstreckung) ein Oberschenkelgips angelegt.

Komplikationen. Eine Gefäß- oder Nervenverletzung ist zwar theoretisch möglich, bei sauberer Präparationstechnik aber nahezu ausgeschlossen. Das Hauptproblem besteht in der nur geringen Korrekturwirkung und dem damit größeren Rezidivrisiko.

Vorverlagerung des Achillessehnenansatzes nach Pierrot und Murphy (1974)

Diese originelle Methode hatte in den späten 70er- und frühen 80er-Jahren des 20. Jahrhunderts einige Anhänger gefunden (Abb. 6.26). Die Idee besteht in einer Verkleinerung des wirksamen Momentarms des M. triceps surae durch Vorverlagerung seines Ansatzes am Kalkaneus zwischen der Sehne des M. flexor hallucis longus und der Tibiarückfläche.

Zwei entscheidende Nachteile dieses aufwändigen Verfahrens sind die bei gleichzeitigen stärkeren Wadenmuskelverkürzungen trotzdem erforderliche Wadenmuskelverlängerung und die Gefahr der Verwachsung der Sehne mit der distalen Tibiarückfläche, die eine wirksame Exkursion des Muskels behindert. Es liegen keine Langzeitstudien mit dieser Methode vor, um die es still geworden ist. Da eine dosierte Wadenmuskelverlängerung technisch weitaus einfacher und besser dosierbar ist, sollte die Vorverlagerung der Achillessehne unserer Meinung nach in der Schublade der Kuriositäten verschwinden.

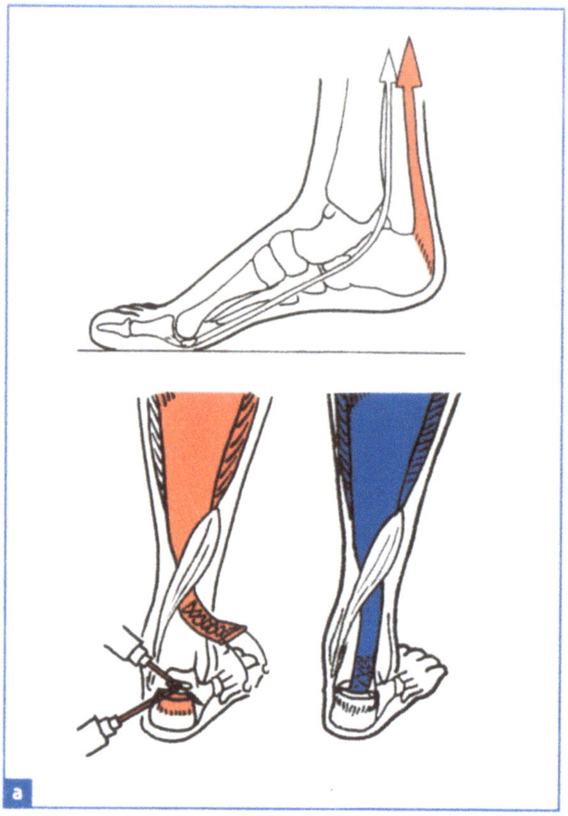

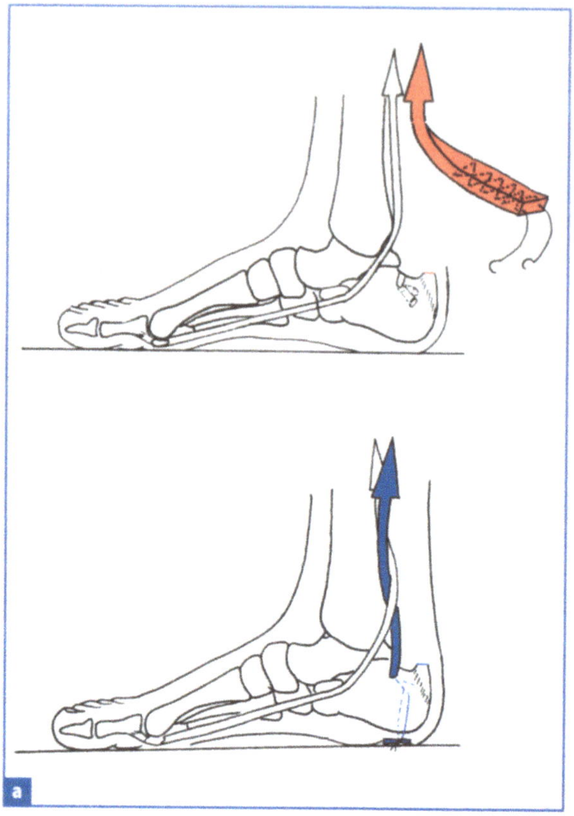

Abb. 6.26 a, b. Prinzip der Vorverlagerung des Achillessehnenansatzes nach Murphy

Endoskopische Achillessehnenverlängerung

Die Idee, die Achillessehne endoskopisch zu verlängern, stammt von Kollegen, die mit der Endospkopie vertraut sind. Neben dem ursprünglichen Einsatzbereich an großen und kleinen Gelenken wurde diese Technik auch auf andere Indikationen wie die Abtragung des Fersensporns oder die endoskopische Spaltung des Karpaltunnels ausgedehnt. Nach E. Orthner (persönl. Mitteilung) wird die Operation durch zwei mediale Zugänge (einer für die Optik und einer für das Messer) vorgenommen. Die Sehnendurchtrennung erfolgt quer mit dem Instrumentarium, das auch für die endoskopische Karpaltunnelspaltung verwendet wird.

Trotz der Eleganz der kleinen Zugänge halten wir den endoskopischen Aufwand nicht für gerechtfertigt, da auch das konventionelle Vorgehen unter direkter Sicht eine kaum störende Narbe hinterlässt und deutlich rascher von statten geht.

Verlängerung der langen Zehenbeuger

Indikation. Die Indikation für diesen Eingriff besteht in einer nach der Korrektur des Spitzfußes demaskierten flexiblen Krallenstellung der Zehen (Abb. 6.27). Für eine primäre bzw. strukturelle Krallenstellung beispielsweise als Folge eines Kompartmentsyndroms oder beim Apoplex kommt dieser Eingriff nicht in Betracht. Die Unterscheidung zwischen flexibel und strukturell gelingt leicht, indem man die Zehenstellung in Dorsal- und Plantarflexion des oberen Sprunggelenks überprüft. Läßt sich die Zehendeformität in Plantarflexion ausgeraden, so sind die Zehen flexibel.

Wirkungsprinzip. Die Krallenzehenstellung wird durch eine intramuskuläre (oder selten Z-förmige) Verlängerung der langen Zehenbeugesehnen (Mm. flexor hallucis und digitorum longus) proximal des oberen Sprunggelenks beseitigt.

Vorbereitung. Rückenlage, Blutsperre nicht unbedingt erforderlich, vorausgehend muss die Spitzfußstellung korrigiert werden.

Operationstechnik. Durch eine mediale etwa 4 cm lange Inzision ein bis zwei Querfinger proximal des oberen Sprunggelenks direkt hinter der Tibia wird zuerst stumpf auf die Unterschenkelfaszie präpariert. Die Faszie wird längs gespalten, worauf die Sehne des M. flexor digitorum longus mit ihrer Muskulatur erscheint. Durch Beuge- und Streckbewegungen der Zehen wird sie identifiziert. Die Sehne wird nach distal verzogen und innerhalb der Muskulatur schräg eingekerbt. Anschließend gibt die Krallenstellung der Zehen auf manuellen Druck nach. Nun wird die darunterliegende Sehne des M. tibialis posterior nach dorsal (zur Achillessehne hin) zusammen mit dem Gefäß-Nerven-Bündel mobilisiert und mit einem stumpfen Langenbeck-Haken verzogen. In der Tiefe erscheint der M. flexor hallucis longus, der durch manuelle Bewegungen der Großzehe identifiziert wird. Seine Sehne ist im Muskelbauch eher zur Achillessehne hin verborgen. Durch Längsspalten der Muskulatur lässt sie sich freilegen. Die Sehne wird mit einer kräfigen Pinzette gefasst oder mit einer Overholt-Klemme aufgeladen und komplett innerhalb der Muskulatur durchtrennt. Durch manuellen Korrekturdruck lässt sich die Zehenbeugestellung anschließend ausgleichen.

In seltenen Fällen kann bei ausgepräger Verkürzung auch eine Z-förmige Verlängerung der Sehne des M. flexor hallucis longus notwendig werden. In diesem Fall muss das Gefäß-Nerven-Bündel zuvor angeschlungen und beiseite gehalten werden. Die Sehnenenden werden mit Vicrylfäden in typischer Weise armiert und unter Korrekturstellung der Zehen mit leichter Spannung vernäht. Die Anschlingfäden können zum Nachspannen der Sehne eingeflochten werden.

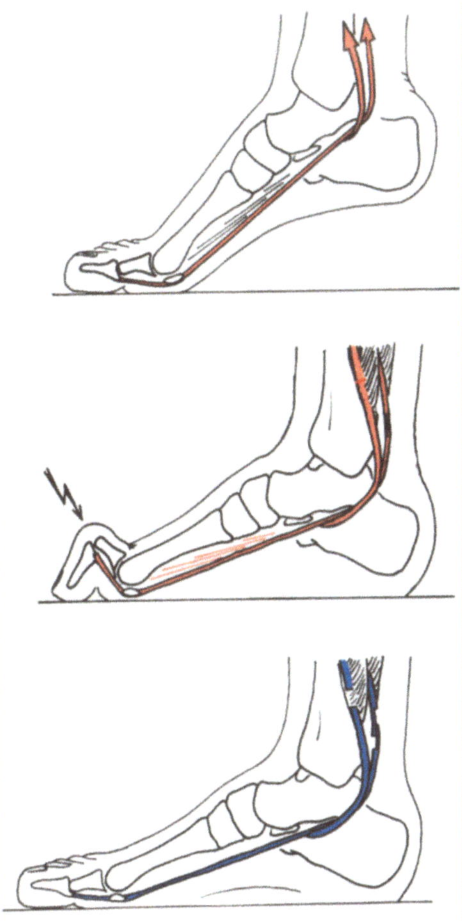

Abb. 6.27. Prinzip der intramuskulären, bzw. Z-förmigen Verlängerung der langen Zehenbeuger

Nachbehandlung. Unterschenkelgehgips für 3–4 Wochen, abhängig von begleitenden Operationen. Die Zehen sollten durch eine anmodellierte Platte am Gips in Streckung gehalten werden.

Komplikationen. Durch eine zu distale Einkerbung kann die Sehne vom Muskelbauch abreißen, was ihre Naht unter Verlängerung erforderlich macht. Der Faden (Mersilene, nicht resorbierbar) dient dabei als Leitschiene für die Neubildung der Sehne. Die Nachbehandlung verändert sich dadurch nicht.

Besonderheiten. Bei unveränderter Krallenzehenstellung trotz Sehnenverlängerung besteht mit hoher Wahrscheinlichkeit eine kontrakte Krallenzehendeformität. Diese ist durch eine plantare Längsinzision über der Grundgelenksbeugefalte anzugehen. Lange und kurze Beugesehnen werden unter Eröffnung der Sehnenscheide dargestellt, mit einem Klemmchen aufgeladen (*Cave*: Gefäß-Nerven-Strukturen) und durchtrennt. Die Zehen lassen sich danach manuell korrigieren. Wenn sie teilkontrakt waren, können sie ggf. zur Rezidivprophylaxe mit Kirschner-Drähten für 4 Wochen in Streckstellung geschient werden.

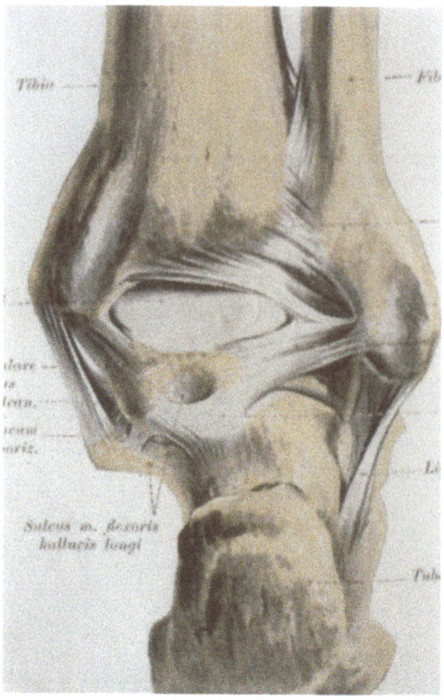

Abb. 6.28. Die Kapsulotomie des oberen Sprunggelenkes sollte von der Innen- bis zur Außenknöchelspitze durchgeführt werden

Dorsale Kapsulotomie des oberen Sprunggelenkes

Indikation. Strukturelle Spitzfußdeformität mit hartem Anschlag bei röntgenologisch erhaltener sphärischer Kongruenz im oberen Sprunggelenk (Abb. 6.28). Die dorsale Kapsulotomie wird erst nach der Verlängerung der Wadenmuskulatur bzw. der Achillessehne vorgenommen.

Typische Indikationen sind angeborene Deformitäten wie z. B. die Spitzfußkomponente beim angeborenen Klumpfuß oder Schaukelfuß, der posttraumatische Spitzfuß nach Kompartmentsyndrom oder der Spitzfuß nach Infektionen. Beim neurogenen Spitzfuß (mit Ausnahme der AMC) ist nur äußerst selten eine dorsale Kapsulotomie erforderlich (Goldner 1988).

Wirkungsprinzip. Durch die quere vollständige Inzision der dorsal des oberen Sprunggelenksdrehpunkts gelegenen Kapsel wird eine Verbesserung des Bewegungsumfangs im oberen Sprunggelenk geschaffen. In besonders schweren Fällen (z. B. beim kongenitalen Klumpfuß) muss auch die dorsale Kapsel des unteren Sprunggelenks inzidiert werden.

Vorbereitung. Rückenlage mit angebeugtem und außenrotiertem Bein, eine Bauchlage ist nur in seltenen Fällen (ungünstige Weichteilsituation nach Voroperationen) notwendig. Wegen der besseren Übersichtlichkeit empfehlen wir eine Blutsperre.

Operationstechnik. In Rückenlage oder (selten) Bauchlage wird zuerst die Achillessehne durch einen medialen Schnitt auf halber Strecke zwischen Tibiahinterkante und Achillessehnenkulisse dargestellt. Nach ihrer Z-förmigen Durchtrennung wird die distale Hälfte mit einem Faden (Vicryl, Stärke 0 oder 1) armiert und nach distal umgeklappt sowie in eine feuchte Kompresse gelegt. Das medial gelegene Gefäß-Nerven-Bündel muss mobilisiert und mit einem Vessel-Loop angeschlungen werden. Nach der Identifizierung (und dem Anschlingen) der Sehnen des M. flexor digitorum und hallucis longus gelingt es leicht durch Bewegungen im oberen Sprunggelenk die Höhe des Gelenkspalts zu identifizieren und mit der Schere oder dem Messer einzukerben. Die Inzision sollte nach medial um die Innenknöchelschulter herum bis zur Innenknöchelspitze reichen (Sehnen des langen Zehenbeugers und des M. tibialis posterior schonen). Nach lateral müssen die kalkaneofibularen Bänder und die Retinakula der Peronealsehnen durchtrennt werden. Wenn die Wadenmuskulatur weiter proximal verlängert wurde, muss man die Achillessehne nach dorsal weghalten, um die Sprunggelenkskapsel zu erreichen. Nur selten ist ein weiterer lateraler Zugang medial der Peronealsehnen erforderlich, um die gesamte Gelenkkapsel zu erreichen. Nach der Kapseldurchtrennung sind energische Dorsal- und Plantarflexionsmanöver notwendig, um das Gelenk zu mobilisieren (Vorsicht bei Osteoporose!).

Nachbehandlung. Die Nachbehandlung sollte sich an begleitenden Weichteiloperationen (Wadenmuskelverlängerung) orientieren. Nach der Ruhigstellung sind die krankengymnastische Mobilisationsbehandlung mit Kräftigung der Fußheber und die Orthesenversorgung für 6 bis 9 Monate sinnvoll.

Komplikationen. Das Rezidiv stellt die Hauptkomplikation dar, weshalb eine korrekte Gipstechnik und die anschließende krankengymnastische Mobilisation inklusive Lagerungstechnik für ein befriedigendes Resultat unabdingbar sind.

Ventrale Kapsulotomie des oberen Sprunggelenkes

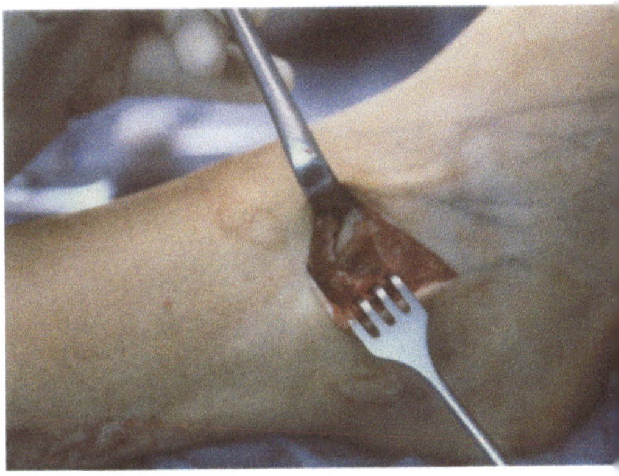

Abb. 6.29. Darstellen des Operationsitus beim Durchführen einer ventralen Kapsulotomie

Indikation. Diese Operation (lateral und medial, ggf. mit Osteophytenabtragung) kommt bei knöchernem Anschlag und kongruentem oberem Sprunggelenk zum Einsatz (Abb. 6.29). Bei horizontal stehendem Talus oder deformiertem oberem Sprunggelenk reicht sie nicht aus, um die Dorsalflexion wiederherzustellen. In diesen Fällen muss im Fußwurzelbereich korrigiert werden.

Wirkungsprinzip. Durch vollständige Resektion der knöchernen Osteophyten ventral am oberen Sprunggelenk werden mechanische Hindernisse für die Dorsalflexion beseitigt. Auf eine ausreichende Abtragung sein besonders hingewiesen (Hansen 2000).

Vorbereitung. Rückenlage, Oberschenkelblutsperre. Dieser Eingriff kann bei geringgradiger Einschränkung der Dorsalflexion ausreichen, höhergradige Deformitäten erfordern dagegen meist zusätzliche Operationen (knöchern; weichteilig).

Die Operation kann als isolierter Eingriff auch arthroskopisch vorgenommen werden.

Operationstechnik. Da die Osteophyten meist medial und ventral am oberen Sprunggelenk lokalisiert sind, empfehlen wir für die offene Technik einen medialen (und ggf. auch einen lateralen) Zugang vom Os naviculare bis etwas oberhalb des oberen Sprunggelenks zwischen Tibialis-anterior-Sehne und Innenknöchel. Der laterale Zugang wird vor dem Außenknöchel angelegt. Die Sprunggelenkskapsel wird längs inzidiert und angeschlungen. Mit dem Raspatorium lässt sich die Kapsel von Tibia und Talus soweit abschieben, dass die störenden Osteophyten mit Finger-Hohmann-Hebeln oder mit einem Patellahaken dargestellt werden können. Sie werden mit dem Lüer oder mit kleinen Meißeln abgetragen, wobei man darauf achten muss, dass alle Osteophyten aus dem Gelenk entfernt werden. Der Übergang zum Talushals sollte etwas ausgemuldet werden (Hansen 2000). Durch manuelle Prüfung und Dorsalflexion im oberen Sprunggelenk wird die Abtragung auf Vollständigkeit hin überprüft. Unter Verwendung von Patella-Haken können ggf. auch lateral gelegene Knochenvorsprünge abgetragen werden. Nach reichlicher Gelenkspülung wird die Kapsel mit Vicrylfäden verschlossen.

Nachbehandlung. Die Nachbehandlung richtet sich nach evtl. Begleitoperationen. Die ausschließliche Osteophytenabtragung erfordert die Liegegipsruhigstellung in erreichter Dorsalflexion bis zur Wundheilung. Anschließend wird krankengymnastisch mobilisiert und gekräftigt. Die Wiederaufnahme der Belastung sollte nach 4 bis 6 Wochen gestattet werden.

Komplikationen. Neben lokalen Komplikationen stellt das Rezidiv ein Hauptproblem dar. Wiederauftretende Ossifikationen können in analoger Weise abgetragen werden. Läßt sich jedoch keine ausreichende Dorsalflexion im oberen Sprunggelenk erreichen, wird man abhängig von begleitenden Fehlstellungen zusätzliche Maßnahmen (wie z. B. Fußkeilentnahme oder Lambrinudi-Operation erwägen müssen. Durch eine sorgfältig durchgeführte Nachbehandlung kann die operativ erreichte Bewegungsverbesserung vielfach gehalten werden.

Fußheberersatzoperationen

Transposition der Sehne des M. tibialis posterior (A. Codivilla 1900)

Indikation. Der Indikationsbereich für diese bekannte Operation erstreckt sich auf Fußheberparesen vielfältiger Ursachen (schlaff, posttraumatisch, in seltenen Fällen auch spastisch; Abb. 6.30 a–d). Immer muss vor oder gleichzeitig mit dieser Operation die Fußform normalisiert und die freie Beweglichkeit mit ausreichender Dorsalflexion im oberen Sprunggelenk (wenigstens 10 Grad) wiederhergestellt werden. Die Muskelkraft sollte präoperativ bei willkürlicher Prüfung immer Grad 4 oder 5 betragen. Ein hypermobiler Rückfuß sollte stabilisiert werden (Knickfußrisiko).

Wirkungsprinzip. Die Wirkungsweise besteht in der Ausschaltung des überwertigen Inversionszugs (Gefahr der Klumpfußentwicklung) und der gleichzeitigen Umverteilung zum Fußheber. Da der M. tibialis posterior von seiner ursprünglichen Funktion her ein Haltemuskel mit relativ wenig Exkursion (2 cm, Lieber 1992) ist, kann er auch die ausgedehnte Exkursion der Fußhebemuskulatur (4 cm) nicht vollständig ersetzen, von seiner eingeschränkten Kraftentfaltung einmal abgesehen (s. Abschn. 2.4). Eine aktive Dorsalflexion im oberen Sprunggelenk von maximal 10 Grad ist aber in den meisten Fällen ausreichend.

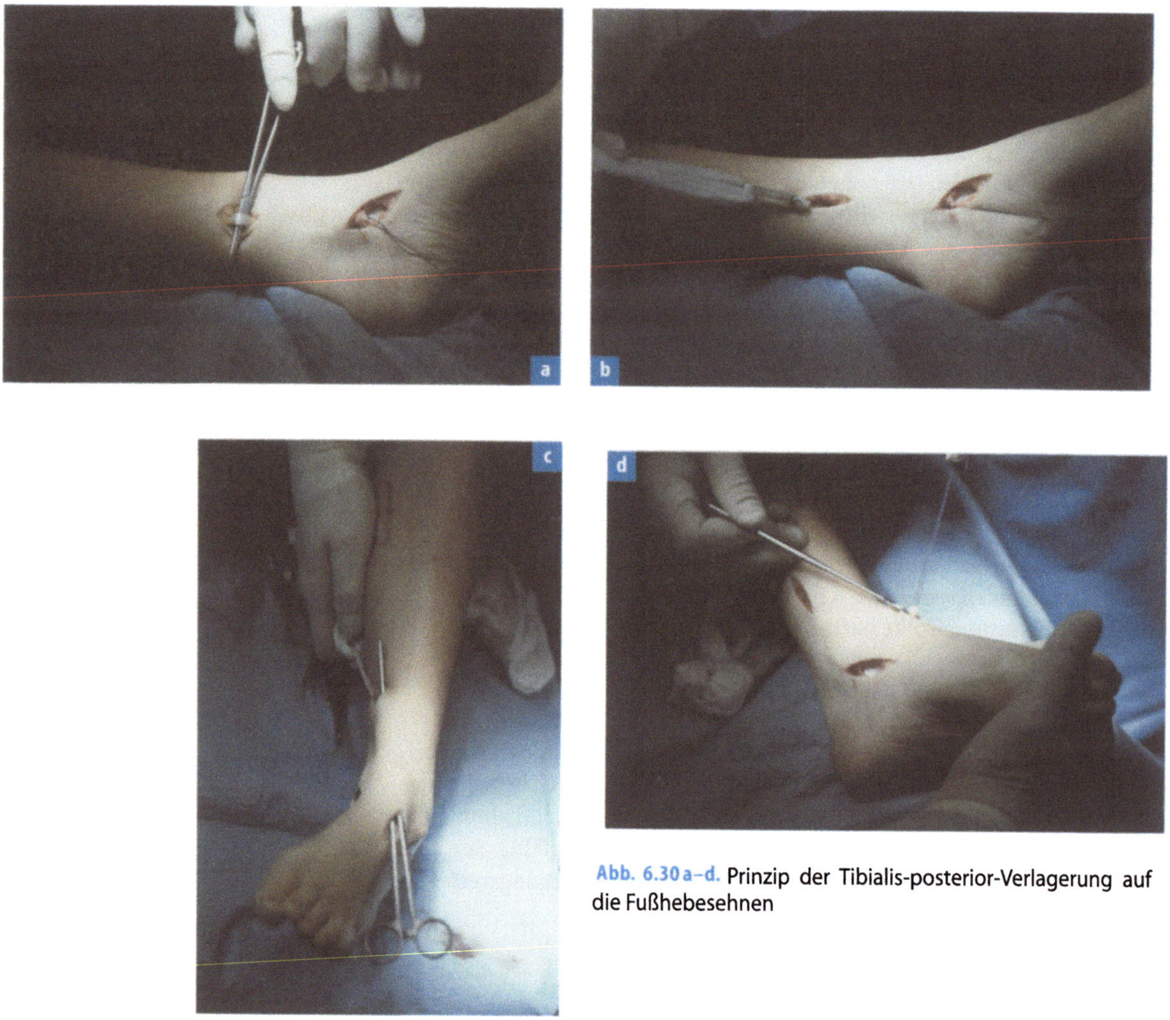

Abb. 6.30 a–d. Prinzip der Tibialis-posterior-Verlagerung auf die Fußhebesehnen

Wegen der eingeschränkten Kraft kann der Muskel auch zusammen mit einem anderen funktionstüchtigen Muskel transferiert werden. Es bieten sich hierfür entweder der M. flexor digitorum longus oder bei Peroneusteilparese auch der M. peroneus longus an (Tenodese der distalen Sehne in den M. peroneus brevis!). Hansen (2000) empfiehlt den distalen Stumpf des M tibialis posterior mit dem M. flexor digitorum longus zu augmentieren, so wie dies bei der erworbenen Tibialis-posterior-Insuffizienz üblich ist (s. Döderlein et al. 2002, „Der Knickplattfuß").

Vorbereitung. Der Patient liegt in Rückenlage oder Halbseitlage, eventuelle Zusatzeingriffe (Wadenmuskelverlängerung, Talonavikular- oder Chopart-Gelenksstabilisierung) sollten vorher durchgeführt werden. Wir empfehlen eine Oberschenkelblutsperre.

Operationstechnik. Zur Operationstechnik ist der neugewählte Weg der Sehne wegen möglicher Verwachsungen bedeutsam. Wird die Sehne unter dem Retinaculum extensorum geführt, so ist der Momentarm kleiner, die Exkursionsmöglichkeit dagegen größer, bei subkutaner Verlagerung ist es umgekehrt. Die Ablösung des Ansatzes der Tibialis-posterior-Sehne mit einem Knochenstück vom Os naviculare wie dies Myerson angibt, halten wir für unnötig. Wir empfehlen stattdessen ebenso wie Hansen die Z-förmige Durchtrennung seines Ansatzes und ggf. das Augmentieren mit der M.-flexor-digitorum-longus-Sehne, wie dies bereits bei der M.-tibialis-posterior-Insuffizienz beschrieben wurde, wenn der M. flexor digitorum longus nicht ebenfalls als Fußheber transposiert werden soll (s. Döderlein et al. 2002). Die Sehne kann bei ausgedehnten Vorschädigung der Membrana interossea auch um die Tibia herum geführt werden. Der Vorteil dieser Methode besteht in der direkten Palpationsmöglichkeit durch den Patienten. Die ausreichende Spannung der Sehne bei der Vernähung ist für das Endergebnis entscheidend. Als Faustregel kann gelten, dass der Fuß nach der Operation spontan in Korrekturstellung (Neutralstellung) stehen sollte.

Die Sehne wird durch einen leicht fußrückenwärts konvexen Hautschnitt (etwa 3–4 cm lang) zwischen der Innenknöchelspitze und der Tuberositas ossis navicularis dargestellt und soweit distal als möglich Z-förmig unter Belassung des distalen Schenkels plantar abgelöst sowie durchflochten. Eine weitere etwa 4 cm lange Inzision wird nun hinter der Tibiahinterkante etwa 3 bis 4 Querfinger oberhalb des oberen Sprunggelenks angelegt und die Sehne nach Eröffnen der Unterschenkelfaszie direkt unter der Sehne des M. flexor digitorum longus dargestellt und mit feuchter ausgezogener Kompresse aus der Wunde herausgezogen. Anschließend wird die Sehne exakt in Längsrichtung halbiert und jede Hälfte mit einem Vicrylfaden der Stärke 1 durchflochten. Es folgt direkt vor der Fibula und etwas distaler ein weiterer 3 cm langer Längsschnitt. Die Subkutis wird in Längsrichtung gespalten (*Cave:* N. peroneus superficialis), die Unterschenkelfaszie zwischen Tibia und Fibula längsgeschlitzt und eine stumpfe Kornzange durch die Membrana interossea direkt dorsal an der Tibia bleibend in die mediale Wunde vorgeschoben. Damit werden die beiden angeschlungenen Sehnenhälften gefasst und nach lateral ins ventrale Kompartiment herausgezogen. Wir raten von der allgemein empfohlenen Inzision direkt lateral der Tibiavorderkante ab, da die Membrana interossea hier sehr tief liegt und die stumpfe Kornzange sich von da aus schlechter nach medial vorschieben lässt. Beim Transfer durch die Membrana interossea muss darauf geachtet werden, dass das Gefäß-Nerven-Bündel hinter der Tibia nicht durch die Sehne komprimiert wird.

Es folgt eine weitere Inzision, deren Höhe sich nach der Sehnenlänge richten soll. Im Allgemeinen wird man in Fußrückenmitte etwas distal des oberen Sprunggelenks die Fußhebersehnen über eine etwa 4 cm lange Längsinzision aufsuchen und nacheinander mit Vessel-Loops anschlingen. Die beiden Sehnenhälften der M.-tibialis-posterior-Sehne werden wieder mit der Kornzange unter dem Retinaculum extensorum durchgezogen und nun nacheinander in die Strecksehnen (eine Hälfte in die Tibialis-anterior-Sehne, die andere in M. extensor hallucis longus und M. extensor digitorum longus/PT-Sehnen) in Pulvertaft-Durchflechtungstechnik eingenäht (Hansen, 2000, empfiehlt die Augmentation von Tibialis-anterior- und Peroneus-tertius-Sehnen). In diesem Fall sollten die Sehnenhälften über zwei getrennte Inzisionen in die Sehnenscheiden des M. tibialis anterior und des M. peroneus tertius gezogen werden und dort unter Spannung in die Sehnen eingeflochten werden. Für eine ausreichende Fußhebewirkung müssen die Empfängersehnen nach proximal mit einem stumpfen Einzinkerhaken verzogen werden und der Fuß in Rechtwinkelstellung unter Dorsalflexion der Zehen gehalten werden. Wir empfehlen die Verwendung nicht oder langsam resorbierbarer Fäden und runder Nadeln (z. B. Panacryl oder Mersilene/Ethibond Stärke 1). Die Inzision im Retinakulum wird sorgfältig adaptiert und anschließend die Haut verschlossen. Eine alternative Fixierung besteht in der ossären Verankerung der ungespaltenen Sehne in Fußrückenmitte. Erweist sich die Sehne als zu kurz,wird sie durch eine Umkippplastik verlängert. Bei zusätzlicher Verwendung des langen Zehenbeugers wird dieser am Fußinnenrand aufgesucht, nach proximal herausgezogen und anschließend um die Tibia herum in die Fußheber eingenäht. Der Fuß muss postoperativ in Neutralstellung stehen.

Nachbehandlung. Die Nachbehandlung sollte bei ausreichend stabiler Fixierung frühfunktionell sein. Wir geben nach Abschluss der Wundheilung bei kooperativen Patienten einen gedeckelten Unterschenkelgips für weitere 3 Wochen, bei gleichzeitiger knöcherner Stabilisierung zunächst als Liegegips und für weitere 4 Wochen als abnehmbarer Unterschenkelgehgips. Anschließend erhalten die Patienten für 9 Monate Fußhebeorthesen und Unterschenkelnachtlagerungsschienen, um die transponierte Sehne vor Elongation zu schützen.

Probleme. Eines der Hauptprobleme des M.-tibialis-posterior-Transfers ist neben der Einschränkung des Umlernens eines nichtphasischen Muskels der Ort der Verankerung der Sehne. Bei nicht exakt in Fußrückenmitte gewählter Insertion (lateral vom zweiten Interdigitalraum) kann es zur Entwicklung von Knickfußdeformitäten kommen. Die Gefahr scheint aber bei spastischer Lähmung insbesondere in Kombination mit Achillessehnenverlängerung deutlich größer zu sein als bei schlaffer. Nur wenn der M. peroneus brevis ebenfalls funktionstüchtig ist (was bei einer Fußheberparese nur selten vorkommen dürfte) besteht auch bei schlaffen Lähmungen ein gesteigertes Risiko zur Entwicklung von Knickplattfüßen. Mizel et al. (1999) untersuchten 10 Patienten mit traumatischer Peroneusparese, bei denen eine Transposition der Sehne des M. tibialis posterior vorgenommen worden war. Da sich postoperativ bei keinem Patienten eine Knickplattfußdeformität durch das Verlagern des M. tibialis posterior entwickelt hatte, schlossen die Autoren daraus, dass ein funktionstüchtiger M. peroneus brevis für die Knickplattfußentwicklung bei M.-tibialis-posterior-Insuffizienz erforderlich sei. Wir empfehlen in all den Fällen, wo die Entwicklung eines Knickplattfußes nach Transfer des M. tibialis posterior droht (besonders auch bei instabilen Rückfußgelenken) die gleichzeitige Stabilisierung des talonavikularen oder des Chopart-Gelenks. Durch die Verwendung stabiler Osteosynthese (Staples oder kanülierte Schrauben) ist dennoch die frühfunktionelle Mobilisation möglich.

Hove u. Nilsen berichteten 1998 über 20 Fälle, bei denen Sie die Sehne des M. tibialis posterior durch die Membrana interossea auf die Sehnen des M. extensor hallucis longus und M. extensor digitorum longus sowie PT genäht hatten. Eine ausreichende passive Dorsalflexion im oberen Sprunggelenk von wenigstens 20 Grad wurde für erforderlich gehalten. Sechzehn von 20 Füßen zeigten ein sehr gutes oder gutes Ergebnis, bei den anderen war die Sehnenspannung zu gering.

Weitere Probleme bestehen beim Transfer des M. tibialis posterior neben der bereits erwähnten Gefahr einer Überkorrektur in die Knickplattfußdeformität im fehlenden Erlernen seiner neuen Funktion.

Wie Scherb (1952) sind wir der Ansicht, dass evtl. erhaltene, wenn auch schwache Fußheber einen reziproken Hemmeffekt auf spinaler Ebene ausüben können. Die Verklebung der Sehne auf ihrem Weg durch die Membrana interossea dürfte besonders bei längerdauernder Ruhigstellung nicht selten vorkommen. Durch die alternative Führung der Sehne um die Tibia herum lässt sich für den Patienten über die direkte Palpation eine Kontrolle der neuen Funktion vornehmen. Ohne ausreichendes Umlernen wirkt der Transfer lediglich als Tenodese ohne ausreichende Kontrolle der Fußhebung.

„I have found that approximately 50 % of patients who undergo this procedure [M.-tibialis-posterior-Transfer] retain posterior tibial tendon function in active dorsiflexion. The rest experience varying degrees of a tenodesis effect" (Hansen 2000).

Die von mehreren Autoren (Hansen, Myerson) empfohlene gleichzeitige Achillessehnenverlängerung zum Schutz der transponierten Sehne vor einer Elongation halten wir nur beim Vorliegen einer strukturellen Wadenmuskelverkürzung für angezeigt, da sie mit einem nicht unerheblichen Risiko der Überkorrektur verknüpft ist. Entsprechend finden wir in den Arbeiten zum M.-tibialis-posterior-Transfer auch nur Hinweise zur Fußhebung, kaum aber zur verbleibenen Wadenmuskelkraft. Eine überkorrigierte Wadenmuskelverlängerung stellt aber unseres Erachtens eine stärkere funktionelle Einschränkung dar als die ursprüngliche Fußheberparese. Im gleichen Sinne wirkt die von zahlreichen Autoren berichtete Einschränkung der Plantarflexion nach M.-tibialis-posterior-Transfer. Sie muss – zum Leidwesen des Operateurs – leider durch eine Verlängerung oder Durchtrennung der transponierten Sehne wieder beseitigt werden (Myerson 2000).

Miller et al. (1982) gaben eine kritische Literaturübersicht und untersuchten eigene Patienten mit dieser Operation nach. Die beste Indikation sahen die Autoren bei Muskeldystrophikern sowie bei Patienten mit Charcot-Marie-Tooth-Erkrankung als Vorbereitung für eine spätere Rückfußstabilisation. Bei spastischen Lähmungen besteht ein Risiko für Überkorrekturen.

Transposition der Sehne des M. peroneus brevis/longus

Indikation. Die Indikation zur Transposition des M. peroneus longus oder/und brevis wird dann gestellt, wenn kein ausreichend kräftiger M. tibialis posterior zur Verfügung steht oder eine vorausgehende Fußheberersatzoperation fehlgeschlagen ist (Abb. 6.31a–c). Der Transfer des M. peroneus brevis bietet sich bei Abschwächung der Fußheber, insbesondere beim Ausfall des M. tibialis anterior an. Hansen (2000) empfiehlt diese Operation auch bei der peronealen Muskelatrophie, wogegen wir in diesem Fall eher den M. tibialis posterior transponieren würden.

Wirkungsweise. Der M. peroneus longus oder/und brevis wird auf die Fußheber transponiert. Da die Peroneusmuskulatur synergistisch mit den Fußhebern innerviert werden kann, stellt das Erlernen der neuen Funktion nur

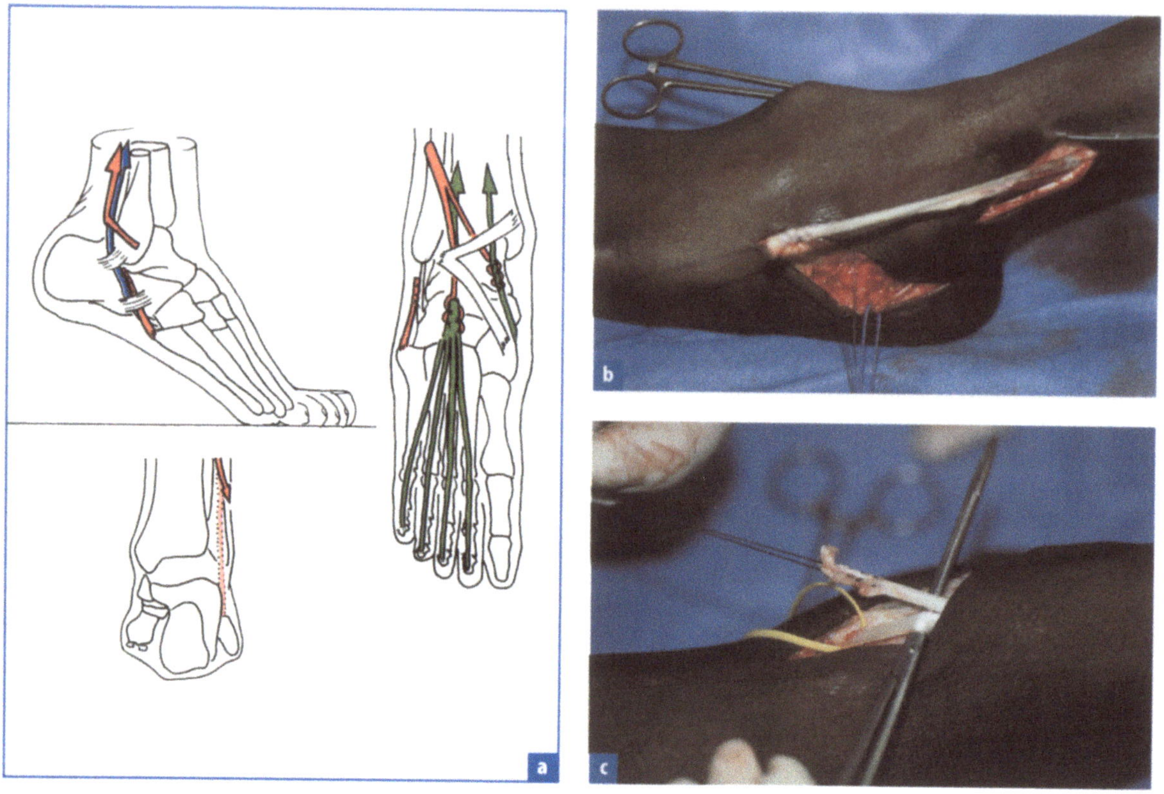

Abb. 6.31 a–c. Schematisches und klinisches Beispiel einer Peronealsehnenverlagerung auf die Fußheber

selten ein Problem dar (Close u. Todd 1959). Der Transfer des M. peroneus longus erfordert die Anastomose seiner Endsehne an den M. peroneus brevis, um das Metatarsokuneiformegelenk I zu sichern. Beim Transfer des M. peroneus brevis muss darauf geachtet werden, dass ein normal innervierter M. tibialis posterior einen neuen Antagonisten benötigt, damit keine Klumpfußdeformität entstehen kann. Es bieten sich für diese Funktion der hälftige M.-tibialis-posterior-Transfer oder die Transposition des M. flexor digitorum longus auf die Metatarsale-V-Basis an (Näheres s. Döderlein et al. 2001, „Der Hohlfuß"). Alternativ kann das Chopart-Gelenk arthrodesiert werden.

Vorbereitung. Rückenlage, vorausgehend müssen strukturelle Deformitäten korrigiert sein. Eine Oberschenkelblutsperre ist nicht unbedingt erforderlich.

Operationstechnik. Darstellung der Endsehne des M. peroneus brevis durch eine etwa 4 cm lange Inzision zwischen der Außenknöchelspitze und der Basis des Os metatarsale V. Der N. suralis wird präpariert und angeschlungen. Die Sehnen des M. peroneus longus und brevis werden nach Eröffnen ihrer Sehnenscheiden dargestellt und miteinander Seit zu Seit vernäht. Proximal davon wird die Sehne des M. peroneus brevis durchtrennt und angeschlungen (Vicryl, Stärke 0 oder 1). Drei bis 4 Querfinger oberhalb des oberen Sprunggelenks wird direkt hinter der Fibula ein etwa 4 cm langer Längsschnitt angelegt. Nach Darstellung und Anschlingen des N. peroneus superficialis wird das peroneale Kompartiment eröffnet, die Sehne des M. peroneus longus nach dorsal verzogen (die Sehne lässt sich leicht durch plantaren Druck auf das erste Metatarsaleköpfchen identifizieren) und Sehne und Muskelbauch des M. peroneus brevis vorsichtig aufgeladen. Mit einer feuchten Kompresse lässt sich die distal angeschlungene Sehne leicht aus der proximalen Wunde herausziehen. Sehne und Muskel werden nun soweit mobilisiert, dass sie problemlos fußrückenwärts verlagert werden können.

In Fußrückenmitte wird distal des oberen Sprunggelenks in Verlängerung des zweiten Zehs eine etwa 3–4 cm lange Längsinzision vorbereitet. Nach Längseröffnung des Retinaculum extensorum werden die zur Sehnennaht geplanten Sehnen (M. tibialis anterior und M. extensor digitorum longus) aufgesucht und angeschlungen. Ist ein Transfer der Sehne des M. peroneus brevis auf zwei Sehnen geplant, muss die Sehne zunächst längsgespalten werden. Beide Sehnenhälften werden angeschlungen. Mit einer Kornzange, die von distal unter dem Retinaculum extensorum nach lateral proximal ins peroneale Kompartiment vorgeschoben wird, wird die Peroneus-brevis-Sehne gefasst und nach distal gezogen. Der Muskelbauch wird dabei um die Fibula herum gelenkt. Man muss die Faszie ausreichend nach distal öffnen, damit kein Abknickeffekt entsteht.

Die M.-peroneus-brevis-Sehne wird unter Verziehen der Aufnahmesehnen nach proximal in Durchflechtungstechnik mit nicht resorbierbaren Fäden eingenäht. Der Fuß sollte anschließend spontan in Mittelstellung stehen. Anschließend werden das Retinaculum extensorum und die Haut genäht.

Der Transfer der Sehne des M. peroneus longus wird in entsprechender Weise durchgeführt.

Nachbehandlung. Siehe Transposition des M. tibialis posterior.

Probleme und Komplikationen. Der Transfer eines Peroneusmuskels zum Ersatz aller Fußheber reicht nicht aus. Werden beide Peronei versetzt, muss das Chopart-Gelenk zusätzlich stabilisiert werden. Bei einer Instabilität des ersten Metatarsokuneiformegelenks empfehlen wir außerdem die Lapidus-Arthrodese.

Die Elongation oder der Ausriss der transponierten Sehne müssen revidiert werden. Eine schleichende Überkorrektur des Chopart-Gelenks nach medial erfordert den hälftigen Transfer der Sehne des M. tibialis posterior bzw. bei struktureller Deformität die Chopart-Arthrodese.

Transposition von M.-tibialis-posterior- und M.-peroneus-longus-Sehne auf den M. tibialis anterior (Bridle-OP)

Das Wirkungsprinzip dieses Verfahrens besteht im Transfer der distal gestielten Sehne des M. peroneus longus und der distal abgesetzten Sehne des M. tibialis posterior auf die Sehne des M. tibialis anterior (Abb. 6.32; Bridle-Operation, Mc Call 1991). Es wird eine Art Steigbügelsystem des M. tibialis anterior ähnlich dem bei seiner hälftigen Transposition geschaffen und dieser noch zusätzlich durch die Sehne des M. tibialis posterior verstärkt. Prahinski und Rodriguez geben gute Ergebnisse mit dieser kombinierten Methode an, die sie bei Lähmung der vorderen und lateralen Unterschenkelmuskulatur indizieren. Kritikpunkte dürften neben der aufwendigen Technik, die eine erhöhte Verwachsungsgefahr in sich birgt die Sehnen-Sehnen-Fixation und die Teilung der Kraft des M. tibialis posterior sein. McCall et al. (1991) geben in ihrer Erstbeschreibung das Risiko von Hackenfüßen an (12%), das besonders bei Patienten mit IZP besteht. Ein Vorteil ist sicherlich das verminderte Risiko des Auftretens einer Überkorrektur in den Knick- oder Klumpfuß wegen des Tenodeseeffektes auf das obere und untere Sprunggelenk.

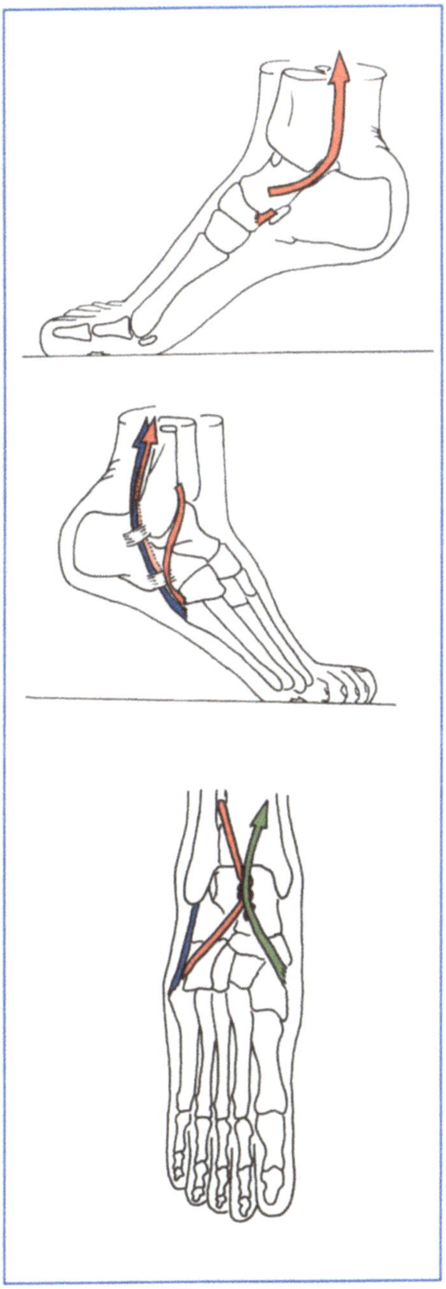

Abb. 6.32. Durchführung der Bridle-Operation als kombinierter Fußheberersatz

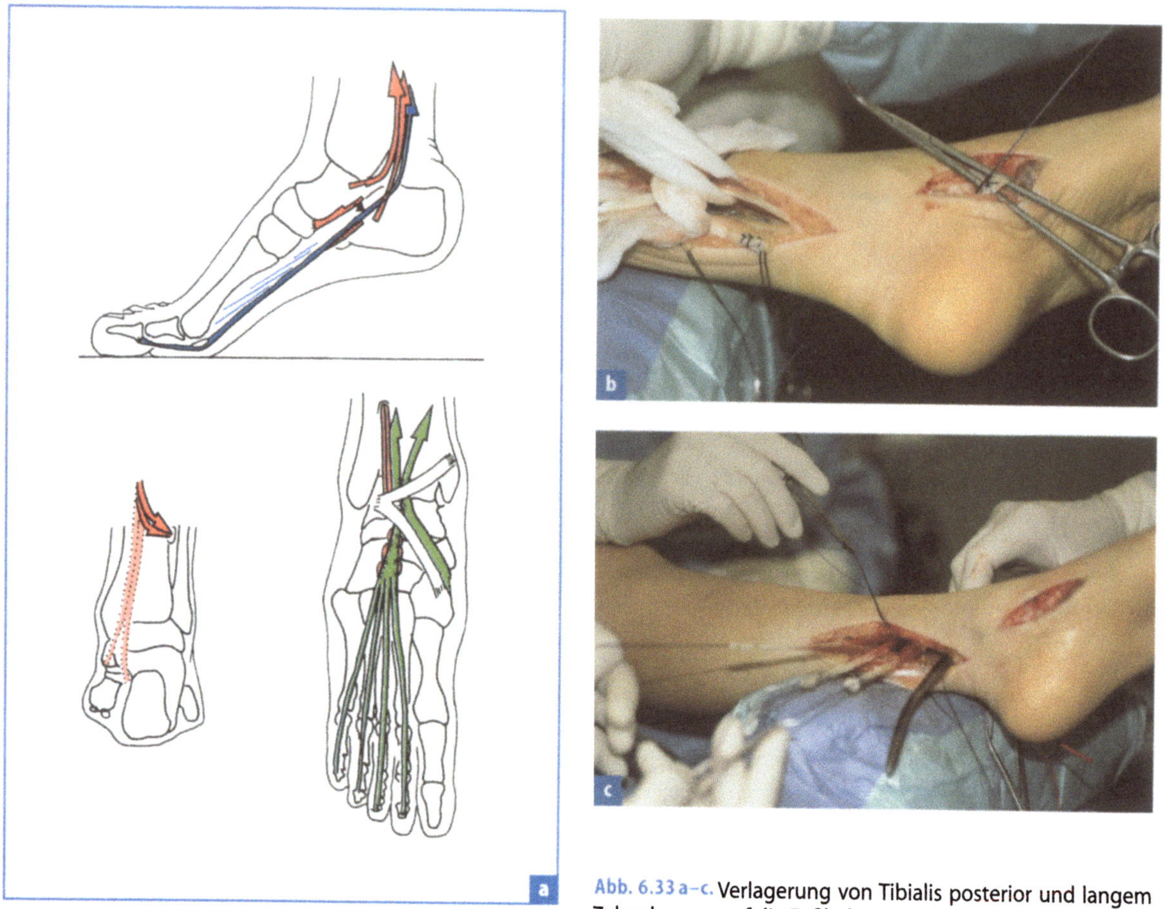

Abb. 6.33 a–c. Verlagerung von Tibialis posterior und langem Zehenbeuger auf die Fußheber

Transposition der Sehne des M. tibiais posterior und des M. flexor digitorum longus

Diese Modifikation halten wir für sinnvoller als die alleinige Transposition des M. tibialis posterior, da ein weiterer entbehrlicher Kraftspender eingesetzt wird (Abb. 6.33 a–c; Carayon-Operation).

Die Indikation sehen wir in einer zusätzlich erforderlichen Augmentierung des M. tibialis anterior. Technisch wird die Sehne des M. flexor digitorum longus am Fußinnenrand dargestellt, distal mit der Sehne des M. flexor hallucis longus vernäht und proximal davon durchtrennt. Der Muskel kann dann problemlos hinter der Tibiahinterkante herausgezogen werden und anschließend entweder durch die Membrana interossea (Verwachsungsgefahr) oder um die Tibia herum zum Fußrücken geführt werden. Weitere Einzelheiten siehe M.-tibialis-posterior-Transfer.

Beim Transfer durch die Membrana interossea hindurch muss unbedingt eine Kompression des Gefäß-Nerven-Bündels zwischen der Sehne und der Tibia vermieden werden.

Transposition der Sehne des M. Flexor hallucis/digitorum longus

Zusammen mit der Sehne des M. flexor digitorum longus kann auch die Sehne des M. flexor hallucis longus transponiert werden (Abb. 6.34 a–d; Hiroshima-OP). Entscheidender Nachteil dieser Methode ist der weit nach distal

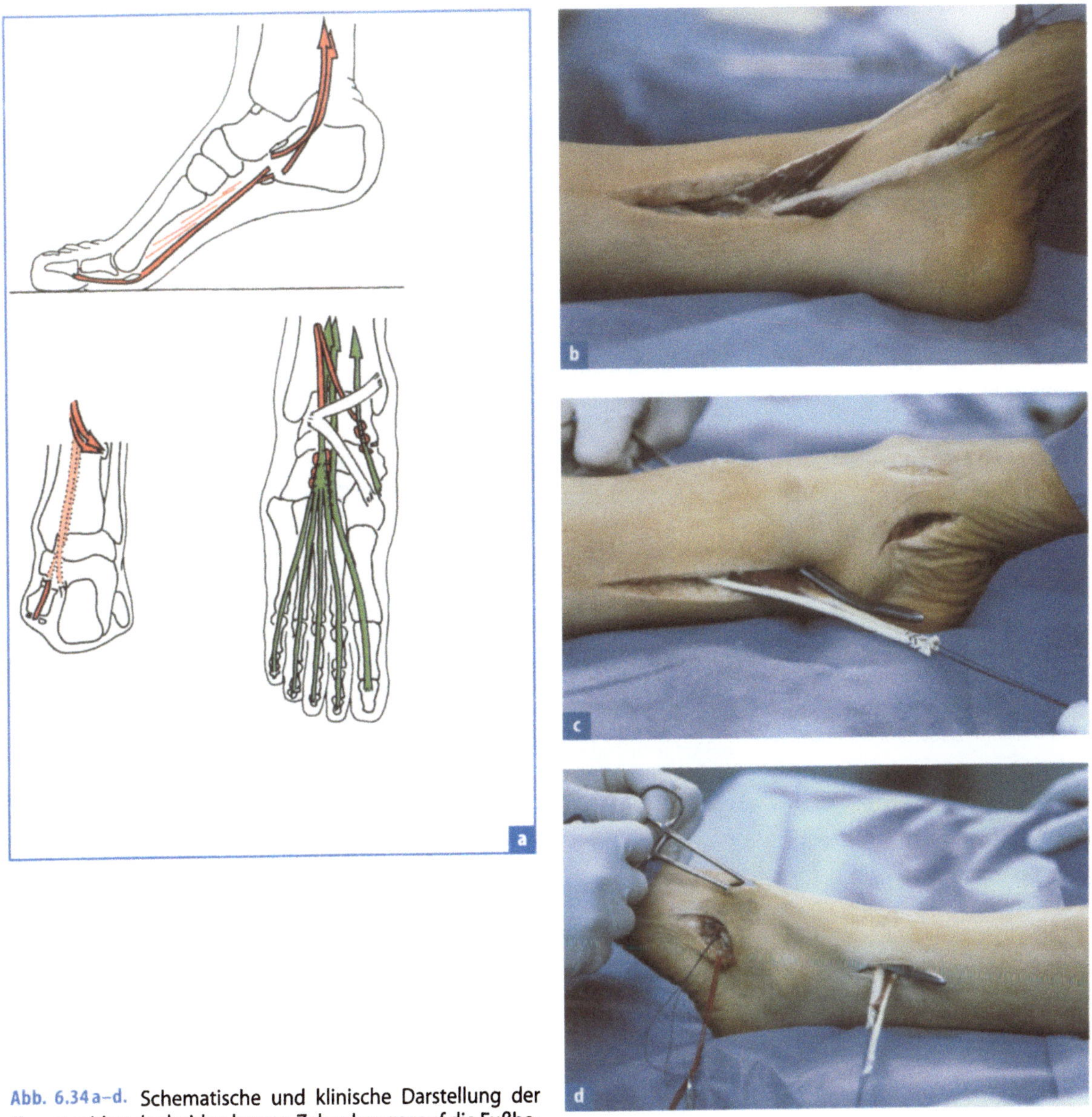

Abb. 6.34 a–d. Schematische und klinische Darstellung der Transposition der beiden langen Zehenbeuger auf die Fußhebesehnen

reichende Muskelbauch des FHL, der die Transposition erschwert und besonders bei der Sehnenführung durch die Membrana interossea eine Verwachsung begünstigt. Der Vorteil liegt im größeren Kraftpotential dieses Muskels. Hiroshima u. Ono (1988) haben die kombinierte Transposition von M. flexor hallucis longus und M. flexor digitorum longus auf den Fußrücken bei spastischer Fußheberparese empfohlen. Besonders nach Apoplexie oder bei Hemiparese nach Schädelhirntrauma kann diese Technik eine Orthesenversorgung entbehrlich machen.

Wirkungsweise. Die langen Zehenbeuger werden in ihrer pathologische Überfunktion, die z. B. zur Krallenzehenstellung führt, ausgeschaltet und zu Fußhebern umfunktioniert. Ein Umlernen muss dabei nicht erfolgen, da meist eine Daueraktivität vorliegt. Andernfalls ist die Tenodesefunktion ebenfalls meist ausreichend.

Vorbereitung. Vorausgehend ist ein struktureller oder stark tonischer Spitzfuß durch entsprechende Weichteilkorrektur zu operieren. Eine Instabilität im Rückfuß muss knöchern korrigiert werden. Der Patient liegt in Rückenlage, eine Oberschenkelblutsperre ist sinnvoll.

Operationstechnik. Mediale Inzision am Fußinnenrand, Ablösung des M. abductor hallucis und Darstellen der beiden Sehnen des M. flexor hallucis longus und M. flexor digitorum longus (Zehenbewegungen testen). Die Sehnen werden jeweils angeschlungen und distal davon durchtrennt. Nun muss eine evtl. Verbindung beider Sehnen (Chiasma plantare) gelöst werden, sonst lassen sich die Sehnen nicht nach proximal herausleiten. Etwa 2 Querfinger proximal des oberen Sprunggelenks wird medial hinter der Tibiahinterkante ein etwa 4 cm langer Längsschnitt angelegt und die Sehnen der Mm. flexor hallucis longus und flexor digitorum longus identifiziert, mit einer Overholt-Klemme aufgeladen sowie mit feuchter Kompresse aus der Wunde herausgezogen. Etwas distal der medialen Inzision wird lateral vor der Fibula ein etwa 3 cm langer Längsschnitt angelegt und nach Eröffnung des peronealen Kompartiments die Membrana interossea mit einer Kornzange perforiert und beide Sehnen gefasst und nach ventral herausgezogen.

Eine weitere Inzision wird in Fußrückenmitte in Verlängerung des zweiten Zehs angelegt und eine lange Kornzange jeweils innerhalb der Sehnenscheiden des M. extensor digitorum longus und des M. tibialis anterior nach proximal vorgeschoben. Damit werden die beiden Anschlingfäden der langen Zehenbeuger gefasst und nach distal gezogen.

Die Fixierung erfolgt nach den oben angegebenen Richtlinien entweder ossär/periostal oder tendinös durch Einnähen in die Sehnen der MM. tibialis anterior und M. extensor digitorum longus. Auf eine neutrale Stellung des OSG und eine leichte Dorsalflexion der Zehen ist dabei zu achten.

Nachbehandlung. Siehe M.-tibialis-posterior-Transfer

Probleme und Komplikationen. Die Probleme können durch ein zu wenig oder ein zu viel an neuer Funktion charakterisiert werden.

Ein zu viel bedeutet eine Einschränkung der aktiven Plantarflexionsfähigkeit im OSG und sollte zunächst durch Dehnung der transponierten Muskeln, ggf. ergänzt mit Botulinumtoxin-Infiltration behandelt werden.

Wenn keine Besserung auftritt, muss die transponierte Muskulatur ggf. erneut verlängert oder durchtrennt werden.

Ist der Transfer dagegen zu schwach, kann dies an einer unerkannten Wadenmuskelverkürzung oder einer Sehneninsuffizienz liegen. Beides sollte operativ behoben werden.

Hemigastroknemiustransfer auf die Fußheber

Indikation. Bereits bei Vulpius wird die Methode der hälftigen Transposition der Achillessehne beim Ausfall der übrigen Fußmuskeln angegeben (Vulpius 1902; Caldwell 1958; De Clippele 1974; Abb. 6.35 a–c). Vulpius beschreibt die Wirkung dieses Eingriffes folgendermaßen:

„Hier vollends kann eine Überpflanzung nur den Zweck haben, für den Fall, dass die alleinige Sehnenverkürzung der Arthrodese vorgezogen wird, den kleinen Rest von Muskelkraft an der geeignetsten Stelle unterzubringen“ (Vulpius 1902).

Diese selten geübte Technik bietet sich beim weitgehenden oder kompletten Ausfall aller sonstigen für einen Fußheberersatz möglichen Muskeln an, wenn der M. triceps surae noch vollständig oder weitgehend erhalten ist

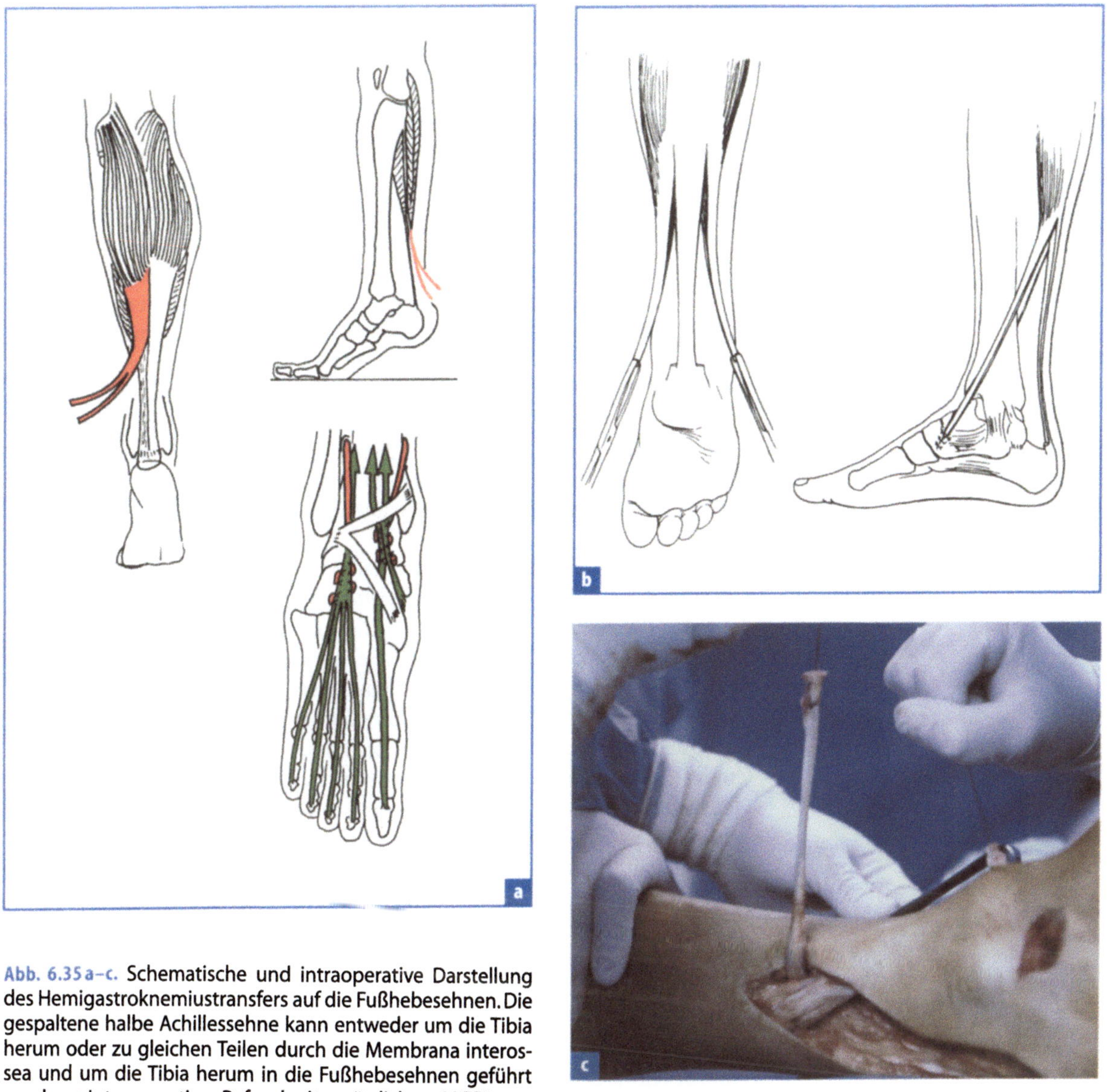

Abb. 6.35 a–c. Schematische und intraoperative Darstellung des Hemigastroknemiustransfers auf die Fußhebesehnen. Die gespaltene halbe Achillessehne kann entweder um die Tibia herum oder zu gleichen Teilen durch die Membrana interossea und um die Tibia herum in die Fußhebesehnen geführt werden. c Intraoperativer Befund mit zusätzlichem M.FDL

(mindestens Kraftgrad 4). So sind es besonders neurologische Spitzfüße, für die eine solche Operation in Frage kommt. Wir haben diese Operationstechnik sowohl bei Deformitäten nach HSMN oder Polio als auch bei spastischen Spitzfüßen erfolgreich angewendet. Bei progredientem Grundleiden muss der Patient darauf hingewiesen werden, dass sich der funktionelle Gewinn mit weiterem Krankheitsverlauf wieder verschlechtern kann, so dass langfristig dann dauerhaft Orthesen notwendig werden.

Wirkungsweise. Durch Abspaltung der medialen Hälfte der Achillessehne, die nach ventral auf die Sehnen der Fußheber verlagert wird, lässt sich die Funktion der Fußheber wiederherstellen, ohne dass die Funktion der Wadenmuskulatur dadurch wesentlich beeinträchtigt wird. Da der gesamte M. soleus und der halbe M. gastrocnemius erhalten bleiben, besteht kein Risiko der Entwicklung eines Hackenfußes. Interessanterweise wirkt dieser Transfer meist nicht als reine Tenodese, sondern der Patient kann lernen, den halben M. gastrocnemius selektiv zu innervieren.

Vorbereitung. Rückenlage, Oberschenkelblutsperre.

Operationstechnik. Die Achillessehne wird durch einen langen oder zwei mediale Längsschnitte dargestellt (auf ca. 20 cm). Nach Anschlingen des Peritendineums wird dieses längsgespalten und die Sehne im Verlauf der Wunde proximal und distal jeweils mit einer Rinne oder einer Overholt-Klemme von medial her aufgeladen. Im proximalen Wundabschnitt muss dazu die Sehne stumpf von der darunterliegenden Muskulatur getrennt werden. Die mediale Hälfte wird nun mit einem Messer von distal nach proximal von der lateralen getrennt, wobei man nach proximal zu darauf achten sollte, dass möglichst nur die Sehne und kein Muskel abgelöst wird. Wenn ein zusätzlicher Spitzfuß besteht, wird etwas weniger als die mediale Sehnenhälfte abgespalten, damit genug Sehnenmasse übrig bleibt, um die laterale intakte Achillessehne Z-förmig verlängern zu können. Allerdings sollte man mit einer Verlängerung der stehengebliebenen Hälfte der Achillessehne besonders bei progredientem Grundleiden äußerst zurückhaltend sein und einen Spitzfuß wenn möglich eher knöchern, z.B. durch die Technik nach Lambrinudi korrigieren, da eine irreversible Überkorrektur in den Hackenfuss droht.

Die abgespaltene mediale Sehnenhälfte wird nun sorgfältig der Länge nach nochmals halbiert und beide Hälften werden mit Vicryl oder Mersilenefäden (Stärke 1) in Durchflechtungstechnik armiert. Alternativ kann die Achillessehnenhälfte durch ein freies Sehnentransplantat aus dem M. tibialis anterior verlängert werden. Es gibt nun zwei Möglichkeiten, die zu transponierenden Sehnen nach ventral zu verlagern. Die einfachere und sicherere besteht darin, beide um die Tibia herum nach ventral zu führen. Bei der anderen Modifikation wird eine Hälfte durch die Membrana interossea geleitet. Dabei muss man aber unbedingt darauf achten, dass das Gefäß-Nerven-Bündel nicht eingeengt wird.

Man stellt sich anschließend die Fußhebesehnen durch eine etwa 4 cm lange Längsinzision proximal am Fußrücken dar. Das Retinaculum extensorum wird durch eine Längsinzision eröffnet, es dürfen jedoch nicht alle Fasern des Retinakulums durchtrennt werden, da sonst ein Bogensehneneffekt resultiert. Die Sehnen des M. tibialis anterior, M. extensor digitorum longus und M. extensor hallucis longus werden nacheinander aufgesucht und mit dicken Vessel loops angeschlungen. Anschließend wird eine Kornzange von fußrückenwärts distal (unter dem Retinakulum bleibend) nach proximal medial zur abgespaltenen Achillessehnenhälfte direkt an der Tibia vorbei geschoben, die beiden angeschlungenen Sehnen werden gefasst und nach distal gezogen. Wenn ein Sehnenteil durch die Membrana interossea geleitet werden soll, wird dieser gesondert mit der Kornzange gefasst. Man sollte dabei darauf achten, die Membran möglichst proximal zu tunnelieren, da der Zwischenraum zwischen Tibia und Fibula nach distal hin sehr eng wird. Die Naht der Fußhebertransposition erfolgt erst nach Korrektur aller übrigen Deformitäten (Spitzfuß; Knick- oder Klumpfußkomponente). Unter Verziehen der jeweiligen Aufnahmesehnen (M. tibialis anterior, M. extensor hallucis longus, M. extensor digitorum longus) nach proximal mit einem stumpfen Haken, werden die jeweiligen Achillessehnenanteile in Durchflechtungstechnik mit nicht resorbierbaren Fäden eingenäht. Nach Überprüfung der Nahtspannung (der Fuß sollte spontan in Mittelstellung stehen, die Zehen leicht dorsalflektiert sein), wird die Inzision des Retinaculum extensorum verschlossen. Vulpius gibt eine Methode an, bei der er die laterale Hälfte der Achillessehne distal abspaltet und unter der Peronei hindurch nach ventral auf die Fußheber transponiert (Abb. 6.35b).

Wegen der fehlenden muskulären Stabilisierung des Rückfußes muss die Operation meist mit einer Chopart- oder Lambrinudi-Arthrodese kombiniert werden.

Nachbehandlung. Die Dauer der postoperativen Ruhigstellung hängt von evtl. zusätzlichen knöchernen Eingriffen ab. Bei ausschließlicher Weichteilkorrektur empfehlen wir für 2 Wochen einen geschlossenen Unterschenkelliegegips, anschließend – jedoch nur bei absolut kooperativen Patienten – für weitere 4 Wochen einen gedeckelten Unterschenkeliegegips, aus dem heraus die verlagerte Muskulatur (aktiv assistiv) beübt werden kann. Obwohl die frühfunktionelle Nachbehandlung durchaus Vorteile bringt (früheres Erlernen der neuen Funktion, weniger Verwachsungen) empfehlen wir bei unsicheren Nachbehandlungsbedingungen eher die Ruhigstellung für insgesamt 6 Wochen. Nach Gipsabnahme wird die Nachbehandlung aufgenommen und für etwa 9 Monate eine Fußheberorthese und eine Unterschenkelnachtlagerungsschiene gegeben, um die transponierte Muskulatur vor ihrer Überdehnung zu schützen. Bei gleichzeitigen knöchernen Operationen verlängert sich die Dauer der postoperativen Ruhigstellung auf 5 Wochen Liege- und 5 Wochen Gehgips.

Probleme und Komplikationen. Ein Problem besteht in der fehlenden Fähigkeit, mit dem verlagerten Gstroknemiusanteil die Fußhebefunktion zu erlernen. In diesem Fall wirkt die Operation als Tenodese und der Patient wird wahrscheinlich auf Dauer hohe Schuhe oder eine Fußheberorthese benötigen. Wir würden bei Problemen mit dem Umlernen einen Versuch mit Botulinumtoxin empfehlen, mit dem durch gezielte Injektion des lateralen Gastroknemiuskopfes (proximal etwas unterhalb der Kniekehle) die Koaktivierung vorübergehend blockiert wird.

Bei einer Elongation oder einem Ausreißen der verlagerten Sehnen halten wir bei guter Innervation frühestens nach 6 bis 9 Monaten eine Revision mit Raffung der Naht für sinnvoll. Da die kräftigere Wadenmuskulatur ebenfalls eine Überdehnung fördert, ist anschließend die temporäre Orthesenversorgung essentiell.

Tenodese der Fußheber in die distale Tibia

Diese Operation stellt eine alte Poliotechnik dar, die bei fehlender transferfähiger Muskulatur zum Einsatz kommen kann (Abb. 6.36). Das Operationsprinzip besteht in einer Verankerung der direkt am Muskel-Sehnen-Übergang im distalen Unterschenkeldrittel abgetrennten Sehnenstümpfe an die distale Tibia. Hierzu werden am Übergang vom dritten zum distalen Tibiaviertel zwei konvergierende Bohrlöcher (aufsteigend bis 4,5 mm) gebohrt und die angeschlungenen Sehnen durchgezogen sowie unter Neutralstellung des oberen Sprunggelenks mit sich und dem Tibiaperiost vernäht (nichtresorbierbare Fäden). Ein evtl. Spitzfuß muss vorab korrigiert werden.

Der Nachteil dieser Technik liegt in der Tatsache begründet, dass sich die Sehnen, die zur Tenodese verwendet werden, nicht so wie die gesunde Fußhebemuskulatur beim Fersenkontakt und der Gewichtsübernahme des Gangablaufs dehnen können. Sie wirken stattdessen als Kippmechanismus auf das Kniegelenk, das in Beugung einknickt. Wenn die Lähmung bereits viele Jahre bestanden hat, sind die Sehnen meist minderwertig und fettig infiltriert und deshalb nicht für den Transfer geeignet. Wir denken, dass die meisten Patienten, bei denen kein Fußheberersatz möglich ist, durch eine Fußheberorthese mit entsprechender Federwirkung für die Gewichtsübernahme bezüglich des Gangbildes eher profitieren als durch diese Operation.

Wegen der theoretischen Frakturgefahr (Bohrlöcher) empfehlen wir die Erhaltung der ventralen Tibiakante und einen orthetischen Schutz für 6 Monate postoperativ.

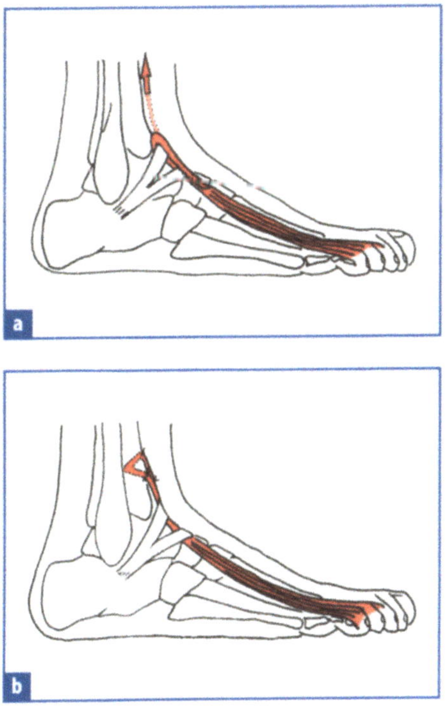

Abb. 6.36 a, b. Schematische Darstellung der Tenodese der Fußheber entweder um das Strecksehnenretinakulum oder in die distale Tibia

Alfred Schanz (1928) hat eine ähnliche Methode beschrieben, bei der er die Fußhebersehnen unter Korrekturstellung des Fußes oberhalb des querverlaufenden Retinaculum extensorum am distalen Unterschenkel zusammennäht. Diese Methode verhindert die Plantarflexion ohne eine Restfunktion der Fußheber zu behindern.

Kontraindikationen dieser Operationsmethode sind eine Schwäche der Kniestreckmuskulatur sowie alle stärkeren Beinverkürzungen, da ein schuhtechnischer Ausgleich in Spitzfußstellung dann nicht mehr möglich ist.

6.3.2 Knöcherne Operationen

Talonavikulargelenksarthrodese (TN-Arthrodese)

Indikation. Die Indikation für diesen Eingriff besteht bei Hängefuß, wenn die Sehne des M. tibialis posterior verlagert werden soll und das Chopart-Gelenk hypermobil ist (Abb. 6.37). Der Eingriff soll die Entwicklung eines Knickplattfußes verhindern.

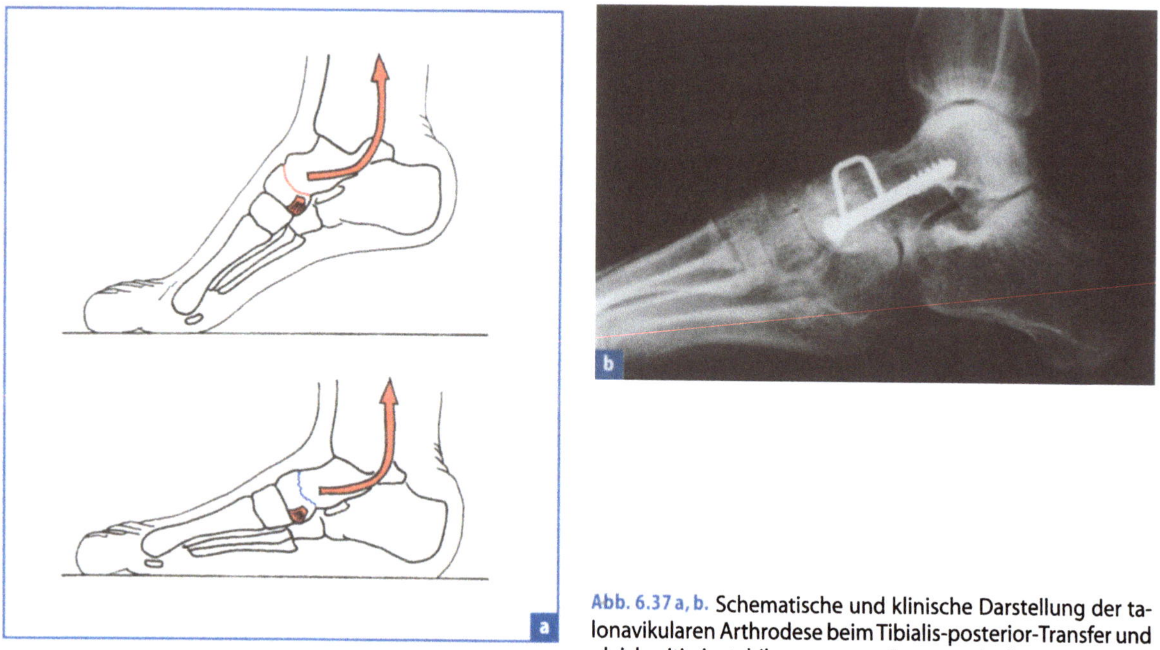

Abb. 6.37 a, b. Schematische und klinische Darstellung der talonavikularen Arthrodese beim Tibialis-posterior-Transfer und gleichzeitig instabilem unterem Sprunggelenk

Wirkungsweise. Durch die Stabilisierung des Talonavikulargelenks in Neutralstellung des Rückfußes wird das untere Sprunggelenk blockiert.

Vorbereitung. Rückenlage, Oberschenkelblutsperre; das Kniegelenk muss mit abgewaschen werden, um den Fußöffnungswinkel exakt ausrichten zu können.

Operationstechnik. Vorausgehend wird die Sehne des M. tibialis posterior ansatznah dargestellt und abgelöst. Das Talonavikulargelenk kann nun von medial, dorsal und plantar zum großen Teil dargestellt werden. Mit einem mittelbreiten Hohlmeißel lässt sich der Knorpel vom Taluskopf und vom gegenüberliegenden Os naviculare bis nach lateral entfernen. Ein weit nach medial überstehender Teil des Os naviculare wird sparsam abgetragen.

Meist muss durch eine zusätzliche Inzision am Fußrücken in Verlängerung des zweiten Strahls der laterale Abschnitt des Gelenks noch gesondert dargestellt werden. Dabei sollte man auf das dorsale Gefäß-Nerven-Bündel achten. Nach Resektion der dorsalen Gelenkkapsel und Aufspreizen des Gelenkes mit zwei dicken Kirschnerdrähten (Stärke 2,5) lässt sich so auch der laterale Anteil des Gelenks entknorpeln. Die Gelenkflächen werden anschließend entweder mit dem schmalen Lambotte-Meißel oder mit dem 2,0 mm Bohrer angefrischt und bündig aufeinandergestellt. Die korrekte Stellung des Gelenks zur Fusion ist für das Ergebnis entscheidend. Wir empfehlen die exakte Positionierung des Os naviculare auf den Taluskopf, wobei der mediale Anteil des Kahnbeins stets etwas überstehen muss. Anschließend wird die Stellung durch einen 2,2 oder 2,5 mm starken K-Draht, der etwas lateral eingebracht wird, gesichert. Wir raten dringend von einer primären Verschraubung von medial her durch kanülierte Schrauben ohne vorherige laterale Sicherung ab, da das Gelenk durch den Schraubenzug medialisiert wird. Die Fixation kann nach provisorischer K-Drahtfixation entweder durch eine von medial eingebrachte Schraube (4,5 oder 6 mm) oder auch durch 2 Klammern erfolgen. Bei der Verwendung der Schraube raten wir zur intraoperativen Röntgenkontrolle des oberen Sprunggelenks, um eine zu weit nach lateral ragende Schraubenspitze nicht zu übersehen.

Anschließend werden übriggebliebene Spongiosareste in Knochenlücken gestopft und die Sehnentransferoperation durchgeführt.

Nachbehandlung. Bei übungsstabiler Osteosynthese wird für die Zeit der Wundheilung ein geschlossener Unterschenkelliegegips angelegt, der anschließend gegen einen gedeckelten Unterschenkeliegegips für weitere 3 Wochen gewechselt wird. Aus diesem Gips heraus muss der Transfer aktiv beübt werden. Nach dieser Zeit wird die knöcherne Konsolidierung röntgenologisch überprüft und ein Unterschenkelgehgips (ggf gedeckelt) für weitere 4 Wochen angelegt. Anhand einer weitere Röntgenkontrolle wird über die Freigabe zur Vollbelastung (mit Funktionsorthese) entschieden.

Probleme und Komplikationen. Diese Operation stellt einen erheblichen Eingriff in die Rückfußmechanik dar und muss deshalb gut indiziert werden. Wenn das Chopart-Gelenk nach Ablösung des M. tibialis posterior zum Transfer ausreichend stabil ist, kann auf die Versteifung des Talonavikulargelenks verzichtet werden. Ggf. sollte die Sehne des M. flexor digitorum longus auf den Ansatz des M. tibialis posterior zur Sicherung des Talonavikulargelenks genäht werden (s. Döderlein et al. 2002, „Der Knickplattfuß"). Wir haben mit der Anwendung der Arthrorise des unteren Sprunggelenks (Döderlein 2002) keine persönlichen Erfahrungen. Ggf. kann diese Methode in Einzelfällen als Alternative zur TN-Arthrodese dienen.

Die Pseudarthrose und die Fehlstellung sind die häufigsten Probleme. Diese erfordern meist die Revision unter autologer Spongiosaplastik.

Chopart-Gelenksarthrodese

Indikation. Die Indikation entspricht der für die Talonavikulargelenksarthrodese beschriebenen (Abb. 6.38). Insbesondere, wenn eine erhebliche Instabilität des Chopart-Gelenks vorliegt, sollte bei gleichzeitiger Transposition der Sehne des M. tibialis posterior eine Rückfußstabilisierung erwogen werden. Der Eingriff eignet sich darüber hinaus auch hervorragend zur simultanen Korrektur einer evtl. strukturellen Rückfußdeformität, wenn sich z. B. infolge eines längerbestehenden Muskelungleichgewichts ein Vorfußspitzfuß, ein Klumpfuß oder Knickplattfuß entwickelt hat.

Abb. 6.38. Schematische Darstellung der Chopart-Arthrodese, welche resezierend oder konturerhaltend durchgeführt werden kann

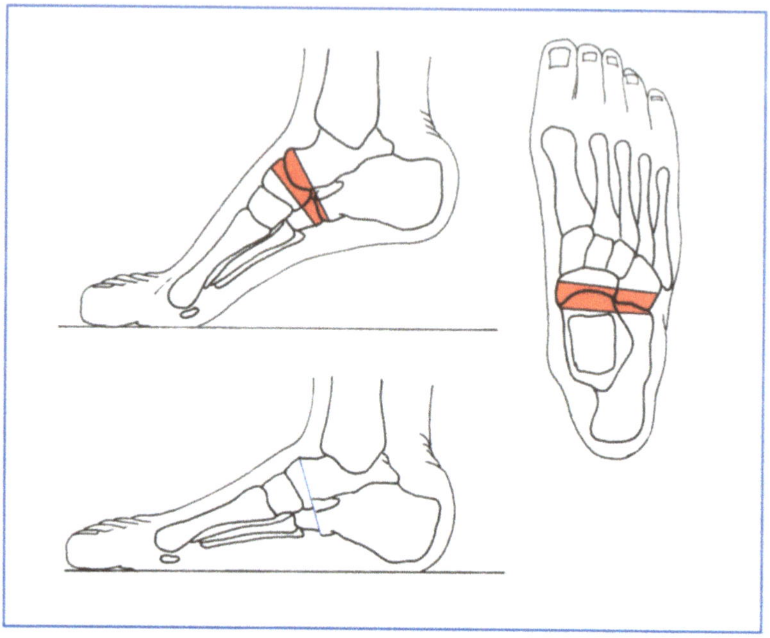

Wirkungsweise. Siehe Talonavikulararthrodese; die Chopart-Gelenksarthrodese gestattet die Korrektur des Rückfußes in allen 3 Ebenen des Raums.

Vorbereitung. Siehe Talonavikulararthrodese.

Operationstechnik. Das Vorgehen medial entspricht dem bei der TN-Arthrodese beschriebenen. Zusätzlich ist ein lateraler Zugang über dem Kalkaneokuboidgelenk (CC-Gelenk) erforderlich. Nach Sicherung des N. suralis wird der Ursprung des M. extensor digitorum brevis vom Fettkörper des Sinus tarsi und von der Sehne des M. peroneus brevis getrennt und mit einem Hohlmeißel vom Processus anterior des Kalkaneus abgelöst, angeschlungen sowie nach distal umgeklappt. Das CC-Gelenk wird nun nach plantar durch einen Viernstein-Retraktor dargestellt und eröffnet. Fußrückenwärts wird möglichst knochennah ein weiterer Retraktor eingesetzt. Zunächst werden die ventralen Bandverbindungen zwichen Talus und Kalkaneus scharf gelöst und entfernt. Anschließend kann der laterale Abschnitt des Talonavikulargelenks dargestellt und entknorpelt werden. Schließlich wird das CC-Gelenk vollständig entknorpelt. Der Fuß wird nun provisorisch reponiert (Rückfußinversion, Vorfußpronation, das Os naviculare bedeckt den Taluskopf vollständig) und diese Stellung mit je einem K-Draht durch TN und CC-Gelenk gesichert. Eine stabile Arthrodese wird dann mit kanülierten Schrauben oder mir Klammern ausgeführt. Bei schlechter Knochenqualität genügen auch zusätzliche K-Drähte. Evtl. Spongiosareste werden in Knochenlücken eingebracht. Bei größeren Lücken kann aus dem Kalkaneus dorsolateral oder aus der distalen Tibia über ein Fenster Spongiosa entnommen werden (Hansen 2000). Anschließend wird der Sehnentransfer durchgeführt.

Nachbehandlung. Siehe TN-Arthrodese.

Probleme und Komplikationen. Eine Pseudarthrose des TN-Gelenks muss – wenn sie symptomatisch ist – revidiert werden. Die Heilung unter Fehlstellung kann, insbesondere bei Überkorrektur in den Rückfußvarus ebenfalls die Reoperation notwendig machen.

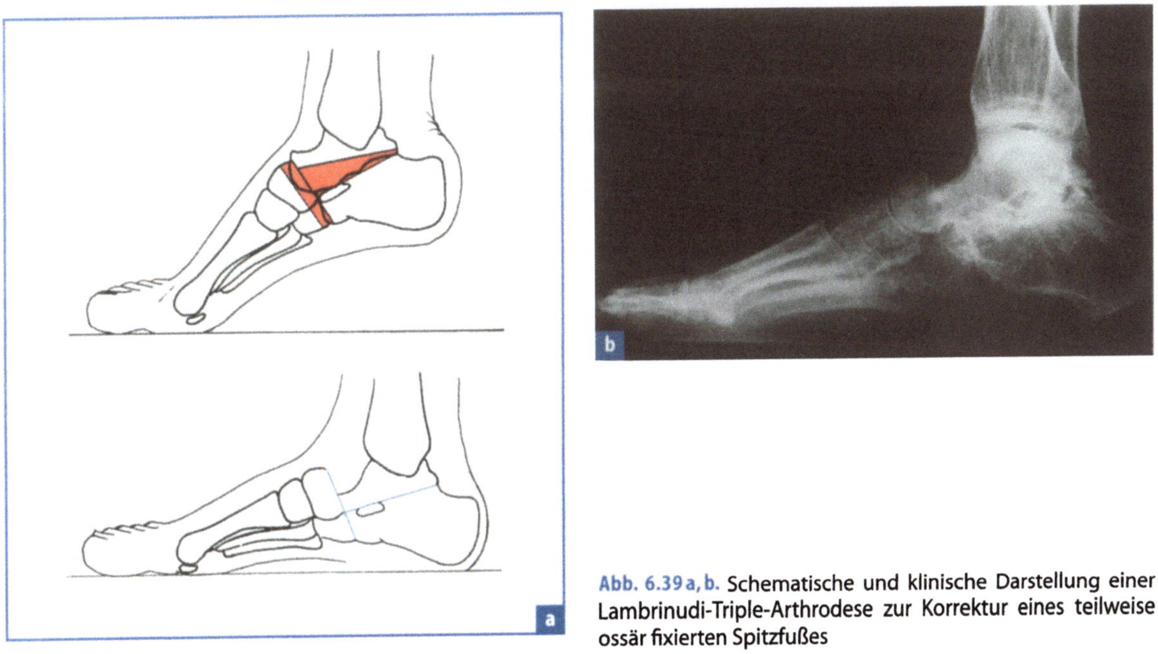

Abb. 6.39 a, b. Schematische und klinische Darstellung einer Lambrinudi-Triple-Arthrodese zur Korrektur eines teilweise ossär fixierten Spitzfußes

Tripelarthrodese nach Lambrinudi

Indikation. Die Indikation für diese umfangreiche Fußkorrektur besteht in einer knöchern fixierten Spitzfußstellung im oberen Sprunggelenk, bei knöchernem Anschlag und bei allen Spitzfüßen, die sich durch vorausgehende Weichteiloperationen nicht ausreichend korrigieren ließen (Abb. 6.39 a, b).

Wirkungsweise. Die Technik nach Lambrinudi wirkt im Sinne einer knöchernen Stabilisierung des Rückfußes durch Arthrodese des subtalaren und des Chopart-Gelenks und einer Spitzfußkorrektur durch ventralbasige Keilentnahme aus dem Talus. In der Originalarbeit wird mit der Keilentnahme auch ein dorsaler Anschlag am oberen Sprunggelenk geschaffen, um einer Fußheberparese (Hängefuß) entgegenzuwirken

Vorbereitung. Rückenlage, Oberschenkelblutsperre, oftmals kann durch eine vorausgehende Weichteiloperation die strukturelle Deformität teilweise korrigiert werden, was den Umfang der Keilentnahme reduziert.

Operationstechnik. Laterale Inzision unter und hinter dem Außenknöchel beginnend und bis zum Fußrücken zum lateralen Kuneiforme ziehend; die Hautränder werden mit Haltefäden angeschlungen. Nach Darstellung und Anschlingen des N. suralis wird der Ursprung des M. extensor digitorum brevis mit einer kleinen Knochenscheibe vom Processus anterior calcanei abgelöst, angeschlungen und nach distal umgeklappt. Das Kalkaneokuboid- und das Talonavikulargelenk werden scharf so weit nach medial als erreichbar dargstellt. Sog. Viernstein-Retraktorhebel erleichtern die Übersicht. Anschließend wird das untere Sprunggelenk durch einen weiteren Retraktor, der unter den Peronealsehnen und unterhalb der Außenknöchelspitze eingesetzt wird, freigelegt. Nach Inzision der Ligg. calcaneofibulare und interosseum lässt sich das unter Sprunggelenk mit einem Knochenspreizer aufklappen. Die Gelenkflächen werden in nachstehender Reihenfolge mit einem gebogenen Hohlmeißes sorgfältig entknorpelt:

Hinteres unteres Sprunggelenk: Kalkaneus – Talus
↓
Vorderes unteres Sprunggelenk: Kalkaneus – Talus
↓
Kalkaneokuboidgelenk: Kalkaneus – Kuboid
↓
Talonavikulargelenk: Talus – Naviculare

Ins hintere untere Sprunggelenk wird dabei nach medial hin eine gebogene lange Klemme (Overholt) zum Schutz des Gefäß-Nerven-Bündels und der langen Zehenbeugesehnen eingesetzt.

Nach Entfernen der Knorpelbeläge wird ggf. zusätzlich ein dorsalbasiger Keil aus dem Chopart-Gelenk gesägt. Dabei ist es nur in seltenen Fällen sinnvoll das gesamte Os naviculare zu entfernen (Steinhäuser 2000).

Anschließend wird unter dem Schutz von Hohmann-Hebeln ein ventralbasiger Keil in der Transversalebene aus dem Talus gesägt. Die Spitze des Keils sollte im hinteren unteren Sprunggelenk liegen. Die Keilbasis darf nicht weniger als etwa zwei Drittel des Taluskopfdurchmessers umfassen, da sonst die Fixierung schwierig ist. Der Fuß wird reponiert und auf Korrektur hin überprüft. Bei ausgeprägter Restdeformität kann ggf. eine Astragalektomie erforderlich werden, was vom selben Zugang aus möglich ist. Nach Anfrischen der Osteotomieflächen mit einem feinen Meißel oder dem Bohrer wird zuerst das Talonavikulargelenk durch retrogrades Bohren mit einem doppelt angespitzten Kirschner-Draht gesichert. Bei der Reposition muss des Naviculare über das Niveau des Talushalses überstehen und der Fußöffnungswinkel beachtet werden. Anschließend werden nacheinander das Kalkaneokuboid und das Subtalargelenk mit K-Drähten transfixiert (Stärke 2,2 oder 2,5 mm). Ein weiterer Draht sichert das Talonavikulargelenk. Ggf. kann bei guter Knochenqualität auch auf Staples zurückgegriffen werden. Entfernte Knochenstücke werden zerkleinert und in freie Lücken eingebracht. Nach Zurückklappen und Reinserieren des M. extensor digitorum brevis wird die Wunde schichtweise verschlossen. Eine Redon-Drainage ist ratsam.

Nachbehandlung. Postoperativ für 5 Wochen Unterschenkelliegegisp, anschließend Röntgenkontrolle, Entfernen der K-Drähte und Unterschenkelgehgips für weitere 5 Wochen. Dann orthopädische Schuhe bzw. Unterschenkelorthesen für 9 bis 12 Monate und Unterschenkelkompressionsstrümpfe. Krankengymnastik und Lymphdrainage sollten kombiniert werden.

Probleme und Komplikationen. Intraoperative Komplikationen durch versehentliche Verletzung von Blutgefäßen, Nerven oder Sehnen sind bei korrekter Technik nahezu ausgeschlossen. Treten sie dennoch ein, so müssen sie durch eine Erweiterung der medialen Inzision dargestellt und revidiert werden.

Die Heilung der Arthrodesen in Fehlstellung bzw. unzureichender Korrektur erfordert die Reoperation bzw. orthopädische Maßschuhe. Pseudarthrosen sind bei korrekter Operationstechnik die Ausnahme. Auch sie können die Revision und Anlagerung von Eigenspongiosa notwendig machen. Die Fußverkürzung ist Folge der Operation und stellt keine Komplikation dar. Die großzügige Keilentnahme hat eine Einschränkung der Plantarflexion zur Folge.

Entnahme eines queren Fußkeiles

Indikation. Köchern struktureller Vorfußspitzfuß bei passiv vollständig re-

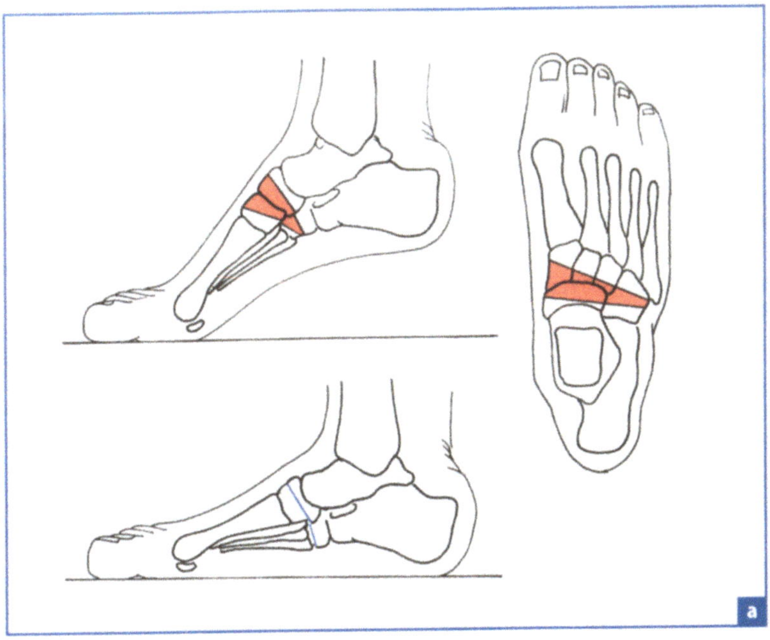

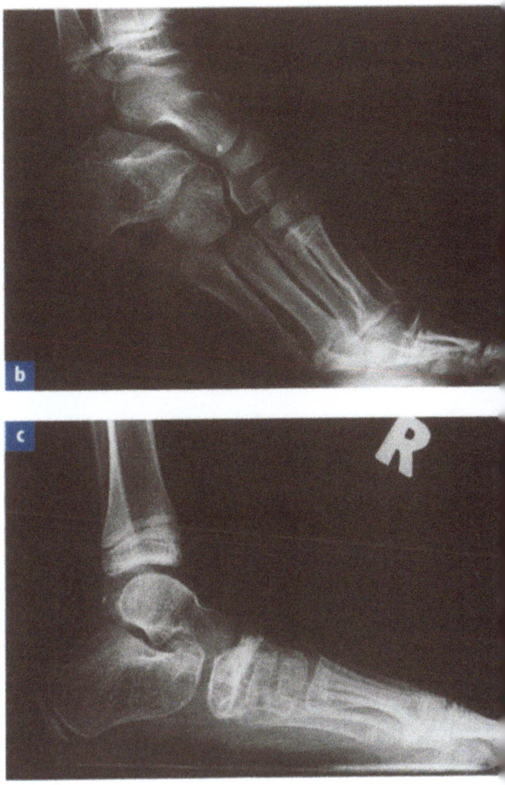

Abb. 6.40 a–c. Schematische und radiologische Darstellung einer queren Fußkeilentnahme zur Korrektur eines ausgeprägten Vorfuß-Spitzfußes. Neben der Fußkeilentnahme waren eine Verlängerung der Wadenmuskulatur und eine Ablösung der plantaren Weichteile nach Steindler erforderlich

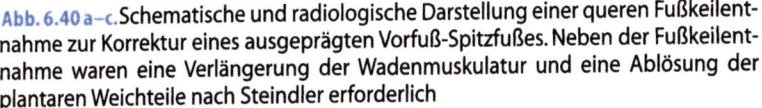

ponierbarem Chopart-Gelenk (Abb. 6.40 a–c). Die Indikation zu dieser Operation wird anhand eines seitlichen Röntgenbildes im Stehen gestellt. Meist liegt ein zusätzlicher Rückfuß-Spitzfuß vor, der gesondert durch eine anschließende Weichteiloperation zu korrigieren ist.

Wirkungsweise. Durch die Entnahme eines dorsalbasigen Keils aus der Navikulokuneiforme-Gelenkreihe und aus dem Kuboid wird eine Korrektur der strukturellen Vorfußspitzfußstellung erreicht. Die dabei notwendige Versteifung der Navikulokuneiforme-Gelenkreihe fällt funktionell nicht ins Gewicht (Hansen 2000).

Vorbereitung. Rückenlage mit Unterlagerung des gleichseitigen Kniegelenkes durch eine Rolle; Oberschenkelblutsperre.

Operationstechnik. Zunächst wird die Fußwurzel über einen S-förmigen Hautschnitt am Fußaußenrand zwischen der Außenknöchelspitze und der Basis des Metatarsale IV dargestellt. Der N. suralis wird aufgesucht und mit einem Vessel loop angeschlungen. Der Unterrand des M. extensor digitorum brevis wird scharf von der Sehnenscheide des M. peroneus brevis gelöst und der Muskel wird subperiostal nach fußrückenwärts abgeschoben. Ggf. muss dabei ein Teil seines Ursprungs am Sinus tarsi eingekerbt werden. Die Sehnen der Mm. peroneus brevis und longus werden ebenfalls subperiostal vom Os cuboideum nach plantar hin abgeschoben. Als nächster Schritt wird je ein Retraktionshebel (Viernstein-Retraktor) zwischen Weichteilen und Fußwurzelknochen nach medial und nach plantar eingesetzt. Beide Hebel ermöglichen eine übersichtliche Darstellung der Fußwurzel sowie den Schutz der Weichteilstrukturen. Das Os cuboideum lässt sich ebenso wie die Navikulokuneiforme Gelenkreihe einsehen. Bevor man zur Keilentnahme schreitet, ist es empfehlenswert, auch die Lage des Talonavikulargelenks zu bestimmen, um dieses nicht irrümlich zu verletzen. Ggf. ist ein zweiter medialer Zugang erforderlich. Der erste Schnitt wird exakt senkrecht zur Längsachse des Fußes durch die Mitte des Kuboides und die distale Hälfte des Os naviculare geführt. Dabei sollte das Os naviculare nach medial hin vollständig durchtrennt werden. Mit dem zweiten Schnitt wird ein dorsalbasiger Keil (Basisstärke 0,5 bis maximal 1 cm) aus dem Os cuboideum sowie der Navikulokuneiforme-Gelenkreihe entfernt. Auch hierbei muss die Fußwurzel nach medial zu vollständig durchtrennt werden. Mit einem mittelbreiten Flachmeißel werden die Osteotomien aufgespreizt, damit die Knochenkeile mit einem Lüer entfernt werden können. Die 3 Kuneiforme-Knochen dürfen keine Knorpelschicht mehr zeigen. Bei vollständiger Entfernung der Keile gelingt es leicht, die Osteotomie zu schließen. Reicht die Korrektur nicht aus, so sollte sparsam aus der distalen Osteotomie nachreseziert werden. In der Regel genügt die Entnahme eines maximal 1 cm breiten Keils. Die Osteotomien können anschließend mit einem feinen Meißel angefrischt werden. Unter Korrekturstellung werden dann durch den ersten und den vierten Intermetatarsalraum Kirschnerdrähte (2,2 bis 2,5 mm) eingebracht. Ein zusätzlicher schräg verlaufender Draht von medial nach lateral sichert die Osteotomie gegen ein Klaffen. Wir empfehlen nur in Ausnahmefällen die Verwendung von Klammern („staples"), da sie das Risiko einer Verletzung des Talonavikulargelenks in sich bergen. Bei ihrer Verwendung ist ein intraoperatives Röntgenbild in 2 Ebenen obligat. Anschließend werden evtl. zusätzliche Weichteiloperationen (Wadenmuskelverlängerung, Fußheberersatz) durchgeführt.

Nachbehandlung. Postoperativ für 4 Wochen Unterschenkelliegegips und anschließend nach Röntgenkontrolle die Drahtentfernung, dann für weitere 4 Wochen Unterschenkelgehgips, der bei zusätzlichem Fußheberersatz und gut kooperativem Patienten auch als gedeckelter Gehgips mit Teilbelastung angefertigt werden kann. Der Patient kann daraus die neue Muskelfunktion erlernen. Nach vollständiger Konsolidierung empfehlen wir die Versorgung mit Einlagen und Therapieschuhen für 1 Jahr bzw. bei gleichzeitiger Muskeltransposition die Orthesenversorgung.

Probleme und Komplikationen. Die Pseudarthrose ist wegen der großen Kontaktfläche der Fußwurzel sehr selten. Die Verletzung der Talonavikulargelenkfläche stellt ein schwerwiegendes Problem dar, das ggf. die Arthrodese notwendig macht.

Bei sorgfältiger Darstellung der Fußwurzel und Sicherung der Weichteile durch Retraktoren ist eine Verletzung von Gefäßen oder Nerven praktisch ausgeschlossen.

Extendierende Osteotomie der Lisfranc-Gelenkreihe

Diese Operationstechnik kommt beim strukturellen Vorfußspitzfuß nur sehr selten zur Anwendung. Ihr Haupteinsatzgebiet stellt der Hohlfuß dar, weshalb wir bezüglich weiterer Details auf Döderlein et al. (2001, „Der Hohlfuß") verweisen möchten.

Astragalektomie mit pantalarer Arthrodese

Indikation. Die Indikation für diesen aufwändigen Palliativeingriff sollte nur bei schwersten Deformitäten gestellt werden, wenn die Operation nach Lambrinudi in Kombination mit Weichteiltechniken nicht zur Korrektur ausreicht (Abb. 6.41a–c).

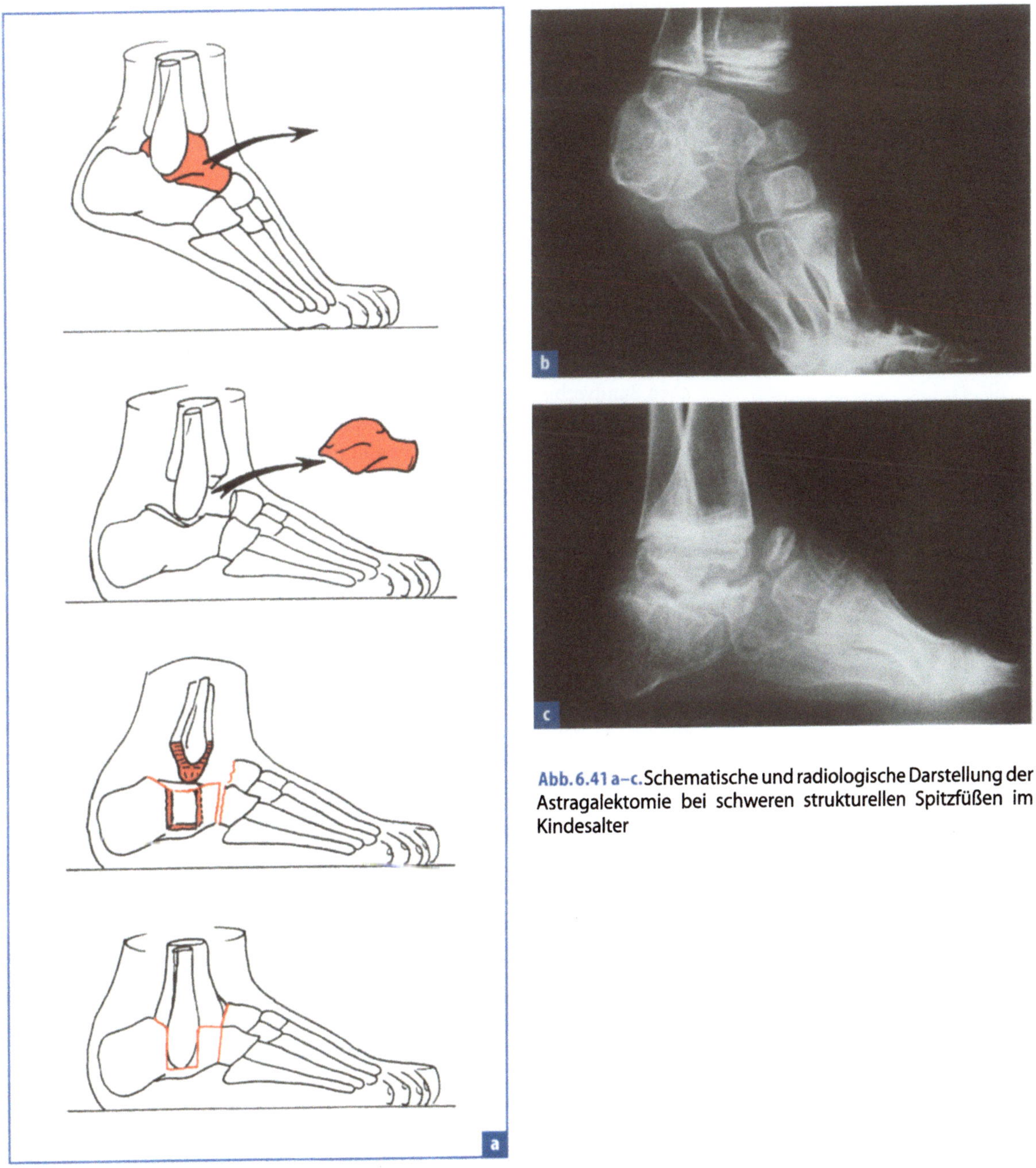

Abb. 6.41 a–c. Schematische und radiologische Darstellung der Astragalektomie bei schweren strukturellen Spitzfüßen im Kindesalter

Wirkungsweise. Die Resektion des gesamten Talus entspricht im Prinzip ebenfalls der Lambrinudi-Operation. Durch die Astragalektomie kommt es zur Entspannung von Haut- und Weichteilstrukturen. Über eine Keilentnahme aus dem Chopart-Gelenk lässt sich ein evtl. zusätzlich bestehender Vorfußspitzfuß korrigieren.

Vorbereitung. Rückenlage, Oberschenkelblutsperre, Unterlagerung des Kniegelenks mit einer Rolle.

Operationstechnik. S-förmige Inzision am Fußaußenrand, hinter dem Außenknöchel beginnend und schräg nach vorne über die Fußwurzel bis zur

Kuneiforme-Reihe ziehend. Nach Anschlingen der Hautränder mit Haltefäden zur Vermeidung von Wundrandnekrosen wird zuerst der N. suralis präpariert und angeschlungen. Die Peronealsehnen werden vom Außenknöchel abpräpariert und beiseitegehalten. Nun gelingt es leicht, die Bandverbindungen zwischen Außenknöchel, Talus und Kalkaneus zu durchtrennen (Ligg. calcaneofibulare, talofibulare posterius und anterius sowie interosseum) und das obere und untere Sprunggelenk von lateral aufzuklappen. Man stellt sich anschließend die Gelenkkapsel des oberen Sprunggelenks von ventral her dar und eröffnet sie scharf. Nun werden die tiefen Bandanteile des Lig. deltoideum zwischen Talus und Innenknöchel von ventral nach dorsal mit einem Raspatorium gelöst. Im dorsomedialen Eck sollten das Gefäß-Nerven-Bündel und die langen Zehenbeugesehnen mit einer gebogenen Klemme weggehalten werden. Der Talus kann dann mit einer Knochenfasszange gepackt und mit der Präparierschere vollständig von restlichen Bandverbindungen befreit und entfernt werden.

Nach Überprüfung des Korrekturausmaßes wird nun die Achillessehne über eine proximale Verlängerung der Inzision Z-förmig durchtrennt. Ein weiterbestehender Vorfußspitzfuß muss durch eine Resektion aus dem Chopart-Gelenk korrigiert werden. Nach Entfernung aller Knorpelbeläge wird die Knöchelgabel in den Kalkaneus eingepasst, wobei man zum besseren Kontakt des Außenknöchels mit dem Kalkaneus lateral eine Rinne meißeln kann. Die ventrale Tibia wird ebenfalls angefrischt und in Kontakt zum gegenüberliegenden Os naviculare gebracht. Die Arthrodese wird unter plantigrader Einstellung des Fußes bei symmetrischem Fußöffnungswinkel zunächst mit Kirschner-Drähten provisorisch fixiert. Bei guter Knochenqualität empfehlen wir anschließend beim Erwachsenen die Verwendung kanülierter Spongiosaschrauben, die vom Kalkaneus bzw. vom Fußrücken her in die distale Tibia eingebracht werden. Knochenlücken werden mit Spongiosa aus dem entfernten Talus gefüllt. Nach der Naht der Achillessehne erfolgt der spannungsfreie Hautverschluss mit Drainagen.

Nachbehandlung. Postoperativ 6 Wochen Unterschenkelliegegips, dann Röntgenkontrolle, Entfernung evtl. Drähte und für weitere 6 bis 8 Wochen Unterschenkelgehgips. Dann sollten für 1 Jahr hohe und versteifte orthopädische Schuhe oder stabile Unterschenkelorthesen gegeben werden. Die Schuhe müssen mit einer Abrollung versehen werden.

Probleme und Komplikationen. Wundheilungsprobleme sind selten und heilen meist konservativ aus. Eine vermehrte Spannung des Gefäß-Nerven-Bündels kann nur durch eine Kürzung der distalen Tibia beseitigt werden. Eine Pseudarthrose ist bei Schmerzen oder Korrekturverlust revisionspflichtig. Es muss mit einer Beinverkürzung (etwa 3–4 cm) gerechnet werden. Probleme mit der Schuhversorgung durch die prominente Knöchelgabe erfordern nur selten eine Revision (ggf.primäre Resektion des Außenknöchels). Ein Rezidiv durch unvollständige Primärkorrektur muß nachoperiert werden.

Rekurvierende Osteotomie der distalen Tibia (ventralbasiger Keil)

Indikation. In Antekurvation verheilte distale Tibiafraktur, bei der es wegen der Schrägstellung der Gelenkfläche des oberen Sprunggelenks in der Sagittalebene zu einer Fehlstellung gekommen ist (Abb. 6.42).

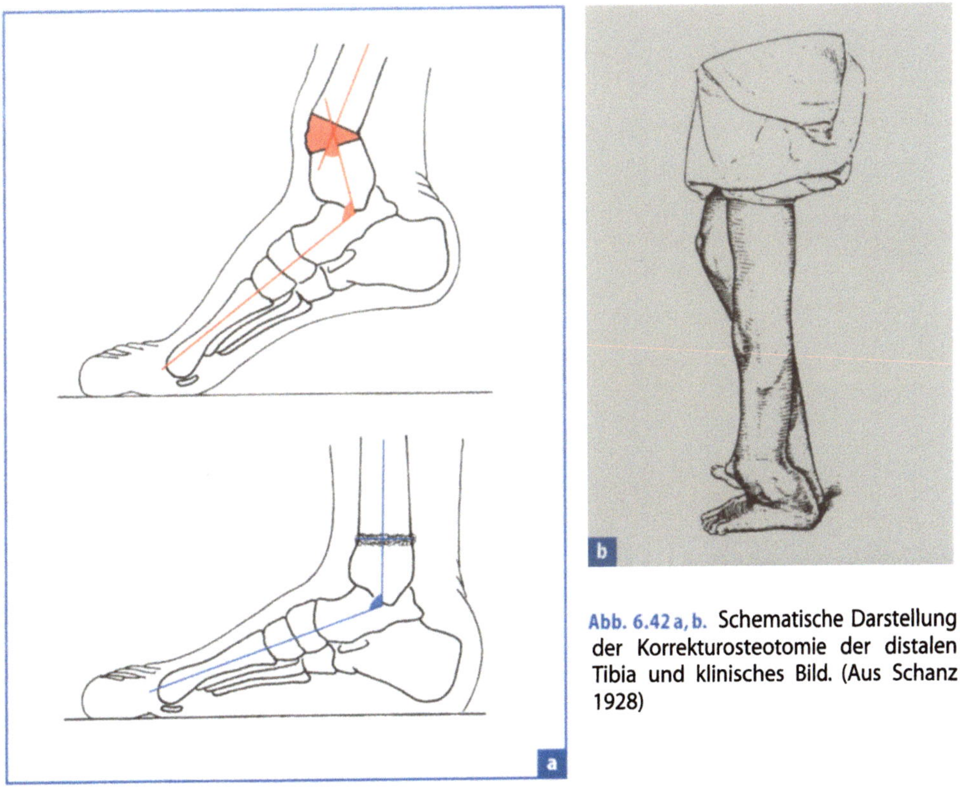

Abb. 6.42 a, b. Schematische Darstellung der Korrekturosteotomie der distalen Tibia und klinisches Bild. (Aus Schanz 1928)

Wirkungsweise. Wiederherstellung der normalen Ausrichtung des oberen Sprunggelenks und damit Wiederherstellung der normalen Gelenksexkursion.

Vorbereitung. Rückenlage, Oberschenkelblutsperre; evtl. Zusatzdeformitäten des Rückfußes müssen vorausgehend korrigiert werden.

Operationstechnik. Bei Jugendlichen und Erwachsenen hat sich uns die zusätzliche Anlagerung autologer Spongiosa aus dem Beckenkamm an die Osteotomie bewährt.

Die Lage der Osteotomie wird anhand einer Konstruktionszeichnung nach dem seitlichen Röntgenbild bestimmt. Abhängig von den Hautverhältnissen (vorausgegangene Operationen, posttraumatische Narben) wird in der Regel eine zuklappende Technik gewählt. Nur bei Kindern bzw. guten Weichteilverhältnissen und geringer Deformität ist die aufklappende Technik ratsam. Bei sehr ungünstigen Weichteilen ist der Ilisarow-Korrektur der Vorzug zu geben. Dabei muss der Fuß unbedingt mitgefasst werden. Vorausgehend muss die Fibula über einen gesonderten Zugang etwa 3 bis 4 Querfinger proximal des oberen Sprunggelenks schräg durchtrennt werden, damit die Osteotomieenden zur Korrektur aneinander gleiten können. In seltenen Fällen muss ein Teil der Fibula reseziert werden.

Der tibiale Zugang gelingt am einfachsten von medial her hinter der Tibiahinterkante. Das Gefäß-Nerven-Bündel wird zusammen mit dem Periost und den Beugesehnen mit einem Raspatorium nach dorsal abgeschoben und mit einem Hohmann-Retraktor beiseitegehalten. Nach ventral hin wird ebenso verfahren. Wenn es zu einer Kontraktur der dorsalen Weichteile gekommen ist, muss diese vorausgehend über einen gesonderten Zugang beseitigt werden (ggf. Achillessehnenverlängerung). Das obere Sprunggelenk muss in Dorsalflexionsrichtung mobil sein. Die Naht der verlängerten Sehnen wird allerdings erst nach fertiggestellter Tibiaosteotomie durchgeführt.

Der Osteotomiewinkel wird mit 2 von ventral eingebrachten K-Drähten unter Bildverstärkerkontrolle (parallel zum OSG-Spalt distal und senkrecht zur Tibia proximal) festgelegt. Diese Drähte dienen gleichzeitig als Rotationsmarkierung. Das distale Tibiafragment kann durch 2 gekreuzte gelenkspaltparallele K-Drähte, über die beim Zuklappen die Osteotomie komprimiert werden kann, zusätzlich gefasst werden. Man sägt zuerst die distale Osteotomie parallel zum Gelenkspalt zu zwei Dritteln der Tibiadicke und sägt anschließend proximal davon senkrecht zur Tibialängsachse durch. Der distale Schnitt wird komplettiert und der Knochenkeil mit ventraler Basis entfernt. Bei sauberer Sägetechnik ist die Deformität aufeinander zu stellen. Sie wird mit jeweils 2 gekreuzten Kirschner-Drähten vom Innenknöchel und vom Tubercule de Chaput aus ins proximale Fragment sicher fixiert. Die Markierungs- und Haltedrähte werden erst nach der Röntgenkontrolle entfernt. Nach Anlagerung von Spongiosa wird das Periost sorgfältig verschlossen und die Blutsperre geöffnet. Eine Drainage ist ggf. notwendig. Alternativ kommt eine ventrale DC-Platte zur Anwendung.

Nachbehandlung. Postoperativ 5 Wochen Unterschenkelliegegips, dann Röntgenkontrolle, Drahtentfernung und für mindestens weitere 5 Wochen Unterschenkelgehgips, dann Unterschenkelorthesen oder hohe orthopädische Schuhe für etwa ein Jahr.

Probleme und Komplikationen. Eine intraoperativ unzureichende Korrektur ist durch Röntgenkontrollen (in 2 Ebenen) auszuschließen. Die verzögerte Konsolidierung der Osteotomie erfordert die längere Immobilisierung. Bei ungünstiger Weichteilsituation ist die primäre Fassung durch den Ilisarow-Fixateur vorzuziehen. Eine Spongiosaplastik halten wir für obligat.

Arthrorise (dorsale knöcherne Anschlagsperre am oberen Sprunggelenk)

Das Verfahren einer knöchernen Anschlagsperre durch die Einfügung eines Spans dorsal der Achse des oberen Sprunggelenks stammt aus der Polioära (Abb. 6.43a–c). Diese Operation wird heute eher selten angewandt, da die orthetische Versorgung weitaus einfacher ist. Sie soll jedoch der Vollständigkeit halber kurz dargestellt werden.

Indikation. In den seltenen Fällen einer schlaffen Fußheberparese, wo weder einer Ersatzoperation noch eine Orthesenversorgung in Frage kommen.

Wirkungsweise. Durch die Einfalzung eines kortikospongiösen Eigen- oder Fremdspans hinter dem oberen Sprunggelenk in den Kalkaneus wird eine Anschlagsperre gegen die Plantarflexion geschaffen.

Mehrere wesentliche Nachteile kennzeichnen diese Technik:

Zum einen wird bei einer Sperre des oberen Sprunggelenkes in 90-Grad-Stellung jegliche aktive Plantarflexion gesperrt, zum anderen kommt es wegen der fehlenden Nachgiebigkeit des Anschlages zum vorzeitigen Einknicken des Kniegelenkes bei der Lastaufnahme. Da beide Nachteile leicht durch eine konventionelle Fußheberorthese vermieden werden können, wird dieser in der Regel der Vorzug gegeben. Schließlich verbleibt im oberen Sprunggelenk eine nur minimale Restbeweglichkeit, die ohnehin das Tragen zugerichteter Schuhe erforderlich macht.

Vorbereitung. Rückenlage, Oberschenkelblutsperre, vorausgehend kann ent-

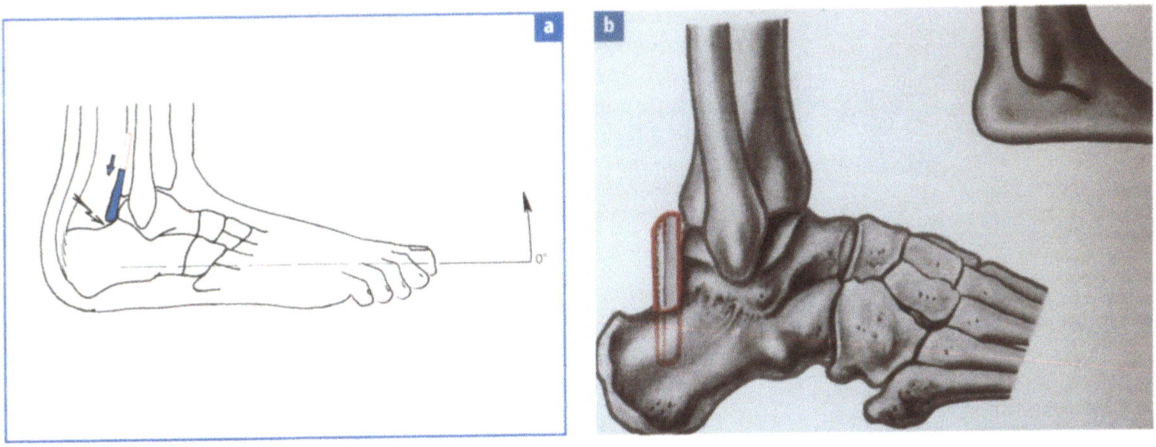

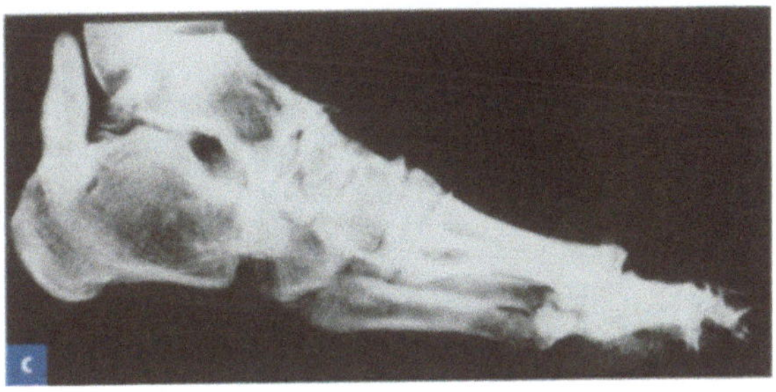

Abb. 6.43 a–c. Prinzip der Anschlagsarthrorise (knöcherne Anschlagsperre) beim Lähmungsfallfuß

weder ein kortikospongiöser Eigenspan aus dem Beckenkamm entnommen werden oder es wird ein Fremdspan vorbereitet. Die Spangröße sollte je nach Fußgröße 2-mal 3–4 cm betragen.

Operationstechnik. Durch einen lateralen leicht dorsalkonvexen bogenförmigen Schnitt hinter dem Außenknöchel wird der N. suralis dargestellt und angeschlungen. Die Kalkaneusoberfläche wird subperiostal freigelegt, die Peronealsehnen und der M. flexor hallucis longus werden beiseite gehalten und der Gelenkspalt des oberen Sprunggelenks sowie die distale dorsale Tibia dargestellt. Eine ggf. bestehende strukturelle Spitzfußkontraktur muss vorausgehend beseitigt werden. Nun wird direkt hinter der Gelenkfläche des hinteren unteren Sprunggelenks eine quergestellte Nut für den Span geschaffen. Der Span wird anschließend so eingepflockt, dass er bei Neutralstellung des oberen Sprunggelenks an der distalen Tibiahinterfläche anschlägt. Er kann mit einem oder zwei gekreuzten Kirschner-Drähten von plantar her in seiner Stellung gesichert werden. Stets sollte das untere und obere Sprunggelenk zusätzlich temporär durch einen plantaren Draht in Rechtwinkelstellung transfixiert werden. Die Wunde wird schichtweise verschlossen und es wird ein Unterschenkelliegegips angelegt.

Nachbehandlung. Entfernung der Drähte nach 4 bis 6 Wochen und Anlage eines Unterschenkelgehgipses für weitere 4 bis 6 Wochen. Dann zum Schutz noch für 6 bis 12 Monate steife orthopädische Schuhe mit Abrollung.

Probleme und Komplikationen. Gravierende funktionelle Nachteile durch die blockierte passive Plantarflexion, ein möglicher Spanbruch oder die Spanresorption stellen die wichtigsten Probleme dar. Branch (1939), Campbell (1930) und Huntley (1951) berichteten über postoperative Schmerzen und Rezidive in bis zu einem Drittel der Fälle.

Wenn der Anschlag zu spät wirkt, das heißt der Fuß im Hängen in einer Plantarflexion verbleibt, sind die funktionellen Nachteile zwar geringer, die Wirkung der Operation jedoch ebenso, so dass zusätzliche Orthesen- oder Schuhtechnik notwendig werden.

6.4 Operative Verfahren beim Hackenfuß

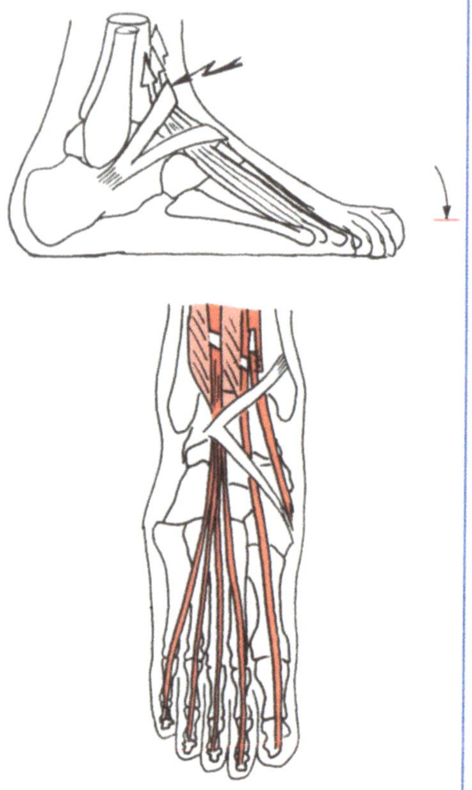

Abb. 6.44. Schematische Darstellung der Verlängerung der Fußhebesehnen beim Hackenfuß

6.4.1 Weichteiloperationen

Verlängerung der Fußhebesehnen (Abb. 6.44)

Indikation. Einschränkung der passiven Plantarflexionsfähigkeit im oberen Sprunggelenk durch eine Verkürzung der Fußhebemuskeln (M. tibialis anterior, M. extensor hallucis longus, M. extensor digitorum longus, M. peroneus tertius).

Wirkungsweise. Über die Verlängerung der Fußhebersehnen wird eine Verbesserung der Exkursion des oberen Sprunggelenks in Richtung der Plantarflexion geschaffen. Diese stellt die Voraussetzung für die Wirksamkeit von Orthesen oder Fußsenkerersatzoperationen dar.

Vorbereitung. Rückenlage, als einziger Eingriff ist eine Blutsperre nicht notwendig.

Operationstechnik. Zwei bis drei Querfinger oberhalb des oberen Sprunggelenks wird direkt neben der tastbaren Tibiavorderkante ein 3–4 cm langer Längsschnitt angelegt. Die Unterschenkelfaszie wird ebenfalls längs gespalten und mit Vicrylfäden (Stärke 2–0) angeschlungen. Es gelingt leicht, nacheinander die Sehnen von M. tibialis anterior. M. extensor digitorum longus und M. extensor hallucis longus zu identifizieren. Während die Sehne des M. tibialis anterior auf dieser Höhe meist muskelfrei ist und deshalb Z-förmig verlängert werden muss, genügt bei den anderen Muskeln eine intramuskuläre Durchtrennung der Sehnen. Die Sehnenlänge wird durch die passive Plantarflexion im oberen Sprunggelenk bestimmt. Die Unterschenkelfaszie und die Subkutis werden getrennt verschlossen, um Verwachsungen vorzubeugen.

Nachbehandllung. Die Nachbehandlung richtet sich nach evtl. Zusatzeingriffen. Bei einer isolierten Fußheberverlängerung wird für 2 bis 3 Wochen ein Unterschenkel(geh)gips in leichter Spitzfußstellung angelegt. Die Gehsohle muss entsprechend der Spitzfußstellung angepasst werden. Anschließend kann mit Physiotherapie (passive und aktive Plantarflexion) und einer Unterschenkelorthesenversorgung fortgesetzt werden.

Probleme und Komplikationen. Das Hauptproblem besteht in einer zu geringen Verlängerung, gerade bei insuffizienten Plantarflektoren. Deshalb muss in jedem Fall ein operatives oder/und orthetisches Gegengewicht in Form von aktiven Plantarflektoren bzw. einer dorsalen Anschlagsperre an der Orthese als ergänzende Behandlungsform geschaffen werden. Die trotz der Operation unzureichende passive Plantarflexion im oberen Sprunggelenk kann entweder an einer Kapselkontraktur oder an knöchernen Widerständen (hinter des OSG-Achse) liegen. Wir empfehlen daher präoperativ immer eine streng seitliche Aufnahme des oberen Sprunggelenks.

Ventrale Kapsulotomie des oberen Sprunggelenks

Indikation. Stets wenn nach einer vorausgehenden Verlängerung der Fußhebesehnen eine Einschränkung der passiven Plantarflexion im oberen Sprunggelenk verbleibt und dafür keine knöcherne Ursache besteht (s. Abb. 6.29).

Wirkungsweise. Durch die Lösung der vorderen Sprunggelenkskapsel lässt sich die passive Plantarflexion verbessern.

Vorbereitung. Rückenlage, als alleiniger Eingriff auch ohne Blutsperre möglich.

Operationstechnik. Inzision ventral zwischen den Sehnen des M. tibialis anterior und den langen Zehenstreckern oder lateral leicht bogenförmig vor dem Außenknöchel. Die Kapsel des oberen Sprunggelenks lässt sich unter Beiseitehalten der Sehnen, Blutgefäße und Nerven leicht darstellen und in Höhe des Gelenkspalts quer vom Innenknöchel bis zum Außenknöchel inzidieren. Das obere Sprunggelenk wird manuell in Plantarflexion redressiert, ggf. müssen die Fußheber über einen gesonderten Zugang (s. oben) verlängert werden. Bei alleinigem Eingriff genügt eine Schiene in Plantarflexionsstellung.

Nachbehandllung. Eine frühfunktionelle Nachbehandlung mit Krankengymnastik und Lagerungsschiene ist für die Erhaltung der Beweglichkeit wichtig. Zusätzlich sollte die orthetische bzw. operative Unterstützung der Plantarflektoren erwogen werden.

Probleme und Komplikationen. Die unzureichende Plantarflexion kann ihre Ursachen entweder in muskulärer Verkürzung oder dorsalem knöchernem Anschlag haben. Das Rezidiv ist bei konsequenter Nachbehandlung selten.

Ersatzoperationen der Gastrosoleusmuskulatur

Vorbemerkung. Während der vollständige Ersatz einer ausgefallenen Wadenmuskelfunktion nahezu in keinem Fall möglich ist, kommt der Augmentation der Achillessehne dennoch die wichtige Funktion einer besseren Muskelbalancierung zu. Im Wachstumsalter kann damit ein gravierendes Fehlwachstum des Kalkaneus nach plantar vermieden werden. Wegen des hohen Kraftbedarfs sind isolierte Transpositionen meist wenig erfolgreich, sieht man einmal vom M.-tibialis-anterior-Transfer bei der Spina bifida ab. Die wichtigsten Regeln zur Fußsenkererstazoperation sind:

- ausreichende Beweglichkeit des oberen Sprunggelenks für die Plantarflexion (mindestens 10 Grad),
- ausreichende Stabilität des Fußes,
- kräftige Transfermuskeln,
- postoperativer orthetischer Schutz,
- freie Beweglichkeit der Hüft- und Kniegelenke.

Abb. 6.45 a–d. Schematische und klinische Darstellung der Transferoperation der Tibialis-anterior-Sehne auf die Achillessehne. Der Muskel muss einen Kraftgrad von mindestens 4 besitzen, um eine ausreichende Wirkung entfalten zu können

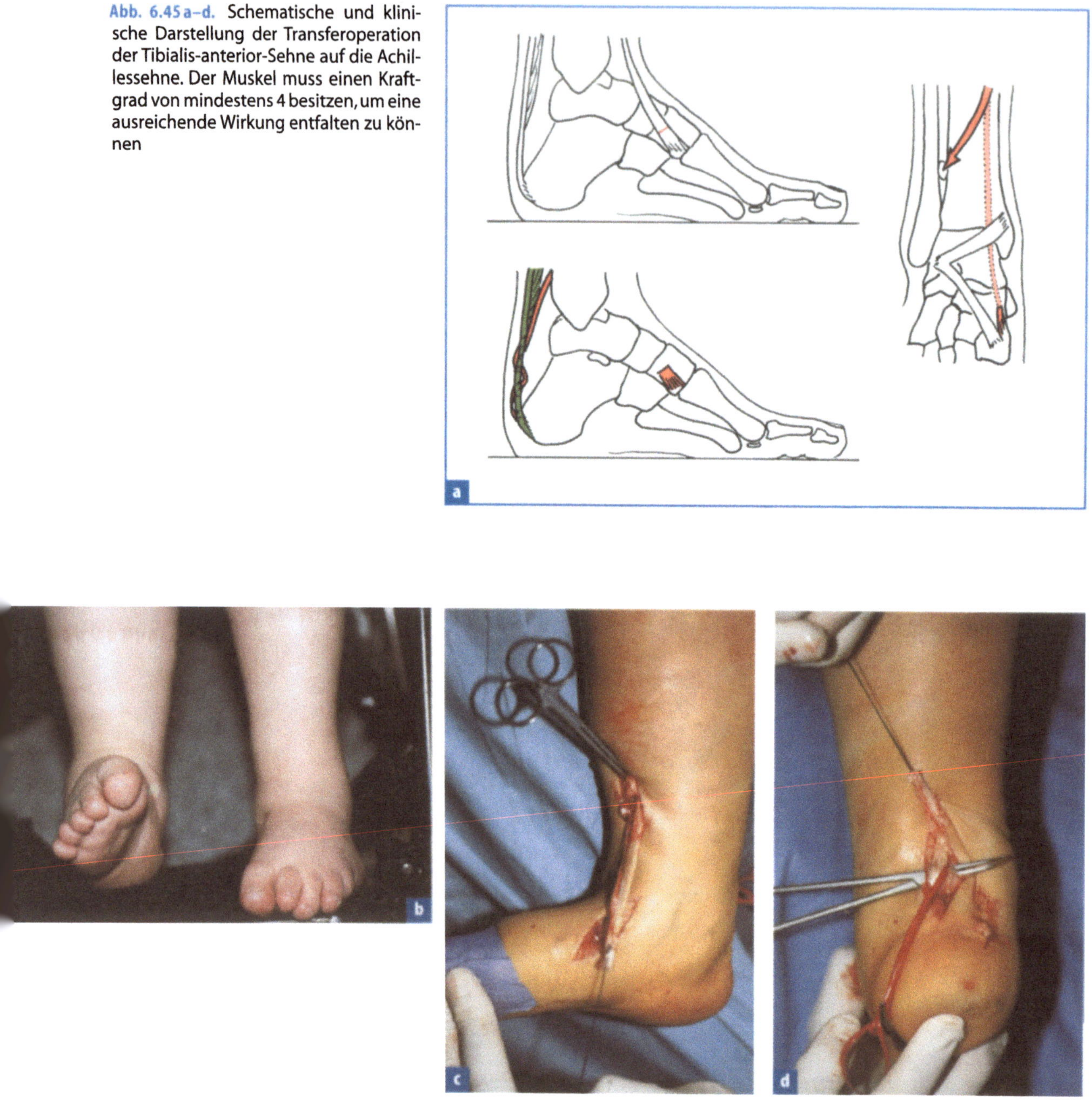

Transfer des M. tibialis anterior auf die Achillessehne

Indikation. Die klassische Indikation für diesen Eingriff stellt die Spina bifida mit einem Lähmungsniveau bei L5 dar. Bei normal kräftigen Fußhebern sind die Plantarflektoren weitgehend ausgefallen (Abb. 6.45 a–d). Dies führt zur schweren Hackenfußstellung, wobei der Fußinnenrand durch die kräftige Funktion des M. tibialis anterior zusätzlich supinatorisch aufgebogen wird. Dieser einfache Eingriff kann bereits im frühen Kindesalter vor dem 6. Lebensjahr vorgenommen werden. Es dürfen keine Kniebeugekontrakturen vorliegen bzw. sie müssen gleichzeitig behoben werden. Wenn noch weitere funktionstüchtige Muskeln vorhanden sind (lange Zehenbeuger oder M. tibialis posterior) sollten diese ggf zusätzlich transponiert werden. Wir haben diese Operation auch beim schweren Beugemuster des Patienten mit infantiler Zerebralparese angewendet. Neben einer Beseitigung der störenden Elevation des Metatarsale 1 wird die Plantarflexion wirksam unterstützt. Ein Umschlagen in die Spitzfußdeformität haben wir bisher nicht beobachtet.

Wirkungsweise. Die Transpositionsoperation wirkt auf mehrfache Weise:
- Ausschaltung der ungünstigen Fußhebefunktion,
- verbesserte Einstellung zur Belastung des Fußinnenrands,
- Stärkung der ausgefallenen Fußsenker,
- Wachstumsstimulation der Kalkaneusapophyse.

Vorbereitung. Rückenlage, bei ausschließlicher Operation ist eine Blutsperre nicht erforderlich. Meist wird man diesen Eingriff jedoch mit einer Stabilisierung des Rückfußes kombinieren, die ihrerseits eine Blutsperre notwendig macht.

Operationstechnik. Vorausgehend muss eine ausreichende Plantarflexion im oberen Sprunggelenk und ein stabiler Rückfuß geschaffen werden. Bei Kindern kann diese Stabilisierung ggf. von einer Fußorthese übernommen werden.

Am Fußinnenrand wird zwischen dem Os naviculare und der Mitte des MT I ein etwa 3 cm langer Längsschnitt angelegt. Der Ansatz des M. tibialis anterior wird dargestellt und die Sehne mit Vicryl (Stärke 0 oder 1) durchflochten. Die Sehne wird distal abgetrennt und nach proximal mobilisiert. Über eine zweite Inzision lateral der Tibiavorderkante 3 bis 4 Querfinger oberhalb des oberen Sprunggelenks wird die Sehne des. M. tibialis anterior präpariert und mit einer feuchten Kompresse herausgezogen. Das Sehnengleitgewebe bleibt dabei soweit als möglich erhalten. Als nächstes wird der Ansatz der Achillessehne medial durch einen 3–4 cm langen Schnitt dargestellt. Eine stumpfe geschlossene Kornzange wird von der Inzision an der Tibia durch die Membrana interossea bis zum Achillessehnenansatz vorgeschoben und fasst eine Fadenschlinge. Die Kornzange wird mit der Schlinge wieder nach proximal zurückgezogen: Der Anschlingfaden der Tibialis-anterior-Sehne wird nun in die Schlinge gelegt und zur Achillessehne hin gezogen. Die Sehne des M. tibialis anterior wird anschließend unter Verziehung der Achillessehne nach proximal und Plantarflexion des Fußes in diese mit nichtresorbierbaren Fäden (Mersilene 0 bzw. 1) eingeflochten, so dass die passive Dorsalflexion im oberen Sprunggelenk elastisch gehemmt wird. Das Ende des Transfersehne kann zusätzlich ins Kalkaneusperiost eingeflochten werden. Schichtweiser Wundverschluss und Unterschenkelliegegips in Plantarflexion beenden den Eingriff.

Nachbehandllung. Unterschenkelliegegips für 5 Wochen, dann Unterschenkelorthese mit dorsaler Anschlagsperre und plantarer Freigabe für mindestens 1 Jahr.

Probleme und Komplikationen. Da der M. tibialis anterior relativ schwach ist, kann er die Funktion der Wadenmuskulatur nicht ersetzen. Eine zusätzliche Orthesenversorgung ist deshalb besonders bei Jugendlichen und Erwachsenen immer erforderlich. Das Umlernen der neuen Funktion bereitet allerdings nur selten Probleme. Die Insuffizienz des Transfers kann ihre Ursache in einer unzureichenden Operationstechnik, postoperativen Verwachsungen oder einem Ausriss der Sehne haben, wenn postoperativ keine Orthesen getragen wurden. Strukturelle Deformitäten, Plantarflexionseinschränkungen oder Instabilitäten des Rückfußes müssen vorausgehend oder gleichzeitig korrigiert werden. Die strukturell verbleibende Vorfußsupination muss durch eine Pronationsosteotomie der Fußwurzel oder eine korrigierende Chopart-Arthrodese beseitigt werden.

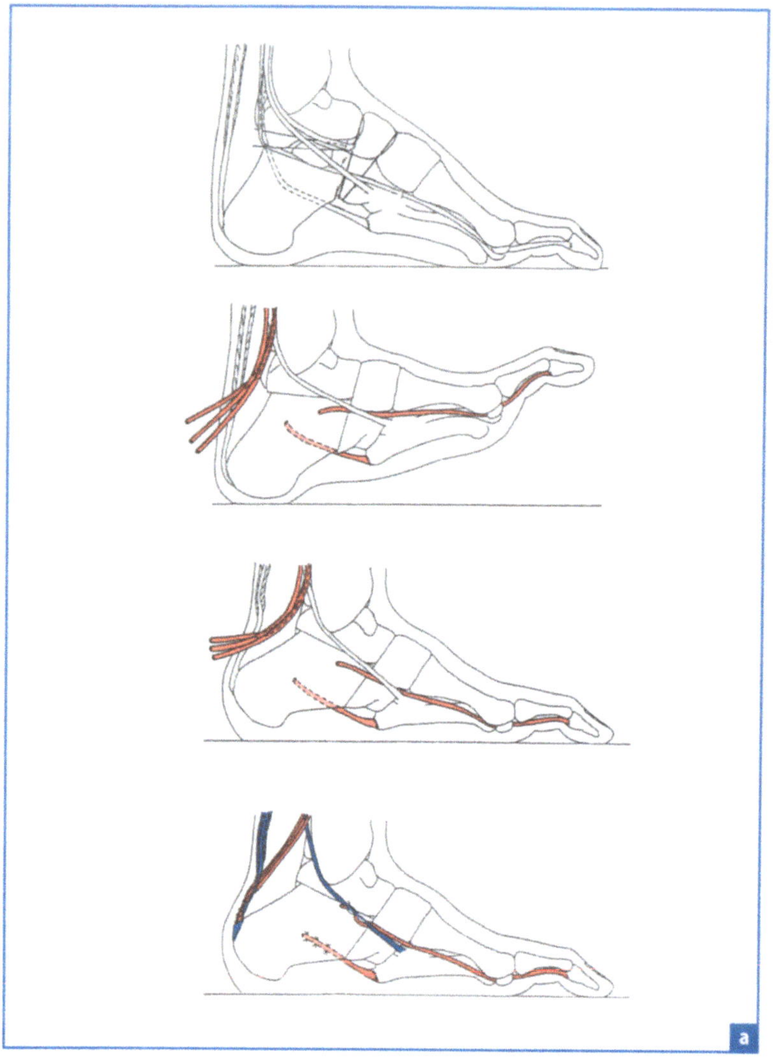

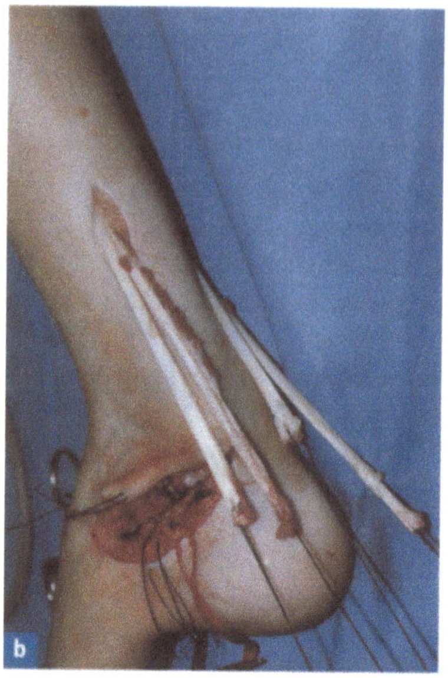

Abb. 6.46 a, b. Zur Korrektur schwerer Hackenfüße ist neben der Stabilisierung des Rückfußes unbedingt die Verlagerung möglichst vieler verfügbarer aktiver Muskeln auf den Kalkaneus erforderlich

Transfer von M. tibialis posterior, M. peroneus brevis, M. flexor digitorum longus (oder M. flexor hallucis longus) auf den Kalkaneus/die Achillessehne

Indikation. Die Indikation für diese augmentierende Operation besteht bei allen funktionell einschränkenden Hackenfüßen, bei denen eine ausreichende Kraft dieser Muskeln vorhanden ist (Abb. 6.46 a, b). Wegen des Transfers von Chopart-Gelenk-stabilisierenden Muskeln (TP und M. peroneus brevis) ist dieses Gelenk vorausgehend oder simultan zu stabilisieren (s. unten). Ein langer Zehenbeuger muss zur aktiven Stabilisierung der Zehen erhalten bleiben.

Ggf. kann bei stabilem Metatarsokuneiformegelenk I die Sehne des M. peroneus longus mitverpflanzt werden. Das distale Sehnenende muss aber an den lateralen M. calcaneus corticalis fixiert werden (ggf. Lapidus-Arthrodese, s. Döderlein et al. 2002), da es sonst zu einer Elevation des MT I durch den M. tibialis anterior kommen kann.

Wirkungsweise. Die Transposition der 3 Muskeln auf den Kalkaneus vergrößert deren Momentarm auf das obere Sprunggelenk. Da die Muskeln alle Plantarflektoren sind, ist ein Umlerenen nicht notwendig.

Vorbereitung. Rückenlage, Oberschenkelblutsperre, insbesondere, wenn gleichzeitig eine Chopart-Gelenksarthrodese vorgenommen wird.

Operationstechnik. Die Sehnen des M. flexor digitorum longus (bzw. M. flexor hallucis longus) und M. tibialis posterior werden durch einen etwa 5 cm langen leicht dorsal konvexen Hautschnitt am Fußinnenrand aufgesucht und angeschlungen. Während man den M. tibialis posterior leicht identifizieren und am Os naviculare ablösen kann, muss zur Präparation der langen Zehenbeuger der Ursprung des M. abductor hallucis am Fußinnenrand abgelöst werden (Porta pedis: das Tor zum Fuß). Beide Zehenbeuger werden dargestellt, distal miteinander vernäht und proximal davon wird der stärkere durchtrennt und seine Verbindungsfasern zum Chiasma plantare gelöst. Das Talonavikulargelenk wird ggf von medial her dargestellt und entknorpelt.

Drei Querfinger oberhalb des oberen Sprunggelenks wird medial auf halber Strecke zwischen der Tibiahinterkante und der Achillessehne ein 5 cm langer Längsschnitt nach distal hin angelegt. Nach Spalten der Unterschenkelfaszie werden nacheinander die Sehnen des M. tibialis posterior und des M. flexor digitorum longus (bzw. M. flexor hallucis longus – hinter dem Gefäß-Nerven-Bündel) mit einer ausgezogenen feuchten Kompresse nach proximal herausgezogen. Der Ansatz der Achillessehne wird von medial distal her dargestellt.

Nun wird die Sehne des M. peroneus brevis (und ggf. auch des peroneus longus) lateral durch einen Hautschnitt zwischen der Außenknöchelspitze und Basis des Os metatarsale V dargestellt. Zuerst wird jedoch der N. suralis präpariert und angeschlungen.

Wenn man gleichzeitig das Kalkaneokuboidgelenk arthrodesiert, braucht der distale Sehnenzipfel des M. peroneus brevis nicht in die Sehne des M. peroneus longus eingeflochten zu werden. Die Sehne wird angeschlungen und distal davon durchtrennt sowie nach proximal mobilisiert. Drei bis vier Querfinger oberhalb des oberen Sprunggelenks wird das peroneale Kompartiment nach Darstellung des längsverlaufenden N. peroneus superficialis eröffnet und Sehne und Muskel des M. peroneus brevis nach Verziehen der Sehne des M. peroneus longus mit einer feuchten Kompresse herausgezogen. Der M. peroneus brevis wird nun mit einer stumpfen Kornzange, die von medial am Ansatz der Achillessehne nach proximal lateral vorgeschoben wird, gefasst und nach medial distal geführt. Wenn sich das obere Sprunggelenk zumindest leicht in Plantarflexion einstellen lässt, werden nun alle 3 Sehnen nacheinander unter Verziehen der Achillessehne nach proximal mit Hilfe einer Durchflechtungszange in diese eingeflochten. Ggf. kann im dorsalen Kalkaneus mit einem Pfriem ein Kanal nach distal plantar gebohrt werden, in den die Anschlingfäden gezogen und nach plantar proximal des Fersenpolsters ausgeleitet werden können. Als Fadenmaterial hat sich nicht resorbierbares Mersilene/Ethibond (Stärke 1 oder 2) oder PDS (Stärke 1 oder 2) bewährt. Man muss darauf achten, dass die Muskel- und Sehnenverläufe möglichst gerade ohne Abknickung bleiben. Die Ausziehfäden können über einer halben gerollten Kompresse unter leichter Spitzfußstellung geknotet werden.

Der schichtweise Wundverschluss beendet den Eingriff. Der Fuß sollte postoperativ spontan in leichte Plantarflexion stehen und dem Versuch der Dorsalflexion widerstehen.

Nachbehandllung. Postoperativ für 2 Wochen Liegegips in leichter Spitzfußstellung, für weitere 4 Wochen Liegegips in knapper Neutralstellung des oberen Sprunggelenks. Anschließend für ein Jahr Unterschenkel-Hackenfußorthese mit dorsaler Anschlagsperre bzw. Karbonfeder. ggf. auch Unterschenkelnachtschiene in leichter Plantarflexion.

Probleme und Komplikationen. Insuffizienz des Transfers durch falsche Indikation oder falsche Operationstechnik/Nachbehandlung. Wenn die Plantarflexion nicht wenigstens 10 Grad möglich ist oder Knie-bzw. Hüftbeugekontrakturen bestehen, sollten diese vorab oder in gleicher Sitzung mitkorrigiert werden.

Eine Insuffizienz muss man zunächst für etwa ein Jahr durch konsequente Orthesenversorgung und Krankengymanstik behandeln. Erst dann kann man ggf. die Indikation zur Revision stellen.

Tenodese der Achillessehne in die distale Tibia/Fibula

Indikation. Diese Technik stellt ein bewegungsbegrenzendes Verfahren dar, das die Dorsalflexion im oberen Sprunggelenk tendinös einschränkt (Tenodese; Abb. 6.47). In der Polioära kam diese Methode häufiger zum Einsatz, in heutiger Zeit besteht ihre Indikation primär in Hackenfüßen bei der tieflumbalen und sakralen Spina bifida im Kindesalter (Jacobs 1966; Westin 1988). Die Kombination mit aktiven Sehnentransfers auf den Kalkaneus ist der isolierten Tenodese vorzuziehen.

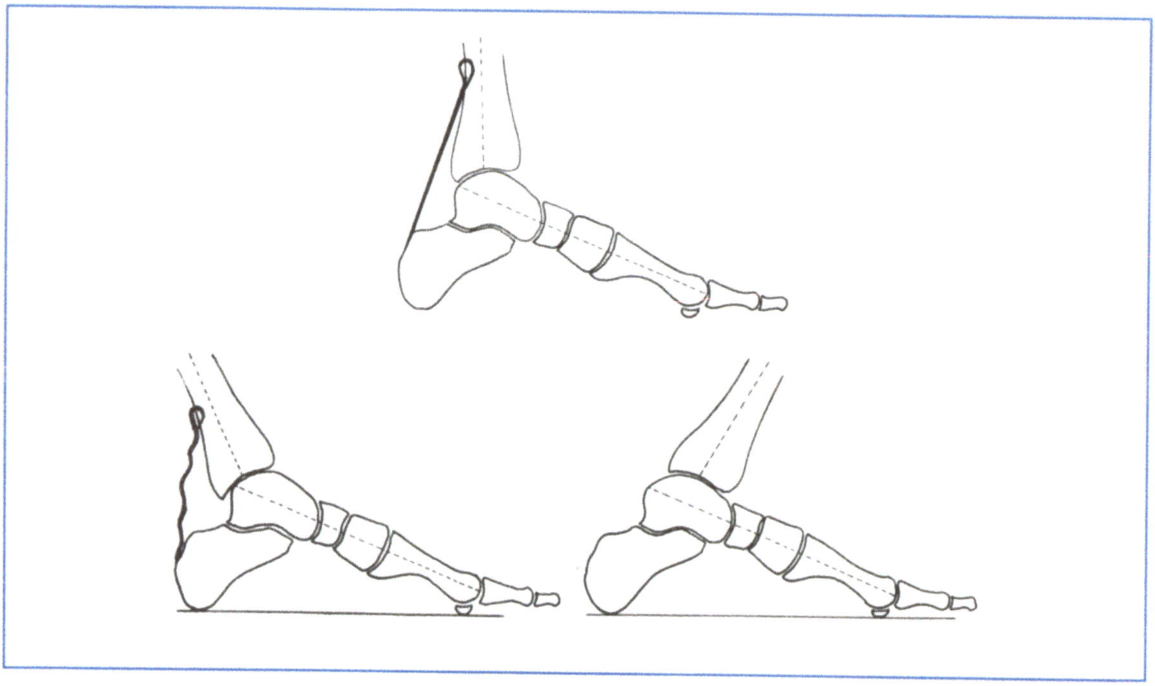

Abb. 6.47. Schematische Darstellung der Tenodese der Achillessehne in den distalen Unterschenkel

Wirkungsweise. Durch die Fixierung der Achillessehne an die distale Tibia oder Fibula in Neutralstellung des oberen Sprunggelenks wird die übermäßige Dorsalflexion gehemmt. Schafer u. Dias (1983) schreiben dieser Methode auch eine Wachstumsstimulationswirkung auf die distale Fibulaepiphyse zu. Da die Achillessehne oberes und unteres Sprunggelenk überspannt, muss letzteres stabil sein, um eine ausreichende Wirkung auf das obere zu entfalten. Die Achillessehne muss von ihrer Gewebebeschaffenheit ausreichend stabil sein, was bei Hackenfüßen nicht immer der Fall ist.

Vorbereitung. Rückenlage, Oberschenkelblutsperre, vorausgehend ist in der Regel das instabile untere Sprunggelenk zu stabilisieren.

Operationstechnik. Etwa 8–12 cm lange Längsinzision zwischen Fibula und Achillessehnenkulisse, Darstellen und Schonen des N. suralis, Präparation der Achillessehne bis möglichst weit proximal, etwa bis zum Übergang der Sehne in den atrophen Gastroknemiusmuskelbauch. Ggf. muss die Inzision dazu nach proximal verlängert oder eine zusätzliche Inzision angelegt werden. Die Achillessehne wird soweit proximal als erreichbar abgetrennt, längsgespalten und beide Hälften werden mit nichtresorbierbarem Faden armiert (Mersilene 1). Nun wird die distale Fibula am Übergang zum distalen Viertel (etwa 6–8 cm proximal der Fibulaspitze) dargestellt und das Periost doppelt-T-förmig eröffnet. Bei schlechter Periostqualität oder sehr schmaler Fibula sollte die Achillessehne besser in die distale Tibia eingenäht werden. Beide Sehnenhälften werden unter leichter Spitzfußstellung des oberen Sprunggelenks (5–10 Grad) um die Fibula herumgeführt und unter Spannung mit sich selbst und mit dem Fibulaperiost mit nichtresorbierbarem Faden vernäht. Bei Verwendung der Tibia können entweder 2 Bohrkanäle auf unterschiedlicher Höhe im distalen Tibiaviertel von dorsal nach ventral angelegt werden und die Sehnen dann über eine gesonderte Inzision ventral nach vorne gezogen werden; oder die beiden Sehnenhälften werden von innen und außen um die Tibia herumgeleitet. Unter leichter Spitzfußstellung werden sie dann mit sich selbst und mit dem Tibiaperiost vernäht. Die OSG-Stellung lässt sich am besten durch einen von plantar her eingebrachten Kirschner-Draht für einige Wochen sichern.

Nachbehandllung. Die korrekte Nachbehandlung entscheidet über den Erfolg der Operation. Für etwa 1 Jahr empfehlen wir Unterschenkelorthesen mit dorsaler Anschlagsperre gegen ein Überdehnen des Transfers. Bei einer gleichzeitig bestehenden Schwäche der Fußheber empfehlen wir die zusätzliche Ausstattung der Orthese mit einer Glenzackfeder.

Probleme und Komplikationen. Diese Tenodese wirkt nur, wenn die Sehne absolut straff gespannt einheilt. Wegen der begrenzten Stabilisierung wirkt sie kaum bei Erwachsenen. Wenn möglich sollte dieses Verfahren mit Sehnentranspositionen aktiver Plantarflektoren kombiniert werden. Voraussetzungen für ihr Gelingen sind neben der Patientencompliance die Stabilität des unteren Sprunggelenks und des Vorfußes, die operativ oder orthetisch geschaffen werden muss.

6.4.2 Knöcherne Verfahren

Chopart-Gelenkresektionsarthrodese mit oder ohne Arthrodese des unteren Sprunggelenks

Die Chopart-Arthrodese stellt auch beim Hackenfuß eine wirksame Technik dar, um die Stabilität des Rückfußes wiederherzustellen (Abb. 6.48).

Indikation. Hackenfüße mit Instabilität des Rückfußes sowie als Maßnahme bei Transposition der M. tibialis posterior und des M. peroneus brevis; Hackenhohlfüße.

Wirkungsweise. Durch Stabilisierung des Chopart-Gelenks (und ggf. zusätzlich des unteren Sprunggelenks) wird ein rigider Vorfußhebel geschaffen, auf den die transponierten Plantarflektoren gut wirken können. Eine Instabilität des Chopart-Gelenks lässt sich damit ebenso beheben wie eine Hackenhohlfußkomponente. Für eine gute Wirkung muss jedoch das obere Sprunggelenk zumindest bis 10 Grad nach plantar flektierbar sein.

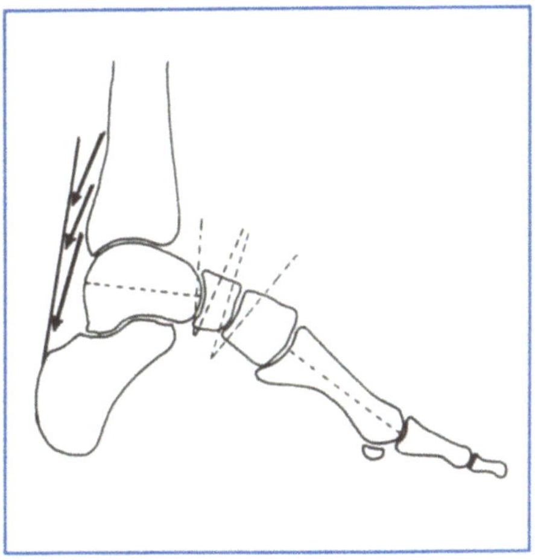

Abb. 6.48. Bei schwerem Hackenhohlfuß ist die Kombination aus Fußwurzelresektion und Sehnentransfers zur Verbesserung von Form und Funktion notwendig

Vorbereitung. Rückenlage, Oberschenkelblutsperre.

Operationstechnik. Vorausgehende Darstellung und Ablösung der Sehnen der Mm. tibialis posterior und peroneus/longus brevis durch einen medialen bzw. lateralen Zugang. Das Talonavikulargelenk wird von medial und lateral entknorpelt, das Kalkaneokuboidgelenk von lateral nach temporärer Ablösung des M. extensor digitorum brevis. Bei einer Hohlfußkomponente kann ggf. ein dorsalbasiger Keil (Entfernung des Os naviculare) entnommen werden. Das Gelenk wird unter Rückfußinversion und Vorfußpronation reponiert und mit Kirschner-Drähten (Stärke 2,2 bis 2,5 mm jeweils 2 durch Talonavikular- und Kalkaneokuboidgelenk) stabilisiert. Ggf. können zusätzliche Staples medial und lateral eingebracht werden. Immer ist darauf zu achten, dass die Gelenkachse des oberen Sprunggelenks horizontal steht und dass eine ausreichende passive Plantarflexion (wenigstens 10 Grad) möglich ist. Andernfalls müssen diese Komponenten anschließend noch korrigiert werden. Etwaige Knochenlücken werden mit Spongiosa gefüllt.

Eine fortbestehende Steilstellung des Kalkaneus kann durch eine zusätzliche dorsalbasige Keilentnahme aus dem unteren Sprunggelenk korrigiert werden (Zugang s. bei Lambrinudi-Arthrodese) (Cholmeley 1953).

Die Augmentation der Wadenmuskulatur kann nun erfolgen (s. oben).

Nachbehandllung. Unterschenkelliegegips in leichter Plantarflexion bis zur Fädenentfernung, dann für weitere 3 Wochen Unterschenkelliegegips in Neutralstellung des Fußes. Anschließend nach erneuter Röntgenkontrolle Drahtentfernung und Unterschenkelgehgips für weitere 4 bis 5 Wochen. Bei gut kooperativen Patienten kann nach 3 bis 4 Wochen ein gedeckelter Gips gegeben werden, aus dem heraus die Plantarflexion aktiv assistiv geübt wird.

Die gesamte Gipsruhigstellungsperiode beträgt in jedem Fall 8 bis 10 Wochen. Anschließend wird für ein Jahr eine Unterschenkelorthesenversorgung mit dorsaler Anschlagsperre oder mit Karbonfeder angepasst.

Probleme und Komplikationen. Der Korrekturverlust bzw. eine Pseudarthrose sollten bei korrekter Technik kaum vorkommen. Sie müssen bei funktionsbehinderndem Ausmaß revidiert werden.

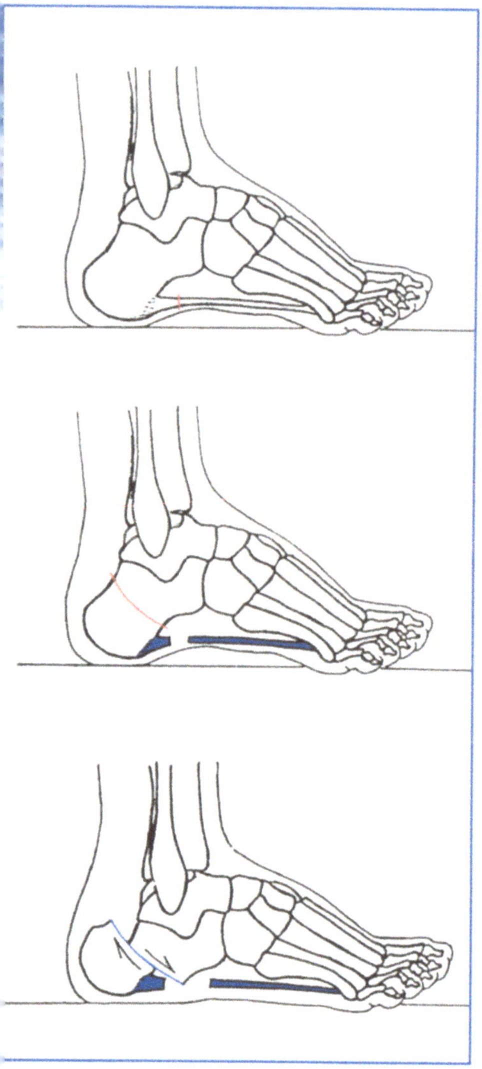

Abb. 6.49. Aufklappende, bzw. dorsal verschiebende Kalkaneusosteotomie bei ausgeprägter Hackenfußstellung mit Druckstellengefährdung unter dem Fersenpolster

Aufklappende/verschiebende Kalkaneusosteotomie

Indikation. Die Indikation für diese Osteotomie ergibt sich aus der plantaren Prominenz des Kalkaneus bei langjährig bestehendem Hackenfuß (Abb. 6.49). Insbesondere, wenn die Auftrittsfläche druckschmerzhaft geworden ist oder wenn sich Druckstellen gebildet haben, kommt diese Methode zur Anwendung (Hoffa 1902).

Wirkungsweise. Die Technik besteht in einer Osteotomie und Kranialverschiebung des nach plantar prominenten Kalkaneus. Sie entspricht damit der in Döderlein et al. (2001, „Der Hohlfuß") beschriebenen Technik nach Galeazzi (1911). Durch die Verschiebung kommt es neben der Entlastung des Tuber calcanei zu einer Verlängerung des Rückfußhebels und (beim Hackenhohlfuß) zum funktionell günstigen vorderen Anschlag am oberen Sprunggelenk.

Vorbereitung. Rückenlage, Oberschenkelblutsperre; vorausgehend ist stets eine Ablösung der plantaren Weichteile nach Steindler notwendig, um eine ausreichende Mobilität des Kalkaneus nach kranial zu erhalten.

Operationstechnik. Anschließend wird das Fersenbein von lateral durch eine Inzision hinter den Peronealsehnen senkrecht zur Kalkaneuslängsachse dargestellt. Nach Präparation des N. suralis wird der Kalkaneus subperiostal leicht bogenförmig durchtrennt. Man benutzt hierzu eine schmale Säge. Die Osteotomie kann auch durch Bohrlöcher vorher angezeichnet werden. Mit einem Flachmeißel wird das distale Kalkaneusfragment nun vollständig mobilisiert und manuell oder mit einer spitzen Repositionszange nach kranial verschoben. Wenn sich diese Verschiebung nur unvollständig vornehmen lässt, müssen noch mediale Stränge (Vorsicht Gefäß-Nerven-Bündel) nach medial hin gelöst werden. Die Fixierung erfolgt mit 2 bis 3 perkutan eingebohrten Kirschner-Drähten (2,2–2,5 mm). Eine evtl. Augmentation der Achillessehne sollte erst jetzt vorgenommen werden. Immer muss die Dorsalflexion im oberen Sprunggelenk wenigstens bis zur Neutralstellung möglich bleiben.

Nachbehandllung. Unterschenkelliegegips für 4 Wochen, dann Röntgenkontrolle, Drahtentfernung und Gehgips für weitere 4 Wochen, dann Unterschenkelorthese mit dorsaler Sperre für ein Jahr.

Probleme und Komplikationen. Die unzureichende Verschiebbarkeit hat ihre Ursachen meist in medialen Perioststrängen. Man muss unbedingt darauf achten, dass die proximale Calcaneuscorticalis nicht nach plantar prominent bleibt (Druckstellengefahr).

Distale plantarflektierende Tibiaosteotomie (dorsalbasiger Keil)

Indikation. In Rekurvationsfehlstellung geheilte distale Tibiafrakturen (Abb. 6.50).

Wirkungsweise. Wiederherstellung der physiologischen Tibiaachse.

Vorbereitung. Rückenlage, Oberschenkelblutsperre.

Operationstechnik. Medialer Zugang hinter dem Innenknöchel; vorausgehend Fibulaosteotomie; subperiostale Darstellung der distalen Tibia, Markieren der Korrekturwinkel unter BV-Kontrolle mit K-Drähten und Osteotomie eines dorsalbasigen Keiles aus dem Krümmungsscheitel. Gegebenenfalls müssen vorausgehend ventrale Narbenzüge gelöst werden. Hierzu ist die mediale Inzision nach proximal zu verlängern. Vor der Osteotomie muss die passive Plantarflexion im oberen Sprunggelenk möglich sein. Zuklappen der Osteotomie und Fixieren mit 4 gekreuzten K-Drähten oder mit einer Pilonplatte, möglichst auch Spongiosaplastik. Alternativ kann die Deformität auch osteotomiert und durch einen Ilisarov-Ringfixateur mit Rückfußfassung korrigiert werden. Der Vorteil dieser Methode besteht in der Möglichkeit einer evl. Nachkorrektur.

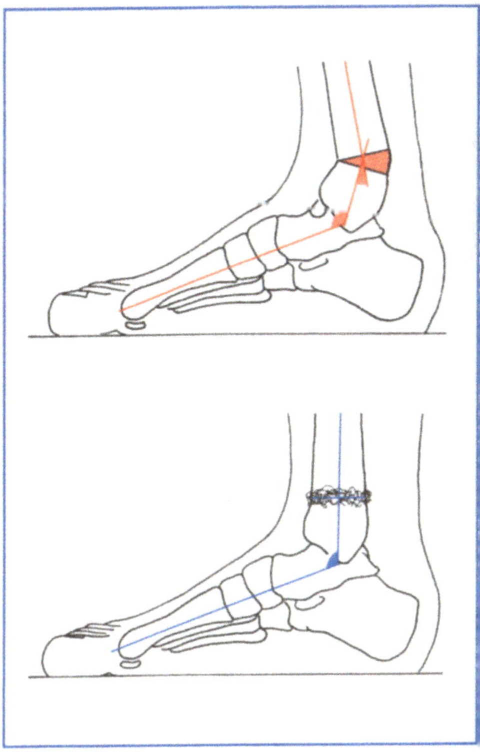

Abb. 6.50. Prinzip der operativen Korrektur einer in Rekurvation fehlverheilten distalen Tibia

Nachbehandllung. Bei stabiler Osteosynthese Unterschenkelliegegips, der nach Wundheilung zur frühfunktionellen Mobilisation des oberen Sprunggelenks gedeckelt werden kann. Übergang zur Teilbelastung nach radiologischem Befund etwa nach 6 Wochen. Gesamte Gipsruhigstellungsdauer etwa 12 Wochen.

Probleme und Komplikationen. Pseudarthrose, Korrekturverlust, Verwachsungen der Sehnen und Wundheilungsstörungen, die besonders bei ungünstigen Weichteilverhältnissen nicht selten sind. Eine Spongiosaplastik wird primär empfohlen.

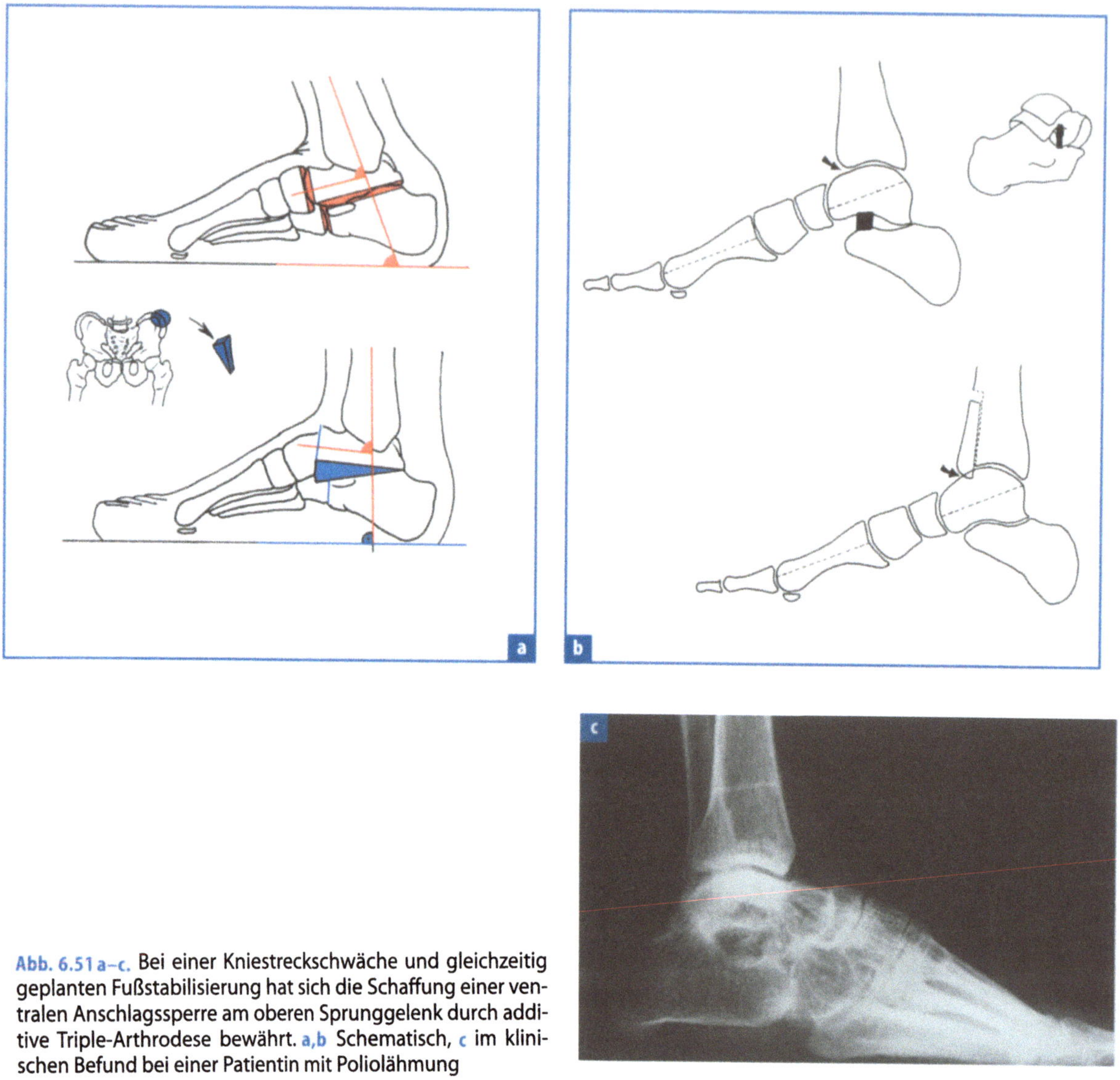

Abb. 6.51 a–c. Bei einer Kniestreckschwäche und gleichzeitig geplanten Fußstabilisierung hat sich die Schaffung einer ventralen Anschlagssperre am oberen Sprunggelenk durch additive Triple-Arthrodese bewährt. a,b Schematisch, c im klinischen Befund bei einer Patientin mit Poliolähmung

Arthrorise (knöcherne Anschlagsperre am oberen Sprunggelenk ventral)

Die knöcherne Anschlagsperre stellt eine klassische Methode zur Blockierung einer muskulär nicht stabilisierbaren Dorsalflexion im oberen Sprunggelenk dar (Abb. 6.51 a–c).

Indikation. Als Indikation sehen wir den seltenen Fall einer fehlenden Akzeptanz von Orthesen bzw. keine Möglichkeit für operative Muskel- oder Sehnenstabilisationen.

Wirkungsweise. Durch die Bildung einer knöchernen Anschlagsperre ventral am oberen Sprunggelenk wird die passive Dorsalflexion im oberen Sprunggelenk gehemmt. Der Anschlag ist auf zweifache Weise möglich:

- durch Einfalzen eines Verschiebespanes an der distalen Tibia,
- durch Horizontalisieren der Taluslängsachse über eine additive Tripelarthrodese.

Vorbereitung. Rückenlage, Oberschenkelblutsperre, vorausgehend muss bei der geplanten Horizontalisierung des Talus ein autologer trikorticaler Beckenspan entnommen werden (2-mal 3 cm).

Operationstechnik. Wir bevorzugen die Horizontaleinstellung des Talus, da sie die größte Kontaktfläche zur distalen Tibia ermöglicht. Die Methode besteht in einer additiven Tripelarthrodese durch einen lateralen Zugang. Nach Darstellen und Anschlingen des N. suralis wird der Muskelbauch des M. extensor digitorum brevis vom vorderen Kalkaneus abgelöst und nach distal umgeklappt. Das Chopart-Gelenk lässt sich durch das Einsetzen von Viernstein-Hebeln übersichtlich darstellen und nach Kapselresektion mühelos mit dem Meißel oder einer Säge entknorpeln. Das untere Sprunggelenk wird anschließend durch Resektion der Weichteile im Sinus tarsi und nach Inzision des Lig. calcaneofibulare mit einem Knochenspreizer aufgeklappt und vollständig entknorpelt. In den ventralen Anteil des unteren Sprunggelenks wird nun jeweils in Kalkaneus und Talus eine quere Knochennut eingemeißelt, in den der zugearbeitete Beckenspan so eingesetzt werden kann, dass der Talus ventral angehoben wird. Durch die Korrektur sollte die Dorsalflexion im oberen Sprunggelenk effektiv blockiert werden. Der Keil wird durch einen diagonal verlaufenden K-Draht vom Kalkaneus aus in den Talus fixiert. Anschließend werden nacheinander das Talonavikular- und das Kalkaneokuboidgelenk ebenfalls mit K-Drähten transfixiert, nachdem zuvor alle Osteotomieflächen angefrischt worden waren. Ggf. können zusätzlich je nach Knochenqualität auch kanülierte Schrauben oder Staples eingebracht werden. Alle Knochenlücken werden mit Spongiosa aufgefüllt.

Eine andere Technik besteht in der Bildung eines Verschiebespans, der über einen ventralen Zugang zur distalen Tibia gehoben und nach distal bis zum Anschlag am Talus verschoben wird. Die Fixierung gelingt leicht über zwei Zugschrauben in die distale Tibia von ventral nach dorsal.

Die optimale Stellung der Anschlagsperre erlaubt eine Neutralposition des oberen Sprunggelenkes. Ein Spitzfuß sollte vermieden werden.

Nachbehandllung. Unterschenkelliegegips für 5 Wochen, anschließend Röntgenkontrolle und Gehgips für weitere 5 Wochen, dann orthopädische Schuhe oder Orthesen für ein Jahr.

Probleme und Komplikationen. Diese selten geübte Methode birgt gewisse Probleme in sich. Impingementbeschwerden und degenerative Veränderungen am oberen Sprunggelenk sind ebenso möglich wie ein Korrekturverlust. Wir würden stets zunächst einer konservativen Therapie (Orthesen bzw. Schuhe) ggf. in Verbindung mit muskelbalancierenden Techniken den Vorzug geben.

Ilizarow-Korrektur schwerer Spitzfußdeformitäten

Indikation. Die Indikation für diese aufwändige Operation wird nur bei schweren kontrakten Spitzfußdeformitäten gestellt, insbesondere dann, wenn ungünstige Weichteilverhältnisse eine primär offene Technik als komplikationsträchtig erscheinen lassen (Abb. 6.52). Dabei kann man je nach vorliegendem Befund sowohl eine reine Rückfußspitzfußkontraktur als auch eine kombinierte Rückfuß- und Vorfußspitzfußdeformität korrigieren.Die Kombination mit Weichteil- und Knochenoperationen ist möglich (Soo 2001; Steinwender 2001).

Wirkungsweise. Durch schrittweise Distraktion und gleichzeitige Überführung in die Neutralstellung werden die verkürzten Weichteile gedehnt, die

Abb. 6.52 a b. Grundsätzliche Darstellung der kombiniert knöchern-weichteiligen Korrektur eines schweren kombinierten Spitzfußes durch eine Ilisarov-Montage mit aufklappender Osteotomie des Vorfußes. b Beispiel einer Korrektur mit gleichzeitiger Distraktion des OSG (Steinwender 2001)

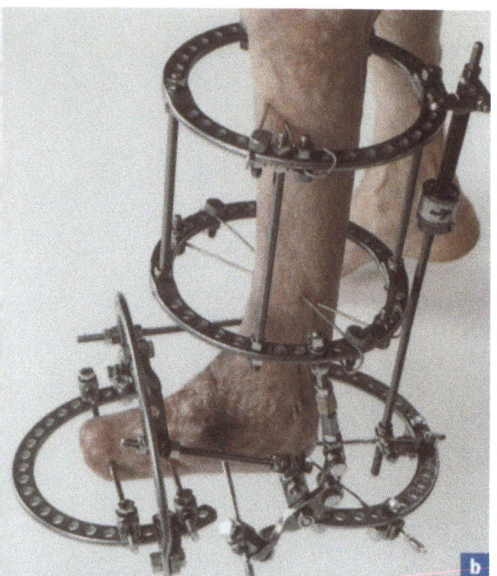

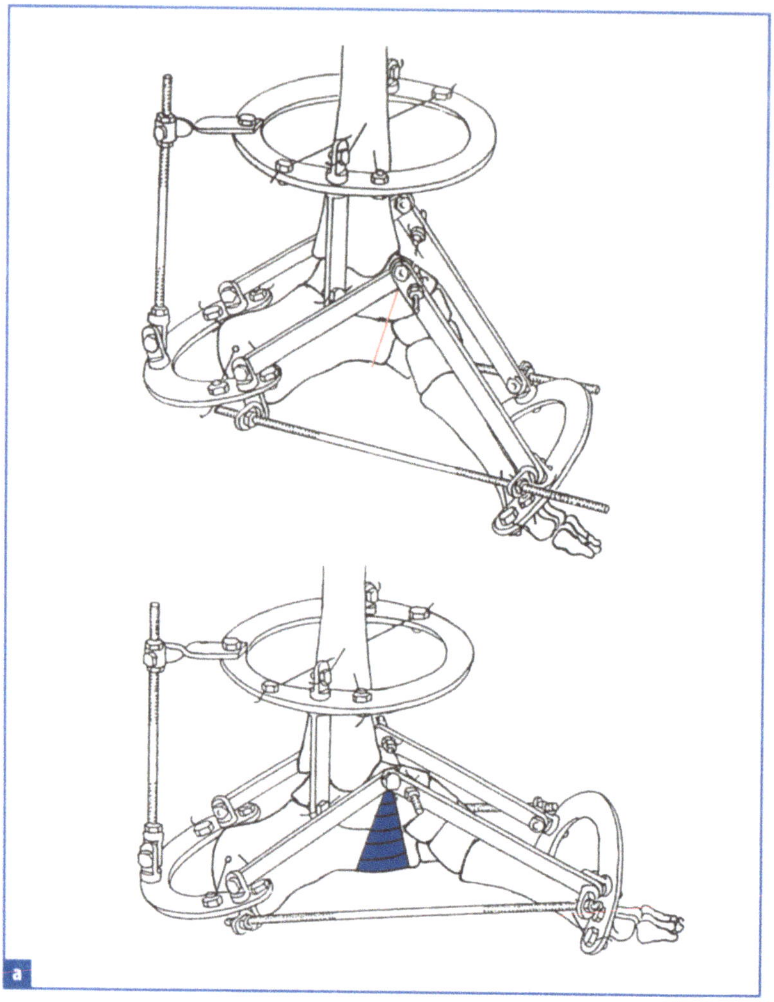

Gelenke vor Kompression geschützt und der Fuß wieder plantigrad eingestellt. Bei stark kontrakten Weichteilen wird eine gleichzeitige dorsale Lösung (perkutan oder offen) empfohlen.

Paley beschreibt auch die Kombination mit Osteotomien, auf die im Folgenden aber nicht eingegangen wird (Abb. 6.52 a).

Vorbereitung. Die Apparatekonstruktion sollte vorab bereits montiert sein. Durch die Verwendung eines Hartschaum-Modells des zu operierenden Unterschenkels und Fußes (in Kooperation mit einem Orthopädietechniker herzustellen) lässt sich die Positionierung der Apparategelenke erleichtern. Rückenlage, evtl. Weichteillösungen (Achillessehne, dorsale Kapsel) werden vorab in Blutsperre durchgeführt.

Operationstechnik. Bei der Beschreibung der Operationstechnik haben wir uns überwiegend an den Empfehlungen von Paley et al. (2002) orientiert. Man kann zwei verschiedene Operationstechniken unterscheiden: eine geführte („constrained") und eine ungeführte („unconstrained") Korrektur. Bei der geführten Technik wird der Fuß um die Achse des oberen Sprunggelenks korrigiert, bei der ungeführten Technik wird eine reine Distraktion auf die kontrakten Gelenke ausgeübt und die Korrektur richtet sich nach der natürlichen Gelenkachse aus. Paley empfiehlt geführte Systeme für das obere Sprunggelenk, ungeführte Systeme dagegen für die Rückfußgelenke, deren Achsen nur schwer festzulegen sind. Bei der Verwendung eines geführten Systems wird das obere Sprunggelenk von dorsal her distrahiert. Der dorsale Distraktionsstab lässt sich dabei leicht intermittierend entfernen und das Gelenk manuell mobilisieren. Eine evtl. zusätzlich bestehende Varuskomponente sollte nach Paley getrennt vom Spitzfuß und möglichst vor diesem korrigiert werden (Näheres s. Döderlein et al. 1999). Ein Vorfußspitzfuß lässt sich durch entsprechende Modifikation der Apparatekonstruktion zusätzlich beheben. Dabei wird der Vorfußhalbring mit dem Rückfußhalbring mittels eines Gewindestabes verbunden. Ebenso wie Paley würden wir in solchen Fällen stets eine vorausgehende Lösung der plantaren Weichteile empfehlen.

Die Korrekturgeschwindigkeit sollte über die Schmerzempfindung des Patienten und die neurovaskuläre Situation gesteuert werden. Eine Distraktionsgeschwindigkeit von etwa 1 mm/Tag darf dabei nicht überschritten werden. Eine leichte Überkorrektur ist anzustreben, in der der Fuß im Apparat für mindestens 6 Wochen gehalten wird. Als Faustregel empfiehlt Paley den selben Zeitraum wie zur Erreichung der Korrekturstellung.

Nachbehandllung. Nach Abnahme des Apparates wird für einige Wochen ein gedeckelter Unterschenkelgips angepasst, aus dem heraus mit krankengymnastischer Mobilisation begonnen wird. Nach dem Rückgang der Schwellung wird für mindestens weitere 6 Monate eine Unterschenkelfunktions- und Nachtlagerungsorthese angemessen. Anschließend wird bei ausreichender Funktion nur mehr die Nachtlagerungsorthese getragen.

Probleme und Komplikationen. Der Aufwand der Ilisarow-Korrektur ist für den Operateur wie für den Patienten hoch. Deshalb gibt es in der Literatur nur relativ wenige Berichte mit kleinen Fallzahlen. Zahlreiche Probleme können während und nach der Apparateanwendung auftreten. Die häufigsten sind Infektionen der Drahteintrittsstellen, eine ventrale Subluxation der Talusrolle in der Knöchelgabel, Sensibilitätsstörungen bzw. Schmerzen, Zehenkontrakturen und vor allem die Rezidivgefahr, die eine besonders sorgfältige Nachbehandlung notwendig macht (Huang 1996). Eine längerdauernde Schwellneigung und eine verbleibende Bewegungseinschränkung des oberen Sprunggelenks sind als Folge der Schwere des Ausgangsbefundes zu sehen.

6.5 Techniken der Sehnennaht

Da sich die operativen Behandlungsmethoden beim Spitz- und beim Hackenfuß überwiegend mit der Naht von Sehnen befassen, halten wir es für sinnvoll, einige Sehnenoperationstechniken darzustellen (Abb. 6.53 a–c).

Sehnen müssen atraumatisch behandelt werden. Dazu gehört ihr Schutz vor Austrocknung und vor dem Kontakt mit der desinfizierten Haut sowie das schonende Anfassen und die Erhaltung der Gleitschicht. Nur im Nahtbereich sollte diese entfernt werden (Hansen 2000).

Sehnenverlängerungen

Sehnenverlängerungen können über verschiedene Inzisionen der Sehne vorgenommen werden, die ein Auseinanderweichen der Sehnen gestatten. Da die Sehnenfasern in Längsrichtung angeordnet sind, handelt es sich je-

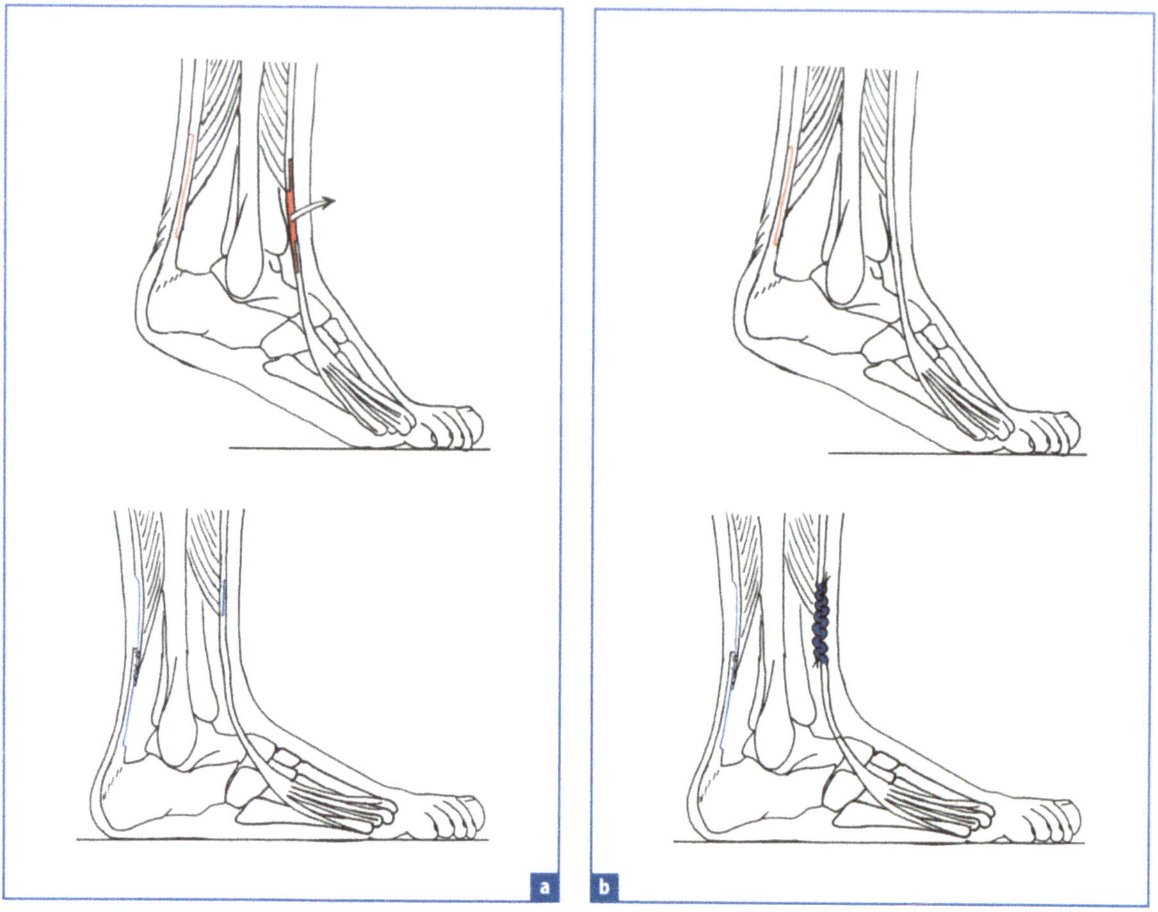

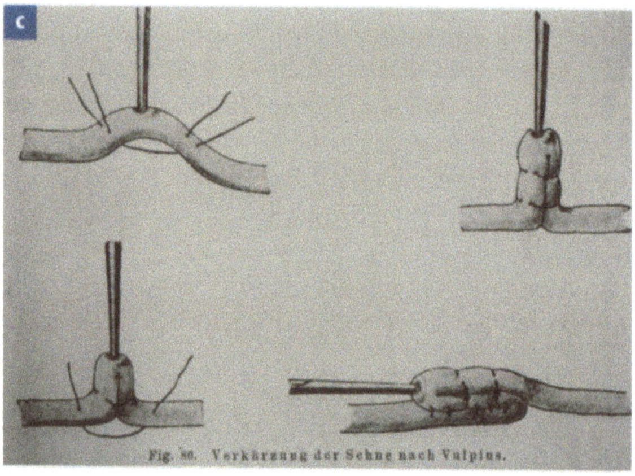

Abb. 6.53. a,b Verschiedene Möglichkeiten einer Raffung der Fußhebesehnen nach weichteiliger Korrektur eines Spitzfußes. **c** Raffnaht einer Sehne in der Technik nach Vulpius

weils um eine Variation der Z-Verlängerung. Die Sehnenenden werden nach Erreichen der gewünschten Länge entweder unter Gipsbehandlung immobilisiert oder zuvor noch vernäht, um eine Überkorrektur zu vermeiden.

Wenn die Sehnenstrecke für einen Transfer nicht ausreicht, kann man die Endsehne durch verschiedene Techniken verlängern. Die gebräuchlichsten sind die Umkipp-Plastik und die Verlängerung durch proximale Z-Plastik. Die Sehnen sollten zur Sicherung gegen ein Reißen mit einem nichtresorbierbaren Faden durchflochten werden.

Sehnenfixationen

Die Fixation von transponierten Sehnen kann entweder in die Sehnen der Empfängermuskeln oder periostal/ossär vorgenommen werden (Abb. 6.54a, b). Bei der Fixierung Sehne zu Sehne hat sich allgemein die Durchflechtungsnaht nach Pulvertaft durchgesetzt. Bei der periostalen Fixation wird die Sehne unter einem bzw. zwei türflügelartig abgehobenen Periostlappen vernäht. Bei der ossären Fixierung haben sich konvergierende Bohrkanäle zur Aufnahme der Fixationsfäden bewährt. Alternativ kann man auch einen Nahtanker oder die Fixation mit einem Ausziehfaden wählen, mit dem die Sehne in einen vorbereiteten Knochenkanal gezogen wird. Der Ausziehfaden wird plantarseitig über einem Polster geknotet und nach 4 bis 6 Wochen entfernt.

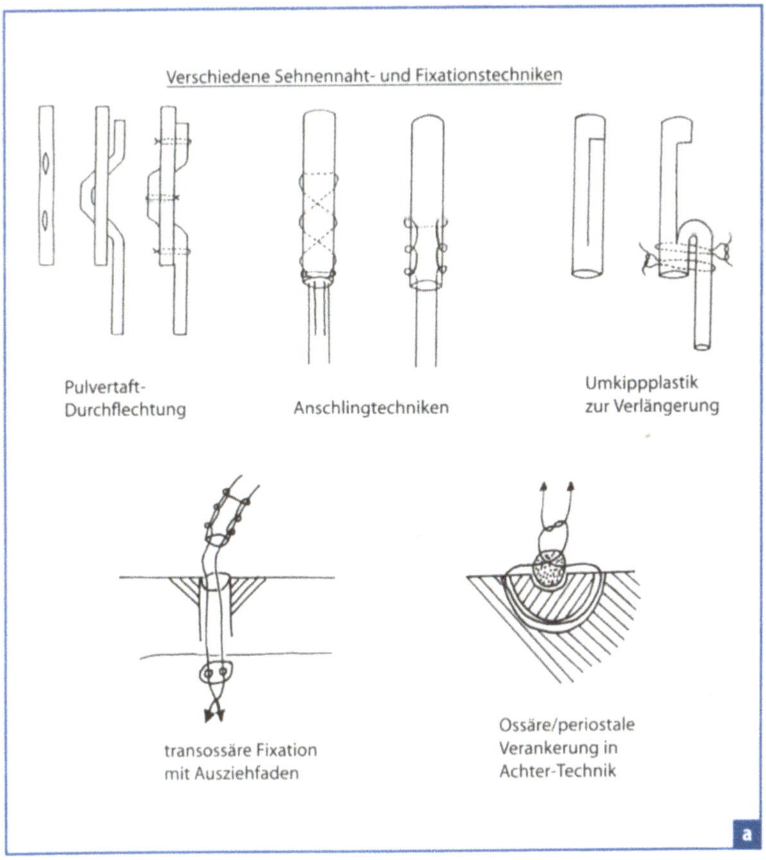

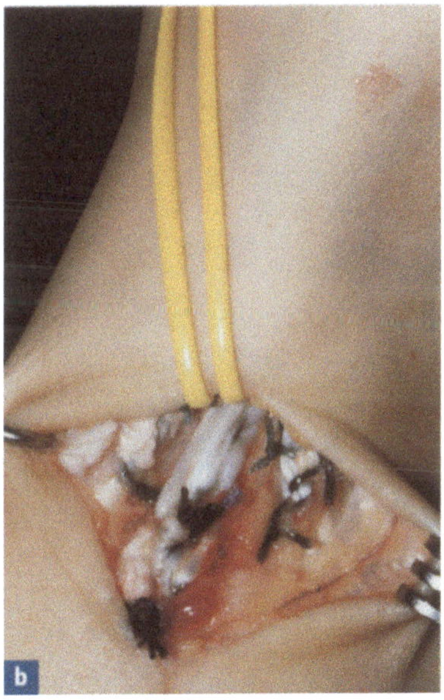

Abb. 6.54a, b. Darstellung verschiedener Techniken der Sehnenfixation entweder periostal oder in Durchflechtungstechnik mit anderen Sehnen

7

Untersuchungsschemata und Therapiealgorithmen

Algorithmus 1: Spitzfußklassifikation ... 314

Algorithmus 2: Spitzfußklassifikation ... 315

Algorithmus 3: Spitzfußtherapie konservativ ... 316

Algorithmus 4: Spitzfußtherapie operativ (weichteilig/knöchern) ... 317
4a: Die verschiedenen Möglichkeiten der Wadenmuskelverlängerung ... 317
4b: Spitzfußtherapie operativ ... 319

Algorithmus 5: Therapieschemata Spitzfuß ... 321

Algorithmus 6: Hackenfußklassifikation ... 323

Algorithmus 7: Hackenfußtherapie operativ ... 325

Algorithmus 8: Therapieschemata Hackenfuß ... 327

Algorithmus 9: Hängefußtherapie ... 329

Algorithmus 10: Hängefußtherapie operativ ... 331

Algorithmus 1
Spitzfußklassifikation

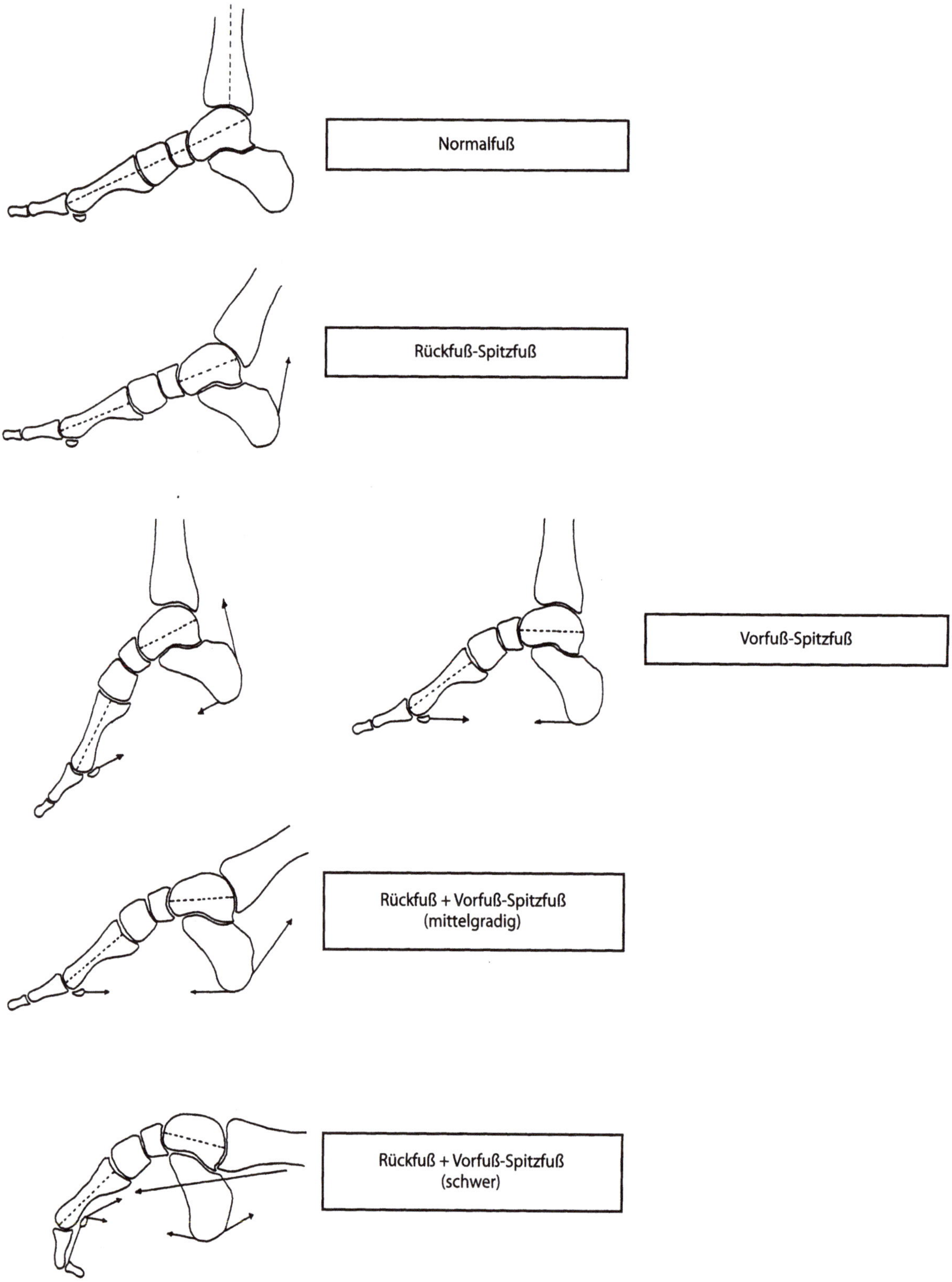

Algorithmus 2
Spitzfußklassifikation

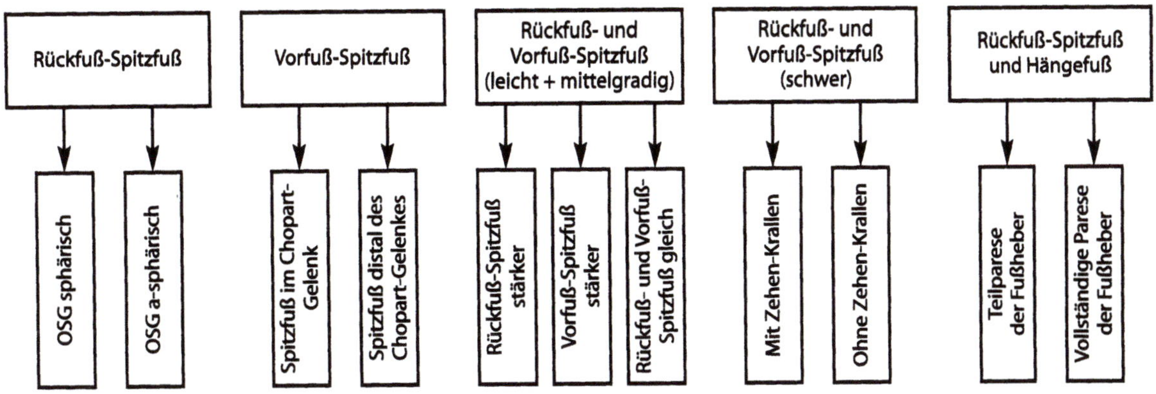

OSG = oberes Sprunggelenk

Algorithmus 3
Spitzfußtherapie konservativ

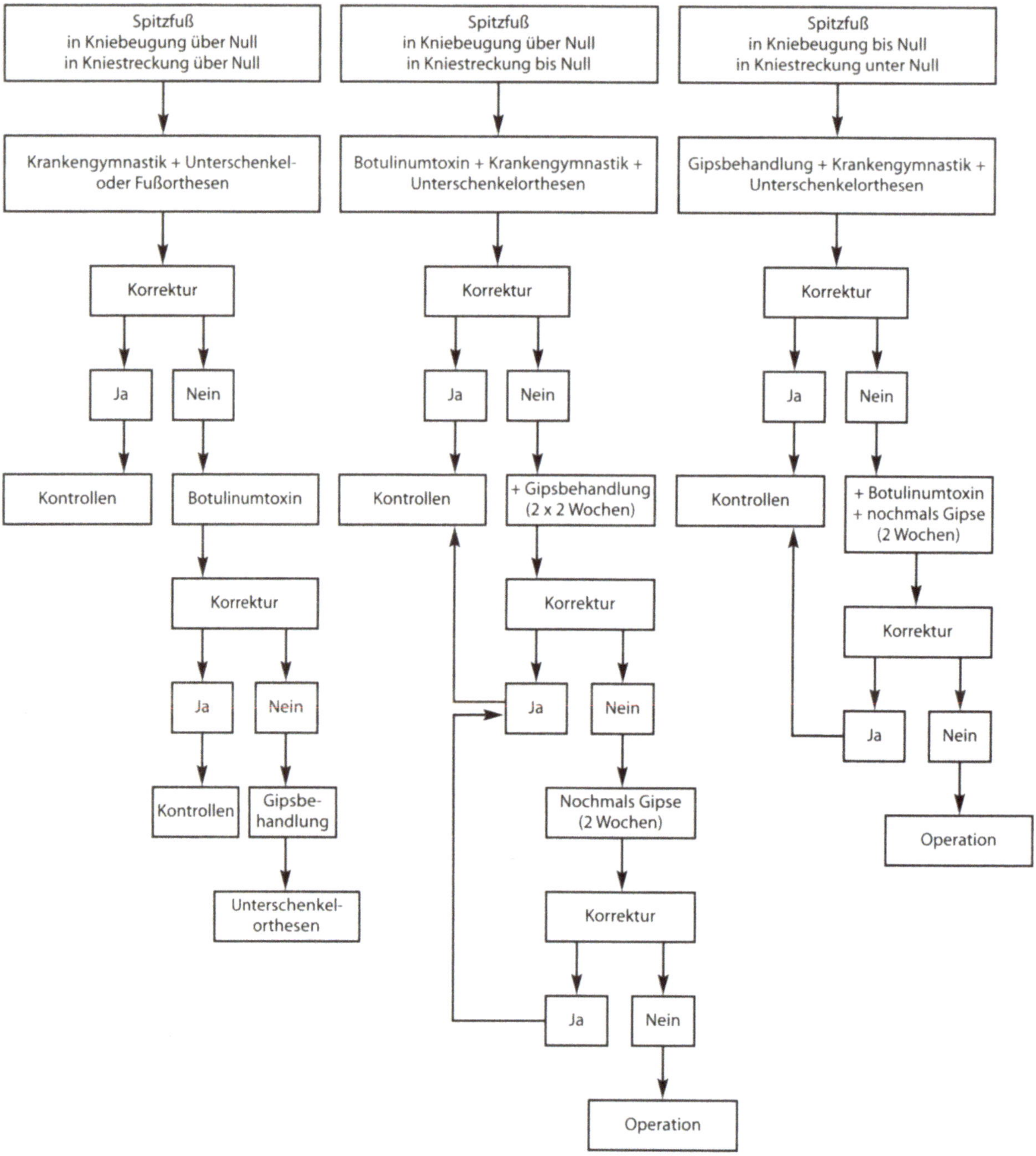

Wichtig!
Unterschenkelorthesen sind auch nach erfolgter Therapie als Funktions- und als Lagerungsorthesen zu tragen

Algorithmus 4
Spitzfußtherapie operativ (weichteilig/knöchern)

Algorithmus 4 a
Die verschiedenen Möglichkeiten der Wadenmuskelverlängerung

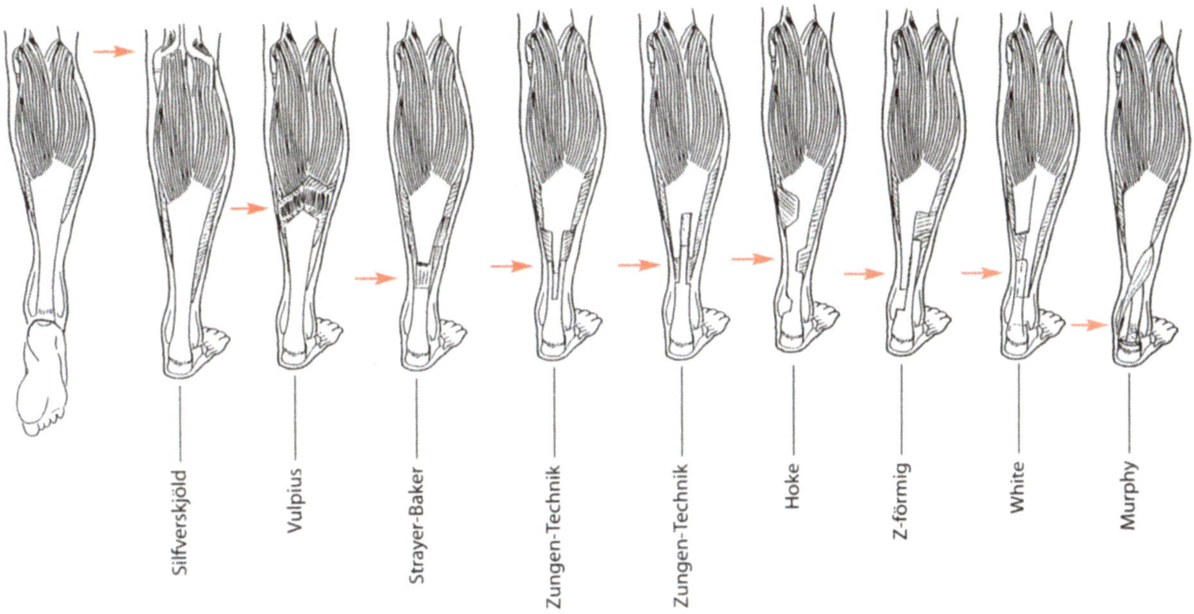

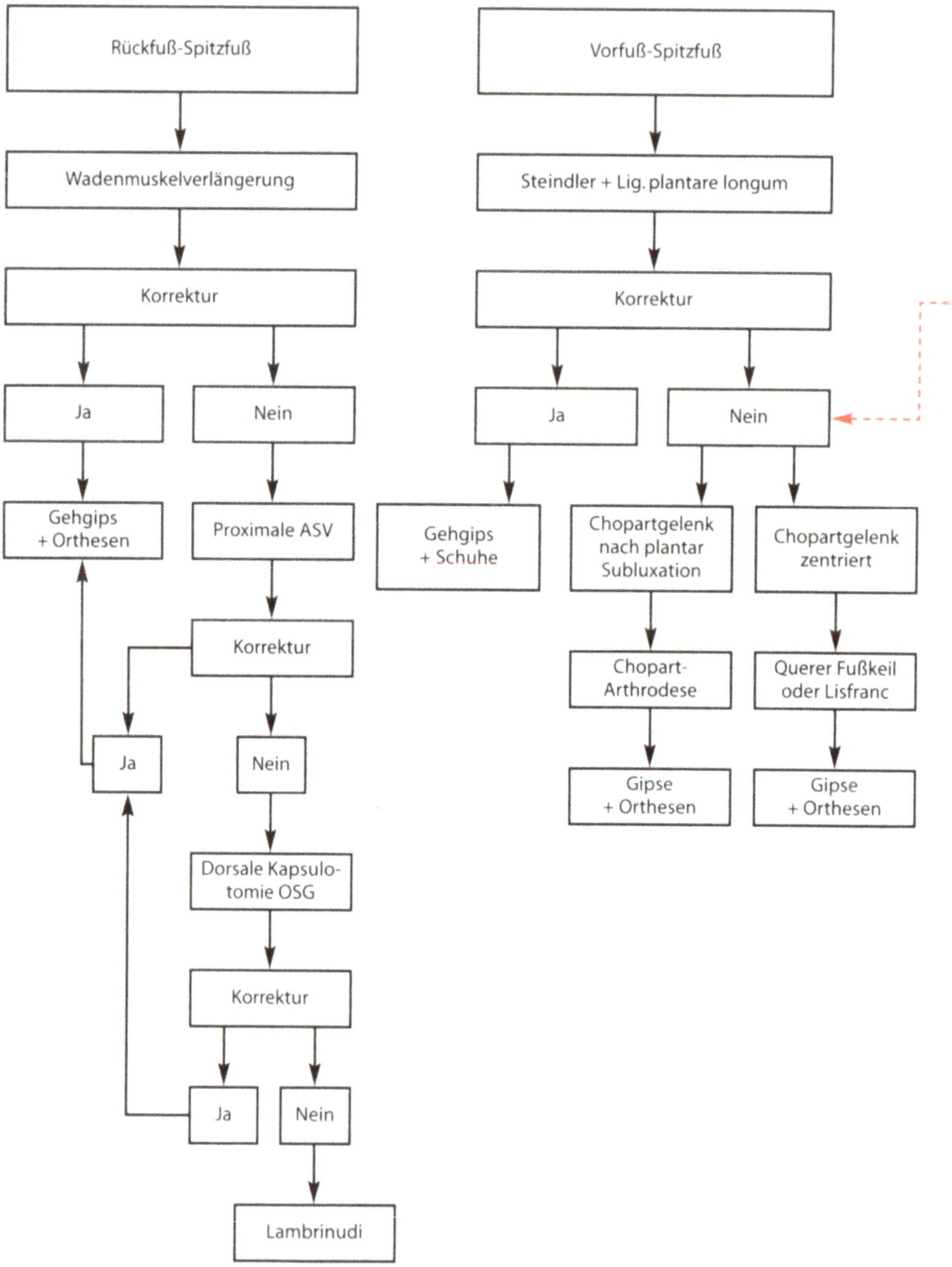
Rückfuß-Spitzfuß
Wadenmuskelverlängerung
Korrektur
Ja
Nein
Gehgips
+ Orthesen
Proximale ASV
Korrektur
Ja
Nein
Dorsale Kapsulo-
tomie OSG
Korrektur
Ja
Nein
Lambrinudi
Vorfuß-Spitzfuß
Steindler + Lig. plantare longum
Korrektur
Ja
Nein
Gehgips
+ Schuhe
Chopartgelenk
nach plantar
Subluxation
Chopartgelenk
zentriert
Chopart-
Arthrodese
Querer Fußkeil
oder Lisfranc
Gipse
+ Orthesen
Gipse
+ Orthesen

Algorithmus 4
Spitzfußtherapie operativ (weichteilig/knöchern)

Algorithmus 4 b
Spitzfußtherapie operativ (oberes Sprunggelenk sphärisch)

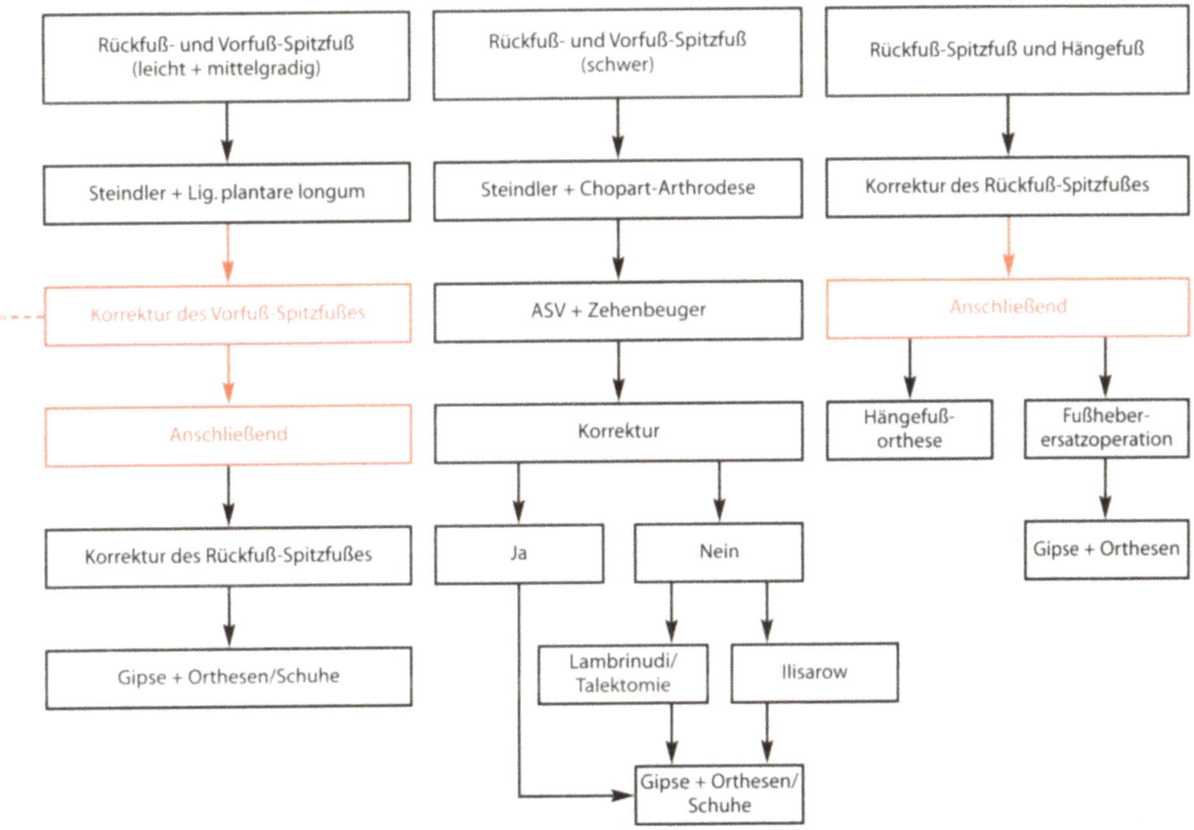

ASV = Achillessehnenverlängerung
OSG = oberes Sprunggelenk

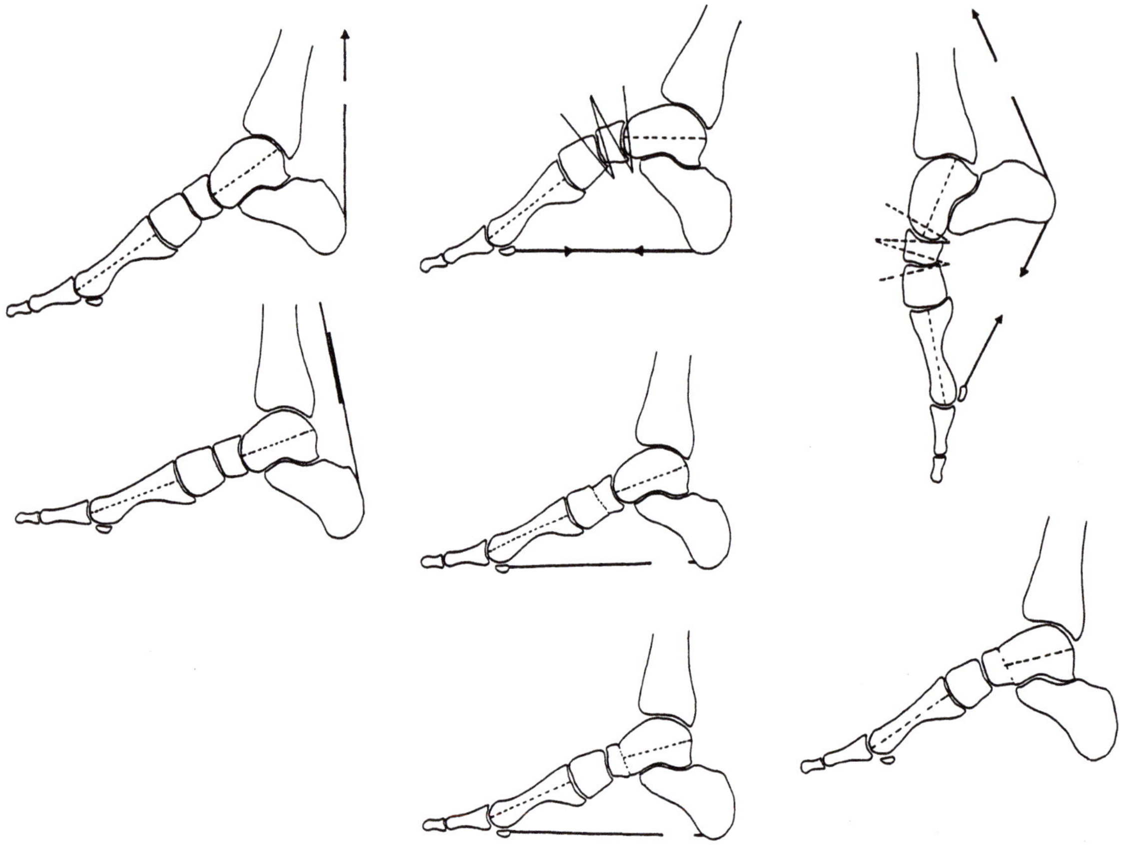

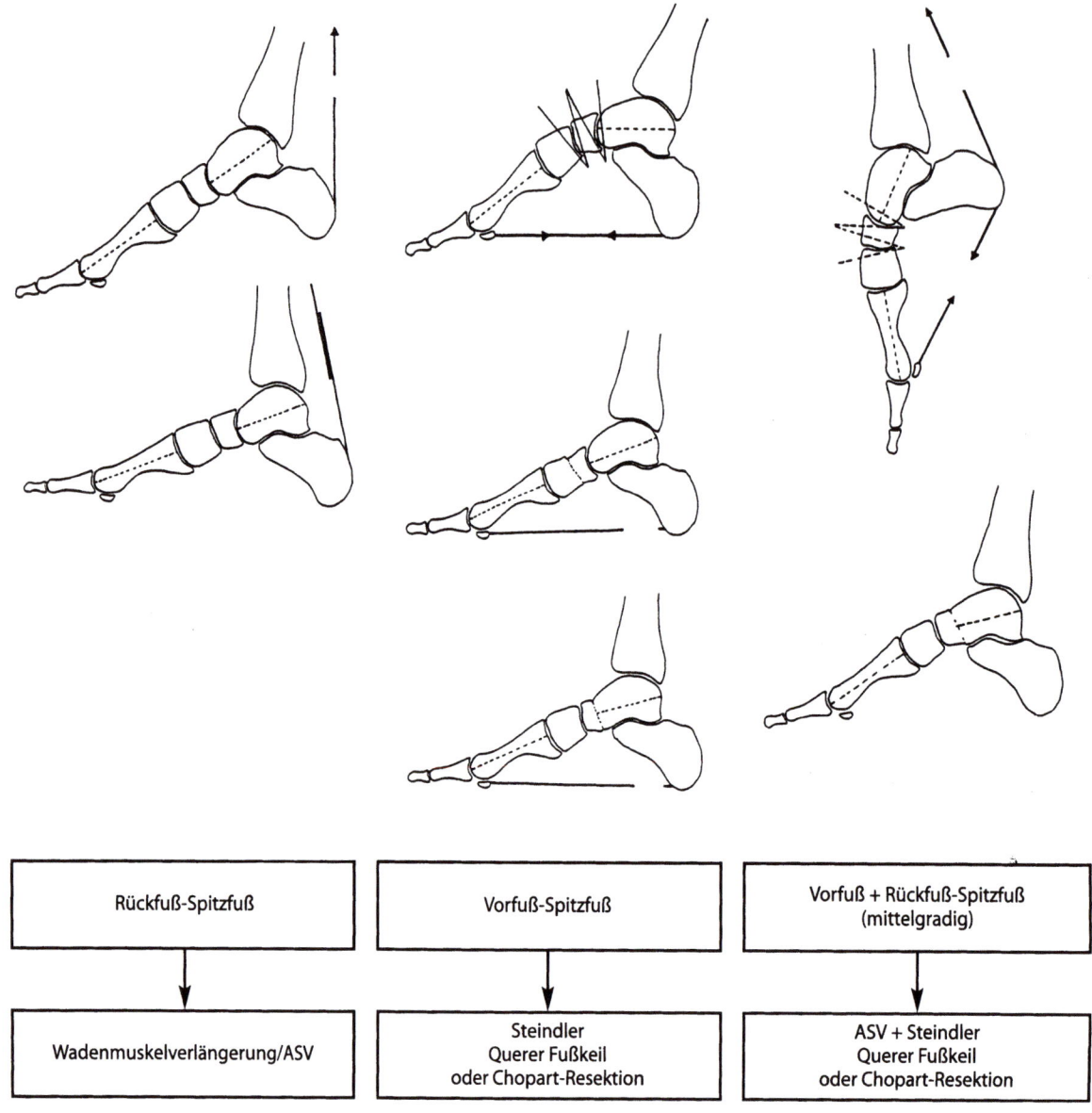

Rückfuß-Spitzfuß	Vorfuß-Spitzfuß	Vorfuß + Rückfuß-Spitzfuß (mittelgradig)
↓	↓	↓
Wadenmuskelverlängerung/ASV	Steindler Querer Fußkeil oder Chopart-Resektion	ASV + Steindler Querer Fußkeil oder Chopart-Resektion

Algorithmus 5
Therapieschemata Spitzfuß

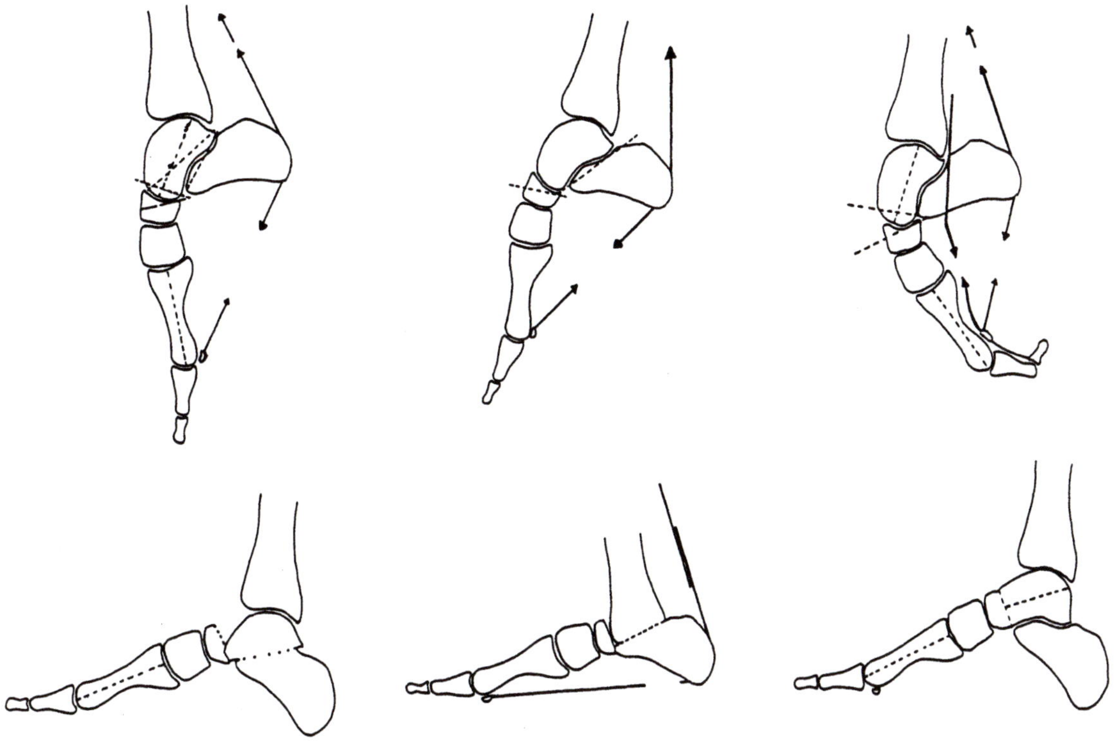

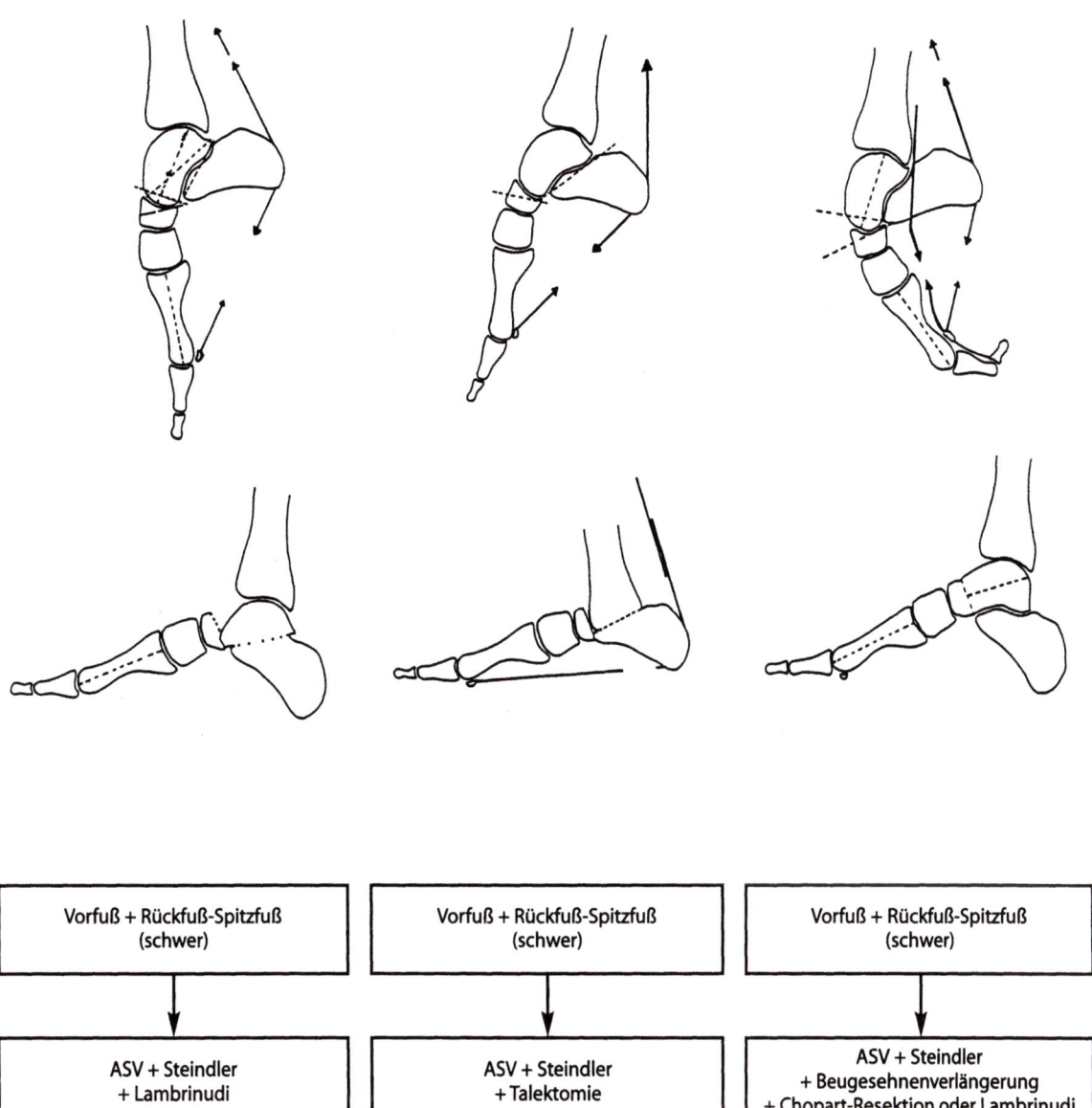

Vorfuß + Rückfuß-Spitzfuß (schwer)	Vorfuß + Rückfuß-Spitzfuß (schwer)	Vorfuß + Rückfuß-Spitzfuß (schwer)
↓	↓	↓
ASV + Steindler + Lambrinudi	ASV + Steindler + Talektomie	ASV + Steindler + Beugesehnenverlängerung + Chopart-Resektion oder Lambrinudi

ASV = Achillessehnenverlängerung

Algorithmus 6
Hackenfußklassifikation

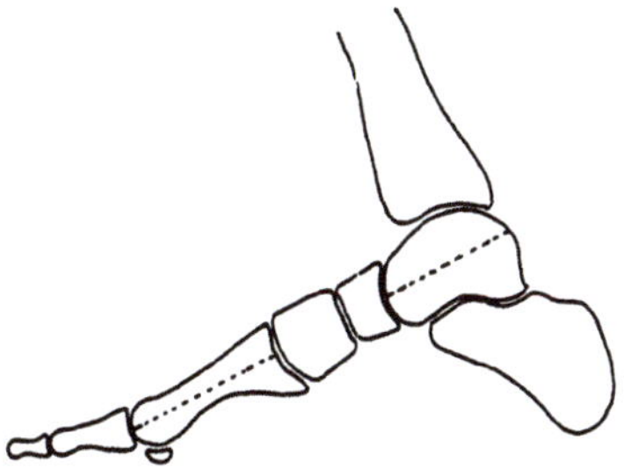

Kompletter Hackenfuß

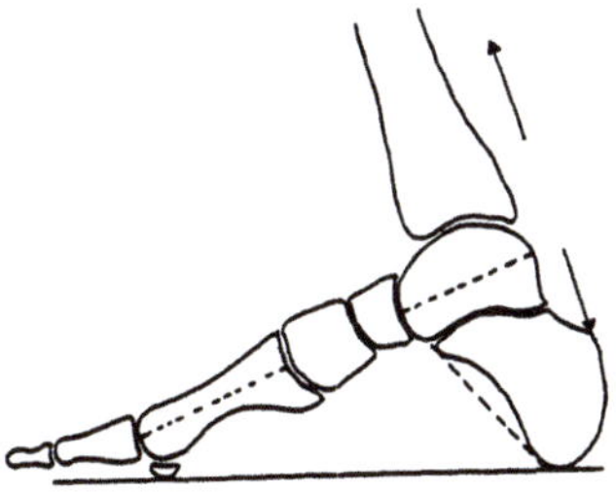

Rückfuß-Hackenfuß

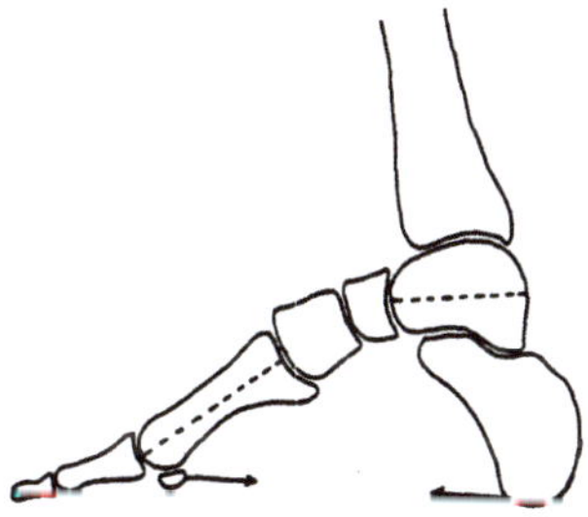

Hackenhohlfuß

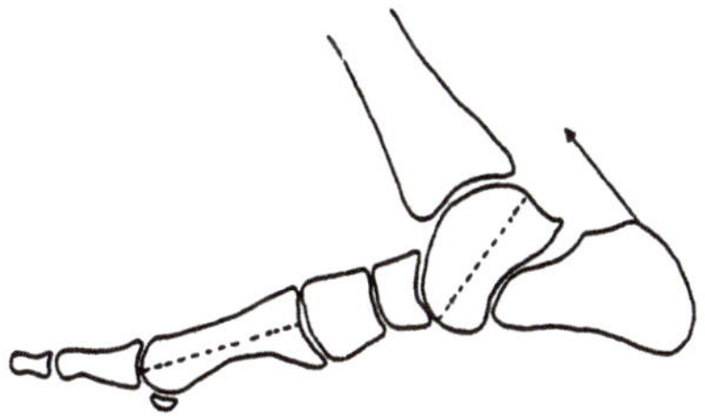

Knickfuß
(funktioneller Hackenfuß)

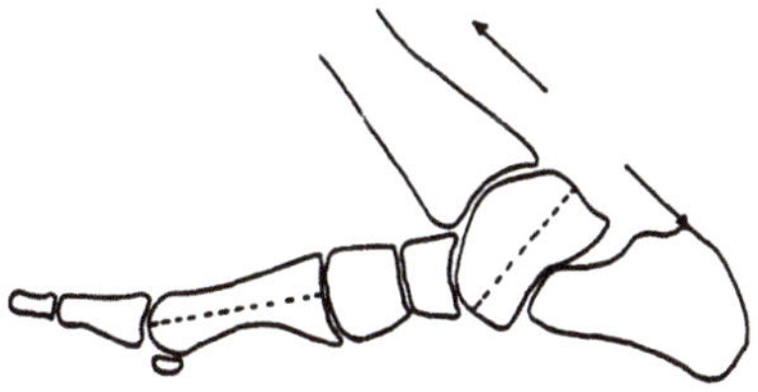

Knickhackenfuß

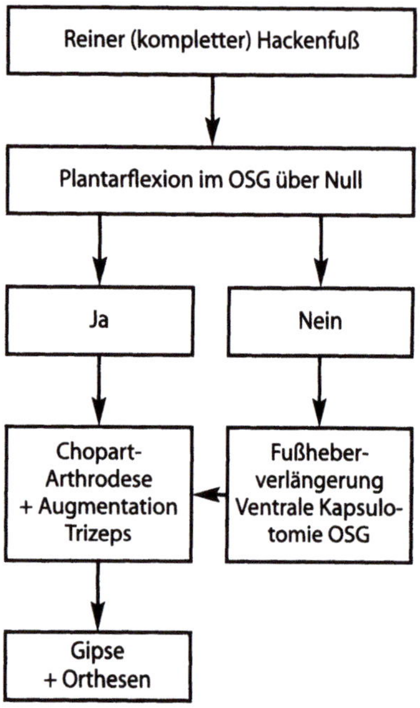
Reiner (kompletter) Hackenfuß
Plantarflexion im OSG über Null
Ja
Nein
Chopart-Arthrodese + Augmentation Trizeps
Fußheberverlängerung Ventrale Kapsulotomie OSG
Gipse + Orthesen

Algorithmus 7
Hackenfußtherapie operativ

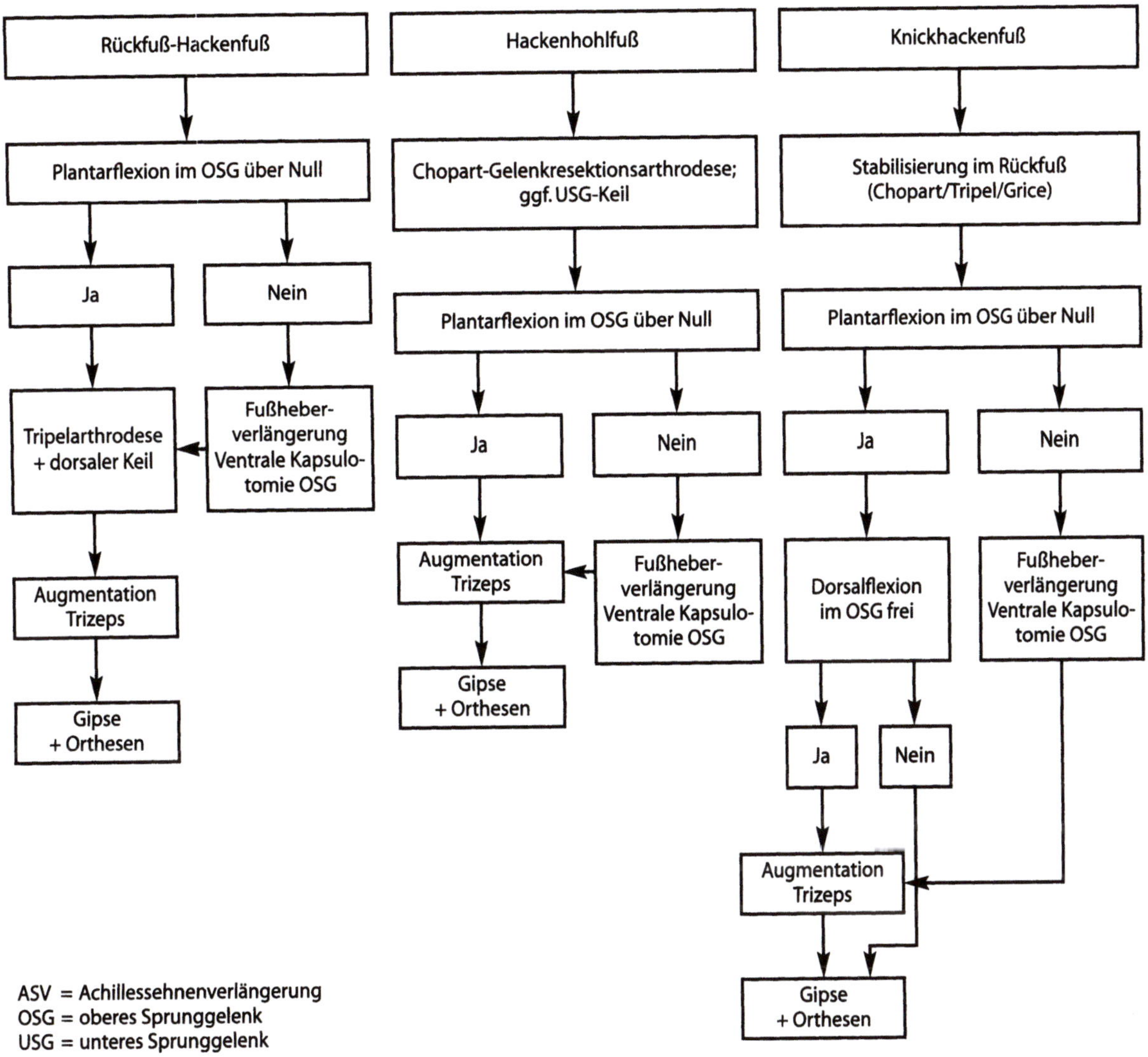

ASV = Achillessehnenverlängerung
OSG = oberes Sprunggelenk
USG = unteres Sprunggelenk

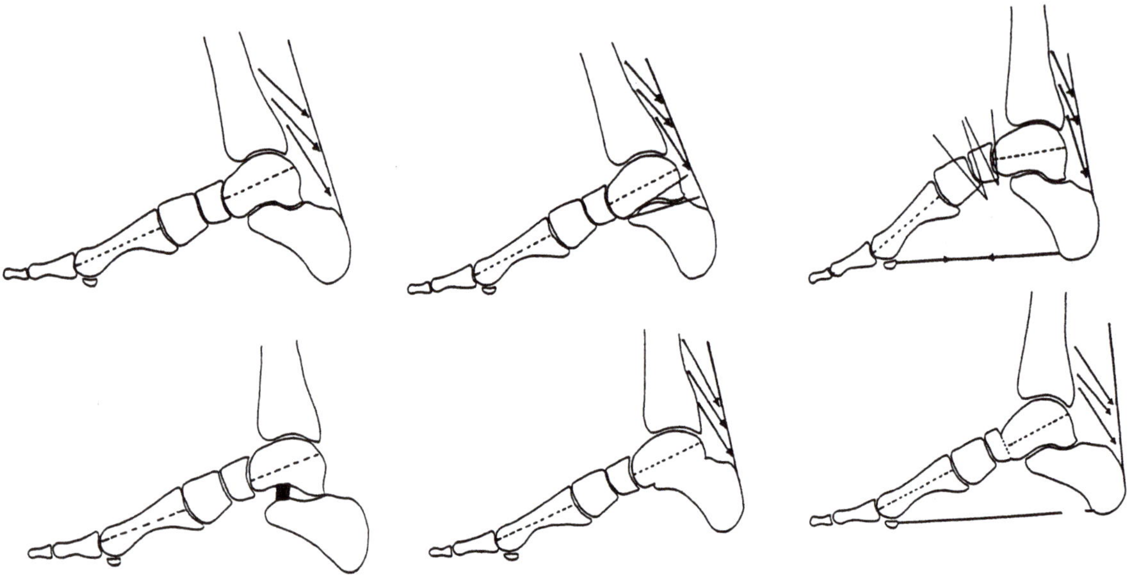

Kompletter Hackenfuß → Augmentierung/ Ventraler Anschlag

Rückfuß-Hackenfuß → Keilentnahme dorsal/T-Arthrodese + Augmentierung

Hackenhohlfuß → Keilentnahme aus der Fußwurzel/ OP nach Steindler/ + Augmentierung

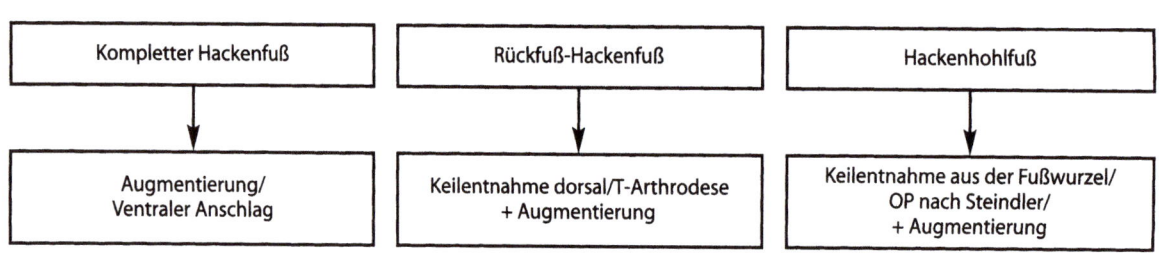

Algorithmus 8
Therapieschemata Hackenfuß

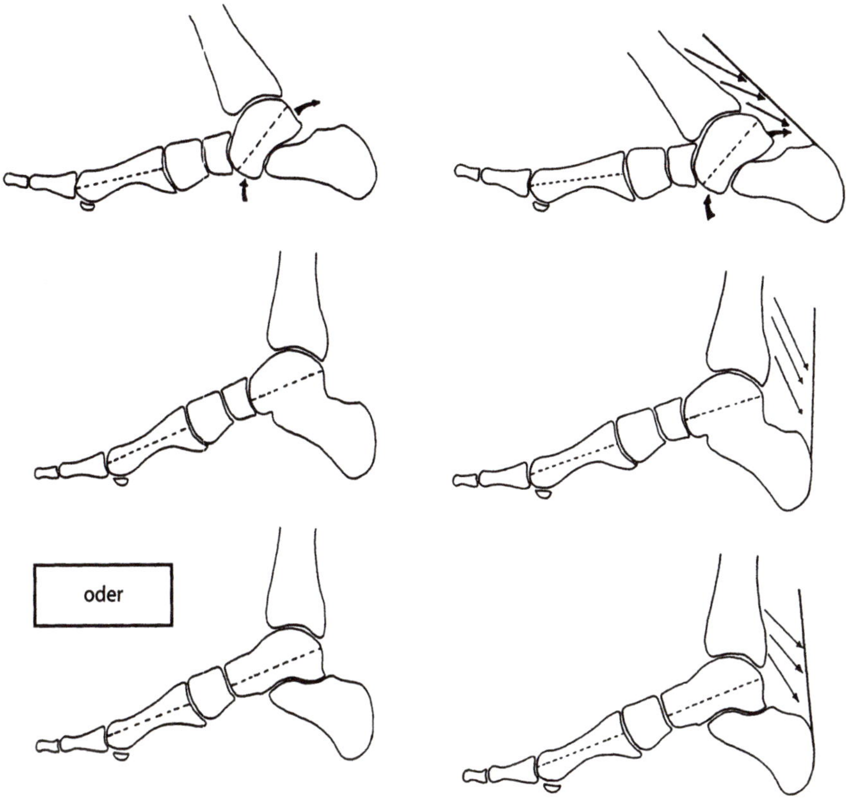

Schwerer Knickfuß
↓
Rückfußstabilisierung
ggf. ASV

Knickhackenfuß
↓
Rückfußstabilisierung
+ Augmentierung

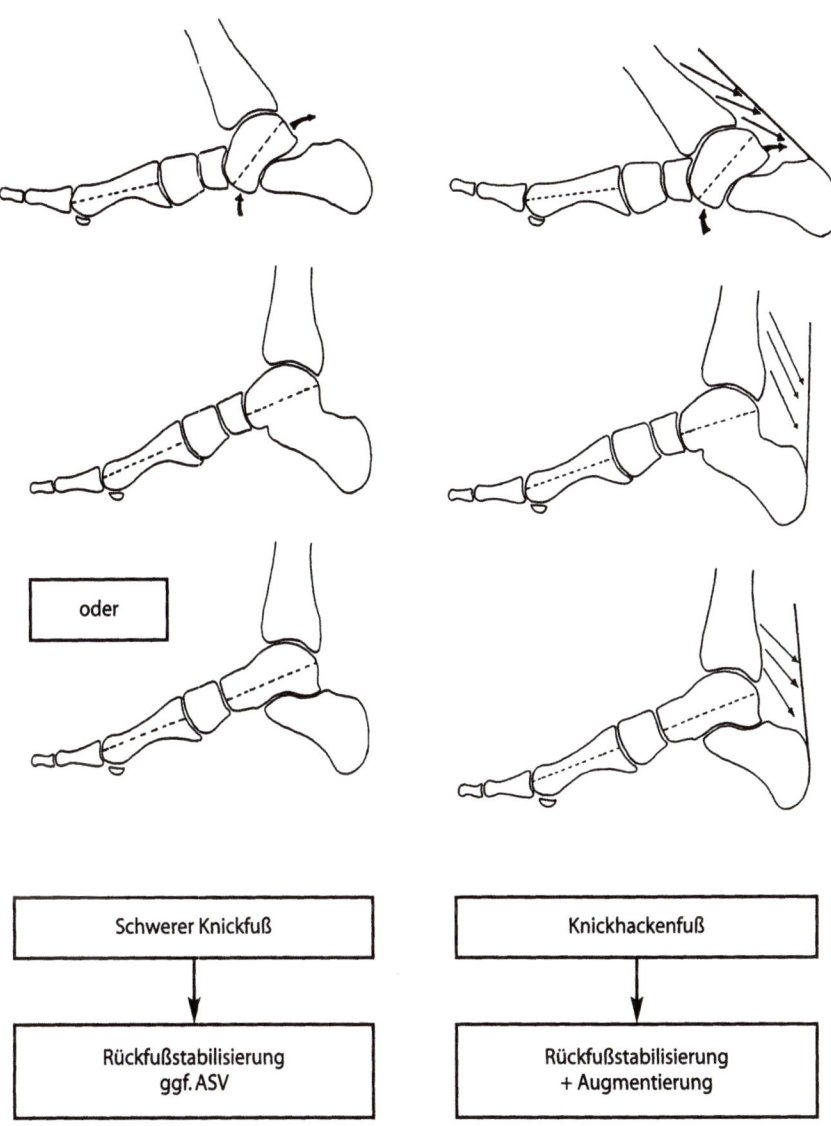

Augmentierung = Verstärkung der Achillessehne mit Plantarflekturen (TP, Pl, Pb, Fdl)
ASV = Achillessehnenverlängerung

Algorithmus 9
Hängefußtherapie

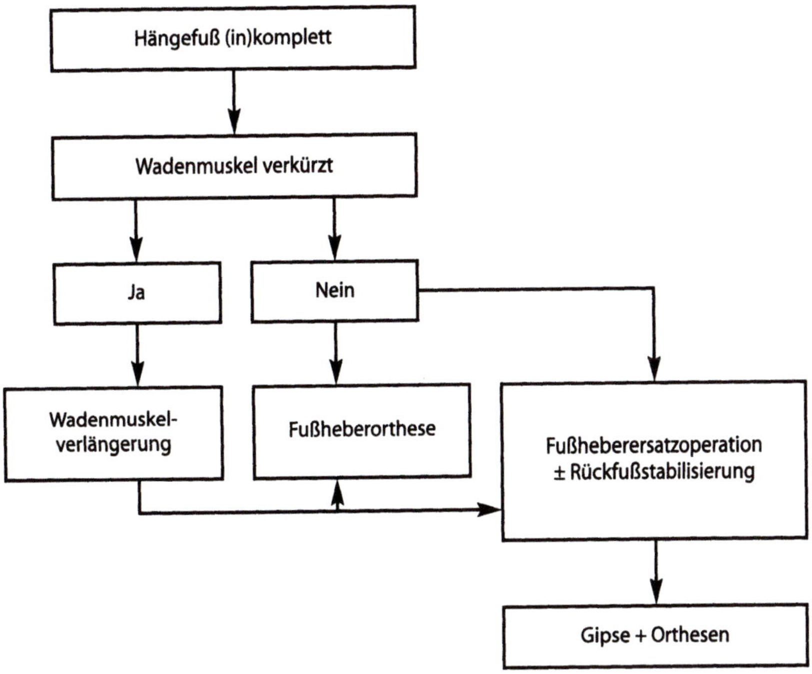

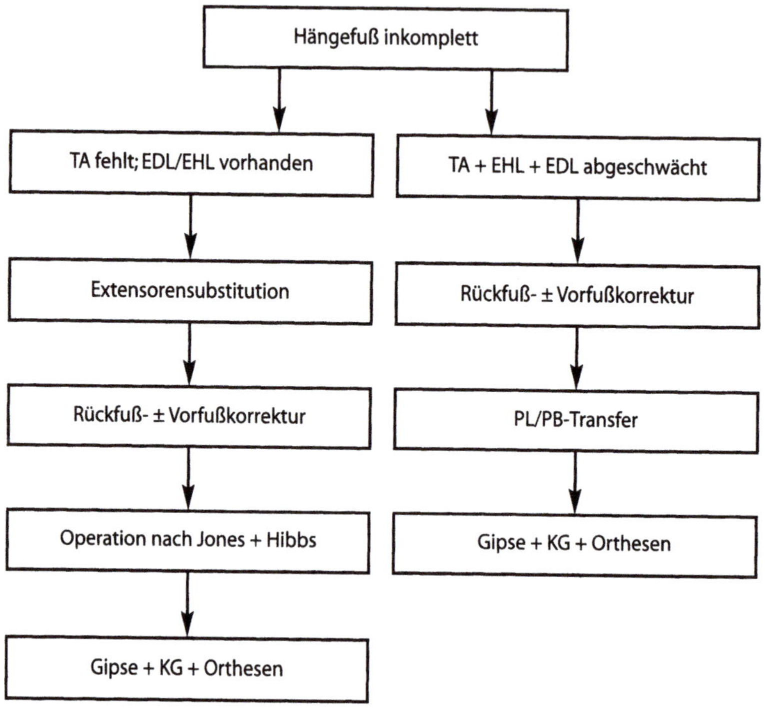
Hängefuß inkomplett
TA fehlt; EDL/EHL vorhanden
TA + EHL + EDL abgeschwächt
Extensorensubstitution
Rückfuß- ± Vorfußkorrektur
Rückfuß- ± Vorfußkorrektur
PL/PB-Transfer
Operation nach Jones + Hibbs
Gipse + KG + Orthesen
Gipse + KG + Orthesen

Algorithmus 10
Hängefußtherapie operativ

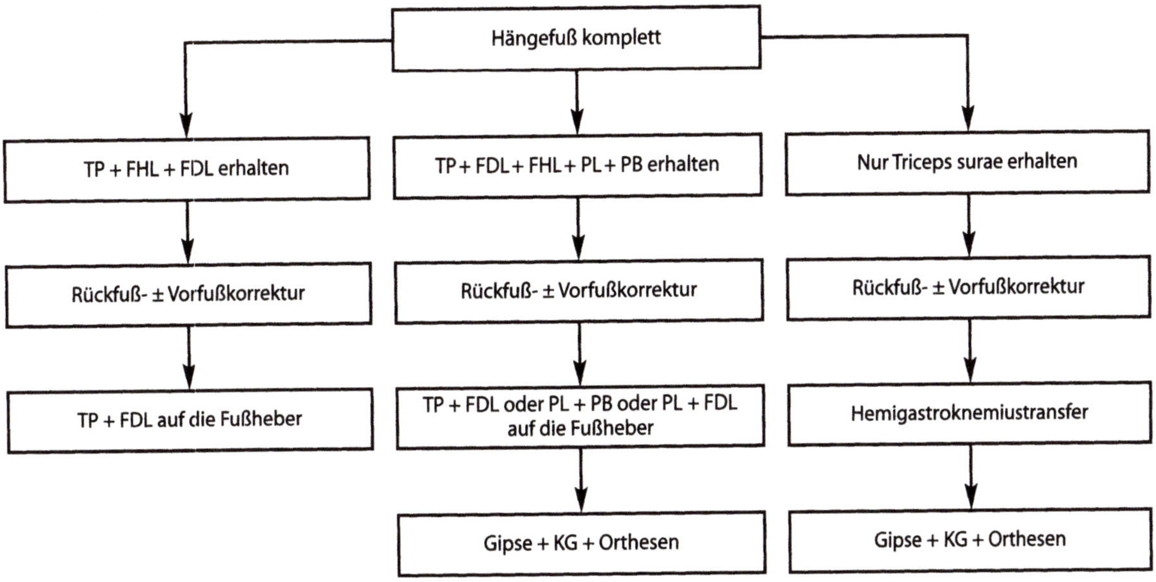

TA = M. tibialis anterior
EDL = M. extensor digitorum longus
EHL = M. extensor hallucis longus
PL = M. peronaeus longus
PB = M. peronaeus brevis
KG = Krankengymnastik

8

Die wichtigsten Instrumente bei Fußoperationen

Aufgegliedert in Weichteil- und Knochenoperationen möchten wir die Operationssiebe vorstellen, die sich für uns bewährt haben. Möglicherweise wird der Erfahrene seine Lieblingsinstrumente nicht darunter finden, für den Interessierten dürfte die Aufstellung dennoch informativ sein (Abb. 8.1 a, b).

Weichteiloperationen

- Skalpelle (kurze und lange Klingen)
- Pinzetten (chirurgisch und anatomisch, ggf. Gefäß/Nervenpinzetten, Hautpinzetten)
- Nadelhalter
- Präparierscheren (grob und fein)
- Langenbeck-Haken
- Mehrzinkerhaken scharf (grob und fein)
- Gillis-Hauthäkchen
- Stumpfe Einzinkerhaken (für Sehnennähte)
- Patellahaken
- Lange stumpfe Bauchhaken (bei Gastroknemiusverlängerung)
- Overholt-Klemmen
- Lange stumpfe Kornzangen (dick und dünn)
- Moskitoklemmchen
- Spitze Sehnen-Durchflechtungszangen (gerade und gebogen)
- Nadelsieb (runde und scharfe: Periost-Nadeln)

Knochenoperationen

- Knochenmesser
- Raspatorium klein, mittel und groß
- Lüer klein und groß
- Viernstein-Retraktionshebel
- Hohmann-Hebel (klein und groß)
- Meißel (gerade und gebogen: Hohlmeißel in jeweils drei Breiten)
- Lambotte-Meißel schmal und gerade
- Bohrmaschine für Bohrer und für Kirschner-Drähte (Stärke 1,8 bis 3,0)
- Zwickzange
- Spitz- und Flachzange
- Oszillierende Säge (gerade)
- Knochenspreizer (groß und klein)
- Hintermann-Retraktor (für Kirschnerdrähte)
- Spitze Repositionszange
- Backhaus Klemmen
- Knochenpfriem

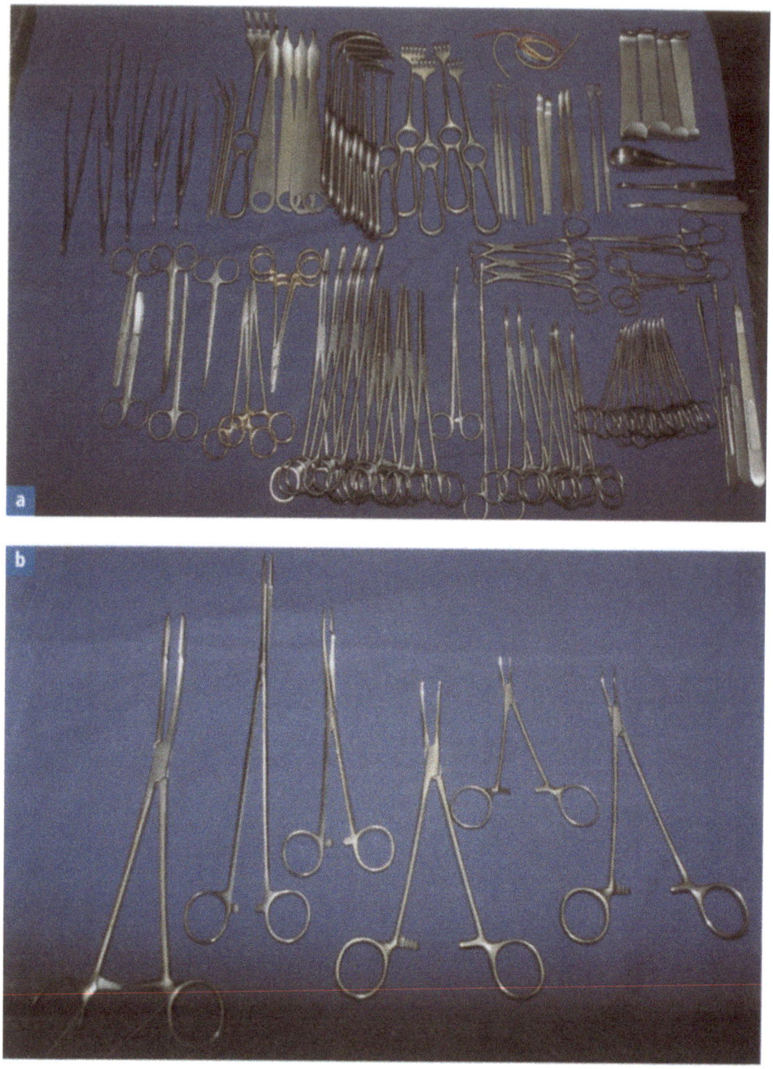

Abb. 8.1 a, b. Darstellung des zur Korrektur von Spitzfüßen erforderlichen Weichteilsiebs unter besonderer Berücksichtigung von langen Kornzangen für Sehnentransfers

Literatur

Allgemeine Werke und Übersichten

Aicardi J (1992) Diseases of the nervous system in childhood. McKeith, Oxford

Akeson WH, Amiel D, Woo SLY (1980) Immobility effects on synovial joints: The pathomechanics of joint contracture. Biorheology 17:95–100

Akeson WH, Amiel D, Abitbol JJ, Garfin SR (1992) The biological basis of muskuloskeletal rehabilitation. In: Nickel VN, Botte MJ (eds) Orthopaedic rehabilitation, 2nd edn. Livingstone, New York, pp 277–293

Armagan O, Shereff M (2000) Tendon injury and repair. In: Myerson MS (ed) Foot and ankle disorders. Saunders, Philadelphia, pp 942–945

Atkinson HW (1986) Principles of assessment and treatment. In: Downie PA (ed) Cash's textbook of neurology for physiotherapists. 4th edn. Faber & Faber, London, pp 104–219

Baehler AR (1996) Orthopädietechnische Indikationen. H. Huber, Bern, S.112–121

Basmajian JV (1975) Functional and anatomical considerations in major muscle tendon imbalance. J Am Podiatr Assoc 65:723–731

Basmajian JV, De Luca CJ (1985) Muscles alive. 5th edn. Williams & Wilkins, Baltimore, pp 367–388

Beasley WC (1961) Quantitative muscle testing. Arch Phys Med Rehabil 42:398–425

Biesalski K, Mayer L (1916) Die physiologische Sehnenverpflanzung. Springer, Berlin

Bleck EE (1987) Orthopaedic management in cerebral palsy. Mac Keith, Oxford, pp 106–142

Böni T (1993) Zur Geschichte der Sehnenläsionen am Rückfuß. In: Zollinger H (Hrsg) Sehnenschädigung am Rückfuß. Huber, Bern, S 15–40

Booth FW (1987) Physiologic and biomechanical effects of immobilisation on muscle. Clin Orthop Rel Res 219:15–24

Branca A, Di Palma L et al. (1997) Arthroscopic treatment of anterior ankle impingement. Foot Ankle 18/7:418–423

Brett EM (1991) Pediatric neurology. 2nd edn. Livingstone, Edinburgh, pp 127–131

Brodhurst BE (1856) On the nature and treatment of clubfoot and analogous distortions involving the tibio-tarsal articulation. Churchill, London

Brown JK, Rodda J, Walsh EG, Wright GW (1991) Neurophysiology of lower limb function in hemiplegic children. Dev Med Child Neurol 33:1037–1047

Carr AJ, Norris SH (1989) The blood supply of the calcaneal tendon. J Bone Joint Surg 71-B:100–101

Close JR, Todd FN (1959) The phasic activity of the muscles of the lower extremity and the effect of tendon transfers. J Bone Joint Surg 41–A/2:189–208

Coleman SS (1983) Complex foot deformities in children. Lea & Febiger, Philadelphia, pp 3–23

Codivilla A (1903) Meine Erfahrungen mit Sehnenverpflanzungen. Z Orthop Chir 12:17–28

Condie DN, Meadows CB (1993) Ankle-foot-orthoses. In: Bowker P, Condie DN, Bader DL, Pratt DJ (eds) Biomechanical basis of orthotic management. Butterworth-Heinemann, London, pp 99–123

Dahmen G, Zsernaviczky J (1985) Spitzfuß – Hängefuß – Hackenfuß. In: Witt , Rettig, Schlegel (Hrsg) Orthopädie in Praxis und Klinik. Handbuch der Orthopädie, Bd VII. Thieme, Stuttgart, S 3.1–3.31

Debrunner HU, Jacob HA (1998) Biomechanik des Fußes, 2. Aufl. Enke, Stuttgart

Delp SL,Statler K, Carroll NC (1995) Preserving plantar flexor strength after surgical treatment for contracture of the triceps surae:a computer simulation study.J Orthop Res 13:96–104

De Luca PA, Giachetto J, Gage JR (1988) Gait lab analysis of spastic equinus deformities: a new system of standardized assessment. Dev Med Child Neurol 30:16–17

De Luca PA (1991) Gait analysis in the treatment of the ambulatory child with cerebral palsy. Clin Orthop Rel Res 264:65–75
Döderlein L, Wenz W, Schneider U (Hrsg) (1999) Der Klumpfuß. Springer, Berlin Heidelberg New York Tokio
Döderlein L, Wenz W, Schneider U (Hrsg) (2000) Der Hohlfuß. Springer, Berlin Heidelberg New York Tokio
Döderlein L, Wenz W, Schneider U (Hrsg) (2002) Der Knickplattfuß. Springer, Berlin Heidelberg New York Tokio
Drennan JC (1983) Orthopaedic management of neuromuscular disorders. Lippincott, Philadelphia
Drennan JC (1992) Poliomyelitis. In: Drennan JC (ed) The child's foot. Raven, New York, pp 305–321
Dubowitz V (1989) A colour atlas of muscle disorders in childhood. Wolfe Medical Publications, London
Dunn HK, Samuelson KM (1974) Flat top talus. J Bone Joint Surg 56-A:57–62
Dyck PJ, Thomas PK, Lambert EH (1975) Peripheral neuropathy. Saunders, Philadelphia
Edwards S (1996) Neurological physiotherapy. A problem solving approach. Churchill Livingstons, New York
Esnault M, Viel E (2000) Le membre inferieur et le pied du sportif. In: Viel E (ed) La marche humaine, la course et le saut. Masson, Paris, p 213–235
Fenton CF, Gilman RD, Janssen M, Dollard MD (1983) Criteria for selected major tendon transfers in podiatric surgery. J Am Podiatr Assoc 73:561–568
Fick R (1892) Über die Arbeitsleistung der auf die Fussgelenke wirkenden Muskeln; Festschrift für Albert Kölliker; Anatomisches Institut Würzburg. Engelmann, Leipzig, S 45–86
Foerster O (1929) Spezielle Anatomie und Physiologie der peripheren Nerven. In: Bumke O, Foerster O (Hrsg) Handbuch der Neurologie, 2. Teil, 1. Abschnitt. Springer, Berlin, S 893–903
Foerster O (1929) Die Symptomatologie der Schussverletzungen der peripheren Nerven. In: Bumke O, Foerster O (Hrsg) Handbuch der Neurologie, Ergänzungsband, 2. Teil, 2. Abschnitt. Springer, Berlin S 1215–1220
Forssberg H, Tedroff G (1997) Botulinum toxin treatment in cerebral palsy: intervention with poor evaluation? Develop Med Child Neurol 39:635–640
Frawley PA, Broughton NS, Menelaus MB (1998) Incidence and type of hindfoot deformities in patients with low-level spina-bifida. J Pediatr Orthop 18:312–313
Freiderich J, Brand R (1990) Muscle fiber architecture in the human lower limb. J Biomech 23:91–95
Friden J, Lieber RL (2002) Tendon transfer surgery:clinical implications of experimental studies. Clin Orthop Rel Res 403: 163–170
Frohse F, Fränkel M (1913) Die Muskeln des menschlichen Beines. Gustav Fischer, Jena, S 557–569
Gage JR (1994) Gait analysis in cerebral palsy: Clinics in developmental medicins, Vol 121. Mc Keith, London
Gerrish FH (1899) Textbook of anatomy. Lea Brothers, Philadelphia, pp 311–315
Götz-Neumann K (2003) Gehen verstehen; Ganganalyse in der Physiotherapie. Thieme, Stuttgart
Hansen ST (2000) Functional reconstruction of the foot and ankle. Lippincott, Williams & Wilkins, Philadelphia
Heinen F, Bartens W (2000) Das Kind und die Spastik. Hans Huber, Bern, S 115–145
Kapandji IA (1985) Funktionelle Anatomie der Gelenke; Bd 2: untere Extremität; Bücherei des Orthopäden, Bd 47. Enke, Stuttgart, S 152–210
Gelberman R, Goldberg V, An K (1988) Tendon. In: Woo S, Buckwalter J (eds) Injury and repair of the muskuloskeletal soft tissues. American Academy of Orthopaedic Surgeons, Chicago, pp 5–20
Goldner JL (1988) Surgical treatment of the paralytic foot. In: Chapman MW (ed) Operative orthopaedics. Lippincott, Philadelphia, pp 1799–1830
Goldspink G, Tabary C, Tabary JC, Tardieu C (1974) Effect of denervation on the adaptation of sarcomere number and muscle extensibility to the functional length of the muscle. J Physiology (London) 236:733–742
Goldstein M, Harper DC (2001) Management of cerebral palsy: equinus gait. Dev Med Child Neurol 43:563–569
Herring JA (2002) Poliomyelitis. In: Herring JA (ed) Tachdijan's pediatric orthopaedics, 3.edn. Saunders, Philadelphia, pp 1321–1433
Hintermann B, Nigg BM, Sommer C (1994) Foot movement and tendon excursion: An in vitro study. Foot and Ankle 15/7:386–395
Hohmann G (1948) Fuß und Bein, 4. Aufl. Bergmann, München, S 391–405

Holly RG, Barnett JG, Ashmore RG et al. (1980) Stretch induced growth in chicken wing muscles: a new model of stretch hypertrophy. Am J Physiol 238:C 62–71
Huet de la Tour E, Tardieu C, Tabary JC et al. (1979) Decrease of muscle extensibility and reduction of sarcomere number in soleus muscle following a local injection of tetanus toxin. J Neurol Sci 40:123–131
Inman VT (1976) The joints of the ankle. Williams und Wilkins, Baltimore, pp 1–34
Kadaba MP, Ramakrishnan HK, Wooten ME (1990) Measurement of lower extremity kinematics during level walking. J Orthop Res 8:383–392
Kapandji IA (1985) Funktionelle Anatomie der Gelenke. Bd 2: untere Extremität. Enke, Stuttgart, S 148–165
Kawakami Y, Ichinose Y, Fukunaga T (1998) Architectural and functional features of human triceps surae muscles during contraction. J Appl Physiol 85:398–404
Keitel W (1993) Differentialdiagnose der Gelenkerkrankungen, 4.Aufl. G.Fischer, Jena, S 52–58
Keitel W (1993) Differentialdiagnose der Gelenkerkrankungen. 4.Aufl. G.Fischer, Jena, S 84–95
Kendall-Peterson FP, Mc Creary ME, Geise-Provance P (2001) Muskeln. Funktionen und Tests. 4. Aufl. Urban & Fischer, München
Ketchum LD (1977) Primary tendon healing: a review. J Hand Surg 2:428–435
Kitaoka HB, Alexander IJ, Adelaar RS (1994) Clinical rating systems for the ankle-hindfoot, midfoot, hallux and lesser toes. Foot and Ankle 15:349–353
Kraft CN, Flacke S, Kowalski S et al. (2002) Seltene Differentialdiagnose eines Bandscheibenvorfalles mit Fußheberparese: Intraspinale Blutung im Konus medullaris. Z Orthop 140:509–511
Kummer B (1979) Die Biomechanik des menschlichen Fußes. In: Imhäuser G (Hrsg) Der Fuß. Praktische Orthopädie. Bd 9. Vordruckverlag, Bruchsal, S 41–52
Lagergren C, Lindholm A (1958) Vascular distribution in the achilles tendon: An angiographic and microangiographic study. Acta Chir Scand 116:491–495
Landois F (1913) Die Lehre von den Muskelatrophien. In: Küttner H, Landois F (Hrsg) Die Chirurgie der quergestreiften Muskulatur, 1. Teil. Enke, Stuttgart, S 87–182
Lieber RL (1992) Skeletal muscle, structure and function. Williams & Wilkins, Baltimore, S 33–48
Lin RS, Gage JR (1990) The neurological control system for normal gait. J Prosthet Orthot 2:1–13
Lundberg A, Goldie I, Kalin B, et al. (1989) Kinematics of the ankle foot complex: plantarflexion and dorsiflexion. Foot and Ankle 9: 194–200
Mackrodt W, Wellmitz G (2001) Der orthopädische Schuh; 2. Aufl. Hans Huber, Bern
Maganaris CN, Baltzopoulos V, Sargeant AJ (1998) In vivo measurements of the triceps surae complex architecture in man: implications for muscle function. J Physiol 512:603–614
Mann RA (1972) Tendon transfers and electromyography. Clin Orthop Rel Res 85:64–66
Marquardt W (1965) Die theoretischen Grundlagen der Orthopädie-Schuhmacherei. Carl Maurer, Eislingen/Steige, S 114–130
Mann RA (1972) Tendon transfers and electromyography. Clin Orthop Rel Res 85:64–66
Mann RA, Plattner PF (1988) Principles and practice of tendon transfers. In: Helal B, Wilson D (eds) The foot. vol 1. Churchill Livingstone, Edinburgh
Mann RA, Coughlin MJ (1993) Surgery of the foot and ankle. 6. Aufl. Mosby, St. Louis, pp 1256–1259
Mayer L (1916) The physiological method of tendon transplantation. I: History, anatomy and physiology of tendons. Surg Gynecol Obstetr 22:182–199
Mc Dermott JE, Scranton PE jr (1992) Anterior tibiotalar spurs: a comparison of open versus arthroscopic debridement. Foot and Ankle 13:125–130
Mc Murray M (1950) M. tibialis posterior: Footballer's Ankle. J Bone Joint Surg 32–B/1:68–69
Michaud Th (1993) Foot orthosis. Williams and Wilkins, Baltimor
Miller SJ (1992) Principles of muscle tendon surgery and tendon transfers In: Mc Glamry ED (ed) Comprehensive textbook of foot surgery, 2nd edn, vol 2. Williams & Wilkins, Baltimore, pp 1297–1333
Mortier W (1994) Muskel- und Nervenerkranken im Kindesalter. Thieme, Stuttgart
Murray MP, Drought AB, Kory RC (1964) Walking pattern of normal men. JBJS46-A:335–360
Nordin M, Frankel VH (2001) Basic biomechanics of the musculoskeletal system; 3rd edn. Williams & Wilkins, Philadelphia, pp 242–255
Norkin CC, Levangie PK (1992) Joint structure and function. 2nd edn. FA Davies, Philadelphia, pp 379–418

O'Connell PA, D'Souza L, Dudeney S, Stephens M (1998) Foot deformities in children with cerebral palsy. J Pediatr Orthop 18:743–747
O'Dwyer NJ, Neilson PD, Nash J (1989) Mechanisms of muscle growth related to muscle contracture in cerebral palsy. Dev Med Child Neurol 31:543–547
O'Dwyer NJ, Ada L, Neilson PD (1996) Spasticity and muscle contracture following stroke. Brain 119:1737–1749
Ounpuu S, Gage JR, Davis RB (1991) Three dimensional lower extremity kinetics in normal pediatric gait. J Pediatr Orthop 11:314–349
Pandey S, Pandey AK (2003) Clinical orthopaedic diagnosis; 2. Aufl. Alpha science international, Pangbourne
Patten J (1996) Neurologische Differentialdiagnose; 2. Aufl. Springer, Berlin Heidelberg New York Tokio, S 333–334
Patten J (1996) Neurologische Differentialdiagnose; 2. Aufl. Springer, Berlin Heidelberg New York Tokio, S 364–366
Peabody CW (1949) Tendon transposition in the paralytic foot: In: The American Academy of Orthopaedic Surgeons (eds) Instructional course lectures. Vol 6. Edwards, Ann Arbor, pp 178–188
Perry J, Hoffer MM, Glovan P, Antonelli D (1974) Gait analysis of the triceps surae in cerebral palsy:a preoperative and postoperative clinical and electromyographic study.J Bone Joint Surg 56-A:511–520
Perry J (1985) Poliomyelitis. In: Nickel VL, Botte, MJ (eds) Orthopaedic rehabilitation. 2. Aufl. Churchill Livingstone, New York, pp 493–520
Perry J (1992) Scientific basis of rehabilitation. In: American Academy of Orthopaedic Surgeons (eds) Instructional course lectures. Vol 34. Mosby, St. Louis, pp 385–388
Perry J (1985) Normal and pathologic gait. In: Atlas of orthotics. 2nd Edition. American academy of orthpaedic surgeons. CV Mosby, St.Louis, pp 76–111
Perry J (1992) Gait analysis-normal and pathological function. Slack Inc. Thorofare, pp 51–87
Perry J (1992) Gait analysis-normal and pathological function. Slack Inc. Thorofare, pp 184–220
Perry J (1997) Achilles tendon anatomy: normal and pathologic. Foot Ankle Clin 2: 63–370
Pous JG, Cahuzac JP (1989) Physiopathologie des deformations orthopediques chez ÍMOC; Cahiers dénseignement de la SOFCOT, No. 36 Expansion scientifique francaise, pp 19–25
Putz R, Müller M (1991) Functional anatomy of the foot. Orthopäde 20: 2–10
Rabl CRH, Nyga W (1994) Orthopädie des Fußes; 7. Aufl. Enke, Stuttgart
Rang M, Silver R, de la Garza J (1986) Cerebral palsy. In: Lovell WW, Winter RB (eds) Pediatric orthopaedics; 2. Aufl. Lippincott, Philadelphia, pp 345–396
Recklinghausen H (1920) Gliedermechanik und Lähmungsprothesen. Band II: Die schlaffen Lähmungen von Hand und Fuß. Springer, Berlin, S. 573–615
Riedinger J (1905) Wesen, Ursachen und Entstehung der Deformitäten. In: Joachimsthal G (ed) Handbuch der orthopädischen Chirurgie. Gustav Fischer, Jena, S 104–127
Rose GK (1986) Orthotics – Principles and Practice. Heinemann Medical Books, London, pp 143–153
Rose J, Gamble JG (19949 Human Walking; 2. edn. Williams & Wilkins, Baltimore
Russell DJ, Rosenbaum PL, Cadman DT (1989) The gross motor function measure: a means to evaluate the effects of physical therapy. Dev Med Child Neurol 31:341–352
Sarafian SK (1983) Anatomy of the foot and ankle. Lippincott, Philadelphia
Schanz A (1928) Praktische Orthopädie. Springer, Berlin, S 507–513
Scherb R (1952) Kinetisch-diagnostische Analyse von Gehstörungen. Enke, Stuttgart
Schon LC, Ouzounian TJ, Jahss MH (1991) The ankle: disorders of the foot and ankle; 2. Aufl. Saunders, Philadelphia, pp 1417–1433
Scrutton D (1984) Management of the motor disorders of children with cerebral palsy. Blackwell, Oxford
Serratrice G, Pouget J, Azulay JPH (1999) Exercise intolerance and muscle contracture. Springer, Paris
Silver RL, de la Garza J, Rang M (1985) The myth of muscle balance. J Bone Joint Surg 67–B:432–437
Simon DB, Ringel SP (1992) Rehabilitation of neuromuscular disorders. In: Nickel VL, Botte MJ (eds) Orthopaedic rehabilitation; 2. edn. Churchill Livingstone, New York, pp 309–325
Smith DW (1982) Recognizable patterns of human malformation; 3. edn. Saunders, Philadelphia
Spector SA, Gardiner PF, Zernicke RF et al (1980) Muscle architecture and force-velocity characteristics of cat soleus and medial gastrocnemius: implications for neural control. Neurophysiol 44:951–960

Spoor CW, van Leeuwen JL, Meskers CGM et al. (1990) Estimation of instantaneous moment arms of lower leg muscles. Biomech 23:1247–1258
Staheli LT, Hall JG, Jaffe KM, Paholke DO. Arthrogryposis. Cambridge University Press, pp 32–50
Staheli LT, Hall JG, Jaffe KM, Paholke DO. Arthrogryposis. Cambridge University Press, pp 67–73
Steindler A (1955) Kinesiology of the human body. CC Thomas, Springfield, pp 665–683
Sutherland DH, Olshen RA, Biden EN, Wyatt MP (1988) The development of mature walking. Mc Keith Press, London
Sutherland DH, Kaufman KR (1992) Motion analysis: lower extremity. In: Nickel VL, Botte MJ (eds) Orthopaedic rehabilitation; 2. edn. Churchill Livingstone, New York, pp 223–242
Tabary C, Tardieu C, Tardieu G (1972) Physiological and structural changes in the cat's soleus muscle due to immobilisation by different lengths in plaster casts. Physiol 224:231–244
Tardieu G, Huet de la Tour E, Brett MP (1982) Muscle hypoextensibility in children with cerebral palsy I : experimental observations. Arch Phys Med Rehab 63:67–74
Tardieu G, Huet de la Tour E, Brett MP (1982) Muscle hypoextensibility in children with cerebral palsy I I: therapeutic implications. Arch Phys Med Rehab 63:103–110
Tardieu G, Tardieu C (1987) Cerebral palsy: mechanical evaluation and conservative correction of limb joint contractures. Clin Orthop Rel Res 219:63–69
Tardieu C, Lespargot A, Tabary C, Bret MD (1988) For how long must the soleus muscle be stretched each day to prevent contracture? Dev Med Child Neurol 30:3–10
Traughber PD (1993) Imaging of the foot and ankle. In: Mann RA, Coughlin MJ. Surgery of the foot and ankle. 6th edition. Mosby, St.Louis, pp 61–84
Valmassy RL (1996) Pathomechanics of lower extremity function. In: Valmassy RL (ed) Clinical biomechanics of the lower extremities. Mosby, St. Louis, pp 59–84
Vulpius O (1902) Die Sehnenüberpflanzung und ihre Verwertung in der Behandlung der Lähmungen. Veit, Leipzig
Wernick J, Volpe RG (1996) Lower extremity function and normal mechanics. In: Valmassy RL (ed) Clinical biomechanics of the lower extremities. Mosby, St. Louis, pp 1–58
Wickiewicz TL, Roy RR, Powell PL (1983) Muscle architecture of the human lower limb. Clin Orthop Rel Res 179:275–283
Wiedemann HR; Kunze J (2001) Atlas der klinischen Syndrome; 5. Aufl. Schattauer, Stuttgart
Williams PE, Goldspink G (1978) Changes in sarcomere length and physiological properties in immobilized muscle. J Anat 127:459–469
Wirth CJ (2002) Orthopädie und Orthopädische Chirurgie: Fuß. Thieme, Stuttgart
Woo SY, Gomez MA, Woo YK, Akeson WH (1982) Mechanical properties of tendons and ligaments: II The relationships of immobilisation and exercise on tissue remodeling. Biorheology 19:397–403
Ziv I, Blackburn N, Rang M, Koreska J (1984) Muscle growth in normal and spastic mice. Dev Med Child Neurol 26:94–99

Zum Spitzfuß

Abel MF, Juhl GA, Vaughan CL, Damiano DL (1998) Gait assessment of fixed ankle--foot orthoses in children with spastic cerebral palsy. Arch Phys Med Rehab 79:126–133
Abrams R, Wells-Rawson S (1992) Anoxic brain injury. In: Nickel VL , Botte MJ (eds) Orthopaedic rehabilitation; 2. edn. Churchill Livingstone, New York, pp 391–400
Abrams R, Wenger DR (1992) Myelomeningocele. In: Nickel VL, Botte MJ (eds) Orthopaedic rehabilitation; 2. edn. Churchill Livingstone, New York, pp 547–558
Aktas S, Ercan S, Candan L (2001) Early mobilisation after sliding and Z-lengthening of heel cord: a preliminary experimental study in rabbits. Arch Orthop Trauma Surg 121:87–89
Allington NJ, Leroy N, Doneux C (2002) Ankle joint range of motion measurements in spastic cerebral palsy children. Pediatr Orthop B 11:236–239
Andersen JG (1963) Foot drop in leprosy and its surgical correction. Acta Orthop Scand 33:151–171
Andry N (1744) Orthopädie oder die Kunst bei den Kindern die Ungestaltheit des Leibes zu verhüten und zu verbessern. JA Rüdiger, Berlin
Ansart MB (1951) Pan arthrodesis for paralytic flail foot. J Bone Joint Surg 33B:503–507

Arahata K, Fujimoto S (1999) Contractures in Emery-Dreyfus syndrome. In: Serratrice G, Pouget J, Azulay JPh (eds) Exercise intolerance and muscle contracture. Springer, Paris, pp 185–191
Armstrong DG, Stacpoole-Shea S, Nguyen H et al. (1999) Lengthening of the Achilles tendon in diabetic patients who are at high risk for ulceration of the foot. J Bone Joint Surg 81-A:535–538
Bach CM, Wachter R, Stöckl B et al. (2002) Significance of talar distortion for ankle mobility in idiopathic clubfoot. Clin Orthop Rel Res 398:196–202
Baker LD (1954) Triceps surae syndrome in cerebral palsy: an operation to aid in its relieve. Arch Surg 68:216–221
Baker LD (1956) A rational approach to the needs of the cerebral palsy patient. J Bone Joint Surg 38A:313–323
Banks HH (1983) Equinus and cerebral palsy – its management. Foot and Ankle 4:149–159
Banta JV, Nichols O (1969) Sacral agenesis. J. Bone Joint Surg 51-A:693
Bari MM, Islam AK (1996) Surgical reconstruction of leprotic drop foot. Lepr Rev 67:200–202
Baumann JU, Koch HG (1989) Ventrale aponeurotische Verlängerung des M. gastrocnemius, Operat Orthop Traumatol 1:254–258
Baumgartner R, Botta P (1995) Amputation und Prothesenversorgung der unteren Extremität. 2. Auflage, Thieme, Stuttgart, S 100–141
Baumgartner R (1995) Spitzfuß. In: Baumgartner R, Stinus H (eds) Die orthopädietechnische Versorgung des Fußes; 2. Aufl. Thieme, Stuttgart, S 57–62
Beasley WC (1961) Quantitative muscle testing: principles and applications to research and clinical services. Arch Phys Med Rehabil 42:398–426
Beberhold G, Diener K et al. (2003) Kongressbericht 9. DAF-Kongress, 2003; Fuß und Sprunggelenk 1, Heft 2, S 174–175
Benyi P (1969) A modified Lambrinudi operation for drop foot. J Bone Joint Surg 42 B:333–335,
Berberian WS, Hecht PJ, Wapner KL (2002) Morphology of tibiotalar osteophytes in anterior ankle impingement. Foot and ankle int 22: 313–317
Berg EE (1992) Percutaneous achilles tendon lengthening complicated by inadvertent tenotomy. J Pediatr Orthop 12:341–343
Bibbo C, Anderson RB, Davis WH (2001) Complications of midfoot and hindfoot arthrodesis. Clin Orthop Rel Res 391:45–58
Blasier RD, White R (1998) Duration of immobilisation after percutaneous sliding heel cord lengthening. J Pediatr Orthop 18:299–303
Blumel J, Butler M, Evans EB, Eggers GWN (1962) Congenital anomaly of the sacrococcygeal spine. Report of eight cases of absence or malformation. Arch Surg 85:982
Blumel J, Evans EB, Eggers GWN (1959) Partial or complete agenesis or malformation of the sacrum with associated anomalies. J Bone Joint Surg 41-A:497
Booth CM, Cortina-Borja MJF, Theologis TN (2001) Collagen accumulation in muscles of children with cerebral palsy and correlation with severity of spasticity. Dev Med Child Neurol 43:314–320
Borton DC, Walker K, Pipiris M et al. (2001) Isolated calf lengthening in cerebral palsy. J Bone Joint Surg 83-B:364–370
Botte MJ, Waters RL, Keenan ME, Jordan C, Garland DE (1988) Orthopaedic management of the stroke patient. Part 1: pathophysiology, limb deformity and patient evaluation. Orthop Rev 17:637–647
Botte MJ, Waters RL, Keenan ME, Jordan C, Garland DE (1988) Orthopaedic management of the stroke patient. part 2: treating deformities of the upper and lower extremities. Orthop Rev 17:891–910
Botte MJ, Keenan MA, Jordan C (1992) Stroke. In: Nickel VL, Botte MJ (eds) Orthopaedic rehabilitation; 2. edn. Churchill Livingstone, New York, pp 337–360
Botte MJ (1992) Extremity problems in spinal cord injury. In: Nickel VL, Botte MJ (eds) Orthopaedic rehabilitation; 2. edn. Churchill Livingstone, New York, pp 427–452
Botte MJ, Gelberman RH (1992) Compartment syndrome and ischaemic contracture. In: Nickel VL, Botte MJ (eds) Orthopaedic rehabilitation; 2. edn. Churchill Livingstone, New York, pp 629–643
Boyd RN, Graham HK (2000) Objective measurement of clinical findings in the use of botulinumtoxin type A for the management of children with cerebral palsy. Europ J Neurol 6 [Suppl 4]:23–35
Boyd RN, Pliatsios V, Starr R et al. (2000) Biomechanical transformation of the gastroc-soleus muscle with botulinumtoxin A in children with cerebral palsy. Dev Med Child Neurol 42:32–41

Boyd RN, Hays RM (2001) Current evidence for the use of botulinumtoxin type A in the management of children with cerebral palsy; a systematic review. Europ J Neurol 8 [Suppl 5]:1–20
Branch HE (1939) Drop foot: end results of a series of bone block operations. J Bone Joint Surg 21:141–147
Braune W, Fischer O (1987) The human gait. Translated by P. Maquet and R. Furlong. Springer, Berlin;
Brett EM (1991) Pediatric Neurology. 2nd edition. Churchill Livingstone, Edinburgh pp 228–231
Broderick JP, Phillips SJ, Whisnant JP (1989) Incidence rates of stroke in the eighties the end of the decline of stroke? Stroke 20:577–582
Brodke DS, Skinner SR, Lamoreux LW et al. (1989) Effects of ankle foot orthoses on the gait of children. J Pediatr Orthop 9:702–708
Brodsky JW (1993) The diabetic foot. In: Mann RA, Coughlin, MJ. Surgery of the foot and ankle. 6th Edition. Mosby, St.Louis, pp 877–883
Brooke MH (1986) A clinician's view of neuromuscular diseases. Williams & Wilkins, Baltimore, pp 117–154
Broughton NS, Menelaus MB (1998) Orthopaedic management of spina bifida cystica. 3rd edition. Saunders, London, pp 107–127
Brouwer B, Davidson LK, Olney SJ (2000) Serial casting in idiopathic toe-walkers and children with spastic cerebral palsy. J Pediatr Orthop 20:221–225
Brown K, Minns R (1989) Position as a cause of deformity in cerebral palsy. Sem in Orthop 4(4): 215–220
Brunner R, Hefti F, Tgetgel JD (1997) Arthrogrypotic joint contracture at the knee and the foot correction with a circular frame. J Pediatr Orthop 6-B:192–196
Brunner R, Meier G, Ruepp T (1998) Comparison of a stiff and a spring-type ankle foot orthosis to improve gait in spastic hemiplegic children. J Pediatr Orthop 18:719–726
Buckon CE, Sienko-Thomas S, Jacobson-Huston S (2001) Comparison of three ankle-foot orthosis configurations for children with spastic hemiplegia. Dev Med Child Neurol 43:371–378
Burdett RG (1982) Forces predicted at the ankle during running. Med Sci Sports Exerc 14:308–316
Butler PB, Nene AV (1991) The biomechanics of fixed ankle-foot orthoses and their potential in the management of children with cerebral palsy. Physiotherapy 77:1–88
Caldwell GD (1958) Correction of paralytic foot drop by hemigastrosoleus transplant. Clin Orthop Rel Res 11:81–84
Calhoun JH, Evans EB, Herndon DN (1991) Techniques for the management of burn contractures with the ilizarow fixator. Clin Orthop Rel Res 280:117–124
Campbell WC (1923) An operation for the correction of drop foot. J Bone Joint Surg 21:815–825
Campbell WC (1925) End results of operation for correction of drop foot. JAMA 85:1927
Campbell WC (1930) Bone block operation for drop foot; an analysis of end results. J Bone Joint Surg 12:317–324
Campbell AGM (1992) Infections in forfar and Arneil's textbook of pediatrics; Campbell AGM, McIntosh N (eds) 4. edn. Churchill Livingstone, Edinburgh: pp 1370–1371
Capen DA, Zigler JE (1992) Spinal cord injury. In: VL Nickel, MJ Botte (eds) Orthopaedic rehabilitation; 2. Aufl. Churchill Livingstone, New York, S 411–439
Carayon A, Bourrel P, Bourges M (1967) Dual transfer of the posterior tibial and flexor digitorum longus tendons for drop foot: a report of 31 cases. J Bone Joint Surg 49-A:144–148
Carroll NC, Grant CG, Hudson R et al. (1981) Experimental observations on the effects of leg lengthening by the Wagner method. Clin Orthop Rel Res 160:250–257
De Clippele H (1974) Hemitransplantation du tendon d'Achille chez un myopathique. Acta Orthop Belg 39:734–737
Colbert EG, Koegler RR (1985) Toe-walking in childhood schizophrenia. J Pediatr 53:219–220
Condie DN, Meadows CB (1993) Ankle-foot orthoses. In: Bowker P, Condie DN, Bader DL, Pratt DJ (eds) Biomechanical basis of orthotic management. Butterworth Heinemann, Oxford, pp 99–123
Conrad JA, Frost HM (1969) Evaluation of subcutaneous heel cord lengthening. Clin Orthop Rel Res 64:121–127
Corrie IS, Cosgroce AP, Duffy CM et al. (1998) Botulinumtoxin A compared with stretching casts in the treatment of spastic equinus. A randomized prospective trial. J Pediatr Orthop 18:304–311

Cosgrove AP, Corrie IS, Graham HK (1994) Botulinumtoxin A in the management of the lower limb in cerebral palsy. Dev Med Child Neurol 36:386–396
Cottalorda J, Gautheron V et al. (2000) Toe walking in children younger than 6 years with cerebral palsy; the contribution of serial corrective casts. J Bone Joint Surg 82B (4): 541–544
Coull R, Raffiq T, James LE (2003) Open treatment of anterior impingement of the ankle. J Bone Joint Surg 85 B (4): 550–553
Cozen L (1969) Management of foot drop in adults after permanent peroneal nerve loss. Clin Orthop Rel Res 67:151–158
CraigJJ, van Huren J (1976) The importance of gastrocnemius recession in the correction of equinus deformity in cerebral palsy. J Bone Joint Surg 58:84–87
Crenshaw S, Herzog R, Castagno P et al. (2000) The efficacy of tone-reducing features in orthotics on the gait of children with spastic diplegic cerebral palsy. J Pediatr Orthop 20:210–216
Dal Monte A, Donzelli O (1987) Tibial lengthening according to ilizarow in coingenital hypoplasia of the leg. J Pediatr Orthop 7:135–138
Dalton GP, Wapner KL, Hecht PJ (2001) Complications of achilles and posterior tibial tendon surgeries. Clin Orthop Rel Res 391:133–139
Damron TA, Greenwald TA, Breed AL (1994) chronologic outcome of surgical tendo achilles lengthening and natural history of gastrocsoleus contracture in cerebral palsy. Clin Orthop Rel Res 301:249–255
David AA, Tiemann J, Richter G (1997) Korrigierende Eingriffe beim Spitzhohlfuß. Unfallchirurg 100:371–374
Davids JR, Dabelstein J, Bagley A, Foti T (1999) Voluntary (normal) versus obligatory (cerebral palsy) toe walking in children: a kinematic, kinetic and EMG analysis. J Pediatr Orthop 19:461–469
Davidson RS, Drummond DS (1992) Arthrogryposis. In: Drennan JC. The child's foot. Raven press, New York, pp 253–266
Decoulx P, Razemon JP, Decoulx A (1968) Le traitement du pied equin paralytique de l'adulte par l'operation de Lambrinudi associee a la transplantation du jambier posterieur. Acta Orthop Belg 34:845–851
Delp SL, Zajac F (1992) Force- and moment-generating capacity of lower extremity muscles before and after tendon lengthening. Clin Orthop Rel Res 284:247–259
Delpech JM (1823) Tenotomie du tendon d'Achille. Chir Clin Montpellier, Gaban et Camp, Paris: 147–231
Dennis SC, Green NE (1988) Hereditary spastic paraplegia. J Pediatr Orthop 8: 413–417
Desloovere K, Molenaers G, Jonkers I et al. (2001) A randomized study of combined botulinumtoxin type A and casting in the ambulant child with cerebral palsy using objective outcome measures. Europ J Neurol 8 [Suppl 5]:75–87
Dole RL, Turner DF, Worrell T (1997) Effects of hinged ankle foot orthoses on stride length, stride width and foot angle in a child with spastic diplegic cerebral palsy. Phys Ther 77:79–80
Downey MS, McGlamry ED (1987) Anterior advancement of the tendo achilles. J Am Podiatr Ass 77:117–122
Drummond DS, Siller TN, Cruess RL (1974) Management of arthrogryposis multiplex congenita; in instructional course lectures. Am Acad Orthop Surg 23:79–95
Dubowitz V (1989) A colour atlas of muscle disorders in childhood. Wolfe Medical Publ, Ipswich, pp 8–47
Duncan WR, Mott DH (1983) Foot reflexes and the use of inhibitive cast. Foot and Ankle 4:145–148
Duraiswami PK (1950) Insulin-induced skeletal abnormalities in developing chickens. Br Med J 2:384
Eastwood DM, Dennett X, Shield LK (1997) Muscle abnormalities in idiopathic toe-walkers. J Pediatr Orthop B 6:215–218
Eastwood DM, Menelaus MB, Dickens DRV (2000) Idiopathic toe-walking: does treatment alter the natural history? J Pediatr Orthop Part B 9:47–49
Ebbeling CJ, Hamill J, Crussemeyer JA (1994) Lower extremity mechanics and energy cost of walking in high-heeled shoes. J Orthop Sports Phys Ther 19:190–196
Echtermeyer V (1985) Das Kompartment-Syndrom. Hefte zur Unfallheilk 169:1–105
Eichhoff E (1929) Die Muskelveränderungen bei Zirkulationsstörungen. In: Küttner H (ed) Die Chirurgie der quergestreiften Muskulatur. Enke, Stuttgart, S 307–334
Entyre B, Chambers CS, Scarborough NH, Cain TE (1993) Preoperative and postoperative assessment of surgical intervention for equinus gait in children with cerebral palsy. J Pediatr Orthop 1:24–31
Evans C, Gowland C, Rosenbaum P et al. (1994) The effectiveness of orthoses for children with cerebral palsy. Dev Med Child Neurol 36:26–27

Evarts CMC, Mayer PJ (1984) Compartment syndromes. In: Rockwood CA, Green DP (eds) Fractures in adults. Lippincott, Philadelphia, pp 272–278
Feldkamp M, Güth V (1990) Das Konzept des spastischen Spitzfußes – eine elektromyographische Analyse. Orthop Praxis 8:670–674
Ferrari A, Cioni G (1998) Infantile Zerebralparese. Springer, Berlin, S 323–433
Field CR, Enneking WF, Rothstein G (1963) Elective surgery in hemophilia I: Correction of talipes equinus deformity. J Am Med Ass 185:80–81
Fitzgerald FP, Seddon HJ (1937) Lambrinudi's operation for drop foot. Br J Surg 25:283–285
Flett PJ, Stern LM, Connell TM et al. (1999) Botulinumtoxin A versus fixed cast stretching for dynamic calf tightness in cerebral palsy. J Pediatr Child Health 35:71–77
Forst R (2000) Die orthopädische Behandlung der Duchenne-Muskeldystrophie. Bücherei des Orthopäden, Bd 76. Enke, Stuttgart, S 138–177
Fox JM, Blazina M, Jobe FW et al. (1975) Degeneration and rupture of the achilles tendon. Clin Orthop Rel Res 107:221–224
Freedman B (1950) Congenital absence of the sacrum and coccyx; report of a case and review of the literature. Br J Surg 37:299
Frey C, Thompson F, Smith J (1993) American orthopaedic foot and ankle society women's shoe survey. Foot and Ankle 14:78–81
Frischhut B, Stöckl B, Landauer F, et al (2000) Foot deformities in adolescents and young adults with spina bifida. J Pediatr Orthop 9(B): 161–169
Frost HM (1971) Surgical treatment of spastic equinus in cerebral palsy. Arch Phys Med Rehab 52:270–275
Gabarino JL, Clancy M (1985) A geometric method of calculating tendo achilles lengthening. J Pediatr Orthop 5:573–578
Gage JR (1991) Gait analysis in cerebral palsy. Clinics in developmental medicine. Vol. 121. Mc Keith Press, Oxford
Gaines RW, Ford TB (1984) A systematic approach to the amount of achilles tendon lengthening in cerebral palsy. J Pediatr Orthop 4:448–451
Gaines ST, Durbin RA, Marsalka DS (1990) The use of magnetic resonance oimaging in the diagnosis of triceps tendon ruptures. Contemp Orthop 20:607–611
Gajdosik RL, Linden DWV, Williams AK (1999) Influence of age on length and passive elastic stiffness characteristics of the calf muscle tendon unit of women. Phys Ther 79:827–838
Garbarino JL, Clancy M (1985) A geometric model of calculating tendo achilles lengthening. J Pediatr Orthop 5:573–576
Gefen A, Megido-Ravid M, Itzchak Y (2002) Analysis of muscular fatigue and foot stability during high-heeled gait. Gait and Posture 15:56–63
Gelber AC, Wigley FM (2002) Disease severity as a predictor of outcome in scleroderma. Lancet 359:277–279
Gellman H (1992) Reflex sympathetic dystrophy. In: Nickel VL, Botte MJ (eds) Orthopaedic rehabilitation; 2. edn. Churchill Livingstone, New York, pp 645–657
Giorgini RJ, Sobel E (1999) Correction of spastic equinus. In: RM Jay (ed) Pediatric foot and ankle surgery. Saunders, Philadelphia, pp 304–319
Goldner JL (1988) Surgical treatment of the paralytic foot. In: MW Chapman (ed) Operative orthopaedics. Vol. 3. Lippincott, Philadelphia, pp 1799–1810
Goldner JL (1991) Foot and ankle deformities in cerebral palsy. In: Jahss MH (ed) Disorders of the foot and ankle; 2. edn. Saunders, Philadelphia, pp 694–738
Gormley ME, Herring GM, Gaebler-Spira DJ (1997) The use of botulinumtoxin in children: a retrospective study of adverse reactions and treatment of idiopathic toe-walking. Eur J Neurol 4 [Suppl 2]:27–30
Gossling HR, Pillsbury, SL (1983) Complications in fracture management. Lippincott, Philadelphia, pp 522–525
Grady JF, Saxena A (1991) Effects of stretching the gastrocnemius muscle. Foot and Ankle 31:464–469
Graham HK, Fixsen JA (1988) Lengthening of the calcaneal tendon in spastic hemiplegia by the white slide technique. J Bone Joint Surg 70-A:472–475
Graham HK (2001) Botulinumtoxin type A management of spasticity in the context of orthopaedic surgery for children with spastic cerebral palsy. Europ J Neurol 8 [Suppl 5]:30–39
Graham HK, Selber P (2003) Musculoskeletal aspects of cerebral palsy. J Bone Joint Surg 85(B): 157–166
Grant AD, Feldman R, Lehman WB (1985) Equinus deformity in cerebral palsy: a retrospective analysis of treatment and function in 39 cases. J Pediatr Orthop 5:678–681
Greisberg J, Drake J, Crisco J et al. (2002) The reliability of a new device designed to assess gastrocnemius contracture. Foot and Ankle 23:655–660

Griffin PP, Wheelhouse WW, Shiavi R (1977) Habitual toe-walkers. A Clinical and electromyographic gait analysis. J Bone Joint Surg 59-A:97–101
Guidera KJ, Borrelli J, Raney E et al. (1991) Orthopaedic manifestations of Rett syndrome. J Pediatr Orthop 11:204–208
Gunn DR, Molesworth BD (1957) The use of tibialis posterior as a dorsiflexor. J Bone Joint Surg 39-B:674–678
Guyton GP, Saltzman CL (2001) The diabetic foot. J Bone Joint Surg 83-A:1084–1096
Hackenbroch M (1936) Erfahrungen mit der hinteren Anschlagsperre des Fußgelenkes. Z Orthop Chir 64:223–228
Hagberg B, Aicardi J, Dias K (1983) A progressive syndrome of autism, dementia, ataxia and loss of purposeful hand use in girls: Rett's syndrome: report of 35 cases. Ann Neurol 14:471–479
Hall JE, Salter RB, Bhalla SK (1967) Congenital short tendo-calcaneus. J Bone Joint Surg 49-B:695–697
Halstead LS, Rossi CD (1985) New problems in old polio patients: results of a survey of 539 polio survivors. Orthopaedics 8:845–850
Halstead LS, Rossi CD (1987) Post polio syndrome: clinical experience with 132 consecutive outpatients. In: Halstead LS, Wiechers DO (eds) Research and clinical aspects of the late effects of poliomyelitis. White Plains, New York, March of Dimes Birth Defects Foundation, pp 13–26
Hart VL (1940) Lambrinudi's operation for drop foot. J Bone Joint Surg 22:937–944
Harris EJ (1999) An approach to toe-walking. In: RM Jay (ed) Pediatric foot and ankle surgery. Saunders, Philadelphia, pp 284–303
Hass J (1924) Die Verriegelung der Gelenke. Verh Dt Orthop Ges 19:301–306
Hatt RN. Lamphier TA (1947) Triple hemisection: a simplified procedure for lengthening the achilles tendon. N Eng J Med 236:166–169
Hawkins RB (1988) Arthroscopic treatment of sports-related anterior osteophytes in the ankle. Foot and Ankle 9:87–90
Hegemann D, Zäch GA (2000) Schienenversorgung der unteren Extremität zur Gangschule bei inkompletten bzw. tiefen Querschnittläsionen. In: Zäch GA, Gmünder HP, Koch HG (eds) Querschnitt im Längsschnitt. Kongressband, Schweizer Paraplegikerzentrum, S 117–120
Herring JA (2002) Tachdijan's. Pediatric Orthopedics; 3. Aufl. Saunders, Philadelphia, pp 1647–1662
Herzenberg JE, Paley D (1992) Ilizarow applications for foot and ankle surgery. Adv Orthop Surg 16:162–177
Hesse S, Luecke D, Jahnke MT, Mauritz KH (1996) Gait function in spastic hemiparesis patients walking barefoot, with firm shoes and with ankle foot orthoses. Int J Rehab Res 19:133–141
Hicks JH (1964) The function of ther plantar aponeurosis. Acta anatomica 88: 25–35
Hicks R, Durinick N, Gage JR (1988) Differentiation of idiopathic toe-walking and cerebral palsy. J Pediatr Orthop 8:160–163
Hinderer KA, Harris SR, Purdy AH (1988) Effects of tone-reducing vs. standard plaster casts on gait improvement of children with cerebral palsy. Dev Med Child Neurol 30:370–377
Hiroshima K, Hamada S, Ono K (1988) Anterior transfer of the long toe flexors for the treatment of spastic equinovarus and equinus foot in cerebral palsy. J Pediatr Orthop 8:164–168
Hohmann D, Uhlig R (1990) Orthopädische Technik; 8. Aufl. Enke, Stuttgart, S 151–155
Hoke M (1931) An operation for the correction of extremely relaxed feet. J Bone Joint Surg 13:773–783
Hove LM, Nilsen PT (1998) Posterior tibial tendon transfer for drop foot. 20 cases followed for 1–5 years. Acta Orthop Scand 69:608–610
Hsu JD (1976) Management of foot deformity in Duchenne's pseudohypertrophic muscular dystrophy. Orthop Clin N Am 7:979–984
Hsu JD, Hoffer MM (1978) Posterior tibial tendon transfer anteriorly through the interosseous membrane. Clin Orthop Rel Res 131:202–294
Hsu JD, Gilgoff IS (1992) Muscular dystrophy and neurogenic atrophy. In: Nickel VL, Botte MJ (eds) Orthopaedic rehabilitation; 2. edn. Churchill Livingstone, New York, pp 533–546
Huang SC (1996) Soft tissue contractures of the knee or ankle treated by the Ilisarow technique: high recurrence rate in 26 patients followed for 3–6 years. Acta Orthop Scand 67:443–446
Huckstep RL (2000) Appliances and surgery for poliomyelitis in developing countries. AAOS, Instructional course lectures. Vol. 49, pp 593–601
Hunt WS, Thompson HA (1954) Pantalar arthrodesis. J Bone Joint Surg 36A:349–353

Hylton NM (1990) Postural and functional impact of dynamic AFOs and foot orthoses in a pediatric population. J Prosthetics and Orthotics 2:40–53
Hylton N (2000) Dynamische Orthesenkonzepte – Hintergrund und Erfahrungen. Verlag Orthopädie-Technik, Dortmund, S 40–61
Ingram AJ, Hundley JM (1951) Posterior bone block of the ankle for paralytic equinus. J Bone Joint Surg 33-A:679–683
Ingersoll RE (1948) Transplantation of the peroneus longus to anterior tibial insertion in poliomyelitis. Surg Gynecol Obstetr 86:717–720
Jaivin JS, Bishop JO, Braly WG, Tullos HS (1992) Management of acquired adult dropfoot. Foot and Ankle 13: 98–104
Jansen M (1911) Die polyartikulären Muskeln als Ursache der arthrogenen Kontrakturen. Langenbecks Archiv 96:616–620
Jansen O, Schellinger PD, Fiebach JB, Sartor K (2002) Magnetresonanztomographie beim akuten Schlaganfall. Dt Ärztebl 99:1140–1145
Jaspers RT, Brunner R, Pel JJM et al (1999) Acute effects of intramuscular aponeurotomy on rat gastrocnemius medialis: Force transmission, muscle force and sarcomere length. J Biomech 32: 71–79
Javors JR, Klaaren HE (1987) The Vulpius procedure for correction of equinus deformity in cerebral palsy. J Pediatr Orthop 7:191–193
Jay RM (1999) Equinus. In: RM Jay (ed) Pediatric foot and ankle surgery. Saunders, Philadelphia, pp 274–283
Jay RM (1999) Equinus: Anterior advancement of the tendo achillis. In: Jay RM (ed) Pediatric foot and ankle surgery. Saunders, Philadelphia, pp 320–321
Joachimsthal G. Fußdeformitäten. In: G. Joachimsthal: Handbuch der orthopädischen Chirurgie; Band 2. G.Fischer, Jena, S 661–666
Josefsson H (1937) Angioma of the muscles of the calf of the leg as the cause of pes equinus. Acta Orthop Scand 8:219–229
Jozsa L, Kannus P, Thöring J (1990) The effect of tenotomy and immobilisation on inztramuscular connective tissue. J Bone Joint Surg 72-B :293–297
Kalen V, Adler N, Bleck EE (1986) Electromyography of idiopathic toe walking. J Pediatr Orthop 6:31–33
Katz MM, Mubarak SJ (1984) Hereditary tendo achilles contractures. J Pediatr Orthop 4:711–714
Keenan ME (1986) Surgical decision making for residual limb deformities following traumatic brain injury. Orthop Rev 17:1185–1192
Keenan MA, Botte MJ (1992) Traumatic brain injury. In: Nickel VL, Botte MJ (eds) Orthopaedic rehabilitation; 2. edn. Churchill Livingstone, New York, pp 361–390
Kelly IP, Jenkinson A, Stephens M (1997) The kinematic patterns of toe-walkers. J Pediatr Orthop 17:478–480
King BB (1940) Ankle fusion for correction of paralytic foot drop and calcaneus deformities. Arch Surg 40:90–95
Knutsson LM, Clark DE (1991) Orthotic devices for ambulation in children with cerebral palsy and myelomeningocele. Phys Ther 70:947–960
Kogan M, Smith J (2001) Simplified approach to idiopathic toe-walking. J Pediatr Orthop 21:790–791
Koman LA, Mooney JF, Smith BP et al. (1994) Management of spasticity in cerebral palsy with Botulinumtoxin-A: Report of a preliminary, randomized, double-blind trial. J Pediatr Orthop 14:299–303
Krämer J (2002) Behandlung lumbaler Wurzelkompressionssyndrome. Dt Ärztebl 22:1269–1273
Kramers de Quervain IA, Simon SR, Leurgans S et al. (1996) Gait pattern in the early recovery period after stroke. J Bone Joint Surg 78-A:1506–1514
Kakulas BA (1999) Pathologic aspects of muscle contractures. In: Serratrice G, Pouget J, Azulay JP (eds) Exercise intolerance and muscle contracture. Springer, Paris, pp 171–179
Koman LA, Mooney JF, Smith BP (1991) Cerebral palsy management by neuromuscular blockade with botulinum-A toxin. J Pediatr Orthop 11:261–266
Koman LA, Mooney JF, Smith BP et al. (1993) Management of cerebral palsy with botulinum A-toxin: preliminary investiation. J Pediatr Orthop 13:489–495
Koman LA, Mooney JF, Smith BP et al. (1994) Management of spasticity in cerebral palsy with botulinum A toxin: report of a preliminary randomized double blind trial. J Pediatr Orthop 14:299–303
Küttner H, Landois F (1913) Die Chirurgie der quergestreiften Muskulatur, Teil I. Deutsche Chirurgie 25–A. Enke, Stuttgart, S 112–133
Kurth AA, Kreuz W, Scharrer I (2002) Die orthopädische Behandlung von muskulo. skelettalen Komplikationen der Hämophilie. Dt Ärztebl 44:2486–2490
Lambrinudi C (1927) A new operation on drop foot. Br J Surg 15:193–196

Lamphier TA, Goldberg RI (1963) Peroneus longus transplant for foot drop. Am J Orthop 5:47–51
Leach RE (1984) Fractures of the tibia and fibula. In: Rockwood CA, Green DP (eds) Fractures in adults. Lippincott, Philadelphia, pp 1646–1650
Lehmann JF, Condon SM, deLateur BJ (1986) Gait abnormalities in peroneal nerve paralysis and their corrections by orthoses: a biomechanical study. Arch Phys Med Rehabil 67:380–386
Levine MS (1973) Congenital short tendo calcaneus. Am J Dis Child 125:858–59
Lieber RL (1992) Skeletal muscle structure and function. Williams & Wilkins, Baltimore, pp 111–259
Lin SS, Lee Th, Wapner KL (1996) Plantar forefoot ulceration with equinus deformity of the ankle in diabetic patients: the effect of tendo-achilles lengthening and total contact casting. Orthopaedics 19:465–475
Lipscomb PR, Sanchez JJ (1961) Anterior transplantation of the posterior tibial tendon for persistent palsy of the common peroneal nerve. J Bone Joint Surg 43-A:60–66
Loder RT, Lee CL, Richards BS (1989) Orthopaedic aspects of Rett syndrome: a multicenter review. J Pediatr Orthop 9:557–562
Love SC, Valentine JP, Blair EM et al. (2001) The effect of botulinumtoxin type A on the functional ability of the child with spastic hemiplegia a randomized controlled trial. Europ J Neurol 8 [Suppl 5]:50–58
Luck JV, Kasper CK (1992) Hemophilic arthropathy. In: Nickel VN, Botte MJ (eds) Orthopaedic rehabilitation; 2nd edn. Churchill Livingstone, New York, pp 583–599
Lüning A, Schulthess W (1901) Atlas und Grundriss der orthopädischen Chirurgie. Lehmanns Medizinische Handatlanten, Bd 23. Lehmann, München
Mc Kenzie IG (1959) Lambrinudi's arthrodesis. J Bone Joint Surg 41B:738–748
McCall RE, Frederick HA, Mc Luskey GM (1991) The Bridle procedure: a new treatment for equinus and equinovarus deformities in children. J Pediatr Orthop 11:83–89
Mc Collough NC (1975) Orthopaedic evaluation and treatment of the stroke patient: Part II: Orthotic management. Instructional course lectures. American Academy of Orthopaedic Surgeons. Vol 24. Mosby, St. Louis, pp 29–40
Mc Glamry ED, Kitting PW (1973) Equinus foot:an analysis of etiology,pathology and treatment technique. J Am Podiatr Assoc 63:165–172
Mc Glamry ED, Butlin WE, Ruch JA (1975) Treatment of forefoot equinus by tendon transpositions. J Am Podiatr Ass 65:872–888
Manoli A, Smith DG, Hansen ST (1993) Scarred muscle excision for the treatment of established ischaemic contracture of the lower extremity. Clin Orthop 292:309–314
Mau H (1969) Die ischämische Kontrakturen der unteren Extremitäten und das Tibialis-anterior-Syndrom. Z Orthop [Suppl 105]
Mau H (1980) Die Transplantation des M. tibialis posterior zur Behandlung des Spitz- und des Spitzklumpfußes. Z Orthop 118:385–390
Menkes JH (1995) Textbook of pediatric neurology; 5th edn. Williams &Wilkins, Baltimore, pp 158–159
Menkes JH (1995) Textbook of pediatric neurology; 5th edn. Williams &Wilkins, Baltimore, pp 199–200
Middleton EA, Hurley GRB, Mc Ilwain JS (1988) The role of the rigid and hinged polypropylene ankle foot orthosis in the management of cerebral palsy; a case study. Prosthetics orthotics Int 12:129–135
Miller GM, Hsu JD, Hoffer MM (1982) Posterior tibial tendon transfer: a review of the literature and analysis of 74 procedures. J Pediatr Orthop 2:363–370
Mizel MS, Temple TH, Scranton PE et al. (1999) Role of the peroneal tendons in the production of the deformed foot with postrior tibial tendon insufficiency. Foot and Ankle 20:285–289
Molenaers G, Desloovere K, De Cat J et al (2001) Single event multilevel Botulinum Toxin type A treatment and surgery: similarities and diefferences. Eur J Neurol, Vol.8, Suppl. 5: 88–98
Moore T (1993) Acquired neurologic disorders of the adult foot. In: Mann RA, Coughlin MJ. Surgery of the foot and ankle. 6th edn. Mosby, St.Louis pp, 603–612
Moreau MJ, Lake DM (1987) Outpatient percutaneous heel cord lengthening in children. J Pediatr Orthop 7:253–255
Mossberg KA, Linton KA, Friske K (1990) Ankle foot orthoses: effect on energy expenditure of gait in spastic diplegic children. Arch Phys Ther Rehab 71:490–494
Myers WJ (1987) Anterior ankle impingement exostoses. J Am Pediatr Ass 77:347–350
Myerson MS (2000) Revision foot and ankle surgery. In: Myerson MS (ed) Foot and ankle disorders. Saunders, Philadelphia, pp 1103–1134

Myerson MS (2000) Paralytic disorders of the lower extremity. In: Myerson MS (ed) Foot and ankle disorders. Saunders, Philadelphia, pp 883–899

Nattrass G, Angliss R, Graham HK (2000) Tibio-talo-calcaneal fusion for unbraceable calcaneo-valgus feet in children with cerebral palsy. Dev Med Child Neurol Suppl 83, Vol.42: 6-7

Naumann M, Hefter H, Heinen F (1998) Botulinumtoxin – Wirkprinzip und klinische Anwendung. Uni-Med, Bremen, S 56–62

Nicoladoni C (1902) Zur Plattfußtherapie. Dt Ztschr Chir 63:168–175

Norkin CC, Levangie PK (1992) Joint structure and function; 2nd edn. FA Davis, Philadelphia, pp 381–388

Oganesyan OV, Istomina IS (1991) Talipes equinocavovarus deformities corrected with the aid of hinged distraction apparatus. Clin Orthop Rel Res 266:42–50

Oganesyan OV, Istomina IS, Kuzmin VI (1996) Treatment of equinocavovarus deformity in adults with the use of a hinged distraction apparatus. J Bone Joint Surg 78-A:546–556

Omer G (1983) The palsied hand. In: Collister Evarts CMC (ed) Surgery of the musculoskeletal system. Churchill Livingstone, New York, p 435

Ono K, Hiroshima K, Tada A (1981) Anterior transfer of the toe flexors for equinovarus deformity of the foot. Int Orthop 4:225–229

Ounpuu S, Bell KJ, Davis RB et al. (1996) An evaluation of the posterior leaf spring orthosis using gait analysis. J Pediatr Orthop 16:378–384

Paley DE, Herzenberg JE (2000) Applications of external fixation to foot and ankle reconstruction. In: Myerson MS (ed) Foot and ankle disorders. Saunders, Philadelphia, pp 1163–1175

Paley DE (2002) Principles of deformity correction. Springer, Berlin Heidelberg New York Tokyo, pp 571–645

Palisano R, Rosenbaum P, Walter S, Russel D et al. (1997) Development and reliability of a system to classify gross motor function in children with cerebral palsy. Dev Med Child Neurol 39:214–223

Papariello SG, Skinner SR (1985) Dynamic electromyography analysis of habitual toe-walkers. J Pediatr Orthop 5:171–75

Pappas IPI, Keller T, Popiovic MR, Dietz V (2000) Neuroprothesen für Querschnittgelähmte. In: Zäch GA, Gmünder HP, Koch HG (eds) Querschnitt im Längsschnitt; Kongressband, Schweizer Paraplegikerzentrum, S 121–123

Patten J (1998) Neurologische Differentialdiagnose; 2. Aufl. Springer, Berlin Heidelberg New York Tokio

Perry J, Hoffer MM, Giovan P (1974) Gait analysis of the triceps surae in cerebral palsy: a preoperative and postoperative clinical and electromyographic study. J Bone Joint Surg 56A:511–520

Perry J, Barnes G, Gronley JE (1988) The post-polio syndrome. Clin Orthop Rel Res 233:145–162

Perry J (1975) Orthopaedic evaluation and treatment of the stroke patient: Part I: Examination. Instructional course lectures. American Academy of Orthopaedic Surgeons. Vol 24. Mosby, St. Louis, pp 26–29

Perry J, Waters RL (1975) Orthopaedic evaluation and treatment of the stroke patient: Part II: Surgery. Instructional course lectures, American Academy of Orthopaedic Surgeons. Vol 24. Mosby, St. Louis, pp 40–44

Perry J (1992) Poliomyelitis. In: Nickel VL, Botte MJ (eds) Orthopaedic rehabilitation; 2. edn. Churchill Livingstone, New York, pp 493–520

Pfeil J, Grill F, Graf R (1996) Extremitätenverlängerung, Deformitätenkorrektur, Pseudarthrosenbehandlung. Springer, Berlin Heidelberg New York Tokio, S 245–258

Pierrot AH, Murphy OB (1974) Heel cord advancement:a new approach to the spastic equinus deformity. Orthop Clin N Am 5:117–126

Pinzur MS, Kett RPT, Trilla M (1988) Combined anteroposterior tibial tendon trensfer in posttraumatic peroneal palsy. Foot and Ankle 8:271–275

Policy JF, Torburn L, Rinsky LA (2001) Electromyographic test M. tibialis posterior differentiate mild diplegic cerebral palsy and idiopathic toe-walking. J Pediatr Orthop 21:784–789

Pratt DJ (2000) Dynamic foot orthoses. Principles and application. J Am Podiatr Med Assoc 90:24–29

Purdy CA, Miller SJ (1992) Reflex sympathetic dystrophy. In: Mc Glamry ED, Banks AS, Downey MS (eds) Textbook of foot surgery; 2nd edn. Williams & Wilkins, Baltimore, pp 1124–1135

Radka SA, Skinner SR, Dixon DM et al. (1997) A comparison of gait with SAFO, dynamic and no ankle foot orthosis in children with spastic cerebral palsy. Phys Ther 77:395–409

Rattey TE, Leahey L, Hyndman J et al. (1993) Recurrence after achilles tendon lengthening in cerebral palsy. J Pediatr Orthop 13:184–187
Reidy JA, Broderick PF, Barr JS (1952) Tendon transplantation in the lower extremity: the review of end results in poliomyelitis, part I: Tendon transplantations about the foot and ankle. J Bone Joint Surg 34A:900–908
Rethlefsen S, Kay R, Dennis SW, Forstein M et al. (1999) The effects of fixed versus articulated ankle foot orthoses on gait patterns in subjects with cerebral palsy. J Pediatr Orthop 19:470–474
Richard BM (1989) Interosseous transfer of tibialis posterior for common peroneal nerve palsy. J Bone Joint Surg 71-B :834–837
Rodriguez RP (1992) Bridle procedure in the treatment of paralysis of the foot. Foot and Ankle 13:63–69
Romkes J, Brunner R (2002) Comparison of a dynamic and a hinges ankle-foot orthosis by gait analysis in patients with hemiplegic cerebral palsy. Gait and Posture 15: 18–24
Rose SA, De Luca PA, Davis RB et al. (1993) Kinematic and kinetic evaluation of the ankle after lengthening of the gastrocnemius fascia in children with cerebral palsy. J Pediatr Orthop 13:727–732
Roos R (1994) Infektionskrankheiten. In: Gahr M (ed) Lehrbuch der Pädiatrie. De Gruyter, Berlin, S 117–119
Rose SA, De Luca PA, Davis RB et al. (1993) Kinematic and kinetic evaluation of the ankle after lengthening of the gastrocnemius fascia in children with cerebral palsy. J Pediatr Orthop 13:727–732
Rosenthal RK, Deutsch SD, Nukker W et al. (1975) A fixed ankle below the knee orthosis fort he management of genu recurvatum in spastic cerebral palsy. J Bone Joint Surg 57A:545–547
Rothschild H, Shoij H, Mc Cormick D (1981) Heel deformity in hereditary spastic paraplegia. Clin Orthop Rel Res 160: 48–51
Rowland LP. Trojaborg W, Haller RG (1999) Muscle contracture: physiology and clinical classification. In: Serratrice G, Pouget J, Azulay JP (eds) Exercise intolerance and muscle contracture. Springer, Paris, pp 161–171
Sala DA, Grant AD, Kummer FJ (1997) Equinus deformity in cerebral palsy: recurrence after tendo Achilles lengthening. Dev Med Child Neurol 39:45–48
Saraph V, Zwick EB, Uitz C et al. (2000) The Baumann procedure for fixed contracture of the gastrosoleus in cerebral palsy. J Bone Joint Surg 82-B:535–540
Schneider M, Balon K (1977) Deformity of the foot following anterior transfer of the posterior tibial tendon and lengthening of the Achilles tendon for spastic equinovarus; Clin Orthop Rel Res 125:113–118
Schafer MF, Dias LS (1983) Myelomeningocele – orthopaedic treatment. Williams & Wilkins, Baltimore, p 208
Schon LC, Edwards WHB, Mc Guigan FX (2002) Pedobarographic and musculoskeletal examination of collegiate dancers in releve. Foot and Ankle 23:641–646
Serratrice G, Rowland, LP (1999) Muscle contracture an related conditions. In: Serratrice G, Pouget J, Azulay JP (eds) Exercise intolerance and muscle contracture. Springer, Paris, pp 155–161
Sharrard WJW (1953) Correlations between changes in the spinal cord and muscular paralysis in poliomyelitis. Proc Roy Soc Med London 40:346
Sharrard WJW, Bernstein S (1972) Equinus deformity in cerebral palsy: a comparison between elongation of the tendo calcaneus and gastrocnemius recession. J Bone Joint Surg 54 B: 272–280
Sheean G (1998) Spasticity rehabilitation. Churchill Communications, London, pp 7–17
Sherk HH (1973) Indications for orthopaedic surgery in the mentally retarded patient. Clin Orthop Rel Res 90:174–177
Schrok RD (1969) Peroneal nerve palsy following derotation osteotomies of tibial torsion. Clin Orthop Rel Res 62:172–175
Shapiro F, Bresnan M (1982) Orthopaedic management of childhood neuromuscular disease. II Peripheral neuropathy. J Bone Joint Surg 64 A, No.6: 949–953
Shapiro F, Bresnan M (1982) Orthopaedic management of childhood neuromuscular disease. III Diseases of muscle. J Bone Joint Surg 64 A, No.7: 1102–1107
Siegel IM(1992):Neuromuscular disease in:Drennan JC:The child´s foot;Raven press,New York;S.253-266
Silver CM, Simon SD (1959) Gastrocnemius muscle recession (Silfverskjöld's operation) for spastic equinus deformity in cerebral palsy. J Bone Joint Surg 41-AQ:1021–1026
Silfverskjöld N (1923) Reduction of the uncrossed two-joint muscles of the leg to one-joint muscles in spastic conditions. Acta Chir Scand 56:315–320

Sindou M, Pregeli R, Boisson D (1985) Surgical selective lesions of nerve fibers and myelotomies for modifying muscle hypertonia. In: Eccles J, Dimitijevic MR (eds) Upper motor neuron functions and dysfunctions. Karger, Basel, pp 10–26
Sliwa JA, Cohen BA (1998) Multiple sclerosis. In: De Lisa JA, Gans BM. Rehabilitation Medicine. 3rd edn. Lippincott-Raven, Philadelphia, pp 1241–1257
Smith SD, Weil LS (1974) Anterior advancement of the tendo achilles for spastic equinus deformity. J Am Pediatr Ass 64:1016–1023
Snow RE, Williams KR, Holmes GB Jr (1992) The effects of wearing high heeled shoes on pedal pressures in women: Foot and Ankle13.85–92
Soo BH, Hong JP, Hui WP (2001) Treatment of severe equinus deformity associated with extensive scarring of the leg. Clin Orthop Rel Res 393: 250–257
Spector EE, Todd WF, Wilson F (1979) A review of selected posterior tibial tendon transfer procedures. J Am Pediatr Assoc 69:325–328
Spiera H (1982) Diffuse connective tissue diseases. In: Jahss MH (ed) Disorders of the foot and ankle. Saunders, Philadelphia, pp 1703–1711
Srinivasan H, Mukherjee SM, Subramaniam RA (1968) Two-tailed transfer of the tibialis posterior for correction of drop foot in leprosy. J Bone Joint Surg 50-B:623–628
Staas WE, Formal CS, Freedman MK et al (1998) Spinal cord injury and spinal cord injury medicine. In: De Lisa JA, Gans BM. Rehabilitation Medicine. 3rd edn. Lippincott-Raven, Philadelphia, pp 1259-1291
Steindler A (1923) The treatment of the flail ankle: panastragaloid arthrodesis. J Bone Joint Surg 5:284–292
Steinhäuser J (2000) Die Korrekturosteotomien und Arthrodesen am Chopart-Gelenk. Bücherei des Orthopäden, Bd 75. Enke, Stuttgart, S 17–53
Steinwender G, Saraph V, Zwick EB et al. (2001) Fixed and dynamic equinus in cerebral palsy: evaluation of ankle function after multilevel surgery. J Pediatr Orthop 21:102–107
Steinwender G, Saraph V, Zwick EB (2001) Complex foot defor,mities associated with soft tissue scarring in children. J Foot and ankle Surg 40, No.1: 42–49
Stinus W (1995) Beinlängenunterschiede. In: Baumgartner R, Stinus H (1995) Die orthopädietechnische Versorgung des Fußes; 2. Aufl. Thieme, Stuttgart, S 105–115
Stoffel A (1913) The treatment of spastic contractures. Am J Orthop Surg 10:611–615
Stoffel A (1924) Operationen am Nervensystem. In: Vulpius O, Stoffel A (1924) Orthopädische Operationslehre, 2. Aufl. Enke, Stuttgart, S 746–758
Storck H (1930) Die Zahl in der Orthopädie. Enke, Stuttgart, S 129–130
Strayer LM (1959) Recession of the gastrocnemius: an operation to relieve spastic contracture of the calf muscles. J Bone Joint Surg 32-A:671–676
Strayer LM (1958) Gastrocnemius recession; five year report of cases. J Bone Joint Surg 40-A:1019–1024
Stricker SJ, Angulo JC (1998) Idiopathic toe-walking: a comparison of treatment methods. J Pediatr Orthop 18:289–293
Stromeyer GF (1838) Beiträge zur operativen Orthopädie oder Erfahrungen über die subcutane Durchscheidung verkürzter Muskeln und deren Sehnen. Helwing, Hannover
Stuberg W, Condie DN (1994) The aims of lower limb orthotic management of cerebral palsy; a critical review of the literature In: Condie DN (ed) Consensus conference on the lower limb orthotic management of cerebral palsy. ISPO, Copenhagen, pp 27–34
Subotnick SJ (1976) Anterior impingement exostosis of the ankle. J Am Pediatr Ass 66:953–963
Sussman MD (1983) Casting as an adjunct to neurodevelopmental therapy in cerebral palsy. Dev Med Child Neurol 25:804–805
Sutherland AD (1975) Equinus deformity due to haemangioma of calf muscle. J Bone Joint Surg 57-B:104–105
Sutherland DH, Kaufman KR, Wyatt MP et al. (1996) Injection of botulinumtoxin A into the gastrocnemius muscle of patients with cerebral palsy: a 3-D motion analysis study. Gait and Posture 4:269–279
Sutherland DH, Mubarak SJ (1999) Double blind study of botulinumtoxin A injections into the gastrocnemius muscle in patients with cerebral palsy. Gait and Posture 19:1–9
Swoboda B, Scola E, Zwipp H (1991) Operative Behandlung und Spätergebnisse des Fußkompartmentsyndromes. Unfallchirurg 94:262–266
Szabo RM, Foerster B (1992) Peripheral nerve injury. In: Nickel VL, Botte MJ (1992) Orthopaedic rehabilitation; 2. edn. Churchill Livingstone, New York, pp 471–491
Tanz SS (1960) The so-called tight heel cord. Clin Orthop Rel Res 16:184–188

Tardieu G, Lespargot A, Tabary C (1984) Toe walking in children with cerebral palsy: contributions of contracture and excessive contraction of triceps surae muscle. Phys Ther 69:656–662
Thomas SS, Aiona MD, Pierce R (1996) Gait changes in children with spastic diplegia after selective dorsal rhizotomy. J Pediatr Orthop 16:747–752
Truscelli D, Lespargot A, Tardieu G (1979) Variations in the long term results of elongation of the tendo Achilles in children with cerebral palsy. J Bone Joint Surg 61-B:466–469
Turco V, Spinella AJ (1987) Achilles tendon ruptures – peroneus brevis transfer. Foot and Ankle 7:253–255
Turner JW, Cooper RR (1972) Anterior transfer of the tibialis posterior through the interosseous membrane. Clin Orthop Rel Res 83:241–244
Ulrich HW, Blauth W (1993) Die Verpflanzung des M. tibialis posterior zur Behandlung von Peroneuslähmungen. Oper Orthop Traumat 5:203–212
Vainio K (1956) The rheumatoid foot. A clinical study with pathological and roentgenological comments. Ann Chir Gyn Fenn Suppl 1 :45–55
Valmassy RL (1996) Biomechanical evaluation of the child. In: Valmassy RL (ed) Clinical biomechanics of the lower extremities. Mosby, St. Louis, pp 260–264
Volkmann R (1875) Über einige seltene Arten von Muskelkontrakturen. Beitr Chir. Breitkopf und Hartel, Leipzig, S 218–223
Wagner LC (1931) Modified bone block(Campbell) of the ankle for paralytic foot drop: with report of twenty seven cases. J Bone Joint Surg13:142–146
Wahn V, Oppermann J, Huppertz HI, Zepp F (2001) Rheumatische Erkrankungen im Kindes- und Jugendalter. Hans Marseille, München, S 14–45, 184–192, 202–219
Warren AG (1968) The correction of foot drop in leprosy. J Bone Joint Surg 50-B:629–633
Waters R, Perry J, Garland D (1978) Surgical correction of gait abnormalities following stroke. Clin Orthop Rel Res131:54–58
Watkins MB, Jones JB, Ryder CT (1954) Transplantation of the posterior tibial tendon. J Bone Joint Surg 36A:1189–1194
Watt J, Sims D, Hackman F et al. (1986) A prospective study of inhibitive casting as an adjunct to physiotherapy for cerebral palsied children. Dev Med Child Neurol 28:480–487
Weber D (1978) Toe walking in children with early childhood autism. Acta Paedopsychiatr 43:73–83
Westin GW (1965) Tendon transfers about the foot, ankle and hip in the paralyzed lower extremity. J Bone Joint Surg 47A:1430–1443
Westin GW, Dingeman RD, Gausewitz SH (1988) The results of tenodesis of the tendo Achilles to the fibula for paralytic pes calcaneus. J Bone Joint Surg 70-A:320–328
Wheeldon TF, Clark MM (1936) Gill bone block for drop foot. JAMA 106:447–449
White JW (1943) Torsion of the Achilles tendon: its surgical significance. Arch Surg 46:784–787
Whyte J, Hart T, Laborde A (1998) Rehabilitation of the patient with traumatic brain injury. In: De Lisa JA, Gans BM: Rehabilitation Medicine. 3rd edn. Lippincott-Raven, Philadelphia, pp 1191–1239
Wilde AH (1969) Surgical treatment of the foot and ankle in rheumatoid arthritis. Ohio St Med J 65:912–920
Willert HG, Horrig C, Ewald W, Scharre I (1983) Orthopaedic surgery in hemophilic patients. Arch Orthop Trauma Surg 101:121–128
Williams PF (1976) Restoration of muscle balance of the foot by transfer of the tibialis posterior. J Bone Joint Surg 58-B :217–219
Williams P, Goldspink G (1973) The effect of immobilisation on the longitudinal growth of striated muscle fibers. J Anat 116:145–155
Winter DA (1991) The biomechanics and motor control of human gait; 2nd edn. University of Waterloo Press, pp 45–48
Winters TF, Gage JR, Hicks R (1987) Gait patterns in spastic hemiplegia in children and young adults. J Bone Joint Surg 69A:437–441
Wright FV, Drake JM, Wedge JH (1998) Evaluation of selective dorsal rhizotomy for the reduction of spasticity in cerebral palsy: a randomized controlled trial. Dev Med Child Neurol 40:239–247
Wright PE (1987) Peripheral nerve injuries. In: Crenshaw AH (ed) Campbell's operative orthopaedics. Vol 4. Mosby, St. Louis, pp 2783–2841
Yeap JS, Singh D, Birch R (2002) A method for evaluating the results of tendon transfer for foot drop. Clin Orthop Rel Res 383:208–213
Yngve DA, Chambers CS (1996) Vulpuis and Z-lengthening in the treatment of equinus deformity in children with cerebral palsy. J Pediatr Orthop 16:759–764

Zaricznyi B (1981) Correction of equinus deformity following midtarsal amputation by tibiotalar arthrodesis. Clin Orthop Rel Res 160:222–226
Zwipp H (1991) Rekonstruktive Maßnahmen am Fuß nach Kompartment-Syndrom. Unfallchirurg 94:274–279
Zwipp H (1994) Chirurgie des Fußes. Springer, Wien New York, S 217–228

Zum Hackenfuß

Banta JV, Sutherland DH, Wyatt M (1981) Anterior tibial transfer to the os calcis with Achilles tenodesis for calcaneal deformity in myelomeningocele. J Pediatr Orthop 1:125–130
Bliss DG, Menelaus MB (1986) The esults of transfer of the tibialis anterior to the heel in patients who have a myelomeningocele. J Bone Joint Surg 68A:1258–1262
Bollinger M, Thordarson DB (2002) Partial calcanectomy: an alternative to below knee amputation. Foot and Ankle 23:927–932
Büchmann G (1907) Geflügelte Worte; 23. Aufl. Haude und Spener, Berlin, S 162
Canstein F von (1960) Der Lähmungshackenfuß und seine Behandlung mit Sehnentranslokation nach Baeyer. Med Klin 55:343–345
Cholmeley JA (1953) Elmslie's operation fort he calcaneus foot. J Bone Joint Surg 35-B:46–49
Dalton GP (1996) Chronic achilles tendon ruptures. Foot and Ankle Clin 1:225–236
Di Cesare PE, Young S, Perry J (1995) Perimalleolar tendon transfer to the os calcis for triceps surae insufficiency in patients with postpolio syndrome. Orthop Rel Res 310:111–116
Dillin W, Samilson RL (1983) Calcaneus deformity in cerebral palsy. Foot and Ankle 4:167–170
Edwards ER, Menelaus MB (1987) Reverse clubfoot: rigid and recalcitrant talipes calcaneovalgus. J Bone Joint Surg 69-B:330–334
Emmel HE, le Cocg JF (1958) Hamstrings transplant for the prevention of calcaneocavus fopot in poliomyelitis. J Bone Joint Surg 40-A:911–916
Faraj AA (1995) Review of Elmslies triple arthrodesis for post-polio calcaneovalgus deformity. Foot and Ankle 34:319–321
Fixsen J, Lloyd-Roberts G (1988) The foot in childhood. Churchill-Livingstone, Edinburgh, pp 23–25
Georgiadis GM, Aronson DD (1990) Posterior transfer of the anterior tibial tendon in children who have myelomeningocele. J Bone Joint Surg 72-A:392–398
Giuliani K (1961) Die Lähmungen am Unterschenkel. In: Hohmann G, Hackenbroch M, Lindemann K (eds) Handbuch der Orthopädie, Bd IV/Teil II. Thieme, Stuttgart, S 870–875
Green WT, Grice DS (1956) The management of calcaneus deformity. Instructional course lectures. The American Academy of Orthopaedic Surgeons. Vol 13. JW Edwards, Ann Arbor, pp 135–149
Griffin PP (1986) The lower limb. In: Lovell WW, Winter RB (eds) Pediatric orthopaedics; 2nd edn. Lippincott, Philadelphia, pp 875–876
Haglund P (1923) Prinzipien der Orthopädie. Gustav Fischer, Jena, S 276
Hoffa A (1902) Orthopädische Chirurgie; 4. Aufl. Enke, Stuttgart, S 896–907
Herndon CH, Strong JM, Heyman CH (1956) Transposition of the tibialis anterior in the treatment of paralytic talipes calcaneus. J Bone Joint Surg 38-A:751–760
Herring JA (2002) Tachdijan's pediatric orthopaedics. 3rd edn. Saunders, Philadelphia, pp 946–948
Hohmann G (1936) Behandlung schwerer Formen des paralytischen Hackenfußes. Verh Dt Orthop Ges 31:181–184
Hohmann G (1948) Fuß und Bein; 4. Aufl. JF Bergmann, München, S 397–405
Ingelrans P, Lacheretz M, Debeugny P (1968) La reanimation du tendon d' Achille par transplantation tendineuse dans les paralysies du triceps surae. Acta Orthop Belg 34:857–863
Irwin CE (1951) The calcaneus foot. South Med J 44:191–200
Jacobs JT (1966) Achilles tenodesis for paralytic calcaneocavus foot. Clin Orthop 47: 143–149
Janda JP, Skinner SR, Barto PS (1984) Posterior transfer of the tibialis anterior in low level myelodysplasia. Dev Med Child Neurol 26:100–103
Jay RM (1999) Calcaneovalgus. In: Jay RM (ed) Pediatric foot and ankle surgery. Saunders, Philadelphia, S 169–178
Kaiser G (1955) Der Lähmungshackenfuß und seine Behandlung. Zbl Chir 34: 1358–1362

Kniepkamp J (1929) Zur Anatomie des angeborenen und paralytischen Hackenfußes. Arch Orthop 27:552–594
Kuhlmann RF, Bell JF (1952) A clinical evaluation of tendon transplantations for poliomyelitis affecting the lower extremities. J Bone Joint Surg 34-A:915–926
Kuo KN, Klepsch FR (1980) Peabody procedure for paralytic calcaneus foot. Orthop Trans 4:295–297
Lange M (1937) Die operative Behandlung des Lähmungs-Hackenfußes. Chirurg 9:569–573
Lange M (1962) Orthopädisch-chirurgische Operationslehre; 2. Aufl. JF Bergmann, München, S 837
Lehmann JF, Condon SM, deLateur BJ (1985) Ankle-foot orthoses: effect on gait abnormalities in tibioal nerve paralysis. Arch Phys Med Rehabil 66:212–218
Lehmann JF, Condon SM, de Lateur BJ (1985) Gait abnormalities in tibial nerve paralysis: a biomechanical study. Arch Phys Med Rehabil 66:80–85
Lindseth RE (1992) Myelomeningocele. In: Drennan JC (ed) The child's foot. Raven Press, New York, pp 267–277
Lunsford BR, Perry J (1995) The standing heel-rise test for ankle plantar flexion: criterion for normal. Physical Therapy 8:694–698
Mc Glamry ED (1992) Lesser ray deformities. In: Mc Glamry ED, Banks AS, Downey MS (eds) Comprehensive textbook of foot surgery; 2. Aufl. Williams & Wilkins, Baltimore, pp 329–331
Makin M, Yossipovitch Z (1966) Translocation of the peroneus longus in the treatment of paralytic pes calcaneus. J Bone Joint Surg 48A:1541–1544
Marquardt W (1965) Die theoretischen Grundlagen der Orthopädie-Schuhmacherei. Carl Maurer, Geislingen, S 117–118
Mayer L (1918) Beitrag zur Pathologie und Therapie des Hackenhohlfußes. Z Orthop 38:80–92
Mau C (1951) Erfahrungen mit der Translokation des M. peroneus longus bei der Behandlung des paralytischen Hackenfußes. Z Orthop 81:72–75
Mitchell GP (1977) Posterior displacement osteotomy of the calcaneus. J Bone Joint Surg 59-B:233–235
Myerson MS (2000) Paralytic disorders of the lower extremity. In: Myerson MS (ed) Foot and ankle disorders. Saunders, Philadelphia, pp 883–899
Nicoladoni C (1881) Über den pes calcaneus. Arch Klin Chir
Reimers J (1990) Functional changes in the antagonists after lengthening the agonists in cerebral palsy: II. Quadriceps strength before and after distal hamstring lengthening. Clin Orthop Rel Res 253:35–37
Rodriguez RC, Dias LS (1992) Calcaneus deformity in spina bifida: results of anterolateral release. J Pediatr Orthop 12:461–464
Samilson RL, Dillin W (1983) Cavus, cavovarus and calcaneocavus: an update. Clin Orthop 177:125–132
Schafer MF, Dias LS (1983) Myelomeningocele – orthopaedic treatment. Williams & Wilkins, Baltimore, pp 197–202
Schleberger R, Hedtmann A (1985) Hackenfußhaltung und Hackenfuß im Rahmen weiterer Deformitäten beim Neugeborenen. Orthop Praxis 7:531–535
Schwartz JR, Carr W, Bassett FH et al. (1977) Lessons learned in the treatment of equinus deformity in ambulatory cerebral palsy. Orthop Trans 1:84–87
Shands AR (1978) Handbook of orthopaedic surgery; 9th edn. Mosby, St. Louis, p 31
Segal LS, Sienko-Thomas S, Mazur JM et al. (1989) Calcaneal gait in spastic dysplegia after heel cord lengthening. J Pediatr Orthop 9:697–701
Sharrard WJW, Grosfield I (1968) The management of deformity and paralysis of the foot in myelomeningocele. J Bone Joint Surg 50-B:456–465
Siegel IM (1992) Neuromuscular disease. In: Drennan JC (ed) The child's foot. Raven Press, New York, pp 323–341
Smith DG, Stuck RM et al. (1992) Partial calcanectomy for the treatment of large ulcerations of the heel and calcaneal osteomyelitis. J Bone Joint Surg 74-A:571–576
Storck H (1936) Wissenschaft und Therapie des Hackenfußes. Verh Dt Orthop Ges 31:156
Sutherland D, Cooper L (1978) The pathomechanics of progressive crouch gait in spastic diplegia. Orthop Clin North Am 9:143–154
Turner JW, Cooper RR (1971) Transposition of tibialis anterior through the interosseous membrane. Clin Orthop Rel Res 79:71–74
Vulpius O (1902) Die Sehnenüberpflanzung und ihre Verwerthung in der Behandlung der Lähmungen. Veit, Leipzig, S 157–161
Wagner LC (1931) Modified bone block (Campbell) of ankle for paralytic drop foot with report of twenty seven cases. J Bone Joint Surg 13 :142

Wapner KL, Pavlock GS, Hecht PJ (1993) Repair of chronic achilles tendon rupture with flexor hallucis longus tendon transfer. Foot and Ankle 14:443–449
Wapner KL, Hecht PJ, Mills RH (1995) Reconstruction of neglected achilles tendon injury. Orthop Clin North Am 26:249–263
Westin GW (1965) Tendon transfers about the foot, ankle and hip in the paralyzed lower extremity. J Bone Joint Surg 47-A:1430–1440
Westin GW, Dingeman RD, Gausewitz SH (1988) The results of tenodesis of the tendo achilles to the fibula for paralytic pes calcaneus. J Bone Joint Surg 70-A:320–328
Wetzenstein H (1970) Prognosis of calcaneovalgus congenitus. Acta Orthop Scand 41:122–128
Yu GV, Hladik J (1994) Residual calcaneovalgus deformity: Review of the literature and case study. J Foot Ankle Surg 33:228–238

Sachverzeichnis

A

Abrollsohle 80
Abrollvorgänge, Gangablauf 41
Achilles 19
Achillessehne 21
Achillessehnenansatz, Vorverlagerung nach *Pierrot* und *Murphy* 267
Achillessehnenverkürzung, Spitzfuß nach kongenitaler 172
Achillessehnenverlängerung 258–263, 268
- endoskopische Technik 268
- offene Technik 261–263
- perkutane Technik 258–261
- - nach *Hoke* 260
- - nach *Hukstep* 260
- - nach *Warren White* (*White*-slide) 260
Agonisten 4
Amputation des Fußes, Spitzfuß nach 181–182
Amyoplasia conentia 106
Anatomie
- des normalen Fußes 15–25
- - und Funktion des M. triceps surae 19–25
- - und Funktion des oberen Sprunggelenks 15–18
- des Spitzfußes, Pathoanatomie 28–55
Andry, Nicolas 12
Angiographie, Spitzfuß 63
Angiome der Wadenmuskulatur, Spitzfuß bei 177–178
Ankylose des oberen Sprunggelenks 36
Antagonisten 4
Apoplex
- Hängefuß nach 151–152
- Spitzfuß nach 127–129
apparative Untersuchung
- Hackenfuß 204–207
- - Ganganalyse, instrumentelle 204–206
- - MRT (Magnetresonanztomographie) 204
- - Pedobarographie, dynamische 206–208
- - Röntgenuntersuchung 204
- Spitzfuß 62–66
- - Angiographie 63
- - MRT (Magnetresonanztomographie) 62
- - neurologische Zusatzuntersuchungen (EMG, NLG) 63–64
- - Pedobarographie, dynamische 43, 66
- - Röntgenuntersuchung 62
Arbeitskoeffizienten der Muskeln am oberen Sprunggelenk 40
Arbeitsleistung 41
Arthritis, rheumatoide juvenile, Spitzfuß bei 168–169
Arthrodese 87
- Astragalektomie mit pantalarer Arthrodese 290–292
- *Chopart*-Gelenksarthrodese 285–286
- - mit oder ohne Arthrodese des unteren Sprunggelenks 303–304
- Talonavikulargelenksarthrodes (TN-Arthrodese) 284–285
- Tripelarthrodese nach *Lambrinudi* 287–288
arthrogene Kontraktur 5
Arthrogryposis multiplex congenita, Spitzfuß bei 106
Arthrorise (knöcherne Anschlagsperre am oberen Sprunggelenk)
- dorsal 294–296
- ventral 306–307
artikulärer Spitzfuß 27, 32
aseptische Entzündungen, Spitzfuß nach 167–169
- Sklerodermie, Spitzfuß nach 167–169

Astragalektomie 87
- mit pantalarer Arthrodese 290–292
ätiologische Möglichkeiten zur Spitzfußentstehung 28

B

Ballett, Spitzfuß 187–188
Bandapparat 15
Bandscheibenprolaps, Hängefuß 153
Bardeleben, Adolf 13
Baumann, Wadenmuskelrezession nach 263–265
Becker-Kiener Muskeldystrophie, Spitzfuß bei 100
Bedarfsspitzfuß 67, 183–184
- kompensatorischer (scheinbarer) Spitzfuß/Bedarfsspitzfuß 67
beidseitiger Spitzfuß 53, 70
Berliner Kappe
- Hackenfuß 257
- Spitzfuß 80
Bewegungen 16–17
- Kombinationsbewegungen 17
Biesalski, Konrad 132
Biomechanik des oberen Sprunggelenks 36–44
Botulinumtoxin A
- Hängefußtherapie 252–254
- Spitzfußtherapie 81–82, 252–254
- - klinischer Einsatz 81
- - Probleme und Grenzen 82
- - Wirkungsweise 81

C

Chopart-Gelenk
- Gelenksarthrodese 285–286
- - mit oder ohne Arthrodese des unteren Sprunggelenks 303–304
- Medialisierung 33
Codivilla, Alessandro 143
Curschmann-Steinert Muskeldystrophie, Spitzfuß bei 101–102

D

degenerative und entzündliche Veränderungen 164–167
- Ätiologie 164
- nach Meningokokkensepsis (*Waterhouse-Friedrichsen*-Syndrom) 165–166
- Pathogenese 164
- nach septischen Entzündungen 165
- nach *Sudeck*-Dystrophie 166–167
- therapeutische Besonderheiten 164–165
Delpech 13
dermatogene Kontraktur 5, 27
Dermatomyositis, Spitzfuß bei 168
desmogene Kontraktur 5
Diabetes mellitus, Spitzfuß bei 178–179
Diagnostik
- des Hackenfußes 202–207
- - apparative Untersuchung (*s. dort*) 204–207
- - klinische Untersuchung (*s. dort*) 202–204
- des Hängefußes 138–139
- - instrumentelle Diagnostik 139
- - klinische Untersuchung 138–139
- des Spitzfußes 56–66
- - apparative Untersuchung (*s. dort*) 62–66
- - klinische Untersuchung (*s. dort*) 56–62
Dieffenbach 13
Duchenne Muskeldystrophie, Spitzfuß bei (*s. dort*) 97–100
- Funktionsgrade bei der Muskeldystrophie 99
- *Gowers*-Zeichen 98
Dysmelien, Spitzfuß nach 173–177
- beim kaudalen Regressionssyndrom 175–176
- nach longitudinalen Fehlbildungen 173–174
- bei Osteogenesis imperfecta 177
- beim Pterygiumsyndrom 174–175

E

einseitiger Spitzfuß 53, 69–70
Emery-Dreifuss-Muskeldystrophie 100
EMG, Spitzfuß 63–64
Entnahme eines queren Fußkeils 288–290
Entzündungen
- aseptische (*s. dort*) 167–169
- septische (*s. dort*) 165
Epidemiologie
- Hackenfuß 194
- Spitzfuß 26–27
Ertrinkungsunfälle, Spitzfuß nach 130
Etagenschuh 250
ethnische Unterschiede 22

F

Fehlbildungen, longitudinale, Spitzfuß nach 173–174
Fehlkorrekturen, Spitzfußtherapie 92–93
Fersenkappe 249
Fraktur, Unterschenkelfraktur (*s. dort*) 163–164
FSP (familiär spastische Spinalparalyse), Spitzfuß bei 115–116
funktioneller
- Hackenfuß 55
- Spitzfuß 55
Funktionsorthesen
- Hackenfuß 254
- Hängefuß 243–245
- Spitzfuß 76–78, 243–245
Fuß (*s. auch* Pes)
- Bewegungen des Fußes beim Gangablauf 41–43
- Hängefuß (*s. dort*) 68, 94, 131–159
- Klumpfuß (*s. dort*) 50, 184–186
- Knickplattfuß 50
- Spitzfuß (*s. dort*) 11–190
- Rückfuß (*s. dort*) 66–67
- Vorfuß (*s. dort*) 14, 50, 52, 66–67
Fußheber 3
Fußheberersatzoperationen 142, 272–283
- Hängefuß 142
- Spitzfuß 272–283
- - Hemigastroknemiustransfer auf die Fußheber 280–283

- – Tendonese der Fußheber in die distale Tibia 283–284
- – Transposition der Sehne
- – – des M. flexor hallucis/digitorum longus 278–280
- – – des M. peroneus brevis/longus 275–277
- – – des M. tibialis posterior 272–275
- – – – und M. flexor digitorum longus 278
- – – – und M. peroneus-longus-Sehne auf den M. tibialis anterior 277

Fußhebermomente 40
Fußhebermuskulatur 132–133
- anatomsiche Darstellung 133
- Mechanik der Fußhebermuskeln beim Gangablauf 136
- Störungsmöglichkeiten der Fußhebemuskulatur beim Hängefuß 132–133

Fußheberorthese
- Hängefuß 245
- Spitzfuß 245

Fußheberparese 136–138
- Pathomechanik 136–137
- Schweregrade 137–138
- Therapie (*s. dort*) 141–142

Fußhebesehnen, Verlängerung 296
Fußkeilentnahme eines queren Fußkeils 288–290
Fußsenker 3
Fußsenkermomente 40

G

Gang, habitueller Spitzfußgang 170–172
- Pathomechanik des Spitzfußganges 45–55

Gangablauf 38, 41–43
- Bewegungen des Fußes beim Gangablauf 41–43
- – Abrollvorgänge 41
- – Gelenkmomente 42
- Hackenfuß beim Gangablauf 199–202
- Mechanik der Fußhebermuskeln beim Gangablauf 136

Ganganalyse
- Hackenfuß 204–206
- – Ganganalyse, instrumentelle 204–206
- Spitzfuß 61, 63
- – dynamische Gangbeurteilung 61

Gangzyklus 36
Gastroknemiusrezession, proximale, nach *Silfverskjöld* 266–267
Gastrosoleusmuskulatur, Ersatzoperationen 297–298
Gelenkachse 6
Gelenkkapseln 30
Gelenkkontraktur 8
Gelenkkräfte 17
Gelenkmomente, Gangablauf 42
Gelenksarthrodese nach *Chopart* (*s. auch Chopart*) 285–286
Gelenkstrukturen 29
- knöcherne 29
- knorpelige 29

Gelenkveränderungen 8
Gipse/Gipstechniken
- zur Hängefußtherapie 250–251
- zur Spitzfußtherapie 82–83, 250–251
- – klinischer Einsatz 82
- – Komplikationen und Grenzen 82
- – Wirkungsweise 82

Gowers-Zeichen 98

H

habitueller Spitzfußgang 170–172
Hackenfuß/Hackenfußdeformität 55, 191–240, 254–257, 296–314
- Ätiologie 194–195
- Definition 191
- Diagnostik (*s. dort*) 202–207
- einfacher 197–198
- Epidemiologie 194
- funktioneller 55
- beim Gangablauf 199–202
- historische Aspekte 192
- iatrogener 234–237
- Indikationsstellung, Planung, Möglichkeiten und Probleme 211–213
- nach Kalkaneusentfernung, teilweiser 237–238
- Klassifiktion (*s. dort*) 208–210
- kombinierte Fußdeformitäten (Spitz-, Hänge- und Hackenfuß) 238–240
- komplizierter 197
- kongenitaler 230–231
- neurogener (*s. dort*) 221–240
- Pathoanatomie 195–197
- Pathogenese 194–195
- Pathomechanik 197–202
- positioneller 237
- beim Schnürfurchensyndrom 234
- Therapie (*s. dort*) 211–219, 254–257, 296–314
- Variationsbreite 193

Hämophilie, Spitzfuß bei 179–180
Hängefuß 131–159
- Anatomie 133
- beim Apoplex 151–152
- Ätiologie 132
- bei Bandscheibenprolaps 153
- Definition und Aspekte 131–132
- Diagnostik (*s. dort*) 138–139
- Extensorensubstitution 134
- iatrogener 159
- infantile Zerebralparese (*s.* IZP) 151–152
- kombinierte Fußdeformitäten (Spitz-, Hänge- und Hackenfuß) 238–240
- nach Kompartmentsyndrom 155
- bei Lepra 157–158
- Mechanik 133
- – der Fußhebermuskeln beim Gangablauf 136
- bei Nervenschädigung, peripherer 154–155
- bei Neuropathie
- – metabolischer 158
- – progredienter 155–156
- Pathogenese 132
- nach Poliomyelitis 150–151
- bei der Polyradikulitis 154
- bei der Querschnittslähmung 152
- durch Sehnenschädigung, periphere 158–159
- mit Spitzfuß 68
- ohne Spitzfuß 68
- Störungsmöglichkeiten der Fußhebemuskulatur 132–133
- Therapie (*s. dort*) 94, 140–150, 241–254

Hemigastroknemiustransfer auf die Fußheber 280–283
Hoffa, Albert 192
Hoke-Technik, perkutane Achillessehnenverlängerung 260
HSMN (hereditäre sensomotorische Neuropathien), Spitzfuß bei 103–105

Huckstep-Technik, perkutane Achillessehnenverlängerung 260
Hylton, Orthesenversorgung nach 246
hysterischer (psychogener) Spitzfuß 180–181

I

iatrogener
- Hackenfuß 234–237
- Hängefuß 159
- Spitzfuß 186–187
Ilizarow-Korrektur schwerer Spitzfußdeformitäten 307–309
Immobilisierung 8
Indikationsstellung, Planung, Möglichkeiten und Probleme
- des Hackenfußes 211–213
- des Spitzfußes 69–71
- - einseitiger Spitzfuß 69
Inkongruenz 34–35
- asphärische 34–35
- sphärische 34–35
Innenschuhe 246
Inspektion
- des Hackenfußes 202
- des Spitzfußes 57–58, 60
- - in Funktion 60
Instrumente bei Fußoperationen 333
- knöcherne Operationen 333
- Weichteiloperationen 333
IZP (infantile Zerebralparese)
- Hackenfuß bei 227–230
- Hängefuß bei 151–152
- Spitzfuß bei 119–120
- - Klassifikation 123–124
- - Lähmungsqualitäten 120
- - therapeutische Besonderheiten 124
- - Verteilungsmuster 120–123

J

Jones 192

K

Kalkaneus
- aufklappende/verschiebende Kalkaneusosteotomie 304–305
- Hackenfuß nach teilweiser Kalkaneusentfernung 237–238
Kapsulotomie des oberen Sprunggelenks 270–271
- dorsale 270
- ventrale 271, 297
Klassifikationen
- des Hackenfußes 208–210
- - nach der anatomischen Form 208–209
- - nach der Ätiologie 210
- - nach der Funktion 209
- - nach dem Schweregrad 210
- des Spitzfußes 66–68
- - Rückfußspitzfuß 66
- - nach dem Schweregrad 68
- - Vorfußspitzfuß 66
klinische Untersuchung (*s. auch* Diagnostik)
- Hackenfuß 202–204
- - Inspektion 202
- - Palpation 203–204
- Spitzfuß 56–62
- - Inspektion 57–58, 60
- - Palpation 58–60
Klumpfuß 50
- kongenitaler, Spitzfuß als Residuum des 184–186
Knickplattfuß 50
Knöchelkappe 249
knöcherne Verletzung, Spitzfuß nach 160–163
Kombinationsbewegungen 17
kombinierte Fußdeformitäten (Spitz-, Hänge- und Hackenfuß) 238–240
Kompartmentsyndrom (Logensyndrom) 155, 160–163
- Hängefuß nach 155
- Spitzfuß nach 160–163
Kompensationsmechanismen des Spitzfußes 47, 53–55
- beidseitiger 53
- einseitiger 53
kompensatorischer (scheinbarer) Spitzfuß/Bedarfsspitzfuß 67
Komplikationen (*s.* Probleme und Komplikationen)
- der Hackenfußtherapie 218–219
- der Spitzfußtherapie 91–94
kongenitaler
- Hackenfuß 230–231
- Spitzfuß
- - Achillessehnenverkürzung 172
- - Klumpfuß, kongenitaler, Spitzfuß als Residuum des 184–186
Kongruenz, asphärische 35
Kontraktur/Kontraktion 4–9
- arthrogene 5
- dermatogene 5, 27
- desmogene 5
- Entwicklung 7–8
- Gelenkkontraktur 8
- myogene 5
- neurogene (*s. dort*) 5
- Schrumpfungskontraktur 6
- Wadenmuskulatur, Kontraktionsformen 23
krankengymnastische Therapie/Physiotherapie
- Fußheberparese 141–142
- Hackenfuß 213, 241–242, 254
- Spitzfuß 74–75, 241–242
Kugelberg-Welander, milde Form der spinalen Muskelatrophie 103

L

Lagerungsorthesen
- Hackenfuß 256
- Hängefuß 242–243
- Spitzfuß 79, 242–243
Lähmungen
- Hackenfuß
- - schlaffe Lähmungen 221–227
- - - bei Muskeldystrophie und Muskelatrophien 225–226
- - - nach peripherer Nervenschädigung (N. tibialis) 226
- - - bei der Poliomyelitis 224–225
- - - bei Spina bifida (MMC) 221–224
- - spastische Lähmungen 227–240
- - - bei anderen spastischen Lähmungen 230
- - - bei der infantilen Zerebralparese (IZP) 227–230
- Hängefuß 151–152
- - Apoplex 151–152
- - IZP (infantile Zerebralparese) 151–152
- - Querschnittlähmung 152

- Spitzfuß 95–130
- - Apoplex (*s. dort*) 127–129
- - Fußheberparese (*s. dort*) 136–138
- - IZP (infantile Zerebralparese) 119–120
- - Querschnittlähmung 118–119
- - schlaffe 95–114
- - spastische 114–130
Lambrinudi, Tripelarthrodese nach 287–288
Lange, Fritz 132
leichter/mittelgradiger struktureller Spitzfuß ohne Fußheberparese, Pathomechanik 45
Lepra, Hängefuß 157–158
Lisfranc-Gelenkreihe, extendierende Osteotomie der 290
Logensyndrom (s. Kompartment-syndrom) 155, 160–163
longitudinale Fehlbildungen, Spitzfuß nach 173–174

M

Magnetresonanztomographie (s. MRT) 62, 204
maskierter Spitzfuß 67
medikamentöse Maßnahmen
- Hackenfuß 213–214
- Hängefuß 251–254
- Spitzfuß 251–254
Meningokokkensepsis (*Waterhouse-Friedrichsen*-Syndrom), Spitzfuß nach 165
metabolische Neuropathie, Hängefuß 158
Meyer, T. 132
MMC (Myelomeningozele; Spina bifida)
- Hackenfuß bei 221–224
- Spitzfuß bei 105–106
Mode, Spitzfuß als modische Notwendigkeit 187–190
Morbus/Syndrome (s. Syndrome)
MRT (Magnetresonanztomographie)
- Hackenfuß 204
- Spitzfuß 62
Multiple Sklerose (MS), Spitzfuß bei 117
Murphy, Achillessehnenansatz, Vorverlagerung nach *Pierrot* und *Murphy* 267
Muskelaktivitäten 38
Muskelatrophie
- Hackenfuß bei 225–226
- Spitzfuß bei spinaler Muskelatrophie (*s. dort*) 102–103
Muskelbündellängen 21
Muskeldystrophie/myotone Dystrophie
- Hackenfuß bei 225–226
- Spitzfuß bei
- - *Becker-Kiener* (*s. dort*) 100
- - *Curschmann-Steinert* 101–102
- - *Duchenne* (*s. dort*) 97–100
- - *Emery*-Dreifuss 100
- - Gliedergürteldystrophie 100
- - kongenitale 100
Muskelgewichte 21
Muskelgleichgewicht 2
Muskelungleichgewicht 2
Muskulatur/Muskeln/M. 30
- Angiome der Wadenmuskulatur, Spitzfuß bei 177–178
- Arbeitskoeffizienten der Muskeln am oberen Sprunggelenk 40
- Fußhebemuskulatur, anatomische Darstellung 133
- Gastrosoleusmuskulatur, Ersatzoperationen 297–298
- M. flexor hallicus/digitorum longus, Transposition der Sehne des 278–280
- M. gastrocnemius 19–20
- - Funktion 22–23
- M. peroneus brevis/longus, Transposition der Sehne des 275–277
- M. soleus 19–20
- Mm. tibialis 25
- - peroneus longus 25
- - posterior 25
- - - Transposition der Sehne des M. tibialis posterior 272–275
- - - - und M. flexor digitorum longus 278
- - - - und M. peroneus-longus-Sehne auf den M. tibialis anterior 277
- M. triceps surae, Funktion und normale Anatomie 19–25
- sprunggelenksübergreifende Muskulatur 41
- Unterschenkelmuskulatur 21, 40
- Wadenmuskulatur (*s. dort*) 23
muskulotendinöser Spitzfuß 27
Myelitis, Poliomyelitis
- Hackenfuß bei 224–225
- Spitzfuß nach (*s. dort*) 109–114
Myelomeningozele (MMC; Spina bifida)
- Hackenfuß bei 221–224
- Spitzfuß bei 105–106
myogene Kontraktur 5

N

Narbenbildung, Spitzfuß durch Narbenbildung 159–160
Nervenschädigung, periphere
- Hackenfuß nach (N. tibialis) 226–227
- Hohlfuß nach 154–155
- Spitzfuß nach 108–109
neurogene Kontraktur 5
- reflektorische 5
- schlaffe 5
- spastische 5
neurogener
- Hackenfuß (*s. auch* Lähmungen)
- - schlaffe Lähmungen 221–227
- - spastische Lähmungen 227–240
- Spitzfuß (*s. auch* Lähmungen) 95–130
- - schlaffe Lähmungen 95–114
- - spastische Lähmungen 114–130
neurologische Zusatzuntersuchungen, Spitzfuß (EMG, NLG) 63–64
Neuropathien
- hereditäre sensomotorische (HSMN), Spitzfuß bei 103–105
- metabolische, Hängefuß 158
- progrediente, Hängefuß 155–156
Neurotomie 86
Nicoladoni, Carl 192
NLG, Spitzfuß 63

O

oberes Sprunggelenk
- Ankylose 36
- Arbeitskoeffizienten 40
- Arthrorise (knöcherne Anschlagsperre am oberen Sprunggelenk)
- - dorsal 294–296
- - ventral 305–307
- Biomechanik 36–44
- Dorsalreflexionseinschränkung 32

- Funktion und normale Anatomie 15–18
- Kapsulotomie 270–271
- - dorsale 270
- - ventrale 271, 297
- Muskulatur, sprunggelenksübergreifende 41

operative Therapie
- Hackenfuß 214–216
- - knöcherne Techniken 216
- - - Arthrorise (knöcherne Anschlagssperre am oberen Sprunggelenk ventral) 306–307
- - - aufklappende/verschiebende Kalkaneusosteotomie 304–305
- - - *Chopart*-Gelenkresektionsarthrodese mit oder ohne Arthrodese des unteren Sprunggelenks 303–304
- - - distale plantarflektierende Tibiaosteotomie (dorsalbasiger Keil) 305–306
- - Weichteiloperation 214–215, 296–314
- - - Ersatzoperationen der Gastrosoleusmuskulatur 297–298
- - - Tendonese der Achillessehne in die distale Tibia/Fibula 302–303
- - - Transfer des M. tibialis anterior auf die Achillessehne 298–300
- - - Transfer des M. tibialis posterior, M. peroneus brevis, M. flexor digitorum longus auf den Kalkaneus/die Achillessehne 300–302
- - - ventrale Kapsulotomie des oberen Sprunggelenks 297
- - - Verlängerung der Fußhebesehnen 296
- Hängefuß 142
- - Fußheberersatzoperation 142
- Instrumente bei Fußoperationen 333
- - knöcherne Operationen 333
- - Weichteiloperationen 333
- Sehnennaht, Techniken 309–312
- - Sehnenfixationen 311–312
- - Sehnenverlängerung 309–311
- Spitzfuß 83–89, 257–314
- - Arthrodesen 87
- - Astragalektomie 87
- - knöcherne Operationen 284–312
- - - Astragalektomie mit pantalarer Arthrodese 290–292
- - - Arthrorise (dorsale knöcherne Anschlagsperre am oberen Sprunggelenk) 294–296
- - - *Chopart*-Gelenksarthrodese 285–286
- - - Entnahme eines queren Fußkeils 288–290
- - - extendierende Osteotomie der *Lisfranc*-Gelenkreihe 290
- - - *Ilizarow*-Korrektur schwerer Spitzfußdeformitäten 307–309
- - - rekurvierende Osteotomie der distalen Tibia (ventralbasiger Keil) 292–294
- - - Talonavikulargelenksarthrodese (TN-Arthrodese) 284–285
- - - Tripelarthrodese nach *Lambrinudi* 287–288
- - Neurotomie 86
- - Tenotomie 86
- - Übersicht operativer Techniken 84
- - Weichteiloperationen 257–284
- - - Ablösung der plantaren Weichteile nach *Steindler* 257–258
- - - Achillessehnenansatz, Vorverlagerung nach *Pierrot* und *Murphy* 267
- - - Achillessehnenverlängerung (*s. dort*) 258–263, 268
- - - Fußheberersatzoperationen (*s. dort*) 272–283
- - - Gastroknemiusrezession, proximale, nach *Silfverskjöld* 266–267
- - - Kapsulotomie des oberen Sprunggelenks (*s. dort*) 270–271
- - - Verlängerung der langen Zehenbeuger 268–269
- - - Wadenmuskelrezession (*s. dort*) 263–266

Orthesenversorgung
- Fußheberparese 141–142
- Hackenfuß 213, 254–257
- - Funktionsorthesen 254–256
- - Lagerungsorthesen 256
- Hängefuß 141–142, 242–246
- - Fußheberorthese 245
- - Funktionsorthesen 243–245
- - Lagerungsorthesen 242–243
- - Orthesenversorgung nach *Hylton* 246
- Spitzfuß 75–80, 242–246
- - Fußheberorthese 245
- - Funktionsorthesen 76–78, 243–245
- - Lagerungsorthesen 79, 242–243
- - Orthesenversorgung nach *Hylton* 246
- - Peroneus-Stimulationsorthese 79

Orthopädie-/Orthopädieschuhtechnik
- beim Hackenfuß 213, 254–257
- - Berliner Kappe 257
- - Peroneusfeder 257
- - Zungenversteifung 257
- beim Hängefuß 246–250
- - Etagenschuh 250
- - Fersenkappe 249
- - Innenschuhe 246
- - Knöchelkappe 249
- - Probeschuh 249
- beim Spitzfuß 80, 246–250
- - Abrollsohle 80
- - Berliner Kappe 80
- - Etagenschuh 250
- - Fersenkappe 249
- - Innenschuhe 246
- - Knöchelkappe 249
- - Probeschuh 249

Orthoprothesentechnik 249
- Hängefuß 249
- Spitzfuß 249

ossärer Spitzfuß 27

Osteogenesis imperfecta, Spitzfuß bei 177

Osteophytenbildung mit Anschlagsphänomen 32

Osteotomie
- aufklappende/verschiebende Kalkuneusosteotomie 304–305
- extendierende der *Lisfranc*-Gelenkreihe 290
- rekurvierende der distalen Tibia (ventralbasiger Keil) 292–294
- Tibiaosteotomie, distale plantarflektierende (dorsalbasiger Keil) 305–306

P

Palpation
- des Hackenfußes 203–204
- des Spitzfußes 58–60

Pedobarographie, dynamische
- Hackenfuß 206–208
- Spitzfuß 43, 66

Peroneusfeder, Hackenfuß 257
Peroneus-Stimulationsorthese 79
Pes
- equinovalgus 50
- equinovarus 50

physiologischer Querschnitt 41
Physiotherapie (*s.* krankengymnastische Therapie/Physiotherapie) 74–75, 141–142, 213, 241–242, 254
Pierrot, Achillessehnenansatz, Vorverlagerung nach *Pierrot* und *Murphy* 267
Plantaraponeurose 50
- Durchtrennung beim Vorfußspitzfuß 14

Plantarflektoren 3
Poliomyelitis
- Hackenfuß bei 224–225
- Hängefuß nach 150–151
- Spitzfuß nach 109–114
- – Poliohohlspitzfuß 111
- – Post-Polio-Syndrom (*s. dort*) 113

Polyradikulitis, Hängefuß 154
positioneller
- Hackenfuß 237
- Spitzfuß 182–183

Post-Polio-Syndrom 113
- therapeutische Besonderheiten 113
- typische Befallsgruppen 113

Probeschuh 249
Probleme und Komplikationen
- nach Hackenfußtherapie 218–219
- bei der Therapie des Hängefußes 94
- – Rezidiv 94
- – Überkorrektur 94
- nach Spitzfußtherapie 91–94
- – Fehlkorrekturen 92–93
- – Rezidiv 91–92
- – Überkorrektur 92

Pseudospitzfuß 67
psychogener (histerischer) Spitzfuß 180–181
Pterygiumsyndrom, Spitzfuß nach 174–175

Q

Querschnittlähmungen
- Hohlfuß bei 152
- Spitzfuß bei 118–119

R

Rasseneigentümlichkeit 22
reflektorische Kontraktur 5
Regressionssyndrom, kaudales, Spitzfuß nach 175–176
Rett-Syndrom 119
Rezidiv
- Hängefuß 94
- Spitzfußtherapie 91–92

rheumatoide juvenile Arthritis, Spitzfuß bei 168–169
Röntgenuntersuchung
- Hackenfuß 204
- Spitzfuß 62

Rückfußspitzfuß 66

S

Salk, Jonas 110
Schädelhirntrauma (SHT), Spitzfuß nach 129–130
schlaffe
- Kontraktur 5
- Lähmungen, Spitzfuß 94–114

Schnürfurchensyndrom, Hackenfuß bei 234
Schrumpfungskontraktur 6
Schuhzungenversteifung, Hackenfuß 257
schwerer struktureller Spitzfuß, Pathomechanik 47
Schwungphase 39
Sehnen 30
- Achillessehne (*s. dort*) 21, 172
- Hängefuß bei peripherer Sehnenschädigung 158–159

Sehnenexkursionen 21
Sehnenheilung, Aspekte 148–150
Sehnennaht, Techniken 309–312
- Sehnenfixationen 311–312
- Sehnenverlängerung 309–311

septische Entzündungen, Spitzfuß nach 165
Silfverskjöld, proximale Gastroknemiusrezession nach 266–267
Sklerodermie, Spitzfuß nach 167–169
spastische
- Lähmungen
- – Hackenfuß bei 227–240
- – – bei anderen spastischen Lähmungen 230
- – – bei der infantilen Zerebralparese (IZP) 227–230
- – Spitzfuß bei 114–130
- – – familiär spastische Spinalparalyse (FSP) 115–116
- neurogene spastische Kontraktur 5

Spina bifida (Myelomeningozele; MMC)
- Hackenfuß bei 221–224
- Spitzfuß bei 105–106

spinale Muskelatrophie, Spitzfuß bei 102–103
- intermediäre Form 103
- milde Form (*Kugelberg-Welander*) 103
- schwere Form (*Werdnig-Hofmann*) 102–103

Spinalparalyse, familiär spastische (FSP), Spitzfuß bei 115–116
Spitzfuß 11–190, 251–254, 258–284
- Achillessehnenverkürzung, kongenitale 172
- Achillessehnenverlängerung (*s. dort*) 258–263, 268
- bei aseptischen Entzündungen (*s. dort*) 167–169
- Anatomie, normale (*s. dort*) 15–25
- bei Angiomen der Wadenmuskulatur 177–178
- bei Arthritis, rheumatoider juveniler 168–169
- Ätiologie 27–28
- beim Ballett 187–188
- Bedarfsspitzfuß (*s. dort*) 67, 183–184
- beidseitiger 53, 70
- Definitionen 12
- durch degenerative Veränderungen (*s. dort*) 164–167
- bei Dermatomyositis 168
- beim Diabetes mellitus 178–179
- Diagnostik (*s. dort*) 56–66
- bei Dysmelien (*s. dort*) 173–177
- einseitiger 53, 69–70
- Epidemiologie 26–27
- funktioneller 55
- nach Fußamputation 181–182
- habitueller Spitzfußgang 170–172

- bei Hämophilie 179–180
- Hängefuß (*s. dort*) 68, 94, 131–159
- historische Aspekte 12
- iatrogener 186–187
- Indikationsstellung 69–71
- Klassifikationen 66–68
- Klumpfuß, kongenitaler, Spitzfuß als Residuum des 184–186
- durch knöcherne Verletzung 160–163
- kombinierte Fußdeformitäten (Spitz-, Hänge- und Hackenfuß) 238–240
- nach Kompartmentsyndrom 160–163
- Kompensationsmechanismen 47, 53–55
- maskierter 67
- in der Mode 187–190
- durch Narbenbildung 159–160
- neurogener (*s. dort*) 95–130
- Pathoanatomie 28–55
- Pathogenese 27–28
- Pathomechanik 28–55
- – leichter/mittelgradiger struktureller Spitzfuß ohne Fußheberparese 47
- – schwerer struktureller Spitzfuß 47
- positioneller 182–183
- Pseudospitzfuß 67
- psychogener (hysterischer) 180–181
- septische Entzündungen 165
- struktureller 55
- Therapie (*s. dort*) 71–94, 241–254
- nach Unterschenkelfraktur, distaler 163–164
- Variationsbreite der Spitzfußdeformität 25–26
- Vorfußspitzfuß (*s. dort*) 14

Sprunggelenk
- oberes (*s.* oberes Sprunggelenk) 15–18, 32, 36, 270–271, 294–297, 305–307
- unteres (*s.* unteres Sprunggelenk) 302–304

Standphase 38

Steindler, Ablösung der plantaren Weichteile nach *Steindler* 257–258

Strayer/Baker, Wadenmuskelrezession nach 263–265

Strohmeyer 13

struktureller Spitzfuß 55

Sudeck-Dystrophie 166–167

Syndrome
- *Rett* 119
- *Waterhouse-Friedrichsen* 165–166
- *Sudeck* 166–167

T

Talonavikulargelenksarthrodese (TN-Arthrodese) 284–285

Talus, Horizontalisierung der Längsachse 32

Tendonese der Fußheber in die distale Tibia 283–284

Tenotomie 86
- subkutane 14

Therapie
- der Fußheberparese 141
- – Orthesenversorgung 141
- des Hackenfußes 211–219, 254–257, 296–314
- – Beurteilung des Therapieergebnisses 216–218
- – Indikation zur Therapie 211
- – konservative Therapie 213–214
- – durch Krankengymnastik/Physiotherapie 213, 254
- – operative Therapie (*s. dort*) 214–216
- – durch Orthesentechnik 213, 254–257, 296–314
- – durch Orthopädie-/Orthopädieschuhtechnik 213, 254–257
- – Probleme und Komplikationen der Hackenfußtherapie 218–219
- – sonstige Verfahren (medikamentös, physikalische Therapie) 213–214
- – Verfahren 212
- – Ziele der Hackenfußtherapie 212
- des Hängefußes 94, 140–150, 241–254
- – Botulinumtoxin A (*s. dort*) 252–254
- – Gipse/Gipstechnik 250–251
- – konservative Therapie 140–142, 241–254
- – durch Krankengymnastik/Physiotherapie 241–242
- – durch medikamentöse Maßnahmen 251–254
- – durch Orthesen (*s. dort*) 242–250
- – durch Orthopädie-/Orthopädieschuhtechnik 246–250
- – Orthoprothesentechnik 249
- – Probleme und Komplikationen bei der Therapie des Hängefußes 91–94
- des Spitzfußes 71–94, 241–254
- – Achillessehnenverkürzung, kongenitale 172
- – Achillessehnenverlängerung (*s. dort*) 258–263
- – Auswahl 71
- – Beurteilung nach Therapie 89–91
- – Botulinumtoxin A (*s. dort*) 81–82, 252–254
- – degenerative Veränderungen, therapeutische Besonderheiten 164–165
- – Gipse/Gipstechnik 82–83, 250–251
- – IZP (infantile Zerebralparese), therapeutische Besonderheiten 124–127
- – konservative 71–83, 241–254
- – durch Krankengymnastik/Physiotherapie 74–75, 241–242
- – durch medikamentöse Maßnahmen 251–254
- – operative (*s. dort*) 83–89, 257–312
- – durch Orthesen (*s. dort*) 75–80, 242–250
- – durch Orthopädie-/Orthopädieschuhtechnik 80, 246–250
- – Orthoprothesentechnik 249
- – Planung 71–72
- – – Kriterien 72
- – Post-Polio-Syndrom, therapeutische Besonderheiten 113
- – Probleme und Komplikationen nach Spitzfußtherapie (*s. dort*) 91–94

Thilenius, Moritz G. 13

Tibiaosteotomie, distale plantarflektierende (dorsalbasiger Keil) 305–306

Transposition der Sehne
- des M. peroneus brevis/longus 275–277
- des M. tibialis posterior 272–275

Tripelarthrodese nach *Lambrinudi* 287–288
Tubby 192

U

Überkorrektur
- Hängefuß 94
- Spitzfußtherapie 92
unteres Sprunggelenk, *Chopart*-Gelenkresektionsarthrodese mit oder ohne Arthrodese 303–304
Unterschenkelfraktur, distale, Spitzfuß nach 163–164
Unterschenkelmuskulatur 21, 40
- anatomische Charakteristika 40
Untersuchung (*s.* Diagnostik)
- Hackenfuß 202–207
- Spitzfuß 56–66

V

Variationsbreite der Spitzfußdeformität 25–26
Verkürzungsfähigkeit 23
Vorfußequinuskomponente 50
Vorfußhebel 52
Vorfußspitzfuß 14, 66–67
- Klassifikation 66
- Plantaraponeurose, Durchtrennung 14
Vulpius, Oskar 131, 192
- Wadenmuskelrezession nach 266

W

Wadenmuskelrezession, Spitzfuß 263–266
- nach *Baumann* 263–265
- nach *Strayer/Baker* 265–266
- nach *Vulpius* 266
Wadenmuskulatur
- Angiome, Spitzfuß 177–178
- Kontraktionsformen 23
Warren White-Technik, perkutane Achillessehnenverlängerung 260
Waterhouse-Friedrichsen-Syndrom (Spitzfuß nach Meningokokkensepsis) 165–166
Weichteiloperation (*s. auch* Operationen)
- Hackenfuß 214–215, 297–302
- - Ersatzoperationen der Gastrosoleusmuskulatur 297–298
- - Tendonese der Achillessehne in die distale Tibia/Fibula 302–303
- - Transfer des M. tibialis anterior auf die Achillessehne 298–300
- - Transfer des M. tibialis posterior, M. peroneus brevis, M. flexor digitorum longus auf den Kalkaneus/die Achillessehne 300–302
- - ventrale Kapsulotomie des oberen Sprunggelenks 297
- - Verlängerung der Fußhebesehnen 296
- Spitzfuß 257–284
- - Ablösung der plantaren Weichteile nach *Steindler* 257–258
- - Achillessehnenansatz, Vorverlagerung nach *Pierrot* und *Murphy* 267
- - Achillessehnenverlängerung (*s. dort*) 258–263, 268
- - Fußheberersatzoperationen (*s. dort*) 272–283
- - Gastroknemiusrezession, proximale, nach *Silfverskjöld* 266–267
- - Kapsulotomie des oberen Sprunggelenks (*s. dort*) 270–271
- - Verlängerung der langen Zehenbeuger 268–269
- - Wadenmuskelrezession (*s. dort*) 263–266
Werdnig-Hofmann, schwere Form der spinalen Muskelatrophie, Spitzfuß bei 102–103

Z

Zehenbeuger, lange 25
- Verlängerung 268–269
Zerebralparese, infantile (*s.* IZP)
- Hängefuß bei 151–152
- Spitzfuß bei 119–120
Zungenversteifung der Schuhe, Hackenfuß 257

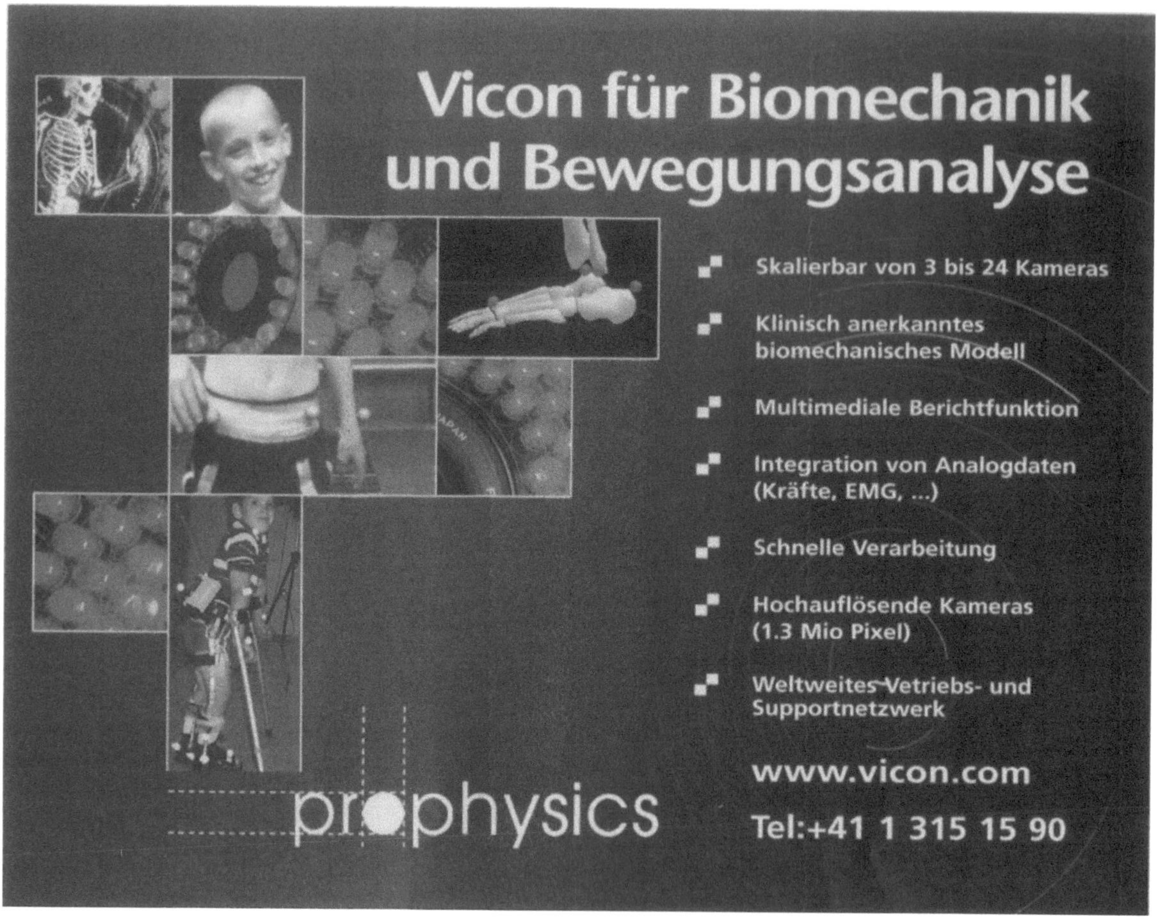

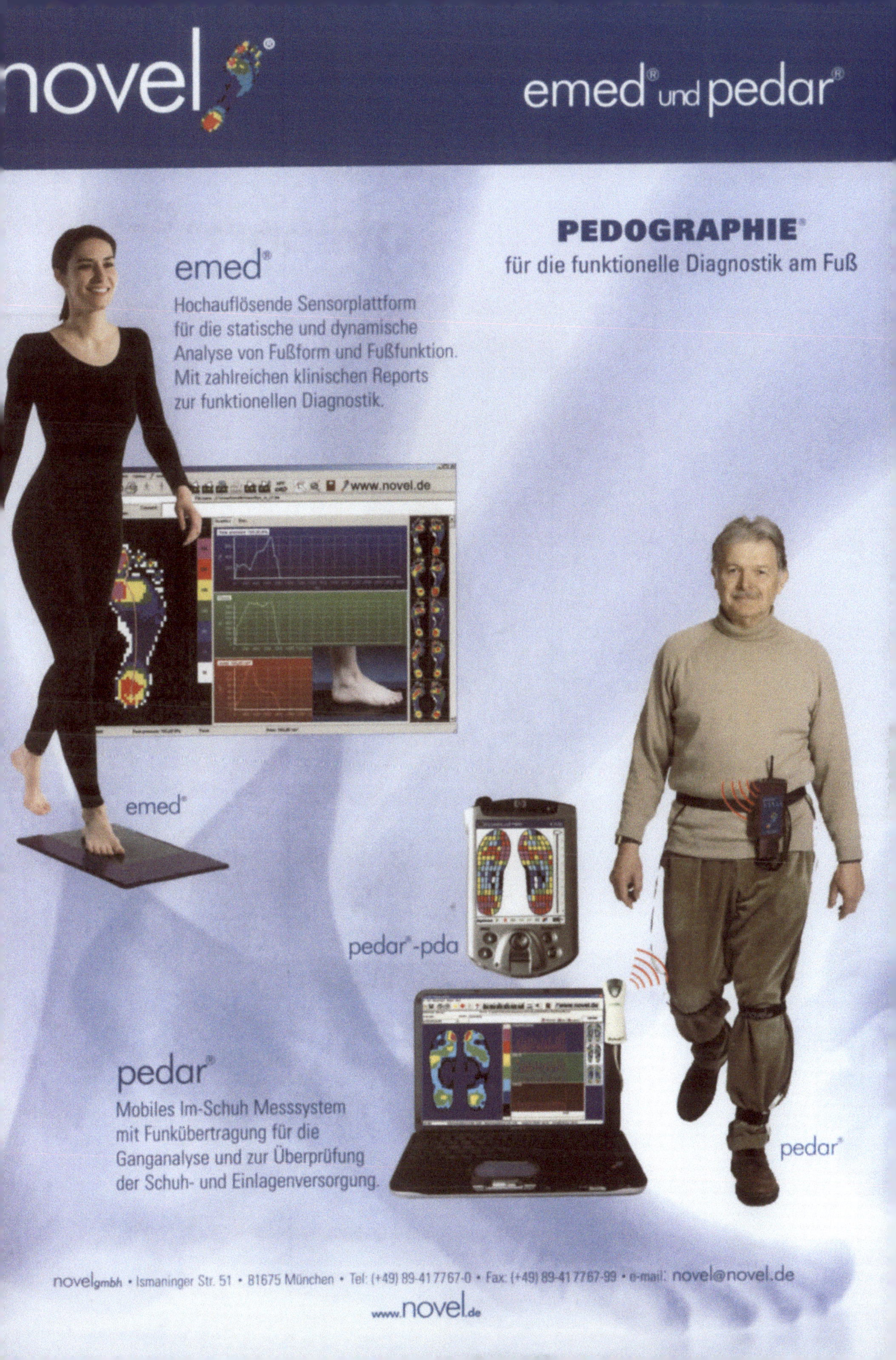
novel
emed® und pedar®
PEDOGRAPHIE®
für die funktionelle Diagnostik am Fuß
emed®
Hochauflösende Sensorplattform
für die statische und dynamische
Analyse von Fußform und Fußfunktion.
Mit zahlreichen klinischen Reports
zur funktionellen Diagnostik.
www.novel.de
emed®
pedar®-pda
pedar®
Mobiles Im-Schuh Messsystem
mit Funkübertragung für die
Ganganalyse und zur Überprüfung
der Schuh- und Einlagenversorgung.
pedar®
novel gmbh • Ismaninger Str. 51 • 81675 München • Tel: (+49) 89-41 7767-0 • Fax: (+49) 89-41 7767-99 • e-mail: novel@novel.de
www.novel.de

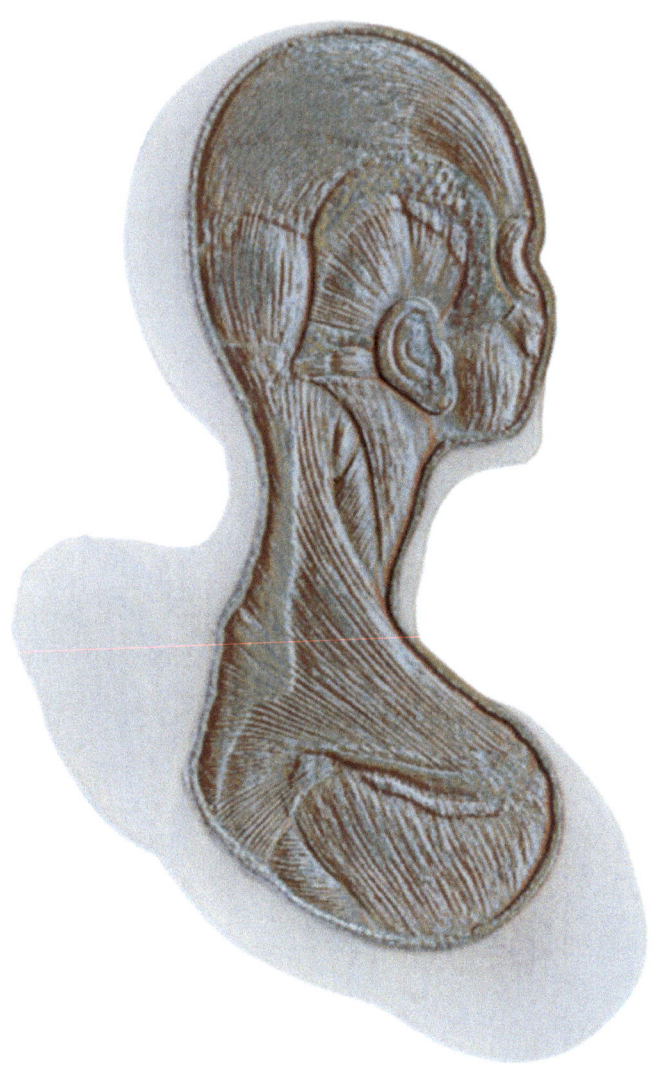

MIX
Papier aus verantwortungsvollen Quellen
Paper from responsible sources
FSC® C105338

If you have any concerns about our products,
you can contact us on
ProductSafety@springernature.com

In case Publisher is established outside the EU,
the EU authorized representative is:
Springer Nature Customer Service Center GmbH
Europaplatz 3, 69115 Heidelberg, Germany

Printed by Libri Plureos GmbH
in Hamburg, Germany